“十二五”普通高等教育本科国家级规划教材
全国高等医药教材建设研究会“十二五”规划教材
全国高等学校教材
供本科护理学类专业用

麻醉护理学

主　审　曾因明　黄人健

主　编　刘保江　晁储璋

副主编（以姓氏笔画为序）
马涛洪　杨承祥　陈绍洋　徐世元　韩文军

编　委（以姓氏笔画为序）

马涛洪　山西医科大学第一医院
王　静　上海交通大学医学院附属新华医院
王志萍　无锡市第四人民医院
刘保江　山西医科大学第一医院
阮　洪　上海交通大学医学院附属第九人民医院
杨承祥　佛山市第一人民医院
陈绍洋　第四军医大学西京医院
郑　宏　新疆医科大学第一附属医院
晁储璋　泰山医学院附属医院
徐世元　南方医科大学珠江医院
徐咏梅　哈尔滨医科大学附属第二医院
韩文军　第二军医大学附属长海医院
鲍红光　江苏省人民医院

人民卫生出版社

图书在版编目(CIP)数据

麻醉护理学/刘保江，晁储璋主编.—北京：人民卫生出版社,2013

ISBN 978-7-117-17412-1

Ⅰ.①麻… Ⅱ.①刘… ②晁… Ⅲ.①麻醉-护理学-高等学校-教材 Ⅳ.①R473.6

中国版本图书馆 CIP 数据核字(2013)第 144258 号

麻醉护理学

主　　编：刘保江　晁储璋
出版发行：人民卫生出版社(中继线 010-59780011)
地　　址：北京市朝阳区潘家园南里 19 号
邮　　编：100021
E - mail：pmph @ pmph.com
购书热线：010-59787592　010-59787584　010-65264830
印　　刷：北京铭成印刷有限公司
经　　销：新华书店
开　　本：787×1092　1/16　印张：33
字　　数：803 千字
版　　次：2013 年 9 月第 1 版　2024 年 8 月第 1 版第 11 次印刷
标准书号：ISBN 978-7-117-17412-1
定　　价：52.00 元

前 言

麻醉护理学是麻醉学和护理学相结合的交叉学科，是适应麻醉学科和专科护理的快速发展应运而生的新兴专业。麻醉护理学是研究围麻醉期为病人提供优质护理服务，使病人处于接受手术的最佳状态的一门学科，既是现代麻醉学的重要组成部分，也是护理学的重要组成部分。

根据我国护理专科化发展需要和提升麻醉科管理与诊疗工作质量，培养麻醉专科护士已是大势所趋。虽然我国麻醉护理学教育和护理工作只有十几年的历史，但近几年发展较快，在这种需求下，尽快编写一本培养麻醉专科护士的教材，具有重要的现实意义和深远的历史意义。

本书为麻醉专科护士培训教材，主要供麻醉护理专业教学及临床麻醉护理人员进行规范化培训之用。我们在撰写过程中参考国外教材和我国的现状，力争提供全面、科学、系统地包含现代麻醉护理学专业理论知识和护理操作技能的内容，并在每章中列出重点和思考题，便于读者有目的地学习和应用。

全书共分为六篇二十二章，第一篇为绪论，主要介绍了国内外麻醉护理发展及麻醉护理教育概况，麻醉科的工作任务及麻醉专科护士工作职责和如何培养麻醉专科护士。第二篇为麻醉护理学基础知识与技能，介绍了围术期常用药物和液体管理及监测技术与护理。第三篇为临床麻醉护理学，主要介绍麻醉前病人护理评估及准备，气道管理等各种麻醉护理的方法和技术，围术期并发症及意外的预防和处理，第四篇为重症医学护理学，主要介绍麻醉恢复室，重症护理技术，各脏器功能不全的护理及心肺脑复苏最新标准，第五篇为疼痛诊疗护理学，介绍疼痛的概述，疼痛分类与评估及各种疼痛病人的治疗与护理，第六篇为麻醉护理管理，主要介绍麻醉科药品管理、院内感染防治、信息化管理及仪器设备使用与维护等。

本书是由全国高等医药院校麻醉学专业教材编审委员会研究决定，组织国内部分麻醉学专家及麻醉护理专家共同编写完成。在近三年的编写过程中，全体编委对书稿的定位，内容的取舍和添加以及存在的问题进行了认真的讨论和修改。由于我国麻醉专科护理队伍人员较少，故由部分麻醉医师参与编写，以此抛砖引玉；坚信在不久的将来会培养出德才兼备的优秀的麻醉护理学家，并经她们的努力，会使此书越编越好。

本书在编写过程中得到国内麻醉学专家、护理学专家和出版界的大力支持和帮助，各位主审及编委都付出了辛勤的劳动，在此表示衷心感谢！

对本书中存在的遗漏、不足或错误，真诚欢迎广大医疗、护理同仁给予批评指正，提出宝贵意见，以便再版修改。

主编　刘保江　晁储璋
2013 年 8 月

目 录

第一篇 绪 论

第二篇　麻醉护理学基础知识与技能

第三篇 临床麻醉护理学

第四篇　重症医学护理学

第五篇　疼痛诊疗护理学

第一篇　绪论

第一章　麻醉护理学发展史

要点

1. 护理学是随着护理专业的建立和发展应运而生的,护理分医院护理、社区护理、护理教育和护理研究。

2. 麻醉护理学是一门新兴学科,是麻醉学和护理学的交叉学科,是专门培养从事与麻醉工作相关的麻醉护士或麻醉专科护士的护理人员。

3. 美国麻醉护理发展较早,有正规的组织 AANA 并创办杂志,目前已有 3.9 万从事麻醉护理工作的专科护士。

4. 美国麻醉护士教育在麻醉护士教育理事会负责下,制定教育标准和指导方针及教学内容,并进行资格认证等。

5. 我国麻醉护理学发展刚刚起步,麻醉护理学教育已开始,现已开展麻醉专科、本科及研究生护理教育,定期召开了麻醉护理教育研讨会,并在部分省、市的医院开展了不同程度的麻醉护理工作。

麻醉护理学是现代麻醉学的重要组成部分,是适应麻醉学科的发展而建立的一项护理内容,对麻醉学发展起到举足轻重的作用。但麻醉护理学发展在国际上并不平衡,发达国家起步早,麻醉专科护士发展已有 150 多年历史,早已广泛开展麻醉护理工作,国际麻醉护士基金会设立了条例和标准,在许多国家实施。而我国麻醉护理工作及麻醉专科护士的培养刚刚开始,为适应 21 世纪我国高等医学教育发展的新形势,进一步满足社会和医疗卫生事业发展的需要,规范麻醉科诊疗常规和管理,加强麻醉学二级学科内涵建设,吸取国际上麻醉护理工作的成功经验和教训,培养具有中国特色的麻醉专科护士,建立符合中国国情的麻醉护理学体系,使麻醉学科快速地发展。

第一节　麻醉护理学概念

一、护理学相关知识

（一）护理学

护理学是自然科学和社会科学相互渗透的一门综合性应用学科。护理学是随着护理专业的建立和发展应运而生的。1859 年南丁格尔对护理学的概念是“担负保护人们健康的职责以及护理病人使其处于最佳状态”；1959 年美国护理专家汉德森提出护理学概念是“采取措施协助无病或有病的个人保持健康或恢复健康”；1980 年美国护士协会（ANA）提出：“护理是诊断和处理人类对现存的和潜在的健康问题的反应”，从此护理发展步入以健康为中心的阶段：①护理不再是从属于医疗的技术性职业；②护理方法是以系统论为基础的护理程序，护士要具有“诊断”和“处理”的能力；③护理是以整体人的健康为中心；④护理任务已超出了原有的对病人的护理，服务范围扩展到从健康到疾病的全过程的护理；护理对象从个体到群体；场地从医院到家庭，社区。

护理工作是医疗卫生事业的重要组成部分，在临床工作中起重要作用。近年来我国护士队伍发展迅速，护理工作领域逐步拓展，护理技术水平不断提高，广大护士在防病治病，抢救生命，促进康复，减轻痛苦以及构建和谐医患关系等方面担负着重要责任。

（二）护理类型

护理工作分为以下几个类型：

1. 临床护理　临床护理的对象是患者。临床护理以护理学及相关学科理论、知识、技能为基础，指导临床护理实践，其内容包括基础护理和专科护理。

（1）基础护理：是各专科护理的基础，是运用护理学的基本理论、基础知识和基本技术去满足患者的基本需要。其内容包括保持患者整洁、安全和舒适、心理护理、膳食护理、排泄护理、观察病情、实施基本护理技能操作、健康教育、预防医学感染、临终关怀及医疗文件的记录书写等。

（2）专科护理：专科护理是以护理学和各医学专科理论、知识、技能为基础，结合各专科患者的特点及诊疗要求，对患者进行身心整体护理，主要包括各专科常规护理、实施专科护理技术，如手术及特殊检查的术前、术中及术后护理，各种引流管、石膏和夹板的护理，各类疾病的护理与抢救，心、肾、肺、脑功能的监护及脏器移植等的护理。

2. 社区护理　社区护理的对象是一定范围的居民和社会团体。以公共卫生学、护理学知识和技能为基础，以整体护理观为指导，结合社区的特点，深入到家庭、学校、工厂、机关等，开展疾病预防、妇幼保健、家庭护理、健康教育、健康咨询、预防接种及防疫灭菌等工作。

3. 护理教育　护理教育是以护理学和教育学理论为基础，贯彻党的教育方针、卫生工作方针，培养德、智、体、美全面发展的护理人才。

4. 护理管理　护理管理是运用管理学的理论和方法，对护理工作人员、技术、设备、信息、资金等要素进行科学的计划、组织、指挥、协调和控制等的系统管理，以保障护理机构提供成本效益合理的护理技术服务。

5. 护理科研　护理科研是应用科学研究的思路与方法，针对护理范畴内一切问题的发现与研究，推动护理学学科发展，促进护理理论、知识、技能更新的护理实践活动。护理科研的研究内容包括促进正常人健康、减轻患者痛苦、保护危重者生命的护理理论、方法、技术与设备研究。

（三）护理学内容

护理学内容包括相关的人文社会科学知识和医学基础知识，预防保健的基本理论知识，护理学的基本理论、基本知识和临床护理技能的基本训练，从事临床护理、预防保健、护理管理、护理教学和护理科研。

二、护士的类别

（一）护士

国务院《护士条例》中所称护士，是指经执业注册取得护士执业证书，依照护士条例规定从事护理活动，履行保护生命、减轻痛苦、增进健康职责的卫生技术人员。

（二）专业护士

美国专业护士立法与调整委员会对专业护士的定义是：能够独立的为患者提供具有科学依据的护理服务或理论指导，帮助患者实现健康目标，与其他护理人员共同改进护理实践，尽可能降低护理成本并提高护理质量的某一临床护理专业的理论与实践专家。

（三）专科护士

美国护理学会定义：专科护士需要有护理专业研究生学位，这些专科护士（APN）为被照顾者进行全面健康评估，显示高度的自主，拥有专家型知识和技巧，能诊断和处理个人、家庭及社区对存在的或潜在的健康问题的复杂反应。APN 针对急性或慢性健康问题作临床决策，促进安康，他们在临床实践中结合教育、科研、管理、领导和咨询，与其他对健康环境有影响的人包括其他护理同行、医生、其他医疗专业等建立团队共识关系。专科护士可以开设护士诊所或护理门诊。专科护士又称高级实践护士。我国的专科护士是指在护理的某一领域有较高的理论水平和实践能力，专门从事该专业护理的临床护士。我国卫生部 2005 年 7 月发布了《中国护理事业发展规划纲要》，指出从 2005 年至 2010 年，分步骤在重点临床专科护理领域，包括重症监护、急诊急救、器官移植、手术室护理、肿瘤病人护理等专科护理领域开展专业护士培训，培养一批临床专业化护理骨干，从事专科护理工作。

（四）开业护士

开业护士（nurse practitioner）是指经过专门训练的能够提供通常情况下由医生进行的许多初级保健护理的注册护士。由于接受了某一护理实践领域的高等教育并且有了一定的临床经验，开业护士具备专门的知识与技能，因而能够扮演护理医生的角色。开业护士，又可译为执业护士。从开业护士的发展看，译为执业护士可能更为恰当，因为今天的美国，许多开业护士并没有独立开业，而是在医院从事高级护理实践。

（五）护理专家

1980 年美国护理协会定义：临床护理专家（CNS）是指在护理专业的某一特殊领域内，通过学习和实践取得硕士或博士学位，具有较高水平的专门护理知识和技能以及丰富的临床实践经验的专家型临床护理人员。

三、麻醉护理学

（一）概念

麻醉护理学是麻醉学和护理学相结合的交叉学科，是研究围术期尤其是围麻醉期如何护理病人使其处于最佳状态的学科。

（二）麻醉护士

是指取得护士执业证书，从事麻醉科护理工作的护士，但麻醉护士必须是受过专业培训和教育，且能够迅速配合麻醉医师在手术期间提供麻醉服务的护士，可以由注册护士和登记护士担任。目前我国部分医院麻醉科有麻醉护士，并开展了不同程度的麻醉护理工作。

（三）麻醉专科护士

是指取得护士证书和麻醉专科护士认证资格证书，从事特定的麻醉科护理工作的护士，目前我国麻醉科至今尚无经过培训的专科护士。

2009 年 3 月在中国高等教育麻醉教育研究会倡导下，在广州成立了我国麻醉专科护士资格培训咨询委员会，提出在我国设置麻醉护士岗位，并逐步开展麻醉专科护士培养的建议。

第二节　国外麻醉护理学发展史

国外麻醉护理发展较早，国际上麻醉专科护士早在 1861 年就开始出现。由护士为病人提供麻醉服务有 170 多年的历史，现已在全球范围内广泛开展。世界卫生组织的一项调查显示，全球 108 个国家的护士为病人提供麻醉及相关护理，其中近 1/3 的国家开设有麻醉护士的教育或培训项目。国际麻醉护士基金会建立了条例和标准，已在许多国家实施，形成了完整的管理体系和成熟的教育模式。

一、美国麻醉护理学概况

（一）麻醉护理溯源

从 1861 年美国南北战争的战场上就开展了麻醉护理工作。当时外科医师一直在寻求降低麻醉意外的发生率和死亡率的办法，把护士视为重要帮手。因为在手术过程中，外科医师无暇顾及患者安全，而护士能对病人进行监护，麻醉护士全方位介入各种外科手术过程，同时也参与麻醉技术的改进和麻醉设备的更新，麻醉护理学科随之应运而生，并被认为是第一个临床护理专业。

目前美国已有 3.9 万麻醉专科护士，每年为病人提供将近 3000 万次的麻醉服务，在乡村地区麻醉专科护士是主要的麻醉服务提供者。

（二）组织机构和出版杂志

1. 美国麻醉护士协会（The American Association of Nurse Anesthetists，AANA）　AANA 是代表全美 3.9 万名麻醉护士的专业组织，总部位于美国伊利诺斯公园的山脊。Agatha Hodgins 是美国麻醉护士协会的奠基人。AANA 基金会为教师以及实习注册麻醉护士的教育和研究提供奖学金。1931 年 6 月 17 日 Agatha Hodgins 连同 47 个麻醉护士在美国俄亥俄州克里夫市成立了全国麻醉护士协会（NANA）。1933 年，报道 NANA 第一次年会的报纸首次出版,即现在的《AANA 日报》。1939 年 10 月 17 日 NANA 更名为美国麻醉护士协会(AANA),并将总部设在伊利诺斯州,1940 年正式发表了公告和会徽。1976 年 AANA 第一次举行了独立于美国医院协会之外的年会。1977 年 AANA 批准美国注册麻醉护士成为强制性继续教育成员。1979 年联邦法律签署护士培训法案,具体规定麻醉护士的培训。1980 年 AANA 指南的实践认证注册麻醉护士获得通过。1981 年 AANA 教育和研究基金会建立。1989 年国际麻醉护士联合会(IFNA)在瑞士圣加仑成立。2001 年医疗保险和医疗补助服务中心(CMS)公布了联邦注册登记方法。AANA 目前的成员包括注册、二次注册和学生会员,约 44% 为男性,远高于整个职业护士中的 10%,全美将近 90% 的麻醉护士都是 AANA 成员。

2. 出版的杂志　CRNA 已经通过教育和研究撰写了许多书籍、专著和临床论文,专业刊物有《The AANA Journal》、《CRNA:The Clinical Forum for Nurse Anesthetists》、《Nurse Anesthesia》、《International Federation of Nurse Anesthetists》、《American Academy of Anesthesiologist Assistants》、《American Society of Perianesthesia Nurses》、《Journal of PeriAnesthesia Nursing》等。

(三) 麻醉护士先驱

有据可查的资料有:①第一位麻醉护士是 1861—1865 年美国南北战争期间的劳伦斯·凯瑟琳女士,还有同时代的其他护士;②首位公认的官方注册麻醉护士,是 Sister Mary Bernard,她是一位天主教修女,于 1887 年在宾夕法尼亚州伊利城的 St. Vincent's 医院工作;③Alice Magaw 是 19 世纪最著名的麻醉护士,她于 1889 年在明尼苏达州的罗切斯特 St. Mary's 医院工作,利用乙醚和氯仿对患者实施开放式吸入麻醉及随后出版了著作。

(四) 麻醉护理教育

1. 教育发展史　1909 年 Agnes McGee 在俄勒冈州波特兰的圣文森特医院成立了第一个麻醉护士学校。该学校学制 6 个月,课程包含了解剖学、药理学和生理学及普通麻醉的管理。同年波兰也开展了麻醉专科护士教育。在随后的十年间,大约有 19 所类似的学校,它们的培训都是为期 6 个月的研究生教育(本科毕业后的教育)。麻醉护士经常被任命为公立、私立医院麻醉主管。在教学医疗中心,她们经常负责对其他护士、住院实习医生和内科医师提供教学。早期的麻醉护理培训规范的医院有:巴尔的摩的 Johns Hopkins 医院;安阿伯密歇根大学的大学医院;新奥尔良的慈善医院;圣·路易斯的 Barnes 医院;芝加哥的 Presbyterian 医院等。1915 年,首席麻醉护士艾格斯·霍金斯在俄亥俄州克利夫兰湖畔医院成立麻醉学校,培训本科毕业护士、内科大夫和牙医,学制 6 个月,毕业后颁发相应文凭。1922 年波士顿 Peter Bent Brigham 医院的麻醉护士 Alice Hunt 应外科学教授 Samuel Harvey 博士的邀请,被任命为耶鲁大学医学院麻醉教师,并在这个职位工作了 26 年。此外,1949 年她出版专著《麻醉学原理与实践》,这可能是麻醉护士最早的教科书。

在美国,麻醉护士的教育是美国麻醉护士协会(AANA)下属的麻醉护士教育理事会(COA)负责的。负责制定教育标准和指导方针。1976 年 COA 规定美国注册麻醉护士都会获得麻醉学士学位,从 1981 年开始 COA 开始给注册麻醉护士授予硕士学位。

2. 目前的教学课程　麻醉护士的教学课程方案是按照 COA 标准制定的,并为学生提供科学,临床和专业基础,是建立健全和安全的临床实践的立身之本。大多数麻醉护士方案课程有从 45 至 75 不等的与麻醉实践相关的毕业学期学分。麻醉护士的研究生课程包括了 30

个学期在解剖学,生理学,病理生理学,药理学,化学,生物化学和物理课程的学分的最少学时数。课程提供实践的内容,如麻醉诱导,维持,以及麻醉的苏醒,气道管理,麻醉药理学;特殊病人的麻醉,如妇产科,老年医学,小儿科。指导学生麻醉机以及其他相关的生物医学监测设备的使用,使用传统的方法进行评估,如考试,做报告和写论文。全麻的病人模拟器是一种新兴技术,用于许多程序来开发灵活性和批判性思维技能,是麻醉护士实践中必不可少的。

此外,还需要科学调查研究方法的统计学,以及学生和教师积极参与的资助课题的研究。截至 2008 年 2 月,在美国,麻醉护士有 109 门课程,1800 多个临床实习地点。平均每个学生至少要有 7 年的教育经历,1694 小时的临床实践经历。

3. 学位获得 麻醉护士是第一批需要继续教育的专科护士,也可以通过学位课程接受继续教育,获得科学学位博士(ph. D)、麻醉护士专业学位博士(DNAP)或者护士专业学位博士(DNP)。

4. 麻醉护士资格认证

(1) 美国认证注册麻醉护士(Certified Registered Nurse Anesthetists,CRNA):是指具有麻醉护理的专业教育背景及临床实践能力的注册护士。

(2) 必须的教育和经验包括:①护理学学士学位或其他适当的学士文凭;②有当前的注册护士许可证;③在紧急护理单元(如 ICU)至少有一年的临床工作经验;④从认可的麻醉护士研究生院毕业;⑤接受的教育时间 24~36 个月,获得硕士学位;⑥所有教育项目包括临床培训,是以大学或大型社区医院为基础,时间为 18 个月~24 个月;⑦通过国家认证考试后方可毕业。

(3) 继续教育:CRNA 必须每隔两年进行一次资格再认证,其中包括要求参加的会议和实践中获得至少 40 个继续教育学分。在麻醉护理教育培训中所有的麻醉认证培训规划都遵循由 COA 制定认证标准。一旦通过资格认证他们必须进行周期性的学习,从而确保达到认证要求。

(4) 麻醉护士资格认证考试:美国认证麻醉护士资格考试始于 1945 年 6 月 4 日,当时有 92 名考生参加了考试。1978 年美国开始强制性认证资格考试。现在每年有大约 1300 名至 1700 名毕业的学生去参加麻醉护士认证考试。1952 年 1 月 19 日针对麻醉护士学校资格认证的程序也生效了,并于 1955 年被美国教育部正式批准。1998 年麻醉护士资格认证教育计划要求所有的课程具备研究生水平,学生毕业授予硕士学位。

(五) 麻醉护理工作范畴

根据 AANA 2007 年出台的 CRNAs 实践范畴与标准,分临床和非临床两部分。包括对病人进行麻醉前的评估,制订并实施麻醉护理计划,并在术后进行评价及了解其措施的有效性。

1. 临床部分 ①麻醉前的评估与准备;②麻醉的实施;③麻醉维持及麻醉意外的处理;④麻醉后护理;⑤围麻醉期护理及其他临床支持。AANA 于 2002 年对其成员所执行的麻醉操作进行了一项大规模调查,90% 以上的 CRNAs 为病人提供全身麻醉及术中的麻醉监测,一半以上的 CRNAs 为病人实施局部麻醉,蛛网膜下腔麻醉及硬膜外腔麻醉,还有神经阻滞、导管植入、疼痛管理等工作。

2. 非临床部分 承担着教育及科研管理工作,如人员管理,麻醉质量管理,物品器械的管理与维护,在职及麻醉专科实习护士的教育、监督及管理,参与或开展科研工作等。

（六）麻醉认证注册护士的执业环境

麻醉护士在美国所有 50 个州从业,CRNA 主要为美国乡村提供医疗保健服务,在这些医疗资源不足的地区提供产科、外科和创伤等麻醉专科服务。在一些州的农村医院,CRNA 几乎是唯一提供麻醉的从业者。

每个州都有自己的职业护理规范和麻醉护理实践指南。法律允许 CRNA 管理所有类型手术的麻醉:全麻、区域麻醉、局麻或镇静。只有医院的正规批文和麻醉部门的指南才能限制 CRNA 的临床执业工作。每个医疗机构都有一个列表,规定专职医疗从业者的权限。恢复室有专门管理病人的麻醉专科护士,是在医师的监督下完成工作。

二、其他国家麻醉护理发展史

（一）澳大利亚

1. 麻醉护士数量　麻醉护士与手术间的比例为 1∶1,即每台手术麻醉需要麻醉医生和麻醉护士共同完成,即使局麻的手术不需要麻醉医生,也必须配备麻醉护士。澳大利亚手术室护士学会明确规定,麻醉护士必须是受过专业培训和教育,且能够迅速配合麻醉医师在手术期间提供麻醉服务的护士,麻醉护士可以由注册护士和登记护士担任。

2. 麻醉护士的培养　澳大利亚麻醉学会规定,注册护士和登记护士分别要经过 1 年和 2 年的在岗麻醉助理培训,总时间不超过 3 年,主要内容有护士专业基础课程,麻醉专科课程,如通气辅助工具的应用,动静脉插管和监测的配合及院内感染控制等。工作后还要进行继续教育。

（二）法国

法国麻醉护理的开展至今已有 59 年的历史,麻醉护士人数大约为 7000 人。法国在 1951 年创办了法国麻醉护士联盟(French Union of Nurse Anesthetists),并成为国际麻醉护士联盟(International Federation of Nurse Anesthetists,IFNA)第一批成员国。法国的麻醉护士被称为认证注册护士麻醉师(Infirmier A nes thésiste Diplméd'Etat,IADE),是拥有国家颁发的麻醉护理专科证书的注册护士,IADE 在麻醉医师的监督下开展麻醉工作,通常一个麻醉医师需要负责 2 个或 3 个 IADE 的监督,每个 IADE 分别负责 1 个手术房间的麻醉。IADE 的工作范畴包括实施和(或)参与麻醉的实施,IADE 还参与院前急救、心肺复苏。

法国麻醉护士的培养由卫生部直接承办。目前,法国共有 30 个麻醉护士培训项目,项目的时间跨度为两年。要成为 1 名 IADE,需要满足以下条件:护理专业本科毕业 3 年及以上;两年的临床工作经验;完成由卫生部主办的麻醉护士培训项目,申报麻醉护士培训项目时需具备至少 1 年的重症监护工作经历,并最终通过国家考试获得国家麻醉护士证书。

（三）英国

在英国,虽然麻醉护理工作已广泛开展,但至今尚未有经过严格专科教育或培训的麻醉专科护士这一角色。英国政府在 20 世纪 70 年代提出发展手术室助手(Operating department assistants,ODAs)作为麻醉助手的计划。ODAs 仅接受过基础麻醉知识的培训,在围麻醉期协助麻醉医师进行各项操作,但自身没有独立执行麻醉操作的决策及实践权力,其宗旨是为病人在麻醉及复苏期间提供高质量护理。于 1993 年加入了国际麻醉护士联盟。

（四）韩国

韩国的麻醉护理开始于20世纪60年代，第一所麻醉护士学校建立于1974年，当时的培训项目历时18个月。现有350多名麻醉护士，6个麻醉护士教育项目，项目历时1年，要求完成200学时的理论教育和1480学时的临床实践。

除以上国家外，欧洲、非洲、美洲等地区麻醉护士学会也已非常普及，日本、韩国、新加坡、泰国等亚洲国家也相继成立了麻醉护士学会，并逐步开展麻醉护理工作。

第三节 国内麻醉护理学发展史

我国的麻醉护理学发展较晚，近几年国内一些专家，根据国外的情况，结合我国麻醉学的发展，提出开展麻醉护理学教育，目前尚处于起步阶段。在我国麻醉学发展的早期，麻醉护理工作基本上由麻醉医师代替或由手术室护士兼顾，麻醉医师承担"亦工、亦技、亦护、亦医"的角色。由于麻醉人员的缺乏，我国曾经培养了一批护士做麻醉工作，有的护改医，有的没有医师执照，称"护士麻醉师"。随着麻醉学发展，麻醉科列入临床医学二级学科，一级临床科室后规定无医师执照者不能实施麻醉，麻醉人才队伍不断扩大，麻醉学专业本科、硕士、博士研究生的培养壮大，因此早期这些人慢慢转行，在历史舞台上逐步隐退。我国麻醉护理工作虽然开展较晚，但在20世纪80年代末90年代初由徐州医学院首先创办，全国许多学校也相继开展的麻醉护理教育，为我国麻醉护理学发展奠定了基础。

一、麻醉护理学教育

（一）创办麻醉专科、本科护理教育

1993年徐州医学院麻醉学系和南京六合卫校在国内开设了第一个三年制麻醉与急救护理专业；继而1997年与福建闽北卫校合作开办了四年制中专麻醉护理专业；2001年与福建医科大学联办了麻醉护理大专班，2002年徐州医学院成教院联办了成人麻醉护理大专班。由于学生毕业后在临床麻醉、急救复苏、疼痛诊疗护理方面有明显优势，毕业生深受医院欢迎，就业率高达100%。因此，由全国高等麻醉学教育研究会主办，福建省闽北卫生学校承办，2004年7月21～24日在武夷山召开关于设置护理学专业麻醉学方向本科教育论证会，全国14所院校及医院16位专家教授参会，经过充分讨论、认真研究，一致达成共识，于2004年徐州医学院率先开展麻醉护理本科教育，2007年泰山医学院附属医院也开始了麻醉护理本科教育，相应麻醉护理本科生的实习已在全国部分省级医院开展。

（二）召开专题麻醉护理教育会议

从2005年开始，在山西太原（2005年）、安徽合肥（2006年）、广西南宁（2007年）、山东泰安（2008年）、天津市（2009年）、湖南长沙（2010年）、黑龙江哈尔滨（2011年）、上海市（2012年）相继召开的全国高等麻醉学教育会及全国其他麻醉会议上，专题讨论了麻醉护理发展及教育，主要针对麻醉护理本科教育、麻醉专科护士的培训、本科生实习等问题进行了专题讨论，提出了建设性意见，在许多方面达成了共识。

（三）成立全国麻醉专科护士资格培训咨询委员会

在全国高等麻醉学教育研究会的倡导和支持下，于2009年3月27日在广州成立了全国麻醉专科护士资格培训咨询委员会，并召开了第一次会议，明确委员会的职责任务，拟定在全国开展麻醉专科护士培训工作。

1. 明确麻醉专科护士培训指导思想，培养目的。

2. 制定麻醉专科护士培训教学方案、计划。

3. 逐步在全国建立麻醉专科护士培训基地，开展毕业后教育。

4. 组织编写培训教材和实习手册。

（四）组织召开在我国医院麻醉科设置麻醉专科护士岗位论证会

2009 年 7 月 18 ~ 19 日，由全国高等麻醉学教育研究会主办，山西医科大学承办，在山西省太原市召开了“在我国医院麻醉科设置麻醉专科护士岗位”论证会，卫生部、省卫生厅、国内麻醉学专家、护理学专业的领导和专家共 38 人参加了会议，大家通过广泛的讨论，就医院麻醉专科护士设岗及职责达成了共识，对其培训、资格认证等问题制定了原则性意见。

二、麻醉护理学研究和论文发表

针对麻醉护理学发展问题，部分院校进行了专题研究。对麻醉护理学发展及开展麻醉护理工作，提供了有力的依据。其研究成果在国内外学术会议上进行专题讲座，并在多种学术刊物上相继发表，受到国内及国外麻醉及护理界人士的关注，产生了很大的影响。

三、麻醉护理工作

麻醉护理工作已在全国部分医院开展，从 1998 年起，北京、广州、南京、上海、江苏、山西、新疆等地医院先后开展麻醉护理工作，有的建立了麻醉护理单元，设置麻醉科护士长，开展了大量工作，取得了良好的效果。但也存在一些问题，如工作范畴、工作内容和工作职责不规范，规模较小，人员不足，缺乏经验等。目前我国麻醉护士工作范畴主要包括：物品和药品的管理、一次性用物和院内感染管理、麻醉设备的保养、麻醉复苏期间的护理、麻醉的配合主要是术前准备、术后物品的处理、疼痛诊疗护理等内容。

（刘保江）

思考题

1. 麻醉护理学的概念。

2. 美国麻醉护理学现状。

3. 我国目前麻醉护理教育及工作情况。

第二章 麻醉科的建设与工作范畴

要点

1. 麻醉科是临床一级科室，明确与手术室、各临床科室的关系，同时要建制麻醉学教研室，实验室及模拟实验室等。

2. 麻醉科应有相应数量的护士编制，相应的麻醉机及监护等设备及合理的办公环境。

3. 麻醉、麻醉学、现代麻醉学及镇痛的概念，现代麻醉学工作范畴包括临床麻醉、急救复苏、重症监测治疗和疼痛诊疗等。

4. 目前我国麻醉护士工作范畴主要包括：物品和药品、一次性用物和院内感染管理、麻醉设备的保养、麻醉的配合主要是术前准备、术后物品的处理、麻醉复苏期间的护理、疼痛诊疗护理等内容。

5. 严格执行护理工作制度，如药品管理、感染管理、记费及处方等的管理制度，保证医疗安全。

我国麻醉学专业经过60多年的发展，特别是改革开放30多年以来，发生了巨大的变化，已包括了临床麻醉、重症监测、急救复苏和疼痛诊疗等四个方面。麻醉学已成为一门独立的二级学科，麻醉科也成为医院一级临床科室；建立了ICU、恢复室、疼痛门诊和病房等，并开展了无痛分娩、无痛检查及介入治疗等舒适医疗。由单纯的手术麻醉，发展到对病人的术前、术中、术后生理机能的调控及无痛治疗、人文关怀、临终关怀等领域。麻醉科成为现代医院发展的一个重要科室。随着工作量的增大，麻醉科医护人员编制也相应增加。

第一节 麻醉科建设

一、规范的麻醉科

（一）麻醉科的建制

根据卫生部规定，在我国县级及以上综合医院均应设立独立的麻醉科，为临床一级科室。随着我国高等医学教育事业的发展，医学院校内也开始设立麻醉学教研室、实验室等。

1. 麻醉科与手术室　手术室是麻醉医师、麻醉护士、手术医师和手术室护士等共同工作的场所，但分工不同，工作性质也不同。麻醉科是独立的临床科室，手术室是对病人集中进行手术治疗和诊断的特殊场所，是麻醉科及外科系统的工作单元，麻醉科应配有自己的护理单元。

2. 麻醉科与各手术科室关系　麻醉科作为一级临床科室，与其他临床科室是同等关系，仅是工作性质有所不同，尤其与外科系统关系更为密切。在手术期间，手术者施行手术，而麻醉的医护人员则为手术的顺利进行提供良好的条件和保障，对病人的安全全面负责。因此两者之间必须互相密切配合，相互尊重与合作，协调一致，才能保证病人的安全。

（二）麻醉学教研室

随着我国高等医学教育事业的发展，高等医学院校应设立麻醉学教研室，麻醉医师与麻醉护士不仅做临床麻醉与护理工作，还要承担相应的教学工作，因此培养一批有教学经验的师资队伍，来完成对医、护学生麻醉学及麻醉护理学专业教育的任务。

（三）麻醉学实验室

有条件的医院及高等医学院校，应建立麻醉实验室，解决临床工作遇到的问题。配置相应的人员和设备，对麻醉学基础理论及临床工作遇到的问题进行系统的科学研究，以提高麻醉学理论和临床技术水平。

（四）麻醉学模拟实验室

根据医师法及国家相关政策，解决临床实习和进修操作的训练，建立模拟实验室是非常必要的。模拟教学是医学生从理论知识走上临床工作的桥梁，也是培养住院医师和麻醉专科护士最好的教学方法，因此在医学院校及省级以上的医院要建立模拟实验室，为医学生和住院医师及麻醉专科护士熟练掌握临床技能提供好的条件。

二、麻醉科的编制

（一）医师编制

二级医院，县和市级综合医院，手术台数与麻醉医师比例为1∶1.5～2，在医学院附属医院，科研单位，省级中心医院以及500张床位及以上的综合医院，特别是有教学及科研任务的医院应适当增加人员编制。

（二）护士编制

目前麻醉科还没有明确的麻醉护士编制，但根据学科发展，工作需要，麻醉科应配置相应的护士，具体数量根据情况而定，建议手术台数与麻醉护士比例为3∶1，然后逐渐发展。麻醉恢复室编制床与麻醉护士比例为1∶0.5。

（三）麻醉技术人员技师编制

由于麻醉科仪器、设备多，需要专人负责管理、保养等，应配置相应的技师及设备管理人员。

三、麻醉科设备及设施

县和市级以上综合医院要有基本设备。

（一）基本设备

1. 多功能麻醉机　其数量与手术台之比至少为1∶1；

2. 气管插管全套设备，氧源及吸氧设备，吸引器的数量与手术台之比至少为1∶1；

3. 监护仪应具备有监测心电图、无创血压、心率、体温、脉搏氧饱和度、呼气末二氧化碳等基本功能，其数量与手术台之比为1∶1；

4. 有创血流动力学监测仪；

5. 气体监测功能的多功能监测仪；

6. 便携式监护仪；

7. 除颤仪；

8. 微量注射泵及微量输液泵，其数量与手术台之比至少为1∶1；

9. 急救车（箱），其中应包括急救药品、呼吸囊、气管内插管全套物品；

10. 疼痛门诊及疼痛治疗室配有：诊疗台、办公台、X片阅片机、袖带式血压计、听诊器、急救物品（包括急救药品、气管内插管全套物品、吸氧装置、吸引器等）等诊疗设备一套；

11. 有条件应建立麻醉病案管理数字信息系统。

（二）特殊设备

1. 心排血量及混合静脉血氧饱和度监护仪；

2. 神经阻滞刺激仪；

3. 食道超声、超声引导系统；

4. 麻醉深度监测仪及肌松监测仪。

（三）基本设施——科室基本用房

1. 医师办公室；

2. 医师男女值班室、更衣室；

3. 麻醉准备室（面积15m^2 以上）；

4. 麻醉无菌室（面积15m^2 以上）；

5. 麻醉药品室（面积15m^2 以上）；

6. 麻醉物品间（面积20m^2 以上，存放麻醉常用药品及器具）；

7. 储藏室（面积15m^2 以上，存放麻醉备用物品或放置麻醉科档案）；

8. 疼痛门诊及诊疗室（面积20m^2 以上）；

9. 图书资料档案室（面积15m^2 以上）。

第二节 麻醉科的工作任务及管理

现代麻醉学包含有临床麻醉、重症监测、急救复苏和疼痛诊疗，部分医院体外循环归属麻醉科，因此现代麻醉学集中了基础医学、临床医学、生物医学工程以及多种边缘学科中有关麻醉学的基本理论和工程技术，从而形成自身的理论与技术体系。麻醉科的基本工作任务是为手术的顺利进行提供安全、无痛、肌松及合理控制应激等必需条件；维护病人在手术前、中、后各阶段的安全并防治并发症；麻醉恢复室及重症监护病房的管理；急救与生命复苏；疼痛诊疗；麻醉学教育及科研工作。

一、麻醉工作概念

（一）麻醉

麻醉（anesthesia，narcosis）的原意是用药物或其他方法，使病人整个机体或机体的某一部分暂时失去感觉，以达到无痛的目的。

（二）麻醉学

麻醉学（anesthesiology）是研究消除病人手术疼痛，保证病人安全，为手术创造良好条件的一门科学。

（三）现代麻醉学

现代麻醉学（modern anesthesiology）是研究麻醉、镇痛、急救复苏及危重症医学的综合性学科。它包含有基础医学各学科中有关麻醉的基础理论，广泛的临床知识和熟练的技术操作。分为临床麻醉学，复苏学，重症监测治疗学及疼痛诊疗学。

（四）镇痛

镇痛（analgesia）是用药物或其他方法可逆性的使病人整个机体或机体的某一部分痛觉消失，多用于手术或疼痛的治疗。

二、麻醉科的工作范畴

随着外科及麻醉学的发展，麻醉和麻醉学的范畴不断地更新变化，目前麻醉科工作领域已经走出手术室，扩大到门诊和病房。工作范围已由临床麻醉发展成临床麻醉、急救复苏、重症监测治疗和疼痛诊疗等四大部分。工作内容已由单纯的手术麻醉发展成对病人的术前、术中、术后的生理机能的调控和监测。所以作为一名麻醉护士，不仅要有一定的基础理论知识，而且要有丰富的临床经验和熟练的操作技能，这样才能做好麻醉护理工作。

（一）麻醉科门诊

麻醉科门诊主要工作内容是：

1. 麻醉前会诊或术前评估。
2. 麻醉前检查与准备。
3. 出院病人麻醉后访视或并发症的诊断与治疗。
4. 疼痛诊疗。

（二）手术室

手术室内是临床麻醉的主要工作场所。

（三）麻醉恢复室

麻醉恢复室（PACU or Recovery Room，RR）是手术结束后继续观察病情，预防和处理麻醉后近期并发症的重要场所，还能缩短病人在手术室停留时间，提高手术台利用率及病人的周转率。麻醉恢复室是临床麻醉工作的重要组成部分，RR 床位与手术台比例为 1∶3。

（四）重症治疗病房

重症治疗病房（Intensive Care Unit，ICU）是手术后病人病情较重，需密切监测及治疗，危重病人救治的场所，根据 ICU 工作的特点及专业性，目前有的医院已独立建科，但有的医院还在麻醉科的主管下，麻醉科一名副主任分管 ICU 工作。培养一支训练有素，专业性很强的，技术全面的医疗护理队伍，为危重病人提供较高的抢救成功率。

第三节　麻醉专科护士的工作职责及制度

我国麻醉科还没有正式护士岗位，但全国许多医院都有数量不等的麻醉护士在麻醉科从事护理工作，在临床上开展了大量工作，但还没有形成统一的工作职责。为规范麻醉专科护士的工作，经过专家们的初步论证，已经制定了一些相应的工作职责和发展措施，需要在实践中进一步验证和完善。

一、麻醉科护理人员工作职责

（一）麻醉科护士长工作职责

1. 在科主任领导和护理部指导下，根据科内及护理部工作计划制定本科护理具体计划，并组织实施。
2. 督促护理人员严格执行各项规章制度及技术规程，加强医护配合，严防差错发生。
3. 了解国内外本专业护理发展动态，努力引进先进技术，提高护理质量，发展护理学科。
4. 对护理差错、事故提出技术鉴定意见。
5. 随同医师参加科内会议以及大手术、新开展手术、疑难病例及死亡病例的讨论。
6. 负责本科护理人员的思想工作，教育护理人员加强责任心，改善服务态度，遵守劳动纪律。
7. 组织开展新技术、新业务与护理科研工作。
8. 组织领导护理人员的业务学习，技术训练和继续教育。
9. 负责管理和指导实习、进修人员。
10. 协同技师管理本科仪器设备。
11. 负责参与本科的经济核算，收入、支出等财务管理。

（二）麻醉科护师（士）工作职责

1. 麻醉专科护士在护理部、科主任的双重领导下，在护士长的直接指导下开展工作。
2. 严格执行各项护理部及麻醉科的规章制度及技术操作规程，防止差错事故的发生。
3. 严格执行消毒隔离制度，积极预防和控制交叉感染。
4. 严格管理麻醉药品和物品，防止丢失短缺，造成不良后果。
5. 配合麻醉医师完成麻醉前准备与麻醉后处理、围术期监护及操作配合等工作，包括临床麻醉监护、PACU、ICU 和疼痛诊疗等护理工作。
6. 麻醉科日常管理工作，包括麻醉科门诊、PACU、ICU、麻醉准备室以及仪器设备、资料等的管理和经济收支统计。
7. 参加麻醉护理教学和科研工作，指导学生和进修生进行麻醉护理工作。
8. 参加护理部和科室的政治、业务学习，危重病人的病例讨论等。

（三）麻醉恢复室护士工作职责

1. 在护士长领导下工作。
2. 接收、观察、治疗、抢救、护理病人等。
3. 医嘱执行和观察记录的书写。
4. 物品交接和院内感染登记。
5. 物品准备和监护仪器设备的检查。

（四）院内感染监控护士职责

1. 在院感科和护士长的领导下工作，完成布置的所有任务。
2. 严格按医院感染管理规范执行。
3. 监督科室内医护人员的各项消毒、隔离工作的执行情况。

4. 负责全科护士院内感染知识的学习和落实。

二、麻醉科护理人员工作制度

麻醉科护理人员根据职责制定相应的工作制度，如药品管理制度、恢复室仪器设备物品使用制度、麻醉科感染管理制度、麻醉无菌室工作制度等。

（刘保江）

思 考 题

1. 麻醉科与其他相关科室的关系。
2. 现代麻醉学的概念及工作范畴。
3. 麻醉护士的工作职责。

第三章 麻醉专科护士的培养

要点

1. 培养麻醉专科护士的必要性。麻醉专科护士是适应我国医疗卫生事业发展的需要，是适应我国麻醉学发展的需要，是规范麻醉科管理与诊疗工作的需要，更是提高医疗质量、保障病人安全的需要。

2. 培养麻醉专科护士的指导思想是认真贯彻落实科学发展观，借鉴国外成功经验和教训，结合中国国情和麻醉学科的现状与发展，建立具有中国特色的麻醉专科护士体系。

3. 培养模式采用毕业后继续教育，应届护理学专科麻醉护理方向及本科毕业生，培训基地系统培养一年，以便能较快地为麻醉科提供麻醉专科护士。

4. 教学计划，有理论教学与临床实践，制定培训大纲和实习手册。

5. 有一定临床工作量，一定教学条件和经验的三级甲等医院，作为麻醉专科护士培养的培训基地，基地应有相应的管理办法。

6. 麻醉专科护士必须经过基地的系统培训，通过理论和临床的实践操作考试、考核，合格者相应部门给予颁发证书。

为适应麻醉学的快速发展，随着我国护理事业的不断完善，在国内开展麻醉专科护士的培养非常迫切。如何借鉴国外经验，结合中国的国情，搞好我国麻醉专科护士的教育和培养，是麻醉教育工作者的责任。我国麻醉护理教育已在部分医学院校开展，并培养出一批麻醉护理方向毕业生，目前在部分医院从事麻醉护理工作，但麻醉专科护士毕业后教育还未开展，结合学校的麻醉护理学教育，制定专科护士的培养计划及教学方案，建立培养基地，制定考核与资格认证办法，培养出适合我国麻醉学发展的麻醉专科护士十分必要。

第一节 培养麻醉专科护士的必要性

在发达国家，麻醉专科护士的培养模式为毕业后教育，即在护理学专业毕业后再经过1～2年麻醉学护理专科培训方可向麻醉护士注册机构申请注册。国内麻醉护理学教育涵盖在外科护理学中，在专科护理学及本科护理学中包含很少部分的麻醉护理学，远不能满足目前麻醉护理学的发展和需求，因此急需要开展独立的麻醉护理学教育，培养大量的麻醉护士为麻醉学和护理学发展服务。

一、我国医疗卫生事业发展的需要

我国医疗队伍人才构成不合理的情况由来已久,主要表现为人才队伍中医师比例偏高,护士及辅助人员比例偏低,而医师中高级职称比例高,这种现象在麻醉科表现得更加突出,医师占90%以上。目前国内麻醉科是唯一没有配备护士的临床科室,大量复杂又紧急的临床诊疗工作局面与麻醉科至今尚无经过专科培训的护士,形成明显的反差,这种反差不仅违背了我国现行的医疗法规和规章制度的贯彻与落实,而且已经影响到医疗质量的提高和病人的生命安全。因此在麻醉科建立护理单元,设置护士岗位是加强二级学科建设,促进我国医疗卫生事业整体发展的需要。

二、我国护理学专业发展的需要

2005年卫生部颁布的《中国护理事业发展规划纲要(2005—2010年)》第三条中明确指出:"根据临床专科护理领域的工作需要,有计划地培养临床专业化护理骨干,建立和发展临床专业护士。2005年至2010年,分步骤在重点临床专科护理领域,包括:重症监护、急诊急救、器官移植、手术室护理、肿瘤病人护理等专科护理领域开展专业护士培训,培养一批临床专业化护理骨干,建立和完善以岗位需求为导向的护理人才培养模式,提高护士队伍专业技术水平"。麻醉护理作为世界上最早出现的专科护理,在我国尚处于起步阶段,随着麻醉学和护理学的迅猛发展,麻醉专科护理教育和发展必将迎来大发展时期。

三、规范麻醉科管理与诊疗工作的需要

麻醉科作为一级临床科室,除临床医疗工作外,护理工作占有重要的比例与地位,许多工作必须由护士完成,然而目前麻醉科医师"亦医、亦护、亦工"的现象还普遍存在,如麻醉前准备、麻醉科药品及一次性用品管理、消毒隔离、院内感染防控,以及围麻醉期监测与护理,输血输液、治疗用药、配合重症监测治疗及心肺脑复苏等。随着诊疗法律、法规不断完善,没有护士岗位的麻醉科面临管理不善、违法、违规的隐患,麻醉医师也不能以充分的精力去从事更多、更复杂的麻醉管理和诊疗工作。因此设置麻醉专科护士岗位是规范麻醉科管理和诊疗工作的需要。

四、提高医疗质量、保障病人安全的需要

(一) 减少差错事故的发生,保证病人的安全

麻醉期间用药种类很多,而且多为毒麻药品,为了减少差错事故、严格执行"双人三查七对",这是临床科室应遵循的常规制度,但至今我国麻醉科医师"自管、自取、自用、自记"药品的情况普遍存在,更无医嘱及记录制度。因此,错用、误用药品事件有可能发生,对患者是非常有害的,产生严重的医疗隐患。

(二) 协助医生更好的完成工作,提高医疗质量

目前卫生部对麻醉科专项检查中规定,一台麻醉需由两人负责,可以老带青、师带徒、医带护,一是保证病人的安全,二是由于麻醉医生从事大量的临床麻醉、教学、科研工作,他们的精力是有限的。麻醉专科护士来完成药品、器械、仪器等方面的准备和管理工作,进行术中监测,麻醉单记录等,使医生从具体的事务中解脱出来,抓住最核心的问题,如术前评估,

术中麻醉管理,术后复苏与镇痛等工作,这样可以进一步提高麻醉质量,并且可使医生在医、教、研各项工作中发挥更重要的作用。

(三)院内感染的预防和控制

院内感染管理是医院的重要工作之一,近年来全国部分医院由于感染管理不善引发的重大事故频频曝光,造成严重的后果和恶劣的影响。麻醉科属于医院感染管理的重要部门,随着各种法律法规的出台,麻醉一次性耗材的大量使用、各种器具、仪器的消毒,都需要专业的人员执行,由于护士经常参加各种感染预防控制的学习班和培训,掌握大量的相关知识,对部门的感染预防控制起到执行、监控的作用,更加需要专科护士负责感染预防和控制工作。

(四)麻醉药品的管理

《麻醉药品和精神药品管理条例》自 2005 年 11 月 1 日起施行,各地公安部门与卫生行政机构共同承担管理任务,严防毒麻药品流入社会,造成危害。其中规定了详细的条例,比如毒麻药品管理制度:双人双锁、基数固定、专柜保存、专用账册、专用处方、空安瓿回收等,随着麻醉药品的管理制度日趋完善,检查力度逐渐加大,许多细致的工作诸如处方的管理、药品的发放核消、空安瓿的回收、各种登记交接核对本等,要按照规定落实到位,应由麻醉专科护士对毒麻药品进行系统规范化的管理。

第二节 培养基地的建设与管理

一、基地的建设

教学培养基地应符合相应的条件,必须为国家卫生行政部门认定的三级甲等医院,有一定数量的护士从事麻醉科护理工作,要具备教学中所需麻醉与监护设备,设有多媒体等教学设备或教育中心,应具有完整的临床带教计划并承担过教学任务。以保障学生在学习期间完成实践任务,达到培训要求标准。

二、管理办法

培训基地管理应设有管理基地的领导小组,成员包括主管院长、护理部主任、麻醉科科主任、护士长及临床带教老师。临床教学基地的领导应支持基地建设并给予便利政策,协助配备教学设备。应具有完善的规章制度及各项技术的操作规程。教学基地指定专门的带教老师,按教学要求结合本单位的实际情况制订具体计划,并认真实施。

第三节 专科护士考核与资格认证

一、结业考试

理论学习期间按课程安排及考试安排进行考试和考查。实习轮转期间,按各科室安排进行理论和操作考试。麻醉科实习期间按照安排进行理论和操作考试。

二、麻醉专科护士资格认证

（一）申请资格及审核

凡具有护士执业资格，取得执业证书并获准执业的护士，连续从事临床护理工作满2年者，可向所在医院护理部提出申请，经基本资格审查合格后，给予安排培训与考试。在接受培训及资格认证考核过程中，必须修满规定的理论与实践课程，并经考试合格后，方可获得相应部门颁发的资格证书。现已在麻醉科工作的在职护士，经所在医院护理部证明其工作年限，按医院等级及从业年限要求进入培训、考试流程。

（二）申请方式

各医院可根据麻醉专科人员培养计划有步骤的培养麻醉专科资格护士，凡符合申请资格者，个人提出申请，填写“麻醉专科护士培训及资格认证申请表”，经所在医院科室、护理部审核盖章后，上报相应部门核查，给予培训与考试，合格者颁发证书。

（三）培训课程设置原则

课程设置根据麻醉专科护理培训教材《麻醉护理学》，制定培养方案、教学计划、教学大纲及实习手册等。结合麻醉科工作特点设置，以后每两年修订一次，使之不断融入新观念、新信息。

（四）培训实施步骤

1. 第一阶段　指麻醉专科护士执业资格认证项目启动的最初阶段，此阶段培训只适用于现正在从事麻醉科护理工作的临床护士，为保证麻醉专科护士资格认证的标准，前期培训对象只限于三级医院的麻醉科护士。

2. 第二阶段　在总结经验、修改前期培训课程的基础上，开始面向需要申请麻醉专科护士资格的二级医院麻醉科从业护士及二、三级医院的普通护士；逐步展开资格认证工作。

（刘保江）

思　考　题

1. 为什么要培养麻醉专科护士？
2. 培养麻醉专科护士的指导思想是什么？
3. 培养模式应采取什么形式？
4. 麻醉专科护士资格认证的程序是什么？

第二篇　麻醉护理学基础知识与技能

第四章　围术期常用药物

要点

1. 全身麻醉药可分为吸入麻醉药和静脉麻醉药，主要用于消除患者围术期的不良情绪反应及术中记忆，通常与镇痛药及肌肉松弛药联合应用，以获得满意麻醉效果。

2. 镇静安定药系中枢神经系统抑制药，按效能强弱，可分为弱安定药和强安定药。弱安定药主要用于消除焦虑症状，又称抗焦虑药；强安定药又称神经松弛药、抗精神病药。

3. 应用中枢性镇痛药可明显减轻患者对疼痛的情绪反应，但剂量过大时可产生明显呼吸抑制。

4. 吗啡应用过量时可造成全身急性毒性反应，表现为昏迷、严重呼吸抑制和瞳孔针尖样缩小，应及时行气管插管，维持循环稳定。

5. 非甾体类抗炎镇痛药是一类具有解热镇痛，多数兼有消炎、抗风湿、抗血小板聚集作用的药物。

6. 根据作用时效不同，可将肌肉松弛药分为超短时效、短时效、中时效和长时效4类；根据不同作用机制，可分为去极化和非去极化肌松药，后者按空间结构尚可分为甾类和苄异喹啉类。

7. 局部麻醉药包括酯类局麻药及酰胺类局麻药两大类，根据作用时效长短又可分为短效、中效及长效局麻药。

8. 围术期常用全身麻醉药拮抗剂为氟马西尼；阿片受体拮抗剂为纳洛酮、纳曲酮及纳美芬；肌松药拮抗剂包括抗胆碱酯酶药、钾通道阻滞药及新型拮抗药Org25969三大类。

9. 作用于心血管系统的药物种类繁多，主要包括正性肌力药、血管收缩药、血管扩张药及抗心律失常药四大类。

10. 药物相互作用是指同时或者先后使用两种或两种以上的药物，由于药物间相互影响所呈现的效应，包括相加作用、协同作用、敏感化作用及拮抗作用四类。

第一节　全身麻醉药

全身麻醉药(general anesthetics)简称全麻药,是一类能可逆性抑制中枢神经系统,引起不同程度的意识、感觉和反射丧失,从而可实施外科手术的药物。根据给药途径,全麻药可分为吸入麻醉药和静脉麻醉药。临床应用的全麻药应具有麻醉诱导期短、镇痛完全、一定的骨骼肌松弛作用、麻醉深度易于调控、麻醉后恢复快、无严重不良反应和安全范围大等特点。但目前尚无一种全麻药可完全满足上述要求,为获得理想的麻醉效果,临床常加用辅助药,如阿片类镇痛药、肌松药、镇静催眠药,或吸入麻醉药(inhalation anesthetics)与静脉麻醉药(intravenous anesthetics)等联合应用。

一、吸入麻醉药

麻醉药经呼吸道吸入,使病人暂时意识丧失而不感到疼痛,称为吸入麻醉(inhalation anesthesia)。吸入麻醉药可分为气体麻醉药及挥发性液体麻醉药,前者通常加压成液态贮存于耐高压筒内,后者在室温时易挥发。

(一) 体内过程

吸入麻醉药脂溶性高,易通过生物膜。药物经肺吸收入血后转运到脑组织发挥麻醉作用,脑组织的药物浓度越高,麻醉越深。当麻醉深度达到稳定状态时,脑内和肺泡内的麻醉药浓度相等,故可用50%病人无伤害刺激性体动反应的最小肺泡药物浓度(minimal alveolar concentration,MAC)表示该药的效价强度。每种吸入麻醉药均有其特定的MAC数值,数值越小,效价强度越强,反之,则越弱。

(二) 作用机制

全麻药的作用机制尚未完全阐明,较重要的理论有配体门控离子通道和脂质学说。前者认为,吸入全麻药可抑制兴奋性突触和增强抑制性突触的传递,干扰配体门控离子通道的功能,易化中枢神经系统抑制性突触传递而产生全身麻醉作用;脂质学说认为,吸入全麻药易溶入类脂质丰富的神经细胞膜脂质层内,引起细胞膜物理化学性质变化,干扰膜蛋白受体和 Na^+、K^+ 等离子通道的结构和功能,导致整个细胞的功能改变,进而抑制神经冲动的发生和传递,引起全身麻醉。

(三) 药理作用

1. 抑制中枢神经系统　使病人的意识、痛觉等暂时消失,达到镇痛和一定程度的肌肉松弛。

2. 抑制循环和呼吸系统　含氟麻醉药均不同程度地抑制心肌收缩力和降低心肌耗氧量,扩张外周血管及抑制压力感受器的敏感性。该类药物尚可降低呼吸中枢对 CO_2 敏感性,使潮气量和每分通气量降低。并对呼吸道有一定刺激性,其中以地氟烷刺激性最大,七氟烷最小。

3. 松弛骨骼肌和子宫平滑肌　含氟麻醉药具有不同程度的骨骼肌松弛作用,且与非去极化肌松药相协同。此外,尚可松弛子宫平滑肌,使产程延长和产后出血增多。

(四) 不良反应

1. 循环和呼吸系统　药物剂量超过临床所需麻醉深度的2~4倍时,可明显抑制心脏和呼吸功能,甚至导致死亡。全麻时由于正常反射消失,胃内容物可返流并被吸入肺,引起支气管痉挛和吸入性肺炎。

2. 中枢兴奋　某些药物如恩氟烷吸入浓度较高,尤其并存低二氧化碳血症时,脑电图容易出现惊厥性棘波甚至患者出现惊厥。因此,此类药物不宜使用过高浓度,麻醉期间行过度通气时应监测呼气末二氧化碳分压,防止惊厥的发生。

3. 恶性高热　此并发症少见,挥发性吸入麻醉药均可引起,与遗传有一定关系。表现为高热,体温可达43℃以上,伴有心动过速、高血压、酸中毒和高血钾等,肌松药琥珀胆碱亦可诱发此反应。可予快速静注丹曲林(dantrolene),辅以降温、纠正电解质和酸碱平衡紊乱及其他对症支持治疗等措施处理。

4. 肝、肾毒性及其他　含氟吸入全麻药可致肝损害,发生率低,氟烷肝功能损伤最大,发生率不到1/10 000。其原因为敏感者的肝细胞膜易受此类药物攻击。肾损害仅见于甲氧氟烷,为其代谢物无机氟化物损伤肾小管所致。

5. 对手术室工作人员的影响　长期吸入小剂量吸入全麻药有致头痛、警觉性降低和孕妇流产的可能,但目前尚存在争议,尤其层流净化手术室。

(五) 常用药物

1. 氧化亚氮(nitrous oxide)　为目前尚在使用的气体吸入全麻药。性质稳定、不易燃爆、无刺激性、味甜。镇痛作用强,停药后苏醒快。由于麻醉效能低,需与其他麻醉药合用才能获得良好的麻醉效果。作为麻醉辅助药与其他吸入全麻药合用可减少后者用量,从而减轻后者对心脏和呼吸的抑制作用及其他不良反应。也可用于牙科和产科镇痛。不良反应轻,对心脏抑制作用弱,对呼吸和肝、肾功能无不良影响。

2. 氟烷(halothane)　性质不稳定、不易燃爆。麻醉效能强,诱导期较短且平稳,停药后苏醒快。因镇痛作用较弱,肌松作用差,一般需加用阿片类镇痛药或肌松药。本药能敏化心肌对肾上腺素的反应,可诱发心律失常。反复应用偶致中毒性肝炎,松弛子宫平滑肌可致产后出血。

3. 异氟烷(isoflurane)和恩氟烷(enflurane)　两药为同分异构体,其特点是诱导期短而平稳,麻醉深度易于调整,对心血管系统抑制作用较氟烷弱,肌松作用比氟烷强,但要达满意肌松效果需加用肌松药。异氟烷对呼吸道刺激较大,恩氟烷浓度过高可致惊厥。

4. 七氟烷(sevoflurane)　麻醉效能强,诱导期短而平稳,苏醒快,麻醉深度易于控制。无明显呼吸道刺激,对心脏功能影响小。广泛用于成人和儿童的麻醉诱导和维持,对严重缺血性心脏病而进行高危心脏手术者尤为适合。

5. 地氟烷(desflurane)　麻醉作用较弱,由于其血/气分配系数低,故停药后苏醒极快(5min即可苏醒)。缺点为麻醉诱导期所需浓度高,且其本身对呼吸道刺激大,可引起咳嗽和喉头痉挛等。适用于成人和儿童的麻醉维持,也可用于成人诱导麻醉。

6. 氙气(Xenon)　是一种惰性麻醉气体,具有镇痛作用强、诱导及苏醒迅速、对心血管系统无明显影响、副作用小等特点,可提供安全有效的麻醉,同时对心脏手术和脑卒中后的认知功能障碍有治疗作用。其唯一缺点为价格昂贵,目前应用较少。

二、静脉麻醉药

将麻醉药注入静脉,作用于中枢神经系统而产生全麻状态者称静脉麻醉(intravenous anesthesia)。静脉麻醉药主要包括巴比妥类如硫喷妥钠和非巴比妥类如依托咪酯、丙泊酚和氯胺酮等。此类药物单独应用可产生全麻作用,主要用于麻醉诱导、基础麻醉和短时间的小手术麻醉。此外常与吸入麻醉药合用,以增强抑制伤害性刺激反应及镇痛、肌松作用,并减少吸入麻醉药用量和不良反应。

(一) 常用药物

1. 硫喷妥钠(thiopental sodium) 为超短效巴比妥类静脉全麻药,可降低脑代谢率及氧耗量,降低脑血流量和颅内压。有较强的循环和呼吸抑制作用,婴幼儿及支气管哮喘者禁用。此外,该药皮下注射可引起组织坏死,动脉内注射可引起动脉痉挛、剧痛,处理不及时可引起远端肢体坏死,上述情况一旦发生,应立即由原部位注入普鲁卡因、罂粟碱等血管扩张药,以解除动脉痉挛,改善血液循环。

临床应用 ①全麻诱导:常用剂量为4~6mg/kg,辅以肌松药即可完成气管内插管。但不宜单独用于气管内插管,易引起严重的喉痉挛;②短小手术的麻醉:脓肿切开引流、血管造影等,静注2.5%溶液3~5mg/kg;③控制惊厥:2.5%溶液1~2mg/kg;④小儿基础麻醉:深部肌肉注射1.5%~2%溶液15~20mg/kg。

2. 氯胺酮(ketamine) 为苯环己哌啶的衍生物,能特异性阻断大脑皮层和边缘系统的兴奋性递质谷氨酸受体。能产生明显的分离麻醉(dissociative anesthesia),即病人感觉与所处环境分离。恢复期病人常有精神方面的不良反应,如幻觉和怪梦等。还可增加脑血流、颅内压及脑代谢率。有兴奋交感神经作用,使心率增快、血压及肺动脉压升高。

临床应用 常用于小儿基础麻醉,肌注5~10mg/kg可维持麻醉30min左右。全麻诱导剂量为1~2mg/kg静注,维持以15~45μg/(kg·min)静脉输注。鉴于此药具有良好的镇痛作用,但同时存在多种不良反应,为发挥其优势,减少或消除不良反应,近年主张应用小剂量(亚临床剂量),如成人单次静脉注射0.2~0.5mg/kg,小儿单次静注0.5~1.0mg/kg,镇痛效果满意。

3. 丙泊酚(propofol,异丙酚) 为目前使用最广泛的全麻药。具有起效快(静脉注射1.5~2mg/kg后30~40s病人即入睡),维持时间短,停药后苏醒快而完全(仅为3~10min),镇静、催眠作用强等特点,尚可降低脑血流量、颅内压和脑代谢率。缺点为难溶于水、镇痛及肌松作用差、注射痛发生率高,且对心血管系统及呼吸有明显抑制作用,其抑制程度与剂量及给药速率有关。

临床应用 常用于全麻诱导及维持,诱导剂量为1.5~2.5mg/kg,因其对上呼吸道反射的抑制较强,气管内插管的反应也较轻。可静脉持续输注与其他全麻药复合应用于麻醉维持,用量为4~10mg/(kg·h)。用于门诊手术的麻醉具有较大优越性,用量约为2mg/(kg·h),停药10min病人可对答,平均131min可离院。可作为神经阻滞麻醉时的辅助药,剂量为1~2mg/(kg·h)。最常见的不良反应为注射痛,抑制呼吸常较硫喷妥钠强,必要时应行人工辅助呼吸;麻醉后恶心、呕吐的发生率较低,约为2%~5%。

4. 依托咪酯(etomidate) 为短效催眠药,无镇痛作用,作用方式与巴比妥类近似。可降低脑血流量、颅内压及代谢率。对心率、血压及心排出量的影响很小,对呼吸的影响明显轻于硫喷妥钠。主要缺点为注射后常可发生肌阵挛,对静脉有刺激性,恢复期恶心、呕吐发生率较高,有报道反复用此药可抑制肾上腺素皮质激素的合成,对此问题目前尚存一定争议。

5. 羟丁酸钠(sodium hydroxybutyrate) 麻醉作用慢、弱、长,对心血管影响小,适用于老人、儿童及神经外科手术、外伤、烧伤患者的麻醉。肌肉松弛效果欠佳，常需与肌松药、地西泮合用。另外还可用于全麻诱导。严重高血压、心脏房室传导阻滞及癫痫患者禁用。

（二）其他

如美索比妥、硫戊比妥，甾体类静脉麻醉药孕烷醇酮等，临床应用较少。

三、全身麻醉药物的联合应用

由于全麻药单一应用时不能满足临床所有要求，为提高麻醉效果，减少不良反应，常将全身麻醉药、麻醉性镇痛药、镇静催眠药、肌肉松弛药等多种不同药理作用的麻醉药联合应用。

（一）静吸复合麻醉

指将静脉麻醉药和吸入麻醉药合用，以产生并维持全身麻醉的方法。由于静脉麻醉药具有起效快和对呼吸道无刺激等特点，故常用于诱导麻醉；而吸入麻醉药具有较易控制麻醉深度和术后易恢复等特点，故常用于全麻维持，也可同时使用静脉和吸入麻醉药，或辅以阿片类镇痛药、镇静催眠药和肌松药。

（二）静脉复合麻醉

指完全依赖静脉给药诱导及维持全身麻醉。常联合应用静脉麻醉药、阿片类镇痛药、镇静催眠药、肌松药等多种药物。常用方案有芬太尼族复合麻醉、神经安定镇痛术等。

第二节 镇静安定药

镇静安定药可分为镇静药（sedatives）和安定药（tranquillizers）两大类，二者均属于中枢神经系统抑制药。镇静药为使大脑皮质轻度抑制，从而产生镇静的药物；安定药是使病人解除焦虑、紧张而无镇静作用的药物。安定药可分为弱安定药和强安定药，前者主要用于消除焦虑症状，又称抗焦虑药，临床麻醉中最常用的为苯二氮䓬类药；后者又称神经松弛药，临床上主要用于治疗精神分裂症，以消除病人的幻觉、妄想和狂躁等，又称为抗精神病药。临床麻醉中最常用的为吩噻嗪类和丁酰苯类药。

一、苯二氮䓬类（benzodiazepines，BZ）

（一）地西泮（diazepam）

又名安定或苯甲二氮䓬。其消除半衰期为20h～40h，反复用药后可引起蓄积作用。此药可透过胎盘，胎儿血药浓度可较母体高40%，因此待产妇禁用。

1. 药理作用

（1）中枢神经系统：具有强大的镇静、催眠、抗焦虑、肌松、顺行性遗忘和抗惊厥作用。

（2）呼吸系统：对呼吸的抑制具有剂量依赖性，对慢性阻塞性肺疾病患者呼吸抑制作用尤为显著。

（3）心血管系统：影响轻微，偶可引起一过性心动过缓和低血压。

2. 不良反应　地西泮的毒性很小。连续用药时常见的副作用为嗜睡、眩晕、疲劳感、共济失调等。长期用药，可产生耐药性，但很少产生依赖性。如果产生依赖性，停药后可出现戒断症状，表现为焦虑、失眠、震颤等。静脉注射速度过快或剂量较大时，可引起血压下降、呼吸暂停等不良反应,应予以警惕。此外,地西泮可引起注药部位疼痛,局部静脉炎发生率较高,因此应选用较粗大的静脉。

3. 临床应用

（1）口服5～10mg可作为麻醉前用药,产生镇静和抗焦虑作用。

（2）用于全麻诱导,现已被咪达唑仑取代。

（3）与氯胺酮并用,可减少氯胺酮用量,减轻后者的高血压反应和精神运动性效应。

（4）10～20mg静脉注射可用于控制肌痉挛和抽搐,如破伤风、癫痫发作、局麻药毒性反应等。

（二）咪达唑仑(midazolam)

又名咪唑安定或咪唑二氮草,是当前临床应用的唯一水溶性苯二氮䓬类药。药理作用与地西泮相似,但分布半衰期及消除半衰期较短,持续输注无蓄积。

临床应用

1. 麻醉前用药　效果优于地西泮。肌内注射剂量为5～10mg,注射后10～15min产生镇静效应,经30～45min产生最大效应。口服剂量须加倍,小儿可经直肠注入。

2. 全麻诱导和维持　静注0.15～0.2mg/kg可用于全麻诱导,维持剂量依年龄、体格情况和是否用术前药而定。

3. 局麻和区域阻滞麻醉时作为辅助用药　可产生镇静、松弛、顺行性遗忘作用,并可提高局麻药的惊厥阈值。特别适用于消化道内镜检查、心导管检查、心血管造影、脑血管造影、心律转复等诊断性和治疗性操作。一般剂量为0.1～0.15mg/kg。

4. ICU病人镇静　对于需用机械通气支持的病人,可使病人保持镇静,控制躁动。即使用于心脏手术后病人,对血流动力学的影响也很小。

（三）奥沙西泮(oxazepam)

又名去甲羟安定。此药的作用与地西泮基本相同,效能稍弱,15mg相当于地西泮5mg。主要用于抗焦虑,对自主神经系统的作用显著,对胃肠道、心血管、呼吸系统不适引起的焦虑症状有较好的效果。目前在临床麻醉中应用较少。

（四）硝西泮(nitrazepam)

又名硝基安定或硝基二氮草。此药也有类似地西泮的作用,但以催眠和抗惊厥的作用为突出。临床主要用以替代巴比妥类作为催眠药,治疗失眠症,一般剂量为10mg口服。

（五）劳拉西泮(lorazepam)

又名氯羟安定或氯羟二氮。此药有很强的抗焦虑、镇静、催眠、中枢性肌松及顺行性遗忘作用。对血压、心率和外周阻力无明显影响,对呼吸无抑制作用。临床应用范围与地西泮相似。

（六）氟硝西泮(flunitrazepam)

又名氟硝安定或氟硝二氮。此药的作用与地西泮基本相似,但效能更强。由于此药的效力强,并发症少,现已作为复合静脉全麻的选用药物。

（七）苯二氮草类拮抗药

氟马西尼(flumazenil),是当前应用于临床的第一个特异性苯二氮草受体拮抗药。其主要药理作用是拮抗苯二氮草类药的所有中枢抑制效应,从抗焦虑、镇静、遗忘,直到抗惊厥、肌松和催眠。静脉注射后1min内即起效,拮抗效应维持时间约为90～120min。目前临床上氟马西尼主要有以下三种用途:①对苯二氮䓬类药中毒的诊治;②麻醉后拮抗苯二氮䓬类药的残余作用;③对ICU中长时间用苯二氮䓬类药控制躁动、施行机械通气的病人,如要求恢复意识,试停机械通气,可用氟马西尼拮抗苯二氮䓬类药的作用。

二、吩噻嗪类

此类药物的药理作用基本相似,具有不同程度的安定和镇吐作用,且可影响自主神经和内分泌系统,其主要作用是阻滞中枢神经系统的多巴胺受体。典型代表为氯丙嗪,其他药物的作用与氯丙嗪基本相似,只是程度不同。

(一) 氯丙嗪(chlorpromazine)

1. 药理作用 为中枢性抑制药,主要作用于边缘系统、网状结构和下丘脑,产生安静、活动减少、淡漠无欲、嗜睡等作用。具有抗肾上腺素及较弱的抗组胺作用,对唾液和胃液分泌亦有一定的抑制作用,尚可抑制抗利尿激素的分泌。

2. 不良反应 肌肉注射可引起疼痛,静脉注射可产生血栓性静脉炎,故静脉注射须用其稀释的溶液。由于其血管扩张作用,可引起体位性低血压,对血容量不足的病人不宜用此药。少数病人用此药后可发生黄疸,临床表现类似梗阻性黄疸。长期应用大剂量氯丙嗪,可引起锥体外系症状,表现为肢体震颤、肌张力增高、运动减少、静坐不能等。一般在停药后可消失,症状严重时可用抗胆碱药治疗。

3. 临床应用 氯丙嗪是最先用于治疗精神分裂症的吩噻嗪类药。12.5~25mg术前1h肌肉注射作为麻醉前用药,有镇静、加强镇痛药和麻醉药的效应,减少手术后恶心、呕吐。近年来随着地西泮、氟哌利多等药物的广泛应用,此药已逐渐少用。对于手术中发生的顽固性呃逆,静脉注射氯丙嗪10~20mg可有效抑制。手术或其他原因引起的呕吐,应用此药亦疗效显著。

(二) 异丙嗪(promethazine)

是最早合成的吩噻嗪类药,对中枢神经系统也有类似氯丙嗪的抑制作用,但无抗精神病作用。其镇静作用较氯丙嗪强,用药后易入睡,其他作用则不如后者显著。对心血管系统无明显影响。有松弛支气管平滑肌和抑制呼吸道分泌的作用。

异丙嗪与氯丙嗪的显著不同点在于前者有突出的抗组胺作用,因此被归类为H1受体阻滞药,临床上主要用于治疗过敏性疾病。

三、丁酰苯类

丁酰苯类的化学结构与吩噻嗪类不同,但作用相似,有较强的安定作用和镇吐作用,也可产生锥体外系反应。此类药物也是通过阻滞边缘系统、下丘脑和黑质-纹状体系统等部位的多巴胺受体而发挥作用。其主要用途为替代吩噻嗪类治疗精神病。

(一) 氟哌啶醇(haloperidol)

又名氟哌丁苯,有很强的抗精神病作用,持续时间长达24h,但镇静作用远弱于氯丙嗪。抗肾上腺素作用也较氯丙嗪弱,故对血压影响较轻。镇吐作用很强,其效力相当于氯丙嗪的50倍。可增加巴比妥类和镇痛药的效应。对呼吸无明显影响,临床上主要用于治疗精神分裂症,但锥体外系反应发生率高,主要表现为运动障碍和静坐不能等,目前已被氟哌利多取代。

（二）氟哌利多(droperidol)

又名氟哌啶或达哌丁苯，作用与氟哌啶醇基本相似，与后者相比，其效力更强，起效更快，作用持续时间较短。氟哌利多的安定作用相当于氯丙嗪的200倍，氟哌啶醇的3倍；镇吐作用为氯丙嗪的700倍。静脉注射后5～8min生效，最佳效应持续时间约3～6h。此药也可增强巴比妥类药和麻醉性镇痛药的效应。对心肌收缩力无影响，但有轻度α-肾上腺素能受体阻断作用，静脉注射可使血压轻度下降，对血容量不足的病人降压作用尤为显著。对呼吸和肝、肾功能无明显影响。临床上已基本替代氟哌啶醇，成为目前应用最广的强安定药。肌肉注射5～10mg可作为麻醉前用药。与氯胺酮合用，有助于减少苏醒期精神运动性反应。此外，氟哌利多与芬太尼混合可制成芬氟合剂，用以实施神经安定镇痛术。

四、其他镇静安定药

（一）甲丙氨酯(meprobamate)

属于丙二醇类抗焦虑药。此药的作用与地西泮基本相似，具有镇静、抗焦虑等作用，只是作用较弱。主要用于治疗焦虑、紧张和失眠，临床麻醉中极少使用。

（二）羟嗪(hydroxyzine)

属于二苯甲烷类抗焦虑药。此药有镇静和中枢性肌松作用，并有抗胆碱作用，可解除平滑肌痉挛，适用于伴有胃肠道症状的焦虑状态。有较强的抗组胺作用，可用以治疗荨麻疹和其他变态反应疾病。可加强巴比妥类和麻醉性镇痛药的作用，肌肉注射羟嗪100～200mg可作为麻醉前用药，但目前已很少应用。

第三节　中枢性镇痛药及其拮抗药

所谓中枢性镇痛药，通常是指作用于中枢神经系统，能解除或减轻疼痛并改变患者对疼痛的情绪反应，剂量过大时则可产生昏睡的药物。麻醉性镇痛药在临床麻醉中应用很广，可作为术前用药、麻醉辅助用药、复合全麻的主要用药，以及用于术后镇痛和其他疼痛治疗。由于麻醉性镇痛药基本都可产生依赖性，必须按国家颁发的《麻醉药品管理条例》严加管理。

一、概　　述

（一）阿片受体

具有药理作用的阿片受体分为三型，各型受体激动后产生的效应及与其相应的内源性阿片肽或代表性激动药见表4-1。

表4-1　内源性阿片肽与代表性激动药

受体分类	效应	内源性配体	激动药代表
μ	脊髓以上镇痛，呼吸抑制，心率减慢，依赖性	β-内啡肽	吗啡、哌替啶
κ	脊髓镇痛，镇静，缩瞳，轻度呼吸抑制	强啡肽	喷他佐辛、布托啡诺
δ	调控μ受体活性	脑啡肽	?

脑内不同部位的阿片受体可能与麻醉性镇痛药的不同作用有关：孤束及其附近区域的受体可能与呼吸抑制、镇咳和恶心、呕吐有关；蓝斑等部位的受体则可能与依赖性有关。

（二）麻醉性镇痛药分类

1. 按药物的来源可分为下列三类：

（1）天然的阿片生物碱：如吗啡、可待因。

（2）半合成的衍生物：如二乙酰吗啡（即海洛因）、双氢可待因。

（3）合成的麻醉性镇痛药：按其化学结构不同，又分为：①苯基哌啶，如哌替啶、苯哌利定、芬太尼族；②吗啡南类，如羟甲左吗南；③苯并吗啡烷类，如喷他佐辛；④二苯甲烷类，如美沙酮。

2. 按药物与阿片受体的关系可将麻醉性镇痛药及其拮抗药分为以下三类。

（1）阿片受体激动药：主要激动 μ 受体，如吗啡、哌替啶等。

（2）阿片受体激动-拮抗药：又称部分激动药，主要激动 κ 和 δ 受体，对 μ 受体有不同程度的拮抗作用，如喷他佐辛、丁丙诺啡、布托啡诺等。

（3）阿片受体拮抗药：主要拮抗 μ 受体，对 κ 和 δ 受体也有一定的拮抗作用，如纳洛酮、纳美芬等。

（三）耐受性和依赖性

所有的阿片受体激动药短期内反复应用均可产生耐受性，需要逐渐增加剂量方可维持原来的镇痛效应，即所谓快速耐受。同时，由于内源性阿片肽减少，从而对药物产生了依赖性。如果突然停药，内源性阿片样肽来不及释放补充，则会出现戒断综合征，表现为烦躁不安、失眠、肌肉震颤、呕吐、腹痛、散瞳、流涎、出汗等。

（四）药理作用

1. 中枢神经系统　主要作用为镇痛，对躯体和内脏的疼痛均有效，对持续性钝痛的效果优于间断性锐痛；疼痛出现前较出现后应用效果更佳。在产生镇痛作用的同时，尚可消除由疼痛所引起的焦虑、紧张等情绪反应，甚至产生欣快感。

2. 呼吸系统　阿片类药物具有显著的剂量依赖性呼吸抑制作用，表现为呼吸频率减慢，大剂量可导致呼吸停止，此为阿片类药物急性中毒的主要致死原因。

3. 心血管系统　治疗剂量对心肌收缩力及血容量正常者一般无明显影响，但低血容量病人可引起明显血压下降。

4. 消化系统　可引起便秘、恶心、呕吐，尚可使胆道内压力增加。

5. 泌尿系统　可引起尿潴留。

6. 其他作用　引起肝糖原分解增加，导致血糖升高。吗啡可引起组胺释放而致皮肤血管扩张，尚可引起支气管痉挛，诱发支气管哮喘病人哮喘发作。

（五）临床应用

麻醉性镇痛药主要用于镇痛，尤其适用于严重创伤、急性心肌梗死等引起的急性疼痛，以及手术后疼痛。

（六）毒性反应

应用过量吗啡可造成全身急性毒性反应，其突出表现为昏迷、严重呼吸抑制和瞳孔针尖样缩小。个别患者还可有血压、体温下降，以及缺氧所致的抽搐，最后因呼吸停止而死亡。对吗啡全身急性毒性反应的救治，应及时行气管插管人工通气，补充血容量以维持循环稳定，并给予特异性拮抗药纳洛酮。

二、阿片受体激动药

（一）吗啡

吗啡是阿片中的主要生物碱，在阿片中的含量约为10%。临床主要用于急性疼痛治疗。成人常用剂量为8mg～10mg，静脉注射时剂量酌减。可作为治疗急性左心衰竭所致急性肺水肿的综合措施之一，以减轻呼吸困难，促进肺水肿消失。下列情况应禁用：①支气管哮喘；②上呼吸道梗阻；③严重肝功能障碍；④伴颅内高压的颅内占位性病变；⑤诊断未明确的急腹症；⑥待产和哺乳妇女；⑦1岁以内婴儿。

（二）哌替啶

哌替啶（Pethidine）为苯基哌啶的衍生物，作用与吗啡相似。哌替啶的镇痛强度约为吗啡的1/10。肌肉注射哌替啶50mg，可使痛阈提高50%；肌肉注射125mg，使痛阈提高75%，相当于吗啡15mg的效应。由于哌替啶不良反应较多，麻醉科现已趋于将其淘汰。

（三）芬太尼

芬太尼（fentanyl）为合成的苯基哌啶类药物，是临床麻醉中最常用的麻醉性镇痛药。其镇痛强度约为吗啡的75～125倍，作用时间约30min。对呼吸抑制程度与等效剂量的哌替啶相似，对心血管系统的影响较轻，不抑制心肌收缩力，一般不影响血压。主要用于临床麻醉，作为复合全麻的组成部分。由于此药对心血管系统的影响小，常用于心血管手术麻醉。

（四）舒芬太尼和阿芬太尼

舒芬太尼（sufentanil）和阿芬太尼（alfentanil）均为芬太尼的衍生物，作用与芬太尼基本相同，只是舒芬太尼的镇痛作用更强，约为芬太尼的5～10倍，作用持续时间约为其两倍；阿芬太尼的镇痛强度较芬太尼小，为其1/4，作用持续时间为其1/3。临床麻醉中亦主要用于复合全麻。

（五）瑞芬太尼

瑞芬太尼（remifentanil）为酯键芬太尼衍生物，纯μ受体激动药。临床上其效价与芬太尼相似，为阿芬太尼的15～30倍。注射后起效迅速，因其主要经血浆酯酶分解代谢，药效消失快，且输注半衰期恒定，不随输注时间长短而改变，反复使用无蓄积作用。由于瑞芬太尼独特的药代动力学特点，更适用于术中维持静脉输注。用于心血管手术病人，其清除率在心肺转流后无改变。缺点是手术结束停止输注后无镇痛效应，甚至出现痛觉过敏，停药前应用其他镇痛药予以防治。

（六）二氢埃托啡

二氢埃托啡（dihydroetorphine）是迄今为止作用最强的镇痛药。可用于创伤镇痛和手术后镇痛，用于晚期癌症的疼痛亦可有显著效果，但长期应用可产生耐受和依赖。由于个体差异较大，剂量不易掌握，现已基本不用。

三、阿片受体激动-拮抗药

此类药主要部分激动κ受体，拮抗μ受体，因而称之为阿片受体激动-拮抗药。

（一）喷他佐辛

喷他佐辛（pentazocine）为苯吗啡烷类合成药，其镇痛强度约为吗啡的1/4～1/3。肌肉注射后 20min 起效，持续约 3h。此药不产生欣快感，剂量较大时产生焦虑、不安等症状。很少产生依赖性。其呼吸抑制作用与等效吗啡相似，主要使呼吸频率减慢。可使血压升高，心率增快，血管阻力增高和心肌收缩力减弱，故禁用于急性心肌梗死时镇痛。对胃肠道的影响与吗啡相似，但较少引起恶心、呕吐。临床上主要用于镇痛，但由于副作用较多，现已较少应用。

（二）布托啡诺(butorphanol)

布托啡诺为吗啡南的衍生物，作用与喷他佐辛相似。其激动强度约为喷他佐辛的 20 倍，而拮抗强度约为其 10～30 倍。其镇痛效价约为吗啡的 4～8 倍，作用持续时间与吗啡相似，肌肉注射 2mg 可维持镇痛 3～4h。也有呼吸抑制作用，但较吗啡为轻。对心血管的影响轻微，很少使血压下降。临床上主要用于手术后中度至重度疼痛。

（三）纳布啡

纳布啡(nalbuphine)又名纳丁啡。其镇痛强度与吗啡相似，约为喷他佐辛的 3 倍。其呼吸抑制作用与等效剂量的吗啡相似，也可产生依赖性。在吗啡或芬太尼麻醉后，应用此药既可拮抗这些药物的呼吸抑制作用，又可利用其本身的镇痛作用，尤其适用于心血管病人。

（四）丁丙诺啡

丁丙诺啡(buprenorphine)为长效和强效镇痛药，其镇痛强度约为吗啡的30 倍，其作用持续时间长，至少维持 7～8h，甚至可长达 18h。呼吸抑制作用与吗啡相似，但出现较慢，持续时间也较长。对心血管的影响与吗啡相似。主要用于手术后镇痛，肌肉注射 0.3mg 可维持 6～8h。

四、阿片受体拮抗药

（一）纳洛酮

纳洛酮(naloxone)不仅可拮抗吗啡等纯阿片受体激动药，而且可拮抗喷他佐辛等阿片受体激动-拮抗药，但对丁丙诺啡的拮抗作用较弱。临床上主要用于：①拮抗麻醉性镇痛药急性全身毒性作用所致的呼吸抑制；②拮抗麻醉性镇痛药的残余作用；③拮抗母体内麻醉性镇痛药影响而致的新生儿呼吸抑制；④对疑为麻醉性镇痛药成瘾者，用此药可激发戒断症状，有诊断价值。

由于其作用持续时间短暂，用于解救麻醉性镇痛药急性全身毒性作用时，单次剂量一旦拮抗作用消失，可再度陷入昏睡相呼吸抑制。应用纳洛酮拮抗大剂量麻醉性镇痛药后，由于痛觉突然恢复，可产生交感神经系统兴奋现象，表现为血压升高、心率增快、心律失常，甚至肺水肿和心室纤颤，因此须慎加注意。

（二）纳曲酮

纳曲酮(naltrexone)为纯阿片受体拮抗药，其拮抗强度在人体中约为纳洛酮的 2 倍。作用持续时间可长达 24h。主要用于阿片类药成瘾者的治疗，目前只有口服制剂。

（三）纳美芬

纳美芬(nalmefene)是纳曲酮的衍生物，为纯阿片受体拮抗药。临床最大剂量为 1～2mg，人对纳美芬的耐受良好，即使剂量增至 12～24mg，亦仅产生头沉、视力模糊、说话费力等轻度不良反应。主要用于临床麻醉时拮抗麻醉性镇痛药的残余作用。

五、非阿片类中枢性镇痛药

曲马多(tramadol),其可与阿片受体结合,但亲和力弱。除作用于μ受体外,还抑制神经元突触对去甲肾上腺素和5-羟色胺的再摄取,增加神经元外5-羟色胺浓度,从而调控单胺下行性抑制通路,影响痛觉传递而产生镇痛作用。

该药的镇痛强度约为吗啡的1/10,其镇痛作用可被纳洛酮部分拮抗。不产生欣快感,镇静作用较哌替啶稍弱,镇咳作用约为可待因的50%。临床常以50~100mg肌肉注射或静脉注射用于急、慢性疼痛治疗。由于药物极少产生呼吸抑制作用,尤其适用于老年、心肺功能差的病人。不良反应较少,但恶心、呕吐有一定发生率。

第四节 非甾体类抗炎镇痛药

一、概 述

非甾体类抗炎镇痛药(Nonsteriodal antiinflammatory drugs,NSAIDs),是一类具有解热镇痛、且多数兼具消炎、抗风湿、抗血小板聚集作用的药物。它们镇痛作用效能低,对锐痛效果差。主要用于炎症、发热和中、轻度疼痛的对症治疗。临床上常根据NSAIDs对环氧酶(COX)的不同选择性抑制作用将其分为非选择性COX抑制剂、COX-2选择性抑制剂、环氧酶/脂氧酶抑制剂及脂氧化酶抑制剂。

(一)作用机制

1. 消炎抗风湿作用 本类药物除了非那西丁、扑热息痛之外,均具有较强的消炎抗风湿作用,主要用于治疗风湿性关节炎和类风湿性关节炎。NSAIDs抑制前列腺素的合成,从而发挥抗炎作用。

2. 抗血小板凝集效应 阿司匹林对TXA2和PGI2的合成均有抑制作用,此种作用矛盾不影响阿司匹林的抗血小板凝集作用,并在防止血栓形成中具有重要意义,因此被广泛用于防治冠状动脉梗死和血管栓塞性疾病。

(二)不良反应

1. 胃肠道损伤 为NSAIDs最常见的不良反应,尤以非选择性COX抑制剂为明显,包括腹胀、消化不良、恶心、呕吐、腹泻和消化道溃疡,严重者可致穿孔或出血,甚至死亡。

2. 对血液系统的影响 多数NSAIDs药物都可抑制血小板凝集,降低血小板黏附力,使出血时间延长。此外还可导致各种血细胞减少和缺乏,其中以粒细胞减少和再生障碍性贫血较为常见,但一般发生率不高。

3. 神经系统症状 如头痛、头晕、耳鸣、耳聋、嗜睡、失眠、感觉异常、麻木等,可发生视神经炎和球后神经炎。

4. 可能引起肝、肾功能损害。

5. 其他 如轻度升血压作用、过敏反应等,较少见。

经典的NSAIDs只能抑制COX代谢物的形成,随着人们对NSAIDs抗炎与不良反应机制以及对COX-1和COX-2结构、功能的深入研究,近年又陆续研制开发出COX-2选择性抑制剂、对COX和5-脂氧酶(5-LOX)同时有抑制作用的新型NSAIDs,显著降低了NSAIDs的不良反应发生率，并减轻不良反应程度。

二、非选择性环氧化酶抑制剂

（一）阿司匹林

阿司匹林（aspirin）又名乙酰水杨酸，醋柳酸，醋酸基水杨酸。为水杨酸类解热镇痛药中最常用的药物，其作用和用途主要有解热、镇痛、抗炎抗风湿和抗血小板凝集。

临床应用　中等剂量0.3～0.6g，3次/日，对缓解感冒发热、轻、中度疼痛如牙痛、神经痛、肌肉痛及痛经效果较佳。大剂量3～5g/日，分次口服，其消炎、抗风湿作用显著。小剂量30mg/日能抑制血小板凝集，阻止血栓形成，可用于预防短时脑缺血、心肌梗死及瓣膜术后的血栓形成。

（二）布洛芬

布洛芬（lbuprofen）又名异丁苯丙酸，异丁络芬。可抑制花生四烯酸代谢中的环氧酶，减少PG合成，故有较强的抗炎、抗风湿及解热镇痛作用。其效果与阿司匹林和保泰松相似而优于扑热息痛，但对胃肠道刺激较阿司匹林轻，易耐受，不良反应小。

临床应用　主要用于缓解类风湿性关节炎、骨关节炎、强直性脊柱炎的症状，每日5～8g，每次1.0g，分次服；儿童100～125mg/kg，每隔4～6h服1次，连服1w，症状减轻时，逐渐减量，直到每日60mg/kg。也可用于软组织损伤、腰背痛、痛经及口腔、眼部等手术后的镇痛及高热和感冒等症的退热，成人每次剂量0.3～1.0g，每隔3～4h1次；儿童10～20mg/kg，每6h1次，每天总量不超过3.6g。

（三）萘普生（Naproxen）

又名甲氧萘丙酸，消痛灵。是一种高效低毒的消炎、解热镇痛药。其镇痛、解热作用优于阿司匹林，作用时间较长，为7～8h。消炎作用强于阿司匹林、保泰松和吲哚美辛。对血小板的黏附和聚集反应也有一定的抑制作用。

临床应用　主要用于风湿性、类风湿性关节炎、骨关节炎、强直性脊柱炎、急性痛风等。抗风湿治疗时，成人0.25g/次，2次/d，儿童0.01g/kg，分2～3次服用；急性痛风时，首次0.75g，以后0.25g，8h 1次。对轻、中度疼痛有确切疗效，如痛经、偏头痛、牙痛、手术后疼痛等，首次0.5g，以后给0.25g，6～8h 1次。

（四）吲哚美辛

吲哚美辛（Indomethacin）又名吲哚辛、消炎痛。具有明显的抗炎、解热、镇痛作用，是最强的前列腺素（PG）合成酶抑制剂之一，镇痛作用亦强。尚可使下视丘体温调节中枢的前列腺素合成受抑制，引起体温中枢兴奋性下降，导致外周血管扩张、出汗，增加散热。

临床应用　吲哚美辛对炎性疼痛有良好的镇痛作用，50mg吲哚美辛相当于600mg阿司匹林的镇痛效能。有显著的抗炎及解热作用，对强直性脊柱炎、骨关节炎、急性痛风性关节炎有较好的疗效，可用于治疗顽固性和恶性肿瘤发热。近年来还用于治疗慢性肾炎、肾小球肾炎和肾病综合征等治疗。一般不宜采用大剂量，以避免发生不良反应。

（五）氟比洛芬酯

近年来临床麻醉中应用广泛。氟比洛芬酯（flurbiprofen）为一种以脂微球为载体的非选择性NSAIDs，进入体内可靶向聚集于手术切口及炎症部位，在羧基酶的作用下迅速水解成氟比洛芬，通过氟比洛芬抑制前列腺素合成而发挥镇痛作用。主要用于术后镇痛，常用剂量

50mg 术毕前静注，继之予 200～300mg 与小剂量阿片类药物混合行患者自控静脉镇痛术（PCIA）。随着研究进展，不少学者根据其靶向聚集作用建议在切皮前即开始使用，称超前镇痛。临床剂量的氟比洛芬酯不良反应同其他非选择性 COX 抑制剂，但发生率较低。与喹诺酮类药物合用有导致抽搐的可能。

三、环氧化酶-2 选择性抑制剂

（一）美洛昔康

美洛昔康（meloxicam）为酸性烯醇碳氧酰胺的衍生物，对 COX-2 的选择性较强。主要用于类风湿性关节炎和骨关节炎，疗效较好，胃肠道不良反应较少，但对具有心脑血管血栓形成倾向者其应用风险增加。常用剂量：15mg/日，口服，肝、肾功能障碍者可酌减至 7.5mg。

（二）帕瑞昔布

帕瑞昔布（Parecoxib）为伐地昔布的前体药物，静注或肌注后经肝脏酶水解后迅速转化为有药理学活性的伐地昔布。本品单次静注 40mg 后约 7～13min 即可产生止痛作用，约 2h 达最大效果。不良反应及禁忌同其他 COX-2 选择性抑制剂。主要用于手术后疼痛的短期治疗。对应用该药后是否增加心血管风险事件的发生率，目前国内外尚存在争议，在决定使用前应评估患者的整体风险。

（三）塞来昔布

塞来昔布（Celecoxib）主要用于急慢性骨关节炎和类风湿关节炎的治疗，老年及肝肾功能障碍者无需调整剂量，该药和华法林或其他类似药物联合应用或其剂量改变后数天内，应密切监测凝血功能。

四、环氧酶/脂氧酶抑制剂

（一）替尼达普

替尼达普（tenidap）具有对环氧酶（COX）和脂氧酶（LOX）的双重抑制作用，由于对 LOX 的抑制使白三烯（LTs）生成减少。还可抑制白介素-1、白介素-6 和肿瘤坏死因子（TNF）及胶原酶的产生。用于治疗类风湿性关节炎，口服 150mg，每日一次；骨关节炎，口服 100mg，每日一次，效果显著。主要不良反应有胃肠道不适，20% 的病人发生可逆性的蛋白尿。

（二）替美加定

替美加定（timegadine）是一较强的抗炎、解热镇痛药。其对 COX 和 5-LOX 均有抑制作用，还能抑制磷脂酶 A2 活性，从而抑制花生四烯酸（AA）的释放。对 LOX 的抑制，抑制了白三烯的生成及其引发的过敏反应；对 COX 的抑制作用比吲哚美辛和萘普生强。其急性毒性反应和胃肠道副作用均低于吲哚美辛。用于类风湿性关节炎，口服 250mg，每日 1～2 次，连续使用 2～3w，病人耐受性良好，未见严重不良反应。

第五节　肌　松　药

为骨骼肌松弛药（skeletal muscle relaxant）的简称，选择性作用于神经肌肉接头，暂时干扰正常神经肌肉兴奋传递，从而使肌肉松弛。主要用于全身麻醉诱导与维持，ICU 常用于消除病人对通气机抵抗而便于行机械通气。

根据肌松药作用机制的不同,可分为去极化和非去极化肌松药;根据时效不同,可分为超短时效、短时效、中时效和长时效等4类。

一、去极化肌松药

(一) 去极化肌松药的特点

①首次静注在肌松出现前一般有肌纤维成串收缩;②对强直刺激或四个成串刺激(TOF)的反应不出现衰减;③强直刺激后对单刺激反应不出现易化;④抗胆碱酯酶药不能拮抗其肌松作用。

由于去极化肌松药的作用机制复杂及不良反应和并发症较多,限制了其应用,目前临床应用的去极化肌松药仅有琥珀胆碱。

琥珀胆碱(司可林、suxamethonium、succinylcholine)

起效快、作用迅速、完善、短效,主要用于麻醉诱导气管插管。可为血浆胆碱酯酶水解,其中间代谢产物琥珀单胆碱有较弱的肌松作用,但时效比琥珀胆碱长。血浆胆碱酯酶量和质的异常,可影响琥珀胆碱的水解。儿童对琥珀胆碱较成人不敏感,气管插管剂量应由成人的1mg/kg增加致1.5mg/kg。

(二) 不良反应

主要包括以下十方面。

1. Ⅱ相阻滞　类似于非去极化肌松药的阻滞作用(见下文),可试用抗胆碱酯酶药拮抗,但一般不主张拮抗,从机械通气等待自主恢复为佳。

2. 心血管作用　可产生窦性心动过缓,伴有结性和室性逸搏,在其前应用阿托品可预防。成人偶可引起心动过速。

3. 高钾血症　对已有高钾血症或肾衰竭致血钾升高者,不宜应用该药。

4. 肌纤维成束收缩　快速静注琥珀胆碱常发生肌纤维成束收缩,以小量非去极化肌松药可消除琥珀胆碱引起的肌纤维成束收缩,但不建议应用泮库溴铵,因其具有抑制血浆胆碱酯酶作用。

5. 眼内压增高　琥珀胆碱引起眼外肌痉挛性收缩,脉络膜血管扩张为眼内压升高的主要原因。

6. 颅内压升高　琥珀胆碱升高颅内压的时间并不长,仅持续数十秒。但对颅内压升高致颅内顺应性差的病人,其升高颅内压的幅度大,持续时间长,预先静注小量非去极化肌松药可减轻。

7. 胃内压升高　琥珀胆碱使部分病人胃内压不同程度升高,对饱胃病人可引起胃内容物反流及误吸。其前应用小剂量非去极化肌松药和(或)抗迷走药均可减轻该作用。

8. 术后肌痛　术后肌痛与肌纤维成束之间的关系尚未完全确认,多不严重,持续时间一般不超过3d。小手术、青壮年、女性和术后早期下床活动的病人术后肌痛的发生率较高。

9. 恶性高热　是一种遗传性疾病。许多因素可激发其发生,其中包括琥珀胆碱,且多见于琥珀胆碱与氟烷合用的病人。

10. 类过敏反应　琥珀胆碱发生过敏反应与其他肌松药的发生率相近,约为0.06%,但琥珀胆碱发生严重反应者最多,可发生过敏性休克、支气管痉挛。

二、非去极化肌松药

非去极化肌松药的特点是：①在出现肌松前不出现肌纤维成束收缩；②对强直和TOF反应出现衰减；③对强直刺激后的单刺激反应出现易化现象；④肌松作用可为抗胆碱酯酶药拮抗。按化学结构可分为甾类和苄异喹啉类；按作用持续时间可分为短效、中效和长效药。氯筒箭毒碱、氯二甲箭毒、加拉碘铵、阿库氯铵和法扎溴铵因不良反应较多，现已停用。

（一）甾类非去极化肌松药

1. 泮库溴铵（pancuronium） 是人工合成的甾类双季铵长时效肌松药。主要经肾代谢，小部分经肝排出，肝功能不全或肾功能不全时泮库溴铵的消除时间延长。在临床剂量范围无神经节阻滞作用，不释放组胺，但有轻度迷走神经阻滞作用和交感兴奋作用，并可抑制儿茶酚胺在末梢吸收，可致心率增快、血压升高和心排血量增加，故高血压、心动过速及心肌缺血者禁用。静注泮库溴铵0.12～0.20mg/kg，约120s后可以作气管插管，临床肌松时间约为80min，总时效约为120min。重复用药可出现蓄积作用。

2. 哌库溴铵（pipecuronium） 是一长时效甾类非去极化肌松药，其作用强于泮库溴铵，且阻滞时效长。临床应用剂量无心血管不良反应，也不释放组胺，主要以原型经肾由尿排出，部分在肝内代谢，少量随胆汁排出，肾衰竭明显延长其消除半衰期。气管插管量为0.1mg/kg，3～3.5min完全阻滞，临床时效70～110min，追加维持量在神经安定镇痛麻醉为0.06mg/kg，此药尤其适用于心肌缺血性疾病和长时间手术及术后不需早期拔除气管导管的病人。单次静注哌库溴铵对成人和婴儿的作用较儿童强，老年人起效时间较慢，如无肾功能不全则不影响时效。

3. 维库溴铵（vecuronium） 是单季铵甾类肌松药，与泮库溴铵相比起效增快，药效增强。其肌松强度与泮库溴铵相似，但其时效缩短1/2～1/3，主要经肝脏代谢和排泄，肾衰竭时可完全通过肝消除来代偿，因此可应用于肾衰竭病人。维库溴铵很少释放组胺，适用于心肌缺血和心脏病人。气管插管量0.07～0.15mg/kg，约3min可达插管条件。由于维库溴铵在临床剂量无泮库溴铵的解心脏迷走神经作用，所以在术中应用迷走兴奋药、β-受体阻断药或钙通道阻断药时容易产生心动过缓，甚至发生心搏停止，应予注意。

4. 罗库溴铵（rocuronium） 为起效最快的中时效甾类非去极化肌松药，静脉注射0.60mg/kg 90s后即可行气管插管，对需行快速气管插管而禁用琥珀胆碱者尤其适用。其作用强度为维库溴铵的1/7，时效为维库溴铵的2/3。有弱的解迷走神经作用，但在临床应用剂量并无明显的心率和血压变化。主要经肝脏消除，老年人用药量应略减。

（二）苄异喹啉类非去极化肌松药

1. 米库氯铵（mivacurium） 是短时效双酯型苄异喹啉类非去极化肌松药。经血浆胆碱酯酶代谢，在体内消除不直接依赖肝肾功能，但肝肾功能均衰竭时则直接影响分解米库氯铵的血浆胆碱酯酶，在血浆胆碱酯酶异常或活性低下时，可影响米库氯铵的时效。气管插管量为0.2mg/kg，90s后可行气管插管，临床肌松维持15～20min，尤其适用于短时间手术。

2. 阿曲库铵（atracurium） 为人工合成的双季铵酯型苄异喹啉化合物。其优点是在体内消除，不依赖肝肾功能。其中酯酶分解约占60%，余1/3在生理pH和体温下即能进行Hofmann消除。快速静注大剂量（1mg/kg）时因可导致明显组胺释放而引起低血压和心动过速，此外，尚可引起支气管痉挛。但临床用量（气管插管量为0.4～0.5mg/kg）时上述不良反应发生率极低，维持约 25 ~ 40min。

3. 顺式阿曲库铵（cis-atracurium） 属中时效肌松药，较接近临床对理想肌松药的要求。其本质为阿曲库铵的异构物，强度约为阿曲库铵的 4 倍。主要通过 Hofman 消除，代谢产物 N-甲四氢罂粟碱经肾排泄。顺式阿曲库铵的药效与药代动力学与阿曲库铵相似，且不受肝肾功能及年龄影响。区别在于顺式阿曲库铵不释放组胺，气管插管量为 0.15 ~ 0.2mg/kg，维持约 25 ~ 40min。

三、影响肌松药作用的因素

许多生理和病理因素可影响肌松药在体内分布、消除及神经肌肉接头对肌松药的敏感性，术前及术中应用的多种药物亦可通过不同途径与肌松药产生相互作用，从而增强或减弱肌松药作用。如神经肌肉疾病中重症肌无力对非去极化肌松药非常敏感，而对琥珀胆碱相对不敏感；新生儿及老年人对非去极化肌松药常表现为敏感性增加。低温时非去极化肌松药的作用增强，时效延长。呼吸性酸中毒、低钾血症、低钙血症、高钠血症、高镁血症和多种抗生素（尤其是氨基苷类、多黏菌素等）及吸入麻醉药、局麻药、钙通道阻滞药、激素、利尿药、免疫抑制药、抗肿瘤药等均可增加对非去极化肌松药的敏感性。而氨茶碱、血清茶碱及抗惊厥药苯妥英钠等则减弱非去极化肌松药的作用。

四、肌松药作用的逆转

肌松药作用的自然消退是因肌松药在体内分布和消除致血浆浓度不断降低，导致神经肌肉接头处的肌松药不断进入血液循环，使神经肌肉接头处的肌松药浓度降低，逐步失去其阻滞作用所致。手术结束时常可通过应用特定药物拮抗其肌肉松弛作用。

（一）抗胆碱酯酶药

此类药可暂时抑制乙酰胆碱酯酶，增加神经肌肉接头处乙酰胆碱浓度，促使神经肌肉兴奋传递恢复正常。如新斯的明、依酚氯铵和吡啶斯的明。依酚氯铵起效最快，吡啶斯的明起效最慢，作用以新斯的明最强。抗胆碱酯酶药除抑制乙酰胆碱酯酶外，尚作用于神经肌肉接头前及接头后，增强神经肌肉兴奋传递和肌纤维收缩。

然而，抗胆碱酯酶药增加乙酰胆碱作用于神经肌肉接头的烟碱样胆碱受体的同时亦可作用于毒蕈碱胆碱受体，致唾液分泌增多，肠蠕动增加以及心率减慢。为防止此类不良反应，该类药物须与抗胆碱药合用（如新期的明与阿托品以 2∶1 混合）。

（二）钾通道阻滞药

作用于神经肌肉接头前，如 4 氨基吡啶可阻滞钾离子由神经末梢流出，延长神经的去极化作用，增加释放乙酰胆碱的时间和释放量。但此类药物对各种神经末梢作用无特异性，进而引起多种严重的不良反应，限制了其临床应用。

（三）新型拮抗药

Org25969，能与甾体类肌松药以 1∶1 的比例形成化学螯合，加速肌松药与乙酰胆碱烟碱受体分离，从而拮抗肌松药的作用，由于作用不涉及毒蕈碱样受体，不需要与抗胆碱药合用。Org25969 可有效拮抗甾体类肌松药尤其是罗库溴铵的作用，对非甾体类肌松药作用则不佳。目前已开始在临床应用。

第六节 局部麻醉药

一、概 述

局部麻醉药(local anaesthetics),简称局麻药,是一类可阻断神经冲动和传导,在意识清醒的条件下,使有关神经支配的部位出现暂时性、可逆性感觉丧失的药物。局麻药主要由三个部分组成:芳香基团、中间链和胺基团。芳香基团为苯核,是局麻药分子亲脂疏水性的主要结构。中间链由酯键或酰胺键组成,决定局麻药的代谢途径并影响其阻滞效应。胺基大多数为叔胺,少数是仲胺。胺基团决定局麻药的亲水疏脂性,主要影响药物分子的解离度。

(一) 局麻药分类

根据中间链的不同,局麻药可分为两大类:中间链为酯键者称酯类局麻药,常用药物有普鲁卡因、氯普鲁卡因和丁卡因。中间链为酰胺键者称酰胺类局麻药,常用药物有利多卡因、布比卡因、左旋布比卡因、丙胺卡因和罗哌卡因等。此外,也可根据局麻药作用时效的长短进行分类,如短效局麻药有普鲁卡因、氯普鲁卡因;中效有利多卡因和丙胺卡因;长效有丁卡因、布比卡因、左旋布比卡因和罗哌卡因等。

(二) 药理作用

1. 局部麻醉作用　局麻药对任何神经(外周或中枢、传入或传出、突起或胞体、末梢或突触)均有阻滞作用,使其兴奋阈升高,动作电位降低,传导速度减慢,直至完全丧失兴奋性和传导性。阻滞的程度与局麻药的剂量、浓度、神经纤维的类别以及刺激强度等因素有关。通常浓度由低至高,痛觉最先消失,依次为冷热、触觉和深部感觉,最后才是运动功能。

2. 吸收作用/毒性反应　局麻药的剂量或浓度过高,或将药物误注入血管内,血中药物达到一定浓度时可引起全身作用,其本质为局麻药的毒性反应,主要表现为中枢神经系统和心血管系统的反应(详见第十章)。

此外,某些局麻药如利多卡因有抗心律失常的作用,详见第七节。

二、酯类局麻药

(一) 普鲁卡因

普鲁卡因(procaine)最早应用于临床,1%普鲁卡因仍为目前常用的短效局麻药之一。其对黏膜的穿透力弱,常局部注射用于浸润、区域、蛛网膜下腔和硬膜外阻滞麻醉。因其有时可引起过敏反应,故用药前应做皮肤过敏试验,对本药过敏者可用利多卡因代替。

(二) 氯普鲁卡因

氯普鲁卡因(chloroprocaine)为酯类短效局麻药,有较强的抗光照、热和湿稳定性,可持续给药而无快速耐药性。其毒性较普鲁卡因低,代谢产物不引起过敏,无需做皮试,临床应用方便易行。

(三) 丁卡因

丁卡因(tetracaine)又称地卡因(dicaine)为长效局麻药,对黏膜的穿透力强,常用于表面麻醉。以0.5%~1%溶液滴眼,无角膜损伤等不良反应;也可用于区域阻滞、蛛网膜下腔和硬膜外阻滞,因毒性大,一般不用于浸润麻醉。

三、酰胺类局麻药

（一）利多卡因

利多卡因（lidocaine）为中效局麻药，目前应用较多。相同浓度下与普鲁卡因相比，利多卡因具有起效快、作用强而持久、穿透力强及安全范围较大等特点，对组织几乎无刺激性。可用于多种形式的局部麻醉，主要用于区域阻滞麻醉和硬膜外麻醉，常用浓度为0.5%～2%。本药也可用于心律失常的治疗，对普鲁卡因过敏者可选用此药。

（二）碳酸利多卡因

为用碳酸氢钠调节盐酸利多卡因的pH值，并在CO_2饱和条件下制成的碳酸利多卡因灭菌水溶液。因28℃以上常有结晶析出，宜在较低室温下使用。与盐酸利多卡因相比，本品具有起效快、阻滞完善所需时间短等特点，但血药浓度安全范围较窄。

（三）布比卡因

布比卡因（bupivacaine）为长效局麻药，化学结构与利多卡因相似，局麻作用较利多卡因强、持续时间长，0.5%～0.75%布比卡因广泛应用于椎管内阻滞麻醉。其毒性与丁卡因相似，其中以心脏毒性尤为突出，随着左旋布比卡因及罗哌卡因的出现，目前在临床使用有减少趋势。

（四）左旋布比卡因

左旋布比卡因（levobupivacaine）为布比卡因的异构体，药理作用与布比卡因相似，但毒性相对较低，临床应用较安全。

（五）罗哌卡因

罗哌卡因（ropivacaine）为含单一异构体S-罗哌卡因的长效局麻药。其对神经的阻滞作用弱于布比卡因，对感觉纤维的阻滞优于运动纤维，患者术后运动障碍迅速消失，即感觉运动分离现象。罗哌卡因对中枢神经系统、心脏毒性均比布比卡因小，麻醉效果确切，作用时间长。低浓度罗哌卡因（0.125%～0.2%）多应用于急性疼痛，如分娩及术后镇痛等。高浓度的罗哌卡因（0.75%～1%）可用于硬膜外阻滞和区域神经阻滞。

（六）其他

辛可卡因（cinchocaine）、依替卡因（etidocaine）、丙胺卡因（prilocaine）因毒性较大，临床上应用受限。

第七节 其他药物

随着麻醉学定义的不断扩展，临床上对麻醉的要求越来越高，而麻醉的平稳在一定程度上取决于麻醉科医师对各种药物的认识及合理使用。为维持患者生命体征的稳定，减少并发症，围术期与麻醉相关的药物（如作用于呼吸系统、心血管系统、神经系统、消化系统、血液系统的药物等）应用日渐增多。因心血管用药使用最为广泛，本节就其常用药作简要介绍。

作用于心血管系统的药物种类繁多，主要包括正性肌力药、血管收缩药、血管扩张药及抗心律失常药等。

一、正性肌力药

亦称强心药，为本节难点。主要指选择性增强心肌收缩力的药物，不包括在增加心肌收缩力同时还具有其他不利于心衰治疗的药物。

（一）洋地黄类

洋地黄类（digitalium）为临床最基本及最常用的正性肌力药，尤其在治疗急、慢性充血性心力衰竭（CHF）中具有重要地位。临床上常用的制剂包括：地高辛（digoxin）、甲基地高辛（methyldigoxin）、西地兰（lanatoside）、西地兰 D（deslanoside）、毒毛苷 K（strophanthink）等。新型洋地黄类药物亦已投入临床使用，包括 5-喷吉妥辛（pengitoxin）、吉妥福酯（gitoformate）、甲海葱次苷（meproscillarin）、黄夹次苷（peruvoside）及氨基糖苷类的 ASI-222、LNF209 和 LND623 等。

1. 作用机制　洋地黄类的强心作用在于通过抑制心肌膜上钠-钾 ATP 酶增加细胞内钠离子浓度，再经钠-钙交换促进钙内流，使细胞内钙离子浓度增加，心肌兴奋收缩耦联增强，从而表现出正性肌力效应。

2. 不良反应　主要包括：①心律失常，如期前收缩、折返性心律失常和传导阻滞；②胃肠道反应，如厌食、恶心、呕吐；③神经精神症状，如视觉异常、定向力障碍、多睡及精神错乱等。合并水、电解质紊乱，特别是低血钾、肾功能不全者易致毒性反应，主要表现为各类心律失常，最常见为室性期前收缩：多表现为二联律，非阵发性交界性心动过速，房性期前收缩，心房颤动及房室传导阻滞。一旦发生洋地黄毒性反应须立即停药。对于快速性心律失常者，如血钾浓度低则应采用静脉补钾，但房室传导阻滞时禁用，如血钾不低可用利多卡因或苯妥英钠。有传导阻滞及缓慢性心律失常者可用阿托品 0.5～1.0mg 皮下或静脉注射，如无血流动力学紊乱，一般不需安置临时心脏起搏器。

3. 围术期应用

（1）治疗充血性心衰：以收缩性心衰疗效较好，如房颤伴心室率快及心衰时，应首选洋地黄。对儿童心衰，甚至有右向或左向分流的高排量情况下，洋地黄为一线药物。此外，对风湿性心瓣膜病、高血压性心脏病、先天性心脏病所致慢性心衰的治疗有效。但对肺心病、严重心肌损伤、严重贫血和甲亢引起的心衰效果不佳，对严重二尖瓣和主动脉瓣狭窄及缩窄性心包炎引起的心衰疗效差或无效。

（2）心律失常：洋地黄对控制房颤、房扑和室上性心动过速有效。对 CHF 伴房颤的病人洋地黄为首选药物；对阵发性房颤效果较差；对室性心律失常无效。

（3）禁忌证：肥厚性梗阻型心肌病、预激综合征、严重房室传导阻滞、病态窦房结无心搏减弱、明显舒张功能不全者，洋地黄应视为绝对禁忌。存在诱发洋地黄毒性反应的条件如低钾、低氧、肾衰时应视为相对禁忌。

（二）儿茶酚胺类

儿茶酚胺类（catecholamine）除典型的儿茶酚胺类正性肌力药如肾上腺素、去甲肾上腺素和异丙肾上腺素外，新型强心药包括受体激动剂多巴酚丁胺（dobutamine，dobutrex，独步催）、多培沙明（dopexamine）、布托巴胺（butopamine）和对羟苯心安（prenalterol）等；多巴胺受体激动剂多巴胺（dopaminum）、异波帕明（ibopamine）、地诺帕明（denopamine）、非诺多泮（fenoldopam）等。

1. 作用机制　儿茶酚胺类的强心作用主要是通过兴奋相应受体，使腺苷酸环化酶活化，细胞内 ATP 环化形成 cAMP，激活细胞内蛋白激酶，使细胞外钙离子通过受体的慢钙通道进入细胞内。此外 β 受体激动剂还能提高肌浆网隔离钙离子而使心肌收缩、舒张频率增加。

2. 不良反应　大剂量应用时主要表现为各种心律失常及相应部位血管过度收缩或舒张导致的器官缺血及血压骤升或骤降，一般停药后短时间内均可恢复。

3. 围术期应用

(1) 肾上腺素、去甲肾上素和异丙肾上腺素：在心跳骤停急需正性肌力和正性变时作用时，主要选用肾上腺素，用量上目前尚存在争议，倾向于主张大剂量或剂量递增使用。对体外循环术后严重低心排出量和心肌顿抑疗效佳，若剂量已超过 2μg/(kg·min) 应考虑主动脉球囊反搏。去甲肾上腺素最常用于休克状态伴周围血管扩张的病人。异丙肾上腺素是相对纯的 β 受体激动剂（β_1、β_2），理论上最适用于心肌收缩功能减退和心率减慢，尤其伴外周血管阻力较高者，在伴有严重房室传导阻滞对阿托品反应不好时应改用异丙肾上腺素。

(2) 多巴胺和多巴酚丁胺：主要用于处理难治性心衰、休克低血压或体外循环术后低心排和心肌顿抑，尤其对需要升压和增加心排血量而无明显心动过速和心室激惹性的病人为首选药。在使用方法上目前仍强调从小剂量开始，注意个体化及联合用药。对有室性心律失常及嗜铬细胞瘤病人禁用。多巴酚丁胺其正性肌力作用强而正性变时性较弱，特别适合急性左心功能衰竭、不伴低血压的心衰和可逆性心肌抑制、心脏手术后低心排伴中度低血压，尤其伴窦速或室性心律及冠心病心衰尤其右室梗死所致心衰的治疗。

(3) 新型多巴胺类衍生物：多培沙明因有正性变时效应和突出的血管扩张作用，临床主要用于扩张型心肌病引起的心衰。异波帕明适用于各种原因所致的轻中度慢性心衰。对羟苯心安可用于不同原因引起的心衰，尤其可用于缺血性心脏病者，并可用于受体阻滞剂过量、急性心肌梗死及感染性休克所致低排血量性心衰。

(三) 非洋地黄非儿茶酚胺类

以磷酸二酯酶Ⅲ抑制剂（phosphodiesterase Ⅲ inhibitor，PDEⅢ）为代表，包括二氢吡啶类（dipyridines）中氨力农（amrinone）、米力农（milrinone）和咪唑类（imidazolones）的依诺昔酮（enoximone）及比罗昔酮（piroximone）等。在新型强心药中，尚有可提高心肌收缩蛋白对钙离子的敏感性的药物如钙增敏剂甲磺唑（sulmazole）、匹莫苯（pimobendan）、EMD53998 及作用于心肌细胞膜离子通道的强心药如 DPI201 和具广泛药理作用喹啉酮类如维司力农（vesnarinone）、OPC18790 等，已开始在临床使用。

1. 作用机制　磷酸二酯酶Ⅲ抑制药（PDEⅢ）是通过抑制 PDE 活性，减少 cAMP 灭活，提高细胞内 cAMP 含量，使钙通道开放，钙离子内流产生正性变力效应和血管扩张效应，故亦称强心扩血管药或变力扩血管药。此外，还具有一定程度的加快心肌舒张速率作用，产生正性变时效应。

2. 不良反应　用量较大时副作用较多：如静脉注射氨力农 3mg/kg 或口服 10mg/kg 时可见明显血压下降，静脉推注过快时易出现心率增快和室性期前收缩。此外还有胃肠道反应，如恶心、呕吐、腹痛、食欲减退等。长期大剂量使用可出现血小板减少，停药后可回升。其他如过敏反应、发热、胸痛、球结膜充血、肌炎等较罕见，需立即停药。

3. 围术期应用

(1) 氨力农和米力农：其作用类似联合应用多巴胺和硝普钠。适用于对常规治疗无效的急、慢性心衰、心肌梗死伴心源性休克用多巴胺和多巴酚丁胺无效者。

(2) 依偌昔酮和比罗昔酮：最适于急性肺水肿、心源性休克及等待心脏移植病人的治疗，也用于心肌病难治性心衰的治疗。

(3) 甲磺唑和匹莫苯：适用于各种急、慢性心衰。

二、血管收缩药

(一) 分类

主要包括拟肾上腺素药、血管紧张素类和血管加压素类三种。围术期最常用于各种原因引起的低血压、休克和低心排血量等治疗。由于这种血压升高常以牺牲组织灌注、增加心脏负荷和心肌氧耗为代价，使用时应严格遵循从低浓度、小剂量、慢速开始的原则，并尽量避免长时间使用。

(二) 临床常用药物应用

1. 肾上腺素　主要用于：①心脏复跳的首选药；②防治嗜铬细胞瘤切除后的低血压；③抗过敏和心源性休克；④心脏手术后严重低心排血量；⑤缓解支气管痉挛。主要缺点是增加氧耗和引起肺高压甚至右心衰。

2. 去甲肾上腺素　主要用于：①防治嗜铬细胞瘤切除后的低血压；②需增加体循环血管阻力(SVR)时。主要缺点是可能加重肾缺血，长时间大剂量使用可致心内膜下心肌梗死。

3. 去氧肾上腺素　主要用于：①合并低 SVR 时的低血压；②室上性心动过速；③与硝酸甘油合用治疗冠脉搭桥手术后低心排；④用于法洛四联症缺氧发作时以减少右向左分流；⑤体外循环期间增加 SVR。主要缺点为可明显增加肺血管阻力(PVR)，降低肾和其他器官灌注。

4. 间羟胺　主要用于 SVR 降低引起的低血压和暂时性低血容量治疗。主要缺点是增加肺血管阻力，撤药时需逐渐减量。

5. 甲氧胺　主要用于低 SVR 性低血压和低容量性低血压的暂时治疗，其药理作用及缺点与去氧肾上腺素相似。

6. 多巴胺　血管收缩效应呈剂量依赖关系，存在低排高阻引起的低血压时与硝普钠合用具有较好的疗效。

7. 血管加压素　可用来治疗伴有顽固性休克的室颤患者，对应用肾上腺素后仍未恢复心率的患者，应用该药可能有效。

三、血管扩张药

包括多种降压药，在围术期高血压、充血性心衰、控制性降压、缺血性心脏病伴周围阻力增加或急性心肌梗死等情况下广泛使用。主要包括：血管平滑肌松弛剂、肾上腺素受体阻断剂和钙通道阻滞剂。

(一) 血管平滑肌松弛剂

1. 硝普钠　主要通过作用于血管平滑肌内皮细胞产生 NO，通过鸟核苷酸环化酶使 cGMP 增加而松弛血管平滑肌。使用时须注意该药药物毒性、反射性心率增快、低氧血症、窃血现象、增加颅内压及反跳症状等。临床主要用于：①控制性降压和高血压病人的降压；②治疗心功能不全和低心排出量。

2. 硝酸甘油 其扩张静脉的作用大于扩张动脉。其特点是选择性降低前负荷，对心肌缺血、急性心衰、急性肺高压及右心衰有效，能缓解胆绞痛和食道痉挛，不抑制血小板功能等。缺点与硝普钠相似，并具耐受性、依赖性和快速减敏性。临床主要用于：①治疗冠心病；②预防性保护心肌；③控制性降压。

3. 酚妥拉明 是传统的非选择性 α 受体阻断剂，以扩张小动脉为主，兼有扩小静脉作用。临床主要用于诊断或控制嗜铬细胞瘤切除术中的高血压、体外循环手术后低心排及急性心肌梗死后的充血性心衰。由于用药后有明显的体位性低血压及反射性心动过速，限制其应用。

4. 乌拉地尔（压宁定） 是一种选择性 α 受体阻断剂，中枢 5-羟色胺 1A 受体激动剂，降压作用较温和、安全，肾血流和心率一般不受影响，近年其临床用途有扩大的趋势。围术期主要用于控制麻醉过程的高血压及合并 CHF 的病人。压宁定对高血压所致的 CHF 疗效最佳，其次为心肌梗死和扩张性心肌病所致的心衰，但对风心病心衰应慎用。

（二）肾上腺素能受体阻断剂

按对受体的选择性分为：α 受体、β 受体、α 和 β 受体阻断药。按作用时间：分长效和短效类。

1. 酚妥拉明和妥拉唑啉（phentolamine，tolazoline） 为短效 α_1、α_2 受体非选择性拮抗药。临床主要用于外周血管痉挛性疾病，如肢端动脉痉挛性病变、去甲肾上腺素外漏、肾上腺嗜铬细胞瘤、诊断高血压危象、术前准备；抗休克；急性心肌梗死、充血性心衰的治疗。

2. 酚苄明（phenoxybenzamine） 又名苯苄胺（dibenzyline），为长效 α 受体非选择性拮抗药。药理作用及临床应用与酚妥拉明相似但较持久。不良反应主要有体位性低血压、反射性心动过速、心律失常、鼻塞，宜缓慢给药。

3. β 受体阻断药 根据不同 β 受体亚型可分为多个品种，如阻断 β_1 受体，可减慢心率，减轻心脏负荷；阻断 β_2 受体，可降低肺动脉和外周血管阻力，并能舒张支气管。在围术期应用时应根据不同的临床条件合理选用。如缺血性心脏病、高血压、急性室上性及室性心律失常、心力衰竭等。

（三）钙通道阻滞剂

是指能选择性阻滞细胞膜上的钙离子通道，从而减少细胞内钙离子浓度的药物。该类药物对心脏具有负性变力、变时、变率作用，可扩张动脉血管，对心肌和血管内皮细胞具有一定保护作用，尚可非特异性抗交感和抑制血小板聚集。钙通道阻滞剂种类繁多，其中硝苯地平、尼卡地平、尼莫地平、地尔硫䓬和维拉帕米为临床常用药物。

围术期常用于治疗冠心病心绞痛、高血压、室上性心动过速及心内手术和心脏移植手术的心肌保护。此外，尼卡地平对冠状动脉有选择性扩张作用，可使冠脉阻力下降，冠脉流量增加，使血流趋向于缺血心肌区域，促进心肌有氧氧化，对治疗伴心肌缺血的病人有十分重要的意义。尼莫地平对脑血管有特异性扩张作用，可使病人脑血管阻力明显下降，脑血流量增加。

四、抗心律失常药

围术期因各种刺激及原有疾病的影响，患者可产生不同类型的心律失常，其中有一部分需立即治疗。临床绝大多数抗心律失常药均是通过影响心肌动作电位时程中不同时相离子通道电生理而起作用。

根据抗心律失常药物的细胞电生理学作用，将其分为下述几类。

（一）Ⅰ类药物

即钠通道阻滞剂。

1. 普鲁卡因酰胺　能同时对抗房性、结性和室性心律失常，以抑制房室结以下的传导为主，对室性心律失常疗效最佳，对房性心律失常则次之。该药有负性变力及扩外周血管作用，血压下降与剂量和给药速度呈正相关。因对心脏有一定的潜在毒性，使用时需密切监护心电图。

2. 利多卡因　对浦氏纤维细胞具有抑制钠离子内流，促进钾离子外流，减慢心室传导，消除折返激动，抑制心室应激性，提高致颤阈值等作用。主要用于转复和预防各种器质性心脏病引起的室性快速心律失常，对急性心肌梗死患者的室早、室速及室颤可作首选药，而对室上性心律失常疗效较差。通过气管导管给药可帮助对抗钝性交感刺激。

3. 普罗帕酮（心律平）　属快钠通道阻滞剂。常用于室上性和室性期前收缩，室上性和室性心动过速及预激综合征伴发心动过速或房颤。以治疗阵发性室上性心动过速效果最佳，有效率达90%左右。

（二）Ⅱ类药物

主要为β受体阻滞剂，如普萘洛尔、艾司洛尔等。此类药物可有效终止交感神经兴奋出现的窦性心动过速和室性心律失常。普萘洛尔对洋地黄毒性反应及其他原因触发的快速室性心律失常亦有效。

（三）Ⅲ类药物

延长动作电位时程药。

1. 胺碘酮　该药具有直接细胞膜效应和抗交感神经作用，延长心房、心室及传导系统动作电位时程和有效不应期，并抑制窦房结、房室结功能及旁路的传导。目前已由抗心律失常的二线药趋向于调整为一线药物，可用于室上性和室性心律失常的复律，总有效率80%以上。

2. 溴苄胺　目前主要用于顽固性室性心律失常及配合电复律治疗室颤，如室速或室颤经利多卡因、普鲁卡因酰胺治疗无效的病人，有效率为60%～80%。在胸外按压时予5～10mg/kg静注可起化学除颤作用。

（四）Ⅳ类药物

即钙通道阻滞剂，主要用于室上性心律失常。对预激综合征伴室上速且QRS不宽者疗效较好。但房颤、房扑合并预激综合征时禁用。因该药可明显抑制心肌收缩力，不宜和受体阻滞剂及有负性肌力作用的抗心律失常药合用，与洋地黄合用时应减少洋地黄用量。

五、其他常用药物

（一）右美托咪定

右美托咪定（dexmedetomidine）为 α_2 肾上腺素受体激动剂美托咪定的右旋异构体，对中枢 α_2 肾上腺素受体具有高选择性激动作用，对 α_2 肾上腺素受体的作用是可乐定的8倍。本品可通过激动突触前膜的 α_2 受体，抑制去甲肾上腺素的释放，终止疼痛信号的传导；尚可与脊髓内的 α_2 受体结合时，产生镇静及缓解焦虑作用。

1. 不良反应 最常见的不良反应为低血压、心动过缓及口干，严重者可导致窦性停搏，其次为暂时性高血压及胃肠道反应。上述情况多见于负荷剂量输注期间，合用小剂量抗胆碱药可预防及治疗低血压及心动过缓。

2. 临床应用 主要用于行 ICU 机械通气时的程序性镇静。随着研究进展，其在抑制手术应激及促进儿茶酚胺血流动力学稳定性方面亦被证明具有一般药物无法比拟的优势，术前开始给予负荷剂量右美托咪定 1μg/kg 缓慢静注（大于 10min），之后予 0.2～0.7μg/(kg·h) 直至手术结束，可有效减轻气管插管、手术应激和麻醉恢复早期血流动力学应答。此外，其本身可产生稳定的镇静作用，对重症病人的生理及心理方面的需求有独特的协同作用，该特性对于麻醉和重症监护有重要的意义。

（二）利尿药

利尿药（diuretics）是一类促进肾脏排尿功能从而增加尿量的药物。虽不直接作用于心血管系统，因利尿量与循环后负荷关系较大，故在此一并叙述。

利尿药可通过影响肾小球的过滤、肾小管的再吸收和分泌等功能而实现利尿作用。根据利尿效能可将其分为高效能、中效能和低效能 3 类：①高效能利尿药，如速尿；②中效能利尿药，如双氢氯噻嗪；③低效能利尿药，又称保钾利尿药，如螺内酯（又称安体舒通）、氨苯蝶啶等。此外尚有渗透性利尿药、碳酸酐酶抑制剂等。

1. 不良反应 除了保钾利尿药外，多数利尿药在利尿同时排大量钾，可导致低钾血症。此外尚可引起低镁、低钠血症、低血压，甚至低血容量性休克。个别情况可致高钾血症和代谢性碱中毒。髓襻利尿药和保钾利尿药均可引起尿酸盐潴留而发生高尿酸血症，临床表现为痛风。长期应用噻嗪类和速尿时偶可发生糖尿病样的糖耐量曲线，甚至需按糖尿病治疗。肾衰患者应用大剂量髓襻利尿药时可引起耳毒反应，表现为一时性或永久性耳聋。因此在应用利尿药期间应观察患者一般情况，定期测血压及电解质及时纠正内环境紊乱。

2. 临床应用 常用于不同病因引起的全身性水肿，如肾脏病引起的水肿、心力衰竭、肝硬变等。髓襻利尿药作用强，对各种病因引起的重度或顽固性水肿有效，尚可用于急性肾小球肾炎时的循环充血、急性肾衰竭无尿期的早期和抢救左心衰竭致急性肺水肿。噻嗪类还是一种降压药，可单独用于治疗早期高血压，或与其他降压药联合治疗中、重度高血压。噻嗪类尚用于治疗肾性尿崩症和特发性高钙尿症。

（三）其他

血管紧张素转换酶抑制剂、血管紧张素受体阻断药、神经节阻滞药用药后对全身血流动力学影响较大，在此不详述，参见相关篇章。

第八节 围术期药物相互作用

一、概 述

（一）药物相互作用的基本概念

药物相互作用（drug interaction）是指同时或者先后使用两种或两种以上的药物，由于药物间的相互影响或干扰，改变了其中一种或多种药物原有的理化性质、体内过程或组织对药物的敏感性，从而改变了该药物的药理和毒理效应。

药物相互作用的机制非常复杂,可涉及药剂学、药效学和药代学。联合用药后药物效应或毒性的改变一般可归纳为四种类型。

1. 相加作用(addition) 即两种药物合用时,引起的效应等于它们各自单独使用时效应的代数和。其实质为两种药物同一效应的相互叠加。

2. 协同作用(synergism) 两种药物合用时,引起的效应大于它们各自单独使用时效应的代数和,称为协同作用。为临床最重要的药物相互作用,利用协同作用可减少药物的毒性反应,并能通过小剂量药物实现所需的最大效应。

3. 敏感化作用(potentiation) 即一种药物虽不具有某种特殊的效应,但却能使相关组织或受体对其他药物的反应性增强。

4. 拮抗作用(antagonism) 即两种药物合用时,其中一种药物能降低另一药物的作用。拮抗性相互作用分为竞争性、非竞争性、化学性及生理性拮抗四类。

(二) 药物相互作用的基本机制

药物相互作用一般多发生在体内,在体外则较少发生。许多药物相互作用的发生均可涉及多种作用方式,但其作用的基本机制主要包括药效学、药代学及药剂学相互作用(表4-2)。

表4-2 药物相互作用机制

药代学相互作用	药效学相互作用	药剂学相互作用
药物吸收	影响药物对靶位的作用	化学反应
改变消化道 pH 值、胃肠动力	作用于同一生理系统或生化代谢系统	物理反应
影响胃肠黏膜功能	改变作用部位的条件	
影响肠道菌群	理化结合	
首过效应改变药物分布		
改变药物的蛋白结合状况		
药物代谢酶诱导/酶抑制		
药物排泄		

二、麻醉药物的相互作用

(一) 吸入麻醉药与静脉全麻药

在全麻诱导时,常应用起效快的静脉全麻药物如硫喷妥钠、丙泊酚,以便快速完成麻醉诱导。然后以静脉全麻药或吸入麻醉药或静吸复合维持麻醉。氯胺酮可使心率增快,血压增高,尤其是在危重病人应用后如再吸入氧化亚氮可致明显血压升高,应尽量避免。

(二) 吸入麻醉药与吸入麻醉药

临床麻醉中常争取同时吸入氧化亚氮和某种卤族挥发性麻醉药(如异氟烷、七氟烷、地氟烷)。氧化亚氮与挥发性麻醉药合用时,可产生第二气体效应,从而缩短麻醉诱导时间,并可使苏醒时间缩短。

(三) 静脉麻醉药的相互作用

作用较复杂,尤其是两种以上静脉麻醉药共同使用时,可表现出某些特有的相互作用,有时难以用两种药物间的相互作用予以解释。例如,硫喷妥钠与吗啡,或硫喷妥钠与咪达唑仑伍用虽均能产生催眠效应的协同作用,但这三种药物伍用时,硫喷妥钠可明显减弱吗啡与咪达唑仑间催眠效应的协同作用。而丙泊酚-阿芬太尼-咪达唑仑伍用时则表现为催眠的协同效应。

(四) 局麻药与局麻药

临床上常将两种局麻药混合使用,如利多卡因伍用布比卡因或丁卡因。这种配伍不但能促成两种局麻药作用的相加,尚能使其优、缺点得到相补,产生更佳的临床效果。但有些局部麻醉药混合后则可因药物理化性质和药理作用的改变而产生不良后果。如氯普鲁卡因与布比卡因混合后,因药液 pH 值的降低和氯普鲁卡因代谢物对布比卡因作用的抑制,可显著降低布比卡因的药效;布比卡因与甲哌卡因混用时,前者可显著减少后者与 α_1 酸性糖蛋白的结合率,从而导致甲哌卡因毒性反应的发生。

(五) 肌肉松弛药的药物相互作用

1. 吸入麻醉药与非去极化肌肉松弛药　吸入麻醉药可增强非去极化肌肉松弛药的效应,延长其作用时效,减少其用量。不同吸入麻醉药影响非去极化肌肉松弛药作用的强弱不一致,如恩氟烷和异氟烷>氟烷>氧化亚氮。

2. 肌松药间的相互作用　琥珀胆碱与非去极化肌松药伍用,其相互作用复杂,因用药顺序不同可产生不同的临床效果。主要为:①麻醉诱导时用琥珀胆碱完成气管插管,然后用非去极化肌松药维持肌肉松弛。此时,两者一般表现为协同效应;②为预防静脉注射琥珀胆碱造成术后肌痛、高钾血症、眼内压升高等副作用,可预先静脉注射小剂量非去极化肌松药,两者表现为拮抗效应。

3. 局麻药与肌松药的相互作用　大多数局麻药能增强肌松药的作用。大剂量静脉用药时,大多数局麻药均能引起神经-肌肉传递阻滞;小剂量局麻药虽无如此强的肌松效应,却能增强非去极化和去极化肌松药的作用。围术期应用利多卡因治疗心律失常时,应注意其对肌松药的影响,避免术后因肌松药残余导致严重的呼吸抑制。

三、麻醉药与其他药物之间的相互作用

(一) 心血管药物

1. 抗高血压药　包括利尿药、肾上腺素能受体阻滞药、血管扩张药和血管紧张素转换酶抑制药等。

(1) 利尿药:可干扰机体正常的水电解质代谢,术前长期服用者可引起机体的电解质紊乱及机体的缺水,对各种麻醉药的心肌抑制和血管扩张敏感性增加,术中易发生心律失常及低血压。

(2) β 受体阻滞药:长期使用该药者突然停药后可出现“反跳”现象,宜持续用药至手术当日。β 受体阻滞药与全麻药相互作用可产生严重的心肌抑制效应,并且呈剂量相关性,术中应警惕。

(3) 血管扩张药:硝普钠、硝酸甘油及钙通道阻滞剂等与全麻药伍用后在抑制心肌功能和血管扩张方面呈相加效应,用药时应务必遵循从小剂量开始的原则。

(4) 血管紧张素转换酶抑制剂(ACEI):长期使用可引起机体肾素-血管紧张素-醛固酮系统功能的受抑,患者对麻醉药循环抑制的敏感性明显增加,尤其在补液不充分时可发生严

重低血压。为此,术中宜适当减少麻醉药的用量,同时注意及时补足液体。

(5) 其他:如利血平(reserpine)可消耗体内儿茶酚胺的储存,使患者对麻醉药的循环抑制敏感性增加,术中易发生低血压和心率减慢,术前建议停用该类药物10d以上。

2. α_2 受体激动药　与全麻药合用时常起协同作用。缺点为患者围术期心动过缓和低血压的发生率较高。有些学者主张围术期使用 α_2 受体激动药时应同时伍用抗胆碱药,尤其在手术中应用阿片类药物或新斯的明等具有拟迷走神经作用的药物时,抗胆碱药宜提前使用。

3. 抗心律失常药　各种抗心律失常药均可影响机体血流动力学状态。如美西律的心肌抑制作用很小,但全麻后患者心功能可有不同程度减退,此时再使用该药则可导致严重的血流动力学紊乱;普鲁卡因酰胺可增强吸入麻醉药的心血管抑制效应,导致严重低血压,而麻醉药又能增强普鲁卡因酰胺对异位起搏点和房室传导的抑制,严重时可引起心搏骤停。

4. 强心苷类药物　氟烷、恩氟烷、甲氧氟烷、氯胺酮、芬太尼和氟哌利多可减少使用强心苷后心律失常的发生;而环丙烷的作用则相反,麻醉后强心苷类药物用量常需增加方可达到满意疗效。拟交感神经药(尤其是β受体激动药)在提高心肌自律性的同时,可增强强心苷类药物的毒性;氟烷、新斯的明等药物则可因迷走神经样作用而加重强心苷类药物的减慢心率效应,诱发心动过缓;强心苷类药物与利血平等儿茶酚胺耗竭药伍用可引起严重心动过缓、房室传导阻滞,甚至窦性停搏。

5. 拟交感神经药　卤族挥发性麻醉药可增强心肌对拟交感神经药的敏感性,增加术中心律失常的发生率。如硫喷妥钠、钙盐和抗胆碱能药可增加吸入全麻时使用肾上腺素诱发心律失常的发生率。而镁盐、普萘洛尔、钙通道阻滞药和可增强迷走神经张力的药物则能减少心律失常的发生。

(二) 支气管扩张药

氨茶碱通过抑制磷酸二酯酶以松弛支气管平滑肌,常用于治疗哮喘和慢性阻塞性肺疾病。由于其治疗窗窄,毒性较大,临床上已逐步被选择性 β_2 受体激动药所取代。据报道,在吸入全麻中伍用氨茶碱,约5%～10%的病人出现心律失常,尤其在已使用麻黄碱或去甲肾上腺素后再用氨茶碱时,更易诱发心律失常。研究证实,挥发性全麻药可抑制氨茶碱在肝脏的代谢,明显延长其清除半衰期,增加心肌对该药的敏感性,易诱发心律失常。故氨茶碱慎用于吸入全麻。

(三) H_2 受体阻滞药

西咪替丁是一种强效肝药酶抑制剂,其可通过咪唑环上的氮原子直接与细胞色素P450酶血红素上的铁原子结合,抑制该生物酶功能,使阿片类药、苯二氮䓬类药、利多卡因和华法令等多种药物的生物转化过程受抑。故西咪替丁与这些药物伍用时,可使其血药浓度增加,疗效增强。

(四) 激素

巴比妥类药物不仅可通过抑制促肾上腺皮质激素的功能而降低自体皮质激素的分泌,还可通过酶促作用降低皮质激素类药物的效应。皮质激素与噻嗪类利尿药伍用时,可加剧钠丢失,增强肌松药的作用,尚可提高强心苷的毒性,还能诱发肝昏迷。此外,肾上腺皮质激素可降低机体的癫痫阈值,术中尽量避免与恩氟烷和氯胺酮伍用。

（五）抗凝药

某些药物可改变抗凝药的吸收、蛋白结合和代谢等过程，进而改变其抗凝活性。如保泰松、阿司匹林和氯丙嗪等可置换与血浆蛋白结合的香豆素类抗凝药，使其游离形式药物的浓度增高，抗凝作用增强；巴比妥类药物、苯妥英钠等肝药酶诱导药可加速华法令的代谢和灭活，伍用时必须加大用药剂量方可达到预期作用；而酶抑制药——西咪替丁则可减慢华法林的代谢，增加其血药浓度，合用时应该适当减量。

（六）产科用药

在全麻状态下，静脉使用催产素可引起低血压、心动过速和心律失常等不良反应，尤其是在氟烷麻醉时更为常见。此外，氟烷、硫喷妥钠和吗啡等麻醉药可促使子宫松弛，减弱催产素收缩子宫的作用。

（七）其他

长期口服避孕药的妇女，如手术中使用6-氨基己酸等止血药，其凝血作用可增强。此外尚有抗抑郁药、抗癫痫药、抗精神病药及各种抗生素等，因篇幅所限，参阅相关篇章。

（徐世元　刘民强）

思　考　题

1. 简述吸入麻醉药和静脉麻醉药的作用及临床应用。
2. 常用安定药的分类有哪些？
3. 如何判断吗啡的急性毒性反应？简述其救治原则。
4. 围术期不同用药对肌松药药效的影响有何区别？
5. 简述NSAIDs药物的分类及各自特点。
6. 围术期常用心血管活性药物的种类及用法。
7. 围术期常用麻醉药的相互作用有哪些？如何避免不良效应？
8. 目前临床上最常用的麻醉药、镇痛药、肌松药及心血管药物有哪些？与其他同类药物相比有何优势？

第五章 围术期液体管理

要点

1. 人体体液分为细胞内液和细胞外液。成人细胞内液约占体重的40%。细胞外液包括组织间液和血浆，分别占体重的16%和4%。

2. Na^+是形成细胞外液晶体渗透压的主要物质。白蛋白是维持细胞外液胶体渗透压和血管内血浆容量的主要物质。

3. 维持正常的细胞外液容量，尤其是有效循环血容量，是液体治疗的关键和根本。

4. 胶体液血管内扩容效果好、维持时间长且很少引起组织水肿，但有影响凝血功能、过敏反应和费用高等缺点。

5. 晶体液有补充组织间液、增加尿量和费用低等优点，但同时也具有血管内扩容有限，增加外周水肿和肺水肿风险的缺点。

6. 麻醉手术期间的液体需要量包括：①每日正常生理需要量；②术前禁食所致的液体缺失量或手术前累计缺失量；③麻醉手术期间的液体再分布；④麻醉导致的血管扩张；⑤术中失血失液量。

7. 快速输注的液体须加温，以避免术中低体温，尚需预防空气栓塞。

8. 输血适应证包括创伤和失血、纠正贫血、凝血功能障碍和替换血液中的有害物质。

9. 围术期血红蛋白<70g/L时需输注红细胞，血红蛋白在70g/L～100g/L之间者，应根据患者心肺代偿功能、有无代谢率增高以及年龄等因素决定是否需要输红细胞。

10. 常见的输血反应和并发症包括发热反应、过敏反应、溶血反应、细菌污染、血容量过多、输血相关性急性肺损伤和传播感染性疾病等。

11. 大量输血可引起出血倾向、酸碱平衡失调和低温等。

12. 全身麻醉时，输血反应的症状和体征常被掩盖，不易观察和早期发现，应引起警惕。

第一节 围术期患者的容量评估

一、体液的总量及其分布

人体内含有大量液体，包括水分和其中溶解的各种物质，统称为体液。成年男性平均总体液量为体重的60%，女性为50%。人体体液分为细胞内液和细胞外液，由细胞膜所分隔。细胞内液约占体重的40%。通过细胞膜上 Na^+/-K^+ ATP 泵的调节，使细胞内液的容量和成分保持相对恒定。细胞外液由组织间液和血浆组成（见表5-1），分别占体重的16%和4%，并随年龄增加有一定变化（见表5-2），其主要功能是维持细胞营养并为电解质提供载体。细胞内液以 K^+ 为主，细胞外液以 Na^+ 为主，Na^+ 是形成细胞外液晶体渗透压的主要物质。维持正常的细胞外液容量，尤其是有效循环血容量，是液体治疗的关键和根本。

表5-1 成人的体液组成（成年男性70kg为例）

	占身体重量（%）	体液容量（L）
总体液量	60	42
细胞内液	40	28
细胞外液	20	14
组织间液	16	11
血浆溶液	4	3

表5-2 不同年龄人体的体液组成

	足月儿（%）	6个月婴儿（%）	2～14岁（%）
总体液量	80	80	70
细胞内液	35	40	40
细胞外液	45	40	30
组织间液		34.5	25
血浆		5.5	5
全血容量	85ml/kg	80ml/kg	80ml/kg

血液由60%的血浆和40%的红细胞、白细胞和血小板组成。血浆中含有无机离子（主要是 Na^+ 和 Cl^-）和溶于水的大分子有机物（主要是白蛋白、球蛋白、葡萄糖和尿素），白蛋白是维持细胞外液胶体渗透压和血管内血浆容量的主要物质。

组织间液是存在于组织间隙中的体液，是细胞生活的内环境，也是血液与组织细胞间进行物质交换的媒介。过多的组织间液将通过淋巴管汇流入血管内。组织间液是血浆在毛细血管动脉端滤过管壁而生成的，在毛细血管静脉端，大部分又透过管壁吸收回血液。除大分子的蛋白质以外，血浆中的水及其他小分子物质均可滤过毛细血管壁以完成血液与组织间液之间的物质交换。

二、围术期患者的体液改变

围术期体液量的评估应包括术前、术中和术后三个阶段。其中术中液体治疗较术前、术后具有特殊性。

（一）麻醉手术前体液的改变

麻醉手术前患者，因禁食和禁饮会存在一定程度的体液缺失。这种缺失量可根据术前禁食的时间来估算。人体每天生理需要量的估计可用于评价术前禁食后的体液缺失量（见表5-3）。

表5-3 人体每日生理需要量

体　重	液体容量（ml/kg）	输入速度 ml/（kg·h）
第一个 10kg	100	4
第二个 10kg	50	2
以后每个 10kg	20～25	1

（二）麻醉手术期间患者体液的改变

麻醉手术期间患者体液的改变，主要包括麻醉手术期间的液体再分布、血管扩张和术中失血失液量。

液体再分布主要包括：①手术操作引起的血液、细胞外液和淋巴液丢失；②炎症、应激、创伤状态下液体渗出至浆膜表面或转移至细胞间隙，称第三间隙液体；③术中因血液渗透性改变、缺氧等导致血管内外及细胞内外的液体转移。

围术期血管扩张可能由麻醉方法、麻醉药物、体温增高和血管活性药物的使用等引起。

麻醉手术期间患者体液改变的另一个重要原因是术中出血。监测手术期间出血状况，并正确估计出血量非常重要。

（三）麻醉手术后体液的改变

1. 麻醉后不能进食的患者，需补充基础需要量，其24h总量已如前述。

2. 术后额外丢失量　外科患者手术后可因呕吐、胃肠减压、引流、瘘管、伤口及引流管等继续丢失体液。细胞外液转移到创伤或感染的部位时，可造成功能性细胞外液的减少，均应予以补充。此外，还应注意患者在麻醉手术后有无发热、过度通气、出汗等增加体液丢失的因素。通常体温每增加1℃需水量增加约2ml/kg。正常情况下不显性失水24h内约为10ml/kg，当患者出汗时，微汗可使失水增至11ml/kg～17ml/kg，大汗则大于35ml/kg。当室温在29℃以上时，患者每天需水量应增加500ml。

第二节　常用液体的种类

围术期常用输液制剂分为晶体液与胶体液两大类。

一、晶体液

晶体液中除5%葡萄糖溶液外，绝大多数是电解质溶液，含有水和电解质，包括平衡盐溶液、高张盐水和低张盐水。液体治疗时晶体液可提供水分及电解质，并且能起扩容作用。电解质溶液经静脉输入后大部分将分布到细胞外液，仅有1/5可留在血管内。

（一）乳酸林格液

属于平衡盐溶液。具有降低血液黏稠度，稀释血液，有利于微循环灌注、扩容，保护肾功能和纠正酸中毒的功能。但乳酸林格液输入后在血管内液与组织间液之间呈1:4比例分布，所以其血管内扩容效果有限，而且大量输注可造成组织水肿；另外，乳酸大部分在肝脏代谢，肝功能不全时不宜使用乳酸林格液；休克、缺氧、酸中毒时，机体产生的乳酸增加，也不宜使用乳酸林格液。

（二）醋酸林格液

也属于平衡盐溶液，除不含 Ca^{2+} 外，其组成成分与细胞外液更近似，大量应用不会引起高氯性酸中毒。以醋酸根和葡萄糖酸根作为抗酸的缓冲物质，醋酸在体内肌肉和外周组织代谢为 HCO_3^-，具有酸缓冲能力，最后转化 CO_2 和 H_2O，肝肾功能障碍、休克、缺氧、酸中毒等适用。

（三）生理盐水

0.9% NaCl 即生理盐水，等渗等张，但 Cl^- 含量超过细胞外液，大量使用会产生高氯血症。因不含缓冲剂和其他电解质，和乳酸林格液相比更适合应用于颅脑外伤、代谢性碱中毒或低钠血症的患者。因不含 K^+，更适合于高血钾患者（如肾衰竭需反复行血管造瘘者），主要用于补充细胞外液的丢失和扩容。

（四）高张盐溶液

高张盐溶液的钠浓度达250～1200mmol/L，高张氯化钠溶液的渗透梯度使水分从血管外间隙向血管内移动，减少细胞内水分，可减轻水肿的形成，兴奋 Na^+ 敏感系统和延髓心血管中枢，适用于烧伤和水中毒等患者，使用量通常不能超过（7.5%）4ml/kg，过量使用会因高渗透性引起溶血。

（五）5%葡萄糖溶液

为临床常用不含电解质的晶体液。因为糖将被代谢，故5%葡萄糖的功能就如无电解质水一样。5%葡萄糖液经静脉输入后仅有1/14可保留在血管内。术中血糖增加、糖利用受限以及高血糖对缺血性神经系统的不利影响都限制术中使用葡萄糖溶液。主要用于纠正高钠血症和因糖尿病患者胰岛素治疗而致血糖偏低的情况。

二、胶体液

胶体溶液因初始分布容积等同于相应的血容量，适用于：①有效血容量严重不足的患者；②麻醉期间需扩充血容量的患者。血浆替代品对于暂时性扩容很有效，常作为进一步治疗的基础；和输血相比，具有价廉、能长期保存和减少病毒性疾病传播的优点。

（一）5%白蛋白溶液

白蛋白提供正常血浆70%～80%的胶体渗透压，因此，白蛋白具有调节循环和增加血液容积的作用。5%人体白蛋白溶液是一种从健康人血液中分离而得出的天然胶体溶液，适用于血浆白蛋白丧失的患者(如大面积烧伤)。当血容量长期不足且低白蛋白血症伴随足够的水化或水肿的存在,用25%人血白蛋白治疗更好。

(二) 6%右旋糖酐溶液

右旋糖酐溶液根据分子量的大小分为D40和D70两种。D40的平均分子量40 000,为低分子右旋糖酐。而D70的分子量为70 000,属中分子右旋糖酐。D4常用于改善微循环和血管手术后预防栓塞。6%的D70与5%白蛋白的适应证相同。右旋糖酐可引起血小板的黏附力下降,右旋糖酐输入量超过20ml/(kg·d)则出血时间相应延长。不良反应主要为过敏,发生率约为1/3300,偶尔会发生心源性肺水肿。

(三) 羟乙基淀粉

羟乙基淀粉溶液是通过对支链淀粉含量较高的黏玉米或马铃薯,经羟乙基化、水解制成。其扩充效应和血液稀释效应取决于分子量大小、取代度、取代方式和药物浓度,以及给药剂量和输注速度。6%羟乙基淀粉130/0.4(万汶)是新一代羟乙基淀粉,每日最大剂量为50ml/kg,过敏反应发生率低,是目前唯一能够用于儿童的人工胶体液。研究显示羟乙基淀粉能够抑制白细胞被激活,抑制肥大细胞脱颗粒,减轻内毒素引起的炎性反应,防止毛细血管内皮功能恶化,为感染性休克毛细血管渗漏时首选的治疗液体。

(四) 明胶溶液

由牛胶原水解而制成。目前的改良明胶具有扩容效能,血浆半衰期2~3h。国内常用4%明胶,分为琥珀明胶和尿联明胶两种制剂。其对凝血功能和肾功能影响较小,应注意可能引起的过敏反应。

三、晶体液与胶体液的比较

两类输液制剂有各自的优缺点,供液体治疗时参考(表5-4)。

表5-4　晶体液和胶体液的优缺点

制　剂	优　点	缺　点
胶体液	血管内扩容	影响凝血功能
	扩容维持时间长	过敏反应
	很少引起外周组织水肿和肺水肿	费用高
晶体液	补充组织间液	血管内扩容有限
	增加尿量	外周水肿
	费用低	肺水肿

第三节　术中液体治疗和补液的护理要点

术中液体治疗的最终目标是避免输液不足引起的隐匿性低血容量、组织低灌注及输液过多引起的心功能不全和外周组织水肿,必须保证满意的血容量和适宜的麻醉深度,对抗手术创伤可能引起的损害,保证组织灌注满意,器官功能正常。

一、术中液体治疗方案

麻醉手术期间的液体需要量包括：①每日正常生理需要量；②术前禁食所致的液体缺失量或手术前累计缺失量；③麻醉手术期间的液体再分布；④麻醉导致的血管扩张；⑤术中失血失液量。

（一）正常生理需要量

麻醉手术期间的生理需要量应从患者进入手术室开始计算，直至手术结束送返病房。这一部分主要采用晶体液补充。

（二）术前禁食所致的液体缺失量或手术前累计缺失量

患者术前禁水禁食后，由于机体的正常需要量没得到补充，存在一定程度的体液缺失，此部分体液缺失量应以晶体液补充。此部分缺失量的估计可根据术前禁食水的时间进行计算：以禁食8h，体重70kg的患者为例，液体的缺失量约为$(4\times10+2\times10+1\times50)$ ml/h×8h = 880ml，由于睡眠时基础代谢降低以及肾脏对水的调节作用，实际缺失量可能会少于此数值。

部分患者术前存在非正常的体液丢失，如术前呕吐、腹泻、利尿及麻醉前的不显性过度失液，包括过度通气、发热、出汗等，也应视为术前液体丢失量。理论上麻醉手术前的体液丢失量都应在麻醉前或麻醉开始初期给予补充，并采用与丢失的体液成分相近的液体，故主要选择晶体液，并根据监测结果调节Na^+、K^+、Mg^{2+}、Ca^{2+}、HCO_3^-的含量。

（三）麻醉手术期间的液体再分布

不同手术创伤的液体再分布和蒸发失液见表5-5。术中的液体再分布量需要采用晶体溶液进行补充。

表5-5　不同手术创伤的液体再分布和蒸发失液

组织创伤程度	额外液体需要量(ml/kg)
小手术创伤	0～2
中手术创伤(胆囊切除术)	2～4
大手术创伤(肠道切除术)	4～8

蒸发导致体液丢失，胸膜或腹膜浆膜面暴露可使大量体液蒸发丢失，在室温高、相对湿度低及手术显露面积大时，丢失量更大。成人腹腔脏器表面积可超过$2m^2$，其蒸发量可超过正常皮肤的不显性失水量，相当于0.8～1.2ml/(kg·h)。

（四）麻醉导致的血管扩张

目前常用的麻醉药物和麻醉方法（区域阻滞和全身麻醉等）均会引起血管扩张，导致有效循环血容量减少，大约量为5～7ml/kg。通常在麻醉开始即应遵循个体化的原则及时输注晶体液或胶体液，以维持有效循环血容量。一般而言，达到相同的扩容效果，胶体液的用量明显少于晶体液。

（五）术中失血失液量

手术失血主要包括三方面的丢失或需要对症处理的需求：①红细胞丢失以及对症处理；②凝血因子丢失以及对症处理；③血容量减少以及对症处理。人体对失血有一定代偿能力，当红细胞下降到一定程度则需要给予补充，详见下一节。

举例说明麻醉手术期间输液量的计算。

例：70kg 女性患者，术前无贫血（红细胞比容 Hct 37%）、无凝血因子缺乏，术前禁食 8h，麻醉手术时间 4h，为中等创伤手术。术中采用腰硬联合麻醉，术中失血 500ml，手术视野凝血状况无异常。该患者麻醉手术期间补液为：

①围术期生理需要量

(4×10+2×10+1×50)ml/h×(8h+4h)=1320ml

②额外补充量（液体再分布和蒸发）为 70×4=280ml

围术期生理需要量+额外补充量=1600ml。

③血管扩张补充量：麻醉因素引起血管扩张，血容量相对减少 5～7ml/kg，这部分需要量 70kg×(5～7ml)/kg=(350～490)ml

④麻醉手术期间失血。术中失血 500ml，对于此患者不需要输血，只需补液维持血容量（见下一节）。

麻醉手术期间失血和血管扩张补充量 500ml+(350～490)ml=(850～990)ml。推荐麻醉手术期间失血和血管扩张补充量采用胶体溶液。该病例麻醉手术期间总输液约为(2450～2590)ml，晶体及胶体液比例根据具体情况而定。

二、液体治疗的实施

围术期患者液体量的补充一般应区别以下几种情况：

（一）有效循环血容量基本充足

对这种患者需补充其基础需要量和额外丢失量，应结合其电解质平衡情况选择适当的晶体液。

（二）有效循环血容量不足

1. 体液总容量无明显不足、但有效循环血容量不足，属于体液分布异常，对这种患者主要应补充血容量，且以胶体液为主。在选择胶体液的同时，应结合患者的全身情况，尤其是根据血红蛋白（Hb）和 Hct 决定是否输血。

2. 当体液总容量不足，有效循环血容量也明显不足时，首先要纠正有效循环血容量的不足，在纠正有效循环血容量时首先应决定其要否输血，然后决定输液。在补充血容量的同时，还需补充欠缺的细胞外液和细胞内液。液体补充应兼顾胶体液和晶体液，可按 1∶2的比例补给。补液的成分应注意其电解质平衡情况，既要考虑细胞外液，又要考虑细胞内液。

三、术中输液的监测

目前临床上尚无直接、准确监测血容量的方法，因此需对手术患者进行综合监测及评估，以做出正确的判断。

（一）无创循环监测指标

包括：①心率和无创血压；②尿量、颈静脉充盈度、四肢皮肤色泽和温度；③脉搏血氧饱和度；④超声心动图。参见第六章。

（二）有创血流动力学监测指标

①中心静脉压；②有创动脉血压；③肺动脉楔压。参见第六章。

（三）相关实验室检测指标

1. 动脉血气、电解质、血糖、胃黏膜 pH（pHi）及血乳酸　围术期应定期监测血糖，了解机体应激情况，循环血容量和组织灌注不足时需及时进行动脉血气及电解质监测，有条件还需监测血乳酸和胃黏膜 CO_2（pHi 与 $PgCO_2$）。

2. Hb 和 Hct　贫血状态下机体的代偿机制包括：①心输出量增加；②全身器官的血流再分布；③增加某些组织血管床的摄氧率；④调节 Hb 与氧的结合能力。术中出血量较多或液体转移量较大时，应及时监测血红蛋白含量。

3. 凝血功能　大量输血输液以及术野广泛渗血时，应及时监测凝血功能，包括血小板计数、凝血酶原时间（PT）、活化部分凝血活酶时间（APTT）、国际标准化比值（INR）等。

四、液体治疗的护理

不同疾病、年龄、液体种类等对输液护理要求不同，围术期应加强动态观察，根据患者的具体情况不断调整输液方案，以达到患者利益最大化、不良反应最小的目的。

麻醉手术前应建立满意的静脉通道，这是术中进行快速补充血容量的先决条件。复杂手术术前须常规建立一至两条满意的外周静脉通道（常先用 14G 或 16G 静脉留置针）（表 5-6），必要时应置入双腔或三腔中心静脉导管。

表 5-6　外周静脉留置针的最大流量（ml/min）

留置针型号	最大流量（ml/min）	留置针型号	最大流量（ml/min）
20G 留置针	50～60	16G 留置针	200～210
18G 留置针	98～100	14G 留置针	340～360

（一）补液原则

1. 一般原则　严格执行医嘱、严格三查七对、严格无菌操作。

2. 补液速度　一般为先快后慢，如入室后第 1h 内快速补充术前禁食禁饮所需生理需量的 1/2，剩下 1/2 于之后 2h 内输入。术中遇大出血时应快速扩容、输血。决定输液的量和成分后，输注速度取决于：①体液缺失的程度，特别是有效血容量和细胞外液缺失的程度；②输入液体的种类；③病情，特别是心、肺和肾功能；④监测结果。

3. 补液顺序　先晶后胶、见尿补钾。一般认为先补充晶体液，待生理需要量补充完毕后开始补充胶体液，此观点目前尚有争议。如患者电解质失衡，应及时补充相关成分。因血钾浓度波动过大时可对心脏正常搏动产生明显影响，干扰血流动力学，严重时可发生心搏骤停，故补钾速度不宜过快，严禁静脉推注。通常要求尿量每小时在 30ml 以上，即见尿补钾，含钾溶液浓度不宜超过 0.3%，静脉滴入速度每分钟不宜超过 60 滴。

（二）注意事项

1. 术前探视病人，对手术病人进行全面的评估。使用术前评估表，通过术前病人核对表可对病人进行较全面的了解及评估，并和病人沟通，减轻不安和顾虑。

2. 实施分步法静脉输液　对外周血管条件较差的病人或深静脉穿刺困难的婴幼儿，可采用分步法静脉输液，达到分阶段充分补充血容量的目的。即先用能保证穿刺成功的较小套管针或头皮针开放静脉，使血容量得到初步补充，待麻醉后血管扩张，再用足够大的留置针开放静脉，或做中心静脉置管，避免了用不能保证穿刺成功的粗大针头穿刺造成的失败；在危急情况下，如术中所有的静脉通路均失败而又无法开放其他静脉通路时还可进行骨髓输液，争取抢救时间。

3. 对手术情况进行评估　通过咨询手术医生，并结合自身工作经验，对手术的难易程度及可能的出血量作出评估，根据评估结果选择开放静脉所需的针头，以提高穿刺成功率。

4. 了解医生手术的指导思想和手术操作特点　医生手术的指导思想和手术操作特点也应纳入开放静脉评估的范围，根据各手术医生的特点做好充分的准备。

5. 对输液产品进行评估，正确选择静脉留置针　静脉针头的选择包括对针头的种类、型号的选择。静脉针头型号的选择主要根据手术情况进行选择，以保障病人的安全为原则，而静脉针头种类的选择应以方便操作和提高效率为原则。

6. 选择合适的部位开放静脉　手术病人开放静脉的部位不同于非手术病人，非手术病人往往在手背或静脉条件较好的部位开放静脉，手术病人开放静脉时，应首先考虑手术对开放静脉部位的血流是否有影响，是否影响病人术后的康复。如肝脏手术、下腔静脉手术或俯卧位的脊柱手术，均可影响下肢的血液回流，甚至可能因回流血管的阻断或意外破裂使血液外漏造成无效输液，因此，这些手术必须在上肢开放静脉或做锁骨下静脉、颈静脉置管；但某些特殊或意外情况下，应以能使外输的液体或血制品能有效进入血循环为原则，如双上肢的静脉不能继续输液，而术前又未做深静脉置管的俯卧位脊柱手术，就不能机械恪守在上肢开放静脉的原则，可在病人身体的任何部位开放静脉通路，以保证液体或血制品进入病人体内，防止因大量出血、血容量得不到及时补充而导致血压持续下降等危急情况的发生。

7. 保持术中静脉输注通路的有效性　在手术过程中，静脉输注通路及时有效地发挥作用，是病人术中安全的重要保障。进行各种操作时，要注意防止静脉针头拔出、分离、移位；输液管道的各种连接接头要牢固连接，最好使用旋入式接头；尽量使手术病人静脉穿刺部位暴露在外，随时观察；对不能暴露在外的静脉穿刺部位，要密切观察；怀疑或确认输液针头不在血管内的，如输液不畅、局部肿胀、病人有疼痛的感觉等要及时更换输液部位，避免发生渗漏。

8. 进行大量输液、输血制品时注意液体、血制品的温度及配伍禁忌　病人因受手术及麻醉的影响，体温调节功能受到抑制，易出现体温下降，影响病人的麻醉复苏及病人伤口的愈合，术中输入大量冷液体或血制品，可使病人的体温进一步下降。因此，术中病人输注的液体要进行加温；另外，在输注大量的液体及血制品时要注意相互间的配伍禁忌，并掌握好血制品的使用时机，如血小板、新鲜血浆要尽快输注，以免降低其凝血功能。

（三）不良反应及处理

围术期输液通常需快速地将大量液体及药物输入血管内，如操作不慎，易发生多种并发症。

1. 热原样反应

（1）原因：①输液质量问题：静脉用溶液是不含热源或仅有未超过限量的热原，个别瓶盖松动，储运过程中瓶身因碰撞发生破裂，使瓶内液体被空气污染，发生散在的热原反应；②输液器具被污染：输液器具包括输液瓶、袋、管道及针头等，在洗、浸泡、包装、灭菌、保存等环节发生污染或除热原措施未达到要求时，均可导致临床热原反应的发生；③联合用药：加入的药品生产过程中未严格无菌操作而被污染，或未按该类药品规定的要求进行保存，造成药品变质。多种药物配伍,频繁加药,造成反复穿刺瓶塞,导致污染机会增多。有些液体在加入某种药物后,可导致 pH 改变,或药物相互作用发生分解、聚合、沉淀及产生微粒而导致热原反应;④护理操作过程不正规造成输液污染:输液环境的空气中各种微粒和微生物污染;⑤输液反应:某些药液本身就易致输液反应,如白蛋白、细胞色素 C 等。

(2) 处理原则:①减慢输液速度或停止输液;②畏寒或寒战者,宜加被保暖;③高热者,予冰袋、温水擦浴等物理降温措施,可酌情应用解热镇痛药;④发绀者给予吸氧,烦躁不安者给予镇静药。

(3) 预防:输液前应注意检查药液质量、输液用具的包装及灭菌有效期等,防止致热原进入体内。输液环境应清洁卫生。治疗室要进行有效的消毒,有条件时应专设配液室和净化装置,严格遵循无菌操作原则。减少联合输注、注意配伍禁忌。尽量减少多种药物输注。药物应现配现用,避免将瓶盖启开加药后,长时间放置后才输注。注意控制输液速度、药液温度。按药品说明要求正确用药,落实避光措施,对于容易导致输液反应的药物,遵医嘱给予抗过敏或激素等预防措施。

2. 静脉炎

(1) 临床表现:输液所致静脉炎分两种,即血栓性静脉炎和机械性血栓静脉炎。临床分型可分 4 种类型。①红肿型:沿静脉走行皮肤红肿、疼痛、触痛;②硬结型:沿给药静脉局部疼痛、触痛、静脉变硬,触之有条索状感;③坏死型:沿血管周围有较大范围肿胀形成瘀斑至皮肌层;④闭锁型:静脉不通,逐步形成机化。

(2) 分级:按 INS(美国静脉输液协会)的标准,静脉炎分为五级。0 级:没有症状;1 级:输液部位发红,伴或不伴疼痛;2 级:输液部位疼痛伴有发红和(或)水肿;3 级:输液部位疼痛伴有发红和(或)水肿,条索样物形成,可触摸到条索状的静脉;4 级:输液部位疼痛伴有发红和(或)水肿,条索样物形成,可触摸到条索状的静脉>2.5cm,有脓液渗出。

(3) 原因:输液操作局部消毒不严;操作中针头被污染或由侧管加注其他药物时污染;输注碱性液体 pH 过高或过低刺激血管壁;输注氨基酸类制剂等高渗性液体;输注的药液刺激性大;输液中有玻璃屑、橡皮屑及其结晶物质等各种微粒。

(4) 治疗:患肢抬高制动。局部治疗方法很多,如 95% 乙醇、50% 硫酸镁热湿敷、外涂喜疗妥软膏等。

(5) 预防:静脉输液时最好选用上肢静脉,因为下肢静脉血流缓慢,容易发生血栓和炎症。避免在瘫痪肢体做静脉穿刺和输液。穿刺局部消毒要严密,穿刺针固定要牢固,以防针头摆动引起静脉损伤。切忌在同一部位的一条血管上反复多次穿刺;长期静脉输注者,应经常更换注射部位。选择适合的穿刺管及穿刺针。对浓度高、刺激性较大的药物,选用中心静脉导管。输注非生理性 pH 药液,应适当加入缓冲剂,使 pH 尽量接近 7.4 为宜;严格控制药物浓度,尤其是刺激性药物,浓度一定要适宜,并尽量避免头皮针或留置针输液,应采用中心静脉或 PICC 置管输液。

3. 静脉渗漏性损伤

(1) 临床表现:渗漏性损伤多发生于手背、足背及肘前窝等处。药液渗漏后的首发症状是输液部位疼痛,为烧灼痛或刺痛,并且逐渐加剧和局部出现肿胀。由于渗漏药液的种类不同,临床表现也有差别。高渗性药液,多为急性损害,且此类药液外渗超过 24h 多不能恢复,局部皮肤由苍白转暗红。碱性药液渗漏后可能范围不大,但易累及深部。细胞毒性药物外渗后，局部并无苍白，而出现红斑，有的出现小水疱，形成硬结，4～5d 后损伤边缘渐变硬，形成焦痂和溃疡；病损部位与正常皮肤交接处有炎症浸润，皮下脂肪坏死范围比较广。

药物渗漏性损伤的表现还包括一些较为严重的合并症。①神经损伤：如高渗液外渗造成尺、桡、正中神经损伤；②骨筋膜室综合征：如手部间隔综合征，前臂筋膜室综合征；③晚期并发症：如关节挛缩、肌腱粘连等。

（2）渗出的分级：按 INS 的标准，渗出分为五级。0 级：没有症状；1 级：皮肤发白，水肿范围的最大处直径<2.5cm，皮肤发凉，伴有或不伴有疼痛；2 级：皮肤发白，水肿范围的最大处直径在 2.5～15cm 之间，皮肤发凉，伴有或不伴有疼痛；3 级：皮肤发白，半透明状，水肿范围的最大处直径>15cm，皮肤发凉，轻到中等程度的疼痛；4 级：皮肤发白，半透明状，皮肤紧绷，有渗出，可凹陷性水肿，皮肤变色、有淤伤、肿胀，水肿范围的最小处直径>15cm，循环障碍，中度到重度程度疼痛，任何容量的血制品、刺激性、腐蚀性液体的渗出。

（3）原因：①主要因素：药液渗漏主要是由于穿刺不当，针头位于血管外，针头固定不牢等护理操作不当所致；②可致渗漏性损伤的药物包括：高渗性溶液：如 50% 葡萄糖溶液、甘露醇、肠道外营养液等；阳离子溶液：如氯化钙、葡萄糖酸钙、氯化钾等。碱性溶液：如碳酸氢钠、20% 磺胺嘧啶钠、硫喷妥钠等；缩血管药物：如肾上腺素、去甲肾上腺素、阿拉明、多巴胺、垂体后叶素等；化疗药物：如长春新碱、丝裂霉素、环磷酰胺、柔红霉素等。

（4）处理方法：局部外敷，包括冷敷、热敷、硫酸镁湿敷、中药外敷等，局部封闭，局部注射渗漏药物拮抗药。

（5）预防：提高护理操作技能，尽量做到一针见血，确认针头完全位于血管内，牢靠固定，药物输注期间要勤观察。当输注易致渗漏损伤的药物时，应选弹性好且较粗的血管，避免选用下肢静脉。切勿在同一部位反复穿刺。抽吸化疗等有刺激性药物的针头不要直接接触病人，而且注射前宜用生理盐水做引路注射，同时使用几种化疗药，应先给刺激性小的。输液速度不能太快，避免加压输液。对需要长期静脉输注的病人，提倡使用静脉留置针或行中心静脉插管；药物最大程度地稀释，尤其是化疗药物。静脉输注过程中，若出现局部疼痛，应按渗漏处理。

4. 静脉输液危象　静脉输液危象是指在静脉输液过程中，病人出现休克样反应。常见以下几种：气栓型、重度过敏型、超高热型、负荷过重型、晕厥型。

（1）气栓型危象：气体随液体进入人体静脉系统。大量气体随静脉进入血循环至右心、阻塞右心室动脉口，妨碍血流进入肺内，反射性引起冠状动脉痉挛，导致急性心衰，严重缺氧可危及生命。气栓型危象临床表现为眩晕、皮肤苍白、发绀、呼吸困难、心动过速、后背痛、伴有窒息感，呈濒死状。预防处理包括：输液前检查输液器密封情况，排尽管腔内气体。输液结束及时拔针，勿使液体流空。加压输液应在监控下进行，护士不得离开现场。一旦气体进入静脉，立即报告医生。给氧，嘱病人左侧卧位，并取头低脚高位，使阻塞右心室的气体向上浮起，离开栓塞部位，避开动脉口。心脏收缩舒张把气泡混成气泡沫分次小量进入动脉，小量气体在血管内可以被吸收。

（2）负荷过重型危象：原因为输液过多、过快，使循环血量急剧增加，心脏负担过重引起。临床表现为病人突然感到胸闷、呼吸困难、发绀、大汗、咳嗽、咳泡沫血痰、烦躁不安、被迫坐位、脉搏细弱无力、四肢厥冷、可诱发心力衰竭而死亡。听诊为肺部布满湿性啰音。预防处理包括：输液不可过多、过快。对心、肺功能低下、老年人及幼儿尤其注意。出现肺水肿症状时应立即停止输液，使病人端坐，两脚下垂，减少静脉回流量；加压给氧，35%乙醇湿化吸入，降低肺泡表面张力，改善肺循环，缓解缺氧状态；肌注哌替啶，降低肌肉神经兴奋性，减少静脉回流；应用脱水剂细胞脱水；增强心肌收缩力等。

（3）重度过敏型危象：原因为输液过程中过敏原进入静脉系统。过敏原通过免疫球蛋白作用于肥大细胞和嗜碱性细胞，使之释放组胺、五羟色胺等活性物质，引起血管扩张、通透性增加、血浆渗出等一系列变化，导致血管神经性水肿、过敏性休克。临床表现为病人突然感到胸闷、气短、面色苍白、冷汗、发绀、头晕、眼花、烦躁不安、抽搐、血压下降、意识丧失、大小便失禁，重者喉头水肿，病人呈濒死状态。预防处理主要是给药前询问过敏史，做过敏性试验，正确判断阳性指征。出现过敏反应，立即停止输液，按过敏性休克处理。

（4）超高热危象：原因为输液过程中致热原进入静脉系统。通过体温调节中枢，使产热增加，散热减少，引起病理性体温升高，并出现一系列全身反应。病人表现为寒战、体温高达40℃以上，神志不清，烦躁不安、脉搏快、血压下降、如不及时抢救，可危及生命。预防处理主要为严格执行操作前查对制度；严格无菌操作，保持环境清洁；高热病人先降温再进行输液。

（5）晕厥型危象：病人体质弱、精神紧张、穿刺疼痛、环境不良等都可引起该危象。该反应一般10min可以自行缓解。反应实质是血管性晕厥，精神紧张可造成迷走神经亢进，内脏血管扩张。临床表现为心跳缓慢、突然晕倒、出汗、面色苍白、口唇甲床发绀、脉搏细速、血压下降或测不到，呼吸加快，呈迷走神经亢进样反应。预防处理包括穿刺前做好解释工作，细致观察、体贴病人，消除紧张情绪。体质虚弱者注意卧床休息。发生晕厥反应时应立即将病人平卧，松解衣扣，约10min不能自行缓解者，给予吸氧，必要时药物治疗。

第四节 输 血

20世纪40年代以后，各种分离血液成分的技术和设备不断问世，使成分输血成为可能。输血的主要目的为：维持组织的氧供，维持机体的止血、凝血功能，维持有效的容量负荷。但是输血可出现感染、输血反应和免疫抑制等不良反应和并发症，严重者甚至危及患者生命。因此要严格掌握输血指征，杜绝不合理用血，围术期做好血液保护，做到少输血、不输血和采用自体输血方法。

一、输血注意事项

1. 输血前应由两名医护人员严格核对患者姓名、性别、年龄、病案号、床号、血型、交叉配血报告单及血袋标签各项内容，检查血袋有无破损渗漏，血液颜色是否正常。准确无误方可输血。

2. 在全身麻醉状态下，输血反应的症状和体征往往被掩盖，不易观察和早期发现，并且还可能会被漏诊，应引起警惕。因此输血过程中应仔细、定时查看是否存在输血反应的症状和体征，包括荨麻疹、发热、心动过速、低血压、脉搏血氧饱和度下降、气道峰压升高、尿量减少、血红蛋白尿和伤口渗血等。

3. 必须使用专用输血器，滤网孔径<170μm，去除库存血中的微聚物。

4. 注意无菌原则，血中不加用任何药物。

5. 严格掌握输血速度 老年体弱、婴幼儿及有肺、心功能障碍者输血速度宜慢。

二、输血适应证

（一）失血

当失血量小于全身总血容量的20%时（正常人体血容量占体重的7%～8%），通常可通过补充晶体和胶体液来维持正常的血容量而不必输血。当失血量>总血量的30%时，则应考虑输血。

（二）纠正贫血

一般内科难以治疗并出现临床症状的严重贫血可应用输血治疗予以纠正。

（三）凝血功能障碍

出血性疾病患者，如血友病、血小板减少性紫癜等需要输血治疗。血友病患者可补充富含Ⅷ因子的冷冻沉淀物、新鲜冰冻血浆或浓缩抗血友病球蛋白。血小板减少性紫癜可输注浓缩血小板。

（四）替换血液中的有害物质

如换血疗法用于新生儿溶血病，以降低胆红素浓度和替换部分致病红细胞；利用血浆置换以治疗免疫复合物病、异常蛋白血症和某些自身免疫性疾病，以降低血浆中异常蛋白的含量。

三、输血并发症

（一）溶血反应

溶血反应是输血中最严重的一种反应，主要因输注异型血而引起。血型是按照红细胞表面是否存在某种特殊的抗原来划分的。其中以ABO血型系统和Rh血型系统最为重要。ABO血型不合输血引起的溶血反应最严重，其次为Rh血型不合。

1. 溶血反应的分类　根据破坏的红细胞不同，溶血反应可分成两类：

（1）输入红细胞的溶血反应：①即刻反应：输血后即刻出现严重的溶血反应，以ABO血型不相容最为常见；②延迟性反应：输入不相容血后1～2周，才发现溶血反应。常发生在过去曾输过血或妊娠后体内已形成抗体的患者，特别是Rh阴性患者接受过Rh阳性血后，或Rh阴性母亲怀有Rh阳性胎儿后，体内产生Rh抗体，再次输注Rh阳性血时，引起记忆反应，造成红细胞破坏。

（2）受血者红细胞的溶血反应：输入的血液中含有抗受血者红细胞表面抗原的抗体，输血后引起受血者红细胞的破坏，如O型血输给A、B或AB型患者。由于输入抗体被患者血浆稀释，每个红细胞只被少量抗体包围，所以红细胞破坏少，出现的输血反应较轻。

2. 溶血反应发生机制　不相容血型的血输入后，抗体与红细胞表面抗原结合，继而激活补体系统，引起红细胞膜破坏，血红蛋白释放，并引起一系列变化：①红细胞破坏后，血红蛋白大量释放，出现溶血性黄疸；②激活内源性凝血系统、血小板和白细胞，触发弥散性血管内凝血（DIC）；③大量血红蛋白在肾小管内沉积堵塞，加之休克、脱水、DIC等引起肾血流量减少，肾小球滤过率降低。抗原抗体反应激活某些血管活性物质，引起肾皮质微循环血管收缩，血液淤滞形成纤维蛋白栓塞，导致急性肾衰竭；④大量红细胞破坏而出现贫血。

3. 溶血反应的临床表现　溶血反应的临床表现主要为发热、腰痛、头痛、胸前区紧迫感、寒战、呼吸困难和血压下降。全身麻醉状态下上述大部分症状可被掩盖，可通过观察有无血红蛋白尿、低血压等协助判断，通常由溶血引起的弥散性血管内凝血所致的手术切口部位以及黏膜难以控制的出血为此时的唯一征象。大量溶血时还有贫血及黄疸表现。实验室检查可见游离血红蛋白增高、尿血红蛋白阳性、高胆红素血症，血红蛋白及血细胞比容下降、直接抗人球蛋白试验阳性、凝血及肾功能异常。

4. 预防和治疗　只要仔细检查血型和交叉配血试验结果，确认血液成分和受血者无误，急性溶血是可以避免的。①一旦怀疑溶血反应，应立即停止输血，核对血型和重新进行交叉配血试验，并立即开始支持治疗；②保护肾功能，维持尿量>75ml/h，在充分补液的基础上，使用利尿剂；③碱化尿液：可选用5%碳酸氢钠，通过复查血气分析使尿液pH≈8，可防止游离血红蛋白在肾小管内沉积；④维持血容量，防治低血压：可输注人工胶体、生理盐水和葡萄糖，一般不宜输血；⑤激素治疗（地塞米松5mg～10mg）；⑥抗休克治疗：多巴胺持续静脉泵注；⑦防治DIC。

（二）发热反应

是最常见的输血反应，大多数是由白细胞和血小板抗原和体内抗体作用所致。在输血或输血后出现寒战、发热、头痛、恶心、干咳等，少数发生低血压、胸痛和发绀。轻者减慢输血速度，给予糖皮质激素和解热镇痛药即可控制，严重者开始症状与溶血反应很相似，往往难以区分，应停止输血、重作检测以排除溶血反应。

有些患者在多次输血或妊娠后，产生了抗白细胞HLA的抗体。以后再输血时，这些抗体就会与输入的白细胞起反应。发热反应有时可由细胞因子引起。这些细胞因子是由血液贮存期间白细胞所释放，特别是血小板浓缩物更易发生。在贮存前去除白细胞可防止发热反应发生。

（三）过敏反应

过敏反应发生率约3%，由供血者血浆蛋白或其他抗原物质与受血者体内产生的IgE、IgG作用于致敏的靶细胞（如肥大细胞），引起后者脱颗粒，释放大量血管物质，从而发生过敏反应，严重可引起休克。这种患者大多数缺乏IgA，以往输过血或因发生同种免疫作用，或无明显免疫反应产生特异性抗IgA抗体。一部分人血浆中IgA水平正常，但缺乏一种IgA亚类，称为有限特异性IgA。前者抗IgA抗体引起的过敏反应常很严重，后者有限特异抗IgA抗体的过敏反应常较轻。

轻度过敏反应表现为荨麻疹和皮肤瘙痒，有时出现面部浮肿。如不伴有其他严重反应者可不停止输血。糖皮质激素和抗组胺药可以减轻过敏反应。严重的过敏反应可在输血后5～10min出现全身皮疹、过敏性休克、呼吸困难以及因脑缺氧而引起全身抽搐，如不及时抢救可在短期内死亡。对于严重的过敏反应，首先应立即终止输血，给氧，应用肾上腺素，充分扩容来维持循环。糖皮质激素和抗组胺药物可以起到抗过敏反应的作用。

（四）细菌污染反应

由采血到输血过程中任何一环节细菌污染所致，常为革兰阴性菌及其内毒素引起。轻者表现为类似发热反应，重者可出现感染性休克。诊断可根据输入的血液和患者血液作细菌学检查而确定。对严重病例，应选用广谱抗生素同时按感染性休克进行处理。

（五）急性循环超负荷

因输血速度过快、量过多，尤其在一些心功能代偿较差患者，可以因循环超负荷而引起急性心力衰竭和肺水肿。为此，应注意重视对血流动力学的监测。一旦出现容量过多症状，应立即停止输血，并采用利尿剂、半卧位等减少回心血量。

（六）输血传播性疾病

输异体血主要是传播肝炎病毒和HIV，其他如巨细胞病毒、梅毒、疟疾、弓形虫病以及丝虫病等均可通过血液传播。

（七）输血相关性急性肺损伤

是一种输血后数小时出现的非心源性肺水肿，病因是某些白细胞抗体导致的免疫反应。表现为输血后出现低氧血症、发热、呼吸困难、呼吸道出现分泌物，严重者发展为急性呼吸窘迫综合征（ARDS）。此反应一旦出现后，应立即停止输血，给氧或机械通气，同时应用糖皮质激素（氢化可的松或地塞米松）、利尿剂、抗组胺药。通常大多数受血者在12～24h症状缓解，经3～4d治疗后肺浸润征可消失，不会遗留永久性肺损伤。但严重者持续低氧血症，可导致死亡。

此外，输血还可以引起免疫抑制，易使术后肿瘤复发，增加术后感染率，血液中引起免疫抑制的成分主要是白细胞及其降解产物，因此尽量不输全血。

（八）大量输血的并发症

大量输血的定义为24小时内输血总量超过病人的血液总量或3h内输入相当于全身血容量50%以上的血制品，常见于严重创伤、复杂心血管手术、产科急诊手术以及原位肝移植手术等危重情况。除了上述一般的输血反应外，大量输血导致凝血功能异常，低体温，严重酸中毒。这主要与血液长期贮存引起的变化和枸橼酸抗凝剂有关。大量输血时，应积极维持正常血容量，维持Hb>70g/L，确保患者的组织氧供正常，并及时补充FFP、浓缩血小板或冷沉淀，注意补充Ca^{2+}，维持正常的凝血机制。

1. 凝血功能障碍　临床表现为手术野渗血、静脉穿刺点出血、血尿、牙龈出血、瘀点和瘀斑。此时常因出血而继续输血，形成恶性循环。引起凝血功能障碍的原因较多，主要有以下几方面：

（1）稀释性血小板减少：大量出血时体内血小板丧失，加之库血保存5d，即无血小板存在，大量输入库血后，即会出现血小板稀释和减少，当血小板计数>100×10^9/L，一般无出血倾向。血小板接近50×10^9/L或更低时，便可出现出血倾向。因此，大量输血时，应注意观察有无出血倾向，同时监测血小板数，必要时输浓缩血小板。

（2）凝血因子缺乏：库血保存21d后，第Ⅴ、Ⅷ因子减少到25%～30%，但维持正常止血功能的Ⅴ因子仅需正常的5%～20%，Ⅷ因子为正常30%即可。因此，大量输血时一般不会因凝血因子的缺乏而出血，但它可以加重其他原因如血小板减少等引起的出血倾向。因此，大量输血时，可适当补充冷沉淀及凝血酶原复合物。

（3）DIC：输大量库血可引起DIC，尤其在低血容量休克时，因血流停滞而致组织缺氧和酸中毒，或某些毒素的释放，从而激活凝血过程，以致在微循环内形成广泛血管内凝血，从而消耗大量血小板和凝血因子，导致凝血因子缺乏。为了对抗血液高凝状态，纤维蛋白溶解系统被激活，随之形成继发性纤维蛋白溶解，使血流处于低凝血状态而发生出血。治疗DIC的关键在于去除原发病因，适当补充凝血因子，小剂量肝素抗凝及保护肾功能、碱化尿液等。一旦发生DIC，死亡率很高。

（4）原发性纤维蛋白溶解：正常凝血过程中纤维蛋白不断形成，又不断裂解，处于动态平衡。休克、出血、大量输血时胞浆素原被激活为胞浆素，导致纤维蛋白或（和）纤维蛋白原过度溶解。当纤维蛋白降至1g/L以下时即可引起凝血障碍。

2. 低温 大量输入冷的库血,再加上手术中大创面或体腔表面水分蒸发将散发热量,很容易导致患者体温下降。体温低于30℃时,可出现室性期前收缩、室颤、S-T段延长、心动过缓,甚至心搏骤停。此外,低温还会延缓药物代谢,并使氧离解曲线左移,造成组织缺氧。低温还导致血液中凝血因子及血小板活性明显降低,可加重出血。因此,大量输库血时,应给血液加温,可将输血管道浸入38~40℃温水中或使用输血加温器加温后输入。

3. 枸橼酸中毒 库血保存液中枸橼酸输入人体内后,与血清游离钙结合,血钙浓度下降,ECG示QT间期延长,T波降低。正常人对枸橼酸代谢能力强,常规补钙并非必要。但在低温、低血压、骨髓血流灌注不良和肝脏疾患时,枸橼酸代谢减慢,可考虑按需补钙。

4. 酸碱失衡 库血贮存21d后,pH约6.6。大量库血输入时,将产生代谢性酸中毒,血pH下降。库血中过剩的酸来自两部分:一是枸橼酸,二是细胞代谢产生的乳酸。当组织灌注良好,机体代谢正常时,二者均很快被代谢。因此常规补碱并无必要,应视血气分析结果,根据酸碱失衡情况,适当补充碳酸氢钠。

5. 血钾异常 库血钾浓度远远高于正常,大量输血后,理论上可能出现高钾血症,但临床上更常出现低钾血症。其原因在于枸橼酸的代谢产生大量$NaHCO_3$,造成碱血症,从而使K^+分布由细胞外重新进入细胞内,使血中钾的浓度降低;输入的红细胞再摄取钾;同时大量输液的稀释。因此,大量输血后,血钾往往偏低,除非原有高钾血症或严重休克、肾衰竭等使血钾升高等因素存在,否则无需作特殊处理。

6. 微聚物和肺栓塞 酸性枸橼酸葡萄糖(ACD)血保存5d后,血液中的血小板、白细胞、纤维蛋白、细胞膜及蛋白质的沉淀物,互相聚集而形成20~200μm的微凝块。大量输血时这些微聚物进入体内重要脏器的微血管而形成栓塞,肺往往首先受累,可导致ARDS,其他如视网膜血管受累及内耳重听等。应使用微孔滤网以除去这些微聚物。

7. 心功能异常 大量输血可引起低温、酸中毒、电解质紊乱,甚至大量输血引起循环负荷过重等都有可能导致心功能障碍。

8. 血型交配困难 由于大量输血时,血液成分可发生明显改变,其血浆已不能代表患者的原循环血浆,并且大量血浆代用品,如右旋糖酐的使用也可以影响血液定型,因此大量输血后会出现血型交配试验困难和(或)结果异常。

第五节 血液保护

血液保护(blood conservation),是指通过各种方法,保护和保存血液,防止丢失、破坏和污染,并有计划地充分利用血液资源。其目的不仅仅是为了节约血液资源,更重要的是可最大限度保障患者的生命安全。

一、成分输血

成分输血是指通过分离全血中有预防或治疗价值的各种成分,制成一定标准的优良制品,并根据患者情况选用恰当的制品进行治疗,以达到提高疗效、减少不良反应的目的。

(一)成分输血的优越性

1. 提高输血的疗效 成分血浓度高、纯度高,各自在适宜温度下贮存,使用效价高,故能提高疗效。

2. 减少不良反应　人体红细胞、白细胞、血小板等均有各自的抗原，输全血者可因各种抗原抗体反应导致多种并发症。输单一血液成分可避免不需要的血液成分所致的输血反应，尚可减少输血传播性疾病的发生。

3. 一血多用　经济方便，节约血液资源。

（二）成分输血的临床应用

1. 浓缩红细胞　用于需要提高血液携氧能力，血容量基本正常或低血容量已被纠正的患者。

（1）血红蛋白>100g/L 的患者围术期不需要输红细胞。

（2）血红蛋白在 70～100g/L 之间，根据患者心肺代偿功能、有无代谢率增高以及年龄等因素决定是否输红细胞。

（3）以下情况需要输红细胞：①血红蛋白<70g/L；②术前有症状的难治性贫血患者；③心功能Ⅲ～Ⅳ级，心脏病患者（充血性心力衰竭、心绞痛）及对铁剂、叶酸和维生素 B_{12} 治疗无效者；④术前心肺功能不全和代谢率增高的患者（应保持血红蛋白>100g/L 以保证足够的氧输送）。

（4）临床工作可按下述公式大约测算浓缩红细胞补充量。浓缩红细胞补充量＝（Hct 预计×55×体重－Hct 实际测定值×55×体重）/0.60。

2. 浓缩血小板　用于血小板数量减少或功能异常伴异常渗血的患者。

（1）血小板计数 $>100\times10^9/L$，不需要输血小板；

（2）术前血小板计数 $<50\times10^9/L$，应考虑输注血小板（产妇血小板可能低于 $50\times10^9/L$，而不一定输注血小板）；

（3）血小板计数在 $(50\sim100)\times10^9/L$ 之间，应根据是否有自发性出血或伤口渗血决定是否输血小板；

（4）如术中出现不可控性渗血，经实验室检查确定有血小板功能低下，输血小板不受上述指征的限制；

（5）血小板功能低下（如继发于术前阿司匹林治疗）对出血的影响比血小板计数更重要。手术类型和范围、出血速率、控制出血的能力、出血所致的后果以及影响血小板功能的相关因素（如体温、体外循环、肾衰、严重肝病等），都是决定是否输血小板的指征；

（6）每单位浓缩血小板可使成人增加约 $(7\sim10)\times10^9$ 血小板数量。

3. 新鲜冰冻血浆（fresh frozen plasma，FFP）　用于围术期凝血因子缺乏的患者。研究表明北美洲、欧洲的白种人维持 30% 凝血因子浓度或不稳定凝血因子仅需维持 5%～20%，就可以达到正常凝血状况。

使用 FFP 的指征：

（1）PT 或 APTT>正常 1.5 倍或 INR>2.0，创面弥漫性渗血；

（2）患者急性大出血输入大量库存全血或浓缩红细胞（出血量或输血量相当于患者自身血容量）；

（3）病史或临床过程表现有先天性或获得性凝血功能障碍；

（4）紧急对抗华法林的抗凝血作用（FFP：5～8ml/kg）；

（5）每单位 FFP 可使成人增加约 2%～3% 的凝血因子，或使用 10～15ml/kg，可以达到正常凝血状态，同时需要根据临床症状和监测结果及时调整剂量。不应该将 FFP 作为容量扩张剂。

4. 冷沉淀　若条件许可，对出血患者应先测定纤维蛋白原浓度再输注冷沉淀。

（1）纤维蛋白原浓度>150mg/dl，一般不输注冷沉淀。

（2）以下情况应考虑输冷沉淀：①存在严重伤口渗血且纤维蛋白原浓度<（80～100）mg/dl；②存在严重伤口渗血且已大量输血，无法及时测定纤维蛋白原浓度；③儿童及成人轻型甲型血友病、血管性血友病、纤维蛋白原缺乏症及凝血因子Ⅷ缺乏症患者；④严重甲型血友病需加用Ⅷ因子浓缩剂。

（3）纤维蛋白原浓度应维持在 100～150mg/dl 之上，应根据伤口渗血及出血情况决定补充量。一个单位冷沉淀约含 250mg 纤维蛋白原，使用 20 单位冷沉淀可恢复到必要的纤维蛋白原浓度。

（三）全血

用于急性大量血液丢失可能出现低血容量休克的患者，或患者存在持续活动性出血，估计失血量超过自身血容量的 30%。

二、自身输血

自身输血（Autotransfusion），也称自体输血，即将患者少量血液或血液成分，预先或在术中采集、贮存、过渡再回输给患者本人的一种输血方法。包括术前预存输血、急性血液稀释自身输血和血液回收等。

与异体输血相比，自身输血具有很多优点：①避免了异体输血引起的各种并发症，例如杜绝经输血传播疾病，自身血液温度更合适等；②节约血液资源，减少患者医疗费用；③适用范围广；④反复小量放血，能够刺激骨髓的造血功能；⑤解决特殊稀有血型的用血问题。

（一）术前预存输血

指在术前一定时间内采集患者自身的血液进行保存，在手术期间输用。只要患者身体一般情况良好，Hb>110g/L，Hct>33%，行择期手术，患者自愿合作，都适合自体贮血，特别是对稀有血型和异体蛋白过敏者最适用、安全。具体实施方法和注意事项如下：

1. 通常要在手术前 1～14d 采血。
2. 每次采血不超过 500ml（或自体血容量的 10%），两次采血间隔不小于 5d。
3. 在采血前、后可给患者铁剂、维生素 C、B_{12}及叶酸治疗。
4. 对 Hb<100g/L 及有细菌感染的患者不能采集自体血。
5. 对冠心病、严重主动脉狭窄患者慎用。
6. 注意防止采血后的贫血或误输他人的血；注意防止自体血在采血和保存过程中受到污染。

（二）急性等容血液稀释（acute nomovolamic haemodilution，ANH）

1. 方法　在手术当天，麻醉前或麻醉后，通过一路动脉或静脉采取一定量的自体血。同时，通过另一路静脉快速补充相应量的晶体和（或）胶体液，既保证了血容量的正常，又使血液得到适度稀释。手术出血时血液的有形成分丢失减少，采集的自身血置于室温下保存，待手术止血结束后再回输给患者。

2. 优点　①减少手术实际失血量；②减少或避免了异体输血的并发症；③所采集和回

输的自体血新鲜、温暖，含所有凝血因子及血浆蛋白，有利于患者迅速恢复凝血功能及输氧能力；④可避免术中、术后血栓形成，适合于显微外科手术；⑤简单易行，安全可靠。

3. 适应证 ①无年龄限制，只要患者全身情况良好，无重要脏器疾病；②患者 Hb>100g/L，Hct>35%，血小板>100×10^{19}/L；③无凝血功能障碍；④预计手术失血量>20%自身总血量。

4. 注意事项 ①采血前、后及手术中必须密切监测血压、血细胞比容、脉搏血氧饱和度和尿量的变化，必要时监测有创动脉压和中心静脉压及血气分析；②采血量一般为 10ml/kg～15ml/kg 体重；③稀释液通常为晶体液+胶体液，二者比例为 2:1。

（三）血液回收

血液回收（blood salvage）是指用血液回收装置，将患者体腔积血、手术中失血以及术后引流血液经过滤、去沫、抗凝等处理后输回给患者，适用于紧急情况下抢救患者生命之需。血液回收必须采用合格的设备，回收处理的血必须达到一定质量标准。体外循环后的机器余血应尽可能全部回输给患者。

通过洗血球机将手术野的血液吸引入储血器，经过滤、离心、洗涤后，收集浓缩的红细胞回输给患者，即使浸染在纱布块上的血液也可通过此方法回收。此方法通常可回收 60%～70%的失血。此法最大的优点是并发症少，缺点是废弃了血液中的血浆成分。

术中的血液回收可用于心血管外科领域（心脏、大血管手术）、矫形外科领域（脊柱侧弯症、髋关节手术）、妇科领域（宫外孕破裂大出血）和神经外科领域（脑动脉瘤）等。

自体失血回收禁忌证：①血液流出血管外超过 6h；②流出的血液被细菌或消毒液（包括胃肠道内容物、消化液或尿液）污染者；③流出血液含有癌细胞；④合并心、肺、肝、肾功能不全或原有贫血者；⑤大量溶血或有凝血因子缺乏者。

（徐咏梅）

思 考 题

1. 人体体液的组成是怎样的？
2. 晶体液和胶体液各有何优缺点？
3. 麻醉手术期间液体需要量包括哪几部分？
4. 输血的指征是什么？
5. 输血有哪些不良反应？
6. 输血时应注意哪些问题？

第六章　监测技术与护理

要点

1. 麻醉期间监测指标有呼吸功能监测、脉搏血氧饱和度监测、呼气末二氧化碳监测、动脉血压监测、心排血量监测、颅内压监测和麻醉深度监测等。

2. 呼吸功能监测临床观察内容：意识状态、皮肤黏膜颜色、呼吸运动、胸部听诊、叩诊和触诊等。

3. 呼气末二氧化碳正常值为35～45mmHg，正常二氧化碳波形分四段：吸气相基线、呼气上升支、呼气平台和呼气相下降支。

4. 正常成人安静的状态下的血压范围为收缩压90～139mmHg，舒张压60～89mmHg，脉压30～40mmHg，并且受多种因素影响，麻醉期间一般维持在正常基础血压±20%之内。

5. 中心静脉压（CVP）是指右心房或靠近右心房的上、下腔静脉的压力，正常值为5～12cmH_2O。

6. 心排血量（CO），是一侧心室每分钟的射血量，等于心率与每搏量的乘积，可因性别年龄不同而有差别，常用于危重病人和血流动力学不稳定者的监测。

7. 颅内压（ICP）是指颅腔内容物对颅腔壁上所产生的压力，又称脑压，脑脊液的静水压就可代表颅内压。ICP持续超过15mmHg称为颅内压增高，目前，国际上多采用20mmHg作为需降颅压治疗的临界值。

8. 双频谱指数（bispectral index，BIS）能够测定麻醉药对大脑的作用，特别是麻醉的催眠作用，BIS数值范围为0～100，数值越大，越清醒，反之提示大脑皮质的抑制愈严重。

9. 肌松监测的方法：肌松监测的最佳方法是使用肌松监测仪，还可以直接测定随意肌的肌力，如抬头、握力、睁眼、伸舌，以及通过测定呼吸运动如潮气量、肺活量、每分通气量和吸气产生的最大负压来测定肌松药的作用。

10. 电刺激的临床应用：在临床上应用的有单次刺激、四个成串刺激（TOF）、强直刺激、强直刺激后单刺激肌颤搐计数（PTC）和双短强直刺激（DBS）等。

11. 体温变化的影响因素：人的体温变化可受到许多外界因素的影响，如气候与环境的改变、感染、药物、输血与补液、低温麻醉、开胸与剖腹手术术野热量的散失、体外循环手术时的降温与升温措施等。

12. 体温监测的方法和部位：常用测温仪器有玻璃汞柱式体温计、电子体温计等。测量体温的部位有食管温、直肠温、鼻咽温、鼓膜温、气管温、膀胱温、腋温、周围皮肤温度、口腔温等。

13. 围术期保温：围术期积极保温，维持病人体温平衡，对减少低温引起的并发症有重要意义。

14. 临床常用的导联：临床常用标准导联（双极肢体导联）、加压单级导联、特殊导联如侵入性导联、头胸导联、监护导联等。

15. 血气分析常用的指标：血液 pH 值、动脉血二氧化碳分压、动脉血氧分压、标准碳酸氢盐和实际碳酸氢盐、碱剩余和标准碱剩余、血氧饱和度等。

伴随现代麻醉学的发展，临床麻醉监测应运而生并取得了巨大的进展，各种新的监护仪器、监测技术层出不穷，为麻醉医师安全开展临床麻醉工作带来更有利的保障。临床监测主要包括血流动力学、心电、呼吸功能、脑功能、肝肾功能、内分泌免疫功能、酸碱平衡水电解质等监测，其中呼吸功能监测和循环功能监测则是麻醉监测的重中之重。监测手段的不断增加和更新，同时对护理工作也提出了更高的要求。

第一节　呼吸功能监测与护理

机体与外界环境之间的气体交换过程称为呼吸。呼吸是维持机体生命活动所必需的基本生理过程之一，呼吸功能监测的目的是评价肺部氧气与二氧化碳的交换功能及观察呼吸机制与通气储备是否充分有效。呼吸功能监测手段除一般监测，包括意识状况、皮肤黏膜颜色、呼吸运动、胸部听诊触诊和叩诊等之外，主要还包括连续动态监测患者的肺容量、通气功能、换气功能、小气道功能、氧气、二氧化碳、气道反应性的测定和呼吸动力学等。

一、临床观察

（一）意识状况

了解意识状况，可以判断病情轻重。轻、中度缺氧可导致患者兴奋多语、定向力障碍等；而严重缺氧可导致意识模糊、嗜睡，甚至昏迷。严重一氧化碳中毒者常导致昏睡、昏迷，如伴有代谢性碱中毒也可出现兴奋躁狂。

（二）皮肤黏膜颜色

急性 CO_2 蓄积可表现为皮肤黏膜充血、潮红，缺氧则可见皮肤黏膜发绀。发绀的形成取决于还原型血红蛋白含量，因此足够的血红蛋白是形成发绀的必要条件。当患者严重贫血，例如血红蛋白<50g/L 时，即使存在严重缺氧也可能未出现明显发绀体征。在 CO 中毒时，不但无发绀，而且黏膜呈樱桃红色。皮肤黏膜表现缺乏特异性，影响因素颇多，因此需结合其他指标综合判断病情。

（三）呼吸运动

观察呼吸运动包括呼吸的频率、幅度和节律等。正常的呼吸，两侧胸廓运动对称，胸腹同步。正常成人呼吸频率为 10～16 次/min，超过 20 次/min 即提示有潜在的呼吸功能不全；

频率大于30次/min，常表现为呼吸窘迫。但应与应激、疼痛刺激、胸腹部疾患、以及胸腹敷料包扎过紧导致患者浅促呼吸相区别。呼吸频率减慢见于严重缺氧、中枢神经系统病变或阿片类药物过量。

观察呼吸运动时应特别注意呼吸的幅度大小、双侧胸廓运动是否对称和胸腹起伏是否协调等。呼吸功能异常时可表现为胸腔运动幅度的增强或减弱、胸腹不协调运动。上呼吸道梗阻可呈现三凹征，并可见颈部呼吸辅助肌收缩。小呼吸道梗阻表现为呼气时腹肌紧张、呼气相延长。

（四）胸部听诊

胸部听诊是检查评估肺部病变的基本手段。干、湿啰音、哮鸣音均提示肺部相应的病变；呼吸音正常应对称，若一侧减弱提示一侧肺不张、炎症、气胸、胸腔积液，气管插管的患者应排除导管位置可能过深，插入一侧主支气管。

（五）胸部的叩诊与触诊

有助于对气胸、胸腔积液、肺气量的多少、胸膜病变等的判断。

二、肺容量监测

人体代谢所需要的氧气输送和代谢所产生的二氧化碳排出，主要依靠一系列的气体交换过程来完成。在呼吸过程中，肺气体容量的变化，反应了呼吸器官运输氧和二氧化碳的能力。肺容量是反映肺通气功能的重要指标，同时肺容量与性别、身高、年龄、训练以及躯体和肺的健康状况有关。常见指标如图6-1。

（一）常用指标及意义：

1. 潮气量（tidal volume，V_T） 指平静呼吸时，每次吸入或呼出的气体量（图6-1）。机械通气时成人潮气量为500～800ml，其中25%来自胸式呼吸，75%来自腹式呼吸，小儿潮气量按6～8ml/kg计算。潮气量是最常用的肺功能测定项目之一，它反映人体静息状态下的通气功能，也是机械通气时，应维持的通气量。

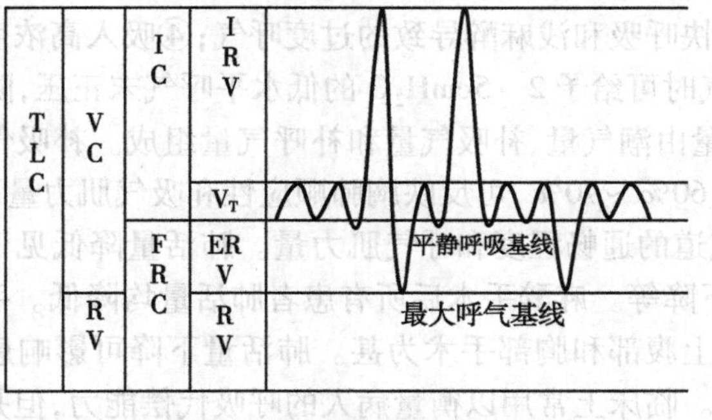

图6-1 静态肺容量及其组成

TLC：肺总量 VC：肺活量 RV：残气量 IC：深吸气量
FRC：功能残气量 IRV：补吸气量 ERV：补呼气量
V_T：潮气量

2. 肺活量（vital capacity，VC） 最大吸气后能呼出的肺内最大气体容积。为深吸气量与补呼气量之和。一般前者占75%，后者占25%。正常值：男性约3560ml，女性约2500ml。

它反映肺每次通气的最大能力，即反映肺、胸廓最大扩张和收缩的呼吸幅度。

3. 肺总量（total lung capacity，TLC）　深吸气后肺内所含的气量，即肺活量加残气量。正常值：男性约5020ml，女性约3460ml。肺气肿时TLC增加；肺不张、肺纤维化、胸腔积液、气胸等情况下TLC减少。

4. 残气量（residual volume，RV）　最大呼气后肺内残留的气体容积。其改变与FRC具有相同的意义，反应肺泡膨胀程度，是目前判断阻塞性肺疾病的最可靠指标。将残气量占肺总量的百分比作为肺泡内气体滞留的指标。正常值：20%～30%；>35%为异常，常见于老年人及肺气肿患者。

5. 功能残气量（function residual capacity，FRC）　平静呼气后肺内所含的气体量。包括补呼气量和残气量两部分。FRC在生理上对吸入到肺泡内的气体有缓冲作用，可使肺泡O_2和CO_2分压保持相对稳定，对肺泡内气体的弥散过程有一定的稳定作用。FRC增加提示肺泡扩张，减少说明肺泡缩小或闭合。

肺容量测定需受试者配合，对于麻醉手术中已行气管插管的患者只可测量V_T。麻醉医生可由置于呼吸回路中的呼吸量表、监测仪读出或观察V_T。

（二）肺容量评估的临床意义

肺容量测定中潮气量、功能残气量和肺活量的改变对麻醉有较大的意义。

1. 潮气量　潮气量过低见于中枢、肺、胸廓、呼吸肌、气道等病变所致的通气量不足。麻醉用药、麻醉技术、患者体位和二氧化碳气腹等因素均可使V_T下降，术中持续观察V_T改变有助于及时发现通气量不足，如$V_T<5ml/kg$需行控制或辅助呼吸。潮气量过高见于呼吸性或代谢性酸中毒、颅内压增高等。

2. 功能残气量　功能残气量在生理上起着稳定肺泡气体的缓冲作用，功能残气量减少使呼吸末部分肺泡发生萎缩，流经肺泡的血液会因肺泡无通气而未经氧合产生分流。当FRC增加时，吸入的新鲜空气将被肺内过多的剩余气体稀释，使肺泡气O_2分压降低，CO_2分压增高。因此，FRC过度减少或增大均使换气效率降低。麻醉手术中使FRC降低的因素有：①由直立位变为仰卧位FRC下降约50～100ml；②全身麻醉诱导后和使用肌肉松弛药使膈肌向头端移动；③浅快呼吸和浅麻醉导致的过度呼气；④吸入高浓度氧导致的吸收性肺不张。全麻患者机械通气时可给予2～5cmH_2O的低水平呼气末正压，防止FRC降低。

3. 肺活量　肺活量由潮气量、补吸气量和补呼气量组成。补吸气量是肺活量的重要组成部分，约占肺活量的60%～70%，可反映胸肺顺应性和吸气肌力量。补呼气量约占肺活量的30%～40%，反映气道的通畅程度和呼气肌力量。肺活量降低见于肺、胸廓的扩张受限，气道阻塞和呼吸肌力下降等。麻醉手术后所有患者肺活量均降低。手术部位越靠近膈肌肺活量下降越显著，尤以上腹部和胸部手术为甚。肺活量下降可影响患者的咳嗽和深呼吸能力，降低呼吸储备功能。临床上常用以衡量病人的呼吸代偿能力，但是肺活量与肺疾患对呼吸功能损害程度不完全一致，因此单纯以肺活量衡量肺功能意义不大。

三、动态肺容量

动态肺容量测定，指在单位时间内随呼吸运动进出的气量和速度。正常人肺储备功能很大，且受多种因素的影响，个体差异较大，因此对通气功能测定结果的判定必须结合临床、动态观察。

（一）动态肺容量的指标

1. 生理死腔 肺通气包括肺泡通气和死腔通气。死腔（V_D）包括解剖死腔和肺泡死腔两部分。解剖死腔量：存在于终末细支气管以上气道内的气体容积，即潮气量中在呼气初期不发生改变就被呼出的那部分气体。正常成人约 120～150ml。肺泡死腔量：由于没有血流灌注，某些肺泡虽有通气，但不能进行正常的气体交换。正常情况下，肺泡死腔量极小，可忽略不计。

2. 分钟通气量（minute ventilation，MV 或 V_E） 平静状态下每分钟吸入或呼出的气体量，即潮气量×呼吸频率。但只有进入肺泡的新鲜空气才有机会与肺泡周围毛细血管进行气体交换，亦肺泡通气量。正常的肺泡通气量（alveolar ventilation，VA）约为 MV 的 70%。正常成人静息每分通气量为 6～8L。

3. 用力肺活量（forced vital capacity，FVC） 深吸气后，以最大的力量所呼出的气体量。正常时应等于肺活量或与肺活量值相近。在阻塞性病变时，其数值小于肺活量值。正常人呼出 98% 以上的 FVC 值不应超过 3s。大于 3s 为阻塞性肺疾患；小于 3s 为限制性肺疾患。FVC<15ml/kg 时，术后肺部并发症的发生率明显增加。

4. 通气储备量 临床常用通气储备量百分比表示通气功能的储备能力：通气储备百分比=（最大通气量-分钟通气量）/最大通气量×100%，高于 93% 正常，低于 86% 提示通气储备不佳，70% 以下为通气功能严重受损。低于 86% 反映通气储备状态不良，对胸部手术耐受差。低于 70% 应考虑为胸部手术禁忌证，应警惕发生术后呼吸功能不全。

（二）动态肺容量监测的意义

1. 分钟通气量和肺泡通气量 成人低于 3L 表示通气不足，超过 10L 为通气过度。由于肺功能储备非常大，只在通气功能严重受损时 VE 才减低。VE 或 VA 过小将导致缺氧和二氧化碳蓄积，过大又将产生二氧化碳排出过多、呼吸性碱中毒。行机械通气治疗时，由于通气受动态、静态无效腔的影响，VE 需高于一般情况的 20%。对于危重患者，有必要根据血气分析结果正确调整分钟通气量。

2. 最大分钟通气量 MVV 是一项复合指标，综合反映胸廓、肺组织弹性，呼吸道阻力和呼吸肌力量。凡影响气道、肺及胸廓的病变均可使其降低，其中以气道阻塞降低最为明显。故为阻塞性通气功能障碍的特点。MVV 降低见于：支气管哮喘、慢性阻塞性肺疾病所致的呼吸道阻力增加：如肺水肿、肺实变、肺纤维化、胸廓及神经肌肉疾病。MVV 常用于胸外科患者手术前的肺功能评价，MVV<50% 预计值提示患者不能耐受肺切除；低于 30% 者为手术禁忌。MVV 是一项较剧烈的测试项目，对于体弱、严重心肺疾患和咯血者禁用。

3. 用力肺活量和用力呼气量 正常者 1 秒内呼出 75%～85% FVC，2 秒内呼出 94%，3 秒内呼出 97%。其中以 FEV_1 最有实用意义。FEV_1<70% 说明气流阻塞，见于支气管哮喘、肺气肿、慢性支气管炎等阻塞性肺疾病。FEV_1 大于正常值提示限制性通气功能障碍，见于胸膜广泛增厚粘连、胸廓疾病等。

四、小气道功能监测

小气道是指气道内径在 2mm 以内的细支气管，即由终末细支气管到呼吸性细支气管所组成。其呼吸道阻力仅占气道阻力的 20% 以下。小气道病变早期在临床上多无症状，胸部 X 射线检查及常规肺功能监测也基本正常，小气道功能测定有助于慢性阻塞性肺疾病的早期发现和诊断。

五、气道反应性

气道反应性(airway responsiveness,AR)是指气道尤其是指气管、支气管对各种刺激(物理、化学、生物等因素)所发生的收缩反应。在机体功能正常的情况下,气道反应表现较轻微或无反应出现,当气道处于一种异常敏感的状态时,上述刺激因素的存在将导致气道产生一种过强或过早的反应,此种情况称为气道高反应性。

第二节 脉搏血氧饱和度监测与护理

脉搏血氧饱和度(SpO_2)监测是一种无创性操作,应用方便、反应灵敏,随时以波形和数字显示机体动脉血氧合情况变化,还可以显示脉率,并且有报警装置,已成为麻醉手术期间基本和重要监测手段,还可在运送病人时监测,提高患者的安全性。既避免了因多次采动脉血对患者造成的痛苦,又减轻了护士的工作量。因此,危重患者、有呼吸功能不全或有潜在呼吸抑制危险的患者均应常规监测 SpO_2,以便及时发现病情变化,及早处理,提高疗效,但其易受外界因素干扰。

一、脉搏血氧饱和度的定义

脉搏血氧饱和度是指通过对动脉脉搏波动的分析,测定血液在一定的氧分压下,氧合血红蛋白占全部血红蛋白的百分比值。成人脉搏血氧饱和度正常值≥95%,<90% 为低氧血症。

二、脉搏血氧饱和度的监测仪原理

脉搏血氧饱和仪采用荧光光度计测量血红蛋白吸收的变化。两个分离的光源(发光二极管)交替的发出光通过血管床(通常为手指)。一束光在远红外线频率范围,另一束光在可见红色范围。在每一频率,氧合血红蛋白和还原血红蛋白对光的吸收不同,两者的任一变化都可使每一波长相对于另一波长的吸收量发生变化。血管床另一侧的光检测仪测量穿透的光线,只需分析吸收光的波动成分,脉搏血氧仪读数就可提供动脉血氧饱和度。

三、脉搏血氧饱和度的监测意义

血氧饱和度监测能及时有效的评价和反映围麻醉期的机体氧合和氧失饱和程度,为早期发现低氧血症提供有价值的信息,提高了麻醉和呼吸治疗的安全性。

四、脉搏血氧饱和度的影响因素及护理策略

(一)外界因素影响

1. 探头脱落 最常见是人为因素,如患者躁动、翻身导致指套脱落,而患者无缺氧表现、病情无变化。一般表现为突然报警,SpO_2 曲线为直线,对于此类情况,找到原因,适当固定手指即可。

2. 仪器探头接触不良 由于探头应用时间过长,电线老化或患者多汗皮肤潮湿等使指

套指示灯不亮，可擦干皮肤，调整探头，更换手指或更换新的探头。

3. 监测部位选择　脉搏氧传感器与动脉测压置管或血压袖带或静脉输液为同一肢体时，可影响末梢血液循环和 SpO_2 监测准确性。肢体低灌注和(或)末梢循环不良时，脉搏波形及氧饱和度信号将出现异常变化或消失。在实际工作中，应尽量避免在上述部位监测 SpO_2。

(二) 患者因素影响

患者方面的因素能直接影响 SpO_2 测量值准确性。术后患者体温过低、血管活性药物应用、大量输血输液、DIC、失血性休克等造成末梢血供差，CVP 开放，低 CO，体温下降，外周血管收缩，脉搏容积波明显降低，均可导致 SpO_2 严重失真或缺失。

患者血液中过量功能失常的血红蛋白，高胆红素等，直接影响 SpO_2 测量值准确性。被测部位的透明度：抹指甲油、皮肤污秽影响光源透射，循环情况及肢体运动，患者血红蛋白含量、心律和血管活性药物的干扰，均可导致测量结果与动脉血气分析仪测的结果不一致，影响医护人员对疾病的判断。应及时为患者保暖，调高室温。长期持续使用护理不当，可引起指端红肿、皮肤受损，特别是末梢循环差、皮肤敏感性高的患者，更易发生护理并发症。通过对各种相关因素分析，并制定相应的护理对策，可获得满意监测效果。

第三节　呼气末二氧化碳监测与护理

呼气末二氧化碳分压($P_{ET}CO_2$)是无创的连续监测，可反映整个呼吸周期的连续变化，监测呼吸的节律和频率，提示每个呼吸异常的具体环节，并监测通气环路的完整性。近年来，随着传感分析、微电脑等技术的发展和多学科相互渗透，利用监测仪连续无创测定 $P_{ET}CO_2$ 已经广泛应用于临床，$P_{ET}CO_2$ 和二氧化碳(CO_2)曲线图对判断肺通气和血流变化具有特殊的临床意义。

一、概　　念

呼气末二氧化碳是指呼气终末期呼出的混合肺泡气中的二氧化碳分压或含有的二氧化碳浓度值。$P_{ET}CO_2$ 正常 30～40mmHg，略低于 $PaCO_2$，若术中使用腹腔镜，气腹可能造成高 CO_2 血症，引起 $P_{ET}CO_2$ 增高。

二、监 测 原 理

$P_{ET}CO_2$ 监护仪是基于 CO_2 气体仅对波长为 4.26μm 的红外线才有强烈的吸收作用的原理。当传感器发射的红外线穿越采样中间的气体取样室时，室中流经的 CO_2 气体吸收掉一部分红外线能量，经微电脑处理后，显示 $P_{ET}CO_2$ 波形及数值。

三、$P_{ET}CO_2$ 的数值及波形

(一) 正常 $P_{ET}CO_2$ 波形分四段(图 6-2)

1. Ⅰ相　吸气基线，即 AB 段，应处于零位，是呼气的开始部分。

2. Ⅱ相　呼气上升支，即 BC 段，较陡直，为肺泡和无效腔的混合气。

3. Ⅲ相　呼气平台，即 CD 段，呈水平形，是混合肺泡气。Ⅳ相呼气下降支，即 DE 段，迅速而陡直下降至基线，新鲜气体进入气道。

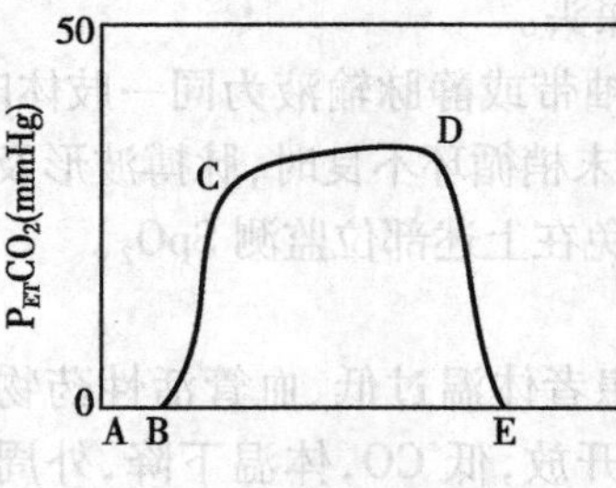

图 6-2　正常 $P_{ET}CO_2$ 浓度波形

（二）分析 $P_{ET}CO_2$ 波形图应从以下几个方面进行

1. 波形高度　代表肺泡气 CO_2 浓度，即 $P_{ET}CO_2$；

2. 基线　代表吸入气 CO_2 浓度，应为零；形态：只有当出现正常图像，特别是肺泡气平台出现时，$P_{ET}CO_2$ 才能代表 $PaCO_2$；

3. 频率　为自主呼吸或机械通气频率；

4. 节律　反映患者呼吸中枢或呼吸机的工作状态。

四、监 测 意 义

$P_{ET}CO_2$ 评价肺泡通气、整个气道及呼吸回路的通畅情况、通气功能、循环功能、肺血流及 CO_2 重复吸入情况。

（一）通气功能监测

无明显心肺疾病的患者通气血流比值正常，一定程度上的 $P_{ET}CO_2$ 可以反应 $PaCO_2$，通气功能改变时，$P_{ET}CO_2$ 即发生变化。

（二）维持正常通气

全麻或呼吸功能不全使用呼吸机时，可根据 $P_{ET}CO_2$ 来调节潮气量，避免发生通气不足或过度，造成高或低碳酸血症。

（三）确定气管位置

目前公认监测 $P_{ET}CO_2$ 图形是确定气管导管在气道内的最灵敏、最特异的指标。

（四）及时发现呼吸机的机械故障

如接头脱落、回路漏气、导管扭曲、气道阻塞、活瓣失灵以及其他机械故障。

（五）监测体内 CO_2 产量的变化

体温升高，静脉注入大量 $NaHCO_3$，突然松止血带或恶性高热，均使 CO_2 产量增多，$P_{ET}CO_2$ 增加。

（六）了解肺泡无效腔量及肺血流量的变化

$PaCO_2$ 为有血液灌注的肺泡 $PaCO_2$，$P_{ET}CO_2$ 为有通气的 $PaCO_2$，若 $P_{ET}CO_2$ 低于 $PaCO_2$，$P_{a-ET}CO_2$ 增加，或 CO_2 波形上升呈斜形，说明肺泡无效腔量增加及肺血流减少。

（七）监测循环功能

休克、心搏骤停及肺梗死，血流减少或停止时，CO_2 迅速为零，CO_2 波形消失。还有助于判断胸外心脏按压是否有效，复苏是否成功。当 $P_{ET}CO_2$>10～15mmHg，表示肺已有好的血流，但应排除过度通气引起的 $P_{ET}CO_2$ 降低。

五、呼气末二氧化碳监测仪器的维护

1. 呼气末二氧化碳监测仪一定要准确连接呼吸回路，避免打折、扭曲。

2. 避免呼气末二氧化碳监测仪被患者水蒸气或分泌物堵塞，注意定期检查、清理。

3. 呼气末二氧化碳监测仪使用完毕注意与监护仪断开，避免长时间连接造成的仪器损耗。

4. 某些 CO_2 监测仪需定期进行校准,减少测量误差,及时更换电池。

六、呼气末二氧化碳异常波形的监测与处理

1. $P_{ET}CO_2$ 上升段延长,呼气平台倾斜度增加,一般此种情况为呼吸道梗阻的表现,术中常见于换体位时致导管移位、扭曲,肺泡 CO_2 呼出受阻,因而 $P_{ET}CO_2$ 增高,SpO_2 下降,上述 $P_{ET}CO_2$ 表现为气道不全梗阻。通过及时调整气管插管位置,确认插管位置正确,解除气道不全梗阻即可得到改善。

2. 吸气基线显著抬高,$P_{ET}CO_2$ 异常增高,这可能为钠石灰失效,CO_2 在体内蓄积的表现。经更换钠石灰,加大通气量,排出过多的 CO_2,吸气基线逐渐降至正常水平,上述症状好转。

3. $P_{ET}CO_2$ 波形突然消失,可能是因为呼吸机管道脱落,无 CO_2 经过探头。在患者呼吸功能尚未恢复时,呼吸机管道脱落可导致缺氧,甚至造成心搏骤停。因此连续监测 $P_{ET}CO_2$ 波形,可及时发现管道脱落。经重新接回脱落的管道,呼吸机运转即可恢复。

4. $P_{ET}CO_2$ 平台突然降低,因为气管导管固定不牢滑入口腔,患者呼出的 CO_2 只有少量经过探头,表现为 $P_{ET}CO_2$ 平台降低。可能是因为胶布固定不牢,或患者在复苏期间意识逐渐清醒,吞咽动作增加,因不能耐受导管而做摇头、挣扎等动作,使导管被"吐"入口腔。因此,调整气管导管位置,确认插管位置准确,或患者复苏期呼吸基本恢复,拔出导管改面罩给氧,密切观察呼吸逐渐恢复正常,此种情况即可得到改善。

5. $P_{ET}CO_2$ 增高,峰相变长,见于在自主呼吸恢复即将拔除气管导管时,出现峰相变长,呼吸过缓,SpO_2 值下降,$P_{ET}CO_2$ 渐增高,可能为残留肌松剂对呼吸肌的抑制所致;或见于大剂量镇静、镇痛药抑制了呼吸肌,表现为呼吸频率和分钟通气量过低。此种情况手控辅助呼吸或呼吸机同步呼吸,等待患者自主呼吸恢复,$P_{ET}CO_2$ 曲线逐渐转向正常。

6. $P_{ET}CO_2$ 降低,峰相变长,可见于低温引起患者苏醒延迟,低温状态下 CO_2 产量减少,导致 $P_{ET}CO_2$ 降低。

第四节 动脉压监测与护理

动脉压(arterial blood pressure,BP)即血压(blood pressure),是最基本的循环监测项目。血压指血管内的血液对于单位面积血管壁的侧压力,也即压强。形成血压的三个因素:循环系统内有效血容量、心脏射血和外周阻力,其中前两个因素为基本因素。血压=心输出量×全身血管阻力。它与组织器官的灌注、心脏的氧供氧需平衡及微循环等关系密切。正常人的血压与性别、年龄、体位、运动和精神状态等因素有关。

一、血压正常值及其生理变化

正常成人安静状态下的血压范围为收缩压 90 ~ 139mmHg,舒张压 60 ~ 89mmHg,脉压 30 ~ 40mmHg。血压受年龄因素的影响,随年龄的增长而增高,收缩压的升高比舒张压更为显著。另外,血压还受性别、体型、环境、身体不同部位、情绪等因素的影响。

二、血压异常的观察

高血压的标准为:①舒张压≥90mmHg 或(和)收缩压≥140mmHg;②超过麻醉前血压的

20%。一般引起血压升高的常见原因有:①高血压患者基础血压偏高;②血管活性药物使用不当;③末梢血管收缩,如体温过低;④患者情绪激动、烦躁不安、疼痛等;⑤某些术后神经反射性高血压,如动脉导管术后高血压。

低血压一般为血压低于80/50mmHg或下降超过麻醉前血压的20%。引起血压降低的常见原因有:①患者基础血压偏低;②血管活性药物使用不当;③末梢血管扩张,如发热;④各种类型的休克;⑤术后出现的问题,如血容量不足、活动性出血、心脏压塞;⑥心功能不全、心律失常等。

三、血压的测量方法

血压的测量方法可分为两大类:无创性测量法和有创性测量法。

(一)无创性测量法

无创性测量法可根据袖套充气方式的不同,分为手动测压法和自动测压法两大类,前者包括搏动显示法、听诊法和触诊法;后者分为自动间断测压法与自动连续测压法。

1. 手动测压法　这是经典的血压测量方法,即袖套测压法。该法所用的设备简单,费用低,便于携带,适用于一般手术患者的监测。缺点是费时费力、不能连续监测、不能自动报警、束缚监测者的其他医疗行为。

(1)摆动显示法(oscillatory method)使用弹簧血压表观察指针摆动最大点,则为收缩压,而指针摆动不明显时为舒张压,显然舒张压只能够粗略估计,因此限制了该方法的临床使用。

(2)听诊法(auscultatory method)将已充气的血压计袖套放气后,在其远端所听到的声音称为柯氏音(Korotkoff sound)。袖套放气开始,首次听到的响亮柯氏音时的压力,即为收缩压,柯氏音降调(音调变低)时的压力为舒张压。关于舒张压是在柯氏音降调还是在消失时的读数尚有争论。该方法在临床上使用最为普遍,但当患者血压低和脉搏弱时,很难听到柯氏音,因而血压较难测出。

(3)触诊法(palpate method)将袖套冲气至动脉搏动消失,再缓慢放气,当搏动再次出现时的压力值为收缩压,继续放气后出现水冲样搏动,后突然转为正常,此转折点约为舒张压。一般此法不常使用,但可用来弥补听诊法测量的不足,如低血压、休克患者的血压测量。该法测量的血压值较听诊法低,且对舒张压的判断常有困难。

2. 自动测压法　自动测压法是当今临床麻醉和ICU中使用最广的血压监测方法,它克服了手动测压法的一些缺点,是现代心血管监测史上的重大突破之一。目前临床上常用自动间断测压法,又称自动无创性测压法(automated noninvasive blood ressure,ANIBP或NIBP)。主要是采用振荡技术(oscillometry)测定血压,即充气泵可定时地使袖套自动充气和排气。能够自动定时显示收缩压、舒张压、平均动脉压和脉率。其特点是对伪差的检出相当可靠,如上肢抖动时能够使袖套充气暂停,接着测压又能够自动重复进行。在测压仪内还安装了压力的上下限报警装置。

(1)NIBP的优点

1)无创伤性,重复性好。

2)操作简单,易于掌握。

3)适用范围广泛,包括各年龄的患者和拟行各种大小手术的患者。

4)自动化的血压监测,能够按需要定时测压,省时省力。

5）能够自动检出袖套的大小，确定充气量。

6）血压超过设定的上限或低于下限时能够自动报警。

（2）无创性测压护理

1）选择长度、宽度合适的袖套，固定部位，特殊部位血压有差异应注明。如下肢血压高于上肢的约 10～20mmHg。

2）避免肢体活动和压迫袖套而引起的血压测不准甚至测不出。如寒战、躁动、肘关节弯曲。

3）避免测压过于频繁、测压时间太久和间隔太短而引起的肢体缺血、麻木等并发症。

4）在低血压、休克和低温麻醉时，其测定值和真实值相比均有一定的差异。

5）对有意识障碍、外周神经血管病变、动静脉功能不全及心律不齐者慎用。

（二）有创动脉压监测

1. 有创动脉压监测　有创动脉测压法是一种经动脉穿刺置管后直接测量血压的方法，能够反映每一个心动周期的血压变化，通过换能器把机械性的压力波转变为电子信号，在示波屏上实时显示收缩压、舒张压和平均动脉压数值及波形，并可根据动脉压波形初步判断心脏功能。缺点是造成一定创伤，操作不当会引起血肿、血栓等并发症。

（1）测压途径

1）桡动脉：为首选途径，因动脉位置浅表并相对固定，穿刺易于成功且管理方便，多选左侧。一旦发生桡动脉栓塞、闭塞，对患者功能损害相对较少。在桡动脉穿刺前一般需行 Allen 试验，以判断尺动脉循环是否良好，是否会在桡动脉损伤后影响全部手部的血流灌注。

2）足背动脉：是下肢胫前动脉的延伸，并发症少，但该动脉较细，有时不能触及。

3）股动脉：遇其他动脉穿刺困难时可选用，但应注意固定牢固，防止套管脱出造成大出血，一般需缝合固定，并适当制动，预防感染。

4）肱动脉：常在肘窝部穿刺，肱动脉的外侧是肱二头肌肌腱，内侧是正中神经。肱动脉与远端的尺、桡动脉之间有侧支循环，遇有侧支循环不全，肱动脉的阻塞会影响前臂和手部的血供。

5）尺动脉：特别是经 Allen 试验证实手部供血以桡动脉为主者，选用尺动脉穿刺可提高安全性，但成功率低。

6）其他：新生儿抢救可经脐动脉插管。

（2）器材与仪器：成人与小儿应选用相应的穿刺套管针。准备无菌穿刺包，消毒液，胶布，注射器等。

测压装置：包括配套的测压管道系统、肝素稀释液及加压输液袋（压力应高于收缩压）等。

压力监测仪：包括压力换能器或弹簧血压计等，用换能器测压时还需有感应装置和显示器。

2. 动脉压波形

（1）正常动脉压波形：可分为收缩相和舒张相（图 6-3）。主动脉瓣开放和快速射血入主动脉时为收缩相，动脉压波迅速上升至顶峰，即为收缩压。血流从主动脉到周围动脉，压力波下降，主动脉瓣关闭，直至下一次收缩开始，波形下降最低点即为舒张压。动脉压波下降支出现的切迹称重搏切迹。

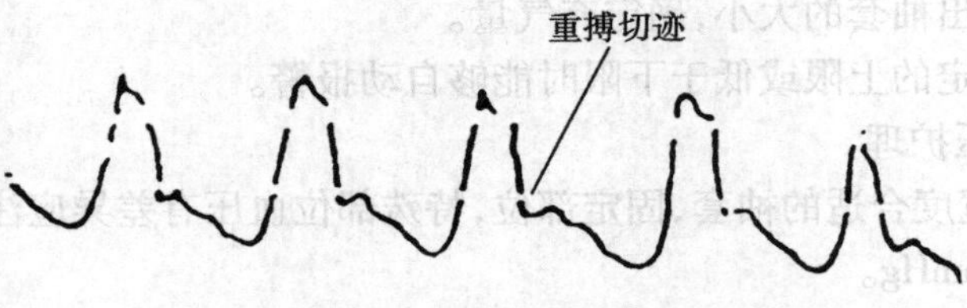

图 6-3 正常动脉压波形

(2) 异常动脉压波形(图 6-4):

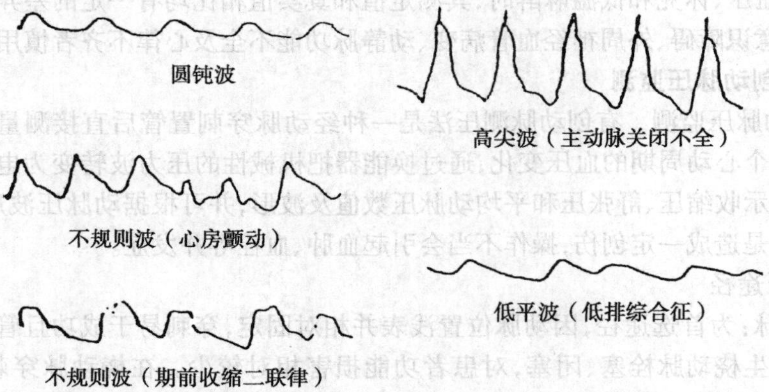

图 6-4 异常动脉压波形

1) 圆钝波波幅中等度降低,上升和下降支缓慢,顶峰圆钝,重搏切迹不明显,见于心肌收缩功能低落或血容量不足。

2) 不规则波波幅大小不等,期前收缩波的压力低平,见于心律失常患者。

3) 高尖波波幅高耸,上升支陡,重搏切迹不明显,舒张压低,脉压宽,见于高血压及主动脉瓣关闭不全。主动脉瓣狭窄者,下降支缓慢及坡度较大,舒张压偏高。

4) 低平波的上升和下降支缓慢,波幅低平,严重低血压,见于低血压休克和低心排综合征。

3. 有创动脉测压的临床意义

(1) 用于循环功能不稳定,无创血压不能满足急剧变化的血流动力学情况。

(2) 用于需要持续观察动脉压,估计血压波动大的手术,如体外循环手术、大血管手术和肝移植手术等。

(3) 在用听诊器听取血压不清楚时,仍可反映出平均动脉压的水平。

(4) 动脉测压管可以方便反复采取动脉血标本作血气分析和其他生化检查。

4. 有创动脉测压的并发症

(1) 血栓:血栓形成发生率为 20% ~50%,手部缺血坏死发生率<1%。置管时间较长、导管过粗或质量差、穿刺技术不熟练或血肿形成、重症休克和低心排综合征等易形成血栓。

(2) 空气栓塞,避免气泡进入动脉。

(3) 渗血、出血和血肿,压迫或加压包扎可止血。

(4) 局部或全身感染,留置时间越长,感染机会越多,一般不要超过 3 ~4d。

5. 有创动脉测压护理 动脉穿刺前应常规检查侧支血供,常用 Allen 试验。

Allen 试验方法:将穿刺侧的前臂抬高,用双手拇指分别摸到桡、尺动脉后,让患者作 3 次握拳和放拳动作,接着拇指压迫阻断桡、尺动脉的血流,待手部变白后将前臂放平,解除对尺动脉的压迫,观察手部的转红时间,正常<5 ~ 7s,平均 3s,8 ~ 15s 为可疑,>15s 系血供不足,一般>7s 为 Allen 试验阳性,不宜选用该侧行桡动脉穿刺。

(1) 穿刺所需物品准备:局麻药、穿刺针、压力传感器与 2 ~ 4U/ml 肝素盐水预冲装置。

(2) 将动脉测压管连接紧密,固定牢固,防止松脱引起大出血。

(3) 保持动脉测压管通畅。应用肝素盐水经常冲洗,但注意避免输入肝素液量过多而造成凝血障碍,如管道内有凝血块应及时抽出加以疏通,禁止向血管内推注,将凝血块冲入体内,禁止动脉给药。

(4) 测压前进行零点校对。每次体位变动均需重新调零。

(5) 抽取血标本时,应将管道中的液体全部抽出后再取血,以免因血液稀释而影响检测结果。对于需反复进行检测的病重患者及小儿患者,抽血时可使用两副注射器,抽血标本前另抽取 5ml 血液,待标本抽取后,再将原 5ml 血液注入动脉内,这样,既可使患者不引起血液丢失,又可使检测结果准确。取血标本过程中要防止进气,以免引起动脉内气栓。

(6) 预防动脉栓塞形成:注意无菌操作;避免反复穿刺/置管,减少动脉壁损伤;连续或经常用肝素稀释液冲洗;套管针不宜太粗;末梢循环欠佳时,应立即拔出套管。

(7) 预防感染:各项操作要严格遵守无菌技术原则。所用的套管针、连接管、三通换能器等均一次性使用。定时观察穿刺部位有无血渍、肿胀等,插管处用无菌透明膜覆盖。三通及换能器要用无菌治疗巾包裹并妥善放置,防止污染,定时更换治疗巾。待循环稳定后,尽早拔除测压管,一般不宜超过 4d。

(8) 拔管时应注意压迫时间:拔管后应局部压迫 5min,后用纱布球和宽胶布加压覆盖,以免引起出血和血肿形成。胶布覆腕不可环绕满一周,以免远端肢体缺血坏死。

第五节 中心静脉压监测与护理

中心静脉压(central venous pressure,CVP)是指右心房或靠近右心房的上、下腔静脉的压力。正常值为 4 ~ 12cmH_2O。由于中心静脉置管既可监测压力,又可作为快速和较长时间补液通道,因此,围术期应用普遍(表 6-1)。

表 6-1 补液试验

CVP	BP	临床意义	处理方法
低	低	血容量不足	充分补液
低	正常	血容量轻度不足	适当补液
高	低	心功能不全/容量相对过多	强心,舒张血管
高	正常	容量血管收缩,PVR 高	舒张血管
正常	低	CO 低,容量相对不足	补液实验

一、深静脉穿刺途径

深静脉穿刺一般包括4种途径：经颈内静脉、股静脉、锁骨下静脉及颈外静脉穿刺，具有刺激小、置管时间长、易于护理等优点。

1. 经颈内静脉穿刺置管，相对不易造成血、气胸，因此临床上采用较多。一般置管长度为14～18cm，但操作不当易造成颈部血肿。

2. 经股静脉穿刺置管感染率高，易形成深静脉血栓，适用于短期置管患者，一般置管长度为20～25cm。

3. 经锁骨下静脉穿刺置管操作风险大，易损伤动脉，造成血、气胸。一旦出血不易止，需从锁骨两侧往里压迫至少5min，置管长度为12～15cm。

4. 经颈外静脉穿刺置管成功率高，并发症少，在临床上有一定推广价值。

5. 外周静脉植入中心静脉导管（peripherauy inserted central catheter，PICC），是由外周静脉穿刺插管，其导管的尖端定位于上腔静脉，现在多用于需要长期化疗的血液病患者。

二、中心静脉测压方法

1. 装置　测压装置可采用换能器（同动脉监测），也可用简易的测量装置（弹簧表或水柱法）（图6-5）。

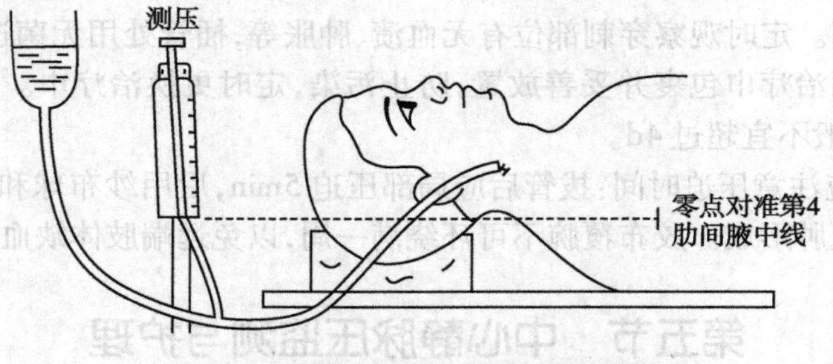

图6-5　测量CVP的简易装置示意图

2. 零点核准　相当于平卧时腋中线第四肋间水平处。

3. 监测压力　①先使输液管与测压管相通，液体充满测压管，液面要高于患者实际的CVP值，但不能从上端管口流出；②关闭输液通路，使测压管与静脉导管相通，测压管内液面下降，当液面不再降时读数，此读数即为患者CVP值；③关闭测压管，开放输液通路。如果采用监测仪测压，即可随时观察CVP曲线变化和CVP的值。

三、中心静脉压力波形

（一）正常波形

正常CVP波形有3个正向波a、v、c和两个负向波x、y。a波由心房收缩产生；x波反映右心房舒张时容量减少；c波是三尖瓣关闭所产生的轻度压力升高；v波是右心充盈同时伴随右心室收缩，三尖瓣关闭时心房膨胀的回力引起；y波表示三尖瓣开放，右心房排空。右心房收缩压（a波）与舒张压（v波）几乎相同，常在0.40～0.53kPa（3～4mmHg）以内，正常右心房平均压为0.27～0.80kPa(2～6mmHg)(图6-6)。

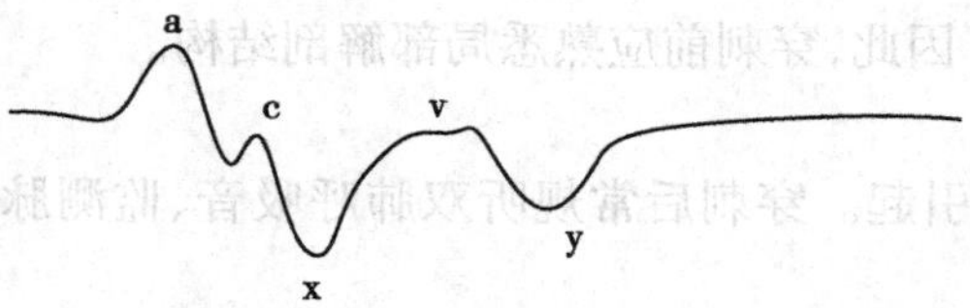

图6-6　正常波形

(二) 异常波形及临床意义

1. a波抬高和扩大　见于右心室衰竭、三尖瓣狭窄和反流,心包填塞、缩窄性心包炎、肺动脉高压及慢性左心衰,容量负荷过多。

2. v波抬高和扩大　见于三尖瓣反流,心包填塞时舒张期充盈压升高,a波与v波均抬高,右房压力波形明显,x波突出,而y波缩短或消失。但缩窄性心包炎的x波和y波均明显。

3. 呼吸时CVP波形　自主呼吸吸气时压力波幅降低,呼气时增高;机械通气时随呼吸变化更明显,尤其当血容量不足时。

四、适应证和禁忌证

(一) 适应证

1. 监测中心静脉压
2. 肺动脉导管置入和监测
3. 经静脉心内起搏
4. 临时血液透析
5. 注射药物
6. 快速输注液体
7. 营养通路
8. 抽吸气栓
9. 外周血管条件差
10. 反复的血液采样

(二) 禁忌证

1. 穿刺点有皮肤感染。
2. 凝血功能严重异常的患者(如血小板计数<50×10^9/L)。

五、中心静脉穿刺并发症及其防治

(一) 感染

中心静脉置管感染发生率约为2%～10%,临床中可见患者出现高热、寒战,甚至败血症。血栓性静脉炎多发生于经外周静脉置管的患者。必须无菌操作,皮肤插管处伤口每日换药1次,并保持局部清洁干燥。因此操作过程中应严格遵守无菌技术,加强护理,长期置管者,应选用特殊材料的导管,部分导管可埋藏在皮下。

(二) 心律失常

中心静脉穿刺过程中较常见的并发症,主要原因为导丝或导管置入过深刺激引起,故应避免导丝或导管插入过深,并防止体位变化所致导管移位,操作过程应持续进行ECG监测,发生心律失常时可将导管退出1～2cm。

（三）出血和血肿

颈内静脉穿刺时有可能穿破颈横动脉、椎动脉或锁骨下动脉而形成局部血肿。锁骨下动脉穿破可形成纵隔血肿、血胸或心包填塞等。因此，穿刺前应熟悉局部解剖结构。

（四）气胸和血胸

主要发生在锁骨下静脉穿刺时损伤胸膜而引起。穿刺后常规听双肺呼吸音、监测脉搏氧饱和度有助于早期诊断。胸部 X 线可确诊。

（五）气栓

中心静脉在吸气时可能形成负压，穿刺过程中，更换输液器、导管或接头脱开时，尤其是头高半卧位时，容易发生气栓。预防方法：穿刺和更换输液器时应取头低位、使中心静脉不与空气相通、开口尽量低于心脏水平，避免深呼吸和咳嗽，导管或接头脱开时应立即接上或暂时堵住。

（六）血栓形成和栓塞

多见于长期置管和静脉高营养的患者，血栓形成发生率高达 30% ~80%，应注意保持液体持续输注和定期用肝素生理盐水冲洗。

六、中心静脉测压导管的护理

（一）心理护理

耐心向患者讲解置管的目的、作用及注意事项，争取患者的合作，减轻患者的紧张情绪。

（二）器材准备

中心静脉穿刺的器材主要包括：消毒液，局麻药，深静脉穿刺包（洞巾、消毒刷、局麻穿刺针等）或中心静脉导管包（专用深静脉穿刺针与注射器、破皮针、导引钢丝、套管等），生理盐水，输液管一套，静脉点滴液体等。

（三）导管连接紧密

中心静脉导管与三通及输液通路连接紧密，防止松开脱落和气体进入，造成肺动脉栓塞等严重后果。

（四）注意无菌操作，预防感染

正确选择穿刺点，尽量提高一次穿刺成功率。穿刺局部要经常观察有无肿胀、出血、触痛、液体外渗及导管脱出，定期消毒并更换无菌透明膜。中心静脉导管一般保留 3 天，以防感染或血栓形成，病情稳定应尽早拔除。

（五）导管的固定

导管的固定要牢固，应定期检查导管的深度，避免导管脱出或推入。

（六）保持导管通畅

导管阻塞是放置中心静脉导管后常见的并发症之一，其可能原因包括：①未按时封管或封管方法不当；②患者的血液呈高凝状态；③输注特殊药物过程中（如乳剂、甘露醇、化疗药等）突然终止或体位不当引起导管血液回流，导致导管内血液凝集形成血栓；④药物沉淀物引起，使用非配伍药物时未彻底用生理盐水冲洗，致药物沉淀阻塞导管。

（七）监测压力注意事项

①根据病情需要及时进行测量。测压时管道应通畅，以免引起结果不准确，通畅的标志是回血好、测压管液面随呼吸有波动；②接呼吸机辅助呼吸的患者，当使用吸气正压或呼末正压

时,胸内压增高,会影响中心静脉压值,测压时可根据病情暂时脱开呼吸机;③咳嗽、吸痰、呕吐、躁动不安时均影响中心静脉压值,应安静10~15min后再行测量;④测压通路正在输血时,应在测压前通过三通连接10ml注射器,用注射器内生理盐水冲净管内血液再行测压。

(八) 测压导管专用

中心静脉导管作为测中心静脉压使用时,应尽量避免输入升压药、降压药或其他急救药物,以免测压时引起病情变化,或最好使用双腔静脉导管。

第六节　肺动脉压监测与护理

肺动脉导管,又称Swan-Ganz导管。1970年由Swan-Ganz和Forrester等首先应用,并对急性心肌梗死等急性危重病进行床旁血流动力学监测,后来广泛应用于血流动力学改变剧烈的严重多发伤、大手术、严重感染及心血管机能障碍患者的诊断、治疗和监测。利用漂浮导管(Swan-Ganz导管)能迅速进行右心各部位压力及心输出量的测定。在肺动脉主干测得的压力为肺动脉压(pulmonary arterial pressure,PAP),在肺小动脉嵌入部位所测压力为肺小动脉嵌压(pulmonary arterial wedge pressure,PAWP)或肺毛细血管嵌入压(pulmonary capillary wedge pressure,PCWP)。其中肺小动脉嵌压(PAWP)正常值为5~12mmHg。

一、监测方法

(一) 器材与仪器

Swan-Ganz导管,穿刺用具及监测仪器(含CVP、PCWP、MAP压力监测、CO监测等)。常用的漂浮导管是一种四腔肺动脉导管。一个腔开口在导管尖端,用于监测肺动脉压(PAP);另一腔距离导管尖端30cm处侧开口,可以监测中心静脉压(CVP)并输注药物和液体;第三腔与导管尖端邻近的乳胶小气囊相通;第四腔内含有细导丝,与气囊旁的温度热敏电阻相连(图6-7)。

(二) 导管放置

Swan-Ganz导管顶端有气囊,经静脉进入右心房后,示波器上显示RAP波形;气囊充气的导管通过三尖瓣进入右心室后,压力突然升高,下降支又迅速回到零点,出现典型的平方根型RVP波形,舒张压较低;当导管插入肺动脉时,收缩压改变不大,而舒张压显著升高,有重搏切迹,舒张压下降支逐渐下降。再继续向前插入,导管即可嵌入肺小动脉分支,并出现PAWP波形(图6-8)。

(三) 测量方法

测定血流动力学各项数据时,只需通过调节各三通的开关即可测得。肺动脉压管与监测仪相通则显示肺动脉压力波形与肺动脉压。气囊充气后监测仪则显示肺小动脉嵌入压的波形与压力。右房开口与监测仪直接相通时则显示右房压。

二、适应证和禁忌证

(一) 适应证

1. ARDS患者的诊治、疗效及预后的判断。
2. 各种心脏手术及心、肺、肝移植患者的监测。

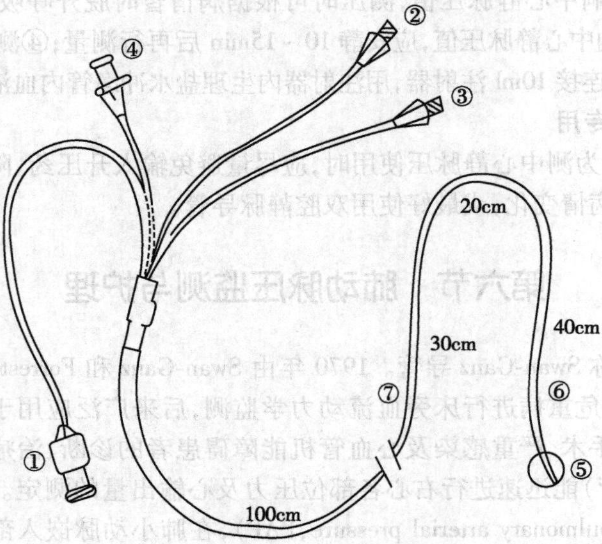

图 6-7　四腔 Swan-Ganz 导管

①热敏电阻接头　②肺动脉(远端)管腔接头　③右心房(远端)管腔接头　④气囊充气接头　⑤气囊及肺动脉导管开口　⑥热敏电阻　⑦右心房导管开口

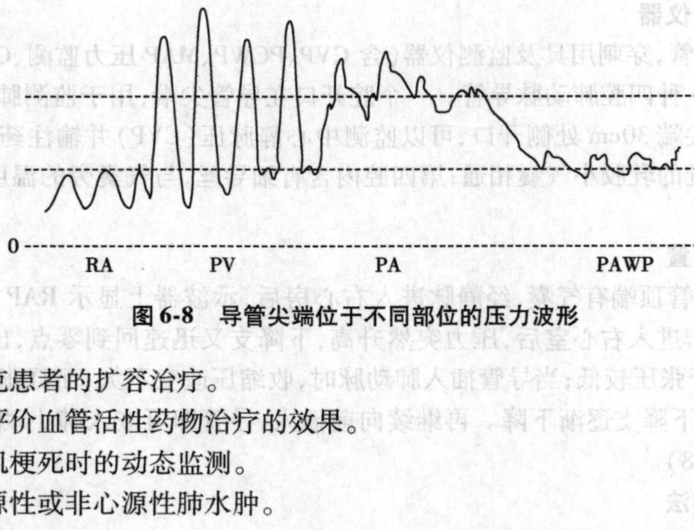

图 6-8　导管尖端位于不同部位的压力波形

3. 指导休克患者的扩容治疗。
4. 指导和评价血管活性药物治疗的效果。
5. 急性心肌梗死时的动态监测。
6. 区别心源性或非心源性肺水肿。

(二) 禁忌证

1. 穿刺皮肤局部有感染。
2. 患者凝血功能严重异常。

三、肺动脉压监测临床意义

1. 右房压(正常值接近 CVP)反映静脉血容量和静脉血管的张力及右心室的功能状态。右房压升高见于右心衰竭、右室心肌梗死、肺动脉栓塞等。右房压降低提示血容量不足。

2. 右室收缩压反映右室排血时的阻力，无右室流出道梗阻及肺动脉狭窄时，右心室收缩压几乎等于肺动脉压力，当右室流出道狭窄和肺动脉瓣狭窄时右室收缩压升高。右室舒张压反映右心室的充盈情况，当右心衰竭和右室舒张期容量增多时可引起右室舒张压升高。

3. 肺动脉压（正常值：18～30/6～12mmHg）反映肺小动脉和肺毛细血管床的流量与梗阻情况。在肺毛细管无梗阻时，肺动脉舒张压近似PCWP，可以反映左心室功能。肺动脉压增高见于左心衰竭、某些先天性心脏病伴有的肺动脉高压、原发性肺动脉高压。肺动脉压降低见于右室流出道狭窄和肺动脉瓣狭窄。

4. 肺动脉嵌入压是判断左心功能有价值的指标。当肺动脉嵌入压大于18mmHg时，反映肺淤血或肺间质水肿，表示左心功能不全。

四、并发症及防治

（一）心律失常

为多发生在插管术中的常见并发症，由于导管尖端接触心肌壁或心瓣膜所致，可出现室性期前收缩、室上性心动过速等心电图改变，将导管退出后，室性期前收缩很快消失。操作中必须有持续心电监护，插入的导管如遇到阻力时不可强行进入。

（二）导管气囊破裂

常见于反复使用的导管，气囊弹性丧失所致。气囊破裂后致使肺动脉嵌入压指标丧失，且可能由于再次的气囊充气造成气栓形成。气囊充气最大量不能超过1.5ml，临床上可用空气、二氧化碳气体或盐水充胀气囊，但由于后两者操作不便及放气困难等而很少采用。

（三）感染及血栓性静脉炎

由于置管术中无菌操作不严格，反复使用的导管消毒不彻底及导管维护中的污染而致直接的血行污染，心导管留置时间最多不超过72h为佳，以防止感染及血栓性静脉炎的发生。

（四）肺栓塞

由于导管头端充胀的气囊长时间嵌入肺动脉或插管时导管在肺动脉中多次移动所致。除掌握置管术中一定的操作熟练技巧外，还必须注意导管气囊充胀的时间问题，一般不主张持续气囊充气，而以肺动脉平均压作为临床持续监测指标，它间接反映了肺动脉嵌入压的改变。

（五）肺动脉破裂

见于肺动脉高压、血管壁变性的患者，由于导管在肺动脉内反复移动、气囊过度充气所致。应注意气囊内保持适当的充气量并严密监测肺动脉压力改变。

（六）导管在心腔内扭曲、打结

因导管质软、易弯曲，插入血管长度过长时发生扭曲、打结。应注意导管置入长度，从右心房进入肺动脉一般不应超过15厘米，发现扭曲应退出。

五、肺动脉导管的护理

麻醉护士不仅要掌握肺动脉导管适应证、禁忌证及并发症，还要熟练掌握整套测压装置的连接、管腔的护理、测压方法及各监测指标变化的临床意义。

（一）术中监测护理

1. 严格执行无菌操作。

2. 导管置入约45cm时，准确向球囊内注入规定量的气体（一般约为0.8～1.5ml）。

3. 送管过程中密切监测心电图波形及心率、心律、呼吸、血压的变化，观察病人反应，发现异常心律要及时报告医师并给予处理。

4. 妥善固定并紧密连接好各管道及测压装置，排尽空气，严防连接处松脱而造成出血、空气栓塞等不良后果。

（二）置入导管后护理

1. 检查导管置入长度，测压装置连接是否正确，每小时用0.01%的肝素生理盐水3～5ml冲洗测压管道1次，以保证管道通畅。进行各项操作时，要小心仔细，以防导管牵拉脱出。烦躁病人加约束带以保证安全。

2. 正确进行测压操作　护理要点：①正确连接各测压管，压力换能器应与压力计隔膜紧密接触，其内充满液体，严防空气进入；②准确记录测量数据，波形有异常变化时，及时查找原因并调整好导管的位置；③校零方法与时间、影响压力测定的因素、局部与全身的观察同中心静脉监测。

3. 持续监测时，导管顶端最好在肺动脉内。不测压时，导管气囊应处于放气状态。需记录肺小动脉嵌入压时，再向气囊内充气，充气时注意充气量要适量，不超过1.0ml，缓慢充气，尽量缩短嵌顿时间，应在2～3min以内，防止肺梗死的发生。充气过度会引起气囊破裂而形成气栓，如怀疑气囊破裂时，应将注入气囊的气体抽出，同时拔除导管。

4. 导管留置时间一般为72h，病情稳定应及早拔管。拔管时应在监测心律变化的条件下进行。拔管后24h内应注意局部有无渗血及肢体有无肿胀等。

5. 心理护理　护士在导管置入的全程监护中始终要做好心理护理工作。耐心向患者说明监测的意义，观察患者的反应，满足其需求，保证患者的安全和舒适，打消他们的各种顾虑，使监测顺利进行，取得预期的效果。

第七节　心输出量监测与护理

对危重病人进行心输出量（cardiac output，CO）监测是了解其循环状态及心脏功能的重要数据之一，CO是一侧心室每分钟的射血量，等于心率与每搏量的乘积，可因性别年龄不同而有差别，CO常用于危重病人和血流动力学不稳定者的监测，目前肺动脉漂浮导管热稀释法是监测CO的金标准。

一、心输出量监测方法

（一）温度稀释法

心输出量（CO）的测定一般采用热稀释法，其方法为：通过Swan-Ganz导管向右房注射准备的4℃无菌盐水5ml×3次，冷生理盐水随血液的流动而被稀释并吸收血液的热量，温度逐渐升高到与血液一致。这一温度稀释过程由导管前端的热敏电阻感应，经监测仪记录可得到温度-时间稀释曲线，然后计算并显示结果。

（二）锂稀释法

锂稀释法(LiDCO)为一种新型的指示剂稀释法。从中心静脉注入氯化锂(LiCl),然后在外周动脉处通过锂敏感探头测锂离子引起的电压变化,通过公式计算CO值。锂具有不黏附于导管,不通过肺组织吸收,不与血浆及组织蛋白结合的优点,故是目前丢失最少的指示剂。锂在体内不代谢,几乎全部以原形从尿中排出。LiDCO仅需中心静脉插管及动脉插管,故操作简单,耗时短,费用低,避免了肺动脉插管所带来的危害。

（三）微创心输出量监测方法

国外报道一种较新的微创心输出量监测方法(PiCCO)。PiCCO是持续的脉搏曲线心输出量测量,并能对心脏前负荷以及肺水肿进行监测的方法,也是经肺温度稀释技术和动脉搏动曲线分析技术相结合的监测方法。

二、心输出量监测护理

麻醉护士必须及时熟悉最新现代技术并进行规范化的专业培训,掌握监测仪的性能和使用方法,熟知正常值、异常值及各种参数的临床意义,才能获得准确的数据来指导临床治疗。还要掌握一般故障的识别、排除和日常保养,保证其正常运转或处于完好状态。

（一）导管连接紧密

将导管各处连接紧密,妥善固定,防止松脱引起出血。

（二）防止空气进入测压系统

动脉压力监测管路中有气泡,将使曲线出现阻尼,影响连续心输出量(continual cardiac output,CCO)测定的准确性。在测压、取血、调试零点等操作过程中,要严防进入空气而造成动脉内出现气栓,如发现异常波形应迅速抽出。

（三）保持导管通畅

动脉导管接2‰肝素盐水以3ml/h持续滴注,以防血液凝固堵管。当压力曲线异常时,应分析原因。如导管内有凝血而发生部分堵塞而导致波形异常时,应及时抽出血块加以疏通。

（四）零点校准

换能器头应置于心脏水平,尽量排除对结果有影响的因素,如零点不准确、呼吸不平稳、气道压力过高、导管嵌入过深以及推注盐水的剂量和速度问题等。

（五）加强心电监护

当病人病情发生变化,出现下列情况:心律失常、主动脉瘤、大动脉炎、动脉狭窄、肢体有栓塞及应用主动脉内球囊反搏(IABP)时,会导致特殊的动脉波形或波形改变而使CCO不准。如发现异常应及时做好记录并通知医生做相应处理。

（六）严格遵守无菌操作,防止感染发生

导管及三通均一次性使用。注意凝血情况、导管侧肢体远端的循环情况等。

第八节 颅内压监测

准确可靠的颅内压(ICP)监测,可提供颅内压变化的客观资料,尤其是能及时发现即将发生的急性高颅压。颅脑损伤后高颅压是造成继发性损害的主要因素,严重威胁患者生命,

病死率和致残率在50%以上。因此,颅内压监测技术在国外先进国家已广泛应用,但国内推广应用尚不十分普及。

一、颅内压概念及生理意义

颅内压是指颅腔内容物对颅腔壁上所产生的压力,又称脑压。由于存在于蛛网膜下腔和脑池内的脑脊液介于颅腔壁和脑组织之间,并于脑室和脊髓腔内蛛网膜下腔相通,所以脑脊液的静水压就可代表颅内压。正常生理情况下,脑组织和脑血液、脑脊液的体积与颅腔内的容积是相适应的,保持颅内压的相对稳定。颅脑损伤、脑肿瘤、脑出血、脑积水和颅内炎症等可引起颅内压增高。

二、影响颅内压的因素

颅腔的容积是固定的,其内容物由脑组织、脑脊液和血液组成,三者中任何一种体积的增大均可使颅内压升高,而以下一些因素均可不同程度影响ICP。

(一)动脉二氧化碳分压($PaCO_2$)

脑血管对CO_2的反应很敏感,主要通过改变脑血管周围细胞外液pH值改变$PaCO_2$。$PaCO_2$在20~80mmHg范围内,每增减1mmHg,则脑血流成比例增减2ml/(100g·min)。持续性低碳酸血症可能会加重脑缺血。因此,采用长期过度通气降低颅压的措施是有限的。

(二)动脉氧分压(PaO_2)

PaO_2在60~135mmHg之间,脑血流量和颅内压基本不变。当PaO_2低于50mmHg时,脑血流量明显增加,颅内压增高。如果低氧血症持续过长,脑水肿已形成,即使PaO_2改善,颅内压也不能恢复原水平。如缺氧合并$PaCO_2$升高,则直接损害血脑屏障,更易导致脑水肿,颅内压往往持续增高,病情更加凶险。

(三)动脉血压

平均动脉压在60~150mmHg波动时,依靠脑血管的自动调节机制,颅内压可基本维持不变;但超出这一界限,颅内压将随血压的升高或降低而呈平行改变。当病理原因使自身调节机制障碍时,动脉压升高将会对颅内压产生明显影响。

(四)静脉压

颅内压对静脉压的变化很敏感。胸内压及中心静脉压对颅内压有直接影响,这两种压力升高可通过颈静脉、椎静脉和胸椎硬膜外静脉,逆向影响脑静脉,使静脉回流障碍,颅内压升高。因此,呛咳、憋气、正压机械通气、腹内压升高等都可以使颅内压上升。

(五)药物

很多药物都可对颅内压产生影响。吗啡和安定通过抑制脑干对二氧化碳的反应、产生呼吸抑制,使动脉二氧化碳分压和脑血流增加,颅内压增高,但合理的通气可克服这些影响;常用的镇静药,如异丙酚、咪唑安定、硫喷妥钠等可使脑血流减少、脑代谢降低、颅内压下降;甘露醇等渗透性利尿剂使脑细胞脱水,为降颅压的主要药物。

(六)体温

体温每下降1℃,颅内压降低约5.5%~6.7%。因此,降温成为脑保护的重要措施。

三、颅内压测定方法

（一）脑室内测压

在颅缝与瞳孔中线交点处行颅骨钻孔并行脑室穿刺，或在手术中置入细硅胶管，导管与测压装置相连接。在测压系统前端连接一个三通，也可用于脑脊液引流。脑室内测压最准确，且可通过引流脑脊液控制颅内压，但有损伤脑组织的风险，在脑严重受压而使脑室移位或压扁时也不易插管成功。此外，导管受压或梗阻，会影响测压准确性。脑室内测压最严重的并发症是感染，因此必须保持绝对无菌并防止引流液反流。

（二）硬膜下测压

即将带有压力传感器的测压装置置于硬脑膜下、软脑膜表面，可以避免脑穿刺而损伤脑组织，但准确性较脑室内测压差，感染仍是主要风险。

（三）硬膜外测压

将测压装置放在内板与硬膜之间，无感染风险，但准确性最差。

（四）腰穿测压

在急性 ICP 升高，特别是未做减压术的患者不宜采用，有诱发脑疝的可能。一旦脑疝形成后，脊髓腔内压力将不能准确反映 ICP。

四、颅内压监测的判断

（一）颅内压分级

颅内压持续超过 15mmHg 称为颅内压增高。为便于临床观察，将颅内压分为四级：①正常颅内压为<15mmHg；②轻度升高为 15～20mmHg；③中度升高为 20～40mmHg；④重度升高为>40mmHg。

目前，国际上多采用 20mmHg 作为需降颅压治疗的临界值。

（二）颅内压的波型

在颅内压监测过程中，观察波型有助于判断病情的严重程度。

1. C 型波　为正常或接近正常的波型，其特征为压力曲线较平坦，小的起伏为呼吸及心跳的影响。

2. B 型波　在正常压力波的背景上出现短时骤升又骤降的高波，一般不超过 50mmHg。若 B 波出现频繁，每分钟达 0.5～2 次，表明颅内压中度至重度升高。

3. A 型波　也称高原波，表现为压力突然升到 50～100mmHg，持续 5～20min 后又骤然降至原水平或更低。A 波频繁出现提示颅腔的代偿功能已近衰竭。

五、颅内压监测置管后护理

（一）确保监测装置正常

护士首先要正确连接监测装置，监测前对监护仪进行性能测试，使各部件工作正常，无机械性误差，减少故障报警，减少不良刺激。每次监测前均要校准"0"点，监护时患者保持平卧或头高 10°～15°为宜，妥善保护监测装置的接头导线，防止扭曲、折叠或脱出，定时校正"0"点。

（二）保持 ICP 监测的准确性

各种操作如：翻身、吸痰、躁动、尿潴留等，均可影响 ICP 值。因此，操作动作必须轻柔，尽量减少刺激，及时发现、排除外界因素的干扰。当颅内血肿、严重脑水肿、伤口疼痛、缺氧时，可出现躁动不安，应及时查找原因，对症处理，必要时使用镇静剂，让患者平静后测量，确保 ICP 监测的准确性。当 ICP>15mmHg 即被认为增高，在常规治疗的基础上合理使用脱水剂效果好。

（三）熟练观察 ICP 数据变化

及时记录各项指标。ICP 正常波形呈下斜形锯齿波，分别命名为 p1、p2、p3，压力增高提示颅内压增高，波幅不良提示颅内组织受压循环不良。在常规治疗的基础上，对 ICP>2.0kPa、血压剧变、意识、瞳孔改变者予以加强脱水，并根据监测的波形和数据，调节脱水、利尿剂用量及使用时间；对波幅不良或 p3>p1、p2 者取肝素液（生理盐水 500ml 加入肝素钠 12500U），予引流管灌洗，保持引流通畅。

（四）保持引流管通畅

严密观察准确记录引流量及颜色，防止引流管堵塞、扭曲、脱出。若 ICP 持续升高，伴有头部引流管内引流液突然减少或消失，应考虑引流管阻塞或脱落。

（五）预防感染

在监测过程中将预防颅内感染作为护理重点，要保持监护及引流装置的全封闭，避免漏液，操作时，严格无菌操作。各管道接头每天消毒 1～2 次，并用无菌纱布包裹，患者头下铺垫无菌巾，每 4h 更换 1 次，颅内压监测一般不超过 5 天。

（六）掌握 ICP 与病情变化的联系

ICP 与意识、瞳孔及生命体征有密切相关性。监测过程中，需严密观察神志、瞳孔及生命体征变化，并结合 ICP 数据，进行综合、准确的判断。而观察不及时，将会延误抢救时机。

1. 脑水肿　由于创伤和手术原因，伤后和术后 1～4d 为脑水肿高峰期，患者 ICP 可有不同程度的升高。注意翻身、叩背、吸痰、躁动等外界因素的刺激，ICP 在原水平上可逐渐升高，随着外界因素的解除又逐渐下降，但患者的意识、瞳孔无改变。

2. 继发性颅内血肿　若 ICP 急剧升高，加用脱水药颅内压有所下降，但幅度偏小，且时间短暂，很快出现反弹；意识障碍进行性加重，瞳孔由小变大，对光反应减弱，血压升高，伴有躁动、呕吐或偏瘫，应考虑继发颅内血肿，立即告知医生，同时准备脱水药，并做好术前准备。

3. 脑干功能衰竭　当 ICP 升高>45mmHg 时，排除外界因素，各种脱水治疗效果不明显；当 ICP>60mmHg 时，各种降低 ICP 的治疗均无效，表现为临危征象，处于深昏迷状，各种生理反射消失，生命体征明显异常，瞳孔散大、固定，对光反射消失，终因持续 ICP 增高致脑干功能衰竭而死亡。

4. 脑外因素致 ICP 升高

（1）呼吸道阻塞：若颅内压缓进性升高，意识、瞳孔无明显改变，伴有呼吸困难、SpO_2 降低、痰鸣音时，应考虑呼吸道阻塞。

（2）尿潴留：若颅内压突然升高伴烦躁不安、下腹部胀满，叩诊呈浊音，瞳孔、意识无改变，应考虑尿潴留。

第九节　麻醉深度监测与护理

麻醉深度指全身麻醉期间（尤其应用肌松药后）对麻醉深度的评估，可按麻醉药最佳有效剂量,以减少并发症和术中知晓的发生率。

传统麻醉深度监测是依据临床评价患者躯体肌肉张力、呼吸方式、血流动力学及眼球指征等,将麻醉简单地分为不同的等级。理想的麻醉深度监测方法应具有以下特点:它能连续、无创、即时显示麻醉深度的变化,尤其较浅麻醉时显示患者知晓状况,能反应麻醉药物浓度变化,敏感地反映不同情况下各种刺激,尤其是手术刺激患者的反应。根据这一理想目标,现已有双频谱指数分析仪,A-Line 指数和麻醉意识多参数监测仪等仪器问世为临床所用。但准确评估,仍是学术界讨论的课题。

一、麻醉深度的临床判断

(一) 呼吸系统

潮气量、呼吸模式和节律变化在未用肌松药的病人能反映麻醉适当与否。呃逆和支气管痉挛常为麻醉过浅,但要完全抑制需相当深的麻醉。呼吸系统体征主要受肌松药和呼吸疾病的影响。

(二) 心血管系统

血压和心率一般随麻醉加深而下降(氯胺酮和环丙烷例外),其往往是麻醉药、手术刺激、肌松药、原有疾病、其他用药、失血、输血和输液等多因素综合作用的结果。尽管影响因素众多,但血压和心率仍不失为临床麻醉最基本的安全体征之一。心输出量可随血压、心率的变化而变化,也可通过周围灌注情况和伤口毛细血管渗血情况估计。心脏听诊可了解心音强弱;逐次心跳间期的微小变异在麻醉中减少,但心率指标可与麻醉药引起的传导改变相混淆。

(三) 眼征

麻醉深度适当时瞳孔中等偏小,麻醉过浅和过深均使瞳孔扩大。吸入麻醉药过量可使瞳孔不规则,吗啡可使瞳孔缩小。抗胆碱能药可使瞳孔扩大。瞳孔有对光反射是麻醉偏浅的特征,大多数吸入麻醉药达 2MAC 时都可抑制对光反射。浅麻醉时可有眼球运动,深麻醉时眼球固定。较浅的麻醉时眼睑反射即可消失。交感兴奋过度时使提上睑肌中的平滑肌部分收缩,使眼睑回缩。浅麻醉下疼痛和呼吸道刺激可引起流泪反射。眼征受肌松药、眼病和眼药等影响。

(四) 皮肤体征

皮肤颜色、灌注和温度可反映心血管功能和氧合情况。汗腺由交感神经支配(节后纤维为胆碱能),浅麻醉时交感兴奋,出汗增多,但大多数挥发性麻醉药不常有出汗;而氧化亚氮-麻醉性镇痛药麻醉常易出汗,因麻醉性镇痛药有不同程度的发汗作用。出汗部位以颜面和手掌多见,但也不限于这些部位。抗胆碱能药物、环境温度、湿度都与出汗有关。

(五) 消化道体征

吸入麻醉较浅时可发生吞咽和呕吐,气管插管的病人可见吞咽或咀嚼。食管运动也与麻醉剂量有关。肠鸣音随麻醉加深而进行性抑制。唾液和其他分泌液亦随麻醉加深而进行性抑制。消化道体征受肌松药、消化道疾病、抗胆碱能药物和自主神经系统疾病的影响。

(六) 骨骼肌反应

一般认为,病人对手术刺激活动反应是麻醉是否适当的重要指征之一。如 MAC 切皮(MAC incision)即是以切皮为标准刺激的 MAC。MAC 的概念还扩展到其他的临床目标或刺激,如 MAC 觉醒(MACawake)是病人从麻醉中苏醒时对指令睁眼有反应的 MAC;MAC 插管(MACintubation)为抑制气管插管时体动和咳嗽反应的 MAC。但 MAC 的缺点是过于粗略,更重要的是用肌松药后 MAC 无法测定,因为骨骼肌运动失去对浅麻醉的反应能力。大部分麻醉药使肌张力下降,但大剂量芬太尼、氯胺酮可使肌张力持续增高。

二、麻醉深度电生理方法测定

(一) 脑电图用于麻醉深度检测

脑电图(EEG)用于麻醉深度检测是由于:①EEG 可反映兴奋和抑制突触后活动产生的皮层电活动,由皮层下丘脑核控制和调整;②这种电活动与麻醉深度直接相关;③脑血流和脑代谢与 EEG 活动相关;④麻醉药影响 EEG 类型;⑤当病人意识消失无反应时,EEG 是一种无创的脑功能监测指标。

麻醉药对 EEG 的抑制作用表现为频率、波幅的变化和爆发性抑制。伤害性刺激可引起 EEG 三种类型的改变:①不同步的 20～60Hz 快节律表现;②6～10Hz 棘波表现;③1～3Hz 慢波的爆发。这些改变依麻醉药类型和刺激性质而改变。然而原始 EEG 监测系统庞大、复杂、分析困难且要求屏蔽,不适于临床麻醉应用。

(二) 双频谱脑电图

1. BIS EEG 信号处理的原理　BIS EEG 分析是对来自傅立叶分析法的信息进行了更清楚的表达,不仅包括了更多的原始 EEG 信息,而且更多地排除了许多对 EEG 信息的干扰因素。BIS 的变量是通过多变量数学回归方程计算产生的值来表达的。BIS 数值范围为 0～100,数值越大,越清醒,反之提示大脑皮质的抑制愈严重。

2. BIS 的临床应用　目前有研究表明在外科手术中常规使用 BIS 监测可减少麻醉药用量,缩短拔管时间和转出恢复室时间,从而提高麻醉质量,减少费用。

BIS 可敏感测定麻醉催眠状态。但 BIS 对麻醉性镇痛药(阿片类药)敏感性较差。为了确定病人麻醉中对刺激的反应和形成记忆的 BIS 阈值,研究表明:使用丙泊酚、咪达唑仑和异氟烷镇静,BIS 值与药物浓度显著相关。50% 和 95% 志愿者意识消失的 BIS 值分别为 67 和 50,对语言无反应的 BIS 值为 40。选用异氟烷和芬太尼麻醉时,BIS 60～40 部分病人有模糊记忆形成。

当不同组合的麻醉药联合应用时,虽得到相似的 BIS 值,但可能代表着不同的麻醉深度。因此在应用 BIS 测定麻醉深度时应注意,虽然不同病人的麻醉都“适当”,但他们的 BIS 值可能不同,不同麻醉方法组合时亦不同。

总之,BIS 监测可为个体病人的麻醉深度监测提供有用的趋势信息。但单独使用其来预防麻醉中的知晓则不恰当。依赖事先设定的阈值来确定麻醉是否适当也是不可靠的。

(三) 诱发电位

诱发电位(evoked potential,EP)是指于神经系统(包括感应器)某一特定部位施加适宜刺激,在 CNS(包括周围神经系统)相应部位检出的与刺激有锁定关系的电位变化,即 CNS 在感受外在或内在刺激中产生的生物电活动。代表 CNS 特定功能状态下的生物电活动变化。EP 最早用于监测神经系统结构的完整性,诊断神经生理学状态。由于其对麻醉药敏感而用于研究测定麻醉药的作用和麻醉深度。

EP 按刺激类型分三类:①躯体感觉诱发电位(somatosensory evoked potentials,SSEP);

②听觉诱发电位(auditory evoked potentials,AEP);③视觉诱发电位(visual evoked potentials,VEP)。按EP的潜伏期分三类:①短潜伏期诱发电位;②中潜伏期诱发电位;③长潜伏期诱发电位。下面介绍有关EP与麻醉深度的研究情况。

现有的研究已证实,多种吸入和静脉麻醉药对上述三种EP都有剂量相关的影响,即随麻醉药剂量或浓度的增加,EP的潜伏期延长和波幅下降。

三、麻醉深度监测的护理

1. 监测前护理　术前三日,停服对脑电图有影响的药物,手术前一日嘱患者清洗头部。在电反应测听前,向患者说明测试的目的和意义,让患者了解声音引起的人体正常反应,消除不必要的顾虑。做好术前宣教工作,调整好患者情绪,减轻心理负担,增强其对手术及麻醉的信心。

2. 环境　调整手术室温度在24~26℃,湿度50%~55%,注意光线。湿度过高时电极膏不易干,电极粘不牢;温度过低时,患者寒战易致肌电干扰;温度过高时,由于病人出汗,影响电极的黏附。

3. 正确安放电极　根据要求正确安装头皮电极,装电极前先检查头皮是否洗净,用70%的酒精棉球清洁脱脂,必要时可用细砂纸磨去头皮少许角质层,以保证结果准确,动作轻柔细心,不要用力过度,以免擦损皮肤。安放电极要准确、牢固,注意不要让两个电极部位的导电膏粘在一起,以免形成电桥。

4. 麻醉监测及诱导过程中,严密观察病人意识变化,并同时保证呼吸道通畅,检查过程中,避免过度牵拉电机线。若有电极脱落,按原部位粘牢,排除影响因素所致的干扰波及数据。

5. 要严密监测患者生命体征和病情变化,检测期间如果BIS值过低或过高都要引起注意,及时处理。定期检查BIS电极片的位置和固定情况,保持病人额头干燥,防止出汗影响监测。通常BIS电极片可以连续使用24h。如中途不显示数值,可在电极上涂抹少量的耦合剂,以促进信号传导。

6. 手术结束后,患者意识恢复,循环、呼吸平稳后拔除气管导管,取下电极,清除患者头皮上的电极膏,并注意保暖,护送患者回ICU或病房。

第十节　脑血流监测与护理

一、脑血流监测方法

对颅内血管进行血流动力学检测的方法有很多,包括N_2O法、动静脉氧差法、阻抗法、同位素清除法、近红外光光谱法、经颅多普勒法和激光多普勒法。

(一) TCD监测方法

经颅多普勒超声(transcranial Doppler ultrasound,TCD)是将脉冲多普勒技术与低发射频率相结合,从而使超声波能够穿透颅骨较薄的部位进入颅内,直接获得脑底血管多普勒信号,进行脑底动脉血流速度的测定。TCD这一新技术的特点是可以无创伤、连续、动态地监测脑血流动力学,为临床监测脑血流(速)提供了简便易行的方法技术。

（二）脑血流动力学参数

1. 颅内动脉的血流速度　TCD 的收缩峰血流速度（Vsys）、舒张末期血流速度（Vdia）和平均血流速度（Vmean）可以间接反映动脉系统的压力、流量。Vmean 是最常用的参数，因其较少依赖于心率、每搏量和动脉顺应性。Vmean 与脑灌注的相关性强于 Vsys。

TCD 的正常值有相当大的变异，主要是由于脑动脉的直径不同和年龄的差异。

2. 脑血管阻力指数　通过脑动脉血流速度可以计算出两个反映脑外周血管阻力的指数：搏动指数（pulsatility index，PI）正常范围 0.65～0.10 和阻力指数（resistanec index，RI）正常范围 0.54～0.06。

尽管 TCD 不能定量地监测脑血流量（CBF），但可以判断 CBF 急性变化的程度。此外，TCD 监测脑血流速也可以定量地提供由于脑灌注压下降所致的脑灌注不足的信息。当颅内压增高超过舒张期脑灌注压时，会出现一个特定的波形，此时舒张末血流速度为 0。

二、脑血流监测的护理

1. 正确安置检测仪器，仪器使用前必须校正与检查。

2. 在监护过程中，认真观察、分析患者各项临床体征。注意瞳孔变化、伤口情况、骨窗张力（术后患者）、消化道状况、尿量等。行亚低温治疗的患者注意是否有肌颤。

3. TCD 是一种敏感的脑血流监护技术，患者的剧烈呛咳、躁动、肌肉强直与痉挛均会影响脑血流波形。因此，保证在监护过程中患者处于安静平稳的状态最为重要。使用呼吸机的患者应调节呼吸机参数，防止 CO_2 潴留或过度换气，引起医源性脑血流变化。

4. 在护理时应保持呼吸道通畅，及时清除呼吸道分泌物，防止呛咳。保持尿路通畅，防止尿潴留引起躁动。肌肉强直与痉挛的患者应行镇静处理，在此过程中注意观察呼吸、心跳、脉搏、血氧饱和度等生命体征，防止镇静过度。在镇静药半衰期过后，通过观察患者的情况决定追加或停止。

5. 在行翻身拍背等常规护理时，应用手轻托患者的头部，保证头部与监护探头之间不会产生移位而影响脑血流值。在监护过程中，注意保持波形的连续性，当波形中断时应微调探头位置以恢复波形。

第十一节　脑氧饱和度监测与护理

脑氧饱和度（regional cerebral oxygen saturation，rSO_2）监测是一种新型的氧饱和度监测法，它利用红外光谱学分析法直接测定脑部氧饱和度值，从而直接反应脑血氧代谢，灵敏度高。rSO_2 监测为我们提供了一种监测脑区氧合状态的方法，可以直观地认识脑区的氧供需平衡情况和脑血流变化情况。通过连续的 rSO_2 监测，可以发现围术期的神经功能状况，为减少围术期的神经功能损害提供帮助，改善患者的预后。以前该技术较多用于外科手术和新生儿的缺血缺氧性脑损害的监测，近年来它较多应用于新生儿监护病房（NICU）监测。

一、脑氧饱和度的监测原理

脑氧饱和度监测的基本原理：血红蛋白具有特殊的近红外线吸收光谱且随着氧合度的变化而漂移，近红外线能穿透头皮组织和颅骨进入脑组织几厘米深处，通过测定入射光和反射光强度，经一定的公式计算即可测得 rSO_2。rSO_2 代表脑组织混合氧饱和度，故可用来评估氧供的平衡状态。

二、脑氧饱和度的监测方法

监测装置使用方便，只需将一个类似于脉搏氧饱和度的探头放在前额部位（两个探头用于双侧监测）。使用方法的简便也限制了功能，前额放置传感器，只能监测一小部分皮质，其余部分的皮质血流只能从脑皮质前极的测定数据进行推断。中脑和后脑动脉血流分布不足，不能被前脑的传感器发现。

三、脑氧饱和度监测的护理

1. 正确安置监测仪器，仪器使用前必须校正与检查。rSO_2 探头置于同侧前额眉弓与发际之间，探头远端距额头中线约 0.5m，数值从与探头相连的 rSO_2 监护仪的液晶显示屏上读取，连续对患者 rSO_2 进行监测。正常值(72.6±7.2)%。

2. 正确使用监测仪器、分析监测结果，出现改变时应根据患者当时的情况找出原因作出相应的处理，报告麻醉医生。

第十二节 肌松监测与护理

在临床麻醉中，肌松药、静脉与吸入全麻药、局麻药和其他药物如抗生素、抗癫痫药、钙通道阻滞药等，均可对神经肌肉传递功能（Neuromuscular transmission，NMT）造成影响。采用各种手段对此影响进行评估，即为神经肌肉传递功能监测。若将监测方法仅限于评价肌松药的神经肌肉阻滞性质与效能，则称为肌松效应监测。监测肌松药的起效、维持和消退，目的是科学合理地使用肌松药，减少不良反应，以及在手术结束时及时正确地使用拮抗药，逆转肌松药的残余作用。

一、肌松监测的方法

（一）原理

神经肌肉兴奋传递自运动神经产生冲动开始，经递质释放、形成终板电位与去极化，电-钙耦联及钙-收缩耦联，最终激发肌肉收缩。肌松监测是根据此兴奋-收缩耦联过程，人为用神经刺激器刺激运动神经，使其产生冲动，检测效应部位-肌纤维反应。肌纤维的反应主要分为两类：①肌肉机械收缩力反应；②肌肉的反应性复合动作电位。检测肌肉机械收缩力反应是通过各种换能器，将收缩力转变为电信号，经微电脑放大，数字化处理后显示在荧光屏上或打印记录。若检测肌肉反应复合动作电位，则直接经前置放大器将信号放大，其他步骤与检测肌肉收缩力相同。

（二）方法

目前，临床上监测肌松药的最佳方法是使用肌松监测仪，还可靠直接测定随意肌的肌力，如抬头、握力、睁眼、伸舌，以及通过测定呼吸运动如潮气量、肺活量、每分通气量和吸气产生的最大负压来测定肌松药的作用。

二、神经肌肉阻滞恢复的临床估测法

（一）神志清醒的病人

1. 抬头试验　一般以病人抬头离开枕头持续5s作为神经肌肉阻滞的恢复指标，此法被认为是临床估测法中最敏感的指标。

2. 握力试验　与病人握手，观察其握力是否恢复到一定程度。此法需凭医生的主观感觉，缺乏客观指标。

3. 下肢抬高试验　抬高下肢离开手术台面或床面持续5s以上，临床意义同抬头试验。

4. 抬下颌试验　嘱患者自主抬起下颌，判断颌面肌张力是否恢复。

5. 检测眼睑是否下垂，能否自行睁眼，观察抬举眼睑的力量和两眼球的协调动作。

6. 吸气负压试验　闭合口鼻后，令病人用力吸气，测定呼吸道内所产生的负压，吸气力应至少达60cmH_2O。

（二）神志尚未恢复的病人

观察胸式和腹式呼吸是否恢复正常，应特别注意胸廓扩张的幅度和肋间肌的牵拉力量。

判断呼吸肌肌力强弱的一个简单方法是用吸痰管通过气管导管刺激气管和隆突区，观察病人的咳嗽动作。

在观察呼吸肌肌力恢复的方法中，较为客观且有数字指示者是用仪器测定通气量。将通气量计与密闭口罩、麻醉机或气管导管相连，便能直接读出数值。潮气量和每分通气量应达到或接近正常水平。

如果以上各项试验基本满意，还可采取撤离麻醉机试验，以进一步观察和确认。即麻醉结束后，令病人呼吸空气15min，注意有无发绀和二氧化碳蓄积的表现。然后再拔去气管导管，继续观察15min，必要时测定血气，或给皮肤以疼痛刺激，注意呼吸能否立即加深加快。若观察30min无异常，便可返回病房。

三、电刺激的类型和方式

肌松监测仪是一脉冲发生器，其产生刺激的基本单位是矩形脉冲波，脉冲波以不同的频率与方式组合就构成不同种类的刺激。目前，临床上应用的有单次刺激、四个成串刺激、强直刺激、强直刺激后单刺激肌颤搐计数和双短强直刺激等。

（一）单次颤搐刺激（SS）

1. 神经刺激器产生单刺激输出方波，频率0.1～1.0Hz，刺激时间0.2ms。每隔10～20s刺激一次，以便使神经肌肉终板功能恢复至稳定状态。电刺激的频率越快，肌肉收缩幅度降低越明显，贮存的乙酰胆碱消耗也越快，衰减与频率呈正比。频率达1Hz时，超强刺激的时间可缩短。

2. 临床意义

（1）用于粗略的判断程度较深的神经肌肉阻滞，包括去极化与非去极化阻滞程度（表6-2），帮助确定第一次给药后的效果是否满意，是否应再追加药物及多次给药的时机。

（2）用于判断呼吸抑制的原因是中枢性或外周性。

（二）四次成串刺激（TOF）

1. 定义　连续给予四次为一组的超强刺激，频率为2Hz、矩形波。每个刺激脉冲宽度

表 6-2 颤搐高度与肌松程度之间的关系

与对照值比较	肌 松 程 度
100%	无肌松现象
50%	轻度肌松，V_T 和 Vc 减少
40%	轻度肌松，可施行不需充分肌松的手术
25%	中度肌松，腹肌松弛，可行腹部手术
5%	膈肌无活动，下颌及咽肌松弛，可施行气管插管
0%	横膈活动完全消失，呼吸停止

0.2～0.3ms。两组刺激间隔为 10～30s。应用中，在给肌松药前先测定对照值，四次反应颤搐幅度相同，即 TOF 比率(T4/T1 比率)=100%。

2. 临床意义

(1) 鉴别神经肌肉阻滞的性质　去极化神经肌肉阻滞药物后无衰减现象。非去极化肌松药后发生衰减。

(2) 观测去极化阻滞向脱敏感阻滞(Ⅱ相阻滞)转变。

(3) 根据 TOF 比率和对 TOF 刺激的反应次数，可以判断非去极化阻滞的深度和恢复。随非去极化阻滞程度加深，四次刺激反应可按 4、3、2、1 的顺序消失。T_4 消失相当于单次刺激时肌颤搐抑制的 75%；T_3 消失相当于 80%～90% 抑制；T_2 消失相当于>90% 的抑制；T_1 至 T_4 的四次反应全部消失则为 100% 抑制。术毕多以 TOF 比率≥0.9 为 NMT 恢复的指标或全麻后拔除气管导管的指征。

(三) 强直刺激

1. 定义　当刺激频率增加时，肌肉可发生强直收缩。强直刺激频率一般为 30Hz、50Hz、100Hz 或 200Hz。目前临床上常采用 50Hz 持续 5 秒的强直刺激，超强刺激时的超强刺激电流为 50～60mA。

2. 临床意义　强直刺激是测定肌松药有无残余阻滞较为敏感的方法。

(1) 非去极化阻滞：非去极化阻滞及琥珀胆碱引起Ⅱ相阻滞时，强直刺激开始，神经末梢释放大量乙酰胆碱，神经肌肉功能阻滞被部分拮抗，肌肉收缩反应增强。乙酰胆碱释放量下降，肌松作用增强，出现衰减现象。

(2) 去极化阻滞：接头前膜乙酰胆碱释放的正反馈效应不能被常用量的去极化肌松药所阻断或影响很小，乙酰胆碱量能及时补充，强直刺激反应可维持而不出现衰减。临床上利用神经肌肉对强直刺激反应有无衰减及强直后易化现象，监测神经肌肉阻滞性质，判断其属去极化阻滞或非去极化阻滞。

(四) 强直刺激后计数(PTC)

1. 定义　在外周神经肌肉深度非去极化阻滞时，经单次颤搐刺激和 TOF 刺激监测为零，在此无反应期，先给 1Hz 单次颤搐刺激 1min 后，50Hz 强直刺激 5s，3s 后再用 1Hz 单次刺激共 16 次，记录强直刺激后单次颤搐反应的次数，称 PTC。

2. 临床意义

(1) 主要应用于深度非去极化阻滞下对单次颤搐刺激与 TOF 刺激无反应时，监测阻滞深度。

（2）PTC=5～10 可视为深度神经肌肉阻滞。当进行神经外科、显微外科、眼科等精细手术时，为消除强烈刺激时的膈肌活动，防止病人突然出现随意运动，阻滞深度需达 PTC =0。

（3）预计肌松开始恢复时间　通过观察 PTC 与强直刺激后颤搐高度及 TOF 刺激反应出现时间之间的关系，可以判断神经肌肉阻滞后开始恢复的时间。

3. 强直后单爆发刺激（Post-tetanic burst，PTB）　50Hz 的强直刺激持续 5 秒，超强刺激电流为 50mA；3 秒后给予单短爆发刺激，刺激频率为 50Hz，超强刺激电流为 50mA；3 个刺激脉冲组成，刺激脉冲宽度 0. 2ms，脉冲间隔 20ms。临床主要用于监测 PTC 不能测出的深度非去极化阻滞。

（五）双重爆发刺激（DBS）

1. 定义　由两组短暂的强直刺激组成，组间间隔时间为 750ms，各组中脉冲间隔时间为 20ms，刺激脉冲宽度 0. 2ms，超强刺激电流 50mA，亚强刺激电流为 20～30mA。正常情况下，肌肉对 DBS 中两组短强直刺激反应强度相等。神经肌肉存在非去极化阻滞时，第二组短强直刺激反应出现衰减，依据衰减程度判断残余阻滞。

2. 临床意义　主要用于监测残余非去极化阻滞。DBS 监测也能用于术中肌松监测。在超强和亚强刺激电流下，TOF 比率和 D_2/D_1 比率之间具有高度相关性。

四、肌松监测的临床适应证

在目前上述监测尚不能普遍应用时，至少应对下列病人进行神经肌肉传递功能监测：

1. 肝肾功能障碍或全身情况差、疾病严重以致肌松药的药代动力学或药效动力学可能受影响的病人。

2. 重症肌无力和肌无力综合征等肌松药药效有异常者。

3. 支气管哮喘、严重心脏病，以及其他需要避免在手术结束时使用抗胆碱酯酶药拮抗残余肌松的病人。

4. 过度肥胖、严重胸部创伤、严重肺部疾病及呼吸功能受损已近临界水平、术后需充分恢复肌力的病人。

5. 长时间应用或持续静脉滴注肌松药的病人。

五、肌松监测的护理

（一）监测前的准备工作

麻醉诱导前应将表面电极放置在选定的神经表面，并将其与神经刺激器相连接。如果应用肌电图监测，接受电极至少应在麻醉诱导前 15min 放置。

电极放置部位应干燥，必要时需进行局部备皮处理。电极不能放置在瘢痕组织、病变组织或皮肤红斑区。合适的皮肤处理能降低其阻抗，如果皮肤表面附有一层具有绝缘作用的坏死细胞和油脂，即使最好的电极也不能达到满意刺激。可用脱脂剂如酒精、丙酮或乙醚擦拭皮肤，干燥后用纱布轻轻摩擦皮肤表面，直至局部皮肤稍红。

应保证电极导电膏湿润。放置电极时，防止导电膏外溢和电极板相互重叠十分重要。应用机械图形与加速度型肌松自动监测仪时，受检部位需良好固定，既不易移位，且应松紧合适。

（二）监测仪的调整和对照值的确定

麻醉诱导后和应用肌松药前，打开神经刺激器，观察刺激的颤搐反应，以对NMT监测系统功能的完整性做最后检查。应用0.1Hz的单次颤搐刺激，调整神经刺激器达超强刺激。逐渐增加神经刺激器的电流输出，直至颤搐反应不再随刺激电流增加而增加。如果电流输出增加至50~70mA仍未达到最大刺激，应检查电极位置和极性是否正确以及电极是否干燥。检查导线连接。如果仍未达到最大刺激，应换用针形电极。达最大刺激后，应再增加刺激电流10%~20%。

通过观察诱导反应波形（近似正弦波）的质量，调整肌电图电极于正确位置。

（三）术中肌松监测

手术中监测的目的是维持满意的肌松程度和保证麻醉后的理想恢复。术中病人的保暖措施十分重要，尤其是监测神经肌肉反应的外周区。温度降低可影响神经传导功能和增加皮肤电阻。

（四）肌松监测的并发症和不良影响

1. 烧伤　皮肤烧伤的可能原因有：①电极相互重叠，导电膏在两电极间扩散，使两电极形成短路；②使用针形电极时刺激电流过高。

2. 感觉异常　在应用机械性NMT监测方法的病人，已有发生拇指感觉异常的报道。所以，监测中应避免压迫神经。

3. 针形电极所致的并发症　包括针形电极刺伤神经、动脉和其他组织以及局部感染、出血、疼痛等。

4. 疼痛　在清醒病人，神经刺激器产生的超强刺激电流和强直刺激能导致较难忍受的疼痛。所以在麻醉诱导前或麻醉后苏醒期，应使用较低刺激电流和避免使用强直刺激。

第十三节　体温监测及保温降温技术

正常的体温是机体进行新陈代谢和正常生命活动的必要条件。人体体温分为表层体温和深部体温。表层体温不稳定，临床所说的体温是指机体深部的平均温度，常用直肠温度和腋窝温度表示。直肠温度正常值为36.9~37.9℃，易受下肢温度影响。腋窝温度平均比直肠温度低0.7℃，易受环境温度、出汗和测量姿势的影响。鼻咽温度较直肠温度低0.2~0.3℃。

围术期尤其是麻醉期间，病人的行为性体温调节能力丧失，其生理特点、疾病、药物、外界环境温度及各类操作等因素均可影响体温调节中枢，干扰产热散热环节，使体温有不同程度的波动，对机体代谢和药物的体内过程具有明显影响，从而影响机体正常的生理活动。因此，在围术期加强体温监测不仅能及时了解病情变化，而且有助于术中、术后病人反应的判断及合并症发生与否的确定，并可根据情况及时采取措施，对提高病人的安全性具有重要意义。

一、围术期体温变化的因素

人的体温变化可受到许多外界因素的影响，如气候与环境的改变、感染、药物、输血与补液、低温麻醉、开胸与剖腹手术野热量的散失、体外循环手术时的降温与升温措施等。

（一）病人

1. 年龄　早产儿及低体重新生儿因体温调节中枢尚未发育完全，调节体温的能力差，体温易受环境温度影响而变化；儿童由于代谢率高，体温可略高于成人；老年人体温调节功能较差，其原因包括肌肉变薄，体表面积/体重增大、皮肤血管收缩反应能力降低及心血管储备功能低下等，加上活动量减少，因此体温偏低。

2. 性别　一般来说，女性体温较男性高约0.3℃。并且女性的基础体温随月经周期出现规律性变化。

3. 病理状态　病人自身的某些疾病可引起手术期间体温变化。如严重感染、败血症、甲状腺功能亢进、恶性高热、脑损伤、嗜铬细胞瘤急性发作等常常引起体温升高，而甲状腺功能低下、肝移植手术无肝期或移植阶段，常有体温下降。

4. 其他　饥饿、禁食时，体温会下降；进食后体温可升高。剧烈运动时，骨骼肌紧张并强烈收缩，致使产热量增加，体温升高。情绪激动、精神紧张时可使交感神经兴奋，促使肾上腺素和甲状腺素释放增多，加快代谢速度，增加产热量，从而使体温升高。

（二）麻醉方法和各种操作对体温的影响

1. 全身麻醉　全麻病人的中枢体温调节功能降低，体温调节的阈值改变，中心温度一般于麻醉诱导后第一小时明显降低，然后缓慢下降。

2. 区域阻滞　区域阻滞麻醉中，由于阻滞区内肌肉松弛，热量生成减少，阻滞区域内血管扩张，热量丢失增加导致体温下降，体热的丧失与阻滞区血管扩张、寒战反应消失有关。因在非阻滞区仍可出现血管收缩和寒战反应，故机体中心温度降低的程度与阻滞区域的范围有关。

3. 麻醉和手术操作　围术期冷消毒液广泛皮肤消毒、胸腹腔冷液体冲洗、术野所用湿敷料温度太低；静脉大量输入冷血冷液；低温麻醉体温控制失当；长时间使用开放麻醉装置或机械呼吸并吸入干、冷的气体；胸腹腔大手术、术野面积大且长时间裸露；病人身体潮湿或接触潮湿被单等，均可通过传导、对流、蒸发等方式使体热不同程度的丢失，常使病人体温下降。

麻醉机呼吸活瓣失灵可导致二氧化碳复吸过多并在体内蓄积，输血输液反应，手术冗长且体表被布类敷料覆盖过厚，采用保温措施（变温器，热温毯，辐射热，光照射等）失当等可使病人体温升高。手术中骨水泥的使用亦可使部分病人体温有所上升。

（三）药物

麻醉期间许多药物都或多或少以不同的方式影响体温，其作用途径一般为：

1. 抑制丘脑下部的体温调节中枢；
2. 改变骨骼肌张力；
3. 干扰散热过程；
4. 影响糖、脂肪的分解和代谢。

（四）环境温度

麻醉期间尤其是全麻状态下，体温调节中枢功能减弱，体温易受外界环境温度的影响。室温过高，病人通过皮肤辐射、对流散热减少，若湿度又大，出汗亦受影响，体温易上升。当室温>32℃时，手术时间超过3h的全麻成年病人，有75%～85%的体温可升至38℃以上。小儿在高温、高湿度条件下实施全麻手术，更易出现体温升高。反之，室温过低，如裸露面积大,将使体热散失过多,导致体温下降。

二、体温变化对机体的主要影响

(一) 高热的影响

1. 代谢 体温升高使机体代谢及氧耗增加。氧耗大于氧供而发生相对性缺氧,二氧化碳产生增多,出现代谢性酸中毒及高碳酸血症。持续高热时,出汗增多、呼吸道及手术野水分蒸发加剧、葡萄糖代谢加速,可伴有脱水、电解质失衡和低血糖。

2. 心血管系统 常有心动过速,心脏负荷增加,酸中毒抑制心肌收缩力,降低心血管系统对儿茶酚胺的敏感性,若有血容量不足或心功能不全,易致循环衰竭。

3. 呼吸系统 动脉血氧分压降低,二氧化碳分压增高,酸中毒刺激颈动脉体和主动脉体化学感受器,致使呼吸深大,增加呼吸作功。

4. 中枢神经系统 脑组织耗氧剧增,继发脑缺氧、脑水肿。表现出谵妄、烦躁、幻觉、惊厥等兴奋状态或嗜睡、淡漠甚至昏迷的抑制状态。

5. 其他 高热时,肝、肾负荷增大。若严重持续高热,代谢消耗导致细胞通透性增高,出现全身性水肿。病情发展至后期,可出现心功能衰竭、肾衰竭、弥漫性血管内凝血或脑疝而死亡。

(二) 低温的影响

1. 代谢 低温使代谢及氧耗降低,去甲肾上腺素分泌增多,刺激 β-肾上腺素能神经支配的棕色脂肪代谢加快,非寒战性产热增加。低温时机体代谢、肝肾功能和中枢神经系统功能降低、肝脏药物代谢酶的活性减退、药物与血浆蛋白的结合改变、某些麻醉药与其特殊的受体的亲和力改变,相对小剂量的药物即可致较深度的麻醉,尤其是小儿对麻药耐量明显降低。因此低温状态下,用药应酌情减量。

2. 心血管系统 体温下降初期,寒冷反应可使心率加快,伴有心输出量和氧耗增加。随着温度下降,低温抑制心脏传导系统,增加心肌应激性。

3. 呼吸系统 体温下降初期,寒冷反应可使呼吸增强。随体温进一步下降,代谢减低,低温对中枢产生抑制作用,呼吸变浅变慢。低温使支气管扩张,解剖死腔增加,氧解离曲线左移。

4. 中枢神经系统 低温对中枢神经系统有直接抑制作用,脑代谢下降,各部位活动降低。脑血流减少、脑体积缩小、脑脊液生成减少、脑脊液压力减低、颅内压下降。

5. 其他 低温时肝脏的解毒功能和肾脏的滤过率及重吸收作用均抑制。垂体、肾上腺对创伤的反应减弱。血液浓缩,血液黏稠度增高,出、凝血时间延长,血小板和纤维蛋白原减少,血块收缩不良。

三、体温监测的临床意义

体温能够最直接地反映人的病理生理状态的改变,提示疾病变化过程中的主要信息,指导医护人员做好治疗工作。了解体温异常在临床上具有重要意义。病理条件下的发热主要是由各种病原体感染引起的,如流感、肺炎、伤寒、疟疾等引起的发热。也可以是非感染性疾病引起的发热,如中暑、恶性肿瘤、白血病等引起的发热。在不同时间测得的体温数值分别记录在体温单上,将这些测得的体温数值点连接就形成体温曲线,该曲线的形态称为热型

(fever type)。不同的发热性疾病有着不同的热型,了解这些热型,有助于疾病的鉴别诊断。常见热型有以下几种:

(一) 稽留热

体温持续在39~40℃,可达数日或数周之久,24h内体温波动幅度不超过1℃,称稽留热(continuous fever)。常见于大叶性肺炎、伤寒等急性感染性疾病急性期。

(二) 弛张热

体温多在39℃以上,24h内体温波动幅度可超过2℃,但最低温度仍高于正常水平,称弛张热(remittent fever)。常见于化脓性感染、败血症、浸润性肺结核等疾病。

(三) 间歇热

体温骤然升高达高峰后,持续数小时又迅速降至正常,经过1d或数天间歇后,体温又突然升高,如此有规律地反复发作,此种热型称间歇热(intermittent fever)。常见于疟疾。

(四) 不规则热

不规则热(irregular fever)指发热无一定规律,持续时间不定。常见于肿瘤、感冒等疾病引起的发热。

四、常用体温监测技术及部位

(一) 各种常用测温仪器

1. 玻璃汞柱式体温计　是临床上最常用的体温计。此种体温计由装有汞的真空毛细玻璃管制成,分口表、肛表和腋表三种。体温计测量的温度范围为35~42℃,但在麻醉中使用不方便,精确性较差,如测温时间少于维持热平衡所需的3min常会造成温度低的假象。

2. 电子体温计　此种体温计由电子感温器及显示器等部件组成,采用电子感温探头来测量体温,测得的体温可直接由数字显示器显示,测温迅速,是临床麻醉常用的方法。

(二) 测量体温的部位及方法

1. 食管温度　自口或鼻将测温头送至食管下1/3处,相当于心脏后面进行监测。常用于体外循环心脏手术时的温度监测,对观察人工降温和复温过程是否恰当有实际意义。食管有损伤或食道静脉曲张的病人,应禁忌作食管测温。

2. 直肠温度　将测温头经肛门送入直肠,深度超过10cm进行测温。

3. 鼻咽温度　测温头放于鼻咽深部,所测温度接近脑温。人工降温时,可迅速反映体温变化。

4. 鼓膜温度　须使用特制的专用测温头,从外耳道轻轻边旋转边进入直至接近鼓膜为止。

5. 气管温度　全麻病人气管内插入特制的、套囊内壁装有温度传感器的气管导管,麻醉期间可行气管内温度监测。

6. 膀胱温度　将尖端带温度传感器的气囊导尿管插入膀胱进行监测,用于上腹部大手术或开胸手术。

7. 腋温度　测温头放于腋下,所测体温为体表温度,为传统常用的测温部位。

8. 周围皮肤温度　尤其是拇指(或足趾)皮温是常用于评定周围循环状态的指标。

9. 口腔温度　常用玻璃管汞体温计作间断测温,适用于病房,常测舌下温度。

总之,测温部位的选择,应根据具体需要而定。一般而言,欲反映中心温度,在鼻咽、食管、膀胱、直肠等处测温，其结果具有较好的精确度及准确性。

（三）体温监测的护理

1. 测温部位应妥善固定，以利于观察体温变化。

2. 腹泻、直肠或肛门术后、心肌梗死患者不宜测肛温。

3. 维持手术室的温度在 23～25℃，相对湿度为 60%～70%。

4. 腹部手术、胸腔手术术中进行体温监测，力求维持体温在 37℃±0.2℃。

5. 术中应预防热量丢失，冲洗体腔的生理盐水应加温，特别是在冬天，手术时间长，输液、输血量大的病人。

五、预防和控制低体温

围术期低体温发生率高，对人体生理功能影响较大，严重低温可危及生命。因此，围术期积极保温，维持病人体温平衡，对减少低温引起的并发症有重要意义。具体的保温措施包括：

（一）术前评估和预热

术前根据病人的病情、年龄、手术种类、胸、腹腔内脏暴露的面积、手术时间以及皮肤的完整性等来评估手术期间是否有体温下降的可能及下降的程度，并制定保温措施：①合适的手术室温度；②变温毯；③输注液体和冲洗液加温。

（二）体表加温

由于代谢产生的热量大部分是通过皮肤丢失，因此有效的体表保温方法可降低皮肤热量的丢失，包括：①红外线辐射器；②变温毯；③压力空气加热器。

（三）输入液体加温

通常应用输液或输血加温器对液体进行 40℃左右的加热，但手术中大量输液输血时，输注速度过快，因此加温效果有限。

低体温的预防比治疗容易得多，积极的低温预防可缓解麻醉手术后的第一时相核心温度下降趋势，降低中心到外周组织的温度梯度，而不增高中心温度。

六、体温升高的防治

1. 连续监测体温　围术期监测体温不仅能及时了解病情变化，而且有助于及时采取措施防患于未然。对于小儿、老年人、休克、危重病人等体温调节功能低下者以及术前高热、体外循环手术等监测体温能及早发现体温变化，及早处理。

2. 术前根据病人的年龄、病情、麻醉方式和麻醉用药，正确选择抗胆碱能药物。

3. 手术室合适的温度和湿度　随着手术室空调设备的配置，即使在夏天也可以维持室温 23～25℃，相对湿度为 60%～70%，以预防因室温升高而导致的体温过高。

4. 麻醉诱导及维持力求平稳，维持正常的循环和呼吸功能，避免缺氧和二氧化碳蓄积。

5. 手术中胸腹腔的各种冲洗液、输血输液以及吸入的气体加温应适度，避免医源性体温升高。

6. 一旦发生高热可用物理方法如冰袋放置于大血管处、头部冰帽降温以及 75%乙醇擦浴等能有效地控制体温的升高。

第十四节　心电图监测

围术期心电图(Electrocardiography,ECG)监测的意义在于监测麻醉期间可能出现的各种心律失常和心肌缺血,以便麻醉医师能及时有效地采取处理措施,防止严重事件的发生。但心电图不能反映心排血功能和血流动力学改变,也不能替代其他监测手段。

一、心电监测仪

心电监测仪是重点监测系列中最主要的部分,可分为床边监护仪、遥测监护仪和中央信息处理中心。

(一) 床边监护仪

床边监护仪置于病人床边,由主机和插入件组成,主机由电源、屏幕显示和操作指令系统组成。插件为各种不同监测项目模块放大器,可根据监测需要选用。有波形显示、冻结和若干时间的记忆储存功能,可同时监护多项生理参数,如心电、呼吸、创伤性或非创伤性血压,以及体温等指标的波形,并以数字标明其数值。设备较简单,使用方便,抗干扰性能较好,生理参数可靠性较强,适用于卧床患者的监护。

(二) 中央信息处理中心

通过中央信息处理中心可以进行心律失常分析。一台中央信息处理微机常与6~8台床边监护仪、1~4台遥测仪连接,因此常可同时显示8~12道的监测数据和波形,能对24h发生的心率数进行统计,并绘出趋势图。中央台和床边监护仪之间通过电缆连接,中央台与遥测仪之间采用数字通讯方式相连接。

二、临床常用电极和导联

人体是一容积导体,将2个电极置于人体表面上2个不同部位,并用导线与心电图机相连,即可构成闭合电路以描记心电图,此种装置称为导联。电极板放在人体的不同部位可构成各种不同的导联,其描记出来的波形亦不同,这样可从不同角度记录出心动电位的变化。常用导联有以下几种:

(一) 标准导联(双极肢体导联)

标准导联是反映两个肢体之间的电位差:①Ⅰ导:心电图机阳极连接在左上肢,阴极接在右上肢;②Ⅱ导:阳极接在左下肢,阴极接在右上肢;③Ⅲ导:阳极接在左下肢,阴极接在左上肢。

(二) 加压单极导联

1. 加压单极导联反映探查电极这一部位的电位变化:①加压右上肢单极导联(aVR):阳极接在右上肢;②加压左上肢单极导联(aVL):阳极接在左上肢;③加压左下肢单极导联(aVF):阳极接在左下肢。

2. 单极胸部导联(V)　探查电极放在胸部以下各部位:①V_1 导联:电极放在胸骨右缘第四肋间;②V_2 导联:电极放在胸骨左缘第四肋间;③V_3 导联:电极放在 V_2 与 V_4 导联连线的中点;④V_4 导联:电极放在左锁骨中线与第5肋间交叉处;⑤V_5 导联:电极放在左腋前线与第5肋间交叉处;⑥V_6 导联:电极放在左腋中线与 V_4 同一水平交叉处;⑦V_7 导联:电极放

在左腋后线与 V_4 同一水平交叉上；⑧V_8 导联：电极入在左肩胛线与 V_4 同一水平线交叉上；⑨V_9 导联：电极放在后正中线与 V_4 同一水平线交叉上。

三、物品准备

床边监护仪1台，监测导线3~4根，电极板3~4个，酒精棉球等。

1. 监测前向病人说明监测的意义，以便消除病人的顾虑，取得病人合作。
2. 病人取高枕或半卧位。
3. 床边监测要先接好地线，再接电源线，然后打开监护仪电源开关。
4. 选好电极安放位置，并用酒精棉球清洁该处皮肤。
5. 固定电极于选定的导联位置上，选择导联，调好心电监测基线振幅后即可监测。
6. 停机时，先向患者说明，取得合作后关机，断开电源。

四、监护电极常见故障

1. 肌电干扰　病人因紧张、寒冷引起的肌肉颤抖可造成肌电干扰，尤其当电极安放在胸壁肌肉较多的部位时易出现。
2. 基线漂移可能　原因为电极固定不良、病人活动或受呼吸的干扰。
3. 严重的交流电干扰　常见原因为电极脱落、导线断裂、导电糊干涸及电毯等机器的干扰等。心电图特点为基线上出现有规律、每秒50~60次的纤细波形。
4. 心电波形振幅低　可能原因为正负电极间距离太近或两个电极之一正好放在心肌梗死部位的体表投影区。

五、注意事项

1. 放置电极前，应清洁局部皮肤，必要时刮去体毛。
2. 操作过程中要注意病人的保暖，定期观察患者粘贴电极片处的皮肤，监护时间超过72h要更换电极位置，以防皮肤过久刺激而发生损伤。
3. 放置监护导联电极时，应避开电除颤及做常规心前导联心电图的位置。
4. 应选择最佳的监护导联放置部位，QRS波的振幅应足以触发心率计数。如有心房的电活动，要选择P波清晰的导联，通常是Ⅱ导联。
5. 监测者密切监测变化，填好监测记录，发现病情变化及时处理。
6. 心电监护仪上设有报警电路，监测时应正确设置上限及下限，当心率超过预设的上限或下限时，及时启动报警系统。
7. 通过连续心电监测可及时发现并记录心律失常，但不能用于诊断。
8. 密切观察心电图波形，注意避免各种干扰所致的伪差。
9. 对躁动患者，应当固定好电极和导线，避免电极脱位以及导线打折缠绕。

六、围术期常见心律失常和心肌缺血心电图特点

（一）窦性心动过速

1. 病因　窦性心动过速是术中、术后常见的心律失常。引起的原因很多，如病人精神紧张、疼痛、麻醉不够深、低血容量、低氧血症、CO_2 蓄积、发热、心功能不全以及麻醉用药的

影响等。

2. 心电图诊断要点　其诊断要点为：①成人心率大于 100 次/分；②心律规则；③Ⅱ、Ⅲ及 aVF 导联 P 波直立（图 6-9）。

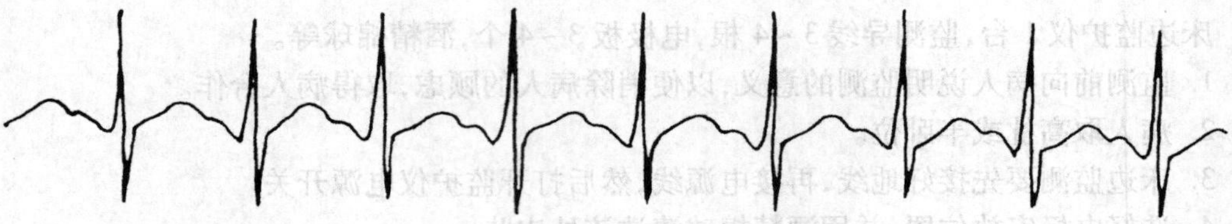

图 6-9　Ⅱ导联，窦性心动过速

（二）窦性心动过缓

1. 病因　术前发现病人有心动过缓，应排除心脏有无器质性病变，心功能强劲者，如经常参加体育锻炼者可有心动过缓，属于生理性。高龄者迷走神经功能亢进也可引起窦性心动过缓，要注意病人有无晕厥病史，或心功能衰竭的征象，以防有病窦综合征。

2. 心电图诊断要点　其诊断要点为：①心率小于 60 次/分；②心律规则；③Ⅱ、Ⅲ及 aVF 导联 P 波直立（图 6-10）。

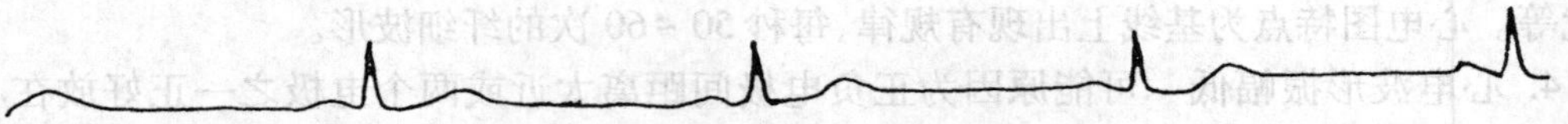

图 6-10　Ⅱ导联，窦性心动过缓

（三）室上性心动过速

1. 病因　常见于风湿性心脏病、预激综合征、洋地黄中毒、低血钾、心功能衰竭病人。心室率在 140～220 次/分。若过快可造成循环衰竭，须及时给予治疗。

2. 心电图诊断要点　室上性心动过速是临床上常见的心律失常，其在临床上有两种类型：阵发性室上性心动过速和多源性房性心动过速。

（1）阵发性室上性心动过速（图 6-11）　其诊断标准为：①心电图连续出现 3 个或 3 个以上的快速搏动；②心律规则；③心率多在 160～220 次/分之间；④心电图上若有 P 波再现，则 P 波形态多与窦性心律不同，P-P 间期大于 0.12 秒者为房性心动过速，小于 0.12 秒者为交界性心动过速，但大部分患者由于 P 波与前一个心动周期的 T 波重叠，因此不易分辨；⑤QRS波群形态多正常；⑥发作时或发作后短期内可出现 S-T 段下降，T 波低平或倒置。

（2）多源性房性心动过速（图 6-12）　其诊断标准为：①心房率超过 100 次/分，常在 130～180 次/分之间；②同一导联中有两种或两种以上不同形态的 P' 波、P'-P' 间期不同、P'-R 间期不同；③P' 波与 P' 波之间有等电位线；④心房率、心室率快而不规则，但常伴有不同程度的房室传导阻滞，易出现心室漏搏，所以 R-R 间期不等；⑤常无起止突然的特点。多

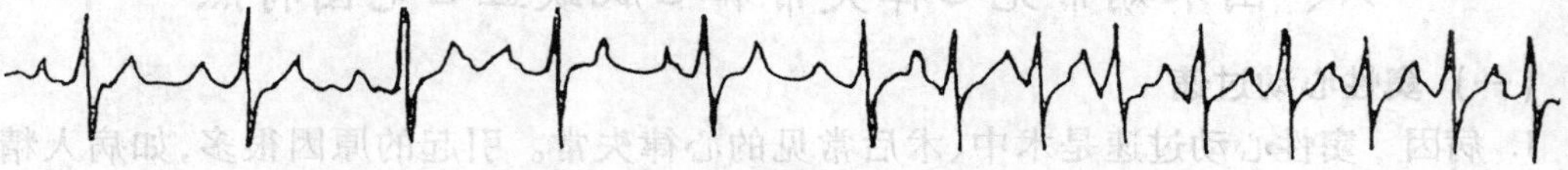

图 6-11　Ⅱ导联，阵发性室上性心动过速

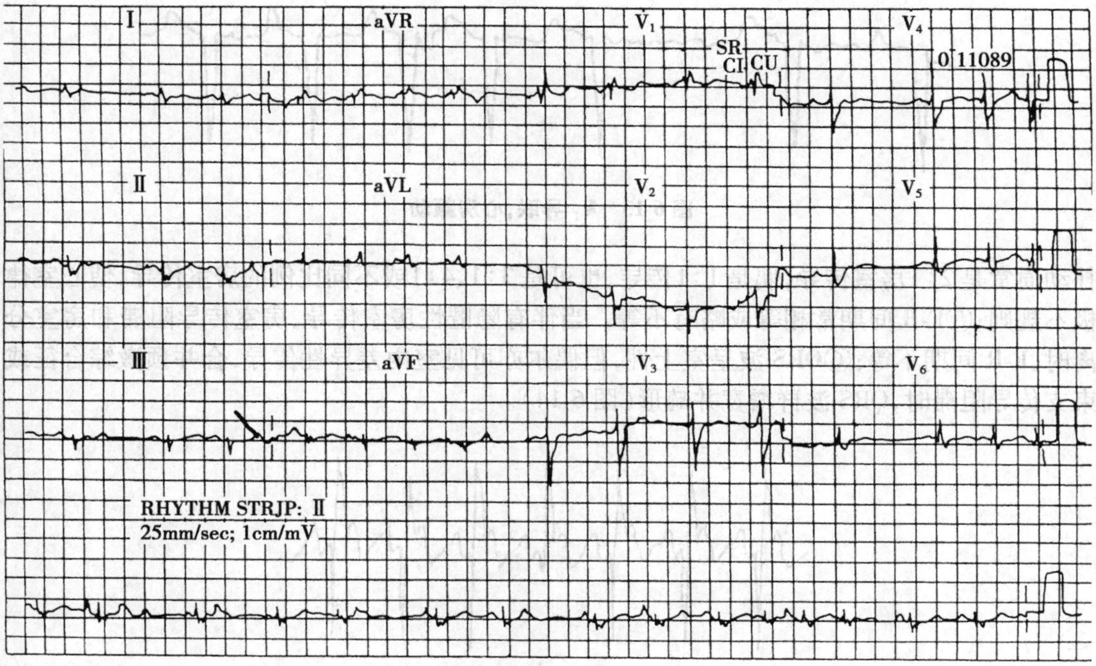

图 6-12 多源性房性心动过速

源性房性心动过速多见于:肺心病、充血性心力衰竭、洋地黄中毒、电解质紊乱等。老年人较多见,儿童亦可见到。

（四）心房颤动、扑动

1. 病因　房颤是很常见的心律失常,仅次于期前收缩的发病率,而房扑较少见,仅为房颤的 1/25。房颤的诱因很多,可见于风湿性心脏病、二尖瓣病变、高血压性心脏病、冠心病、脓胸、胸膜浸润、低温和手术刺激以及原因不明等。除上述原因外,颅内手术刺激、脑膜牵拉、休克等亦可导致患者发生心房扑动。

房颤有阵发性的和持续性(慢性)的两种,一般超过 1 个月的为慢性房颤。房扑伴有 2:1 房室传导阻滞者,须与室上性心动过速鉴别,通过按压颈动脉窦刺激迷走神经反射,可延迟房室传导,从而显露出 f 波。

2. 心电图诊断要点

(1) 房颤:①各导联 P 波消失,代之为形态、振幅、间期完全不一的心房颤动波(f 波)。其频率为 350~600 次/分,心室率绝对不齐;②伴室内差异传导时,下传的心室搏动其 QRS 波正常或宽大;③伴二度房室传导阻滞时,可出现不同程度的房室交界性或室性逸搏,伴三度房室传导阻滞时,心室率可出现非阵发性结性心动过速,或非阵发性室性心动过速,也可表现为阵发性或非阵发性室性心动过速、室性逸搏心律而使 QRS 波宽大畸形;④伴发预激综合征时常为阵发性,心室率较快,常大于 200 次/分,节律完全不规则,QRS 波群可正常,也可宽大畸形图(图 6-13)。

(2) 心房扑动:①各导联 P 波消失,取而代之为大小、形态相同、快速连续的锯齿样扑动波(F 波),在Ⅱ、Ⅲ、avF 导联最易见到;②心房率在 220~350 次/分;③心房律规则;④心房

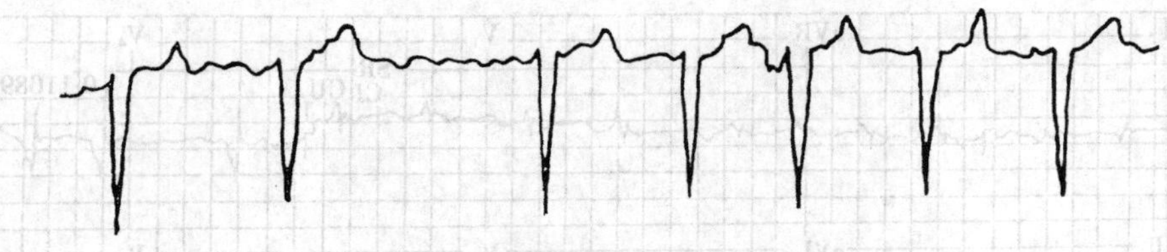

图 6-13　V_1 导联，心房颤动

扑动通常是2:1房室传导，偶是1:1传导，也可是3:1、4:1或不同比例的房室传导，使心室律极不规则；⑤F-R 间期常相等或略有不等。当伴有隐匿性房室传导、房室传导阻滞和房室分离时，F-R 间期不等；⑥QRS 波呈室上性，但偶尔亦可见室内差异性传导，合并预激综合征或束支传导阻滞时，QRS 波群增宽并畸形(图 6-14)。

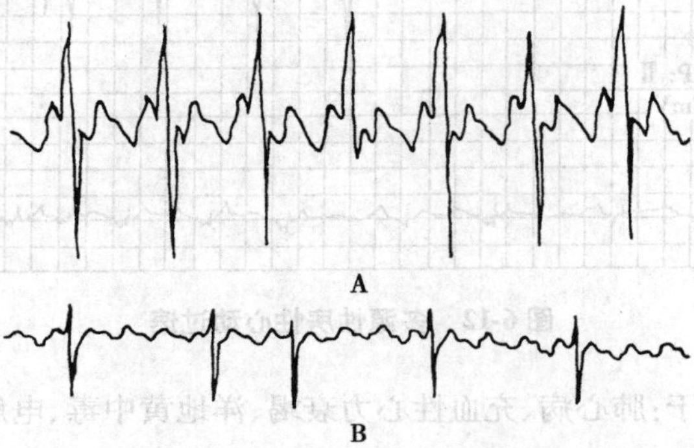

图 6-14　Ⅱ导联，心房扑动

A. 心房扑动伴2:1房室传导　B. 心房扑动伴不规则房室传导阻滞，心室律不规则

(五) 期前收缩

1. 病因　期前收缩是最常见的心律失常，有房性、交界区性和室性三种。期前收缩可见于健康人。手术中常见的诱因有：①内、外源性儿茶酚胺的刺激；②麻醉药的影响；③过度通气；④洋地黄药物过量；⑤心肌缺血；⑥电解质紊乱，如低血钾等。

2. 心电图诊断要点

(1) 房性期前收缩：①心律不规则，有提前出现的 P 波；②P'波形态与窦性 P 波不同；③P'-R 间期正常，但当房早伴房室传导阻滞时，P-R 间期可延长(图 6-15)；④P'波后的 QRS-T 波可正常或畸形，出现畸形的 QRS-T 波时称房早伴室内差异性传导，如 P'波后无 QRS-T 波称未下传性房早。同一导联出现两种或两种以上不同形态的 P'波称多源性房早。

(2) 交界性期前收缩：又称结性期前收缩。诊断要点为：①心律不规则；②Ⅱ、Ⅲ、avF 导联中 P 波倒置，P 波与 QRS 波关系不定；③P-R 间期：如 P 波出现于 QRS 波前，P-R 间期常小于 0.12 秒，但亦可延长，甚至出现完全性传导阻滞；④QRS 波基本正常，当有室内差异性传导时亦可增宽(图 6-16)。

(3) 室性期前收缩：其诊断要点为：①心律不规则；②P 波被掩盖，有时仅能从 ST 段或 T 波上的切迹加以辨认；③QRS 波宽大畸形且提前出现；④ST 段和 T 波与 QRS 波相反；

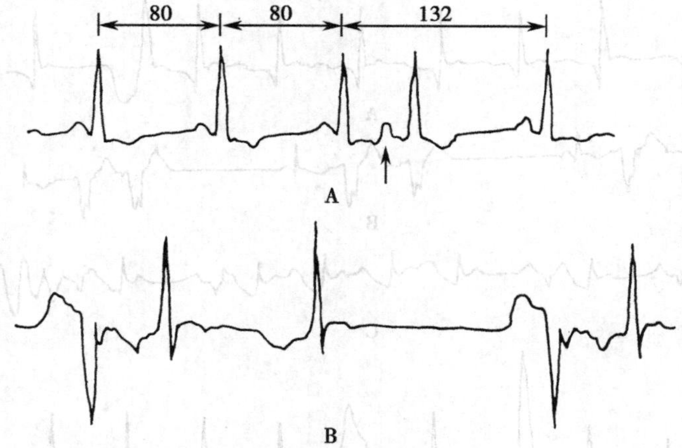

图 6-15 房性期前收缩

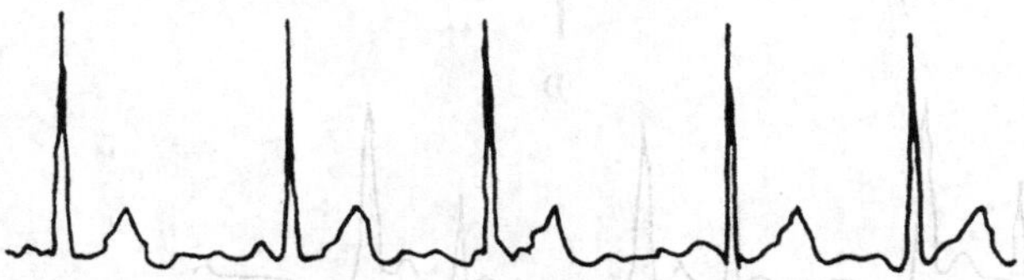

图 6-16 交界性期前收缩

⑤QRS波后出现代偿间歇。

室性期前收缩可以单个地出现连续两个室性期前收缩(图 6-17A),亦可成对出现两个室性期前收缩(图 6-17B)。当室性期前收缩的发生时间正好落在前一个搏动的 T 波上时,称 R-on-T 现象,极易诱发心室颤动(图 6-17C);当室性期前收缩由心室内多个兴奋灶发生时,其配对时间不固定,QRS 波的形态亦各异,称多源性期前收缩(图 6-17D);亦可以每间隔一个正常搏动出现一个室性期前收缩称室性二联律(图 6-17E),或一个正常搏动两个室性期前收缩称室性三联律。

(六) 室性心动过速

心电图诊断要点:连续出现三个或三个以上的室性期前收缩,且其频率超过 100 次/分时,称室性心动过速(图 6-18)。室性心动过速对血流动力学的影响程度主要取决于心肌原有功能和心室率,或可被耐受,或可严重威胁患者生命。

诊断室速的心电图须与以下情况鉴别:①室上性心动过速伴室内差异性传导(如预激综合征的室上速所表现的假性室速);②室上性心动过速伴束支传导阻滞。

(七) 房室传导阻滞

房室传导阻滞按从轻至重的程度大致分成:一度、二度文氏、二度莫氏和三度(完全性房室传导阻滞)。

1. 病因

(1) 一度阻滞的原因可以是病理性的如心肌病变、电解质紊乱,也可以是生理性的如迷走神经兴奋,或是由药物如洋地黄、钙通道阻滞药和 β 受体阻滞药等引起。运动负荷和阿托

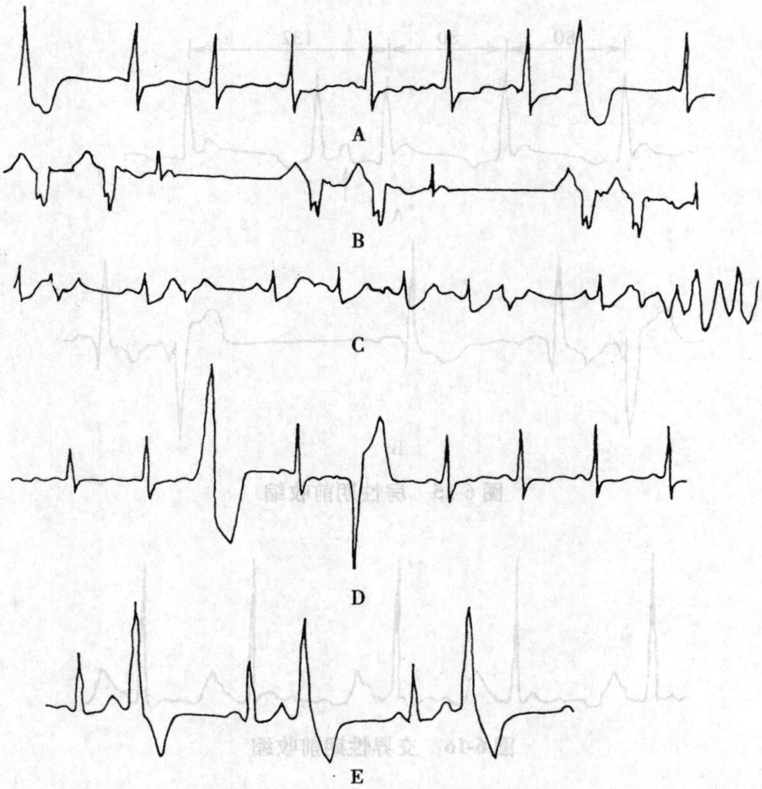

图 6-17 Ⅱ导联,室性期前收缩

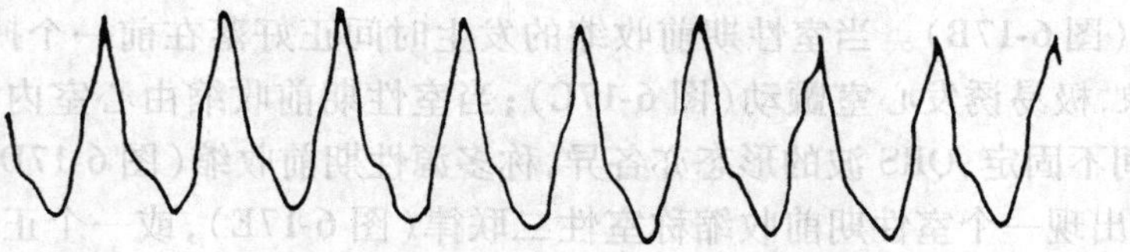

图 6-18 Ⅱ导联,室性心动过速

品试验后消失者,应为迷走神经兴奋所致,多见于年轻人。二度文氏型发病原因与一度相同,也可见于迷走神经兴奋的健康者。

(2) 二度莫氏型基本是心脏的器质性病变造成,有演变成三度传导阻滞的可能,应给予高度重视。2∶1的房室传导阻滞的心电图有时难以与文氏型鉴别,可以用运动负荷或阿托品试验区分,有改善者为文氏型,反之恶化者为莫氏型。

(3) 三度房室传导阻滞为心脏的器质性病变造成。病变部位可在房室结、希氏束或希氏束以下。如果室率较快且稳定,病人可没有症状,否则会有眩晕、眼前发黑、心功能衰竭、神志丧失等症状。

2. 心电图特点

(1) 一度房室传导阻滞:①心律规则;②P 波后均有正常的 QRS 波;③P-R 间期大于 0.20 秒(图 6-19)。

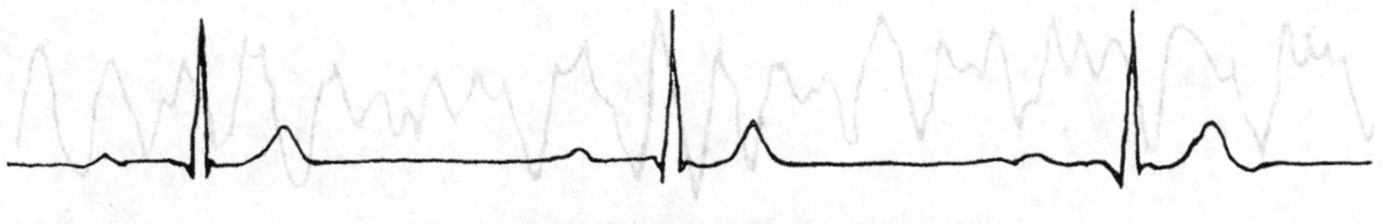

图 6-19 Ⅱ导联，一度房室传导阻滞

(2) 二度Ⅰ型房室传导阻滞：①心房率不受影响，心房律规则；②心室率少于心房率，心室律不规则；③QRS 波正常；④P-R 间期进行性延长，最终导致 QRS 波（心室搏动）脱漏，以后周而复始（图 6-20）。

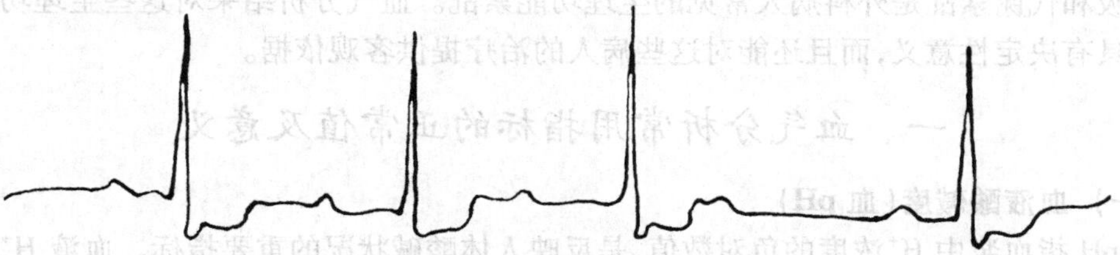

图 6-20 Ⅱ导联，二度Ⅰ型房室传导阻滞

(3) 二度Ⅱ型传导阻滞：①带有一个以上的 QRS 波脱漏，脱漏前的 P-R 间期可以不延长或略有延长，但将保持固定；②ORS 波增宽，当阻滞部位在希氏束时 QRS 波可正常（图 6-21）。

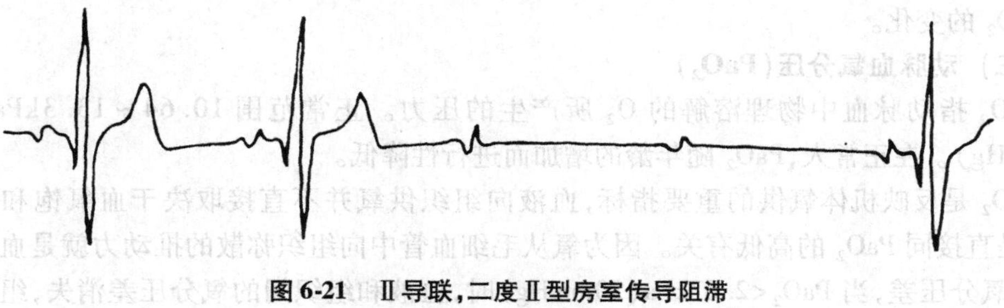

图 6-21 Ⅱ导联，二度Ⅱ型房室传导阻滞

(4) 三度房室传导阻滞：若发生在房室结，QRS 波可正常，频率约为 40～60 次/分（图 6-22）。若发生在结下水平，常提示结下传导系统有广泛的器质性病变，QRS 波形态呈增宽变异，频率低于 40 次/分。由于心室中的起搏点是不稳定的，故可出现室性停搏。

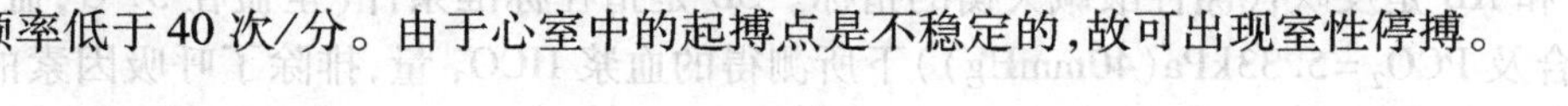

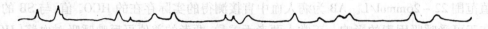

图 6-22 Ⅱ导联，三度房室传导阻滞（QRS 波大致正常）

（八）心室颤动

心室颤动是心搏骤停的常见形式之一，此时心室已经失去了正常整体收缩。因此，心脏就停止了射血。按心室颤动振幅的高低又可分为：粗颤和细颤。心室颤动心电图特点为：出现振幅、波形及节律均无规则的室颤波（图 6-23）。一旦发现患者出现心室颤动，应立即按心搏骤停处理。

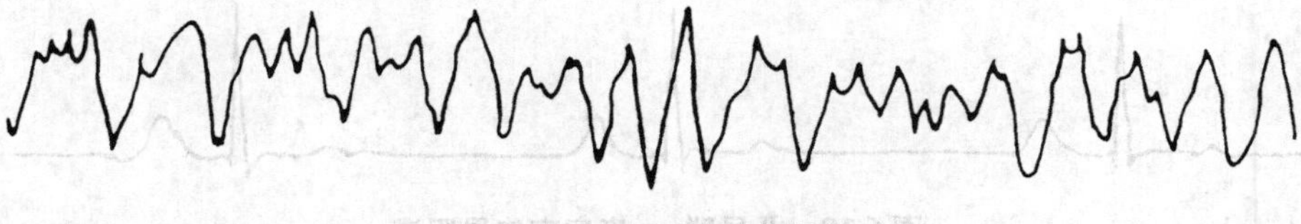

图 6-23　Ⅱ导联，心室颤动

第十五节　血气分析

呼吸和代谢紊乱是外科病人常见的生理功能紊乱。血气分析结果对这些生理功能紊乱的诊断具有决定性意义，而且还能对这些病人的治疗提供客观依据。

一、血气分析常用指标的正常值及意义

（一）血液酸碱度（血 pH）

血 pH 指血浆中 H^+ 浓度的负对数值，是反映人体酸碱状况的重要指标。血液 H^+ 受酸碱平衡中的呼吸成分和代谢成分的双重影响，是一个综合指标。动脉血 pH 的正常值范围为 7.35～7.45，pH 值小于 7.35 属酸中毒，pH 值大于 7.45 属碱中毒。

（二）动脉血二氧化碳分压（$PaCO_2$）

$PaCO_2$ 指动脉血中物理溶解的 CO_2 所产生的压力。正常范围 4.7～6.0kPa（34～45mmHg），平均值 5.3kPa（40mmHg）。机体 CO_2 产量、肺通气或肺换气发生改变都有可能引起 $PaCO_2$ 的变化。

（三）动脉血氧分压（PaO_2）

PaO_2 指动脉血中物理溶解的 O_2 所产生的压力。正常范围 10.64～13.3kPa（80～100mmHg）。在正常人，PaO_2 随年龄的增加而进行性降低。

PaO_2 是反映机体氧供的重要指标，血液向组织供氧并不直接取决于血氧饱和度的高低，而是直接同 PaO_2 的高低有关。因为氧从毛细血管中向组织弥散的推动力就是血液和组织间的氧分压差，当 $PaO_2<2.67kPa$（20mmHg）时，血液和组织间的氧分压差消失，组织就失去了从血液中摄取氧的能力。

（四）标准碳酸氢盐（SB）和实际碳酸氢盐（AB）

SB 和 AB 是反映代谢性酸碱失衡的指标。SB 是指在标准条件（全血在 37℃，血红蛋白完全氧合及 $PCO_2=5.33kPa$（40mmHg））下所测得的血浆 HCO_3^- 量，排除了呼吸因素的影响，正常值范围 22～26mmol/L。AB 为病人血中直接测得的实际存在的 HCO_3^- 值，与 SB 的不同之处在于可受呼吸因素的影响。正常人两者无差异，两者的差值可反映呼吸对血浆［HCO_3^-］影响的程度。如 SB>AB 表示 CO_2 排出增加；AB>SB 表示有 CO_2 潴留。SB 大于 27mmol/L 提示存在代谢性碱中毒的可能；SB 小于 22mmol/L 提示代谢性酸中毒的可能，但是必须和 BE 联系起来分析。

（五）碱剩余（BE）和标准碱剩余（SBE）

BE 是指在 $PaCO_2=5.33kPa$（40mmHg）、37℃条件下，全血用强酸或强碱滴定，使血样本的 pH 值达到 7.4 所需要的酸或碱的量。正常值±3mmol/L。BE 是酸碱平衡中代谢成分的

指标，不受呼吸因素的影响。后来发现在 $PaCO_2$ 为 9.3kPa(70mmHg)时，体外实验证实由于 HCO^- 向细胞间液转移，故实际上 BE 会低于计算值，因此，以整个细胞外液(包括血液)计算 BE 更为合理。这大致相当于血液中血红蛋白 50g/L 时的 BE 值。这就是 SBE 的由来。在有的血气分析报告中，SBE 表示为 BEecf(细胞外液 BE)，而 BE 表示为 BE-B(全血 BE)。SBE 的参考范围为 -2.3 ~ +2.3mmol/L，SBE 大于 2.3mmol/L 为代谢性碱中毒，小于 2.3mmol/L 为代谢性酸中毒。

(六) 血浆 CO_2 总量($T\text{-}CO_2$)

$T\text{-}CO_2$ 是指存在于血浆中一切形式二氧化碳的总和，它包括了 HCO_3^-、CO_2(血中溶解的部分)，氨甲酰 CO_2、H_2CO_3 等四个主要成分。由于后两部分含量很少，可以忽略不计，因此，它主要还是反映了碳酸盐缓冲系统。与[HCO_3^-]相同，它也受 PCO_2 和氧饱和度的影响，其参考范围为 24 ~ 32mmol/L。

(七) 缓冲碱(BB)

BB 是指血液中具有缓冲作用的阴离子总和，包括血中[HCO_3^-]、血红蛋白(Hb)、血浆蛋白和[HPO_4^{2-}]。全血 BB 正常值为 45 ~ 55mmol/L，平均为 50mmol/L。其较全面地反映了体内碱储备的总量，但受血浆蛋白和 Hb 及呼吸因素的影响。代谢性酸中毒时，BB 减少；代谢性碱中毒时，BB 增加。

(八) 氧总量($C\text{-}O_2$)

$C\text{-}O_2$ 指血液中所含氧量的总和，即除了溶解于血液中的氧量外，还包括与血红蛋白相结合的氧量，其计算公式如下：$C\text{-}O_2 = (1.34 \times Hb \times SaCO_2) + 0.00315PO_2$。式中：1.34 代表每克血红蛋白 100% 饱和时所能结合的氧量，0.00315 是氧的溶解常数，$PO_2 \times 0.00315$ 即为物理溶解的氧量。

(九) 肺泡-动脉氧分压差($P_{A\text{-}a}O_2$)

$P_{A\text{-}a}O_2$ 表示肺泡内氧与动脉内氧分压的梯度，是判断肺换气功能是否正常的一项重要指标。$P_{A\text{-}a}O_2$ 对判断病人有无缺氧及估计缺氧的原因比 PaO_2 更有意义。

(十) 阴离子间隙(AG)

AG 是指血浆中非常规测定的阴离子量，包括各种有机酸，如乳酸、β-羟丁酸、丙酮酸、乙酰乙酸，及无机酸和蛋白。是由血浆中可测定的主要阳离子(Na^+)与可测定的主要阴离子(HCO_3^-、Cl^-)的相差数计算而来：$AG = (Na^+ + K^+) - (HCO_3^- + Cl^-)$，正常值 8 ~ 16mmol/L，平均 12mmol/L。计算 AG 对鉴别代谢性酸中毒的类型，识别混合性酸碱失衡，特别是三重酸碱失衡有重要的临床意义。

二、血液标本的采集和保存

在血气分析中，血液标本的采集和保存是否恰当对测定结果有较大影响。除了有特殊的需要或在特殊的情况下，血气分析都是采动脉血作为标本。

(一) 采血部位的选择

理论上从全身任何动脉采集的动脉血都能用于血气分析，但在临床实践中，多选用外周浅表易于扪及、大小合适、针头易于进入的动脉血管，且供血区域侧支循环丰富，如果发生动脉痉挛或栓塞，不至于造成组织缺血。桡动脉最符合以上条件，因此也是临床上用于采血做血气分析的最常见部位。如果桡动脉无法穿刺，足背动脉、胫后动脉、颞浅动脉(主要用于婴儿）、肱动脉和股动脉都能用于穿刺采血。但在凝血功能异常的病人，肱动脉和股动脉穿刺应为禁忌，因为这些血管位置较深，穿刺后不能有效地压迫止血，容易造成出血、血肿等并发症。另外，任何经外科手术重建的血管，都不应用于动脉穿刺。

（二）经桡动脉穿刺采血的操作要点及注意事项

1. 病人手掌向上，手腕稍微过伸位，扪及桡动脉。

2. 穿刺部位皮肤消毒。

3. 1%利多卡因浸润穿刺点，以减轻穿刺时病人的疼痛。

4. 采血用5ml玻璃空针，取血量至少2ml。获得血标本后，立即排出空针内的小气泡，取掉针头，用橡皮帽封住针管，以确保血标本闭气。

5. 抽出的血必须抗凝。肝素钠是血气分析唯一可用的抗凝剂，轻轻转动标本5～15s，以使肝素钠同血液充分混合。

6. 在血气分析的送检单上应注明抽血的时间、抽血时的情况，如 F_iO_2 通气参数、病人的体位等，以供结果分析时参考。

（三）影响测定结果准确性的因素

1. 使用塑料空针，在 PO_2 高时，氧能透过塑料弥散进入大气。另外，空针内的小气泡常难以排尽。由于塑料空针的针芯不能平滑地移动，采血时常需主动抽吸，这样就有可能采到静脉血。

2. 如采血时，用负压抽吸，血液内的气体就有可能溢出成为气泡，如排出这些气泡，测定的血气张力就可能假性降低。

3. 血液被肝素液稀释不影响 pH 值的测定结果，但能降低测定的 PCO_2，以及计算的碳酸氢钠值。影响程度直接同稀释程度相关。

4. 如果血液标本不在取出后1分钟内测定或不立即降温至4℃以下，测得的 PO_2 和 pH 值将降低，而 PCO_2 升高，这是由于氧被白细胞、血小板和网织红细胞所利用。在白细胞增多症或血小板增多症病人，这种影响将较为明显。

5. 血标本中混入气泡会引起血中的 CO_2 逸出进入气泡（大气中 PCO_2 接近于0），而 PO_2 趋向于20kPa（150mmHg）（在一个大气压下 PO_2 接近20kPa（150mmHg））。因此，血标本中出现气泡肯定要影响最终分析的结果。在采集血样本时，针管内绝对避免出现气泡是很难做到的，所以采血后要及时排除气泡并采取闭气措施。

6. 温度的影响　温度会影响 pH、PCO_2 和 PO_2 的测定值。病人体温高于37℃，每增加1℃，PaO_2 将增加7.2%，$PaCO_2$ 增加4.4%，pH 降低0.015；体温低于37℃时，对 pH 和 $PaCO_2$ 影响不明显，而对 PaO_2 影响较显著。体温每降低1℃，PaO_2 降低7.2%。

因此，如病人体温有变化，必须在化验单上注明病人的实际体温，实验室测定时即可应用仪器中的“温度校正”按钮校正到病人的实际温度，这样测定结果才会准确，如果送捡时不注明病人的体温，则这一校正需要自己进行。

（陈绍洋　郑宏　薛娜）

思考题

1. 潮气量的定义，正常成人潮气量是多少？
2. 呼气末二氧化碳异常波形的临床意义及护理。

3. 描述 Allen 试验方法。
4. 有创血压监测的并发症及护理。
5. 中心静脉穿刺并发症及其护理,中心静脉导管的护理。
6. 适合外科手术的 BIS 值范围。
7. 如何进行神经肌肉阻滞的临床估测?
8. TOF 比值恢复与临床征象有何关系?
9. 围术期影响体温变化的因素有哪些?
10. 临床上常用的体温监测技术有哪些?
11. 如何预防围术期低体温?
12. 临床常用的心电监测导联及监测方法有哪些?
13. 房颤的心电图有什么特点?
14. 如何经桡动脉穿刺采血行血气分析及意义?
15. 影响血气分析测定结果准确性的因素有哪些?

第三篇 临床麻醉护理学

第七章 麻醉前访视与护理

要点

1. 麻醉前评估的目的:①详细了解病人的有关病史、检验结果和精神状态;②指导病人熟悉有关的麻醉问题,解除病人的焦虑心理;③通过病史复习和体格检查,评估病人的麻醉及手术耐受性,以采取有效措施积极预防术中术后可能的并发症。

2. 麻醉前评估(ASA分级):1级:病人的重要器官、系统功能正常,对麻醉和手术耐受良好,正常情况下基本无风险。2级:有轻微系统性疾病,重要器官有轻度病变,但代偿功能健全。对一般麻醉和手术可以耐受,风险较小。3级:有严重系统性疾病,重要器官功能受损,但仍在代偿范围内。行动受限,但未丧失工作能力。施行麻醉和手术有一定顾虑和风险。4级:有严重系统性疾病,重要器官病变严重,功能代偿不全,已丧失工作能力,经常面临对其生命安全的威胁。施行麻醉和手术均有危险,风险很大。5级:病情严重、濒临死亡。麻醉和手术异常危险。这种分级也适用于急症手术。在评定的级别旁加"E"或"急"。

3. 患者麻醉前的心理护理:①进行麻醉和术前心理护理;②针对病人对麻醉和手术常有的疑虑进行释疑和技术训练;③科学客观地对即将进行的麻醉和手术进行解释;④做好病人家属和朋友的工作;⑤对存在较重心理障碍的病人,应通知病区医生或麻醉医师,必要时使用药物解除焦虑和恐惧。

4. 麻醉前常规准备的内容:①正确评估病人ASA分级和营养状况,对病人的饮食加以合理的指导;②胃肠道准备与护理,成人一般术前禁食8~12h,禁饮4h,小儿术前应禁食(奶)4~8h,禁水2~3h;③膀胱的准备与护理;④口腔卫生准备与护理;⑤输液输血准备;⑥治疗药物的检查;⑦术后适应性训练和护理;⑧手术前晚复查;⑨病人进入手术间后,麻醉护士应首先问候致意,体现关心体贴,然后与麻醉医师一起核对病人和麻醉方法;对病人的义齿、助听器、人造眼球、隐形眼镜、首饰、手表等物品均应摘下保管,并加以记录。再次复习病史,按照麻醉医嘱和麻醉常规,协助麻醉医生开始麻醉工作。

麻醉前对病人的访视和评估是完善术前准备和制定麻醉方案的基础。麻醉护理工作涉及整个围术期,护理工作的好坏取决于能配合麻醉医师充分了解病人的全身情况和重要器官生理功能,并做出正确的评估。这有利于消除或减轻病人的恐惧紧张心理,建立良好的护患关系,配合和完成手术,减少并发症和加快病人的康复,是保障病人围术期安全的重要环节。

第一节 病情评估及评价指标

一、麻醉前访视

麻醉护士应与麻醉科医师一起在手术前一日对病人进行访视,其目的为:①详细了解病人的有关病史、检验结果和精神状态;②指导病人熟悉有关的麻醉问题,解除病人的焦虑心理;③通过病史复习和体格检查,评估病人的麻醉及手术耐受性,以采取有效措施积极预防术中术后可能的并发症。

(一)病史复习

详细阅读病历,了解全部病历资料,有目的地追问有关麻醉的病史,主要了解以下几个方面:

1. 个人史 包括病人的活动能力,能否胜任较重的体力劳动或剧烈活动,是否有心慌气短的症状;有无长期饮酒、吸烟史。

2. 过去史 ①了解既往疾病史,特别是与麻醉有关的疾病如高血压、冠心病、脑血管病、哮喘及相应的治疗情况;②既往手术麻醉史,做过何种手术,麻醉方式,有无不良反应;③既往长期用药史,了解药名、药量,有无过敏史,有无长期服用安眠药、抗凝药、降压药、降糖药及麻醉药品成瘾史等。

3. 现病史 查看化验结果、用药情况及治疗效果。

(二)体格检查

1. 全身状况 观察有无发育不全、营养障碍、贫血、脱水、浮肿、发热及意识障碍等,测身高、体重,了解近期体重变化。

2. 器官功能

(1)呼吸系统:询问有无咳嗽、咳痰,每日痰量及痰的性状,是否咯血及咯血量。观察呼吸频率,呼吸深度及呼吸形式,评估呼吸道的通畅程度,听诊双肺呼吸音是否对称,有无干湿啰音。参阅胸部X线和CT检查结果。必要时应有肺功能检查结果。

(2)心血管系统:测血压、脉搏,注意皮肤黏膜颜色及温度,叩诊心界,听诊心音,有无心脏扩大、心律失常以及心衰发作。术前应常规检查心电图。

(3)其他:检查脊柱有无畸形或病变,穿刺部位有无感染,下颌关节和脊柱活动度;检查四肢浅表静脉,选定输血输液穿刺点,估计有无静脉穿刺困难。

3. 了解拟施行的手术部位、切口、切除脏器范围、手术难易程度、出血程度、手术时间长短和手术危险程度等;了解是否需要特殊的麻醉技术(如低温、控制性低血压等)和特殊的手术体位配合,此外还需了解手术的急缓程度。

4. 了解病人是否紧张和焦虑，评估病人的精神状况及其合作程度。询问病人和家属对麻醉和手术有何顾虑和具体要求，并进行相应的解释和心理护理，进行术前教育。发现有明显精神状态异常者应请专科医师会诊。

二、病情评估

根据麻醉前访视结果，将病史、体格检查和实验室检查结果结合手术麻醉的风险，进行综合分析，最终可对病人的全身情况和麻醉耐受力作出比较全面的评估。此点在提高麻醉安全性，减少麻醉意外事件发生方面具有十分重要的作用。

（一）术前病情评估

多采用美国麻醉医师协会（American Society of Anesthesiologists, ASA）颁布的全身体格健康状况5级分类法。（见表7-1）

1级：病人的重要器官、系统功能正常，对麻醉和手术耐受良好，正常情况下基本无风险。

2级：有轻微系统性疾病，重要器官有轻度病变，但代偿功能健全。对一般麻醉和手术可以耐受，风险较小。

3级：有严重系统性疾病，重要器官功能受损，但仍在代偿范围内。行动受限，但未丧失工作能力。施行麻醉和手术有一定顾虑和风险。

4级：有严重系统性疾病，重要器官病变严重，功能代偿不全，已丧失工作能力，经常面临对其生命安全的威胁。施行麻醉和手术均有危险，风险很大。

5级：病情严重、濒临死亡。麻醉和手术异常危险。

这种分级也适用于急症手术。在评定的级别旁加“E”或“急”。

表7-1　ASA分级和围术期死亡率关系

分级*	标　准	死亡率（%）
Ⅰ	体格健康，发育良好，各器官功能正常	0.06～0.08
Ⅱ	除外科疾病外，有轻度并存病，功能代偿健全	0.27～0.40
Ⅲ	并存病较严重，体力活动受限，但尚能应付日常活动	1.82～4.30
Ⅳ	并存病严重，丧失日常活动能力，经常面临生命威胁	7.80～23.0
Ⅴ	无论手术与否，生命难以维持24小时的濒死病人	9.40～50.7

* 急症病例注“急”或“E”，表示风险较择期手术增加。

（二）美国心脏病学会、美国心脏学会对非心脏手术患者围术期心血管评估

美国心脏病学会（ACC）、美国心脏学会（AHA）2007年9月制定了新的非心脏手术患者围术期心血管评估与治疗指南，提出心脏危险性分层和手术危险性分层，用于指导心脏病患者非心脏手术的评估与治疗（见表7-2，表7-3）。

表 7-2 心脏危险性分层

分层	危险因素
高危	不稳定型冠状动脉综合征 不稳定型或严重的心绞痛(CCA 心绞痛疾病分级Ⅲ or Ⅳ级) 急性心梗(一周以内)或近期心梗(发生心梗一周到一个月)同时伴有心肌缺血的危险因素 失代偿的心力衰竭(NYHA Ⅳ级) 显著的心律失常 高位房室传导阻滞 莫氏Ⅱ型房室传导阻滞 三度房室传导阻滞 有症状的室性心律失常 室上性心律失常(包括房颤),伴有无法控制的室性心率(静息状态下室性心率大于 100bpm) 有症状的心动过缓 新出现的室性心动过速 严重的瓣膜疾病 严重的主动脉瓣狭窄(平均压力梯度大于 40mmHg,主动脉瓣口面积小于 1.0cm^2 或有明显的临床症状) 严重的二尖瓣狭窄(进行性加重的劳累性呼吸困难,劳累性晕厥,或心衰)
中危	心脏病史 代偿的或以前出现过心衰史 脑血管疾病史 糖尿病 肾功能不全
低危	高龄(≥70 岁) 异常心电图(左心室肥大、束支传导阻滞、ST-T 改变) 非窦性心律(房颤、起搏心律) 低运动耐量(<4METS) 中风史 未控制的高血压(SBP≥180mmHg、DBP≥110mmHg)

表 7-3 手术危险性分层

分 层	手术类型
心血管手术 (心脏的风险大于 5%)	主动脉或其他大血管手术 外周血管的手术
中危 (心脏的风险在 1% ~5%)	腹部或胸腔的手术 颈动脉内膜剥离术 头颈部手术 矫形外科手术 前列腺手术
低危 (心脏的风险小于 1%)	内镜手术 浅表部手术 白内障手术 乳房手术 门诊手术

第二节 麻醉前病人的心理护理

心理护理是指在对病人的护理过程中，运用心理学原理和方法，针对患者现存的和潜在的心理问题，改善患者的心理状态和行为，使之有利于疾病康复的过程。

由于麻醉与手术是有风险的治疗方法，病人必然对其安全性、可能出现的一些并发症感到担心，而且由于病人对疾病和将要施行的麻醉和手术缺乏认识，会产生不同程度的心理负担。因此，麻醉与手术不论大小，病人都会出现紧张。这种紧张刺激，通过交感神经系统的作用，使肾上腺素和去甲肾上腺素的分泌增加，引起血压升高、心率加快，有的还可出现四肢发凉、发抖、紧张、恐惧等一系列心理、生理和病理生理反应。麻醉护士应做好麻醉前病人的心理护理，必要时应通知医生进行药物治疗。

一、病人在麻醉手术前的心理状态

焦虑是指一种非特定的、不知所以然的紧张不安的情绪状态，当其程度严重时，则变成惊恐。它常与焦急、忧虑、恐惧等感受交织，成为一种复合性的负性情绪。

抑郁是一种闷闷不乐、忧愁压抑、心境悲观、对各种事情缺乏兴趣、回避与他人交往的消极心情；它主要是由现实丧失或预期丧失引起的，多见于肿瘤的病人。

麻醉与手术是一种强烈的心理刺激，恐惧和焦虑是术前病人最普遍的心理状态。各年龄段的人手术前恐惧心理也不完全一样，除了对安全性的共同担忧之外，又各有侧重：小儿主要是害怕手术后伤口引起的疼痛；青壮年对手术的安全性、并发症、治疗后的预期效果以及术后康复等问题忧心忡忡；老年人则更多的是担心手术可能带来的风险，害怕自己的身体状况无法承受手术所带来的创伤；而女性更多担心术后的形象和美观，以及可能的并发症对未来生活的影响等。

在一项对术前病人的心理状况进行的调查中，发现76%的病人术前都有紧张、焦虑、恐惧等心理现象。多数病人担心手术能否成功，疼痛能否忍受，会不会留下残疾等。这些消极的心理因素对麻醉、手术及预后极其不利。病人普遍反映，入院就盼早日手术，一安排手术就惶恐不安，焦虑失眠，尽管在手术日的前一天晚上服用安眠药，仍难以入睡。

相反，也有部分病人把一切希望寄托于医生，表现出过分的乐观，对可能遇到的问题没有心理准备，甚至过分依赖和信任医生而无任何焦虑。术前焦虑程度对手术效果及预后恢复得快慢有很大的影响。资料表明：有轻度焦虑者，效果较好；严重焦虑者，预后不佳；而无焦虑者，效果往往更差。这是因为，无焦虑的病人由于对医生或手术过度依赖，过分放心，对生理上带来的不可避免的痛苦缺乏应有的心理准备。

因此，术前做好病人的心理护理工作尤其重要。

二、做好病人心理问题的评估

1. 病人心理问题的评估，其目的在于识别和解决病人的心理问题。通过收集病人的心理信息，如与病人及其家属、亲友、同病室病友的交谈、询问、心理调查、参阅病历等，了解病人的人格特征、工作、生活等方面的情况，特别要重视那些与疾病有关的心理社会因素，找出病人现存的或潜在的心理问题。既要抓住病人具有典型意义的情绪状态，又要善于从分析原因中找出能充分体现病人心理问题特异性的本质特征。

2. 评估病人的心理问题要把握三个环节:①心理反应的性质,是以焦虑、恐惧为主还是以抑郁为主;②心理反应的强度;③引起病人主要心理反应的个体原因。

三、心理护理的实施程序

心理护理的实施程序见图 7-1。

建立好的护患关系

↓

全方位采集心理信息(观察法、调查法)

↓

客观量化的心理评定(共性规律、个性特征)

↓

确定病人的基本心态(良、中、差,性质、强度)

↓

分析出主要原因或影响因素(外因、内因)

↓

选择适宜对策(控制外来危害、调动内在潜力)

↓

观察评估效果(客观指标、规范标准)

↓

确定新的方案(共性规律、个性特征)

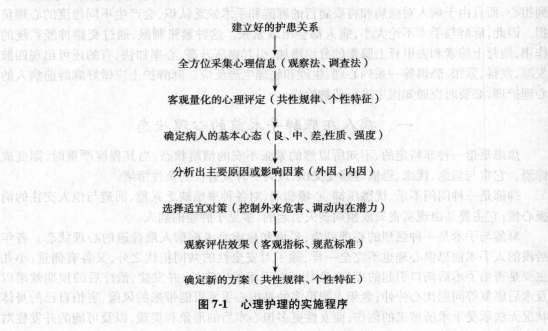

图 7-1 心理护理的实施程序

四、术前心理护理注意事项

(一) 进行麻醉和手术前的心理护理

应由有经验的麻醉护士进行,耐心听取病人的意见和要求,向家属详细交代病情,阐明麻醉和手术的重要性和必要性,尤其要对麻醉的安全作详细的解释,这一点对病人获得安全感极为重要。还要依据不同的病人,用对其恰当的语言交代麻醉和手术可能带来的痛苦。

(二) 针对病人对麻醉和手术常有的疑虑进行释疑和技术训练

根据不同疾病和病人,依据其产生恐惧、焦虑的原因,有针对性地做好解释和开导工作。为防止术后并发症,手术前要指导病人如何放松思想,如何做好术后咳嗽、肢体运动、翻身、床上大小便等,介绍具体方法并进行训练,减少病人对术后可能存有问题的忧虑。

(三) 恰当合理的麻醉前解释

要配合医生,以适当的方式将麻醉和手术前准备的目的、意义及注意事项、可能发生的副作用告诉病人,使其有心理准备。细致的心理护理工作可使麻醉前、麻醉与手术后的病人通过相互鼓励、慰藉而进入积极的心理状态,有利于手术后的顺利恢复。对于危险性大、麻醉和手术复杂、心理负担重的病人,还要介绍有关专家是怎样反复研究其病情并确定最佳方案的,并突出强调病人在麻醉和术中的有利条件等,使病人深感医护人员对其病情十分了解,对麻醉和手术是极为负责的。这些心理上的准备,对控制术中出血量和预防术后感染等都是有益和必要的，并可使病人正视现实，稳定情绪，顺应医护计划。

（四）做好病人家属和朋友的解释工作

家属对病人的麻醉和手术及术后康复起着重要的作用，家属及朋友的情绪往往直接影响到病人的情绪，因此要告知家属和朋友鼓励病人勇敢面对麻醉和手术，配合医护人员对病人进行积极的暗示和鼓励。

（五）对存在较重心理障碍的病人

应通知病区医生或麻醉医师，必要时使用药物解除焦虑和恐惧。

第三节　麻醉前的准备与护理

麻醉前需要根据麻醉医师的医嘱，对需要麻醉的病人做好各项准备工作，以保证病人在麻醉过程中的安全。

一、麻醉前心理准备与护理

（一）心理护理的目的和意义

心理护理和术前准备两者应结合在一起进行，麻醉护士要根据病人的心理问题进行心理护理。可结合病人的病情，以通俗易懂的语言介绍病人疾病的相关知识，说明麻醉和手术的必要性，讲解麻醉方案和需要病人配合的要点，以及放置各种导管的意义，对病人进行术前教育。针对病人对疼痛的恐惧，说明麻醉医生可以提供良好的术后镇痛，减少病人对麻醉的恐惧，增强对麻醉的信心。谈话要富有艺术性，实事求是，恰如其分，对麻醉的危险性及可能出现的并发症，既不过分强调，又要让病人充分了解。

（二）术前教育项目的内容

1. 建立良好的护患关系，加强病人和护士之间的互动；

2. 鼓励病人参与术前护理方案的制订；

3. 增强病人的自我护理技能，并参与到术后的护理工作中，如训练胸、腹式呼吸、咳嗽、翻身、卧位大小便等；

4. 增强病人对自己健康状况的信心；

5. 使病人对麻醉和护理更好地理解和配合，告知麻醉的方法、体位、以及如何配合等事项；

6. 提供个性化的术前护理：

（1）明确术前的实验室检查、体格检查和诊断是否完善；

（2）再次明确病人禁饮、禁食的确切时间；

（3）提供人性化护理，例如更换医院配备的衣裤、不要佩戴珠宝或其他饰品、取出活动性义齿，不要携带手表等贵重物品去手术室；

（4）对术后恢复过程加以指导；

7. 详细告知手术的时间地点，相关程序。

二、麻醉前常规准备和护理

1. 正确评估病人ASA分级和营养状况，对病人的饮食加以合理的指导，尽可能在术前纠正营养缺乏，以提高病人对手术麻醉的耐受能力。

2. 胃肠道准备与护理 需常规排空胃内容物，目的是防止术中或术后反流、呕吐，避免误吸、肺部感染或窒息等意外的发生。胃排空时间正常人为4～6h，因情绪激动、恐惧、焦虑或疼痛不适等可致胃排空显著减慢。因此，成人一般术前禁食8～12h，禁饮4h，小儿术前应禁食（奶）4～8h，禁水2～3h。有关禁饮、禁食的重要意义，必须向病儿家属交代清楚，以取得配合。另外，胃肠道手术要常规进行胃肠减压和清洁灌肠。

3. 膀胱的准备与护理 病人送入手术室前应嘱其排空膀胱，以防止术中尿床和术后尿潴留。对盆腔或疝手术，排空膀胱有利于手术野显露和预防膀胱损伤。危重病人或复杂大手术，需留置导尿管，以利观察尿量。

4. 口腔卫生准备与护理 麻醉后上呼吸道的一般性细菌容易被带入下呼吸道，在术后抵抗力低下的情况下，可能引起肺部感染等并发症。为此，病人住院后即应嘱病人早晚刷牙、饭后漱口；对患有松动龋齿或牙周炎症者，需经口腔科诊治。进手术室前应将活动义齿摘下，以防麻醉时脱落，造成误吸入气管或嵌顿于食管。

5. 输液输血准备 中等以上手术，术前应检查病人的血型，准备一定数量血液制品，做好交叉配血试验。凡有水、电解质或酸碱失衡者，术前均应常规输液，尽可能给予补充和纠正。

6. 治疗药物的检查 病情复杂的病人，术前常已接受一系列药物治疗，麻醉前除要求全面检查药物治疗的效果外，还应重点考虑某些药物与麻醉药物之间存在的相互作用，有些容易导致麻醉中的不良反应的发生：①洋地黄、胰岛素、皮质激素和抗癫痫药，一般都需要继续使用至术前；②1个月以前曾较长时间应用皮质激素而术前已经停服者，手术中有可能发生急性肾上腺皮质激素功能不全危象，术前必须恢复使用外源性皮质激素，直至术后数天；③正在施行抗凝治疗的病人，手术前应停止使用，并需设法拮抗其残余抗凝作用；④长期服用某些中枢神经抑制药，如巴比妥、阿片类、单胺氧化酶抑制药、三环抗抑郁药等，均可影响对麻醉药的耐受性，或于麻醉中易诱发呼吸和循环意外，应于术前停止使用；⑤安定类药（如吩噻嗪类药——氯丙嗪）、抗高血压药（如萝芙木类药——利血平）、抗心绞痛药（如β-受体阻断药）等，可能导致麻醉中出现低血压、心动过缓，甚至心缩无力，故术前均应考虑是继续使用、调整剂量使用或暂停使用。发现以上问题，应向麻醉医师报告，请其做出适当处理。

7. 术后适应性训练和护理 要告知病人术后饮食、体位、大小便、切口疼痛或其他不适，以及可能需要较长时间输液、吸氧、胃肠减压、胸腔引流、导尿及各种引流等情况，术前可酌情将其临床意义向病人讲明，以争取配合。多数病人不习惯在床上大小便，术前需进行锻炼。术后深呼吸、咳嗽、咳痰的重要性必须向病人讲解清楚，并训练正确执行的方法。

8. 手术前晚复查 手术前应对全部准备工作进行复查。如临时发现病人感冒、发热、妇女月经来潮等情况时，除非急症，手术应推迟进行。手术前晚一般应给病人服用安定镇静药，以保证其有充足的睡眠。对于特别紧张的病人，应及时通知麻醉医师调整术前用药，及时治疗。

9. 病人进入手术间后，麻醉护士应首先问候致意，体现关心体贴，然后与麻醉医师一起核对病人和麻醉方法。病人的义齿、助听器、人造眼球、隐形眼镜、首饰、手表等物品均应摘下保管，并加以记录。再次复习病史，按照麻醉医嘱和麻醉常规，协助麻醉医生开始麻醉工作。

（晁储璋）

思　考　题

1. 为什么要对病人进行麻醉前评估？
2. 怎样对病人进行 ASA 分级？
3. 如何对病人进行心理评估？
4. 手术前常规准备和护理的内容及其重要性。

第八章　麻醉前护理准备

要点

1. 全麻必备药品有静脉麻醉药、肌肉松弛药、镇静镇痛药、吸入麻醉药。

2. 与呼吸道相关的一次性物品有呼吸回路、气管导管、人工鼻、牙垫、气管固定器、吸痰管、吸氧面罩、通气道、气管插管置换导丝等。

3. 气管导管用于建立人工气道和全麻手术，有普通导管、异型导管、加强型导管、新生儿导管、气管切开导管、双腔支气管导管、支气管阻塞器、喉罩、食管-气管联合导管等。

4. 与静脉通路相关的一次性物品有中心静脉穿刺套件、动脉留置针、压力监测传感器、镇痛泵、三通、连接管等。

5. 麻醉辅助器械有插管钳、夹管钳、舌钳、开口器、喷雾器、麻醉喉镜、纤维支气管镜、听诊器、简易呼吸器、环甲膜穿刺针等。

6. 全麻前准备喉镜需明亮，导管在无菌操作下测试气囊有无漏气并涂润滑剂，麻醉机和监护仪接地线和电源后调到备用状态。

7. 评估为困难插管者需备困难插管用具，如气管插管置换导丝、McCoy 喉镜、纤支镜、喉罩等。

8. 麻醉前应检查麻醉设备，在连台麻醉病例开始前也应短暂了解其性能，重点检查：①环路系统；②吸入蒸发系统；③呼吸机系统；④主屏幕显示屏；⑤监测、监护系统。

9. 多功能监护仪的标准 6 参数为心电、无创血压、体温、血氧饱和度、脉率、呼吸。

10. 无论何种麻醉，在每个手术间应有专用柜放置各种抢救药品和物品，定期检查补充，以备急救使用。

麻醉前护理准备包括麻醉前药物、器械、仪器及病人的准备，麻醉前病人准备见第七章，本章主要介绍药物、器械及仪器方面的准备工作。

麻醉准备室(Stupefacient Preparation Room)是麻醉前后进行各项准备、清洗和消毒工作的场所，包含有麻醉用具和药品的准备及使用后的处理。准备室应设在手术室的半限制区。在麻醉准备室中，应有一定数量的护士或辅助人员。其具体任务是负责麻醉物品和器械的准备、清理、消毒、管理、领取与维护。准备室人员根据手术通知单、次日麻醉安排和麻醉医师的计划单将药品与器械耗材准备齐全。对于不同的麻醉方法，其麻醉药品与器械的品种、规格和数量，各医院可根据具体情况制订常规。对于特殊需要的药品和器械，应由麻醉医师在麻醉前访视后或在科内讨论后向准备室人员提交麻醉计划单。

麻醉准备室的设置要求：①面积：县级以上医院应设专门的麻醉准备室，10～20m^2以上的房间；②设备：房间设有准备室、药品室和无菌室，房间内有贮物柜、药品柜、冰箱、保险柜、电脑、消毒设备、清洗设备等；③人员编制：县级以上医院麻醉准备室设1～2名护士岗位，县级以下或虽属市级，但床位较少的医院里，可以指定专人负责准备室的工作。

第一节　麻醉药品的准备

药品室面积在10m^2以上，环境清洁宽敞。配有适用的药品柜，用于摆放各种药品，分门别类，标识清楚。房间具备上锁功能，防止药品丢失。药品基数固定，毒麻药品应按规定放置于保险柜中，双人管理。如为洁净手术室，应设在洁净区；如无洁净手术区域，则应安装空气消毒机或紫外线灯管，定期消毒。

由于麻醉科用药的特殊性，手术前不可预知各种药物的用量，可根据各医院手术量领取一定的基数，以满足2～3日常诊及急诊手术的用量。护士根据手术通知单、医师领药单准备次日手术的麻醉基本药品和特殊药品，手术完成后核对处方、空安瓿及退药数量，防止丢失。

无论何种麻醉，均应准备各种抢救药品，在每个手术间应有专用柜，将麻醉科常用药品准备齐全，定期检查补充，以备急救使用。

一、麻醉药品室常备药品

因麻醉方式和患者病情不同，所备药品有所不同。做好充分的术前评估和充足的药品准备。

（一）静脉麻醉药

经静脉注射进入体内，通过血液循环作用于中枢神经系统而产生全身麻醉作用的药物，称为静脉麻醉药（intravenous anesthetics）。其优点为诱导快，对呼吸道无刺激，无环境污染，使用时无需特殊设备。如丙泊酚、依托咪酯、氯胺酮、羟基丁酸钠、巴比妥类药物。

（二）肌肉松弛药

简称肌松药（muscle relaxants），是指能够阻断神经-肌肉传导功能而使骨骼肌松弛的药物。如维库溴铵、阿曲库铵、泮库溴铵、罗库溴铵、琥珀胆碱。

（三）镇痛药及其拮抗药

常用的镇痛药为阿片生物碱类药（吗啡、可待因）与人工合成品（哌替啶、芬太尼、舒芬太尼、瑞芬太尼、阿芬太尼、阿法罗定、美沙酮、喷他佐辛、二氢埃托啡等）。拮抗药：纳洛酮、纳屈酮。

（四）镇静药及其拮抗药

镇静药主要用于焦虑和烦躁等的对症治疗。常用药物有苯二氮䓬类（咪达唑仑、地西泮、去甲羟安定、硝基安定、羟基安定、氯羟安定等）。拮抗药：氟马西尼。

（五）吸入麻醉药

是指经呼吸道吸入进入人体内并产生全身麻醉作用的药物。如氟烷、安氟烷、异氟烷、七氟烷、地氟烷、氧化亚氮等。

（六）辅助备用药品

1. 抗胆碱能药物 戊乙奎醚、东莨菪碱、山莨菪碱、阿托品等。

2. 血浆代用品 聚明胶肽、羟乙基淀粉、右旋糖酐注射液等。

3. 血管扩张药 硝普钠、硝酸甘油、乌拉地尔等。

4. 强心药 毛花苷丙K、毒毛花苷K、氨基双吡酮、地高辛等。

5. 拟肾上腺素能药 肾上腺素、去甲肾上腺素、苯肾上腺素、麻黄碱、异丙肾上腺素、间羟胺、多巴胺、多巴酚丁胺等。

6. 抗肾上腺素能药 艾司洛尔、酚妥拉明、拉贝洛尔等。

7. 中枢呼吸兴奋药 尼可刹米、洛贝林、二甲弗林等。

8. 抗心律失常药 利多卡因、胺碘酮、苯妥英钠、普萘洛尔(心得安)、溴苄胺等。

9. 钙通道阻滞药 维拉帕米(异搏定)、尼莫地平、心痛定等。

10. 止血药 对羧基苄胺、氨基已酸、蛇毒血凝酶、凝血酶、鱼精蛋白、维生素K等。

11. 水、电解质及酸碱平衡用药 氯化钠溶液，葡萄糖氯化钠溶液，葡萄糖溶液、氯化钾、葡萄糖酸钙、乳酸钠、碳酸氢钠、乳酸钠林格氏液、氯化钙等。

12. 脱水利尿药 呋塞米、20%甘露醇等。

13. 抗凝血药 肝素等。

14. 激素类药 地塞米松、氢化可的松、氢化泼尼松、甲泼尼龙等。

二、麻醉诱导前药品准备注意事项

进行麻醉诱导前，需将麻醉诱导和麻醉维持药品准备妥当。

1. 抽吸药品时必须做到“三查七对”和无菌操作原则，将安瓿内药液抽吸干净。

2. 根据医嘱合理抽吸和稀释药液，在注射器外刻度下方贴标签或用标签笔注明药名、浓度。

3. 注射器置于无菌盘中，所用注射器不可重复使用。

4. 需夹持在微量注射泵上的注射器连接延长管，与液路相连，排尽连接部位的空气，防止空气进入血管。

5. 配合进行无菌操作的人员抽吸药液时，助手应将药品标签朝向操作者，双人核对药名，随着药品减少，逐渐倾斜安瓿，配合操作者将药品抽吸干净。

6. 备用药品抽吸好后应置于另一无菌盘中，勿与麻醉药品混放。

第二节 麻醉器具的准备

麻醉过程中所用器具有一次性耗材、辅助性器械等，种类、型号较多，因麻醉方式的不同，准备器械有所不同。但无论何种麻醉，抢救物品及器械必备于手术间，以便于发生紧急情况时立即使用，挽救患者生命。

一、呼吸道一次性耗材

（一）呼吸回路

1. 一次性呼吸管路　与麻醉机和呼吸机等器械连接使用。分成人和儿童两种类型，回路管主要有1.2m、1.6m、1.8m的波纹管及1.8m的可伸缩管。可伸缩管优点是根据病人年龄大小、体格差异适当调整呼吸回路死腔量（图8-1，图8-2）。

2. 一次性麻醉面罩　供病人吸入麻醉气体、氧气或采用供氧供气等设备辅助治疗时一次性使用。型号分1#、2#、3#、4#、5#（图8-3）。

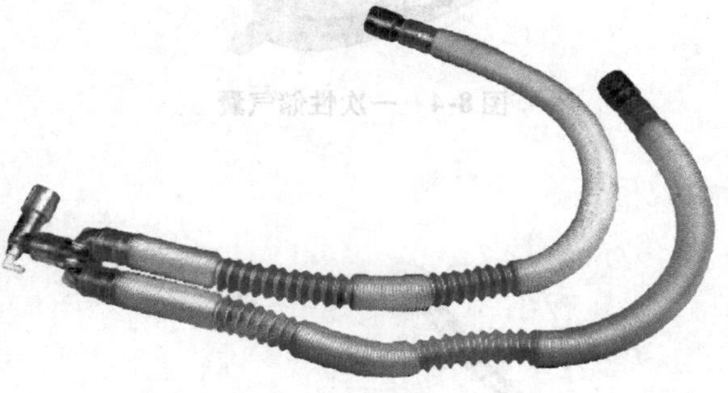

图8-1　一次性呼吸回路（伸缩型）

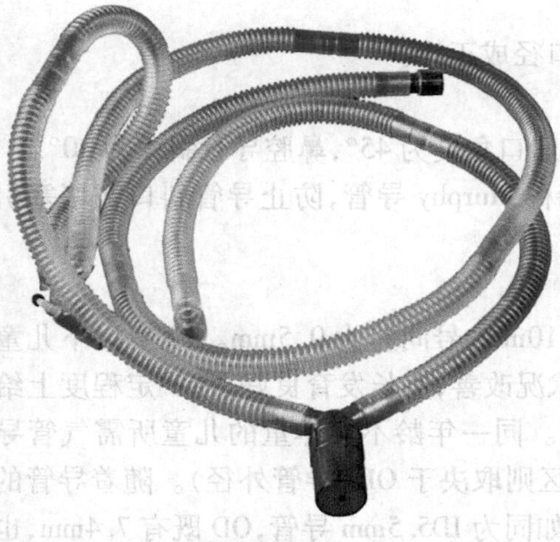

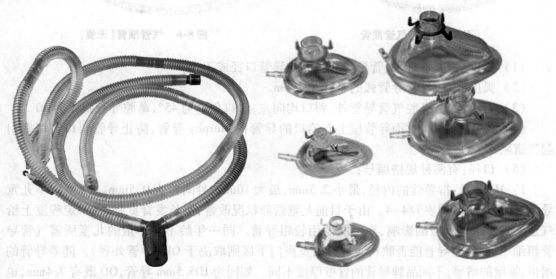

图8-2　一次性呼吸回路（带集水杯）

图8-3　一次性麻醉面罩

3. 一次性储气囊　用于贮存气体、调节气量。型号有0.5L、1L、2L、3L（图8-4）。

（二）气管导管

用于建立人工气道和全麻手术。

1. 普通气管导管　由单腔进气管、防漏套囊、导管接头三部分组成（图8-5，图8-6）。进气管是气管导管的主体，采用医用塑料制成，具有一定弹性和硬度，能保持弧度，不易受压或折曲，气管导管的远端呈斜口，与声门解剖相适应，近端与导管接头相连，主要规格包括：

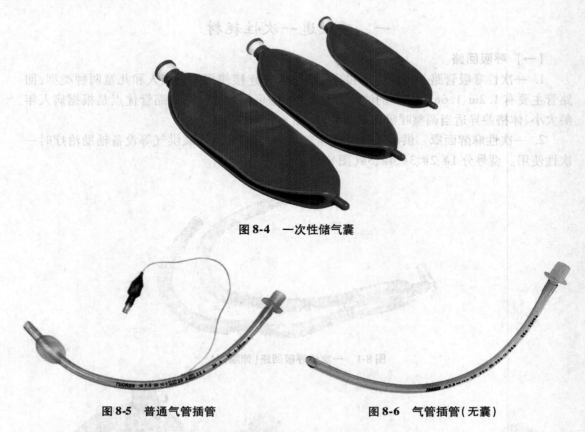

图 8-4 一次性储气囊

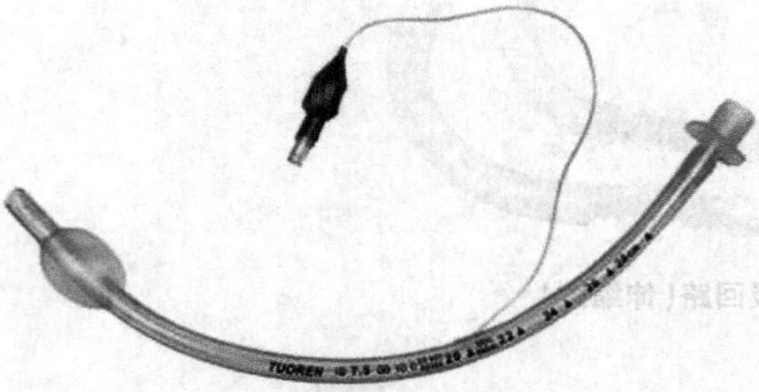

图 8-5 普通气管插管

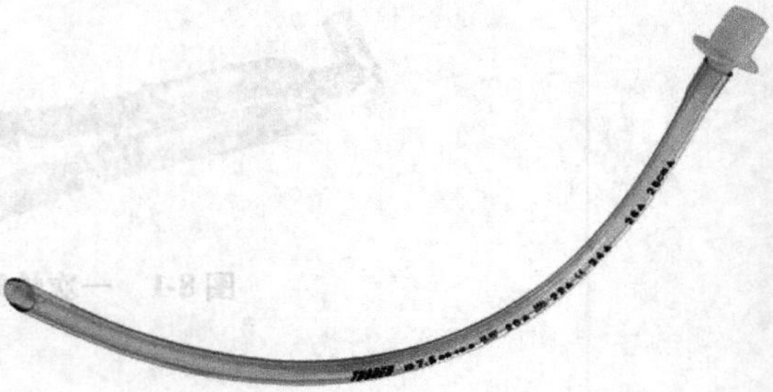

图 8-6 气管插管(无囊)

(1) 长度:长度不等,气管导管的长度与导管口径成正比。

(2) 弧度:口腔气管导管弧的半径为 14cm。

(3) 斜口:除右鼻腔气管导管外,斜口均向左,斜口角度为 45°,鼻腔导管斜面为 30°。

(4) 侧孔:在斜口对面导管壁上有侧口的导管称 Murphy 导管,防止导管斜口被堵塞引起气道阻塞。

(5) 口径:有两种规格编号:

1) ID 编号:指导管的内径,最小 2. 5mm,最大 10mm,号间差为 0. 5mm。12 岁以下儿童导管选择=年龄(周岁)/4+4。由于目前儿童营养状况改善,生长发育良好,在一定程度上给气道的发育带来积极的影响,有可能需用较粗导管。同一年龄不同体重的儿童所需气管导管粗细不同,气管导管能否顺利通过声门及声门下区则取决于 OD(导管外径)。随着导管的增粗,管壁的增厚,不同品牌导管的管壁厚度不同。如同为 ID5. 5mm 导管,OD 既有 7. 4mm,也有 7. 7mm,在选择导管时应予以考虑,有报道计算小儿导管选择最新公式为 ID=4. 5+0. 2×年龄。儿童导管选择见表 8-1。

2) F 编号:指导管法制编号,为导管的周长,最小 10 号,最大 40 号,号间差为 2,F=导管外径(mm)×3. 14,目前主要流行 ID 号。

常用气管导管口径、长度的编号对照见表 8-1。

(6) 防漏套囊:套囊充气后可密闭气管导管和患者总气管之间的空隙,防止正压通气时漏气,也防止呼吸道分泌物和胃内反流物进入气管。套囊由"充气套囊"、"套囊细导管"及

"套囊内压测试小囊"三部分组成。套囊有低压高容和高压低容套囊两种:①低压高容套囊:由防漏气囊、充气管、指示球囊、注气接头构成,与气管黏膜接触面大,压力小,防漏效果好,不易引起气管黏膜的损伤;②高压低容套囊:无注气接头,注气后用血管钳封闭,容易引起气管黏膜长时间受压而导致缺血坏死,目前已被低压高容套囊取代。

表 8-1 儿童全麻气管导管选择和插管深度

年龄	ID 内径(mm)	长度至唇部	气管直径(mm)	气管长度(cm)	口唇至隆突(cm)
早产儿	2.5	8			
足月儿	3.0	10			
1~6 个月	3.5	11	5	6	13
6~12 个月	4.0	12			
2 岁	4.5	13			
4 岁	5.0	14			
6 岁	5.5	15			
8 岁	6.5	16	8	8	18
10 岁	7.0	17~18			
12 岁	7.5	18~20			
14 岁	7.5~8.0	20~22	20(男)	14(男)	28(男)
	* 经鼻插管加 2~3cm		15(女)	12(女)	24(女)

(7) 接头:连接气管导管近端与呼吸管路,气路端外径 15mm,导管端为平滑直管或锥形管,外径与不同的导管内径相匹配。

2. 异型气管导管(经口异型、经鼻异型) 主要用于头颈外科、耳鼻喉科、口腔科手术麻醉,可防止折曲,减少导管在手术视野的占位,为手术创造良好的条件(图 8-7,图 8-8)。

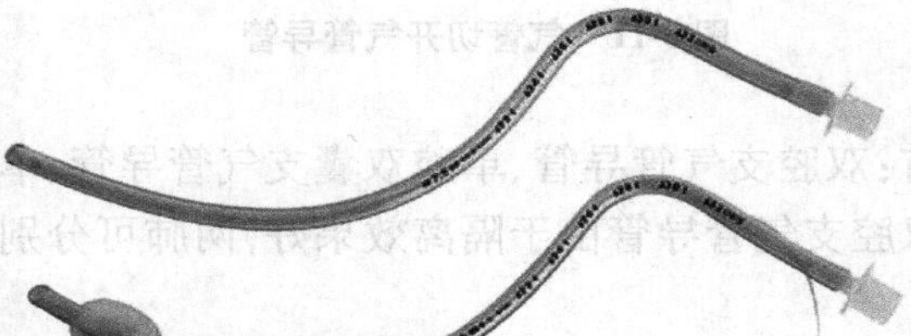

图 8-7 异型气管插管(经鼻)

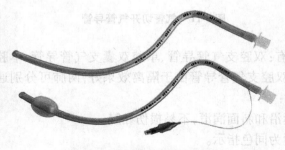

3. 加强型气管导管 气管导管壁附有不锈钢加强丝,分带套囊和不带套囊,不带套囊加强型气管导管由气管导管和气管导管接头组成。带套囊加强型气管导管(图 8-9)由气管导管、气管导管接头、充气套囊、套囊细导管及套囊内压测试小囊组成。其优点为:

(1) 加强管壁,可防止患者颈部伸曲时导管发生扭折。

(2) 低压气囊能够在低压下保持有效密封。

(3) 位于气囊上的两条不透 X 线的黑色圆环标志,有助于判断导管位置。

(4) 光亮柔滑的导管内壁,降低了与吸痰管及其他器械的摩擦。

(5) 15mm 标准接头与导管紧密相连,避免意外脱开。

(6) 适用于经口、经鼻两种途径插管。

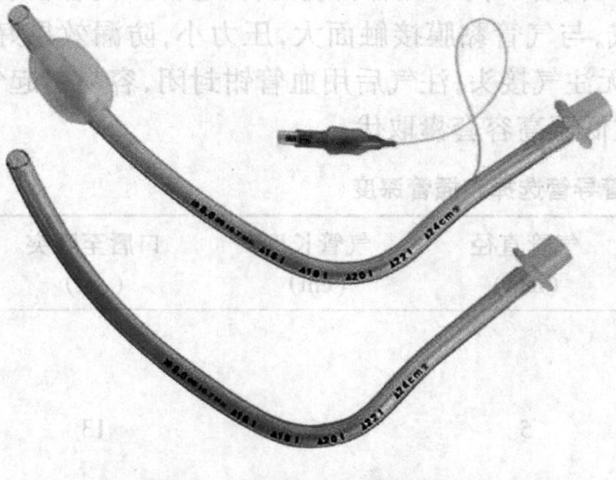

图 8-8　异型气管插管(经口)

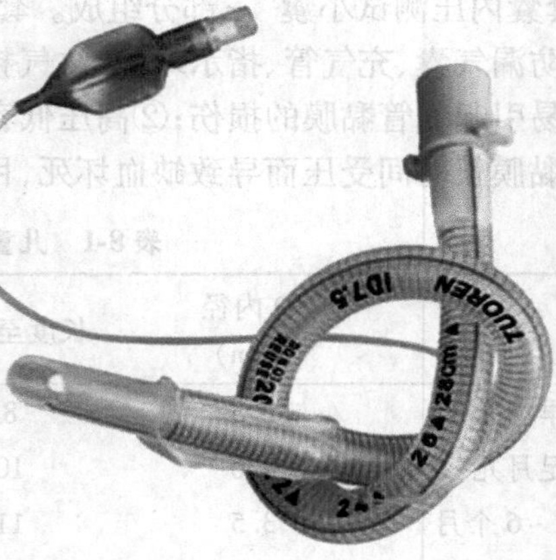

图 8-9　加强型气管插管

4. 新生儿气管导管　患者端有肩状结构,可防止插入过深,并有一定防漏作用(图 8-10)。

5. 气管切开气管导管　是经气管切开处安置的气管导管,外接呼吸管路(图 8-11)。

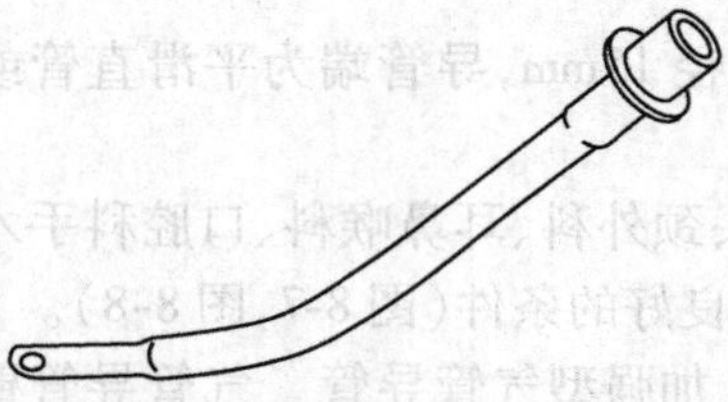

图 8-10　新生儿气管导管

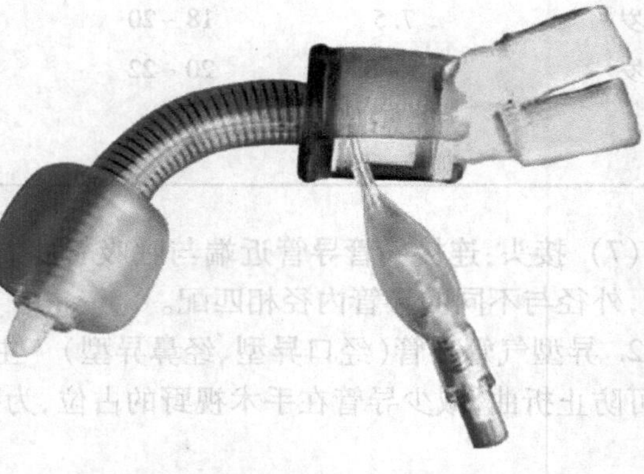

图 8-11　气管切开气管导管

6. 双腔支气管导管　单肺隔离的方法有:双腔支气管导管、单腔双囊支气管导管、单腔支气管导管,支气管阻塞器等(图 8-12)。双腔支气管导管由于隔离效果好,两肺可分别通气,便于管理,目前临床使用广泛,其优点为:

(1) 气管及支气管低压气囊,气囊的囊沿和斜面润滑,不易损伤黏膜。

(2) 支气管气囊,远端管腔及导向气囊为同色指示。

(3) 有色支气管气囊有助于通过纤维支气管镜判断远端导管的位置。

(4) 稍有弯曲的支气管导管尖端有助于增高在(左/右)主支气管的放置位置。

(5) 不透 X 线标志位于主气管尖端、支气管尖端,有助于判断导管的位置。

(6) 成型导丝,有助于气管导管的插入。

7. 支气管阻塞器　用于胸科实施单肺通气手术(图 8-13)。由管体、套囊、病人端硅胶帽、连接体、卡紧箍、三通接头、导管座、延长管、指示球囊构成。支气管阻塞器为前端带有套

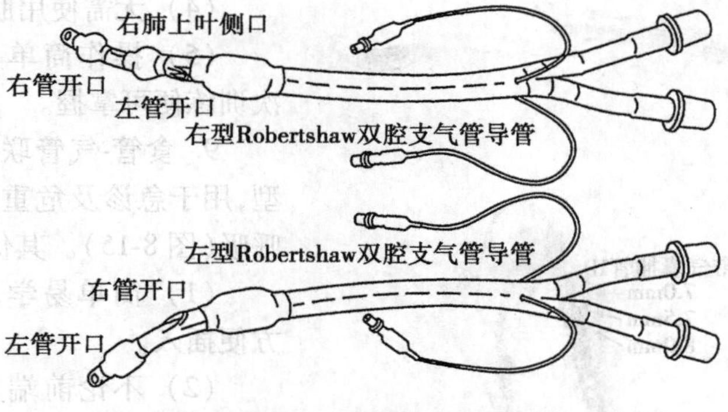

图 8-12 双腔支气管导管

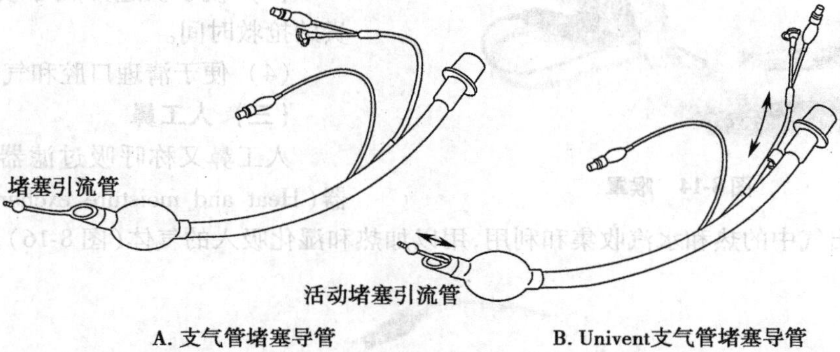

图 8-13 支气管阻塞器

囊的空腔导管,其优点是可以通过其管腔进行吸引和供氧。但是,支气管阻塞器的缺点是需要应用硬质支气管镜协助才能正确插入。另外,因为其前端有高压的球形套囊,故支气管阻塞器易于从主支气管内脱出而进入气管内。型号:普通支气管堵塞器规格为 DS-55、DS-60;配套气管插管的支气管堵塞器规格:DS-6070、DS-6075、DS-6080、DS-6085。

8. 喉罩 喉罩主要由套囊、喉罩插管、指示球囊、充气管、机器端接头和充气阀组成(表 8-2,图 8-14)。适用于麻醉或药物镇静的病人以及急救和复苏时需紧急进行人工通气支持的病人,以达到上呼吸道通畅的目的,其优点为:

(1) 与气管插管相比较,喉罩刺激小,病人更易于接受。

(2) 插入和拔出时心血管系统反应较小。

(3) 术后较少发生咽喉痛。

表 8-2 不同体重选择喉罩型号

型号	体重	型号	体重
1.0	5kg	3.0	30~50kg
1.5	5~10kg	4.0	50~70kg
2.0	10~20kg	5.0	70~100kg
2.5	20~30kg		

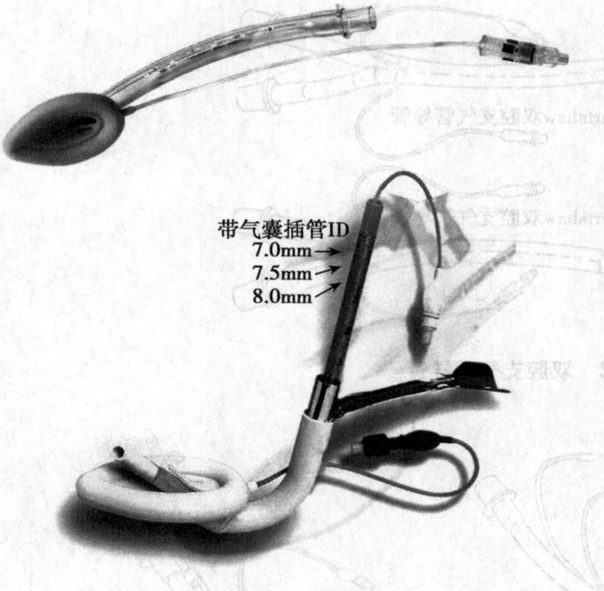

图 8-14　喉罩

(4) 无需使用肌松剂便可置入。

(5) 操作简单、易学、初学者经数次训练便可掌握。

9. 食管-气管联合抢救导管　成人型,用于急诊及危重患者开放气道控制呼吸(图 8-15)。其优点为:

(1) 简单易学,可以不借助喉镜,方便插入。

(2) 不论前端置入气管或食道皆可向气道内供气。

(3) 便于快速开放呼吸道,争取宝贵的抢救时间。

(4) 便于清理口腔和气道分泌物。

(三) 人工鼻

人工鼻又称呼吸过滤器、温湿交换器(Heat and moisture exchanger, HME)等,它将呼出气中的热和水汽收集和利用,用以加热和湿化吸入的气体(图 8-16)。

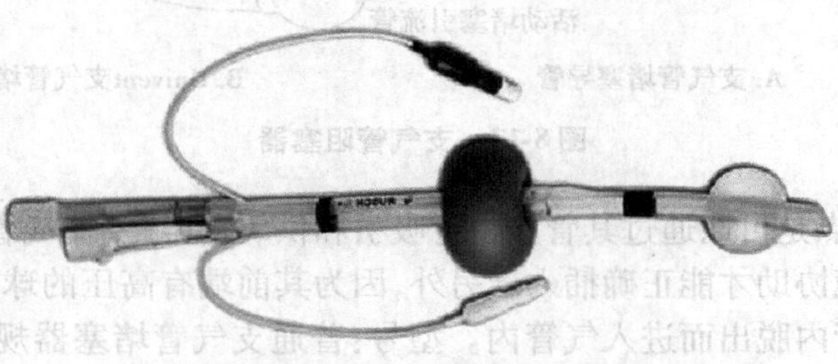

图 8-15　食管-气管联合抢救导管

(四) 牙垫

用于气管插管,放置于上下牙齿之间,将气管导管置于凹槽中,将牙垫与导管加以固定,以免导管移动位置,并防止麻醉减浅时,导管被牙齿咬瘪造成窒息。结构以横隔为界,分为上下两部分,上面为固定端,下面为衔咬端。规格为大、中、小号,材质有硬质和软质。

(五) 气管固定器

其特征是:在 U 形固定体内一侧有固定气管导管的凹槽,导管固定螺栓在 U 形固定体另一侧通过螺纹配合,可将气管导管稳定地固定于口部不易脱落;不受患者面部皮肤限制,在 U 形固定体两边设有头带固定耳,

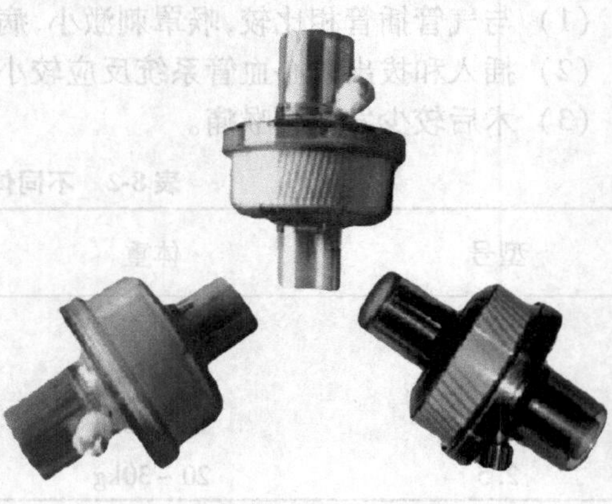

图 8-16　人工鼻

在一个固定耳上设有牙垫和吸痰管出孔(图 8-17)。

(六) 吸痰管

用于从病人口或鼻腔插入至咽喉部吸痰,材料为聚氯乙烯(磨砂抗静电)或硅橡胶,带刻度,根据规格选配接头颜色。分为 6-14 号粗细不同的型号,根据不同年龄准备不同型号吸痰管。规格:F6-F18(图 8-18)。

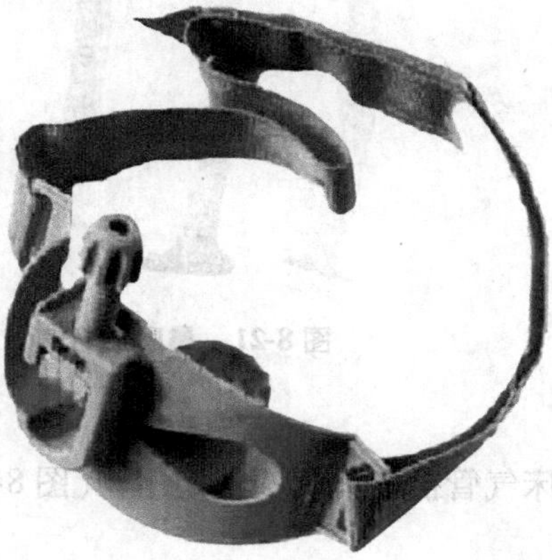

图 8-17　气管固定器

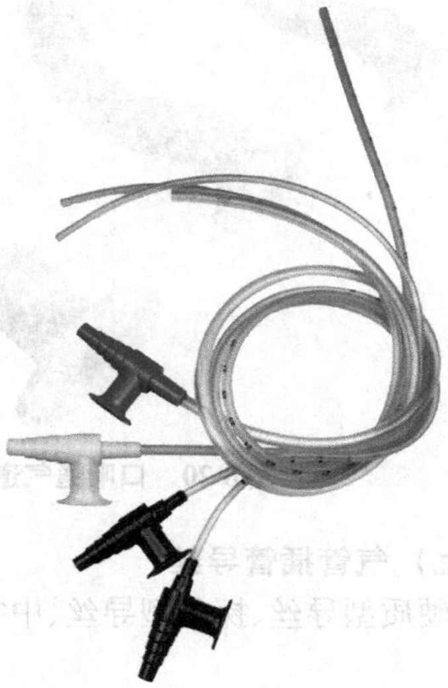

图 8-18　吸痰管

(七) 一次性输氧面罩

用于病人输氧。规格:Ⅰ型、Ⅱ型、Ⅲ型(图 8-19)。

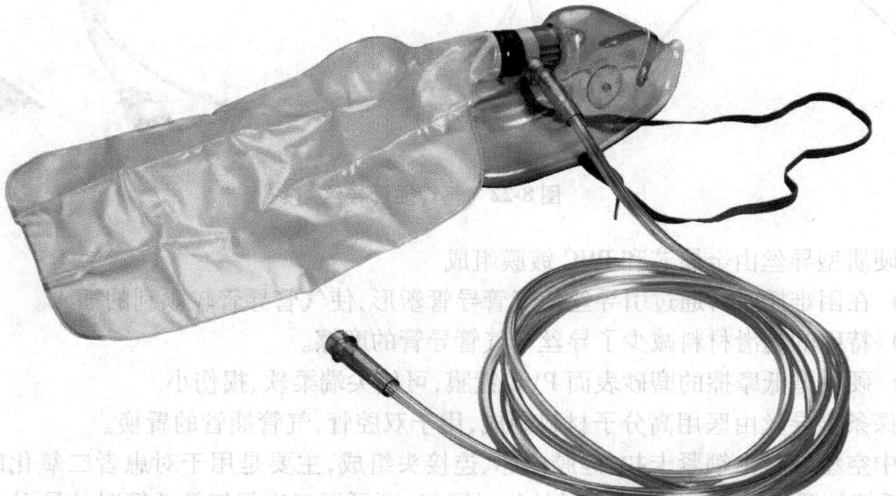

图 8-19　一次性输氧面罩

(八) 通气道

口咽通气道和鼻咽通气道,用于舌后坠病人口腔、鼻腔通气(图8-20,图8-21)。

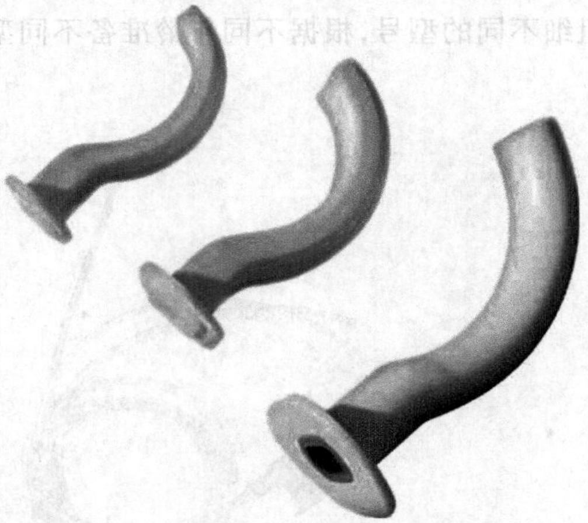

图8-20 口咽通气道

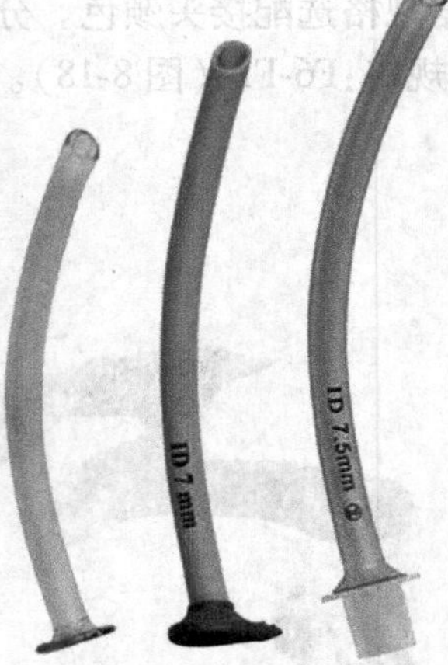

图8-21 鼻咽通气道

(九) 气管插管导丝

有硬质型导丝、探条型导丝、中空型导丝,是临床气管插管常用的辅助用物(图8-22)。

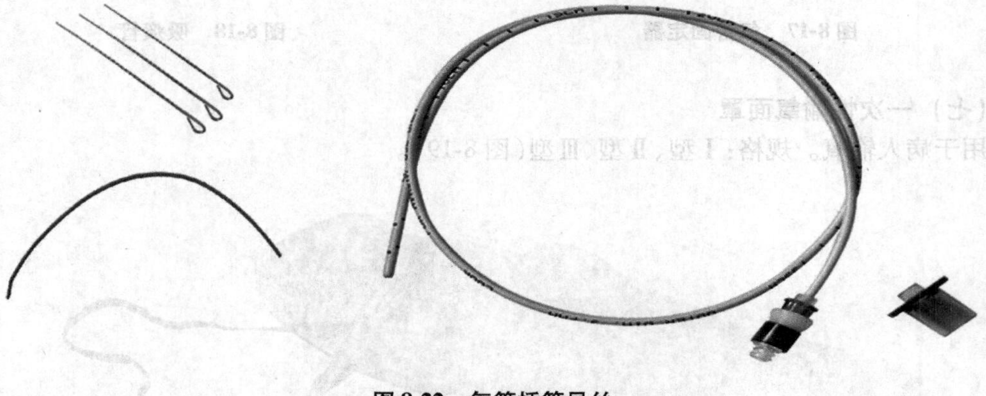

图8-22 气管插管导丝

1. 硬质型导丝由金属芯和PVC镀膜组成

(1) 在困难插管时通过引导丝使气管导管塑形,使气管导管较顺利的插入。

(2) 特殊的超滑材料减少了导丝与气管导管的摩擦。

(3) 硬质型低摩擦的磨砂表面PVC镀膜,可使尖端柔软、损伤小。

2. 探条型导丝由医用高分子材料制成,用于双腔管、气管插管的置换。

3. 中空型导丝由锁紧卡扣、硅胶内芯、连接头组成,主要是用于对患者二氧化碳监测和对气管插管的置换,置换气管插管时的临时通气;还可用于逆行气管插管时的导引。

二、动、静脉通路一次性耗材

（一）中心静脉穿刺套件

用于建立静脉通路和监测中心静脉压。分为单腔、双腔、三腔、四腔，根据需要选用不同型号的穿刺套件（图 8-23）。

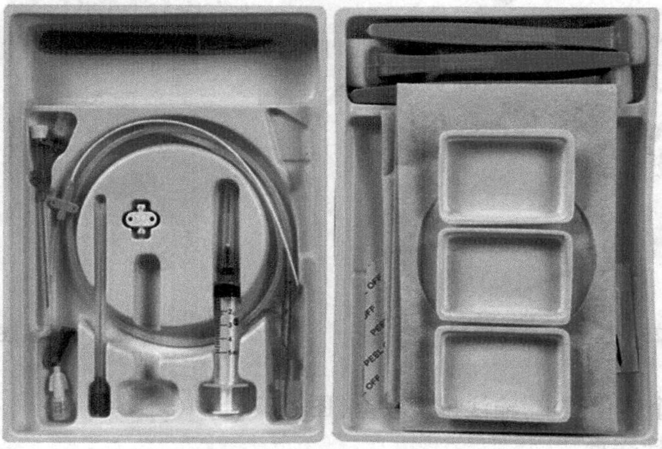

图 8-23　中心静脉穿刺套件

（二）动脉留置针

用于连续测量动脉压力。依穿刺部位和年龄不同，选用不同型号的穿刺针。有流量开关，减少失血，减少使用者在操作过程中被感染的机会，降低空气栓塞的风险（图 8-24）。

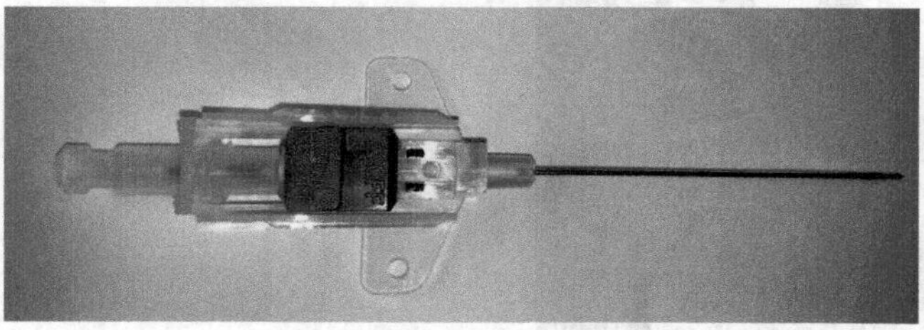

图 8-24　动脉留置针

（三）压力监测传感器

主要用于对动脉压力和中心静脉压力（肺动脉压力、左冠状动脉压力）等多种有创压力的测量（图 8-25）。

（四）镇痛泵

用于各种疼痛治疗。

1. 微量注射镇痛泵　可用于术后镇痛、分娩镇痛、肿瘤化疗及其他需微量输注药物时使用，多芯片微电脑控制，具有运行、实时监控、报警等程序；药盒整体更换，使用方便，利于携带，真正实现病人自控的个体化治疗（图 8-26）。

2. 一次性恒速流量镇痛泵　功能简单，不具备部分历史数据的回顾和重要的报警功

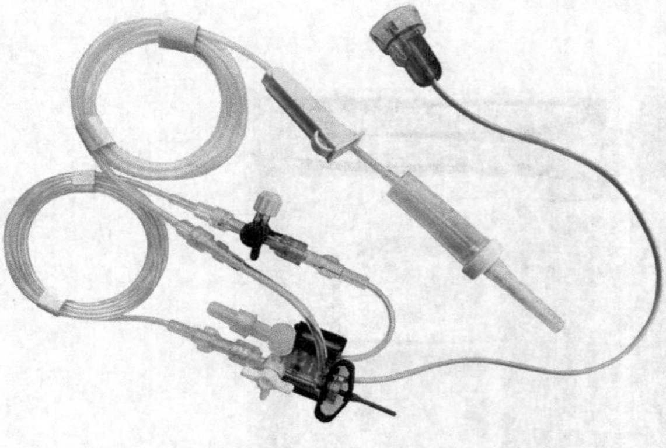

图 8-25　压力监测传感器

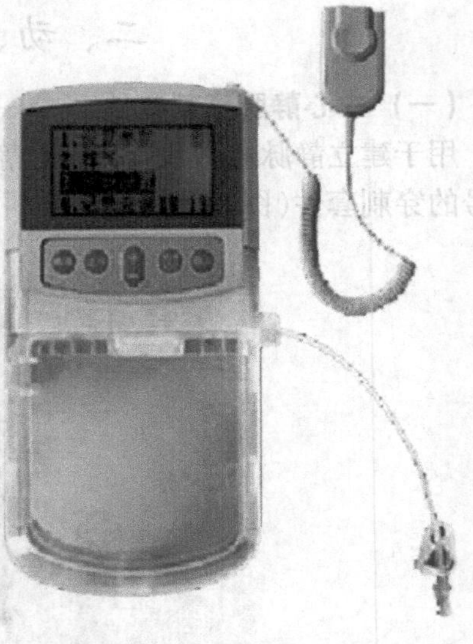

图 8-26　微量注射镇痛泵

能，较难完全满足个体化需求，输注精度较差（图 8-27）。

（五）三通和连接管

见图 8-28～图 8-30。

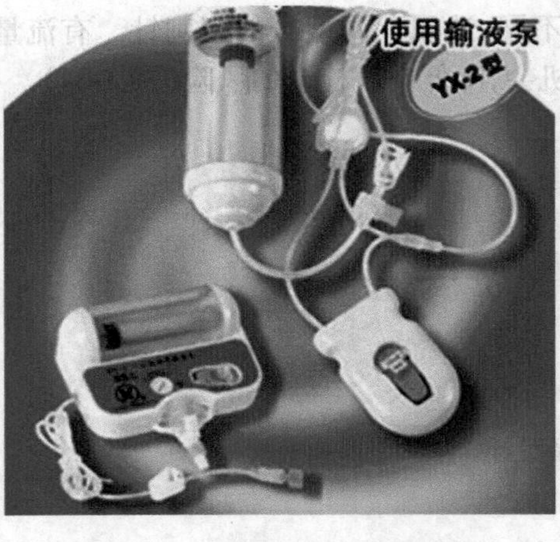

图 8-27　一次性恒速流量镇痛泵

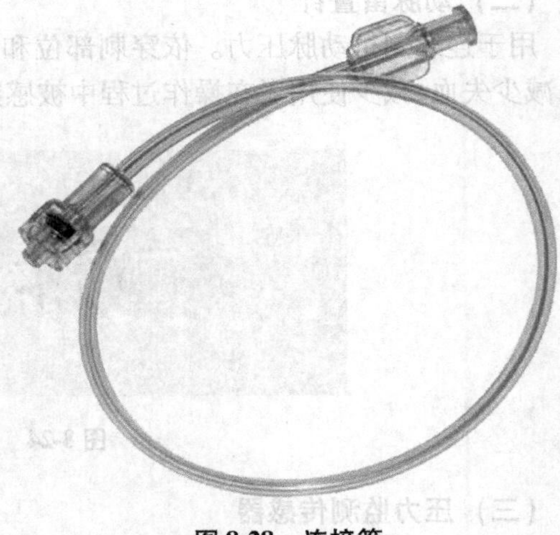

图 8-28　连接管

三、区域神经阻滞一次性耗材

（一）硬膜外麻醉穿刺套件

用于硬脊膜外麻醉。由穿刺针、硬膜外导管、玻璃注射器、一次性使用无菌注射器、橡胶手套、消毒刷、纱布、无纺布等组成（图 8-31）。

（二）腰椎麻醉穿刺套件

用于蛛网膜下腔阻滞、疼痛治疗以及椎管内造影时麻醉穿刺。由Ⅰ型腰椎穿刺针、药液

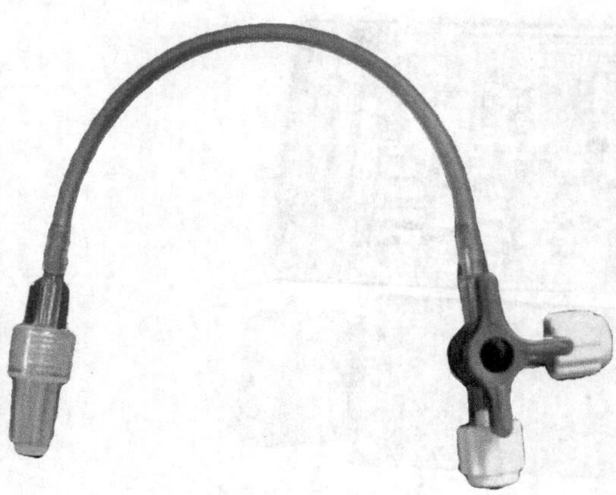

图 8-29 医用三通延长管

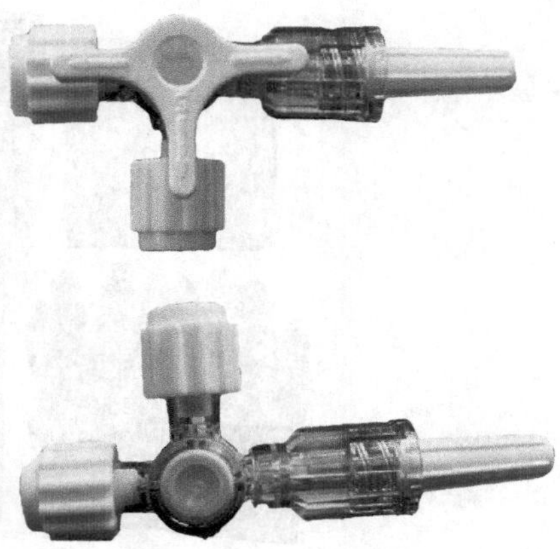

图 8-30 三通连接管

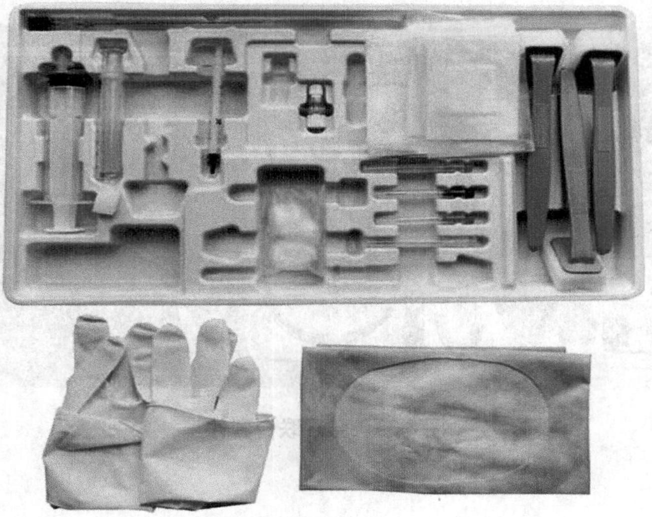

图 8-31 硬膜外麻醉套件

过滤器、消毒刷、医用创可贴、医用纱布、医用药棉球、医用手套、5ml 一次性注射器等物件组成(图 8-32)。

(三) 硬腰联合麻醉套件

用于硬脊膜外和蛛网膜下腔联合麻醉(图 8-33)。

(四) 神经丛刺激针

配合神经刺激器使用的配套用物。

四、麻醉辅助器械

(一) 气管插管钳(intubating forceps)

气管插管钳的作用是将气管导管送入声门。有不同类型:Magill 插管钳其手柄与杆呈 50°角。Rovenstein 插管钳其手柄与杆呈 90 度角(图 8-34)。

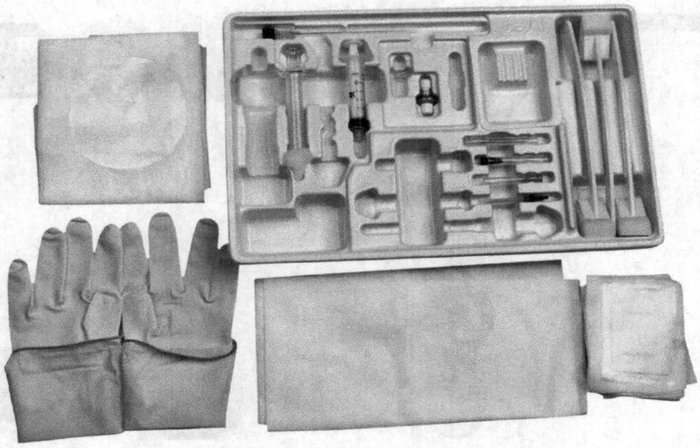

图 8-32　腰椎麻醉穿刺套件

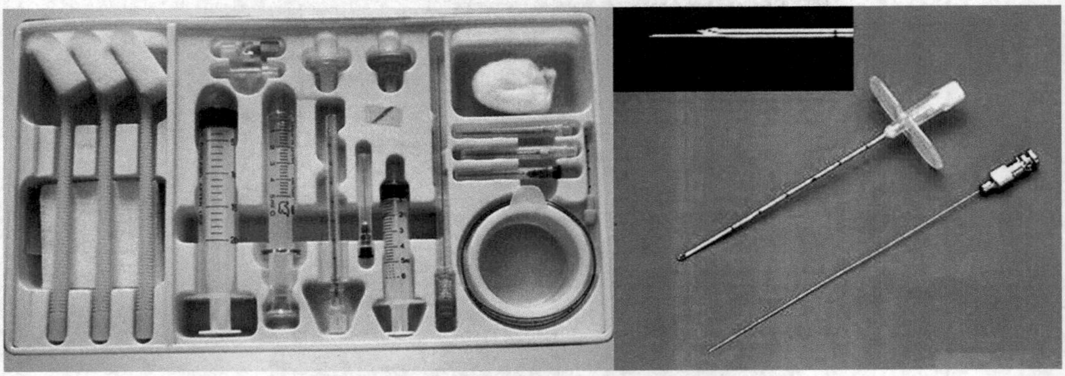

图 8-33　腰硬联合套件

（二）管钳

用于双腔支气管导管插管，夹闭一侧导管，听诊呼吸音判断导管位置。

（三）舌钳、开口器

用于舌后坠、牙关紧闭需张口患者。

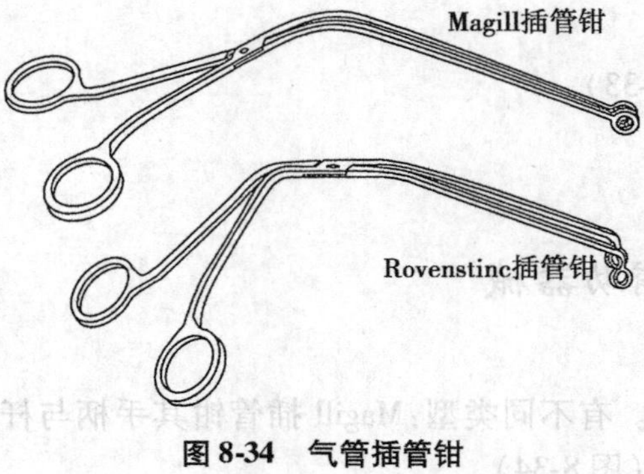

图 8-34　气管插管钳

（四）喉头喷雾器

枪式喷雾器用于鼻腔、口咽部局部表面麻醉，不易计量。注射器式喷雾器可将前端喷雾管借助喉镜伸入气管内，作气管内表面麻醉，且易计量（图 8-35、图 8-36）。

（五）麻醉喉镜

用于气管插管，需定期检测喉镜亮度（图 8-37、图 8-38）。

（六）纤维支气管镜

解决困难气管插管，用于清醒病人的气

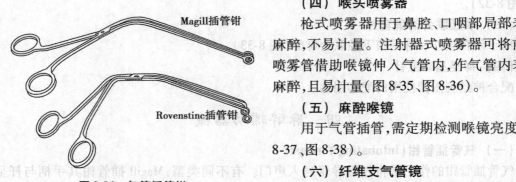

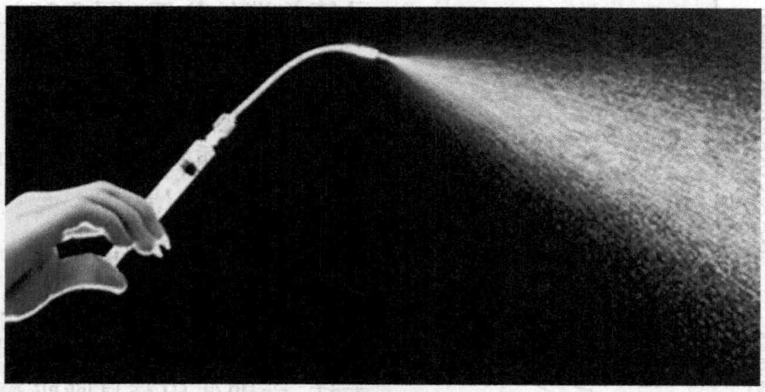

图 8-35　注射器式喉头喷雾器

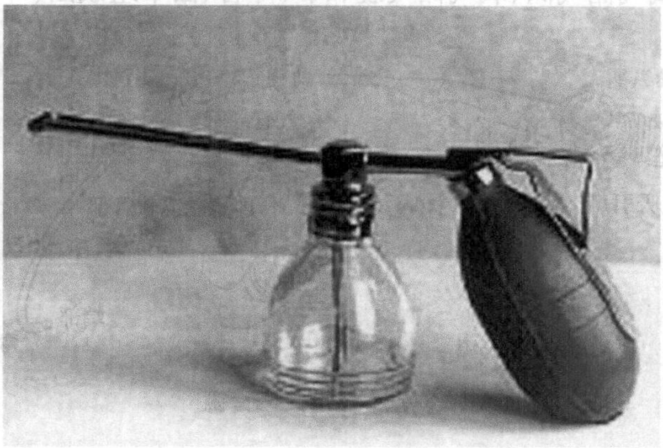

图 8-36　喉头喷雾器

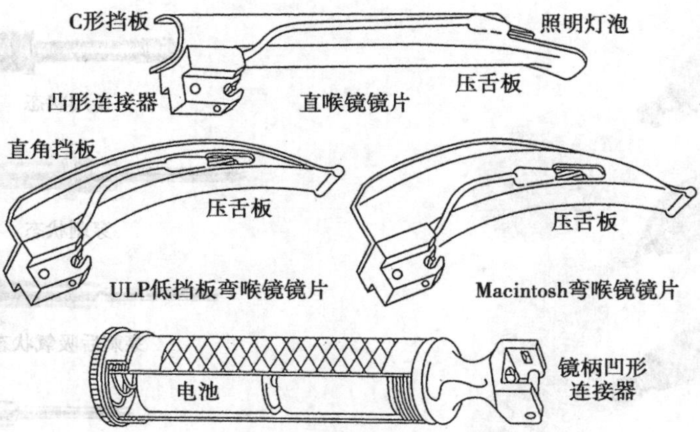

图 8-37　麻醉喉镜

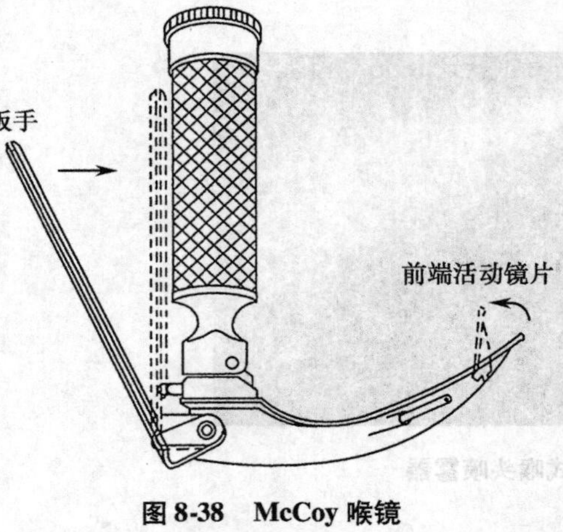

图 8-38　McCoy 喉镜

管插管引导，还可伸入至双腔支气管内，确定导管前端的位置（图 8-39）。

（七）听诊器

用于听诊插管前后肺部呼吸音，以作对比，还可于插管后听诊双肺呼吸音是否一致，判断气管导管位置。

（八）简易呼吸囊

对于呼吸微弱或停止的病人，在尚未实施气管插管之前仍有一段时间病人需要呼吸支持，立即使用简易呼吸囊，为挽救生命赢得宝贵时间，为进一步生命支持打下良好的基础。简易呼吸囊为单活瓣的自张呼吸囊，由面罩、单向阀、球体、氧气储气阀、氧气储气袋、氧气导管、面罩组成图(8-40)。

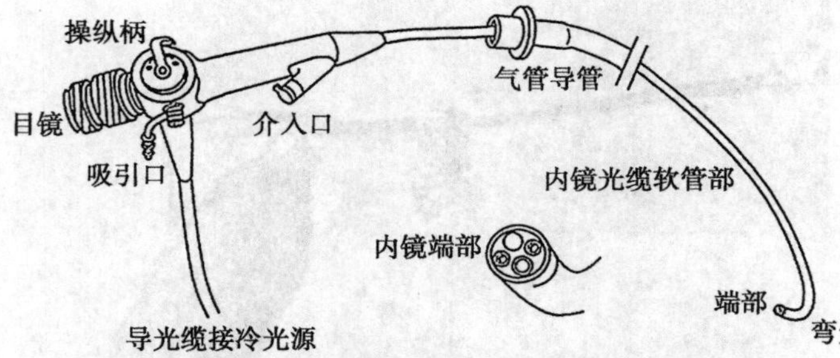

图 8-39　纤维支气管镜

（九）环甲膜穿刺针（图 8-41）

1. 在紧急情况下能获得解除喉阻塞的良好效果。安全性大，操作简便、迅速，一分钟内可完成穿刺、固定全过程。

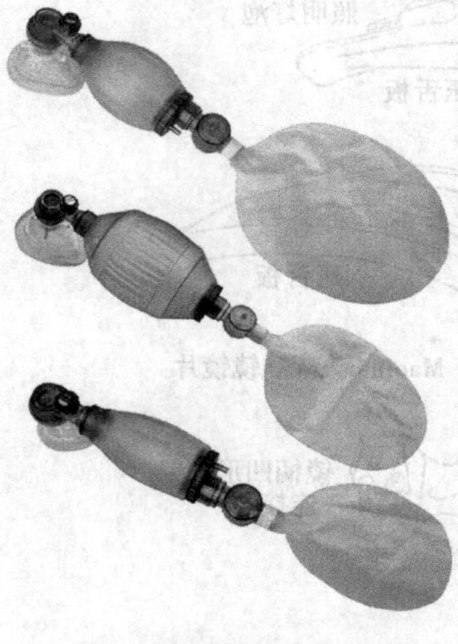

图 8-40　简易呼吸囊

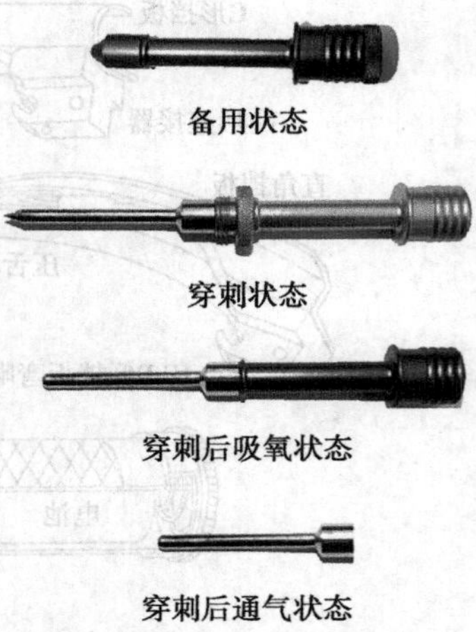

图 8-41　环甲膜穿刺针

2. 对没有掌握气管插管技术或气管切开技术的医务人员及非医务人员，只要稍经训练，便能掌握使用。

3. 主要用于注射表面麻醉药，为喉、气管内其他操作做准备；注射治疗药物；导引支气管留置给药管；缓解喉梗阻；湿化痰液；急性喉阻塞，尤其是声门区阻塞患者，严重呼吸困难来不及行普通气管切开时；需行气管切开，但缺乏必要器械时。

（十）微量注射泵、TCI 靶控泵

较为准确地输注麻醉药品和血管活性药品。

第三节　麻醉仪器的准备

一、麻醉机准备

麻醉前应检查麻醉设备，在连台麻醉病例开始前也应短暂了解、检查麻醉机的性能，重点检查：①环路系统；②吸入蒸发系统；③呼吸机系统；④主屏幕显示屏；⑤监测、监护系统。

（一）常用麻醉机准备

目前使用的麻醉机型号与性能不一，但麻醉前各项准备是通用的。

1. 检查供气源的连接，氧气源、笑气源、空气源和排废系统。气源分为中心供气和钢瓶供气两种。

2. 连接麻醉机地线，打开电源。有低氧压报警时，打开中心氧气，报警即消失。

3. 根据病人具体情况设定潮气量（8～10ml/kg），限压通气的压力一般先为 $20cmH_2O$，不应超过 $40cmH_2O$。

4. 设定呼吸频率、吸呼比。

5. 选定通气模式（容量控制或压力控制）。

6. 根据病人具体情况设定潮气量、每分通气量、气道压报警上下限（一般为预定目标值的±30%）。

7. 检查吸入麻醉药挥发罐是否有药。

8. 检查 O_2 流量表，旋钮开至最大时，O_2 流量应能大于 10L/min。

9. 打开供气源时，麻醉机上的氧气压力表的指针，应指在绿色工作区内。

10. 检查钠石灰罐和钠石灰（或钡石灰）。

11. 连接螺纹管和呼吸囊，手堵呼吸管路 Y 形接头，按压快速充氧按钮，使环路内及呼吸囊内气体压力充至 25mbar，停止充氧，约 15 秒以上无漏气。

12. 手堵螺纹管出口用快充氧将呼吸囊充气，检查手控通气是否有效。

13. 放开螺纹管出口，开动呼吸机，风箱上下空打，麻醉机应有脱机报警。

14. 选择与病人面部相匹配的面罩，并检查面罩气垫是否充气。

15. 工作完毕关机顺序

1）关闭吸入蒸发器。

2）关闭气流量开关及笑气源。

3）关闭氧流量及氧气源。

4）关闭呼吸器。

5）关闭主机电源开关，并拔除电源线。

6）卸除呼吸管路、呼吸囊等。

7）将麻醉机归位。

（二）呼吸回路常见问题

1. 漏气原因

（1）呼吸回路破裂或脱开导致漏气；

（2）钠石灰罐安装有缝隙导致漏气；

（3）单向活瓣漏气；

（4）从松开的连接口漏气；

（5）从“APL”阀漏气。

2. 机器故障和潜在问题

（1）连接口；

（2）呼吸阀阻塞；

（3）“APL”机械故障；

（4）通气袋开关机械故障。

3. 正确处理

（1）更换呼吸机管路；

（2）更换钠石灰罐/吸收剂或重新旋紧；

（3）更换麻醉机。

（三）CO_2 吸收剂（碱石灰和钡石灰）

用于循环紧闭麻醉时，吸收病人呼气中的二氧化碳，吸收效率高、低粉尘。麻醉前，检查 CO_2 吸收剂的色泽变化，及时更换，废弃的 CO_2 吸收剂按医疗废物处理条例规定处理。（表8-3）

表 8-3　钠石灰指示剂颜色的变化

指标剂	碱石灰颜色		指标剂	碱石灰颜色	
	新鲜时	耗竭时		新鲜时	耗竭时
甲基橙	橘红	黄	陶土黄	粉红	黄
乙基紫	无色	紫	酚肽	无	粉红

成人在麻醉中产生 300ml/min CO_2 的病人，循环气路的气流量为 2L/min 时，600～700g 碱石灰至少可使用 5 小时。因大容量碱石灰利用效率高，亦可将 650ml 容积的普通型吸收罐重叠串联使用，经测定，单罐碱石灰平均利用率为 50%，双罐串联者为 70%。

（四）呼吸活瓣和排气阀

吸气活瓣和呼气活瓣是借助自身的重力（或弹力）控制呼吸气流方向的单向阀，是保证呼吸正常功能的关键部件之一。活瓣由轻质金属、塑料或云母制成圆形薄片，呈薄膜型，麻醉前将活瓣用软质纱布拭干。

（五）吸入麻醉药挥发器

是一种能有效地蒸发麻醉药液并能精确地将麻醉药按一定浓度输入麻醉呼吸回路的装

置。麻醉前核对所用吸入麻醉药的名称与专用蒸发器是否相符,再加入挥发器,灌注药量不能超过全满标记,应旋紧螺丝帽。挥发器用完后应将剩余药倒出并收回。

(六) 气源

转子流量计是麻醉机最常用的流量计,由一锥形透明玻璃管制成。管内有一个浮标子,可随气流的大小上下自由移动。打开流量控制阀,气体从入口进入管子底部并向上流动,使浮子升高。根据浮子停留位置的高度,在玻璃管外面的刻度上可读出气体的流量。

二、监护仪的准备

监测仪是监测生命体征的重要设备,是保障麻醉安全和提高麻醉质量不可缺少的工具,是临床麻醉的重要组成部分。监护仪的自动化程度日益提高,这些设备为临床监测提供3方面基本功能:①观察和预警;②分析资料;③提示引导正确的治疗和护理。

(一) 多功能监护仪

是一种以测量病人生理参数,并可对设定值进行比较,发出警报的装置或系统。麻醉开始前应检查仪器的各项功能是否完好。

1. 基本生命体征监测　监护仪的标准6参数为心电图、无创血压、体温、脉搏氧饱和度、心率、呼吸。

(1) 心电图:检查心电导联线,导联线有三导联和五导联,根据每根导联字母提示,正确连接到身体各部位,并能正确描记心电图波形。一次性钮扣式电极片粘贴部位应根据手术部位、消毒范围,正确摆放部位。一般腹部手术、四肢或颅脑部手术,按照正常部位粘贴,达到既不影响手术操作又可满足监测的要求。胸部手术、肾脏手术等需侧卧位或甲状腺手术、乳腺手术等颈胸部手术时,需将电极移往背部相应位置,甚至可偏离相应位置。

(2) 无创血压:检查血压计袖带是否漏气,使用臂式电子血压计时,最常用的部位是上肢肱动脉。应注意袖带的高度要与心脏位置处于同一高度。平卧位可将上肢置于体侧并固定,侧卧位时血压计袖带可缠绕于上方上肢,防止下方上肢侧卧受压影响测量结果,将托手架高度置于同上肩水平,将上方上肢置于托手架上。如同时做双上肢手术或上肢无法测量血压时,也可将袖带置于下肢。测量时袖带的下缘距肘窝约1~2cm。袖带卷扎的松紧以能够刚好插入一指为宜。缠得过紧,测得的血压偏低;而过松则偏高。袖带的胶管应放在肱动脉搏动点。

(3) 体温:通常测定腋窝、口腔或直肠的温度。直肠温度最高,比较接近机体深部温度,约为37.5℃,测量2~5分钟,但不方便测量。口腔温度比直肠温度低0.5℃左右,约为37.0℃,测量3-5分钟。腋窝温度约比口腔温度低0.4℃,测量5~10分钟。手术过程中测量腋下温度较为容易。测量前清洁体温监测探头,擦干腋下汗液,将探头置于腋下,用胶布粘贴固定。

(4) 脉搏氧饱和度:即人体血液中被氧结合的血红蛋白容量占全部可结合血红蛋白容量的百分比,是人体的重要生命体征参数之一,直接反映了人体组织供氧情况。多采用指套式光电传感器。测量时,将传感器套在手指上,尽量避免同时置于量血压的肢体,以免测量血压时阻断动脉影响测量结果。小儿因指短,无法使用成人探头,需用儿童探头或一次性探头,将指端置于光电感应区,用胶布固定。

(5) 心率:是指心脏每分钟搏动的次数。心率测量是根据心电波形,测定瞬时心率和平均心率。

（6）呼吸：是指监护病人的呼吸频率，监护测量中，呼吸阻抗电极与心电电极合用，即用心电电极同时检测心电信号和呼吸阻抗。

2. 特殊生命体征监测　包含有创血压、呼吸末二氧化碳、心输出量（有创和无创）、脑电双频指数等。

（1）有创压力监测：是指直接血压测量，又称有创血压测量，包括中心静脉压、左房压、心输出量和动脉压。是通过将导管置入血管，将压力传感器的传感部分与血液耦合进行测量。在进行有创血压监测开始时，首先对换能器进行校零，校零首先将液气界面打开与外界相通，然后按监测系统的调零键；监测过程中，要随时保持压力传感器与心脏在同一水平上；为防止导管堵塞，要不断注入肝素盐水冲洗导管，保持测压径路的通畅；同时要牢固固定导管，防止导管位置移动或脱出，影响有创压力的测量。

（2）呼气末 CO_2 监测：可反映肺通气，还可反映肺血流。呼吸道呼出气中含有水分，可聚积于监测管道中，影响监测数值，使用前可接高压气体管道冲掉管腔内水分，保持通畅。最好在呼吸管路安装空气过滤器，以滤过水分，保持监测管腔的干燥。

（3）心输出量：每分钟左心室或右心室射入主动脉或肺动脉的血量，是衡量心功能的重要指标，能反映整个循环系统的状况。在某些病理条件下，心输出量降低，使机体营养供应不足。

（4）脑电双频指数监测（bispectral index，BIS）：是目前以脑电来判断镇静水平和监测麻醉深度较为准确的一种方法。在前额粘贴脑电双频指数传感器，连接至监护仪，监测病人的麻醉深度。

（5）漂浮导管肺动脉压和心排血量监测仪：利用肺动脉导管和相应的监测仪测肺动脉毛细血管楔压、测量心排血量、混合静脉血氧饱和度连续测定，采取混合静脉血标本。

（二）其他监测仪器

1. 肌肉松弛监测仪　用于测定肌松药作用起效时间和气管插管时机，传感器采用握力传感方式，便于手的位置随意摆放，有利于保持手掌温度，保证长时间肌松数据稳定准确。

2. 血糖测定仪　血糖检测前应查对试纸条的保存方式和有效期，检测时严格按照血糖仪说明的操作步骤进行。使用专用采血针，防止交叉感染。采血部位宜选择在指尖，婴儿可于足跟两侧。定期进行血糖仪的质量控制。

3. 生化血气分析仪　从动脉血直接测得 PaO_2、$PaCO_2$、pH，由这些数值又可推算出 HCO_3^-、SaO_2、BE 等。根据参数对气体交换、酸碱平衡及心肺整体作出估计。使用一次性动脉采血针，或 1ml 注射器内加抗凝。

4. 经食管超声心动图（TEE）　监测了解术中的心脏结构和功能变化，一般可以先放置 14G 胃管并接引流袋，选择适当 TEE 探头，并涂上水溶性润滑剂后逐渐放入。有明显食道静脉曲张又有必要监测 TEE 的病人可以不用探头保护套，直接消毒 TEE 探头，并涂上水溶性润滑剂后放入。

5. 心电除颤监护仪（胸外、胸内除颤电极）　用较强的脉冲电流通过心脏来消除心律失常、使之恢复窦性心律的方法。主要应用于严重快速心律失常时，如心房扑动、心房纤颤、室上性或室性心动过速等。连接地线、电源，电极涂导电糊，或垫湿生理盐水纱布，除去病人身上的金属物品，除颤时所有人员离开病床。

6. 周围神经刺激仪　用于刺激神经，以达到区域阻滞的目的。准备神经刺激仪和神经刺激针、一次性电极片。

第四节　不同麻醉方式及技术操作的准备

麻醉前需准备好麻醉所需一切物品，并检查其功能处于完好状态。无论何种麻醉方式，完善的药品、物品及仪器的准备是避免发生意外相当重要的防范措施，即使是较小的手术也不例外。

一、不同麻醉方式药品、物品和仪器的准备

不同的麻醉方式，需备不同的麻醉器械；不同的手术体位，所用的麻醉器械也有所不同。护理人员只有掌握特殊情况下应该备用的器械，才能很好地为麻醉前作好充分地准备。

（一）全身麻醉药品、物品和仪器的准备

1. 打开及接好吸引器、麻醉机、监护仪、微量输注泵。

2. 连接麻醉机呼吸管路，调试麻醉机各项参数。

3. 检查气管插管用具（喉镜、气管导管、牙垫、吸痰管、胶布）是否齐全、合适。确认气管导管是否漏气。如行经鼻插管，准备好石蜡油、棉签、气管插管钳、麻黄碱（鼻黏膜血管收缩）、1%丁卡因（鼻黏膜表面麻醉）。

4. 检查麻醉药品、急救药品。

5. 必要时准备动、静脉穿刺物品。

6. 如评估患者属于困难气道，准备困难气道插管物品（详见第九章）。

（二）椎管内麻醉药品、物品和仪器的准备

1. 为了防止出现意外情况，需按全身麻醉标准备齐用物。

2. 除了局麻药和血浆代用品外，还应准备阿托品、麻黄素、肾上腺素。

3. 准备椎管内麻醉穿刺包。

（三）神经阻滞麻醉药品、物品和仪器的准备

神经刺激针、神经刺激仪、神经阻滞包。（其余同椎管内麻醉准备）

（四）小儿麻醉

1. 物品准备　根据不同年龄准备不同型号的喉镜、气管导管、吸痰管、呼吸回路、面罩、口咽通气道、喉罩、呼吸机、脉搏氧饱和度探头等。

2. 药物准备　根据不同的麻醉方式按小儿体重准备药物，常备吸入麻醉药、阿托品、地塞米松。

二、不同技术药品、物品和仪器的准备

危重病人需行有创压力监测，需准备相应物品。

（一）控制性降压

1. 局麻下建立直接动脉压力监测，并妥善固定。无条件建立动脉压力监测者，可在降压初期持续无创监测血压，稳定后改为每分钟测量一次。

2. 配制好降压药物，准备微量注射泵恒速注入药物，防止血压剧烈波动。

3. 监测 ECG、SpO_2、HCT、体温及动脉血气分析。

（二）控制性低温

1. 体表降温　准备冰水、冰袋、变温毯。

2. 体腔降温　准备冰盐水和温盐水（35～42℃）。

3. 体外降温　采用动脉-静脉降温法、静脉-静脉降温法和体外循环法。

（三）桡动脉穿刺置管术

1. 物品准备　有创压力监测仪、动脉留置针、压力传感器、肝素盐水（1000U/500ml）、加压袋、无菌贴膜、胶布、避光注射器和连接管、1ml 注射器和利多卡因（局部浸润麻醉）。

2. 操作前行 Allen 试验。

3. 患者腕背部垫小枕，四指固定使腕部呈背曲抬高 30°～45°。

（四）中心静脉穿刺及中心静脉压监测

1. 物品准备　中心静脉穿刺套件、压力传感器、无菌盐水。

2. 患者体位　去枕平卧，头低位 5°～15°，头转向对侧，肩下垫小枕。

（五）嗜铬细胞瘤切除手术麻醉

1. 术前药物准备应依嗜铬细胞瘤患者分泌儿茶酚胺的类型而定：①分泌去甲肾上腺素为主的患者，以 β 受体阻滞药为主；②分泌肾上腺素为主的患者，以 α 受体阻滞药为主；③混合型的患者，同时使用 α 和 β 受体阻滞药。

2. 控制高血压和心律　使用酚妥拉明、硝普钠、硝酸甘油、艾司洛尔、乌拉地尔等。

3. 扩充容量　准备葡萄糖液、全血、血浆代用品。

4. 常规备用血管收缩药物去氧肾上腺素、去甲肾上腺素、间羟胺及正性肌力药多巴胺，以维持肿瘤切除后的循环稳定。

5. 监测有创动脉压、中心静脉压、尿量、血生化、血气分析等。

三、特殊病症麻醉的物品准备

为了不影响手术视野，需准备特殊器械，为手术创造良好的条件。

1. 颌面外科手术麻醉　因手术部位与麻醉操作的矛盾，应准备经口或经鼻的异型气管导管或加强型气管导管，将导管引离手术野，不被手术者或手术敷料所压扁折屈。经鼻腔插管准备经鼻异型气管导管或加强型气管导管，插管钳、喉头喷雾器等。

2. 后颅凹或枕颈部、背部手术或气管造口术麻醉　因术中颈部过度屈曲、俯卧体位面部向地面或气管造口插管病人，应准备加强型气管导管，防止导管折曲或压扁。

3. 需单肺通气手术麻醉　需备双腔支气管导管、夹管钳。

4. 气管异物手术麻醉　需备全麻用物、抢救药物及高频通气装置。

5. 需进行自体血回输病人　备自体血回输仪及一次性耗材。

第五节　体外循环术前准备

护士在体外循环术中主要负责管理耗材和药品，保证正常使用，体外循环转机前的一切准备工作以及转机过程中的记录，术毕做好医疗废物的处理，仪器的清洁，维护，按规定计费等。

一、体外循环消耗品的准备

（一）氧合器（人工肺）

1. 氧合器是体外循环的重要组成部分，它可使静脉血氧合为动脉血，并将血中的二氧化碳弥散出去，以完成血液在体外的气体交换，用作体外循环心脏手术中暂时代替人体肺的功能。

2. 目前临床上常见氧合器为鼓泡式氧合器及膜式氧合器。根据患者的病情和手术的难易程度考虑氧合器的类型。鼓泡式氧合器用于病情单纯，手术简单，体外循环时间较短者；膜式氧合器用于病情重，手术复杂或体外循环时间较长者。因膜式氧合器仿生学佳，血球破坏小，目前已被广泛用于临床。

3. 根据患者的体重及氧合器性能、结构、预充量选择氧合器的型号。

（二）滤器

微栓滤器的种类有以下几种：

1. 动脉微栓过滤器　结构为一塑料圆筒内安置一折叠风箱式的尼龙滤网，孔径 20～40μm，顶端有一排气孔用来排除滤器的气体，同时也可用来监测管道压力。目前有成人、儿童、婴幼儿三种规格，根据患者体重及术中流量选择相应型号。

2. 心内储血室滤器　用以滤除来自心腔内或手术野吸引血带来的微栓，如血栓、瘤栓、组织碎片等。滤除后的血液可重新参与体外循环。

3. 晶体液滤器（预充液滤器）

4. 血细胞滤器　使用血细胞滤器可使氧自由基产生明显减少，缓解心肌缺血后再灌注损伤，减少术后肺部并发症。

（三）管道与插管的准备

1. 管道　包括动脉管道及静脉管道，应具备以下条件：①结构简单，安装及拆卸方便；②生物相容性好，对血液损伤破坏小；③预充量少；④能耐受长时间的高灌注压力；⑤根据不同体重选择不同型号管道。

2. 插管

（1）动脉插管：有多种型号及形状。

根据插管部位选择不同插管，升主动脉插管因显露清楚，易于操作，并发症少，应用较为普遍。某些特殊情况或特殊病种需选择股动脉插管、右锁骨下动脉或腋动脉插管。

（2）静脉插管：形状上分直头和弯头；功能上有腔静脉插管、右房插管（腔房双极静脉插管）及经股静脉的腔房插管。

3. 心内吸引管（左心吸引管、左心减压管）　分成人、儿童、婴幼儿三种规格，可引起左心减压或吸引心腔内的血液，创造良好的手术野。

4. 心外吸引管（右心吸引管）　将手术野或右心腔内的血液吸至氧合器，重新利用。

5. 冠状动脉灌注管　为冠状动脉内直视灌注氧合血或停搏液专用。

6. 停跳液灌注外管　用于升主动脉根部灌注停搏液，分成人、儿童及婴幼儿等不同规格。

（四）超滤器

用于滤出血液中过多的水分及某些物质，以浓缩血液，提高血球压积，去除某些炎性介质，提高胶体渗透压，稳定血流动力学。滤出液的成分和原尿相似。

二、体外循环药品的准备

1. 晶体液和胶体液　乳酸林格注射液、羟乙基淀粉、人血浆蛋白、库存血浆等。
2. 升压药和降压药　肾上腺素、去甲肾上腺素、去氧肾上腺素、硝酸甘油、硝普钠等。
3. 正性肌力药　多巴胺、异丙肾上腺素，多巴酚丁胺等。
4. 抗心律失常药　胺碘酮、利多卡因、阿托品等。
5. 利尿药和脱水药　呋塞米、甘露醇等。
6. 肾上腺皮质激素　氢化可的松、地塞米松、甲强龙等。
7. 凝血药　肝素钠、鱼精蛋白等。
8. 调节酸碱平衡药　5%碳酸氢钠等。

三、体外循环的仪器耗材准备

1. 人工心肺机
2. 水泵
3. 空氧混合器
4. 连续血氧饱和度监测仪
5. 动静脉有创监测仪
6. 体温监测仪
7. 多道微量注射泵
8. 血气分析仪
9. 压力换能器
10. 中心静脉穿刺套件

（马涛洪）

思　考　题

1. 全身麻醉必须准备的药品和器械有什么？
2. 麻醉前抽吸药品时需要注意什么？
3. 气管导管有哪几种？
4. 喉罩适用于哪些病人，其优点是什么？
5. 有创血压监测的常规准备。
6. 实施麻醉前麻醉机的常规准备。

第九章　气道管理及护理

要点

1. 气道相关的解剖有鼻腔、口腔、口咽部、悬雍垂、喉部、会厌、声门、气管-支气管-肺。

2. 气道通气的方式有声门上通气和声门下通气，声门上通气方式有面罩、口咽通气道、喉罩等；声门下通气方式有气管插管，双腔支气管插管等。

3. 气管插管前评估病人注意一般检查、头颈活动度、甲颏距离、咽部结构分级等。

4. 导管选择一般成人ID(mm)7～8mm，小儿ID=年龄/4+4，插管深度成人22cm左右，小儿=年龄/2+12。

5. 正确托下颌方法：选择合适的面罩，口腔微微张开，拇指和示指向下用力扣紧面罩，其余三指将下颌角及下颌体托起，伸直气道，使下牙床超出上牙床，注意勿压迫眼球，防止鼻翼受压，阻塞呼吸道。

6. 有效的面罩通气表现为胸廓起伏明显，挤压呼吸囊无阻力。

7. 插管要点是循序渐进，见到悬雍垂为第一标志，见到会厌为第二标志，见到声门为第三标志。

8. 困难气道的工具有：可视喉镜，管芯类，光棒，视可尼喉镜，喉罩，纤维气管镜，特殊的气管导管。麻醉科应常备困难插管箱(或插管车)，备至少两种困难气管插管的工具。

9. 预防插管后引起的喉痉挛、喉及声门下水肿、误吸、咽喉痛、声带麻痹、环杓关节脱位等并发症。

气道是呼吸系统的重要组成部分，分为上呼吸道和下呼吸道，是气体通过的重要通道。围术期加强气道的管理十分重要，保持气道通畅是气道管理最重要的措施。围术期可根据不同情况采用不同的方法维持气道通畅，如面罩、口咽通气道、喉罩及气管插管等，这些气道管理技术是麻醉护士必须熟练掌握的，也是麻醉科最基本的治疗与急救手段之一，麻醉护士必须了解呼吸系统相关应用解剖和评估，采用相应的气道管理技术，配合麻醉医师完成气道管理。

第一节　相关解剖结构

麻醉插管可采用经鼻或经口径路进行，分别需经过以下解剖结构，经鼻插管：前鼻孔→鼻腔→后鼻孔→鼻咽腔→口咽腔→会厌→声门裂→气管→（必要时）气管隆嵴→一侧支气管。经口腔插管：口腔→咽峡→口咽部→余同上。下面将分别介绍相关解剖学结构。

一、鼻腔的相关解剖

经鼻插管，气管导管需经鼻腔到鼻咽部，沿途经过前鼻孔→固有鼻腔→后鼻孔→达鼻咽部。固有鼻腔外侧壁上有三条纵行排列的长条形骨片，自下而上分别称为下鼻甲、中鼻甲及上鼻甲，其中下鼻甲的体积最大，影响鼻腔的通气及宽畅度（图 9-1）；内侧壁为鼻中隔，可因外伤、发育等多种因素，形成不同程度的偏曲，从而影响鼻腔的通气（图 9-2）。插管过程中，气管导管需经鼻中隔与下鼻道鼻底之间经过，可选择鼻腔宽大的一侧进行。

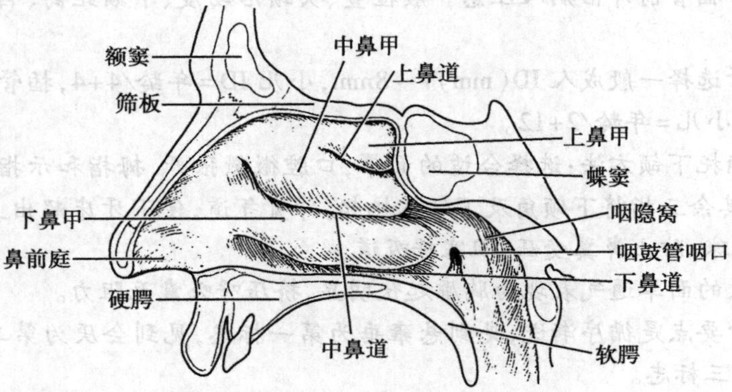

图 9-1　鼻腔外侧壁

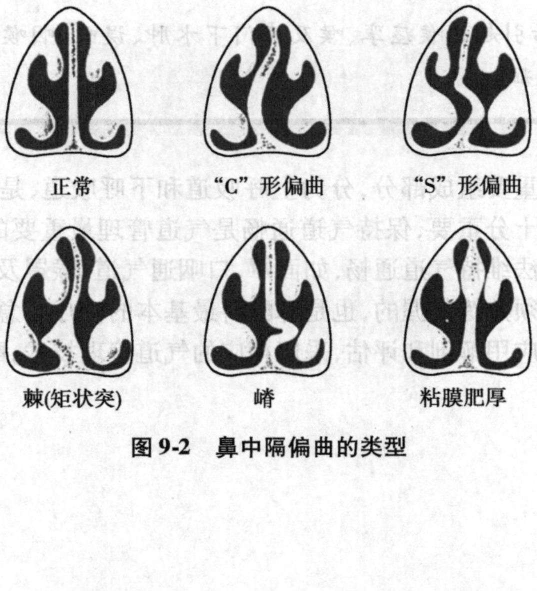

图 9-2　鼻中隔偏曲的类型

二、咽部相关解剖

咽分为三部分，鼻咽部、口咽部与喉咽部。经鼻插管，需经鼻咽及口咽部达喉，经口插管则经口咽部达喉。鼻咽部前方借后鼻孔与鼻腔相通，其顶后壁交界处有腺样体组织，14 岁以前腺样体组织多较肥大、明显，可堵塞后鼻孔与鼻咽部，腺样体的肥大对经鼻插管有一定的影响。口咽部前方经咽峡与口腔相通，咽峡由悬雍垂、软腭游离缘、两侧的舌腭弓与咽腭弓及下方的舌根部组成（图 9-3）。在舌腭弓与咽腭弓之间有腭扁桃体，腭扁桃体的肥大有时可影响插管视线。舌根的后下方与会厌相连，在舌根与会厌之间形成会厌谷（vallecula epiglottica），是插管过程中麻醉喉镜前端放置的位置，压迫并上提舌根，从而暴露声门裂，为插管创造条件。同样舌根部的肥大、小颌畸形也是形成困难气道、影响麻醉插管的解剖学因素。

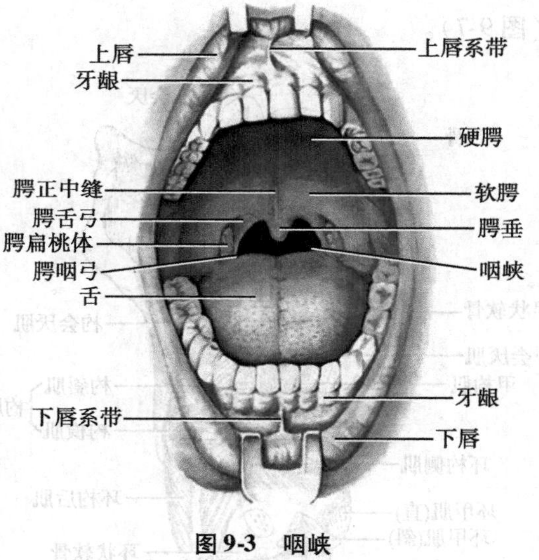

图 9-3　咽峡

咽的下端为喉咽部，于环状软骨后下方下缘与食管相延续，在插管过程中，可由于多种原因，造成导管误入食管的情况，需要及时纠正（图 9-4）。

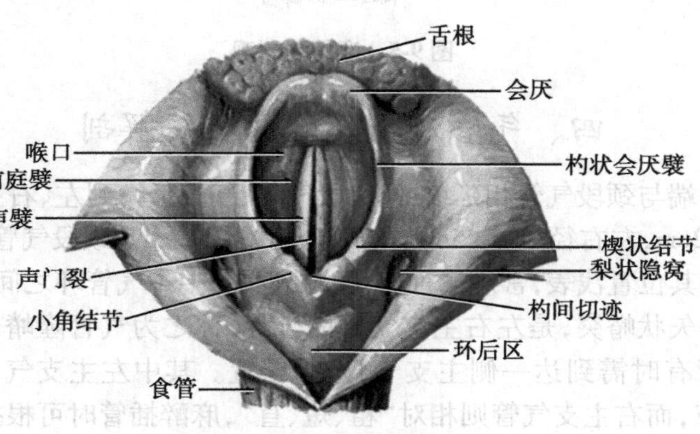

图 9-4　喉咽部解剖分区

三、喉部的相关解剖

喉是麻醉插管中最难通过的部位，导管一旦顺利通过声门裂，主要过程就已结束。喉的上端为会厌的游离缘，是一呈“叶状”并可向后倾倒的软骨，吞咽时喉上提，会厌向后倾倒遮盖喉口，防止食物误入气管。会厌受发育影响，形状可有较大的差异，其中成人也可呈儿型会厌，插管时一定程度上影响声门的暴露（图 9-4）。另外，喉的软骨——甲状软骨、环状软骨、杓状软骨在维持正常喉功能中均起到重要的作用。甲状软骨是喉部最大的软骨，由两侧对称的四边形软骨板在喉前方正中融合而成，其中喉结是喉前的重要体表标志，在插管过程中，常向后压迫甲状软骨板，以利于杓状软骨及声门的暴露。环状软骨是一环形软骨，在维持喉气道宽畅度中起重要的作用。甲状软骨下缘与环状软骨上缘之间由弹性圆锥覆盖，形成膜性结构，即环甲膜。环甲膜是麻醉插管过程中气管内表麻的穿刺部位（图 9-5、图 9-6）。麻醉插管过程中，要注意辨别杓状软骨及前方的声门，防止暴力插管，避免环杓关节脱位，以及术后出现声嘶的症状（图 9-7）。

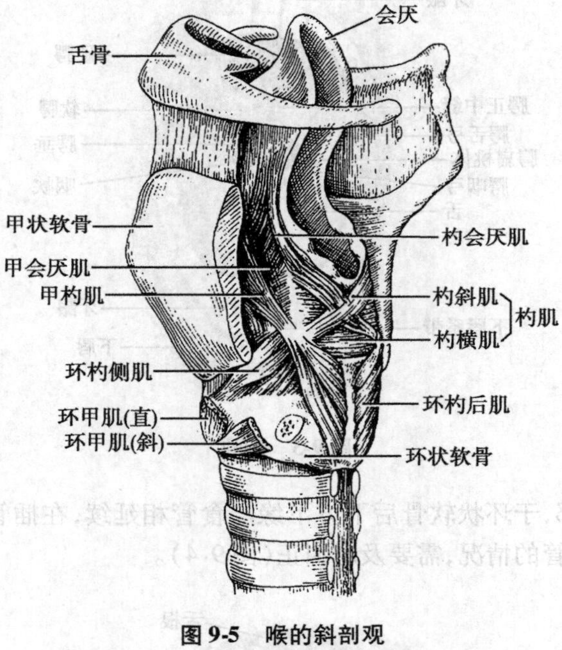

图 9-5　喉的斜剖观

四、气管及支气管的相关解剖

环状软骨的下端与颈段气管相延续，经胸段气管、气管隆嵴到左、右主支气管，成人气管的长度约为 10～12cm，左右径 2～2.5cm，前后径约 1.5～2cm。颈段气管下端达胸骨上窝约有 7～8 个气管环，其位置浅表，常规气管切开的部位在 2～4 气管环之间。胸段气管的下段在气管腔内形成一矢状嵴突，是左右主支气管的分界，称之为气管隆嵴（carina of trachea）。胸部手术麻醉插管有时需到达一侧主支气管，并留置。其中左主支气管在解剖学上具有“细、长、斜”的特点，而右主支气管则相对“粗、短、直”，麻醉插管时可根据其解剖特点，调整置管的方向（图 9-8）。

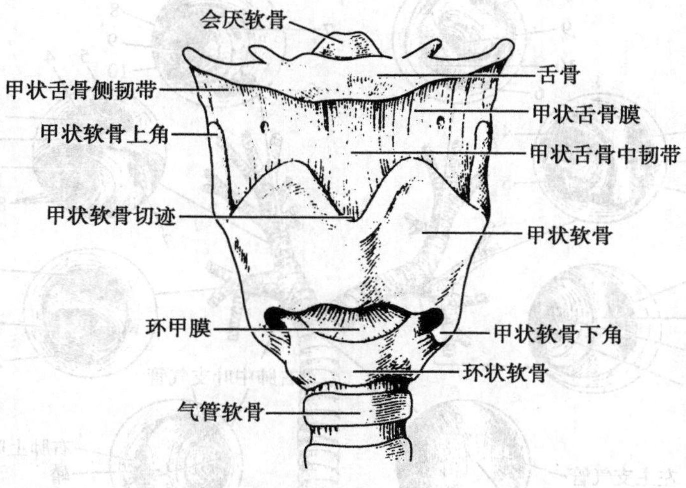

图 9-6　喉的前面观

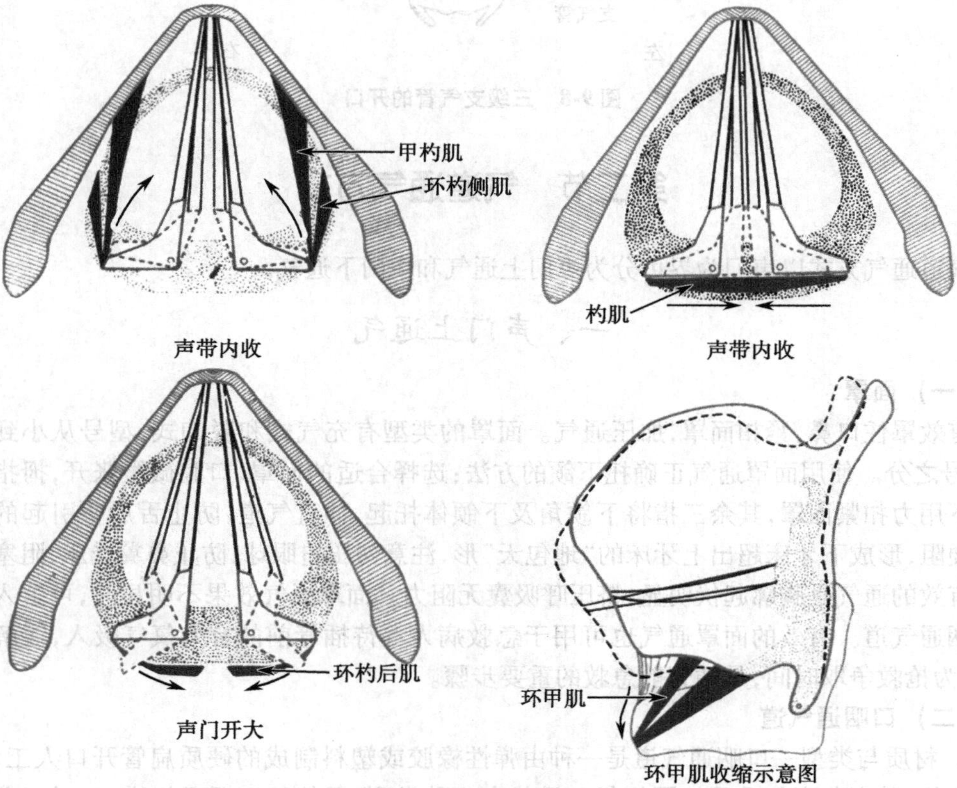

图 9-7　声带活动示意图

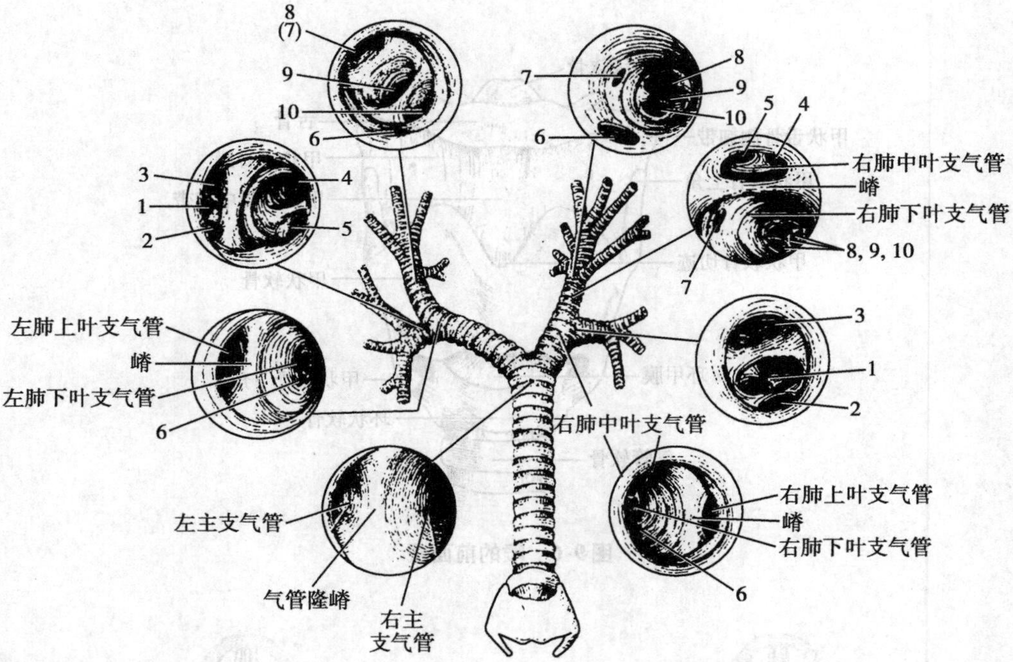

图 9-8　三级支气管的开口

第二节　气道通气方式

气道通气方式以声门为界可分为声门上通气和声门下通气。

一、声门上通气

(一) 面罩

有效罩住口鼻,紧扣面罩,加压通气。面罩的类型有充气式和脱卸式,型号从小到大有 1~5 号之分。使用面罩通气正确托下颌的方法:选择合适的面罩,口腔微微张开,拇指和示指向下用力扣紧面罩,其余三指将下颌角及下颌体托起,伸直气道,防止舌后坠引起的上呼吸道梗阻,形成下牙床超出上牙床的"地包天"形,注意勿压迫眼球,防止鼻翼受压,阻塞呼吸道。有效的通气是胸廓起伏明显,挤压呼吸囊无阻力。面罩通气效果不明显时,可置入口咽或鼻咽通气道。有效的面罩通气也可用于急救病人等待插管前的有效氧气吸入,缓解大脑缺氧,为抢救争取时间,是插管前急救的重要步骤。

(二) 口咽通气道

1. 材质与类型　口咽通气道是一种由弹性橡胶或塑料制成的硬质扁管开口人工气道,呈弯曲状,其弯曲度与舌及软腭相似。目前有 4 种类型:柔软的口咽通气道,口对口急救口咽通气道,半硬式口咽通气道、双通道半硬式口咽通气道。中央有腔,具有方便吸痰和改善通气的功能。

2. 选择型号　合适的口咽通气道应该是:末端位于上咽部,将舌根与口咽后壁分开,使下咽部到声门的气道通畅。因此，选择口咽通气道应遵循“宁长勿短，宁大勿小”的原则。

3. 插入方法 选择合适的口咽通气道，放平头部，头后仰，清除口腔内的分泌物，保持气道畅通。置管的方法有2种，一种为直接放置：将通气道的咽弯曲沿舌面顺势送至上咽部，将舌根与口咽后壁分开；另一种为反向插入法：把口咽道的咽弯曲部分向腭部插入口腔，当其内口接近口咽后壁时（已通过悬雍垂），即将其旋转180°，弯曲部分下面压住舌根，上面抵住口咽后壁，虽操作难度大，但在开放气道及改善通气方面更可靠。

4. 测试通畅 将手掌置于通气道外口处，感觉是否有气流，或置棉花少许，置于通气道外口，观察其在呼吸中的运动幅度，还应观察双肺呼吸音和胸壁运动幅度。

5. 检查口腔 防止舌或唇夹于牙和口咽通气道之间。

6. 固定 传统的方法：用胶布交叉固定于面颊两侧。由于胶布：①受潮后黏性下降，易于脱落；②粘贴毛发引起不适；③对胶布过敏者，易出现过敏性皮炎。一种改良的方法可解决以上这些问题：在口咽通气道双侧翼缘各打一小孔，用绷带穿过两个小孔，再绕到颈后固定即可。

（三）鼻咽通气道

常用橡胶或塑料制成，质软，外形如气管导管，长约15cm，适用于插入口咽通气道时出现恶心反射或要进行面颊部操作的患者。

操作方法：选择通畅的一侧鼻孔插入。插入前润滑通气道，在鼻腔滴入黏膜血管收缩药，以减少鼻腔出血。通气道插入方向必须保持与面部完全垂直，插入动作应轻巧缓慢，遇有阻力勿强行插入，可旋转通气道无阻力后再继续推进。有颅底骨折病人严禁插入鼻咽通气道。

（四）喉罩通气道

喉罩通气道（Laryngeal Mask Airway，LMA）是安置于咽喉腔，用气囊封闭食管和咽喉腔，经喉腔通气的人工呼吸道。根据喉罩的发明时间先后和用途分为三代：第一代为普通喉罩（LMA），第二代为插管喉罩（LMA-Fastrach，ILMA），第三代为双管喉罩（ProSeal-LMA）。LMA既可选择性地用于麻醉，也可用于急症困难气道。禁用于咽喉部病变；气管受压、气管软化及声门下阻塞使肺通气不良者；伴有反流、误吸危险性及呼吸道大出血的病人；呼吸道分泌物多的病人；肺顺应性差、气道阻力高的患者，如严重肥胖及慢性呼吸道疾病患者。使用方法如下：

1. 准备合适的喉罩 如果麻醉中维持自主呼吸，则选普通型喉罩；如要控制呼吸，则选加强型喉罩；辅助气管插管选择插管型喉罩。检查通气罩和通气导管，确保无阻塞和异物，将通气罩充气，检查有无漏气、损坏或部分凸起，尽可能抽尽通气罩内的气体。正确的方法是：将合适型号的注射器连接到充气阀上，通气罩的凹面放在一平面上，用左手的示指和中指分别压住通气罩的两侧，右手回抽注射器，直到感觉有中等程度的阻力。最后在通气罩的背面涂上水溶性润滑剂，前面尽量少涂或不涂润滑剂，以免插入后诱发患者咳嗽，通气罩内部涂抹润滑剂不可过多，以免形成粘痂阻塞通气口。

2. 麻醉诱导 如果预计操作不困难，插入前可不用肌松药，预充氧后缓慢静脉推注静脉麻醉药。麻醉深度要略深，以消除咽反射并使下颌松弛，否则在插入LMA时有可能引起咳嗽或喉痉挛。

如果预计操作或面罩通气有困难，可在患者的舌根和口咽部喷洒局部麻醉药，从而减轻插入时患者的不适感，在患者清醒状态下插入 LMA。

3. 操作方法

（1）操作者戴无菌手套，左手开口，右手握笔式夹住喉罩；

（2）置喉罩的背尖部于前牙齿的后部；

（3）用示指辅助喉罩沿硬、软腭向后顺序进入；

（4）把喉罩延伸到下咽腔部位直到感觉稍有阻力为止；

（5）在移开示指前，用另一手轻轻地压住喉部，以防止喉罩移位；

（6）喉罩充气，固定位置，保持通气。

4. 注意事项

（1）套囊充气至最大气量时，对咽部各种形状的适应性差，可能出现移位而漏气。建议使用最小需要充气量。

（2）套囊充气至最大气量时产生的压力可超过毛细血管压，通过背面施加于咽后壁，通过前面施加于舌底，故口咽部最易出现黏膜缺血。

（3）开始充气 10～15ml，如果气道压<$15cmH_2O$，说明喉罩周围有漏气，应再充入 5～10ml 空气。

（4）误吸危险性较高时，保持气密性的囊内压应>$15cmH_2O$。

（5）用 N_2O 麻醉期间，间歇抽气以维持最小有效气量。

（6）使用时间：尽量不要长时间使用 LMA，当确需长时间使用时，在使用过程中应注意监测气囊压力，并关注有关反流、误吸问题。

二、声门下通气

主动掌握气道通畅，施行控制呼吸，其中以气管插管和支气管插管最为常用，也是麻醉最基本的治疗与急救手段之一。

（一）气管插管

气管内插管术是指将特制的气管导管，通过口腔或鼻腔插入病人气管内。是一种气管内麻醉和抢救病人的技术，也是保持上呼吸道通畅的最可靠手段。气管或支气管内插管是实施麻醉的一项安全措施。

（二）双腔支气管插管

把导管插入单侧支气管，使左右肺隔离，不再互通的插管，即称支气管插管。双腔气管导管是将两根导管并列连接在一起，其中每根导管只对一侧肺进行通气。

1. 双腔气管导管分类　根据导管前端置入的支气管不同可分为左侧和右侧双腔管。左侧双腔管的左肺导管放在左主支气管内，右肺导管止于气管内；右侧双腔管与左侧相反。共同特点是两种双腔管都有一个位于近端的气管套囊和一个位于远端的主支气管套囊。主支气管套囊的作用是分隔两肺，气管套囊的作用是将肺部与外界隔离。双腔管有两个弯曲，分别位于两个彼此成90°角的平面上，远端弯曲便于导管尖端置入主支气管，近端弯曲为了适应咽喉部的角度。不同之处在于因右主支气管很短，不能完全容纳支气管套囊及其远端导管，为避免堵塞右主支气管的上叶开口，所以右侧双腔管的支气管套囊上有一个通气孔，为右肺上叶提供通气。

2. 双腔导管种类　有 Carlens 双腔管和 Robershaw 双腔管两种，目前临床应用较多的是

Robershaw。

（1）Carlens 双腔管：主要特点为接近末端处管腔变细，并向左偏；在其右侧，有一小孔，孔的上方有一舌形小突起，用以骑跨于总气管隆嵴的分叉处，防管深入。其变细的管道可插入左主支气管；它的小孔正好对向右主支气管开口。不足之处：小突起阻挡顺利通过声门，舌形小突起为一固定装置，此管开口若不能对准右主支气管的入口，就无法调节。

（2）Robershaw 双腔管：取消小突起，使管子易于通过声门。为适应主支气管的不同解剖特点，此管又分为左右两型，其向对侧主支气管的开孔较大，便于作一定限度的深浅调节。

（3）双腔导管型号：Robershaw 双腔管有 41、39、37、35、33、31、28 和 26F 八种型号，其中 F28 管只有左侧型管。

第三节 气管内插管方法与护理

气管插管是保证病人呼吸道通畅和有效通气至关重要的手段，气管内插管（Tracheal intubation）是通过口腔、鼻孔经喉或通过气管造口把特制的气管导管插入气管内的一种操作方法。气管插管作为急救技术和全麻呼吸道管理技术，是麻醉专科护士必须掌握的临床重要技能。

一、插管前准备

（一）检查和护理评估

术前评估气管插管的难易程度是十分重要的。有效的评估，可以进行充分的药物和器械方面的准备，更重要的是防止各种意外的发生。

1. 一般检查　外貌、体形、下颌、牙齿。如上门齿外露过多、上下齿列错位、义齿和过度肥胖都提示有插管困难可能。颈前短粗且肌肉发达、下颌骨退缩伴下颌角圆钝、颞颌关节和寰枕关节活动不良、长而高拱的鄂骨和牙颏部间距增加等需尤其注意。

2. 头颈活动度　寰枕关节及颈椎的活动度直接影响头颈前屈后伸，对插管所需的口、咽、喉三轴线接近重叠的操作至关重要。正常前屈为 165°，后仰大于 90°。如头后仰不足 80°即可使插管操作困难。

（1）甲颏距离（thyromental distance）：即头在伸展位时，测量自甲状软骨切迹至下颏尖端的距离，正常成人在 6.5cm 以上。如果此距离小于 6cm 或小于三横指的宽度，可能窥喉困难。

（2）胸骨上窝和颏突距离（胸颏间距）：正常人的胸颏间距>12.5cm，如小于此值，可能会遇到插管困难。

（3）下颌骨的水平长度：即下颌角到颏的距离，<9cm 气管插管操作困难的概率增加。

3. 口齿情况　插管前检查牙齿，如有固定义齿和松动牙齿，因易受喉镜片操作脱落，除应给予必要的解释外，还应用牙托或纱布保护牙齿。取下活动义齿，防止误入食道和气道。

（1）3-3-2 法则：正常人张口度为 3 横指，舌-颌间距在正常人不少于 3 横指，而甲状软骨在舌骨下 2 横指，即 3-3-2 法则。正常成人最大张口时，上下门齿间距应为 3.5～5.5cm，如果小于 2.5cm（2 横指），常妨碍喉镜置入。

（2）咽部结构分级（Mallampati 气道分级）：是最常用的判断咽部暴露程度的分级方法。

病人坐在评估者面前，最大限度张口、伸舌，同时观察口咽部。能看到咽内壁提示插管困难可能性极小。分级越高，困难气道程度越重。本试验受病人张口度、舌的体积和活动度及其他口腔内结构和头颈运动的影响（表 9-1，图 9-9）。

表 9-1　咽部结构分级

分级	暴露程度	分级	暴露程度
Ⅰ级	咽腭弓、软腭和悬雍垂	Ⅲ级	软腭
Ⅱ级	软腭、咽腭弓	Ⅳ级	硬腭

注：等级越高提示喉镜暴露和气管插管的难度越大。

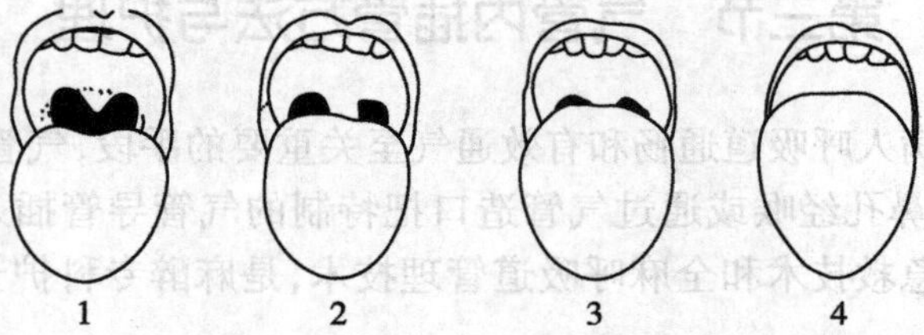

图 9-9　咽部结构分级

（3）喉镜暴露分级：Cormach-Lehane 分级最常用。为喉镜显露下的声门分级，与咽部结构分级有一定相关性，可作为判断插管是否困难的参考指标，Ⅲ级以上提示插管困难（表 9-2 图 9-10）。

表 9-2　喉镜暴露分级

分级	暴露程度	分级	暴露程度
Ⅰ级	完全暴露声门	Ⅲ级	会厌
Ⅱ级	杓状软骨和后半部分的声门	Ⅳ级	看不到会厌

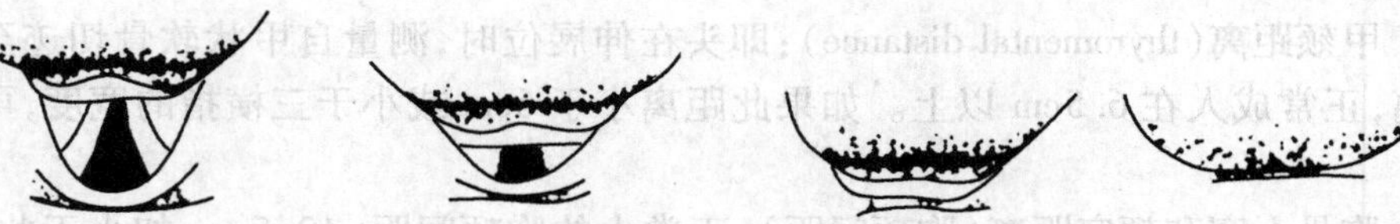

图 9-10　喉镜暴露分级

（二）插管用具准备

无论是何种插管方式，在插管过程中均有可能遇到意想不到的困难，因此插管前应备好困难气管插管处置车（内有困难插管所备器械），以备不时之需。

1. 气管导管　多采用带气囊的硅胶管。

（1）种类

1）一次性无菌塑料导管：最常见，质地坚韧、无毒性、对咽喉气管组织无刺激、不会引起过敏反应。

2）加强型气管导管：质软、加强管壁，防止导管扭折，可塑性强，适用于颈部弯曲弧度大或特殊体位的患者。

3）异型气管导管：有经口异型和经鼻异型，适用于耳鼻喉及口腔手术的气管插管，插管路径对手术操作无影响。如腭咽成形术可选择经鼻异型管，鼻部手术可选择经口异形管。

4）双腔气管导管：主要用于胸部手术或危重病人的单肺独立同步或非同步支气管插管，建立左右两条临时呼吸通道。一般成年男性37-39号，女性35-37号，选择健侧开口双腔导管。

（2）导管口径的选择：根据性别、年龄选择合适导管，一般成人选择ID（mm）7.0～8.0mm，并同时挑选比该管大一号和小一号的导管备用。小儿导管直径与其小拇指粗细相似，导管的选择按公式计算，ID（mm）=年龄（岁）/4+4。

（3）导管插入长度：指门齿至气管中段的距离。成年男性22～24cm，女性20～22cm，儿童=年龄/2+12cm（表9-3）。

表9-3 适用于不同年龄的气管导管平均数据

年龄	导管内径（ID mm）	门齿至气管中段的距离（cm）*
早产儿	2.5～3.0	10
足月儿	3.0～3.5	11
1～6个月	3.5～4.0	11
6～12个月	4.0	12
2岁	4.5	13
4岁	5.0	14
6岁	5.5	15～16
8岁	6.0	16～17
10岁	6.5	17～18
12岁	7.0	18～20
14岁以上	7.5	20～26

* 如为鼻插管者加2～3cm

2. 其他插管用具

（1）喉镜：镜片按年龄分有成人、幼儿、婴儿三种，按型号分有00、0、1、2、3、4、5号。新生儿喉镜一般为直喉镜片，成人选择中号镜片，小儿选择小号，体型肥胖者或体态高大者选择大号，一岁以内选择新生儿喉镜。准备喉镜时要试好喉镜亮度。

（2）牙垫：又称口塞，有L、M、S号之分，成人用中号，小儿用小号。

（3）空注射器：用于向气囊内充气。

（4）管芯：也叫导丝，管芯是易塑形的金属丝，前端圆钝，长度略长于导管。

（5）利多卡因乳膏或胶浆：起到润滑和表面麻醉的作用。

（6）喉头喷雾器：用于咽喉部喷雾表面麻醉。

（7）纤维支气管镜：困难插管或导管定位时用，镜下插管，光纤部分勿弯曲。

(8) 负压吸引器:备用,准备吸痰管,根据年龄选择不同粗细的吸痰管。

(9) 气管导管支架、胶布、口咽或鼻咽通气道。

3. 简易呼吸器、氧气设备,开口器、舌钳等急救设备。

4. 鼻腔插管时还应备 Magill 钳。

5. 手术室外急救插管箱 用于气管插管急救使用,配有背带和提手。箱内应配置气管插管用具:①各型气管导管、吸痰管、口咽通气道,喉镜、牙垫、胶布;②辅助用具:开口器、舌钳、Magill 钳、插管探条、喉头喷雾器;③吸氧设备:小型氧气筒、面罩、简易呼吸囊;④药品及器械:注射器、利多卡因、丁卡因等。

6. 困难气道车 用于困难气道插管使用,要求可以方便快捷推入手术间。车内配置物品除急救插管箱内物品外,还应配置困难气道用具:可视喉镜、硬(软)质管芯、插管探条、光棒、视可尼喉镜、喉罩、纤维气管镜、环甲膜穿刺针,如果条件允许备食管-气管联合导管。(详见第四节)

(三) 气道准备

适当的插管前准备不仅消除了病人的痛苦和为插管创造了良好条件,还能减轻气道损伤和心血管反应,并可减轻术后咽喉部疼痛和瘙痒干咳的症状。首选气道内表面麻醉,包括喉头喷雾器喷雾表面麻醉咽喉部、经口气道内局麻药喷雾和环甲膜穿刺表面麻醉。

1. 预充氧(preoxygenation) 又称"去氮给氧",重要性在于呼吸暂停期间为建立气道和恢复有效通气提供了时间,防止低氧血症的发生。

2. 口腔、鼻腔表面麻醉 将局麻药喷洒于口腔、鼻腔、咽喉和气管黏膜的表面,可以阻断感觉传入神经,是最常用的麻醉方法。常选用1%丁卡因。口腔和鼻腔表面麻醉可用喉头喷雾器将局麻药喷洒在舌根、软腭、下咽部、会厌和声门;如经鼻插管,可将局麻药喷入通畅的一侧鼻腔或使用沾有局麻药的棉棒置入鼻腔,使鼻腔黏膜达到麻醉作用。具体方法:

(1) 先喷舌根部及软腭;

(2) 1~2 分钟后,嘱病人张口,发"啊"音,作咽壁及喉部喷雾;

(3) 1~2 分钟后,在喉镜的协助下,喷雾器对准会厌部,在病人作深吸气时喷雾。

3. 气道黏膜表面麻醉 可借助喉镜使用气管喷雾器伸入声门,向气道内喷洒局麻药;亦可通过环甲膜穿刺,做好气道内表面麻醉。

(1) 经声门注药法:在做好咽喉部表面麻醉的前提下,借助喉镜暴露声门,将装有 2ml 1%丁卡因的细长的,前端有若干细小侧孔的气管内喷雾器伸入气管内,快速将局麻药喷入气管内,使局麻药在气管内充分扩散。

(2) 经环甲膜穿刺注药法:

1) 病人取头后仰位,去枕。

2) 在甲状软骨和环状软骨之间正中处可触到一凹陷(环甲膜),确定穿刺部位。

3) 穿刺部位局部常规消毒,术者戴无菌手套,以食、中指固定环甲膜两侧,右手持注射器从环甲膜垂直刺入,当针头刺入环甲膜后,即可感到阻力突然消失,并能抽出空气,患者可出现咳嗽反射。

4) 注射器固定于垂直位置,注入1%丁卡因 2ml 表面麻醉剂,注药时嘱病人屏气,快速推注局麻药,拔出针头嘱病人用力咳嗽,使局麻药在气管内充分扩散。

二、气管内插管方法

气管插管方法根据径路可分为经口腔(oratracheal intubation)、经鼻腔(nasotracheal intubation)和经气管造口处插管三种途径。根据插管时是否显露声门可分为明视或盲探插管法。

(一) 经口明视气管插管

利用喉镜暴露声门,在明视下把气管导管插入气管内,是最普遍应用的方法。

1. 头位

(1) 经典式头位(Jackson 式):又称悬挂式喉镜头位。病人取仰卧,肩部齐手术台前端边缘,肩下垫砂袋,由助手支托枕部,达到头顶指向地,枕部低于颈椎水平线的程度,此时三条轴线(口轴线、咽轴线、喉轴线)的改变如图,舌部和会厌被推向前下,在上提喉镜的配合下,三条轴线较易重叠成一线。因此体位安置复杂,今已罕用(图 9-11)。

(2) 修正式头位:头垫高 10cm,肩部贴手术台面,使颈椎呈伸直位,颈部肌肉松弛,门齿与声门之间距离缩短,咽轴线与喉轴线重叠成一线。再使寰枕关节部处于后伸位,利用弯形喉镜将舌根上提,即可使三条轴线重叠成一线而显露声门。本头位安置简单,轴线重叠理想,故较常用(图 9-12)。

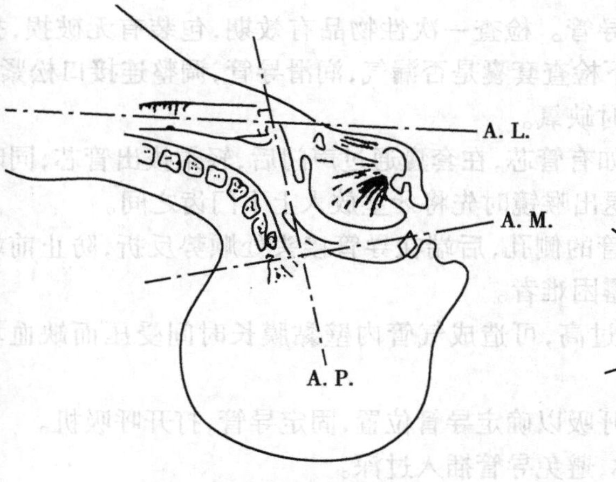

图 9-11 经典式喉镜头位

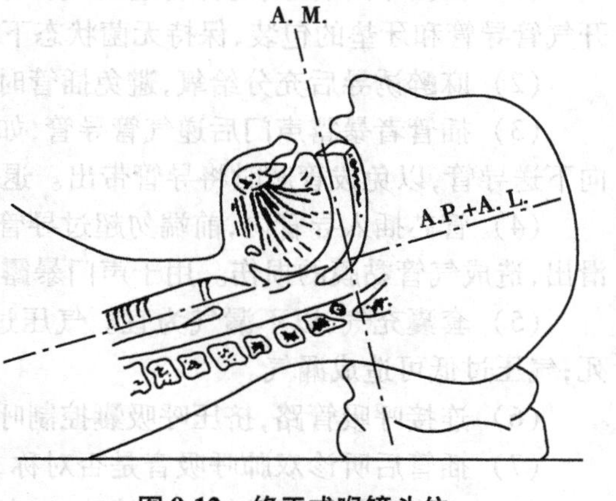

图 9-12 修正式喉镜头位

2. 操作方法

(1) 右手拇指推开病人下唇及下颌,示指抵住上门齿,以二指为开口器,使口腔张开。

(2) 操作者左手持喉镜,从右口角进入口腔,将喉镜向左靠,使舌偏左,扩大镜片下视野,此时可见到悬雍垂(此为暴露声门的第一标志),然后顺舌面将喉镜片稍深入至舌根,稍稍上提喉镜,即可看到会厌的边缘(此为暴露声门的第二个标志)。

(3) 看到会厌边缘后,如用直型喉镜片,应继续稍深入,使喉镜片前端到达会厌的腹面,上提喉镜即可暴露声门;如用弯形喉镜片,可继续稍深入,使喉镜片前端置入会厌与舌根交界处(会厌谷),上提喉镜即可看到声门。如声门暴露不全时,可由助手将环状软骨部或气管从皮外向下压,即可看清楚声门。两侧声带呈白色,透过声门可以看到暗黑色的气管,在声门下方是食管的黏膜,呈鲜红色并关闭。

(4) 暴露声门后,右手持头端已涂好水溶性润滑剂的气管导管,将其前端对准声门,顺势轻柔地将导管插入。导管插过声门1cm左右,迅速拔除导管芯,以免损伤气道黏膜。导管旋转插入气管,成人4cm,小儿2cm左右。如果病人自主呼吸未消失,在病人吸气末(声带外展最大位)顺势将导管轻柔地插过声门而进入气管。

(5) 于气管导管旁放置牙垫,退出喉镜。接麻醉机或简易呼吸器。

(6) 用注射器向气管导管前端的套囊注入适量空气(一般注5~8ml左右),既控制囊内压小于30mmHg,套囊软硬度可与鼻尖软硬度相似。注气量不宜过多,以气囊恰好封闭气道而不漏气为准。以免向肺内送气时漏气,也可防止呕吐物、分泌物等反流至气管内。

(7) 挤压呼吸囊,观察胸部有无起伏运动,用听诊器听诊两肺呼吸音是否对称。如呼吸音两侧不对称,可能为导管插入过深,进入一侧支气管所致,此时可将导管稍稍后退,直至两侧呼吸音对称(术前要先听诊双肺呼吸音,以便与插管后听诊进行对比,排除既往史已有两肺听诊异常有差异)。

(8) 证实导管已准确插入气管,深度适宜后,用长胶布妥善固定导管和牙垫,并立即加深麻醉,如果出现呛咳或屏气,应将牙垫、导管和病人颏部一并握住以防脱出。

(9) 用吸痰管向气管导管内试吸分泌物,了解呼吸道通畅情况。

3. 护理

(1) 根据年龄、性别选择合适的气管导管。检查一次性物品有效期,包装有无破损,打开气管导管和牙垫的包装,保持无菌状态下检查套囊是否漏气,润滑导管,调整连接口松紧。

(2) 麻醉诱导后充分给氧,避免插管时缺氧。

(3) 插管者暴露声门后递气管导管,如有管芯,在套囊通过声门后,轻柔拔出管芯,同时向下送导管,以免拔管芯时将导管带出。退出喉镜时先将牙垫放入上下门齿之间。

(4) 管芯插入导管内,前端勿超过导管的侧孔,后端在导管接头处顺势反折,防止前端滑出,造成气管黏膜的损伤。用于声门暴露困难者。

(5) 套囊充气,以不漏气为宜。气压过高,可造成气管内壁黏膜长时间受压而缺血坏死;气压过低可造成漏气。

(6) 连接呼吸管路,挤压呼吸囊控制呼吸以确定导管位置,固定导管,打开呼吸机。

(7) 插管后听诊双肺呼吸音是否对称,避免导管插入过深。

(8) 变换位体时调整好呼吸管路,以免导管脱出。

(9) 保持气道通畅,随时吸引气道内分泌物。

(10) 吸痰管使用时保持无菌,气管内吸引和口腔内吸引所用吸痰管不可混用。

(11) 长时间插管,应定时放松套囊,以恢复气管黏膜血流,避免缺血坏死。

(12) 插管与拔管过程中,应注意生命体征的变化。

(二) 经鼻气管插管

经鼻气管插管多用于口内手术、有解剖畸形或上呼吸道疾病不能直接窥喉的病人。

1. 用物准备　除经口插管用物外,还应准备Magill钳、润滑剂、1%麻黄素、经鼻异型气管导管或加强型导管。导管前端1/3处涂抹润滑剂。

2. 病人准备　1%麻黄素滴鼻,收缩鼻黏膜血管,减少出血。选择通畅的一侧鼻腔进行插管,因导管前端斜面制作的特点,选择从右侧鼻孔插管,斜面对着鼻中隔,不易损伤黏膜;选择从左侧鼻孔插管,导管前端易接近声门,成功率高。

3. 护理

（1）通过选择好的鼻孔插入气管导管；

（2）置入喉镜；

（3）操作者持 Magill 钳夹持导管前端，将导管送入声门，避免钳夹导管前端的套囊，以免夹破套囊漏气，助手协助送入导管。

（三）清醒气管插管

估计气管插管有困难，或存在下列病情之一者可选用清醒气管内插管。

1. 适应证

（1）气道不全梗阻：如痰多、咯血、颈部肿块压迫气管。

（2）有误吸危险：消化道梗阻、饱食后。

（3）不能耐受深麻醉：体弱、高龄、休克、危重病人。

2. 准备工作　如经口腔清醒插管，需做好口腔、咽喉部的局部表面麻醉，如经鼻腔清醒插管，需做好鼻腔表面麻醉，两者均应做好气管内表面麻醉。

（1）心理安慰：对病人做好解释，重点说明如何配合，如做深呼吸、全身放松等。

（2）适当使用镇静镇痛药和减少分泌物的药物。

（3）手法要轻柔、正确缓慢，保证插管的顺利进行。

（4）充分做好口腔、咽喉部表面麻醉：常用1%丁卡因，循序向深部喷雾。

（5）鼻黏膜表面麻醉及收缩血管：1%丁卡因做鼻腔黏膜的局部喷雾数次，1%麻黄素使鼻腔黏膜血管收缩，减少插管时的血管损伤出血。

3. 插管方法

（1）经口腔插管：在做好充分前期准备的前提下，借助喉镜暴露声门，嘱病人深呼吸，在吸气声门张开时，顺势将导管送入声门。

（2）经鼻腔插管：选择通畅的一侧鼻腔，导管前端和鼻腔内充分润滑，抽尽套囊内空气，轻轻将导管插入鼻腔，通过后鼻孔进入口咽部，嘱病人深呼吸，随着病人的呼吸，导管口越正对声门，气流声音越响；反之，越偏离声门，声音越轻或全无。此时可调整头位和导管的位置，同时用耳听气流声响，当调整至声响最强的部位时，嘱病人配合呼吸，缓缓推进导管插入声门。插入成功时，病人有咳嗽反射。

（四）双腔气管导管的插管方法

1. 检查导管　选择合适的导管型号，检查套囊是否漏气，各接头处是否紧密，两腔是否通畅，管壁外涂以水溶性润滑剂。

2. 操作方法　Robershaw 双腔管因插入的主支气管不同，分为左右两型，多以插入健侧为首选。导管通过声门后，用旋转导管的方式，使其斜口转向健侧，并使病人头部尽量转向患侧，导管比较容易进入健侧主支气管，直至遇到阻力时为止。需要注意的是导管放入口腔后，避免近端的气管套囊被牙齿划破漏气。

3. 插入深度　身高170cm的男女患者的平均深度是29cm，身高每增加或减少10cm，导管的深度增加或减少1cm。

4. 定位方法　插管后先向气管套囊注气，正压通气，双侧呼吸音正常，气道无漏气，表示位置放置正确；再向支气管套囊注气，两肺通气如注气前；夹闭一侧导管后，同侧呼吸音消失，对侧呼吸音正常，表示达到良好的肺隔离效果。如果支气管套囊注气后单肺通气双肺均可闻及呼吸音，提示导管过浅；如气管套囊注气后双肺通气仅闻及单侧肺呼吸音，气道压增高达 40cmH_2O 以上，提示导管过深，应适当调整。

有条件的情况下，应用纤维支气管镜定位，最方便确切可靠。另外使用吸痰管深入导管前端的探查法、胸部 X 线片定位法，均可帮助确定双腔导管的位置是否合适。

5. 注意事项

（1）支气管壁异常的病人慎用双腔管；

（2）选择合适型号的双腔管；

（3）保证导管位置正确；

（4）防止支气管套囊过度膨胀；

（5）变换体位时放松支气管套囊，重新听诊双肺呼吸音及单侧呼吸音；

（6）每次调整导管位置时，均应将套囊放气，再予动管，以免造成损伤。

（五）判断导管在气管的几种方法

1. 直视下导管进入声门。

2. 下压胸部时，导管口有气流。

3. 人工通气时，双侧胸廓对称起伏，听诊双肺有对称清晰呼吸音。

4. 病人吸气时透明导管内壁清亮，呼气时有明显的"白雾"样变化。

5. 病人如有自主呼吸，接麻醉机后可见呼吸囊随呼吸而张缩。

6. 最直接有效的是监测呼气末二氧化碳分压（$ETCO_2$）。

（六）插管注意事项

1. 显露声门是气管内插管术的关键，必须根据解剖标志循序推进喉镜片，防止推进过深或过浅。

2. 显露声门的操作要迅速准确，否则麻醉变浅，插管极不易成功，如果麻醉已经变浅，必须重新加深麻醉或喷雾表面麻醉药，不应勉强插管，否则易造成插管损伤。

3. 应将喉镜的着力点始终放在喉镜片的前端，并采用上提喉镜的手法，严禁将上门齿作为支点，利用"撬"的手法，否则极易碰落门齿。

4. 导管插入声门须轻柔，最好采用旋转导管推进的手法，避免使用暴力。如遇阻力，可能为声门下狭窄或导管过粗所致，应更换较细的导管，切忌勉强硬插。

5. 体胖、颈短或喉结过高的病人，有时会厌虽已显露，但无法看清声门，此时可请助手皮外下压环状软骨，有助于看清声门；或利用导管芯将导管折成"L"形，用导管前端挑起会厌，顺会厌腹面施行盲探插管。

6. 插管完成后，及时判断是否有误插入食道的可能性，核对导管的插入深度，导管端有温热气流呼出，能听到呼吸气流声，两肺呼吸音左、右、上、下均匀一致，挤压贮气囊时两侧胸廓同时均匀抬起，无上腹部膨隆现象，提示导管位置合适，否则表示导管已进入一侧总支气管或误入食管，必须立即调整或重新插入。

第四节　困难气道的处理与护理

困难气道（Difficult Airway）处理与麻醉安全和质量密切相关，50%以上的严重麻醉相关并发症是由气道管理不当引起的。

困难气道的定义是:具有五年以上临床麻醉经验的麻醉医师在面罩通气时遇到了困难(上呼吸道梗阻),或气管插管时遇到了困难,或两者兼有的一种临床情况。

一、困难气道评估

约90%的困难气道可以通过术前访视病人发现。对于已知的困难气道,可以通过各种方法、辅助器械处理,增加病人的安全性。因此,困难气道的评估是麻醉前访视必不可少的重要环节。

(一) 观察病人

评估者根据对患者体型、头颈部的全面观察获得有价值的资料。询问病人有无打鼾或睡眠呼吸暂停综合征史,气道手术史,头颈部放疗史。颈部短粗、臃肿、肌肉发达可导致喉镜操作和声门暴露困难。

(二) 体检评估气道的方法

麻醉前评估气道的方法很多,多个指标综合分析判断更具临床意义。(部分内容前面已有详述)

1. 咽部结构分级(Mallampati 分级) 分级越高,困难气道程度越重。

2. 张口度 正常成人上下牙齿间距如小于2cm,无法置入喉镜,导致困难喉镜暴露,小于1.5cm,无法使用喉镜进行气管插管。

3. 牙列 上门齿外露过多,上下齿列错位、小下颌、义齿等都有插管困难的可能。

4. 甲颏距离 小于6.5cm或小于三横指的宽度,提示气管插管可能遇到困难。

5. 下颚前伸幅度 是下颚骨活动性的指标,能反映上下齿间的关系,如果下颚前伸时不能使上下门齿对齐,则插管可能困难。下颚前伸幅度越大,喉部暴露越容易。

6. 头颈活动度 头后仰不足80°即可使插管操作困难。

7. 喉镜暴露分级(Laryngoscopic View Grading System) Ⅲ级以上提示插管困难。

上述气道评估方法应综合应用,麻醉前未发现气道问题的患者,在麻醉诱导过程中仍有发现困难气道的可能,在没有充分准备的情况下发生急症气道可导致严重后果,因此麻醉前对气道的评估和充分的准备是十分重要的。

二、困难气道的用具

处理困难气道工具有许多,分为处理非急症气道和急症气道,处理非急症气道的目标是微创,而处理急症气道的目的是救命。

(一) 非急症气道工具

仅有气管插管困难而无面罩通气困难的情况下,病人能够维持满意的通气和氧合,允许有充分的时间考虑其他建立气道的方法,这种单纯的插管困难定义为非急症气道。

在维持通气的条件下,选择相对微创和熟悉的方法建立气道。

1. 常规喉镜和各种型号的镜片 包括弯型镜片和直型镜片。成人最常用的是弯型镜片,直型镜片常用于会厌下垂遮挡声门时直接挑起会厌显露声门。

2. 可视喉镜 通过显示器或目镜看到声门,可视角度比常规喉镜大,能解决声门显露问题,但插管时一定要借助管芯,以防止显露良好却插管失败。

3. 管芯类 包括硬质管芯,可调节弯曲度的管芯以及插管探条(Bougie)。插管探条在困难气道中使用,成功率较高,在喉镜辅助下可先行插入插管探条,确定探条进入气管内后,沿探条导入气管导管。优点是方法简便,减少损伤。

4. 光棒(Light Wand) 光棒前端有光源,无需喉镜,先将气管导管套在光棒上,光棒尖端的光源位于气管导管前端内,诱导后直接将光棒置入喉部,光源到达喉结下正中,光斑集中并最亮时置入气管导管。优点是快速简便,可用于张口度小和头颈部不能活动的患者。

5. 视可尼喉镜(Shikani) 是一种纤维光导可塑性内镜,结合了光棒和可视喉镜的共同特点,是为实现困难气管插管设计的最新辅助工具,可提供即时可视的气道和喉部解剖。可引导气管导管插入气管内。不仅具备光导内镜的许多优点,而且具备传统金属喉镜的操作简便、可控性强、活动度大、可视性好等优点(图 9-13)。

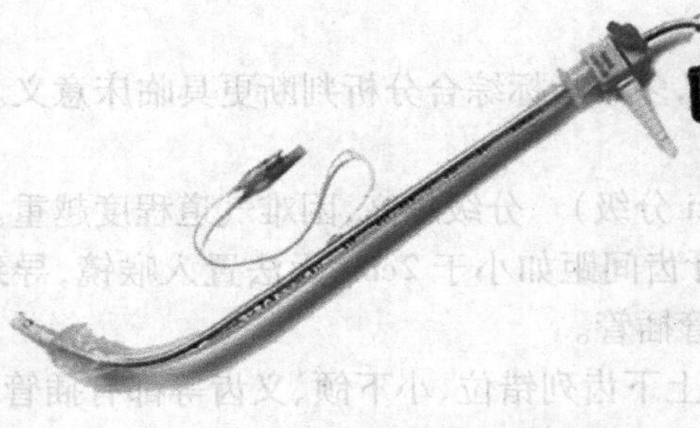

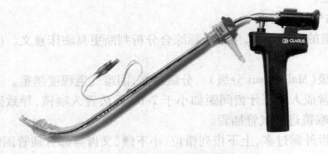

图 9-13 视可尼喉镜

6. 喉罩 是被广泛接受的最主要的声门上气道工具,操作简便,不需喉镜辅助,对病人刺激小,对患者体位要求低,成功率高,在困难气道处理中的地位逐步提高。(详见第二节)

7. 纤维气管镜辅助插管 适合多种困难气道,尤其是表面麻醉下的清醒插管,并可吸引气道内的分泌物,熟练操作需经过一定的培训。

(二) 急症气道工具

面罩通气困难,兼有气管插管困难时,病人已处于紧迫的缺氧状态,必须紧急建立气道,因此,将不能正压通气同时合并气管插管困难的气道定义为急症气道。

发生急症气道时,应利用工具迅速建立有效气道,保证病人的安全。

1. 面罩 是必备物品。

2. 喉罩 喉罩可用于急症气道和非急症气道,前面已有详细介绍。

3. 食管-气管联合导管 是一种操作简便,无需辅助工具,可迅速将导管送入咽喉下方,无论进入食道还是气道,均可进行有效通气的工具(图 9-14)。

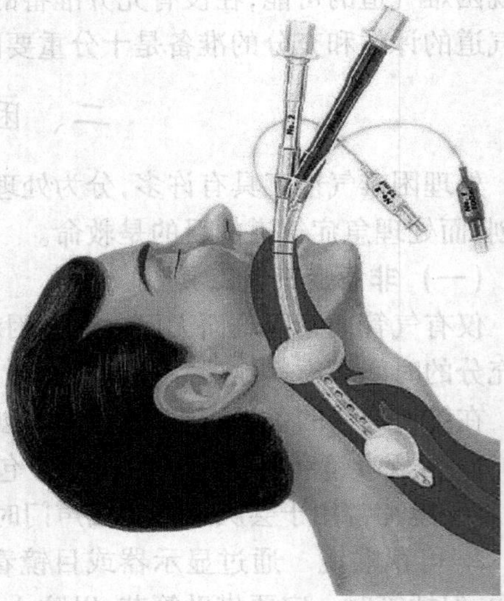

图 9-14 食管-气管联合导管

(1) 结构:联合导管是一种双腔、双囊软塑料导管，类似两个气管导管并在一起，适用于需要快速建立气道的病人，尤其是在喉镜暴露不佳使插管困难的情况下。由于它独特的优点被 ASA 推荐为在插管和通气都发生困难的紧急情况下可选用的方法之一。

联合导管有两个气囊，近端套囊为蓝色，体积较大，可充气 100ml，充气后压迫舌根和软腭，从下咽部封闭口、鼻呼吸道并有助于固定导管。远端套囊为白色，体积小，可充气 10～15ml，用来封闭食管或气管与气管壁，达到密闭。两者之间有 8 个通气孔，导管近端套囊上大约 8cm 处有一蓝色环形标记，表示插入的合适深度，在正常使用情况下，此标志应正对上下门齿之间。导管一腔的远端是开放的，像常规的气管导管一样，可称为气管腔；另一腔是闭合的圆钝的末端，在中段（两个气囊之间）有多个通气的侧孔，插入后的位置正好对着喉的入口，称为食道腔。导管近端的两腔分开，像两个独立气管导管的近端，都可分别与通气管道的接头相连。这种结构不管是进入食道还是气道，均可通过肺部和胃部的听诊或通过 $ETCO_2$ 鉴别出一个正确的通气管腔，如果导管在食管内，吸入气经食管腔的侧孔进入喉部；如果导管在气管内，吸入气经管腔直接进入气道。

（2）插管方法：插入前用水溶性润滑油对导管前端进行润滑，联合导管可以盲插，操作者用左手提起下颌和舌，用右手握持联合导管的中段，将联合管的前端插入口腔内沿咽喉部自然弯曲向下推送，直至近端的环形标志位于牙齿之间，分别用注射器充气大小套囊。

（3）通气方法：先与食道腔相接进行通气试验，如联合导管在食道里，在两肺可听到清晰的呼吸音，反之，联合导管可能进入气管内，可将通气环路与气管端相接进行通气。

三、困难气道处理流程

术前已知的困难气道病人，宜采用病人清醒保留自主呼吸插管；已全麻无自主呼吸的病人插管困难时，应在面罩有效通气的情况下选择各种插管技术；极端困难气道的病人应紧急采取应急措施。

（一）可预见的困难气管插管

1. 声门位置过高，抬起会厌，看不到声门：由助手用拇指与示指下压环状软骨，操作者用力向上提喉镜，如能见到部分声门，导管前端对准声门，滑入气管。

2. 借助 Magill 钳　声门暴露困难时，使用枪状 Magill 钳夹住导管前端，紧贴会厌下方将导管送入声门。

3. 借助管芯　带有管芯的导管易塑形，将导管的前端弯成“L”形。喉镜暴露会厌后发现显露声门困难时，将导管前端伸入会厌下方，紧贴会厌向前送入导管，估计导管前端已送入声门后，拔出管芯，注意拔管芯同时向下送导管。

4. 插管探条　是重要的困难插管辅助工具，有弹性，表面光滑，前端圆钝上翘，利于紧贴会厌进入声门，长度超过成人气管导管的 1.5 倍，其优点是便于引导气管导管，创伤小。使用方法是喉镜暴露会厌后，右手持插管探条，将其上翘的前端紧贴会厌的腹面置入，当探条经过气管环时，可有滑过气管环的感觉，探条进入气管后，将导管从探条的末端套入，顺着探条的方向将导管送入气管后，拔出探条。此法插管成功率较高。

插管探条也可用于更换导管或在拔管时估计有可能出现上呼吸道阻塞的病人，拔管前先在气管导管内置入探条，再拔出气管导管，如一旦出现上呼吸道阻塞的现象，可立即沿探条重新插入气管导管。

5. 纤维光镜引导下插管(纤支镜) 纤维光镜引导气管内插管技术是指在可弯的纤维支气管镜或纤维气管镜的引导下进行的气管插管。

(1) 操作方法:插管前使用抗胆碱药,减少分泌物,充分做好口腔、鼻腔、咽喉部的表面麻醉。可给予病人一定深度的镇静,但以不影响自主呼吸为准。插管前首先应润滑镜体,将选好的气管导管套在镜体外,上下滑动无阻力。经口插管时,在上下牙齿之间放置牙垫,在牙垫的保护下插入纤维光镜,调节方向找到会厌、伸入声门,将导管送入声门和气管内,放置到位后,一手固定导管,一手退出镜体并固定导管。

(2) 优缺点:优点是纤维光镜镜体的可弯曲性对病人的张口度、颈部活动度要求较低,能满足某些解剖异常或有特殊病理改变患者的插管要求,损伤小,并发症少。还可用于辅助双腔支气管导管的置入和定位。缺点是纤维光镜需保持视野清晰,故上呼吸道如有活动性出血和大量分泌物会影响光镜的使用,不合作的病人和表面麻醉欠佳的病人也不适合使用纤维光镜。操作有一定的技术难度,操作者需经一段时间的培训。

(3) 护理:纤支镜是一项昂贵精密器械,为保持其发挥正常性能,必须重视保养和保存。使用前在纤支镜管外表涂以水溶性润滑剂。

1) 协助操作者,接电源、连接吸引器;

2) 插入前先将纤支镜管的远端放入温水内30秒钟,可减少雾气;

3) 用毕将纤支镜吸引管路内血液及分泌物吸引干净;

4) 用高压空气吹尽纤支镜吸引管路内残余水分;

5) 纤支镜外体用湿纱布擦净,晾干;

6) 存放纤支镜时应避免纤支镜可屈伸部分有任何弯曲,以防纤维光束折断,用纱垫保护手柄部分,放于专用盒内;

7) 2%戊二醛浸泡消毒或环氧乙烷灭菌。

6. 逆行导管引导插管法 只能用于清醒插管,适应证为牙关紧闭症、下颌关节或颈椎僵硬。

插管方法:用硬膜外针或粗口径的静脉套管针,针尖朝向头侧刺入胸骨上窝,将一根细长可弯曲的导丝(可用硬膜外导管或中心静脉包里的导丝)经穿刺针送入气道,遇阻力时嘱病人咳嗽,使导丝逆行通过声门抵达口或鼻咽腔,有时需用钳子夹出导丝,颈部导丝用钳子夹住,防止滑入气管内,从面部导丝端穿入气管导管,沿导丝送入声门。

(二) 未预见的困难气管插管

1. 环甲膜穿刺,喷射通气 在无法插管不能通气的危急情况下,环甲膜穿刺是一种简单、迅速,安全有效的急救通气方法。急性喉阻塞,尤其是声门区阻塞,严重呼吸困难,来不及建立人工气道。

方法:采用粗口径的针头或静脉套管针,经环甲膜穿刺,针尖指向足部,确认进入气管后,退出针芯,接高频喷射呼吸机行高频喷射通气,听诊双肺有清晰的呼吸音即可。同时呼气通过声门逸出。也可将针头或套管针接一段硅胶管,硅胶管剪开侧孔,接喷射呼吸机,吸气时堵住侧孔,呼气时开放侧孔。如无高频喷射呼吸机,可在针头后面接一段硅胶管,经过标准接头连接麻醉机螺纹管,按压快速充气按钮,进行喷射通气。

2. 环甲膜切开 经皮穿刺环甲膜后,再经过扩张置入导管,连接麻醉机正压通气。此方法简便、迅速,并发症少。但12岁以下由于术后声门下狭窄的发生率较高,被列为禁忌。

3. 气管切开 对于困难气道上述方法均告失败后，需作紧急气管切开，以挽救病人的生命。

第五节 拔管术及护理

对于手术结束后的拔管术应持慎重态度，严格掌握拔管的适应证与禁忌证，因有可能发生拔管后窒息事故。拔管应在病人几乎完全清醒下完成，如术毕病人通气良好，无呕吐危险时，也可在恢复期浅麻醉状态下进行，优点是减少导管刺激引起的咳嗽、喉痉挛等，减轻心血管反应。无论是何种条件下拔管，气管插管用物、器械如喉镜、口咽通气道，吸引器是必备的。

一、适 应 证

拔除气管导管前必须具备以下条件：

1. 病人呼之能应；
2. 咳嗽反射、吞咽反射恢复；
3. 能睁眼、皱眉；
4. 呼吸潮气量达 $8mg \cdot kg^{-1}$ 以上，呼吸频率 14 次 $\cdot min^{-1}$ 以上；
5. 循环功能稳定；
6. SPO_2：吸室内空气，能维持 $SPO_2 \geqslant 95\%$ 或达术前水平；
7. 头能持续抬离枕头 5 秒以上，肌松监测 TOF>90%。

二、禁 忌 证

下列情况需等待病人完全清醒，暂不宜拔管：

1. 咳嗽、吞咽反射尚未恢复，脉搏氧饱和度不正常和唇甲微紫；
2. 循环系统功能尚不稳定；
3. 估计在拔管后无法用麻醉面罩、呼吸囊施行有效辅助呼吸者；
4. 手术涉及呼吸道而病人咽喉反射尚未完全恢复；
5. 饱胃病人，一般应继续留置气管导管直至病人完全清醒；
6. 颈部甲状腺手术有可能损伤喉返神经，或有气管塌陷，拔管后有可能需要紧急重新插管者。

三、护 理

1. 准备好吸引器、口咽通气道，充分吸引口、鼻、咽喉及气管内分泌物，防止误吸的发生。

2. 吸引与吸氧并重。气管内吸引时间每次不超过 10 秒，每次间隔 1 ~ 2 分钟，防止缺氧，采取间歇吸引、吸氧方式进行，反复多次。维持气道通畅，听诊双肺清晰，无痰液积存。

3. 注意无菌操作，采用无菌吸痰法，及时更换吸痰管，吸痰管伸入到气管导管内，吸引气管内分泌物，同时可刺激气管黏膜，诱发患者咳嗽，利于吸引出更多的痰液。

4. 拔掉固定的胶布，保留牙垫，拔出导管前将套囊放气。传统的方法是将吸痰管伸入导管内,边拔导管边吸引,现认为无此必要,因其会降低肺内氧浓度,且可诱发喉痉挛。亦可将吸氧管伸入导管,边吸氧边拔管。

5. 拔管有时会遇到困难,甚至完全不能拔出。常见的原因是拔管前套囊尚未放气;在颌面口腔手术中手术缝线误将导管缝于组织中;也可能病人将导管咬住。

6. 拔管后保持头侧位,防止误吸。利用保留的牙垫,防止牙关紧闭,利于吸引口、鼻、咽腔分泌物。

7. 听诊双肺呼吸音与术前比较。

8. 拔管后,吸氧和吸空气交替进行,观察氧饱和度,吸空气情况下,维持氧饱和度于术前水平10分钟以上。

9. 显著舌下坠者,可放入口咽通气道及鼻咽导管,遇有喉痉挛、发绀等情况时,均应积极进行加压给氧等措施,必要时重新插管。

10. 在整个拔管过程中,应严密观察生命体征和氧饱和度。

第六节 气管插管适应证、禁忌证及并发症

一、适 应 证

气管插管下进行全身麻醉是非常安全的,无论大人或小儿,只要具备适应证就可选用,适用于全身麻醉、呼吸困难的治疗及心肺复苏等。

1. 呼吸心搏骤停。
2. 呼吸衰竭。
3. 肺功能不全,需用呼吸机治疗。(必要时安定5~10mg或肌松剂,面罩给氧)
4. 全麻。

二、禁 忌 证

当气管内插管作为抢救病人生命所必须采取的抢救措施时,无绝对禁忌证。

(一) 绝对禁忌证

喉水肿、急性喉炎、喉头黏膜下血肿。插管创伤可引起严重出血,除非急救,禁忌气管内插管。

(二) 相对禁忌证

1. 呼吸道不全梗阻。
2. 出血性血液病、主动脉瘤压迫气管。
3. 鼻道不通畅、鼻咽部纤维血管瘤、鼻息肉或有反复鼻衄史者,禁忌经鼻气管内插管。

三、并 发 症

气管内插管并发症一般可分为三类:①因喉镜和插管操作直接引起的并发症;②导管存留气管期间的并发症;③拔管后即刻或延迟性并发症。如能正确执行操作规程,积极采取预防措施,则有些并发症不会发生或症状减轻。

（一）因喉镜和插管操作直接引起的并发症

1. 损伤　常见有门齿脱落或断裂，唇、腭、咽喉壁黏膜擦伤出血，下颌脱臼等。

2. 心血管反应　又称为插管应激反应，表现为插管操作期间发生血压升高和心动过速反应，并可诱发其他严重的心律失常。处理：保证麻醉深度；插管前适量应用麻醉性镇痛药；尽量缩短插管操作时间；做好呼吸道表面麻醉。

（二）导管存留气管期间的并发症

1. 导管阻塞　常见的是导管的斜口被堵塞，造成导管阻塞的原因很多，如肿物、脊柱畸形、套囊畸形膨胀、痰液、血块等。一旦出现完全或不完全阻塞，要分析原因，对症处理，及时向医生汇报。

2. 导管误入一侧支气管　导管插入过深，或改变体位后导管误入一侧支气管，小儿尤其容易发生。护理：听诊双肺呼吸音是否一致；体位改变后，应再次听诊确认。如发生导管误入一侧支气管，及时将导管退至气管内。

3. 导管误入食管　听诊无呼吸音，控制呼吸时胃区呈连续不断的隆起，听到气泡咕噜声，脉搏氧饱和度持续下降。$ETCO_2$ 监测是判断气管导管在气管内的最可靠指征。处理：拔出重新插入，需要时再次正压通气给氧。

4. 呛咳　表面麻醉不完善，全身麻醉过浅或导管触及气管隆嵴部等可在气管插入声门和气管期间表现呛咳反应。轻微的呛咳只引起短暂的血压和心动过速；剧烈的呛咳则可引起胸壁肌肉强直和支气管痉挛。处理：静脉注射小剂量的利多卡因或肌松药，并继以控制呼吸，即可迅速解除胸壁肌肉强直。如果系导管触及隆突引起的，则将气管导管退出至气管的中段部位。

（三）拔管后即刻或延迟性并发症

1. 喉痉挛　在浅麻醉下或不用肌松药的情况下进行气管插管可发生喉痉挛和支气管痉挛。

（1）预防：拔管动作要轻柔，保持呼吸道无唾液，血液。

（2）处理：加深麻醉，静脉注射小剂量的司可林是处理严重喉痉挛有效的措施。

（3）护理：立即托下颌扣面罩，正压通气，监测 SpO_2。

2. 误吸　面罩给氧时气体入胃，吞咽反射尚未恢复前拔管，术前饱胃，胃肠道梗阻是诱发误吸的危险因素。

（1）预防：清醒插管和快速诱导插管期间在皮外下压环状软骨，以堵塞食管入口是最有效的预防措施，清醒插管时可采用纤维光导喉镜。

（2）护理：如口、鼻腔内有呕吐物或分泌物，将头偏向一侧，吸引口、鼻腔内呕吐物和分泌物。

3. 咽喉痛　气管导管与气管壁的接触面积大，咽喉痛的发生率增高，也和套囊内压力有关，女性咽喉痛的发生率较高，多在 72 小时内缓解。

4. 喉或声门下水肿　主要与：①导管过粗；②插管后麻醉不平稳，呛咳；③插管困难，反复试插或插管用力过猛；④长时间置管；⑤术中头过度后仰；⑥过多扭动颈部等有关。

（1）预防：插管前可预防性静脉小壶滴注地塞米松 5mg；

（2）护理：插管动作要轻柔，避免反复插管。

5. 喉溃疡　插管后常在声带或杓间区形成溃疡及肉芽肿，多因插管时伤及声带或杓间区黏膜，留置导管时间过长局部受压缺血或感染，插管固定不稳，使插管上下活动摩擦，造成局部黏膜形成溃疡和肉芽肿，影响通气。

6. 声带麻痹　有单侧或双侧声带麻痹。一侧声带麻痹可能由于麻醉插管位置不当或气囊膨胀过度，压迫外展肌的神经末梢造成的。

7. 环杓关节脱位　较为罕见的并发症，插管时喉镜片插入过深，上提喉镜时可能导致杓状软骨脱位而致术后病人不能发声。处理：早期尽快复位，3～6个月可恢复。

（刘保江　马涛洪）

思考题

1. 面罩使用的方法及有效通气指征。
2. 如何选择气管导管及判断插管的深度？
3. 判断气管插管成功的几种方法？
4. 咽部结构分级（Mallampati）和喉镜暴露分级。
5. 气管插管的注意事项及护理。
6. 困难气道处理有哪些使用工具及各自特点？

第十章　各种麻醉的护理

要点

1. 局部麻醉药按化学结构的不同分为酯类和酰胺类。常用的酯类局麻药有普鲁卡因、氯普鲁卡因、丁卡因等；酰胺类有利多卡因、布比卡因、罗哌卡因等。麻醉护士必须熟悉局麻药的性能、浓度、剂量、用法和不良反应。

2. 局麻药用药的主要原则为："最小有效剂量"和"最低有效浓度"；注药前和注药过程中，必须执行"回抽试验"，证实无血、无气、无液（脑脊液）的状况时才能谨慎给药；高血压病人等不应加肾上腺素。

3. 局部麻醉药的不良反应分为全身毒性反应、高敏反应和过敏反应，应认真观察临床表现，及时采取治疗、护理措施。

4. 吸入麻醉深度监测应以呼吸、循环和中枢神经系统的观察为主。呼吸观察呼吸频率、幅度、氧饱和度、呼吸道通畅度。循环观察血压、脉搏、脉压、中心静脉压、心电图以及每小时尿量的变化等。中枢神经系统观察神志变化、应激反应、眼球和瞳孔的变化；也可通过双频指数（BIS）判断麻醉深度的变化。

5. 静脉麻醉的应用原则：严格掌握适应证及禁忌证；多种静脉麻醉药合用时注意药物的相互作用和配伍禁忌；药物的选配应能满足手术基本要求，即镇痛、睡眠、遗忘和肌肉松弛；为保证呼吸道通畅，一般应气管插管。

6. 静脉麻醉诱导是使用最多的诱导方法。与吸入诱导法相比其特点为：起效迅速，病人舒适，无环境污染。但麻醉深度的分期不明显，对循环干扰较大。

7. 静脉麻醉给药方法分单次、分次和连续输注三种，现多选择静脉复合全麻。全凭静脉麻醉（TIVA），靶控输注（TCI）。

8. 椎管内阻滞对机体的主要影响有：应激反应、呼吸肌松弛、血压下降、恶心、呕吐，也可改善下肢血流，减少血小板聚集，减轻手术所导致的血液高凝状态。

9. 硬膜外阻滞优点：节段性阻滞，时间可控性强；可进行区域性麻醉，手术后镇痛以及某些疾病的治疗；与腰麻相比，对循环的干扰较轻，麻醉后并发症较少；所需物品简单、价廉；术中意识清醒，便于术后护理。

10. 硬膜外阻滞的适应证和禁忌证：颈部及其以下各部位的手术；疼痛的治疗、诊断；某些疾病的对症治疗；特殊情况下控制性降压。禁忌证：穿刺部位炎症；菌血症；严重循环、呼吸功能不全；低凝状态；椎管内肿瘤、炎症；脊柱畸形或病变；脊髓病变，颅内高压；严重水、电解质紊乱，重度贫血或全身情况极差的病人；精神病人及不合作者。

11. 骶管阻滞的适应证和禁忌证：骶管阻滞主要适用于直肠、肛门和会阴部手术，也可用于婴幼儿及学龄前儿童的腹部手术。禁忌证为凝血障碍、穿刺点感染和骶管畸形、过度肥胖骶裂孔扪不清、休克及心脏和循环衰竭者。

12. 蛛网膜下腔阻滞的适应证与禁忌证：适应于下腹部、盆腔、会阴、肛门及下肢手术。禁忌证：精神病、严重神经官能症以及不能合作者；脑、脊髓有炎性病变和创伤、退行性病变以及严重头痛者；全身严重感染或穿刺部位及邻近组织有炎症；严重心血管疾患、严重贫血（Hb80g/L以下）、休克、低血容量等循环功能不全者；凝血功能异常者；腹内压明显增高者；全身情况较差的老年病人；脊柱畸形，严重腰背痛者。

13. 神经阻滞麻醉注意事项：穿刺部位有感染、肿瘤、严重畸形和局部麻醉药过敏者禁忌神经阻滞；某些神经阻滞有多种入路和方法，应采取简便、安全和易于成功的方法；需要熟悉局部解剖和体表解剖定位的标志，准确穿刺避免损伤周围血管和组织；多为盲探性操作，要求病人清醒合作，能及时说出异感和辨别异感放射的部位，有条件者可使用神经刺激器或在B超引导下穿刺。

14. 手术室外麻醉护理的特点：①常缺乏必要的麻醉空间、设备；有时不能近距离接触病人。②常需临时准备麻醉用品。③配合麻醉工作的人员不专业。④对病人身体状况了解少。⑤镇静、镇痛和全身麻醉是主要麻醉方式。⑥麻醉时间短，苏醒质量要求高。

15. 手术室外麻醉护理的基本要求：应具有匹配的电源、氧源、麻醉机、监护仪、吸引器、建立气道用品、急救复苏设备、药品与麻醉药品，血管造影或心脏介入治疗等还必须备除颤仪、通讯联系。需有高年资麻醉住院医师或以上职称的医生实施，麻醉护士协助。

第一节　局部麻醉的护理

局部麻醉（regional anesthesia，local anesthesia）是使用局部麻醉药物暂时阻断某些周围神经的冲动传导，使这些神经所支配的区域产生感觉麻痹的状态。局部麻醉具有简便易行、安全有效、病人清醒、并发症较少的优点。

一、常用局部麻醉药

局部麻醉药（简称局麻药，见第四章第六节）依据其作用的时效长短可分为：短效局麻药如普鲁卡因和氯普鲁卡因；中效局麻药如利多卡因；长效局麻药如布比卡因、丁卡因、罗哌卡因等。常用局麻药的性能、浓度、剂量与用法见表10-1。

麻醉护士必须熟悉局麻药的性能、浓度、剂量、用法和不良反应，按照麻醉医师的医嘱准备局部麻醉药物及具备协助麻醉医师处理意外事件的能力。

表 10-1 常用局麻药的性能、浓度、剂量与用法

局麻药	普鲁卡因	丁卡因	利多卡因	布比卡因	罗哌卡因
分类	酯类	酯类	酰胺类	酰胺类	酰胺类
作用强度	1	10	2~3	15	15
毒性	1	10	2	4~6	4~6
使用浓度					
脊麻	2%~5%	0.1%~0.5%	2%~5%	0.5%~0.75%	0.5%~1%
硬膜外阻滞	1%~2%	0.2%~0.3%	1%~2%	0.25%~0.75%	0.5%~1%
粗神经阻滞	2%	0.3%	2%	0.5%	0.75%~1%
细神经阻滞	1%~1.5%	0.1%	1%	0.25%	0.5%~0.75%
局部浸润	0.5%~1%	0.1%(少用)	0.25%~0.5%	0.2%~0.25%	0.25%~0.5%
表面麻醉	无表面麻醉作用	0.5%~1%	2%~4%	无表面麻醉作用	无表面麻醉作用
持续时间(min)	45min	2~3h	1.5~2h	5~7h	5~7h
小儿一次极量	<20~25mg/kg	<2mg/kg	<10mg/kg	<2mg/kg	<2mg/kg
一次最大剂量(除外椎管内麻醉)	1000	75	500	200	225

注:局麻药表面麻醉的剂量一般为一次注射量最大剂量的 1/3~1/2。

二、局部麻醉药的使用原则

局麻药用于临床一般较为安全,但也必须重视其不良反应的预防。因用药或操作处理不当,轻则发生一过性不良反应,重则引起猝死事件。局麻药用药的主要原则为:

1. 必须掌握“最小有效剂量”和“最低有效浓度”。

浸润麻醉用药浓度宜低,可用 0.25%~0.5% 普鲁卡因或 0.5% 利多卡因;表面麻醉和神经阻滞的局麻药浓度宜较高。

2. 注射局麻药操作之前和注药过程中,必须认真执行“回抽试验”,证实无血、无气、无液(脑脊液)的状况时才能谨慎给药。

3. 在局麻药中加入 1:20 万肾上腺素,收缩血管、延缓吸收,增强和延长局部作用时间,但必须注意以下情况不加肾上腺素:①末梢动脉部位,如手指、足趾、阴茎、耳垂等处,局麻药中不加肾上腺素,以防止局部组织坏死;②气管内表面麻醉的局麻药中,不加肾上腺素,以防止肾上腺素引起气管平滑肌扩张,加速局麻药的吸收;③老年病人,甲状腺功能亢进、糖尿病、高血压以及周围血管痉挛性疾病病人;④氟烷麻醉局麻药不加用肾上腺素,以防止发生严重心律失常。不加肾上腺素的病人,可加入 1:500 麻黄素以延缓吸收作用和减少局麻药的用量,以防吸收过快而致相对逾量引起不良反应。

4. 局麻药溶液主要是等渗溶液,对浓度较高的局麻药在使用前要加以稀释,稀释溶液采用生理盐水,以等渗为原则。

5. 麻醉前用药可用巴比妥类或苯二氮䓬类药物,如口服地西泮 5~7mg。

三、局部麻醉药的不良反应

（一）全身毒性反应

局麻药所用浓度及剂量过大、注药速度过快、药液误入血管或注入血管丰富部位致吸收过快、病人体质差、药物在体内转化降解减慢而蓄积，均可使单位时间内血中局麻药浓度超过机体耐受力而出现一系列全身毒性反应症状。早期有口舌麻木、头晕、耳鸣、随着中毒加深，出现言语不清、精神错乱、肌颤、惊厥、发绀、心率及血压下降、心律失常、昏迷、呼吸心跳停止等。

处理主要为对症处理，包括：①立即停止局麻药的应用；②吸氧，辅助或控制呼吸；③硫喷妥钠50～100mg或地西泮5～10mg静脉缓注控制惊厥，有人工呼吸条件时亦可应用少剂量琥珀胆碱（1mg/kg）；④开放静脉液路，维持血流动力学稳定；⑤治疗心律失常；⑥心搏骤停者立即复苏；⑦反应特别严重者，可考虑换血疗法；⑧加快输液速度，使用利尿剂以加快药物的代谢。

（二）高敏反应

用很小量局麻药即出现毒性反应，与个体对局麻药的耐受性差异有关。高敏反应较为强烈，有时甚至危及生命。处理同局麻药的毒性反应。

（三）过敏反应

以前用同种局麻药未发生反应，再次接触时用量不大即迅速出现极严重甚至致命的反应。临床表现有荨麻疹、气道水肿、支气管痉挛、呼吸困难、发绀、过敏性休克等。酯类局麻药引起过敏反应远比酰胺类多见，同类局麻药因结构相似可能出现交叉性过敏反应。

处理原则：①使用抗过敏和解除支气管痉挛的药物如抗组胺药、肾上腺素（有禁忌时不用）、糖皮质激素、氨茶碱等；②加压给氧，辅助呼吸。严重声门水肿时应做气管切开；③循环支持，开放静脉液路，维持血流动力学的稳定；④若心搏骤停立即复苏。

四、局部麻醉的方法

局部麻醉方法有表面麻醉、局部浸润麻醉、区域阻滞麻醉、局部静脉麻醉和神经传导阻滞麻醉。

（一）表面麻醉

将渗透性能强的局麻药与局部黏膜接触，药物穿透黏膜作用于神经末梢而产生的局部麻醉作用称为表面麻醉。常用于眼、鼻、咽喉、气管、尿道等处的浅表手术及内腔镜检查。

黏膜吸收局麻药的速度与静脉注射相近。大面积表面麻醉（如气管、支气管喷雾法）及黏膜有损伤（吸收局麻药极为迅速）时，用药量及浓度应严格控制，以防局麻药毒性反应。表面麻醉前需使用抗胆碱药减少黏膜分泌以保证确切的麻醉效果。

临床上最常用的表面麻醉药为0.5%～1%丁卡因溶液，根据不同手术部位的需要，选择不同的用药浓度和方法。

1. 眼部表面麻醉　病人平卧，在其结膜囊内滴入局麻药1～2滴，之后嘱病人闭眼，每1～2min一次，重复3～5次可得到满意的麻醉效果。

2. 鼻腔表面麻醉　用喷雾器或棉片将局麻药喷入或塞入鼻腔紧贴在需要麻醉的部位

3～5min 即可。

3. 咽喉、气管及支气管表面麻醉　让病人张口，将局麻药喷入咽部，2～3min 后病人咽部出现麻木感，将病人舌体拉出，嘱其深吸气并向咽喉部喷雾，每次 3～4 下，间隔 2～3min，重复 2～3 次。最后用喉镜显露声门，于病人吸气时对准声门喷雾，每次 3～4 下，间隔 3～4min，重复 2～3 次即可。

气管、支气管麻醉亦可经环甲膜穿刺给药。先嘱病人穿刺注药期间须屏气，勿咳嗽、吞咽或说话，以免折针及损伤。用 22G 长 3cm 针头垂直刺入环甲膜，当回抽注射器有气泡时快速注入局麻药 2～3ml，迅速拔出针头，再令病人咳嗽，以使药液均匀分布。2～5min 后，即可进行气管插管或镜检。

4. 尿道表面麻醉　男性病人可用注射器将局麻药推入尿道，再用龟头夹夹住阴茎头部，3～5min 即可。女性病人用浸有局麻药的细棉棒塞于尿道内 3～5min 即可。

（二）局部浸润麻醉

沿着手术切口线分层注射局麻药，以阻滞组织中的神经末梢称为局部浸润麻醉（图 10-1）。

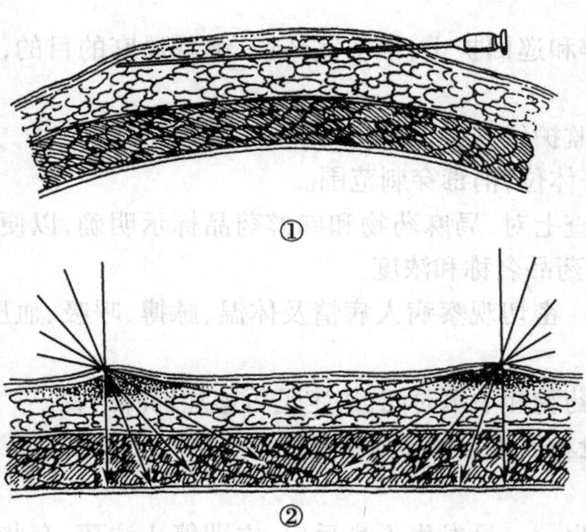

图 10-1　局部浸润麻醉操作方法示意图
①皮下浸润；②穿刺针进入皮下、肌肉、筋膜等层浸润

所用药物应根据手术时间选用：①短时效（普鲁卡因或氯普鲁卡因）：普鲁卡因是最常用的局麻药，一般用 0.5%～1% 的溶液，用量大时，可用 0.25% 的溶液。成人最大剂量为 1.0g，加用 1∶20 万肾上腺素后，作用时间为 45～60min；②中等时效：利多卡因常用浓度为 0.25%～0.5% 溶液，加入 1∶20 万肾上腺素后，作用维持时间 120min，成人一次用量不超过 500mg；③长时效：布比卡因的常用浓度为 0.2%～0.25% 溶液，加入 1∶20 万肾上腺素后，作用时间可达 5～7 小时，成人一次最大剂量为 200mg，对普鲁卡因过敏的病人可以选择利多卡因或布比卡因。

（三）区域阻滞麻醉

围绕手术区四周和底部注射局麻药，以阻滞进入手术区域的神经干和神经末梢，称为区域阻滞麻醉。其优点在于避免穿刺病理组织。所用药物与操作要点与局部浸润相同。

（四）静脉局部麻醉

在肢体上结扎止血带后，于肢体远端静脉内注入局麻药，使止血带以下部位产生麻醉作用的麻醉方法，称为静脉局部麻醉。其主要优点为操作简便；缺点是放止血带后易出现局麻药中毒反应，现已较少使用。

常用药物：上肢用 0.25% 普鲁卡因 100～150ml 或 0.5% 普鲁卡因 60～80ml，或 0.5% 利多卡因 40ml，下肢用量为上肢用量的 1.5～2 倍。局麻药内不需加用肾上腺素。

五、局部麻醉的护理

（一）手术前的护理

1. 病人评估　目前病人的病情、意识状态，有无高血压，心脏病等，治疗情况、局麻部位的皮肤情况等。病人的心理状态、合作程度。对局麻药知识的认识程度，以前是否使用过局麻药，有无不良反应、过敏反应及反应的程度。应向病人解释局麻的特点、体位以及要求合作的内容，使病人有充分的思想准备。

2. 护理资源评估　用物是否齐全，是否符合无菌要求；药物是否准确无误，有无标识；环境是否符合操作要求，急救设施是否完好备用。

3. 检查麻醉前用药情况，尤其是局麻药用药量较大，浓度较高的手术，巴比妥类和苯二氮草类镇静剂可提高机体对局麻药毒性作用的耐量。

（二）进入手术室后的护理

1. 认真填写手术安全核查表，共同确认患者身份、手术部位、手术方式、知情同意等项内容。

2. 心理护理：向病人介绍麻醉医生，麻醉和巡回护士，手术室环境，解释局麻的目的，缓解病人紧张情绪，取得病人的合作。

3. 麻醉前根据医嘱开放静脉通道，连接监护仪器。

4. 需要摆放麻醉体位的要协助医师摆好体位，消毒穿刺范围。

5. 根据医嘱准备麻醉药物，认真执行三查七对，局麻药物和麻醉药品标示明确，以便与其他药物区别。医师抽取药物时要向其报告药品名称和浓度。

6. 麻醉成功后，协助医师测定麻醉效果。密切观察病人病情及体温、脉搏、呼吸、血压、瞳孔等变化，并记录于麻醉单上。

7. 根据医嘱、病人情况、手术情况、所用药物和手术时间，决定是否追加局麻药物。

8. 出现意外情况，立即参加抢救，并将抢救措施记录于麻醉单上。

9. 局麻不良反应病人的护理

（1）严格操作规程，防止不良反应的发生。一旦发生不良反应，立即停止注药，有些反应随药物代谢症状消失，严重者氧气吸入。呼吸困难者辅助人工呼吸，必要时气管内插管机械通气。

（2）根据医嘱使用解痉药物或肌肉松弛剂，并做好辅助呼吸。

（3）密切观察病人病情及体温、脉搏、呼吸、血压、瞳孔等变化，做好记录。

（4）根据不良反应的程度决定是否继续采用局麻和用药的间隔时间、用药的剂量与浓度。

（三）手术结束的护理

1. 根据医嘱和病人情况，确定将病人送至麻醉复苏室、重症监护病房或普通病房。

2. 护送病人过程中应备好抢救药物、抢救设备、仪器、氧气等，以防意外发生。

3. 与复苏室、重症监护病房或普通病房的值班护士交接手术病人。

4. 整理麻醉药物和麻醉用品。

5. 处置医疗废物。

6. 将本次麻醉所用药物、一次性用品等记入相应账目。

第二节 吸入麻醉的护理

挥发性麻醉药物或麻醉气体经呼吸系统吸收入血，抑制中枢神经系统而产生的全身麻醉的方法，称为吸入麻醉(Inhalation Anesthesia)。

吸入麻醉药在体内代谢、分解少，大部分以原形从肺排出体外，因此吸入麻醉具有较高的可控性、安全性及有效性。其麻醉深浅与药物在脑组织中的分压有关，当麻醉药从体内排出或在体内代谢后，病人逐渐恢复清醒，且不留任何后遗症，是全身麻醉的主要方法。

一、麻醉前护理

吸入麻醉分为诱导、维持和苏醒三个阶段，为了病人的安全和麻醉的成功，做好麻醉前准备并做好麻醉期间的观察和护理至关重要。

1. 病人评估　在麻醉医生指导下访视病人，对病人的病情、意识状态，有无高血压，心脏病、呼吸系统疾病等以及病人的心理状态、合作程度、做出麻醉前评估，进行ASA分级。

2. 需要气管插管的病人要检查头颈活动度、颏—甲间距、张口度、有无松动牙齿，有无固定牙冠或牙桥，有无活动性牙桥或义齿(术前应摘下)；有无异常牙齿，如上门齿外突或过长、上下齿列错位、缺牙碎牙或断牙等；经鼻插管者应检查鼻咽情况。根据麻醉医生要求准备保证气道通畅或困难气管插管所需设备，如插管型喉罩，纤维支气管镜等。

3. 向病人解释吸入麻醉的特点、体位以及要求合作的内容，强调禁饮、禁食的重要性，使病人有充分的准备。吸烟的病人应在麻醉前2~3周停止吸烟。

4. 检查气源、麻醉机、挥发器、麻醉回路、呼吸机、二氧化碳吸收器和钠石灰状况；检查监护仪状况；检查气管插管用品是否齐全、是否消毒，备好吸引器、胶布或固定带。

5. 检查病人的备皮、局麻药过敏试验及术前用药情况(名称、用量、方法)、备血及禁食、禁饮情况。准备好消毒药品、麻醉药品、生理盐水及胶布。

6. 心理护理　向病人介绍麻醉医生，麻醉和巡回护士，手术室环境，缓解病人紧张情绪，取得病人的合作。

7. 认真填写手术安全核查表，共同确认患者身份、手术部位、手术方式、知情同意等项内容。

8. 安放监护仪器，密切观察病人病情及体温、脉搏、呼吸、血压、瞳孔、麻醉深度等变化，并记录于麻醉单上。

9. 静脉穿刺前，应脱下患者衣服，测量血压。根据医嘱进行体液治疗，注意三查七对。用药毕，及时将用药情况记录在麻醉记录单上，以便核查。

10. 根据麻醉医生医嘱，抽取相应吸入麻醉药注入相应挥发器中。备好其他麻醉和急救药品及一次性用品，抽吸麻醉药品的注射器，所有使用后的液体瓶(袋)、空安瓿，必须保留，以便与其他药物区别，待患者离室后方可处理。抽取药物后必须贴药品标签或用油笔标记，套上原药空安瓿，定位放置；注药前要向麻醉医生重复药名、浓度、剂量、用法，无误后方执行。

二、吸入麻醉的诱导

单纯的吸入麻醉诱导分为浓度递增慢诱导法和高浓度快诱导法，适用于不宜用静脉麻醉及不易保持静脉开放的小儿等；但对嗜酒者、体格强壮者不宜采用。

1. 慢诱导法是用左手将面罩固定于病人的口鼻部，右手轻握气囊（或点滴吸入麻醉药），吸氧去氮后打开挥发罐至0.25%，让病人深呼吸，每3～4次增加吸入麻醉药浓度0.5%，直至1MAC。如果需要可以插入口咽或鼻咽通气导管，以维持呼吸道通畅，同时检测病人对刺激的反应，如果反应消失，进入外科麻醉期可进行手术。这种浓度递增的慢诱导方法可以使麻醉诱导较平稳，但诱导时间的延长增加了兴奋期出现意外的可能。如麻醉前无法找到合适的静脉，可采用面罩吸入诱导的方法，吸入麻醉达一定深度后，外周血管就会扩张，应尽快建立静脉通道。

2. 高浓度快诱导法是先用面罩吸纯氧 6L/min 去氮3分钟，然后吸入高浓度麻醉药如5%安氟醚，让病人深呼吸1～2次后改吸中等浓度麻醉药如3%或5%安氟醚，直至外科麻醉期。可行气管插管，实施辅助或控制呼吸。诱导中应注意保持呼吸道通畅，否则可致胃扩张，影响呼吸，并易导致误吸。此外，还采用 Mepleson E/F 型或 Bain 回路，以减少回路内容积对输出麻醉药的稀释作用。

3. 气管插管　诱导期患者去枕，头后仰，肩部抬高。面罩给氧、口咽部行局麻药喷雾，快速插管时静脉推注肌松药，插管时协助显露声门、固定导管等。导管插入到位后迅速接通氧气；安置牙垫，气管导管套囊内注入空气，在患者胸前按压1～2下，用面部感触气流或听诊双肺呼吸音，确保在气管导管在气管中，避免导管插入过深进入支气管妨碍肺通气。监测病人的各项生理指标并报告医生，以便能准确调整麻醉深度，确定各种操作时机。如果在诱导期出现生命体征异常，就应立即减少或停止麻醉药的吸入，并给予纯氧。在此期主要根据病人心率、血压对刺激的反应来判断麻醉深浅；摆体位、消毒、导尿等操作都有助于预测即将切皮的反应。

三、吸入麻醉的维持

麻醉诱导完成后即进入麻醉的维持阶段。此期间应满足手术要求，维持病人无痛，无意识，肌肉松弛及器官功能正常，应激反应得到抑制，水、电解质及酸碱保持平衡，血液丢失得到及时补充。平稳的麻醉要求了解手术操作步骤，掌握麻醉药物的药理学特性，能提前3～5分钟预测手术刺激，以及时调整麻醉深度。可吸入65% N_2O、35% O_2 及0.8～1.2 MAC挥发性麻醉药。目前低流量吸入麻醉是维持麻醉的主要方法。术中应根据手术特点，术前用药情况以及病人对麻醉和手术刺激的反应来调节麻醉深度。在不改变病人的分钟通气量时，改变麻醉深度主要是通过调节挥发罐开启浓度和增加新鲜气流量来实现。MAC常用来判断吸入麻醉的深度，1.3 MAC相当于 ED_{95} 水平。

尽管吸入麻醉药本身就产生肌松作用，但为了获得重大手术所需的完善肌松，常需要静脉给予肌松剂，以避免为增强肌松作用而增加麻醉深度引起的循环抑制。挥发性麻醉药可明显增强非去极化肌松药的阻滞作用，二者合用时应注意减少肌松药的用量。

麻醉护士应密切观察病人，按照医嘱用药，调整病人的麻醉深度。

四、吸入麻醉的苏醒及恢复

吸入麻醉病人的苏醒过程与诱导过程相反，可以看作是吸入麻醉药的洗出(wash-out)过程。由于回路内气体的低流量，无法迅速把麻醉药排出，因此在手术结束时应比高流量麻醉更早关闭挥发罐。整个手术操作结束后，用高流量纯氧来快速冲洗病人呼吸道及回路里的残余麻醉药。当肺泡内吸入麻醉药浓度降到 0.4 MAC 时，约 95% 的病人能够按医生指令睁眼。吸入麻醉药排出越干净越有利于苏醒过程的平稳和病人的恢复，过多的残余不仅可能导致病人烦躁、呕吐，甚至抑制清醒状况和呼吸。在排出吸入性麻醉药时，静脉可给予一定的止痛药来增加病人对气管导管的耐受，以有利于吸入药的尽早排出，同时还可减轻拔管时的应激反应。

1. 苏醒期患者烦躁不安，麻醉护士应守护在旁，系好约束带，将患者卧位固定稳妥，防止坠床、输液管道脱出、引流管拔出等意外情况发生。

2. 气管拔管时，麻醉变浅，气管导管机械性刺激，切口疼痛、吸痰操作等，使患者交感神经过度兴奋、血管紧张素-醛固酮系统失衡致血浆肾上腺素浓度明显升高。因此，拔管过程中要注意监测血氧饱和度、血压、心率变化，给予相应的拮抗药物；吸痰动作要轻柔，减少刺激。

3. 防止恶心、呕吐及反流误吸：若病人出现呕吐先兆(频繁吞咽)，应立即将其头偏向一侧、降低床头，使呕吐物容易排出，及时吸引，防止误吸。

4. 防止舌后坠：当打鼾时托下颌，必要时置入口咽或鼻咽通气道。

5. 检查各类导管的情况，包括胃管、引流管、尿管、引流瓶等。

6. 如患者未能彻底清醒，应在恢复室观察，待苏醒满意后方可送回病房。

五、吸入麻醉期间的监测与护理

吸入麻醉期间各项生理指标的观察非常重要。密切而细致地观察病人，常能及早发现一些先兆，及时予以处理，使险情消失在萌芽之中；这就要求麻醉护士在麻醉期间将每隔 5~10min 测定的血压、脉搏、呼吸等各项数据与手术重要步骤及输液、输血和用药与病人反应和表现联系起来，详细记录在麻醉单上。根据病人的反应，参考病人原有的某些疾病特点，进行综合分析，在医生指导下及时调整麻醉深度和调整病人的生理状态，减少和消除伤害性刺激的发生，使病人顺利完成手术。

(一) 吸入麻醉深度监测与护理

吸入麻醉施行主要靠调节麻醉药物的给予量来达到对神经系统的特殊药理作用，由于病人对药物反应的个体差异，计算达到不同麻醉水平的剂量比较困难。目前对麻醉深度的判断主要靠观察病人麻醉后的体征，即临床麻醉经验。其目的是使用最少的麻醉药来达到足够施行手术的麻醉深度，减少对正常机体功能近期及远期的抑制，同时要避免“浅”麻醉下手术所造成的伤害性刺激。

1. 传统的监测方法　传统的吸入麻醉深度监测是 Guedel 以乙醚麻醉时根据临床体征所描述的典型四期四级分类法为依据。可以通过观察瞳孔、肌张力、眼泪、呼吸模式变化决定病人处在哪一期、哪一级，麻醉深度的判断相对容易。在现代麻醉中，由于氟类挥发性麻醉药、阿片类药及肌松、镇静药的出现，以及复合麻醉的广泛应用，典型乙醚麻醉分期已不能满意地表达其他全身麻醉药的麻醉征象，但仍为应用临床体征监测麻醉深度和分期奠定了基础。目前临床上通常将麻醉分为浅麻醉期、手术期麻醉和深麻醉（表10-2），可供参考。

表10-2　临床麻醉深度判断标准和分期

麻醉分期	呼吸	循环	眼征	其他
浅麻醉期	不规则	血压↑	睫毛反射（-）	吞咽反射（+）
	呛咳	心率↑	眼球运动（+）	出汗
	气道阻力↑		眼睑反射（+）	分泌物↑
	喉痉挛		流泪	刺激时体动
手术麻醉期	规律	血压稍低但稳定	眼睑反射（-）	刺激时无体动
	气道阻力↓	手术刺激无改变	眼球固定中央	黏膜分泌物消失
深麻醉期	膈肌呼吸	血压↓	对光反射（-）	
	呼吸↑		瞳孔散大	

2. 脑电活动监测麻醉深度　目前较为成熟的是频谱分析法，应用计算机技术，从周期、振幅、位相三方面对脑电活动综合分析，其主要指标为双频指数（bispectral index，BIS），临床研究表明BIS能较好地判断麻醉深度的变化，尤其在判断麻醉苏醒上有重要意义。BIS的数值范围是1～100数值越大，病人越趋于清醒，反之，数值越小，则提示病人大脑皮质的抑制愈严重。BIS>95时病人清醒，BIS<70病人肯定意识丧失，手术期麻醉为40左右，深麻醉时少于20，手术刺激强度对BIS有一定影响。

应加强麻醉中观察，根据手术进程和病人的反应告知麻醉医师，及时调整麻醉深度。

（二）呼吸系统的观察和护理

吸入麻醉期间对病人呼吸通过呼吸频率、幅度、氧饱和度、呼吸道通畅度进行观察。因为呼吸道不通畅又会影响呼吸频率和幅度的改变。可听诊呼吸音的变化，识别呼吸异常情况。浅而快的呼吸是呼吸功能不全的表现，常使通气量锐减，引起低氧血症，氧饱和度下降；呼吸道梗阻时往往表现为呼吸困难，吸气时胸廓软组织凹陷，辅助呼吸肌用力，出现鼻翼扇动，甚至发绀。潮气量减低者，可能因麻醉药抑制呼吸中枢、肌松药的残余影响或椎管内麻醉平面过高所致。麻醉、手术中除作上述观察外，尚可应用Wright通气量计精确测量潮气量和每分通气量；对危重和大手术病人，还可进行动脉血气分析，血液酸碱值及氧和二氧化碳分压监测，有助于判断病情。

（三）循环系统的观察和护理

对循环的观察通过血压、脉搏、脉压、中心静脉压、动脉导管测压、心电监测以及每小时尿量的变化等衡量循环系统的状态。最简单的办法是用置于心前区的听诊器或食管内听诊器辨别心音异常的改变。

经皮或切开皮肤作桡动脉穿刺插管直接测量动脉压，对某些大手术或危重病人循环系统的监测与抢救治疗甚有帮助。此外还可根据需要不定时地采集动脉血作血气分析，随时对病人的酸碱失衡进行处理或对机械通气进行调节。

（四）中枢神经系统的观察和护理

应注意病人神志变化和注意对各种刺激的应激反应。观察眼球和瞳孔的变化，可有助于对麻醉深度判断还可了解有无缺氧。眼球固定和瞳孔散大及对光反应迟钝、甚至消失均为脑深度抑制或缺氧的表现。

六、手术结束的护理

1. 病人尚未清醒或有麻醉并发症者，送至麻醉后恢复室继续监测；病人已清醒但仍需监测治疗者应送重症监护病房；病人已清醒，病情稳定一般情况好者可送回普通病房。

2. 护送病人过程中应注意监测，备好抢救药物、抢救设备、仪器、氧气等，防止意外发生。

3. 注意气管导管、测压管、各种引流管、导尿管等要妥善固定，防止脱落。

4. 与恢复室、重症监护病房或普通病房的值班护士交接，注意监测呼吸、血压情况，防止由于麻醉药和肌松药的残余作用，复睡后下颌松弛造成的上呼吸道梗阻或由于腹部手术后切口疼痛、腹部膨胀、腹带过紧造成的呼吸困难致呼吸停止

5. 整理麻醉药物和麻醉用品。

6. 处置医疗废物。

7. 将本次麻醉所用药物、一次性用品等计入相应账目。

8. 手术后回访病人，了解有无麻醉后并发症如肺部并发症，恶心、呕吐等发生，并给以治疗和护理。

第三节 静脉麻醉的护理

一、静脉麻醉概况

静脉麻醉是将全身麻醉药物注入静脉，产生中枢神经系统的抑制，临床表现为神志消失，全身的痛觉消失，遗忘，反射抑制和一定程度的肌肉松弛的状态。是目前最主要的全身麻醉方法。

（一）静脉麻醉的优点和缺点

1. 静脉麻醉的优点　起效迅速；诱导无痛苦，病人乐于接受；对呼吸道无刺激性；不需要笨重的仪器设备，简单的注入方法就可应用；无环境污染，部分药物麻醉效应可以逆转，除非用了较大的剂量，静脉麻醉一般恢复很快。特别是近年发展的一些新静脉麻醉药，对作用受体有较高的特异性，使静脉麻醉更具特色。

2. 静脉麻醉的缺点　静脉全麻最大的缺点是可控性不如吸入麻醉药；无任何一种静脉麻醉药能单独满足手术麻醉的需要；药物代谢受肝肾功能的影响；依体重计算用药不科学；个体差异较大；无法连续监测血药浓度变化。

（二）静脉麻醉的应用原则

1. 严格掌握适应证及禁忌证，根据病情和手术需要选择麻醉用药及麻醉方法。

2. 多种静脉麻醉药合用时，对每种药物的药效学和药代动力学应有全面了解，必须注意药物之间的相互作用。还应注意药物的酸碱配伍禁忌，避免药物混合后发生变性而导致药物失效或形成血栓，发生栓塞性静脉炎等并发症。

3. 药物的选配应以能满足手术基本要求，即镇痛、睡眠、遗忘和肌肉松弛为原则。药物的选配应合理，避免用不必要的药物，更不能凭主观臆断任意加用药物。

4. 静脉维持用药应选用半衰期短、在体内代谢快的药物较为安全,可避免多次用药或持续用药所致的蓄积引起中毒。

5. 静脉全麻期间保证呼吸道通畅,除短小手术外,均应在气管内插管下施行。静脉全麻药对呼吸、循环均有不同程度的影响,除应重视药物选择和掌握剂量外,当麻醉减浅时,禁忌将多种麻醉药一并静注,否则易造成呼吸、循环系统的严重抑制。

6. 药物起效时间与循环时间有密切关系。末梢循环衰竭和心脏功能不全者,因循环时间延长,麻醉作用出现较慢,应等待足够时间再追加注药,否则容易过量。

7. 麻醉过程中,应保持静脉输液畅通,必要时开放两条静脉。连续给药法需经常监测滴注速度。

二、静脉麻醉的实施与护理

静脉麻醉也分为诱导、维持和清醒三个阶段,为了病人的安全和麻醉的成功,做好麻醉前准备并做好麻醉期间的观察和护理至关重要。

(一) 麻醉前护理

同吸入麻醉前护理,还需注意:

1. 检查麻醉专用泵、微量泵和输液泵处于良好状态。

2. 认真执行三查七对,抽取药物时要向麻醉医生大声重复药名、浓度、剂量、用法,无误后方执行。

(二) 静脉麻醉的诱导与护理

静脉诱导法与吸入诱导法相比,诱导较迅速,病人也较舒适,无环境污染。但麻醉深度的分期不明显,对循环的干扰较大。是临床使用最多的诱导方法。

1. 开始诱导时,先以面罩去氮给氧 6L/min 3 分钟。根据病情选择合适的静脉麻醉药及剂量,如硫喷妥钠、依托咪酯、丙泊酚等,从静脉缓慢注入并严密监测病人的意识、循环和呼吸的变化。待病人神志消失后再注入肌松药,全身骨骼肌及下颌逐渐松弛,呼吸由浅到完全停止。以面罩加压辅助或控制呼吸,协助气管插管或其他方法建立人工气道。

2. 气管插管(见吸入麻醉)。

3. 监测病人的各项生理指标并报告麻醉医生,使之能准确调整麻醉深度,确定各种操作时机。如果在诱导期出现生命体征异常,就应立即减少或停止麻醉药的注入,并给予纯氧吸入。

(三) 静脉麻醉的维持与护理

全麻诱导后经静脉给药将麻醉维持手术麻醉期阶段。静脉给药方法有单次、分次和连续注入法三种,应根据手术需要和不同静脉全麻药的药理特点来选择给药方法。单一的静脉全麻药仅适用于全麻诱导和短小手术,而对复杂或时间较长的手术,多选择复合全身麻醉。

复合全身麻醉:是指两种或两种以上的全麻药或(和)方法复合应用,多种药物复合应用实施麻醉,可以根据病人的情况及麻醉医师自己的条件及经验灵活运用。复合麻醉中各种药物的搭配及用量,应根据各药物的药效-药代动力学特点,取长补短,使其各自达到最佳应用,对病人生理干扰小,术后恢复快。复合用药目的是希望利用每种药的优点,减小各药的用量及副作用。根据给药的途径不同,复合麻醉可大致分为全静脉麻醉和静脉与吸入麻醉药复合的静吸复合麻醉。

1. 全凭静脉麻醉(total intravenous anesthesia. TIVA) 是指在静脉麻醉诱导后,采用多种短效静脉麻醉药复合应用,以间断或连续静脉注射法维持麻醉。现在多将静脉麻醉药、麻醉性镇痛药和肌松药复合应用。这样既可发挥各种药物的优点,又可克服其不良作用;具有诱导快、操作简便、可避免吸入麻醉药引起的环境污染;如果用药适时、适量,可使麻醉过程平稳,恢复也较快。麻醉中应严密监测呼吸及循环功能的变化,仔细观察浅麻醉时应激反应的体征。全静脉麻醉的基本原则虽然无多大争议,但具体的复合方法、剂量大小及给药时机则有较大区别。目前常用的静脉麻醉药有依托咪酯、丙泊酚,麻醉性镇痛药有吗啡、芬太尼,而肌松药则根据需要选用长效或短效者。

2. 目标控制输注(target-controlled infusion, TCI)也称为靶控输注 近年来,由于对临床药代动力学和药效动力学研究的深入、计算机技术的应用以及多种新型短效静脉麻醉药和麻醉性镇痛药的临床应用,尤其是目标控制输注技术的发展,使静脉全身麻醉在有效实施、合理选用药物和苏醒控制等方面均取得了很大的进展。

在麻醉诱导和维持过程中,TCI 需要设定三个方面的内容:①负荷剂量,使电脑泵在短时间内快速静脉推注诱导剂量的麻醉药物,形成血药峰浓度;②背景输注量,根据药物代谢规律和麻醉深度的要求,让电脑泵以较慢的速度持续不断的给予麻醉药物,以维持稳态血药浓度;③Bolus 剂量:由麻醉医师发出指令,计算机程序控制来临时增加一次药物剂量。主要是防止麻醉维持过程中麻醉深度突然减浅或需要短时间加深麻醉的情况。目标控制输注技术的临床应用,明显提高了静脉全身麻醉的安全性、灵活性和可控性,为临床广泛开展全凭静脉麻醉奠定了理论和设备基础。

3. 静吸复合麻醉 全静脉麻醉的深度缺乏明显的标志,给药时机较难掌握,有时麻醉可突然减浅。因此,一般在静脉麻醉的基础上,常吸入一定量的挥发性麻醉药以保持麻醉的稳定。这样既可维持相对麻醉稳定,又可减少吸入麻醉药的用量,且有利于麻醉后迅速苏醒。也可持续吸入低浓度(1%左右)吸入麻醉药,或50% ~60% N_2O,以减少静脉麻醉药的用量。静吸复合麻醉适应范围较广,麻醉操作和管理都较容易掌握,极少发生麻醉突然减浅的被动局面。但如果掌握不好,也容易发生术后苏醒延迟。

复合麻醉技术的临床应用,对全身麻醉深度的判断带来困难。由于强效镇痛药和肌松药的应用,病人可无疼痛反应,肌肉也完全松弛,但知道术中的一切而无法表示,称为“术中知晓”,表明病人的意识并未完全消失。因此,麻醉深度应根据复合应用的药物(包括各种全麻药、镇静催眠药、肌松药等)对意识、感官、运动、神经反射及内环境稳定性的影响程度来综合判断。有自主呼吸者,手术刺激时呼吸增强、加速为浅麻醉的表现。两眼有泪为浅麻醉的表现,而角膜干燥无光为“过深”的表现。循环的稳定性仍为判断麻醉深浅的重要标志,循环严重抑制为麻醉过深,心率增快、血压升高多为浅麻醉的表现。挥发性麻醉药的麻醉性能强,大量吸入虽可使病人意识、痛觉消失,但肌松作用并不满意,如盲目追求肌松势必付出深麻醉的代价,故复合麻醉仍在于合理的药物配伍,避免深麻醉。吸入麻醉药的肺泡浓度达1.3MAC 以上时痛觉方可消失,而在0.3MAC 以下时病人即可苏醒。维持适当的麻醉深度是重要而复杂的,应密切观察病人,综合各项反应作出合理判断,并根据手术刺激的强弱及时调节麻醉深度,以适应手术麻醉的需要。

4. 静脉麻醉维持期的护理

(1) 做好麻醉护理记录:见吸入全麻护理。

(2) 保护肢体免受损伤:病人应用肌松药后,全身肌肉处于完全松弛状态,使机体保护性姿势以及肌肉对抗过度牵拉作用消失,易引起一些损伤,如上肢过度牵拉引起臂丛神经损伤,头部被动运动过猛引起颈椎损伤,肢体垂落引起的损伤,以及术中不当体位引起术后腰背部疼痛等。因此,在保持或改变病人体位过程中要注意保护,避免损伤。

(3) 做好肌松监测:术中常通过临床征象判断肌松药的效应,阻滞完全时,机械控制呼吸平稳,无人机对抗,呼气末 CO_2 波形平滑无切迹;肌松恢复时可出现自主呼吸动作,呼气末 CO_2 波形有切迹,麻醉浅时甚至可出现呛咳,提醒应追加肌松药。应用肌松拮抗药后,应保证病人有足够通气量,并能克服一定的呼吸阻力。一般可通过临床试验来判断,抬头离枕5秒、睁眼、吐舌、咬牙和持续握拳。

麻醉应根据病人的症状和体征,病人原有的疾病特点,手术不同阶段的特殊要求进行综合分析,及时报告麻醉医生,根据医嘱调整麻醉深度和病人的生理状态,调整输血和输液,减少和消除伤害性刺激的反应,使病人顺利完成手术。

(四) 静脉麻醉苏醒及恢复期的监测与护理

静脉麻醉苏醒及恢复期的护理同吸入麻醉。

在停止麻醉药输注后,病人逐渐恢复清醒,恢复对时间、地点的定向力以及正常精神运动行为,这一过程应尽量缩短,以尽快恢复病人内环境稳定机制。

除了迅速恢复外,还应避免出现副作用,提供完善的术后镇痛。诱导用药的不同造成清醒及定向恢复的差别仅为5~10分钟;按等效剂量给药,恢复的快慢顺序为:丙泊酚、依托咪酯、硫喷妥钠、咪达唑仑、氯胺酮。丙泊酚的副作用最小。使用氯胺酮及依托咪酯后,苏醒期常出现躁动。咪达唑仑可以较好减少这些副作用,但又延长了恢复期。病人在恢复期出现躁动,麻醉医生和护士应首先排除缺氧或伤口痛。

(五) 手术结束的护理

同吸入麻醉。

第四节 椎管内麻醉的护理

将局部麻醉药注入椎管内,阻滞脊神经的传导,使其所支配区域的感觉、运动、反射功能暂时性障碍,称为椎管内阻滞。根据药物注入椎管内不同的腔隙,又可将其分为硬膜外阻滞、骶管阻滞、蛛网膜下腔阻滞(简称腰麻)和蛛网膜下腔与硬膜外腔联合阻滞。椎管内麻醉操作及用具简便、经济,镇痛效果确切,肌松良好;但由于其麻醉范围的节段性和局限性可能会引起一系列生理紊乱,且不能完全消除内脏牵拉反应。

一、椎管内阻滞的解剖和生理特点

(一) 解剖特点

脊柱由各椎骨经椎间盘、韧带和椎间关节纵向连接而成。每一椎骨由椎体、椎弓根、椎板围绕着椎孔,上下所有脊柱的椎孔连接形成椎管。椎管几乎贯穿脊柱全长,其在骶骨部分为骶管。椎弓根上有切迹,相邻的切迹转成椎间孔,脊神经由此通过。

1. 脊柱

(1) 生理弯曲:脊柱有四个生理弯曲,颈椎及腰椎前凸,胸椎及骶椎后凸。仰卧时,T_6

和 S_4 最低，L_3 和 C_3 最高，此点在腰麻时对药液的流动扩散，有密切关系（图 10-2）

(2) 棘突排列：棘突在颈部和腰部基本与脊柱呈垂直排列，而在胸部基本呈叠瓦状向下排列。位于上、下两个棘突之间的棘孔略呈梯形，躯干向前弯曲时，棘间孔增大，有利穿刺（图 10-2）。

(3) 棘突节段的标志：两髂嵴最高点连线与 L_4 棘突或 $L_{3\sim4}$ 间隙相平。两肩胛骨下角连线通过 T_7 棘突。两肩胛冈连线交于 T_3 棘突。颈部最隆起处为 C_7 棘突。摸到 12 肋骨即可判断 L_1 棘突的位置。

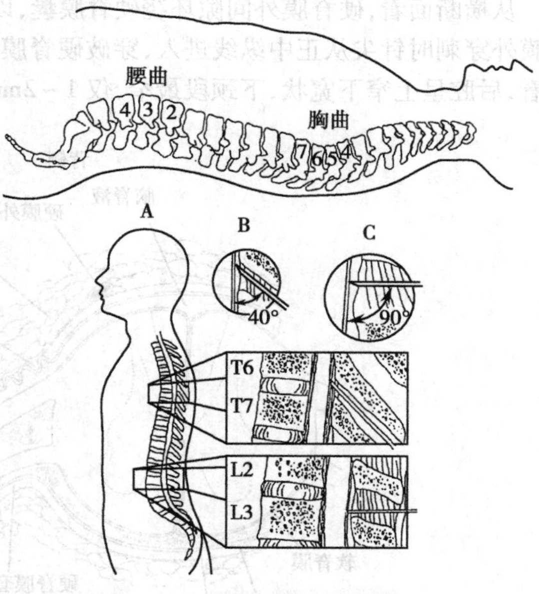

图 10-2　脊柱的生理弯曲及棘突排列

上图：平卧位脊柱的生理弯曲；下图：棘突排列与脊柱穿刺的关系

A：棘突的方向；B：胸椎穿刺方向；C：腰椎穿刺方向

(4) 骶骨：骶骨由五块骶椎融合而成。在骶椎的最下部，距尾椎末端约 4～5cm 有一呈“U”型的凹陷，即骶裂孔，其两侧有豆大的骨质隆起为骶角。蛛网膜下腔末端终止于第二骶椎，其在体表的标志相当于两侧髂后上棘连线。骶管容积大小不等，平均 25～30ml。

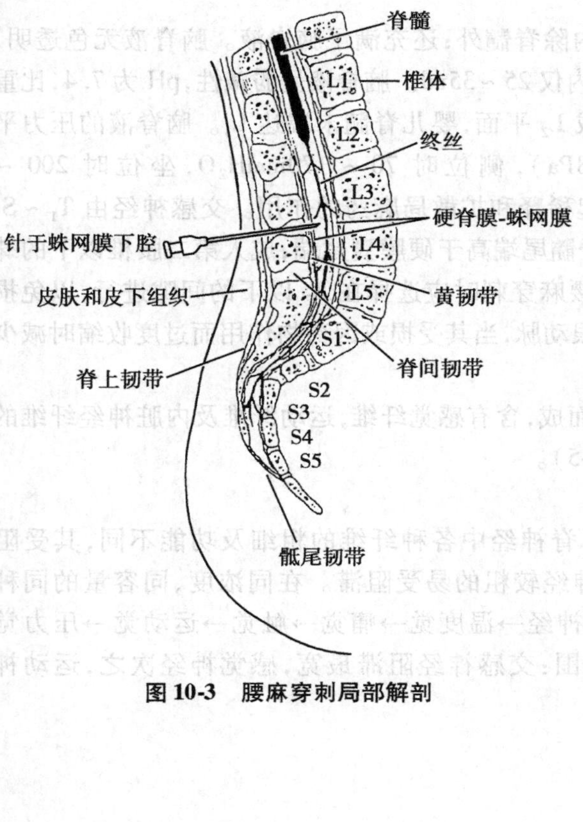

图 10-3　腰麻穿刺局部解剖

2. 脊柱外软组织　脊椎穿刺时，从外向内经过的层次为：皮肤→皮下组织→棘上韧带→棘间韧带→黄韧带→硬膜外腔→硬脊膜→硬脊膜下间隙→蛛网膜→蛛网膜下腔→脑脊液（图 10-3）。

棘上韧带纵行连接各棘突顶端，很坚韧。老年人韧带钙化，硬度增加。连接棘突间的棘间韧带较松软。

黄韧带是硬膜外腔穿刺所经过的最后一层组织，坚韧有弹性，针尖进入该层组织时常感阻力增大，当穿破时，阻力突然消失，称为突破感。黄韧带的突破感对辨认针尖是否已进入硬膜外腔起重要的指示作用。

3. 硬脊膜外间隙

(1) 结构：硬脊膜外间隙是位于椎管内壁骨膜与硬脊膜之间的潜在的腔隙，上起于枕骨大孔，下至骶裂孔，与颅内不相通。其容积成人约 100ml。

从横断面看，硬脊膜外间隙环绕硬脊膜囊，以后方（后腔）最宽，且正中线血管分布较少，硬膜外穿刺时针尖从正中纵线进入，穿破硬脊膜和损伤血管的机会减少（图10-4）。从矢状面看，后腔呈上窄下宽状，下颈段最窄，仅1～2mm，腰2间隙最宽，成人为4～6mm。

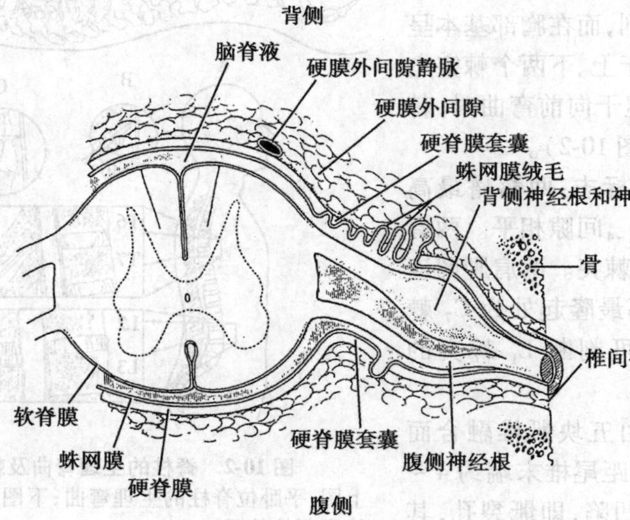

图10-4　椎管横切面示意图

（2）负压是判断进入硬膜外腔的重要标志之一，但它受下列诸因素的影响：①年轻人较老年人明显；②胸段较腰段明显；③胸腹腔压力增高时，硬膜外腔负压可减小或消失。负压出现率一般为60%左右。

4. 蛛网膜下腔及脊髓　蛛网膜下腔内除脊髓外，还充满了脑脊液。脑脊液无色透明，成人总容积约120～150ml，脊蛛网膜下腔内仅25～35ml。脑脊液呈弱碱性，pH为7.4，比重1.003～1.009。成人脊髓一般终止于L_1或L_2平面，婴儿脊髓末端达L_3。脑脊液的压力平卧时不超过100mmH_2O（1mmH_2O = 9.8Pa），侧位时70～170mmH_2O，坐位时200～300mmH_2O。蛛网膜下腔阻滞时，脑脊液起稀释和扩散局麻药的作用。交感神经由T_1～S_1各节段发出，$S_{2\sim4}$发出骶髓副交感神经。脊髓尾端高于硬膜囊尾端，成人第二腰椎以下的蛛网膜下腔中只有脊神经根，即马尾神经。腰麻穿刺时应选择在L_2以下的间隙进行，以免损伤脊髓。脊髓血供源于脊髓前、后动脉及根动脉，当其受损或因药物作用而过度收缩时减少脊髓血供可导致脊髓缺血性损害。

5. 脊神经　由脊髓前根和后根汇合而成，含有感觉纤维，运动纤维及内脏神经纤维的混合神经。脊神经在体表的分布（见图10-5）。

（二）生理特点

1. 局麻药对脊神经纤维的作用特点　脊神经中各种纤维的粗细及功能不同，其受阻滞的先后和程度也有区别，纤维细的脊神经较粗的易受阻滞。在同浓度、同容量的同种局麻药作用下：①阻滞顺序依次为：交感神经→温度觉→痛觉→触觉→运动觉→压力觉→本体感觉，恢复顺序则相反；②阻滞范围：交感神经阻滞最宽，感觉神经次之，运动神经最窄。

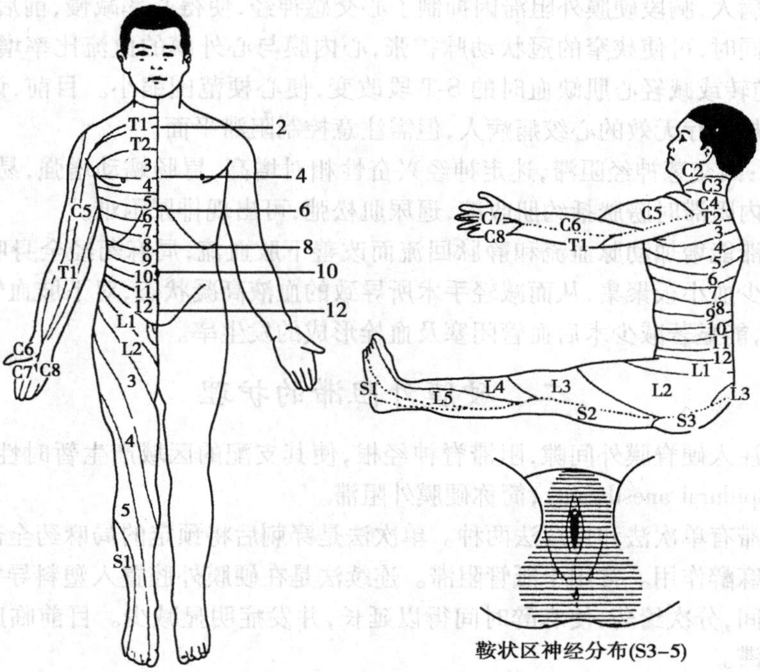

图 10-5　脊神经的体表分布

C=颈　T=胸　L=腰　S=骶

2. 椎管内阻滞对机体的主要影响

（1）应激反应：机体受到伤害性刺激时，出现交感神经兴奋，垂体肾上腺皮质激素分泌增多，局部释放细胞素等应激反应，并出现血糖、血乳酸及自由脂肪酸浓度升高等代谢改变。对高危病人，这些反应对机体多方面功能的影响可造成严重的后果。椎管内阻滞能有效地阻断手术区的恶性刺激，从而能降低手术引起的内分泌及代谢变化。对降低围术期病人死亡率有重大意义。椎管内阻滞对脐以下手术操作引起的应激反应抑制尤为良好，但对脐以上手术引起的应激反应影响较小。

（2）呼吸功能：椎管内阻滞可因松弛呼吸肌而影响呼吸功能，其影响程度取决于局麻药种类、浓度及阻滞范围。高位腰麻、颈段和上胸段硬膜外阻滞，因部分肋间肌麻痹，呼吸受到不同程度的抑制，但如 $C_{3\sim5}$ 不受影响，通过膈肌及未受麻痹的部分肋间肌代偿，基本能保持肺通气量。较广泛的阻滞可削弱咳嗽能力，对肺功能差者慎用胸段阻滞并需严格控制阻滞平面。

上腹部和胸腔手术后，硬膜外应用小剂量、低浓度局麻药或阿片类药，能提供良好的镇痛作用，提高胸腹部的顺应性，改善肺功能，减少术后缺氧和肺部并发症的发生率。

颈或上胸段的硬膜外阻滞很少使用。

（3）心血管系统：①交感神经的节前纤维受阻滞，使外周血管扩张，回心血量减少，心输出量减少；②阻滞平面达 T_8 时，肾上腺髓质儿茶酚胺释放受抑从而影响动脉压；③阻滞平面达 $T_{2\sim4}$ 时可阻断心交感神经，使心肌收缩力减弱，心动过缓；④静脉回流减少使右房压下降，反射性地使心率减慢。上述作用均可使血压下降，其发生率和幅度与阻滞范围和平面呈正相关。平面低于 T_{12} 很少发生血压下降。

在冠心病病人，胸段硬膜外阻滞因抑制了心交感神经，使得心率减慢，前后负荷降低，心肌氧耗下降。同时，可使狭窄的冠状动脉扩张，心内膜与心外膜的血流比率增加，缺血区血供改善，并可逆转或减轻心肌缺血时的S-T段改变，使心梗范围缩小。目前，该种方法已用来治疗内科常规治疗无效的心绞痛病人，但需注意控制阻滞平面。

（4）其他：因交感神经阻滞，迷走神经兴奋性相对增高，胃肠蠕动增强，易产生恶心、呕吐。低位椎管内阻滞时膀胱括约肌收缩，逼尿肌松弛，可出现排尿困难。

椎管内阻滞能增加动脉血流和静脉回流而改善下肢血流，局麻药经全身吸收达到有效浓度能直接减少血小板聚集，从而减轻手术所导致的血液高凝状态，对下肢血管外科和全髋置换术的病人，能显著减少术后血管闭塞及血栓形成的发生率。

二、硬膜外阻滞的护理

将局麻药注入硬脊膜外间隙，阻滞脊神经根，使其支配的区域产生暂时性麻痹，称为硬膜外腔组织（Epidural anesthesia），简称硬膜外阻滞。

硬膜外阻滞有单次法和连续法两种。单次法是穿刺后将预定的局麻药全部缓慢注入硬膜外腔以产生麻醉作用。常用于骶管阻滞。连续法是在硬膜外腔置入塑料导管，根据病情、手术范围和时间，分次给药，使麻醉时间得以延长，并发症明显减少。目前临床上主要采用连续硬膜外阻滞。

硬膜外阻滞的优点有：①节段性麻醉，时间可控性强；②可进行区域性麻醉，手术后镇痛以及某些疾病的治疗；③与腰麻相比，对循环的干扰较轻，麻醉后并发症较少；④所需物品简单、价廉；⑤术中意识清醒，便于术后护理；⑥可与多种麻醉方法联合应用。但缺点为：①穿刺难度较大；②与腰麻相比，显效慢，效果稍差；③局麻药用量较大其毒性反应的可能性大；④有导致全脊髓麻醉的危险；⑤穿刺操作对组织损伤较大，有时可发生导管并发症。

根据脊神经阻滞部位不同，可将硬膜外阻滞分为四类：①高位硬膜外阻滞：于 C_5 ~ C_6 之间进行穿刺，阻滞颈部及上胸段脊神经，适用于甲状腺、上肢或胸壁手术；②中位硬膜外阻滞：穿刺部位在 T_6 ~ T_{12} 之间，常用于腹部手术；③低位硬膜外阻滞：穿刺部位在腰部各棘突间隙，用于下肢及盆腔手术；④骶管阻滞：经骶裂孔进行穿刺，阻滞骶神经，适用于肛门、会阴部手术。通常以低位硬膜外、中位硬膜外和骶管阻滞常用。

（一）适应证和禁忌证

1. 适应证　硬膜外阻滞主要适用于以下情况：①颈部及其以下各部位的手术；②疼痛的治疗、诊断；③某些疾病的对症治疗；④特殊情况下控制性降压。

2. 禁忌证　硬膜外阻滞的禁忌证包括：①穿刺部位炎症；②菌血症；③严重循环、呼吸功能不全；④低凝状态；⑤椎管内肿瘤，炎症；⑥脊柱畸形或病变；⑦脊髓病变，颅内高压；⑧严重水、电解质紊乱，重度贫血或全身情况极差的病人；⑨精神病人及不合作者。

（二）穿刺操作与护理配合

1. 穿刺前准备

（1）在麻醉医师指导下访视病人，因硬膜外阻滞时局麻药用量较大，为预防局麻药中毒，注意选择适宜的麻醉前用药。如巴比妥类或苯二氮草类药物，对麻醉平面高、阻滞范围广或迷走神经兴奋性的病人，应加用阿托品。

（2）麻醉用具包括16号、18号Tuohy穿刺针及相应的硬膜外导管各一根，15号皮针一根，测负压的玻璃接管一个，2ml 和 20ml 注射器各一具，50ml 生理盐水和局麻药杯各一只，治疗巾三张，手套一副，消毒钳一把，纱布数块及消毒用棉球等。上述物品均需做灭菌处理。现在多选用一次性硬膜外穿刺包。

（3）认真填写手术安全核查表，共同确认患者身份、手术部位、手术方式、知情同意等项内容。

（4）心理护理：向病人介绍麻醉医生，麻醉和巡回护士，手术室环境，解释硬膜外阻滞的目的，缓解病人紧张情绪，取得病人的合作。

（5）检查病人的备皮、局麻药过敏试验及术前用药情况（名称、用量、方法）、备血及禁食、禁水情况。准备好消毒药品、麻醉药品、生理盐水及胶布。

（6）使用前尚需检查穿刺针和针芯是否配套，针尖斜面与针尾小缺口方向是否一致，针尖有否卷曲，针身有无裂痕，负压管注射器与针尾衔接是否紧密，导管是否顺利通过穿刺针，导管是否通畅，有无破损。

（7）根据医嘱准备麻醉药物，认真执行三查七对，局麻药物和麻醉药品标示明确，以便与其他药物区别。麻醉医师抽取药物时要向其报告药品名称和浓度。如无禁忌应在局麻药中加入 1∶20 万的肾上腺素以收缩局部血管，减轻局麻药吸收后的毒性反应。高血压病人局麻药中不能加入肾上腺素。

（8）应准备好呼吸管理器械、吸引器及急救药品，以备紧急时使用。

（9）开放静脉，固定和保护好静脉穿刺针，按照医嘱输入相应液体。

2. 穿刺体位　体位有侧卧位及坐位两种，临床上主要采取侧卧位。

（1）侧卧位：病人侧卧，麻醉护士应站在患者腹侧面，协助患者屈躯、两手抱膝，大腿尽量贴近腹壁，头尽量向胸部屈曲，使腰背部向后弓成弧形背部与床面垂直，并平齐手术台边沿，以便穿刺，穿刺时，嘱患者不能咳嗽及移动身体。

（2）坐位：病人坐于手术台边缘，臀部与手术床边相齐，双手置膝，头部下垂，腰部尽量

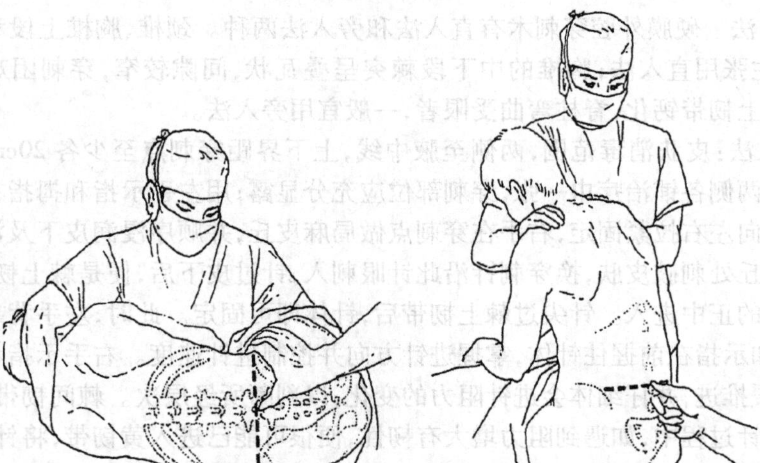

①　　②

图 10-6　蛛网膜下腔阻滞和硬脊膜外腔阻滞穿刺体位
①仰卧位　②坐位

前屈，足踏板凳上。麻醉护士应站在前侧方，双手扶病人肩部，协助固定及维持摆好的体位，以防意外情况发生。操作者坐或立于病人背后，面对穿刺点（图 10-6）。

3. 穿刺点选择　以手术部位而定，原则上应使注药点位于手术范围中心的节段。成人连续硬膜外阻滞的穿刺点可比单次法低 1～2 个棘突间隙（表 10-3）。小儿硬膜外阻滞多用于腹部手术，胸部平面的阻滞仅在特殊情况下使用。因小儿椎骨较短，为避免导管滑出，年长儿穿刺点可比成人低（或高）一个间隙，导管向上或向下放两个间隙；小婴儿宜选腰$_{3\sim4}$间隙穿刺，向头侧置管，置管长度以手术部位而定。为确定棘突间隙，可参考下列体表解剖标志，颈部明显突出的棘突为第 7 颈椎棘突，两侧肩胛冈连线交于 T_3 棘突，两侧肩胛下角连线交于 T_7 棘突，两侧髂嵴最高点连线交于 L_4 棘突或 $L_{3\sim4}$ 棘突间隙。常用手术的穿刺点及阻滞平面见下表。

表 10-3　手术与硬膜外阻滞平面及穿刺点

手术部位	头侧阻滞平面	穿刺间隙（置管方向）
上肢	C_4 或 C_5	$C_7\sim T_1$（向头）
乳癌根治	C_7 或 T_1	$T_{3\sim4}$（向头）
上腹部	T_4	$T_{8\sim9}$（向头）
中腹部	T_4	$T_{9\sim10}$（向头）
腰部	T_6	$T_{10\sim11}$（向头）
下腹部	T_6	$T_{11\sim12}$（向头）
盆腔	T_8	$L_{2\sim3}$（向头）
下肢上止血带	T_8	$L_{1\sim2}$（向头）
下肢不上止血带	T_{12}	$L_{3\sim4}$（向头）
会阴	T_{10}	$L_{3\sim4}$（向尾）或骶管阻滞

4. 穿刺方法　硬膜外腔穿刺术有直入法和旁入法两种。颈椎、胸椎上段和腰椎的棘突相互平行，多主张用直入法；胸椎的中下段棘突呈叠瓦状，间隙较窄，穿刺困难时可用旁入法。老年人棘上韧带钙化，脊柱弯曲受限者，一般宜用旁入法。

（1）直入法：皮肤消毒范围，两侧至腋中线，上下界距穿刺点至少各 20cm 以上。于穿刺部位下部和两侧各铺治疗巾一张，穿刺部位应充分显露；用左手示指和拇指在穿刺间隙把皮肤于正中线向左右拉紧固定，右手在穿刺点做局麻皮丘，并顺序浸润皮下及深部组织。右手用皮针在皮丘处刺破皮肤，换穿刺针沿此针眼刺入，针过皮下后，便是棘上韧带，务必使针尖从棘上韧带的正中进入。针尖过棘上韧带后，针体即可固定。此时，左手背靠在病人背部作固定，拇指和示指在前握住针体，掌握进针方向并控制进针速度。右手示指和拇指握住针蒂两个面，缓缓推进，并仔细体会进针阻力的变化，以判断所经层次。棘间韧带较松软，因而在棘间韧带进针过程中，如遇到阻力增大有韧性，便很可能已进入黄韧带，将针芯取下，用一装有少量空气和生理盐水的注射器，衔接于针尾上，轻轻推动注射器芯即感到有回弹的阻力感（图 10-7），取下注射器，继续分次徐缓进针，每次进针 1～2mm 后即拔出针芯，用盛有少量生理盐水和空气的注射器反复测试阻力，此后边进针边推动注射器芯试探阻力，一旦突破黄韧带进入硬膜外腔，即感阻力消失，回吸无液体、注射器内水、气注入无阻力即可证实针尖在

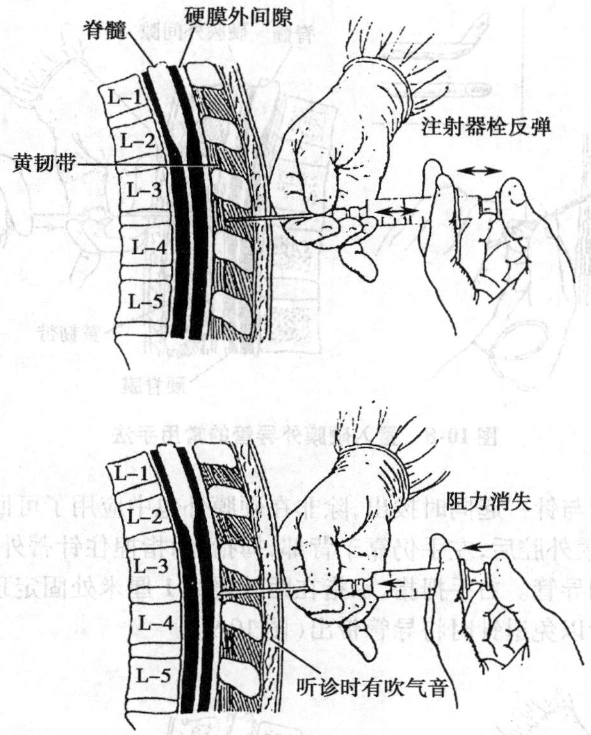

图 10-7 用注射器试探阻力

硬膜外腔。临床上也常用负压法来判断硬膜外腔，即抵达黄韧带后，拔出针芯，于针尾置一滴液体（悬滴法）或于针尾置一盛有液体的玻璃接管（玻璃法），当针尖穿透黄韧带而进入硬膜外腔时，悬滴（或管内液体）被吸入，此种负压现象于颈胸段穿刺时比腰段清楚。

老年人韧带钙化、脊柱病变前屈困难或肥胖病人间隙不清，以及直入法失败者，采用侧入法常易取得成功。此外，侧入法可避免棘上等韧带的损伤，减轻穿刺后疼痛。

（2）侧入法：有两种穿刺方法：①行正入法失败者，可将穿刺针退至皮下，从棘上韧带滑下后，略向中线倾斜。使针经过部分脊间韧带和黄韧带，于近背腔正中线处进入。因一般棘突根部的间隙较宽，而障碍多在棘突之间，此法可避开正入法所经过的狭窄处，常易获得成功；②在棘突间隙中点或下位棘突上缘中点旁开 1～1.5cm 进针，通过肌层后找到上、下椎板间隙，再将针尖从椎板间隙移至正中纵线，通过黄韧带进入硬膜外腔。确认针尖已入硬膜外腔，单次法即注入试验剂量 3ml，在体表出现相应的麻醉平面及肯定药液未进入蛛网膜下腔后，即可分 2～3 次注入所需剂量，同时反复监测血压、脉搏、呼吸等。若用连续法则进行以下的置管操作；③置管方法：在确定针尖进入硬膜外腔后，即可经针蒂插入硬膜外导管。针蒂小缺口的方向应与拟定的置管方向相一致。若拟向头侧置管，针蒂小缺口应转向头侧；反之，若拟向尾侧置管，小缺口应转向尾侧。导管在硬膜外腔的长度以 3～5cm 为宜。插管前应先测量皮肤到硬膜外腔的距离，即穿刺针全长减去针蒂至皮肤的距离；操作者以左手背紧贴于病人背部，以拇指和示指固定针蒂，右手持导管头端，经针蒂插入针腔，向内置管（图 10-8），置管有阻挡感时，可适当调整进针的深浅度，如仍有阻挡，应将导管与针一并拔出，重新穿刺。一旦导管已经越过穿刺针的斜口，严禁往回拔管，否则导管易被穿刺针斜口割断发生

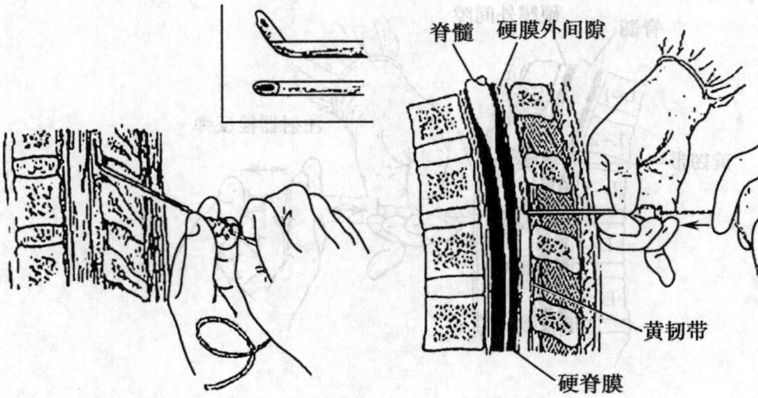

图 10-8　置入硬膜外导管的常用手法

断管事故，此时应将管与针一起同时拔出，除非在硬膜外包中应用了可回拨的硬膜外针。

导管顺利置入硬膜外腔后，左手仍靠于背部，拇指，示指捏住针蒂外退，注意不能转动针身，以防针尖刃口切割导管。右手拇指、示指在距针尾约 1 厘米处固定顶住导管或左手边退针，右手边向针内置管以免退针时将导管带出（图 10-9）。

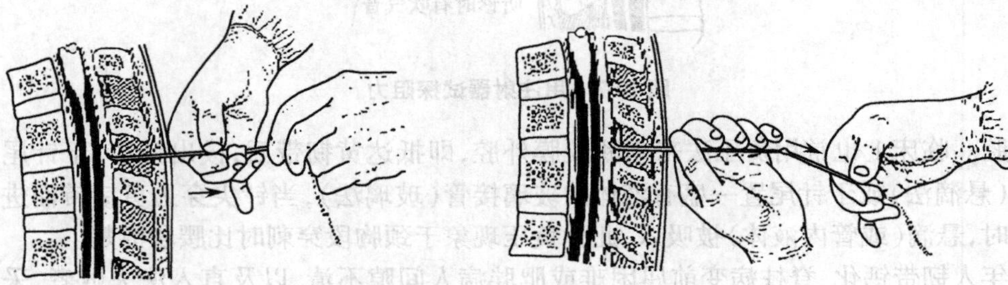

图 10-9　退针的常用方法

调整导管深度，使皮肤至导管尖端的长度等于皮肤至硬膜外腔的长度加 3～5cm。在导管尾端接上注射器，注入少许生理盐水或空气，应无阻力，回吸无脑脊液或血，表示导管通畅，位置正确，固定好导管。

将病人恢复仰卧位，调整静脉输液，安置监护仪器进行监测。注药前先做回抽试验，观察硬膜外导管内有无脑脊液或血液；确定硬膜外导管位置正常后，注入 3～5ml 试验剂量的局麻药，注药时一定提醒麻醉医生应用过滤器。约 5min 后测定麻醉平面，同时观察有无全脊麻征象，如血压是否下降、下肢有无进行性麻木感或嘱病人抬腿，检查下肢活动情况，排除全脊麻后，可给维持剂量 6～8ml。首次总量注入后 7～10min 内，应勤观察病人的血压、脉搏及呼吸的变化，如有异常情况，及时通知麻醉医生。进一步测定痛觉减退和消失范围，如果效果不好，可继续追加适量麻药 2～5ml，协助麻醉医师测试麻醉平面，根据手术要求作相应的体位调整，以求扩大麻醉范围。末次给药 12～15min 后方可开始手术。

定时或及时监测病人生命指征记录于麻醉单上，出现异常情况及时报告麻醉医师进行处理并做记录。硬膜外阻滞中，常出现血压下降（其原因主要有：外周血管扩张，回心血量减少;心肌收缩力下降;血容量相对不足;孕妇的仰卧位低血压综合征等),此时应加快输液速度或变换体位,并将备好的麻黄碱 5 ~ 10mg 静脉注入。呼吸困难往往是由于麻醉平面过高致膈肌抑制或肋间肌麻痹、血压下降,通气血流比值失调或局麻药毒性反应引起,此时宜鼻导管或面罩吸氧,保证 SpO_2 >96%,升高血压,一般 10 ~ 15min 便可缓解。对于多言、躁动、行为异常或肌肉震颤者,多与患者紧张、局麻药毒性、冷麻醉药对脊髓的刺激及周围环境的影响有关,此时常规吸氧,用镇静药地西泮 5 ~ 10mg 或咪达唑仑 0.08 ~ 0.1mg/kg 可缓解,严重中毒者需呼吸、循环支持。

根据麻醉药物和手术时间的不同,按照麻醉医师的医嘱经导管推入追加维持剂量麻药以延续麻醉作用,一般为首次总量的 1/3 ~ 1/2,以及调整液体输入的种类和数量。

(三) 麻醉和手术结束时的护理

1. 手术结束后,再次测定麻醉平面,做好尚未完全恢复感觉的肢体和麻醉区域的保护;需要放置术后镇痛泵的患者,应按医嘱配制镇痛泵药液,并将镇痛泵与硬膜外导管连接好,防止漏出药液。如不需镇痛,则协助麻醉医师拔出硬膜外导管,穿刺部位用无菌纱布及胶布妥善固定。

2. 根据医嘱和病人情况,确定将病人送至麻醉恢复室、重症监护病房或普通病房。通常如病人无并发症,一般情况良好,应送回普通病房。

3. 护送病人过程中应保证输液畅通,备好抢救药物、抢救设备、仪器、氧气等,以防意外发生。

4. 与恢复室、重症监护病房或普通病房的值班护士交接。

5. 整理麻醉药物和麻醉用品。

6. 处置医疗废物。

7. 将本次麻醉所用药物、一次性用品等计入相应账目。

8. 术后 1 ~ 2 日,随访患者是否有麻醉并发症,如头痛、恶心、呕吐、腰痛、尿潴留、穿刺部位感染、肢体活动障碍或局部感觉异常等,特别注意有无硬膜外血肿,如有问题及时向麻醉医师汇报,并做出相应的处理。按医嘱去除硬膜外镇痛泵,并询问病人对整个麻醉过程的满意度,便于以后改进工作。

(四) 硬膜外阻滞用药

1. 成人常用局麻药的浓度、用量及方法见本章表 10-1。小儿常用 1% 利多卡因或 0.25% 布比卡因。容量:0 ~ 18 月,0.75ml/kg;18 月以上,0.5ml/kg;重复注射,0.25ml/kg/次。

2. 硬膜外阻滞用药应注意的问题

(1) 局麻药的浓度应视手术种类和部位而定:原则上应选择能满足手术需要的最低有效浓度。颈、上胸段应选低浓度药物,需肌肉松弛良好的选高浓度药物。反之,应选低浓度。

(2) 局麻药容量与麻醉平面有密切关系:不同脊神经节段硬膜外腔容积不等,从上至下依次增加,故颈胸段用药应较腰骶段小。此外,病人间个体差异很大,小儿、老人、孕妇以及某些病理情况下,硬膜外腔容量较正常人有不同程度的减少,麻药的用量应个体化。

(3) 两点穿刺注药的病人,应按手术程序需要,使两处给药的时间间隔开,并使两管单次用药的总量与一点穿刺的一次量接近,至少不应大于一点穿刺所用的一次较大用量。两管用药浓度,应视手术需要而有所不同。

(4) 除有禁忌证外,局麻药中应加入肾上腺素,浓度以 1:20 万或更低为宜。肾上腺素的加入对减少局麻药吸收中毒、延长麻醉作用时间、增强麻醉效果及提升血压均有一定作用。

三、骶管阻滞的护理

经骶裂孔将局麻药注入骶管腔内,阻滞骶脊神经,称为骶管阻滞(Caudal block),是硬膜外阻滞的一种。

(一) 适应证和禁忌证

骶管阻滞主要适用于直肠、肛门和会阴部手术,也可用于婴幼儿及学龄前儿童的腹部手术。禁忌证为凝血障碍、穿刺点感染和骶管畸形、过度肥胖骶裂孔扪不清者、休克及心脏和循环衰竭者。

(二) 穿刺操作与护理配合

1. 穿刺前准备

(1) 在麻醉医师指导下访视病人,因骶管阻滞阻滞时局麻药用量较大,为预防局麻药中毒,注意选择适宜的麻醉前用药。如巴比妥类或苯二氮草类药物。用于小儿腹部手术时,对麻醉平面高、阻滞范围广或迷走神经兴奋性的病人,应加用阿托品。

(2) 麻醉用具包括16号、18号Tuohy穿刺针及相应的硬膜外导管各一根,15号皮针一个,测负压的玻璃接管一个,2ml和20ml注射器各一具,50ml生理盐水和局麻药杯各一只,治疗巾三张,手套一副,消毒钳一把,纱布数块及消毒用棉球等。上述物品均需做灭菌处理。也可选用一次性硬膜外穿刺包。

(3) 认真填写手术安全核查表,同硬膜外阻滞。

(4) 心理护理:同硬膜外阻滞。

(5) 检查病人的备皮、局麻药过敏试验及术前用药情况(名称、用量、方法)、备血及禁食、禁水情况。准备好消毒药品、麻醉药品、生理盐水及胶布。

(6) 使用前尚需检查穿刺针和针芯是否配套,针尖斜面与针尾小缺口方向是否一致,针尖有否卷曲,针身有无裂痕,负压管注射器与针尾衔接是否紧密,导管是否顺利通过穿刺针,导管是否通畅,有无破损。

(7) 根据医嘱准备麻醉药物,同硬膜外阻滞。

(8) 应准备好呼吸管理器械、吸引器及急救药品,以备紧急时使用。

(9) 开放静脉,根据医嘱输入相应液体,妥善固定和保护好静脉穿刺针。

2. 穿刺体位　体位有侧卧位及俯卧位两种,临床上主要采取侧卧位。

(1) 侧卧位:病人侧卧,麻醉护士应站在患者腹侧面,协助患者屈躯、两手抱膝,大腿尽量贴近腹壁,头向胸部屈曲,使腰背部向后弓成弧形骶部与床面垂直,并平齐手术台边沿,以便穿刺。

(2) 俯卧位:病人胸部及头部贴卧床面,不用枕头,骨盆下横置一高枕,使臀部抬起,便于操作。

3. 穿刺点定位　先摸清尾骨尖,沿中线向头方向摸至4cm处(成人),可触及一个有弹性的凹陷,即为骶裂孔,在孔的两旁可触到蚕豆大的骨质隆起,为骶角。两骶角连线的中点,即为穿刺点。定点困难者,可找出髂后上嵴连线中点,从中点沿正中线往下约5cm处,有一骶裂孔顶部骨性小突起,稍向下即骶裂孔开口,或骶裂孔中心与髂后上嵴连线,呈一等边三角形,亦可作为寻找骶裂孔的参考(图 10-10)。骼后上嵴联线在第 2 骶椎平面,是硬脊膜囊的终止部位,骶管穿刺针如果越过此联线,即有误穿蛛网膜下腔而发生全脊麻的危险。

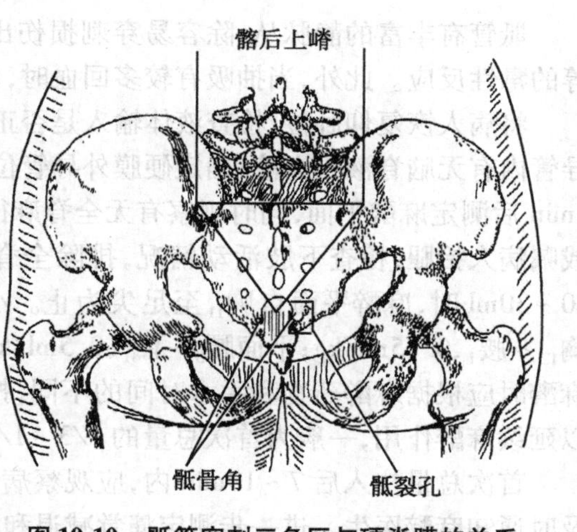

图 10-10　骶管穿刺三角区与硬脊膜的关系

4. 穿刺与护理配合　常规皮肤消毒,范围同硬膜外穿刺,肛门、会阴区用无刺激消毒液严格处理,铺无菌巾。在骶裂孔中心,做局麻皮丘,经皮丘垂直刺入浸润皮下及骶裂孔骨膜。然后换 18 ~20G 长 8cm 穿刺针,内放针芯,从皮丘处垂直刺入达骨膜后,将针稍稍回拔,略使针尖对向病人头部,进针寻找骶尾韧带,寻找时可逐渐加大针体向尾椎方向的倾斜度,并向上下左右寻找,若针尖感受到坚韧的弹性阻力,即是骶尾韧带。刺过骶尾韧带时有阻力消失感,再顺正中方向逐渐将针体倒向尾椎,使针干与皮肤成 30° ~45°角,继续进针约 2cm 即可。用针芯在皮肤外测量进针深度,使针尖不得超过骼后上棘连线,小儿应更浅一些,以免过深进入蛛网膜下腔。

刺破骶尾韧带后将针从 1 放至 2 位置,即能进行骶管,过度放平如 3 位置易遇骶管后壁。

有时,穿刺针在骶管内遇阻不能深入,可能为骶管前或后壁骨质所挡,应视情况调节针体的倾斜度,再进针(图 10-11)。穿刺针进入骶管后,接上注射器,回抽无脑脊液,注入少许生理盐水无阻力,或快速注入 4 ~5ml 空气,穿刺局部皮下无肿胀及窜气,说明穿刺针多已进入骶管腔。有时注气、注水或注药,病人可出现下肢异感,亦是针已入硬膜外腔的表现。

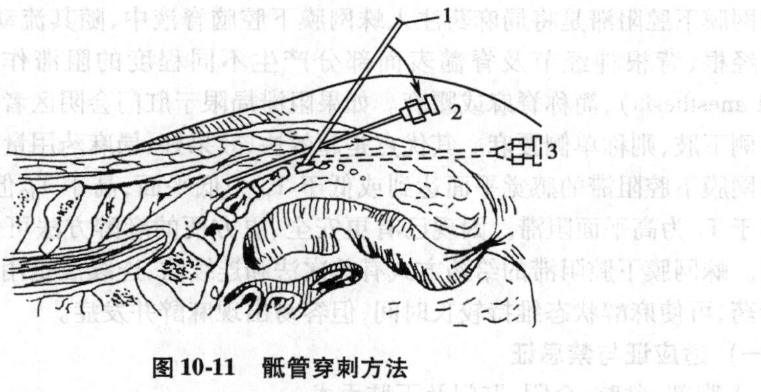

图 10-11　骶管穿刺方法

亦可用 7 号注射针头穿刺,针尖穿过骶尾韧带后即可注药,简易可行,副作用较少。

连续法:用 18 号针穿刺,针尖突破骶尾韧带后,转动针斜面朝向病人背部,将硬膜外导管置入骶管腔,深度约 5 厘米。在导管尾端接上注射器,注入少许生理盐水或空气,应无阻力,回吸无脑脊液或血,表示导管通畅,位置正确,固定好导管。与单次法相比,可延长麻醉时间及分次少量注药。

骶管有丰富的静脉丛，除容易穿刺损伤出血外，对麻药的吸收也快，故较易引起轻重不等的毒性反应。此外，当抽吸有较多回血时，应放弃管骶阻滞，改用腰部硬膜外阻滞。

将病人恢复仰卧位，检查液体输入是否正常。注射局麻药前先做回抽试验，观察硬膜外导管内有无脑脊液或血液；确定硬膜外导管位置正常后，注入3～5ml试验剂量的局麻药，约5min后测定麻醉平面，同时观察有无全脊麻征象，如血压是否下降、下肢有无进行性麻木感或嘱病人抬腿，检查下肢活动情况，排除全脊麻后，再分次注入全量。骶管用药量，成人用20～30ml时，麻醉平面自胸$_{11}$至足尖为止。小儿用量：麻醉平面欲达胸$_{7\sim8}$，用1ml/kg；平面胸$_{12}$～腰$_{1}$，0.75ml/kg；平面腰$_{5}$～骶$_{1}$，0.5ml/kg。药物种类及浓度同硬膜外阻滞。连续骶管麻醉时应根据麻醉药物和手术时间的不同，按照麻醉医师的医嘱经导管推入追加维持剂量以延续麻醉作用，一般为首次总量的1/3～1/2。

首次总量注入后7～10min内，应观察病人的血压、脉搏及呼吸的变化，如有异常情况，及时通知麻醉医生。进一步测定痛觉减退和消失范围，如果效果不好，可继续追加适量麻药(2～5ml)，协助麻醉医师测试麻醉平面，根据手术要求作相应的体位调整，以求扩大麻醉范围。末次给药12～15min后方可开始手术。

（三）手术结束时的护理

手术结束后，再次测定麻醉平面，做好尚未完全恢复感觉的肢体和麻醉区域的保护；

其余同硬膜外麻醉后的护理。应注意：术后72h内随访患者是否有麻醉并发症，如腰痛、尿潴留、穿刺部位感染、肢体活动障碍或局部感觉异常等，如有问题及时向麻醉医师汇报，并做出相应的处理。

骶管麻醉除用于下肢和会阴部手术外还常用于婴幼儿及学龄前儿童的手术，必须做好精心的心理护理和基础麻醉工作。小儿术中生命体征变化快，更需加强术中的观察及监护工作。

四、蛛网膜下腔阻滞的护理

蛛网膜下腔阻滞是将局麻药注入蛛网膜下腔脑脊液中，随其流动扩散并产生对相应节段脊神经根、背根神经节及脊髓表面部分产生不同程度的阻滞作用。习惯称脊椎麻醉(Spinal anesthesia)，简称脊麻或腰麻。如果阻滞局限于肛门会阴区者称为鞍麻，如果阻滞只限于一侧下肢，则称单侧腰麻。其优点是起效快、效果好、局麻药用量少、经济、简便。

蛛网膜下腔阻滞的感觉平面达到或低于T_{10}为低平面，高于T_{10}但低于T_4为中平面，达到或高于T_4为高平面阻滞。因现已有更安全、更方便的麻醉方法可供选择，高平面腰麻已很少用。蛛网膜下腔阻滞的给药方式有单次法和连续法，连续法是用导管置入蛛网膜下腔，分次给药，可使麻醉状态维持较长时间，但容易出现麻醉并发症。

（一）适应证与禁忌证

1. 下腹部、盆腔、会阴、肛门及下肢手术。

2. 禁忌证　主要包括：①精神病、严重神经官能症以及小儿等不能合作者；②脑、脊髓有炎性病变和创伤、退行性病变以及严重头痛者；③全身严重感染或穿刺部位及邻近组织有炎症；④严重心血管疾患、严重贫血(Hb80g/L以下)、休克、低血容量等循环功能不全者；⑤凝血功能异常者；⑥腹内压明显增高者；⑦全身情况较差的老年病人；⑧脊柱畸形，严重腰背痛者。

（二）穿刺操作与护理配合

1. 穿刺前准备

（1）在麻醉医师指导下访视病人，了解病人是否适宜进行腰麻，有无腰麻禁忌证。并从手术部位和性质考虑，应用腰麻是否安全可靠。

（2）麻醉前用药用量不宜过大，应让病人保持清醒状态，以利于配合阻滞平面的确定。

（3）麻醉用具：蛛网膜下腔阻滞应准备的用具有：20G 和 22G 以下的蛛网膜下腔阻滞穿刺针各一枚（连续腰麻需准备 22G、24G 或 26G 腰麻穿刺针各一枚，28～32G 标有刻度的带芯微细导管各一条），1ml 和 5ml 注射器各一副，25G 和 22G 注射针头各一枚，消毒钳一把，无菌单 4 块或孔巾 1 块，40ml 药杯两只，小砂轮 1 枚，棉球数只，纱布数块。集中在一起包成腰麻穿刺包，用高压蒸气消毒备用。现在多选用一次性腰麻穿刺包。

（4）认真填写手术安全核查表，同硬膜外阻滞。

（5）心理护理：同硬膜外阻滞。

（6）检查病人的备皮、局麻药过敏试验及术前用药情况（名称、用量、方法）、备血及禁食、禁水情况。准备好消毒药品、麻醉药品、生理盐水及胶布。

（7）使用前尚需检查穿刺针和针芯是否配套，针尖斜面与针尾小缺口方向是否一致，针尖有否卷曲，针身有无裂痕，注射器与针尾衔接是否紧密，导管是否顺利通过穿刺针，导管是否通畅，有无破损。

（8）穿刺前必须保证液路通畅，并监护生命体征，准备好给氧装置、人工通气器械、吸引器、急救药品及其他急救用品，以备紧急时使用。

配制局麻药必须严格执行无菌操作，以防脊髓腔感染造成严重并发症；麻药中加入肾上腺素、麻黄碱或去氧肾上腺素等血管收缩剂，目的是延长麻醉作用时间，但其用量必须精确，避免过量，否则有可能引起脊髓供血障碍，目前已较少使用；加入葡萄糖的作用主要为提高麻药的比重，其用量也必须精确，葡萄糖浓度过高，同样会引起截瘫；所用麻药 pH<8 可导致麻药无效，因此，配制麻药时必须保证没有碱性物质附着，确保 pH 值标准。

2. 穿刺体位　蛛网膜下腔穿刺体位，分为侧卧位或坐位，一般多选侧卧位。

（1）侧卧位：同硬膜外阻滞，采用重比重液时，手术侧置于下方。

（2）坐位：同硬膜外阻滞。（图 10-7）。

3. 穿刺部位与消毒　蛛网膜下腔常选用腰 3～4 棘突间隙。

穿刺前须严格消毒皮肤，消毒范围应上至肩胛下角，下至尾椎，两侧至腋后线。消毒后穿刺点处需铺孔巾或无菌单。为避免化学刺激物进入蛛网膜下腔，穿刺前操作者须将手套上的滑石粉用无菌水冲洗干净；病人穿刺部位皮肤上的碘酊须用 75% 酒精拭净；操作时严格执行无菌技术，尽量不用手指握持穿刺针针体及导管尖端。

4. 穿刺与护理配合　常用的蛛网膜下腔穿刺术有以下两种。

（1）直入法：穿刺点用 0.5%～1% 普鲁卡因作皮内、皮下和棘间韧带逐层浸润。用左手拇、示两指固定穿刺点皮肤。用 24～26G 穿刺针在棘突间隙中点，与病人背部垂直，针尖稍向头侧作缓慢刺入，并仔细体会针尖处的阻力变化。当针穿过黄韧带时，有阻力突然消失的落空感觉，继续推进常有第二个落空感觉，提示已穿破硬膜与蛛网膜而进入蛛网膜下腔。

（2）单次法阻滞：在穿刺成功，拔去针芯见针尾脑脊液通畅滴出，按阻滞平面需要转动针尾，使针尖斜面朝向头或尾端，即可将药物以 1ml/5 秒（鞍麻以 1ml/30 秒）速度注入。注药完毕稍加回抽（0.1～0.2ml）并重新注入，以证实药物确实已注入蛛网膜下腔。稍等数秒，待局部压力稍降低后，将穿刺针连同注射器一并拔出。注药后，轻轻将患者置于平卧位，不断测血压和测试阻滞平面。

（3）连续法：是将微细导管通过穿刺针置入蛛网膜下腔，并经导管向蛛网膜下腔给药。与单次法相比，前者可小量分次给药，阻滞平面容易控制，血流动力学相对稳定，局麻药全身中毒发生率下降，临床适应证扩展，不受手术时间限制，局麻药选择范围增大。但因导管很细，易断裂，置管较困难，管腔易堵塞，尚有出现感染、神经损伤、蛛网膜下腔出血等并发症的可能。

将病人置于仰卧位，检查静脉输液通道是否畅；安置监护仪器进行监测。然后可经导管分次注入局麻药物，初量一般为 1～2ml，根据所用药物的起效时间，决定初次剂量后首次测试阻滞平面的时间，之后每隔数分钟测试一次，并根据情况小剂量追加（一般每次为初量的 1/2），直到平面满足手术要求为止。

注药过程中，麻醉护士应密切观察病人的面色、表情、呼吸及脉搏等变化，发现异常情况，及时告知麻醉医生进行处理。

注药完毕，协助麻醉医生根据手术要求调节阻滞平面，如摇动手术床及变换各种体位等，做到动作迅速、轻柔、稳妥。一般调节平面在注药后 5～10min 内完成，待平面固定后再摆放手术体位。

5. 阻滞平面的调节　阻滞平面是指皮肤感觉消失的界限。临床上常以棉棒测试温觉减退的方法来判断，同时用手测试皮肤触觉消失用针头轻刺皮肤测试痛觉及观察运动神经麻痹的进展情况，也有助于了解其作用范围。麻醉药注入蛛网膜下腔后，须在短时间内主动调节和控制麻醉平面达到手术所需的范围，且又要避免平面过高。这不仅关系到麻醉成败，且与病人安危有密切关系，是蛛网膜下腔阻滞操作技术中最重要的环节。影响蛛网膜下腔阻滞平面的因素较多，如穿刺间隙的高低、病人年龄、体位、身高，腹内压的高低，麻醉药的性能、剂量、浓度、容量、比重、pH，以及注药速度、针尖斜口方向等。其中最重要的因素是局麻药的剂量及比重，椎管的形状以及注药时病人的体位：①穿刺部位：脊柱有四个生理曲度，仰卧时，L_3 最高，T_6 最低（图 10-12）。如果经 $L_{2\sim3}$ 间隙穿刺注药，当病人转为仰卧后，药液将沿着脊柱的坡度向胸段移动，使阻滞平面偏高。如果在 $L_{3\sim4}$ 或 $L_{4\sim5}$ 间隙注药，当病人仰卧后，大部分药液将向骶段方向移动，骶部及下肢麻醉较好，阻滞平面偏低。因此，腹部手术时，穿刺点宜选用 $L_{2\sim3}$ 间隙；下肢及会阴肛门手术时，穿刺点不宜超过 $L_{3\sim4}$ 间隙；②病人体位和麻药比重：这是调节麻醉平面的两个重要因素，重比重药液向低处流动，轻比重药液向高处流

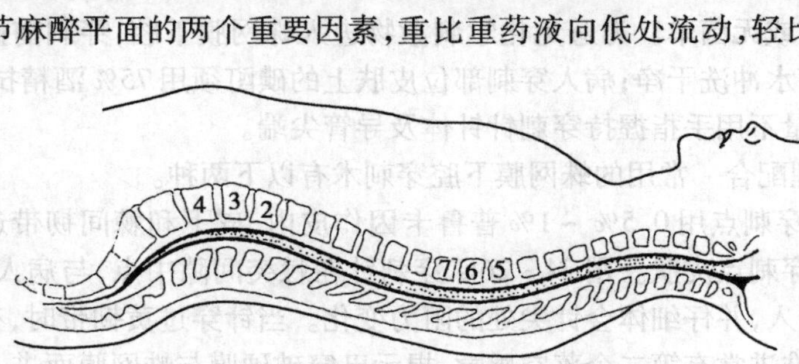

图 10-12　脊柱的生理弯曲与药物移动关系

动。注药后一般应在5～10min之内调节病人体位，以获得所需麻醉平面，超过此时限，因药物已于脊神经充分结合，调节体位的作用就会无效；③穿刺针斜口方向：对麻醉药扩散和平面的调节也有一定的影响。斜口方向向头侧，麻醉平面易升高；反之，麻醉平面不易上升；④注药速度：速度愈快，麻醉范围愈广；反之药物愈集中，麻醉范围愈小。一般以每5秒注入1ml药液为宜，但利多卡因容易扩散，注射速度可以减慢。鞍区麻醉时，注射速度可减至每30秒注射1ml，以使药液集中于骶部。

（三）手术结束时的护理

1. 手术结束后，再次测定麻醉平面，做好尚未完全恢复感觉的肢体和阻滞区域的保护。连续腰麻的病人，因导管较细，为避免拔管时导管断裂，可将患者处于侧卧位，使肌肉放松，将导管轻柔拔出。穿刺部位用无菌纱布及胶布妥善固定。

2. 与复苏室、重症监护病房或普通病房的值班护士交接手术病人的病情。需向家属及本人讲明由于手术刺激及麻醉性镇痛药的作用对肠蠕动可能有一定影响，因此需要禁食、禁饮至肠蠕动恢复，去枕平卧6小时，有情况及时通知医生和护士。

3. 其他处理同硬膜外麻醉的护理。

4. 术后1～2日，随访患者是否有麻醉并发症，如头痛、恶心、呕吐、腰痛、尿潴留、穿刺部位感染、肢体活动障碍或局部感觉异常等，如有问题及时向麻醉医师汇报，并根据医嘱做出相应的处理。询问病人对整个麻醉过程的满意度，便于以后改进工作。

五、蛛网膜下腔-硬膜外腔联合阻滞麻醉与护理

蛛网膜下腔-硬膜外腔联合阻滞麻醉（cornbnled spinal and epidural anesthesia，CSEA），也称为腰硬联合麻醉，是将腰麻与硬膜外阻滞融为一体的麻醉方法，此方法完全保留蛛网膜下腔和硬膜外阻滞的长处，同时减少或消除了两种方法单独应用存在的短处。具有起效快、阻滞完全和肌肉松弛满意、可任意延长麻醉时间和用于手术后镇痛、局麻药毒性作用相对较小，使麻醉和镇痛时在技术和麻醉药品的选择上，具有较大的灵活性等优点。缺点是操作技术要求高；需要专用的穿刺针、偶有硬膜外腔药物或硬膜外导管自腰麻针孔进入蛛网膜下腔的可能；平面较一般硬膜外阻滞广泛。

（一）适应证及禁忌证

同蛛网膜下腔阻滞，主要适用于脐以下部位的手术，可保留导管可作术后镇痛。

1. 穿刺操作技术

（1）体位：为侧卧位。

（2）穿刺点：单点穿刺法多选取$L_{2\sim3}$或$L_{3\sim4}$棘突间隙进行穿刺。

（3）操作：临床最常用针内针单间隙穿刺。

使用硬膜外腔及蛛网膜下腔阻滞联合配套穿刺包，内有17G硬膜外腔穿刺针（Tuohy穿刺针）和25G Whitacre蛛网膜下腔穿刺针（图10-13），其长蛛网膜下腔穿刺针针尖的锥形设计能降低蛛网膜下腔阻滞后头痛的发生率，针柄的透明窗口可清晰分辨脑脊液的流出。

1）单点穿刺法（single-segment technique，SST）：先用17G硬膜外腔穿刺针（特殊设计的Tuohy穿刺针）进行硬膜外腔穿刺，进入硬膜外腔后，使用25G Whitacre蛛网膜下腔穿刺针（特殊设计的锥形针尖）通过硬膜外腔穿刺针刺破硬脊膜及蛛网膜进入蛛网膜下腔。此时，

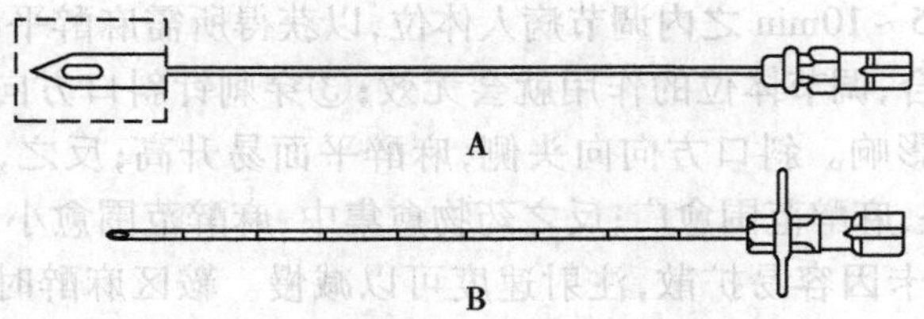

图 10-13　腰硬联合麻醉穿刺针

应有明显的突破感，同时针尾应可见脑脊液缓慢滴出。可根据不同的手术部位来选择蛛网膜下腔穿刺针前端开口的朝向（头端或尾端），并注入局部麻醉药，而后退出蛛网膜下腔穿刺针，向头端或尾端置入硬膜外导管 3～4cm。平卧后通过改变患者的体位来调节阻滞平面。手术中待蛛网膜下腔阻滞作用开始减退时，经硬膜外导管注入局部麻醉药维持麻醉。需强调硬膜外腔给药时一定要先应用试验剂量，以预防发生意外性全脊髓麻醉。

2）两点穿刺法（double segment technique，DST）：两点穿刺法是指根据手术部位不同来选择某一椎间隙实行硬膜外腔穿刺置管，然后再选择 $L_{2\sim3}$ 或 $L_{3\sim4}$ 椎间隙实施蛛网膜下腔阻滞。实施蛛网膜下腔阻滞时，与单点穿刺法相同，先将 17G 硬膜外腔穿刺针刺入硬膜外腔，然后通过硬膜外腔穿刺针引导将 25G Whitacre 蛛网膜下腔穿刺针刺入蛛网膜下腔并注射局部麻醉药，平卧后注意利用患者体位的改变来调节蛛网膜下腔阻滞的平面。

手术中依据手术时间，在蛛网膜下腔阻滞作用即将减退时开始通过硬膜外导管给药，也一定要先给试验剂量，然后再给予维持量，用硬膜外阻滞来维持麻醉效果。

2. 药物及给药方法　蛛网膜下腔用药同腰麻，硬膜外腔用药同硬膜外阻滞。值得注意的是，CSEA 时的硬膜外阻滞用药量要适当减少，CSEA 时硬膜外腔注药时扩散较广，可能与蛛网膜下腔注药后硬膜外腔容积变小而使局部麻醉药的扩散范围较广有关。另外，也有可能是局部麻醉药由硬膜外腔直接扩散到蛛网膜下腔所致。

（二）蛛网膜下腔-硬膜外腔联合阻滞麻醉的护理

同蛛网膜下腔阻滞。

第五节　神经阻滞麻醉的护理

将局麻药注入神经干（丛、节）旁，暂时阻滞其冲动传导，使所支配区域达到手术无痛目的称为神经阻滞麻醉（也称传导阻滞或传导麻醉）。

一、神经阻滞麻醉注意事项

1. 穿刺部位有感染、肿瘤、严重畸形和局部麻醉药过敏者禁忌神经阻滞。

2. 某些神经阻滞有多种入路和方法，应采取简便、安全和易于成功的方法。

3. 神经阻滞需要准确的穿刺和正确的入路，必须熟悉局部解剖和体表解剖定位的标志，避免损伤周围血管和组织。

4. 神经阻滞多为盲探性操作，要求病人清醒合作，能及时说出穿刺针在触及神经干时的异感和辨别异感放射的部位。有条件者可使用神经刺激器（图 10-14）或在 B 超引导下进行穿刺。

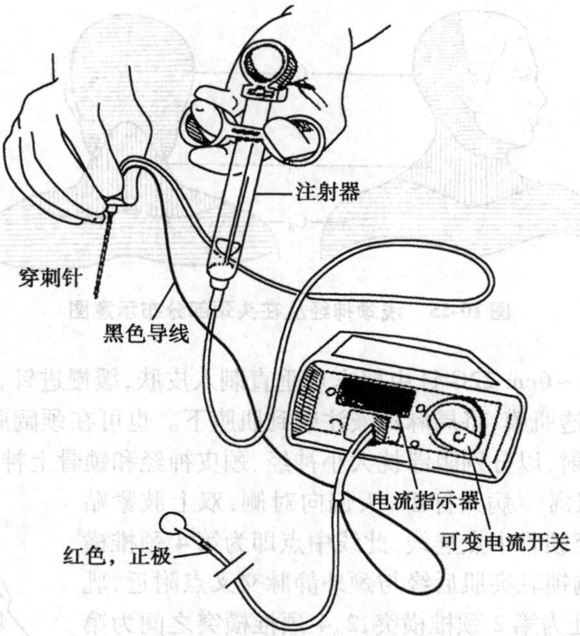

图 10-14　神经刺激器示意图

二、神经刺激器的使用

周围神经刺激器通过产生单个刺激波经 Stimuplex 穿刺针针尖刺激其触及的周围神经干，诱发该神经的运动分支所支配的肌纤维收缩，从而安全地、准确地、有效地定位欲阻滞的神经，提高神经阻滞的成功率。

除正常病人的神经阻滞外，对深度镇静、无意识或不合作病人实施阻滞时神经刺激器也可作为一种有用的辅助工具。运用神经刺激器可以不必寻找异感或单纯依赖解剖标志，从而减少反复穿刺所致的神经损伤。

神经刺激仪的操作：常规皮肤消毒，将周围神经刺激器（正极通过一个电极与病人胸部皮肤相连，负极与 STIMUPLEX 针连接，当针尖刺入皮肤后，刺激器以 1Hz 的频率、1.5mA/0.1ms 的输出电流刺激神经，观察患肢的肌群收缩运动，如手术区域的肌肉抽动明显，可逐渐减低电流强度至运动反应消失，当在较低的电流强度（0.3～0.6mA）时仍有持续的运动反应，可先通过与绝缘针相连的延长管回抽无血液后直接注入 3ml 局麻药作为试验量，并逐渐增加电流强度观察患肢的运动反应，若无反应余下的局麻药可注射完毕。

三、神经阻滞麻醉的操作

（一）颈丛神经阻滞

颈丛神经是由 C_1～C_4 脊神经的前支组成，浅颈丛神经在头颈的分布见图 10-15，颈丛神经阻滞分为颈浅神经阻滞和颈深神经阻滞。

1. 颈浅丛神经阻滞　病人取仰卧位，去枕，头偏向对侧，在胸锁乳突肌后缘中点作标记，即为穿刺点。若胸锁乳突肌摸不清楚，可让病人抬头使胸锁乳突肌绷紧，则可见其后缘。

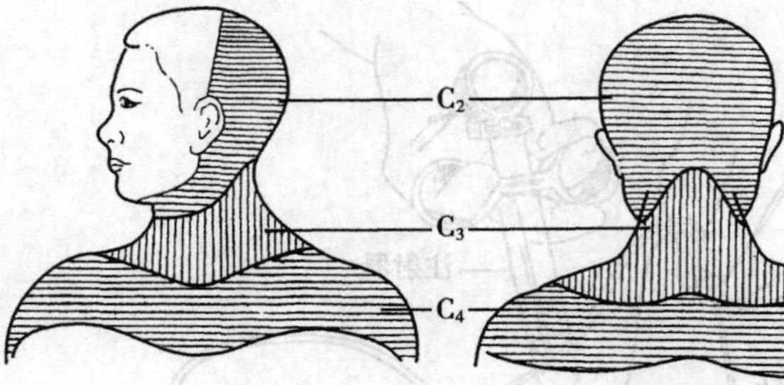

图 10-15　浅颈神经丛在头颈部分布示意图

常规消毒皮肤，用长 5～6cm 22G 针由标志点垂直刺入皮肤，缓慢进针，遇一刺破纸张样的落空感则表示针尖已穿透肌膜，将局麻药液注射到肌膜下。也可在颈阔肌的表面再向乳突，锁骨和颈前方作浸润注射，以分别阻滞枕大小神经、颈皮神经和锁骨上神经（见图 10-15）。

2. 颈深丛神经阻滞　病人仰卧，头偏向对侧，双上肢紧贴身体两侧，自乳突尖至锁骨中点连线，此线中点即为第 4 颈椎横突位置，该点一般在胸锁乳突肌后缘与颈外静脉交叉点附近，乳突尖下方 1～1.5cm 处为第 2 颈椎横突，2、4 颈椎横突之间为第 3 颈椎横突，在 2、3、4 横突处分别作标记，用 22G 穿刺针行 C_4 神经阻滞，于颈侧皮肤垂直进针，寻找颈椎横突，进针深度在 2～3cm 之后，若遇坚实骨质感，说明触及横突，此时病人常有酸胀感。回抽无血、无脑脊液即可注药，同样行 C_3、C_2 阻滞（见图 10-16）。

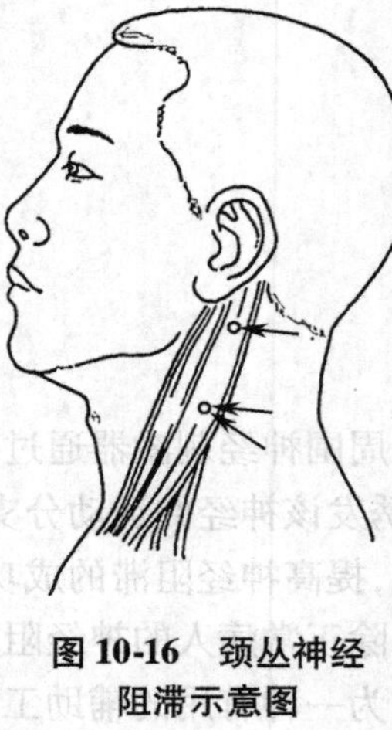

图 10-16　颈丛神经阻滞示意图

（二）臂丛神经阻滞

臂丛神经丛是由 $C_{5\sim8}$ 及 T_1 脊神经前支组成（图 10-17）。有时 C_4 及 T_2 脊神经前支分出的小分支也参与，臂丛神经主要支配整个手、臂运动和绝大部分手、臂感觉，其分布在上肢皮肤的分布图（图 10-18）。臂丛神经阻滞分为颈路阻滞和腋路阻滞法。

1. 肌间沟阻滞　体位和定位：去枕仰卧位，头偏向对侧，手臂贴体旁，手自然下垂，暴露患侧颈部，先让病人抬头，暴露胸锁乳突肌的锁骨头，在锁骨头后缘可触及一条小肌肉即前斜角肌，前斜角肌外缘与中斜角肌的肌间沟，于锁骨上 2cm 处为穿刺点。

常规消毒颈部皮肤，以 3～4cm 22G 穿刺针垂直刺入皮肤，（图 10-19）略向前脚端推进，出现异感或触及横突为止，回抽无气、血、脑脊液，成人一次注入局麻药液 20～30ml。

2. 锁骨上阻滞　体位与定位，病人平卧，患侧肩垫薄枕，头偏向对侧，患肢自然下垂靠胸，其体表标志为锁骨中点上方 1～1.5cm 处为穿刺点。常规皮肤消毒，用 22G 穿刺针经穿刺点穿刺，针尖向内向后向下推进，进针 1～2cm 后即可触第一肋骨表面，在肋骨表面上寻异感，或用神经刺激器定位，当出现异感后，固定针头，回抽无血无气，一次注入局麻药 20ml，在寻找第一肋骨时切勿过深以免造成气胸。

3. 腋路臂丛阻滞　体位与定位：病人仰卧位，头偏向对侧，患肢外展 90 度，肘屈曲，前臂外旋，手背贴床，呈“行军礼”状，在腋窝处触及腋动脉搏动，再沿动脉走向，向下触及胸大肌下缘腋动脉搏动消失处，略向下取动脉搏动最高点为穿刺点，皮肤常规消毒，左手示指按在

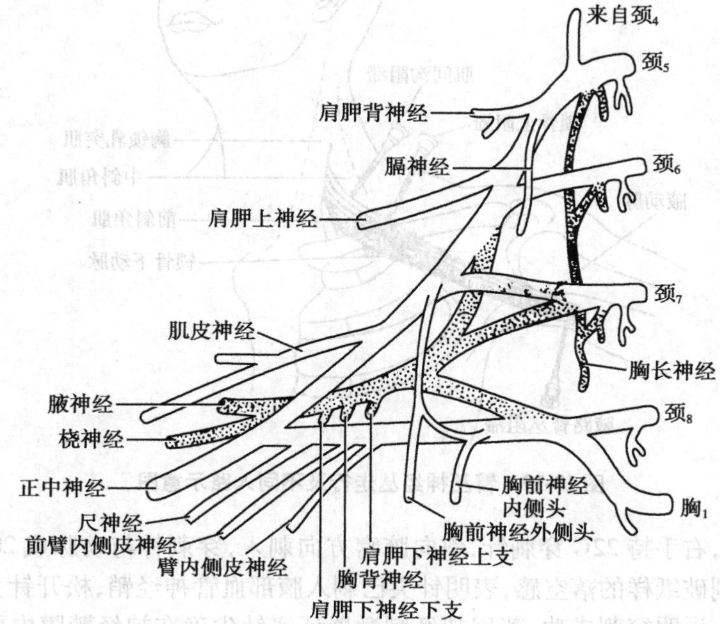

图 10-17　臂神经丛的组成及分布示意图

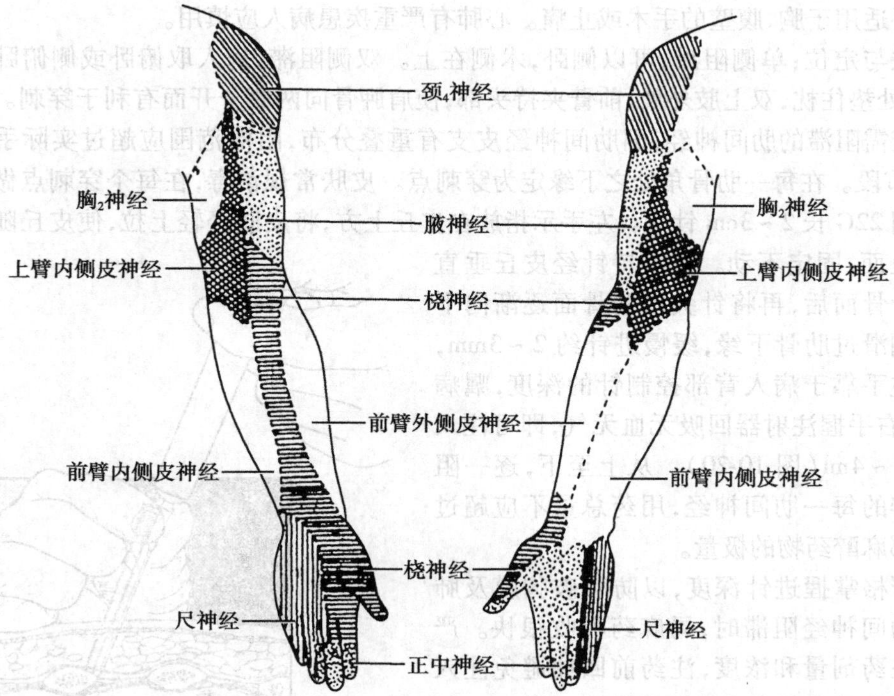

图 10-18　臂神经丛分支在皮肤上的分布示意图

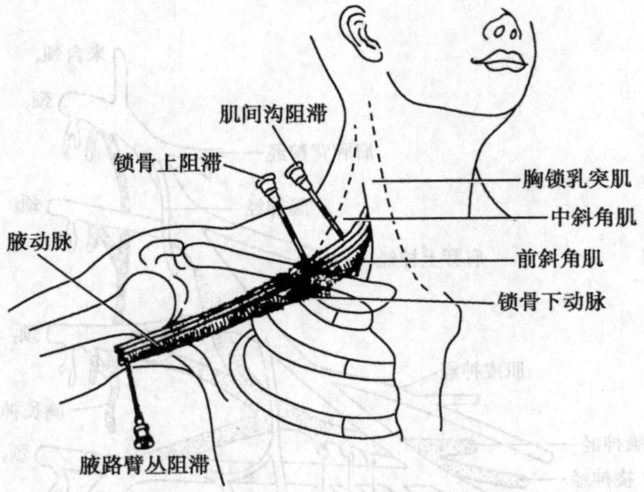

图 10-19　臂丛神经丛走行及不同入路示意图

腋动脉上作指示，右手持 22G 穿刺针，斜向腋窝方向刺入，穿刺针与动脉成 20 度夹角，缓慢推进，直至出现刺破纸样的落空感，表明针尖已刺入腋部血管神经鞘，松开针头，可见针头随动脉搏动而摆动，说明穿刺成功，若用神经刺激器证实针尖确在神经鞘膜内更为准确，回抽无血即注 30 ~ 35ml 局麻药。

（三）肋间神经阻滞

主要适用于胸、腹壁的手术或止痛。心肺有严重疾患病人应慎用。

体位与定位：单侧阻滞，可以侧卧，术侧在上。双侧阻滞，病人取俯卧或侧俯卧位或坐位，前胸处垫住枕，双上肢外展，前臂夹持头部，使肩胛骨向两侧分开而有利于穿刺。按手术范围确定需阻滞的肋间神经，因肋间神经皮支有重叠分布，阻滞范围应超过实际手术区域 1 ~ 2 个节段。在每一肋骨角处之下缘定为穿刺点。皮肤常规消毒，在每个穿刺点做一局麻皮丘。用 22G 长 2 ~ 3cm 针头。左手示指放在皮丘上方，将皮肤轻轻上拉，使皮丘随皮肤移至肋骨上面，固定不动。右手持针经皮丘垂直刺达肋骨骨面后，再将针尖沿肋骨面逐渐向下移动至刚滑过肋骨下缘，缓慢进针约 2 ~ 3mm，操作者左手靠于病人背部控制针的深度，嘱病人屏气，右手握注射器回吸无血无气，即可注入局麻药 3 ~ 4ml（图 10-20）。从上至下，逐一阻滞需麻醉的每一肋间神经，用药总量不应超过一次局部麻醉药物的极量。

应严格掌握进针深度，以防刺破胸膜及肺组织。肋间神经阻滞时，局麻药吸收很快。严格控制注药剂量和浓度，注药前回抽避免注入血管是预防局麻药中毒的重要措施。

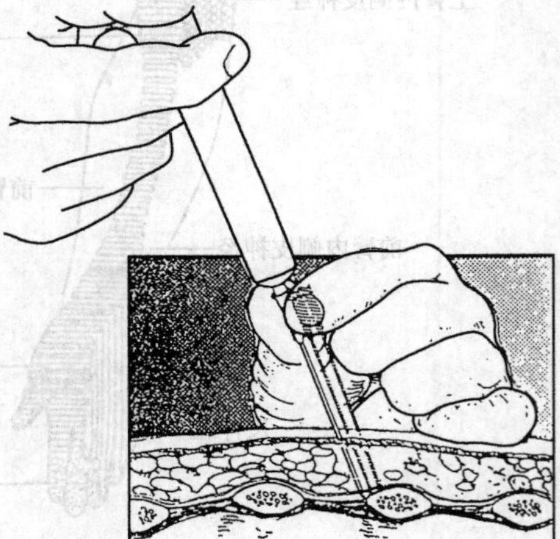

图 10-20　肋间神经常阻滞时手与针的位置

（四）坐骨神经阻滞（后路法）

侧卧位阻滞。

体位与定位：病人侧卧，患肢在上，屈髋 30° ~ 50°，屈膝 90°，健侧下肢伸直。取髂后上棘与股骨大转子连线中点垂直向下 3cm 处或者坐骨结节与股骨大转子连线的中、内三分之一处为穿刺点（图 10-21）常规消毒，穿刺点做局麻皮丘。用 G22 长 8 ~ 12cm 针头，经皮丘垂直刺入，缓慢进针，在到达骨面之前，常可触及坐骨神经出现异感，深度根据病人胖瘦在 6 ~ 8cm 之间，回吸无误，注药 15 ~ 20ml。若针尖遇骨质而无异感，应退针至皮下，改变方向稍向内、再向外顺序重新穿刺试探，但不应超过上次针遇骨质的深度。从各方向经几次试穿后异感仍不明显，而针已触及坐骨或坐骨结节者，亦可将局麻药直接注在骨板膜面上使其充分扩散，亦能获得满意效果。

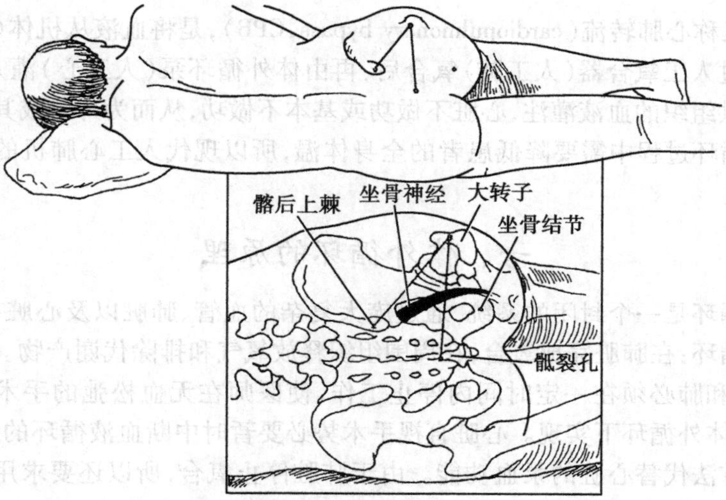

图 10-21　后路坐骨神经阻滞

四、神经阻滞麻醉的护理

（一）手术前

1. 病人评估　目前病人的病情、意识状态，有无高血压，心脏病等，治疗情况、注射部位的皮肤情况等。病人的心理状态、合作程度。对局麻药知识的认识程度，以前是否使用过局麻药，有无不良反应、过敏反应及反应的程度。应向病人解释神经阻滞麻醉的特点、体位以及要求合作的内容，使病人有充分的思想准备。

2. 护理资源评估　用物是否齐全，是否符合无菌要求；药物是否准确无误，有无标示；环境是否符合操作要求，急救设施是否完好备用。

3. 检查麻醉前用药情况，因为在神经阻滞麻醉时局麻药浓度较高，用药量较大，巴比妥类和苯二氮䓬类镇静剂可提高机体对局麻药毒性作用的耐量。

（二）进入手术室后

1. 同局部麻醉的处理。

2. 协助麻醉医师摆放麻醉体位，以便操作。消毒穿刺区域，嘱病人有异感时及时诉说，但不要随意动，以免突然改变体位发生危险。

3. 麻醉成功后，测定麻醉效果。安放监护仪器，密切观察病人病情及体温、脉搏、呼吸、血压、瞳孔等变化,并记录于麻醉单上。

4. 根据医嘱、病人情况、手术情况、所用药物和手术时间,决定是否追加局麻药物。

5. 注意观察病情,如有局麻药不良反应应立即处理(见本章第一节),并记录在麻醉单上。

(三)手术结束的护理

同局部麻醉的护理

第六节 体外循环麻醉的护理

体外循环又称心肺转流(cardiopulmonary bypass,CPB),是将血液从机体(一般是左房或右房)引出,经过人工氧合器(人工肺)氧合后,再由体外循环泵(人工心)灌入机体(一般经升主动脉),提供组织的血液灌注,心脏不做功或基本不做功,从而为外科或其他的治疗提供机会。在体外循环过程中需要降低患者的全身体温,所以现代人工心肺机的组成还包括变温系统。

一、体外循环的原理

人体血液循环是一个封闭的系统,通过庞大复杂的血管、肺脏以及心脏有效泵血,使得血液能在全身循环:在肺脏完成氧合,在周围组织释放氧气和排除代谢产物。施行心内直视手术,病人心脏和肺必须在一定时间内停止工作,使医师在无血松弛的手术野内行手术操作,而这只能在体外循环下实现。心脏直视手术势必要暂时中断血液循环的封闭系统,客观要求能用其他方法代替心脏的泵血功能。由于肺脏停止氧合,所以还要求用其他装置将身体的静脉血进行氧合和二氧化碳的交换。这就是体外循环产生的主要理由,也是体外循环建立的基础。

二、体外循环的麻醉原则

各种麻醉药对心脏功能及血流动力学的影响多不相同,麻醉药的选择首先决定于病人的心脏功能。其次,各种麻醉药对血流动力学的影响均与剂量有关。临床实践中已趋向于用阿片类静脉麻醉药复合吸入麻醉。

大部分心内直视手术者都需人工心肺机进行体外循环,才能从容不迫地完成心内复杂手术,在体外循环转流开始前,应补充静脉麻醉药及肌松药,或将氧合器连接吸入麻醉蒸发器间断吸入,保证病人自主呼吸机不良反应。转流开始后,注意灌注压维持在60~100mmHg,如超过100mmHg,可在机内滴入硝普钠或硝酸甘油等扩血管药物降压。如动静脉血氧分压差增大,或尿量少于60ml/h[1ml/(kg·h)],说明灌注量不足,应加大灌注量。如出现血红蛋白尿,及少尿时,应给呋塞米或甘露醇以保护肾脏功能。近年来,术中应用自体血回收及体外循环后机内剩血的再输入,可以减少库存血的应用,把吸收回来的血经过抗凝、冲洗、滤过及离心后再取其血细胞输入,更能安全、有效地利用自身血成分,避免血栓及游离血红蛋白进入循环,甚至术后胸腔引流液也可利用血细胞收集器回收红细胞,提高血细胞比容。

三、体外循环的麻醉护理

1. 麻醉常规护理　正确评估病人术前的心功能情况；了解病人术前用药情况；严密监测病人的生命体征。根据病人情况与麻醉医师沟通后准备好麻醉所需的仪器、设备和麻醉药品，同时准备好可能会用到的血管活性药以备紧急情况下应用。

2. 肝素的个体差异很大，通常在体外循环前经静脉给一首次剂量（400IU/kg），以后根据抗凝后的激活凝血时间（ACT）在医师的指导下酌情增加。鱼精蛋白拮抗时经静脉缓慢给药，同时静脉注入钙剂；中和肝素时可以根据血压变化经升主动脉从体循环机少量缓慢输血，以补充血容量和纠正血压下降。

3. 病人对血容量不足的耐受性差，要做好出入量统计，准确、及时的计算失血量和输血量，尤其在停止转流后，更应特别引起重视。

4. 麻醉诱导至 CPB 运转前最常见的异常情况为低血压，其发生率与患者的心脏功能、选择的麻醉方法和单位时间内给药速度都有关系，当出现低血压后需迅速处理，以防止发展为严重心源性休克和循环衰竭。预防低血压的措施：

（1）选择芬太尼麻醉性镇痛药为主的麻醉方法。

（2）注意用药剂量，麻醉中根据尿量、CVP 和失血量来补充液体。

（3）已用正性肌力药物治疗的病人，进入手术室后要维持同样治疗。常用的治疗药物为多巴胺、多巴酚丁胺及苯肾上腺素等，并针对原因进行处理。

5. CPB 中的特殊护理　①一般处理：当阻断升主动脉后，即停止机械通气，CPB 中注意观察病人头面部颜色和 CVP，当 CVP>15cmH_2O，头面部出现淤血现象时，说明上腔静脉引流不畅，应通知术者及时调整；②CPB 中仍需维持麻醉深度；③CPB 中的准备：准备各种用药，包括免疫抑制药、正性肌力药、血管扩张药、利尿药、鱼精蛋白、起搏器、全血、血小板等；④在排除心内气体后可开始机械通气，开放升主动脉前保持头低位。

第七节　器官移植手术麻醉的护理

器官移植（organ transplantation），又叫脏器移植，是指用手术的方法将整个保持活力的器官移植到自体或是另一个体内的某个部位的手术。临床上常见的有心、肺、肾、肝等移植。广义的器官移植包括细胞移植和组织移植。若献出器官的供者和接受器官的受者是同一个人，则这种移植称自体移植；供者与受者虽非同一人，但供受者（即同卵双生子）有着完全相同的遗传素质，这种移植叫做同质移植。人与人之间的移植称为同种（异体）移植；不同种的动物间的移植，属于异种移植。

一、肾移植手术的麻醉与护理

（一）麻醉前准备与护理

1. 供肾者的术前准备　目前供肾者大多为患者的父母、兄弟、姐妹。麻醉和手术前，应根据临床检查资料，对供肾者的全身情况做出评价，做好确保安全和防止意外的准备。在保证充足输液和尿量的前提下，于取肾脏前 5～7 小时静脉注入甲泼尼龙（5mg）和环磷酰胺（5～7g），以减轻供肾的抗原性。手术前应仔细检查患者有无感染灶，并给予预防和抗感染治疗。其他同常规手术前准备。

2. 受肾者的术前准备 受肾者绝大多数为慢性肾衰竭病人,特别是晚期尿毒症患者,病情复杂,内环境不稳定,存在严重贫血、高血压、低蛋白血症及水、电解质和酸碱平衡紊乱、凝血功能障碍、严重水肿等许多复杂情况,并可累及全身各个系统,给麻醉和手术带来了困难。为了麻醉及手术的安全,麻醉护士对病情应有足够的认识,对手术和麻醉中可能出现的问题要有充分的估计,从而制定防治措施,以防意外,麻醉护士应协助麻醉医生调整病人的病理生理状态,力求消除一切不利因素,尽可能使患者处于最佳状态。

(1) 肾移植术前一般需连续透析 24~48 小时,使血钾降至 5mmol/L 以下,尿素氮降至 7mmol/L,血清肌酐降到 133μmol/L 以下,纠正酸中毒。改善心功能,改善贫血,预防和控制感染。

(2) 禁食:功能衰竭患者特别是晚期尿毒症患者胃排空时间延长(300~700 分钟),还并存食管炎、胃炎、十二指肠炎以及肝炎、消化道出血等,因此慢性肾衰竭患者肾移植前禁食时间至少 20 小时以上。

(3) 麻醉前用药:抗胆碱能药物宜选用东莨菪碱,慎用阿托品;镇静药应选用地西泮或咪达唑仑,慎用巴比妥类药;镇痛药物可选用阿片类药物,但应避免对呼吸和循环的抑制。

从麻醉管理方面考虑,直接威胁患者生命安全的是循环功能代偿不全和高钾血症,对此手术前应给予充分的估计和准备。

(二) 麻醉选择

1. 麻醉方法的选择

(1) 全身麻醉:大多采用静脉麻醉诱导,气管插管,静吸复合维持麻醉。它能确保呼吸道通畅,供氧充分,能满足各种手术条件,麻醉效果确切,比较安全。

(2) 椎管内麻醉:目前是国内肾移植术的主要麻醉方法,连续硬膜外阻滞的穿刺点大多为 T_{12}~L_1 椎间隙,向头端置管,阻滞范围以 T_6-骶段。多次肾脏移植多次麻醉者,以选用腰硬联合阻滞效果较为满意。连续硬膜外阻滞肌肉松弛,麻醉用药品种较少,对机体生理干扰相对较小,特别适合慢性肾衰竭合并心力衰竭的肾移植患者。硬膜外阻滞术后肺部并发症较全身麻醉少,麻醉费用低廉。能提供较满意的术后镇痛,同时对改善或维持移植肾功能起到重要作用。有凝血功能障碍或伴有严重贫血、低血容量或肾衰竭未经透析治疗的急症肾移植术患者均不宜选用椎管内麻醉。

2. 麻醉药物的选择 麻醉药物的选择原则:不经肾排泄或少量经肾排泄;对肾没有直接毒性;体内代谢产物对肾无毒性作用;不减少肾血流量和滤过率。

(三) 麻醉实施与护理

1. 供肾者的麻醉与护理

(1) 麻醉选择:成年供肾者国内大多采用连续硬膜外阻滞加适量的辅助用药,以解除其紧张情绪和处理肾蒂的牵拉反应。对过度紧张者可选用全身麻醉。

(2) 麻醉要求:麻醉效果应满意,以使供肾者无痛苦,全力维护其生命安全。为保证肾脏的功能,应注意维持正常的血容量和呼吸循环功能。手术中做好输血的准备,以防因游离肾动、静脉破裂而发生意外性大出血。

(3) 余麻醉护理见本章第三节静脉麻醉护理和第四节椎管内麻醉护理。

2. 受肾者的麻醉的护理

（1）全身麻醉的护理：①采用全身麻醉的病人见本章第三节静脉麻醉护理，注意检查禁食时间、术前1日给少渣饮食。手术前半小时静脉给抗生素；②遵照医嘱诱导前开放静脉，因病人的手臂有动静脉瘘，还需要监测血压，多选择非手术侧下肢血管，建立良好的静脉通路，连接三通接头，输入液体，纠正术前低血容量（输液等），使中心静脉压维持在正常范围内；③全麻诱导采用快速静脉诱导，给药速度不宜太快，用药剂量不宜过大；④气管插管时要求：平均动脉压不低于100mmHg，不高于基础血压20%；无呛咳、无躁动；脉搏血氧饱和度不低于95%；呼气末二氧化碳分压在正常范围内。为了减轻插管时的应激反应，可行气管表面麻醉；⑤麻醉监测：主要有ECG、血压、心率、SpO_2、动脉血气分析、血细胞比容和电解质等；⑥全麻维持需与手术步骤配合，进行综合处理。

（2）连续硬膜外阻滞的护理：①麻醉一般护理见本章第四节椎管内麻醉的护理；②麻醉范围上限不超过T_6，下限至S_5；③局麻药浓度上管麻醉平面需满足肌松，局麻药需用较高浓度，均不应加肾上腺素。下管麻醉平面不需满足肌松，只需满足镇痛，宜用较低浓度，也不应加肾上腺素。两管结合应用可降低局麻药用量，减少局麻药中毒发生率；④术中若患者过度紧张不安，可适量使用地西泮、咪达唑仑或氟芬合剂，注意面罩吸氧，以防缺氧对肾的损害。

（3）术中麻醉护理：①机械通气宜轻度过度通气，使二氧化碳分压（$PaCO_2$）维持在32.3～35.3mmHg；②术中血压宜维持在较高水平，特别是在血管吻合完毕开放血流前，不宜低于术前血压的85%。一般阻断髂总动脉血管后外周循环阻力增加，心脏后负荷加重，心肌耗氧增加；另外，阻断髂总静脉可减少静脉回流，反射性引起交感神经兴奋而引起心率加快、血压升高。因此，肾血管的阻断前宜适当加深麻醉以抵消因髂总血管的阻断引起的病理生理改变；③植入肾血管开放后外周循环阻力骤然减小，血压下降。因此，移植肾血管开放前宜加快输液和减浅麻醉以防因移植肾血管开放后引起的血流动力学改变，使收缩压达130mmHg，必要时用多巴胺［2～5μg/（kg·min）］升压，中心静脉压保持在11.5～13.05mmHg。以使移植肾有足够的滤过压。还应密切注意移植肾血管开放后血液渗漏情况；④有时移植肾血流恢复后，供肾素释放，可引起血压升高。对术中出现严重高血压者，可使用硝普钠控制性降压；⑤术中补液应注意晶体液与胶体液的比例。晶体液常用平衡盐溶液，失血过多时需输新鲜血液。注意通过密切监测中心静脉压来加强术中输液的控制；⑥移植肾循环建立后，应重新记录尿量，如尿量偏少或无尿，可静脉注射呋塞米、甘露醇或钙通道阻滞药维拉帕米；⑦监测血清钾，如遇高血钾时应立即处理，可给予葡萄糖酸钙或碱性药物，后者还有助于移植肾的功能改善；⑧移植肾血管吻合开放前，依次给予甲泼尼龙6～8mg/kg静脉注射、呋塞米100mg缓慢静脉滴注，以及环磷酰胺200mg静脉滴注。若血压偏低时，给少量多巴胺静脉滴注，必要时可追加，使血压维持在较术前血压略高的水平；⑨术中若出现代谢性酸血症时，可输入碳酸氢钠予以纠正。

（四）手术结束与术后的护理

1. 一般护理要求见相应麻醉后的护理。

2. 术后应与麻醉医师、手术医师共同护送病人至重症监护病房（ICU）的无菌隔离室，途中注意保持呼吸道通畅，引流管通畅。

3. 安置病人去枕平卧，头偏向一侧，移植侧下肢屈曲15°～25°角，以减少张力。注意预防感染，必要时可使用强效广谱抗生素。

4. 观察病人清醒程度,注意观察伤口情况,有无疼痛和出血。

5. 保证病人安全:防止躁动,可加床护栏。做好引流管护理,妥善固定并保持通畅,观察引流的性质和量。

6. 手术后镇痛处理:可选用硬膜外或静脉自控镇痛(PCA)。

二、肝脏移植的麻醉与护理

终末期肝病是导致死亡的主要原因之一。通常用手术方式植入一个健康的肝脏,以获得肝功能的良好恢复,称为肝移植术。

(一) 肝脏移植手术的特点

肝脏是器官移植中难度较高的器官,在移植过程中,麻醉和外科之间的配合、综合治疗和完善的护理措施都是非常重要的。接受肝移植的病人大多是晚期肝胆疾病患者。肝脏功能常常处于失代偿状况:①由于肝脏是机体最主要的参与合成代谢、解毒的功能器官,功能衰竭必将严重影响机体各器官系统的功能。大多数病人有肝功能不全、腹水、低蛋白血症、贫血、凝血机制障碍、电解质紊乱、低氧血症、代谢紊乱等;②手术难度大,时间长,出血量一般较多,麻醉处理较困难。肝脏有多种重要的生理功能,目前无一种人工器官能够替代,因此丧失功能就意味着死亡。

(二) 麻醉方法的选择

麻醉选择的原则是所用麻醉药物应对肝脏无毒性作用;麻醉方法对肝脏血流量的影响小;麻醉中不发生缺 O_2 和 CO_2 蓄积及内脏血管收缩等。

目前多采用静吸复合麻醉或硬膜外阻滞加浅静脉复合麻醉,均应进行气管插管。连续硬膜外阻滞加静脉复合麻醉具有镇痛效果完善、肌肉松弛良好、便于管理、可充分供氧、对机体无明显不良影响等优点。手术后保留硬膜外导管行手术后镇痛,避免使用镇痛药物,易于咳痰,减少肺部并发症。

(三) 麻醉的实施与护理

1. 术前评估与准备　除一般静脉全麻的护理要求外,还需注意:

(1) 药品的准备:麻醉药物一般以无肝脏毒性作用、对心脏无明显抑制作用的药物为首选。在麻醉前应备好肾上腺素、去氧肾上腺素、多巴胺、芬太尼、吗啡、艾司洛尔、前列腺素、肝素、速尿、胰岛素、氯化钙、氢氧化铝凝胶、抗生素、抑酸剂等,以及各种晶体液和胶体液。

(2) 麻醉器材等物品准备:除一般全麻物品以外,还需:深静脉穿刺包、除颤仪、血糖仪、动脉穿刺针、血气分析仪、有创压力测定套件、Swan-Ganz 导管及心排血量测定仪、血液回收机、小型呼吸机、变温毯和暖风机(热空气毯)、床边凝血功能监测设备(如血栓弹性描记图(TEG)、Sonodot 分析仪或 ACT 测定仪)等。因准备的物品、药品较多,应放置于固定位置,标示醒目,以便随手取用,切忌乱摆乱放。

2. 麻醉前护理　同静脉全身麻醉,应注意:

(1) 心理护理:由于肝移植手术危险性大,病人可有极度恐惧的心理,应予以特别重视,耐心地给予针对性的心理疏导,减轻病人的紧张、恐惧的情绪,取得病人的合作。

(2) 建立血管通路:分别于左、右肘正中静脉建立 2 条静脉通路。左腕部行桡动脉穿刺、以监测动脉压和检测血气。右颈部和锁骨下作静脉穿刺,用来快速输液和置入漂浮导管。根据麻醉医生医嘱进行液体治疗,及时将用药情况记录在麻醉记录单上,以便核查。

（3）常规监测病人体温、脉搏、呼吸、血压、尿量、心电图、脉搏氧饱和度、呼气末二氧化碳、瞳孔、麻醉深度、肌肉松弛程度等。特殊监测：桡动脉测压、中心静脉压、心排出量监测（Swan-Ganz 导管）、凝血功能、血栓弹力图、血糖、血气分析等变化，并记录于麻醉单上。

3. 麻醉诱导的实施与护理　同静脉全身麻醉，应注意：

（1）如计划行全麻复合硬膜外阻滞麻醉，诱导前可于 $T_{7\sim8}$ 间隙行硬膜外腔穿刺、置管，注入试验剂量，以确认无全脊麻，再行全麻快速诱导。

（2）动脉穿刺，连接换能器测压。

（3）置入 Swan-Ganz 导管。

（4）根据医嘱给抑酸剂、抗生素、从胃管内注入氢氧化铝凝胶。

（5）仔细检查病人的体位，以确保各部位无受压，静脉通路畅通，各连接导线放置合理。

4. 麻醉维持与护理　肝移植手术分为病肝分离期、无肝期及新肝期三个阶段，麻醉应根据各个不同阶段出现的特别问题给予处理。

（1）调节好麻醉深度，监测凝血、生化、CVP、血糖、血钾、血钙、酸碱状态、血气等指标。

（2）经常抽吸胃管，使胃减压，利于手术野暴露。

（3）术中的液体管理与护理要点：术中病人的血流动力学变化很大，液体管理的目的就是尽量维持正常或接近正常的血容量、携氧能力和凝血功能。

1）首先在术前调整好病人的容量状态。有明显肾功能不全及尿少的病人，术前应施行血液透析，以纠正电解质和容量状态的异常。如病人术前已处于尿毒症期，则在移植过程中行床边血液透析。

2）手术中应使用快速输液装置，保持静脉通道畅通。

3）术中有很多因素使病情不断发生变化，因此，在密切观察的同时，常常需要重新评估病人。以及时纠正容量状态。

4）输入的液体最好不含乳酸，因为患者肝功能严重不良，有可能形成乳酸性酸中毒。

5）如果凝血功能障碍，可给予新鲜冰冻血浆、血小板等。

6）在阻断大血管之前，血容量应调整到较为理想状态。

7）为防止开放大血管后发生大出血，应再次检查备好畅通的输液通路。

8）血液回收装置使用后，在大失血的情况下，回输速度不够，仍然需要输血，但对恶性肿瘤患者禁用血液回收装置。另外，输新鲜冰冻血浆以补充在洗涤过程中损失的各种凝血因子。

9）新肝期应避免输血过多或容量负荷过重。

10）预防高钾血症，输入能量合剂中含糖而不含钾。

（4）可使用体外静脉—静脉转流术，维持手术中血压稳定和正常的肾灌注压。缺点是可使体温进一步降低和有空气栓塞及血栓的危险。注意监测病人的中心体温，采取保温措施：①手术室温度调节在22℃以上；②输入保温的液体和血；③病人卧于变温毯上（温度调至42℃）；④使用暖风机；⑤根据需要选择覆盖各部位的暖气毯；⑥使用加温液体冲洗体腔。

（5）注意病人的尿量，如尿少应分析原因，如排除肾前性原因，应适当应用利尿剂。

（6）术后镇痛：可根据麻醉方法的不同选择静脉、硬膜外腔患者自控镇痛，或术后进行胸膜间及肋间神经阻滞。

5. 手术结束的护理：

（1）护送病人至苏醒室或重症监护病房，注意途中安全防止病人坠床。①保护呼吸道，确保小型呼吸机与气管导管连接可靠，防止脑缺氧。②保护好静脉通道、测压管、各种引流管、导尿管等要妥善固定，防止脱落。

（2）与苏醒室或重症监护病房的值班护士交接。处置医疗废物注意事项：肝移植病人大多是乙肝病毒携带者，术中需注意隔离，术后应将所有用物分类进行消毒处理。

三、心脏移植手术的麻醉和护理

1967 年 Barnard 进行了首例临床心脏移植。1978 年我国上海进行了首例原位心脏移植术，存活 109 天。随着人工心肺机，低温技术，移植免疫，移植心脏代谢，心功能监测，体外心脏保存等大量研究的进展以及进一步完善供受者的选择标准；免疫抑制剂的更新换代，排异反应的早期诊断等技术的进步，目前心脏移植患者的 5 年成活率已高达 84%。心脏移植已成为挽救终末期心脏病人生命的唯一有效方法，心脏移植分为原位心脏移植和异位心脏移植，目前常采用原位心脏移植。

（一）心脏移植麻醉的特点

接受心脏移植手术患者的心功能均存在严重损害，其代偿储备能力比一般心内直视手术患者更差，有的手术前即已采用辅助循环的措施，如主动脉内气囊反搏治疗。因而对各种麻醉药物的耐受性以及对缺 O_2 和 CO_2 蓄积、电解质紊乱和各种应激反应的耐受力都很差，故对麻醉药物的选择，麻醉管理的要求更加严格。

（二）心脏移植手术麻醉的护理

1. 术前评估与病人准备

（1）术前在麻醉医师指导下访视病人，阅读病历，了解病情及一般情况，注意麻醉药物使用史和药物过敏史；大多数病人长期服用洋地黄类药物，利尿药或 β 受体阻滞剂等。麻醉前应根据患者的心导管、冠状动脉造影、左心室造影、心电图、超声心动图、和血生化检查等材料，全面评估患者对麻醉、手术的耐受性和危险性，进行 ASA 分级。

（2）心脏移植病人术前常规服用免疫抑制剂，应特别注意防止感染。查看有无感染灶，有无皮肤破损及压疮。

（3）根据医嘱术前应调整心功能至最佳状态。应用洋地黄、利尿剂、氧疗等。术前用药因病人心功能差，剂量可减少至正常剂量的 1/2 ~ 1/3。可口服地西泮 5 ~ 10mg，肌注吗啡 5 ~ 10mg 及东莨菪碱 0.25 ~ 0.5mg。

（4）纠正贫血、低蛋白血症、电解质紊乱、凝血机制障碍及腹水等，将容量状态调整到最佳水平。应提前通知血库备足新鲜血、新鲜血浆、血小板等血制品。

（5）有些病人不能平卧，术前需要半坐位，吸氧。麻醉诱导时需采取同样的体位，待入睡后再平卧。

（6）通过和病人的沟通，了解病人及家属对疾病、麻醉和手术的认知程度，讲解麻醉和手术的相关操作。

（7）药品的准备：麻醉药原则上选择对心脏抑制最小的药，如咪达唑仑、芬太尼、丙泊酚、氧化亚氮（N_2O）、七氟烷、泮库溴铵、哌库溴铵等。在麻醉前还应备好肾上腺素、去氧肾上腺素、多巴胺、前列腺素、芬太尼、吗啡、速尿、胰岛素、氯化钙、利多卡因、鱼精蛋白、抗生素等，以及各种晶体液和胶体液。

（8）麻醉器材等物品准备：参考肝移植麻醉物品的准备。

2. 麻醉前护理　见第六节静脉麻醉，还需注意：

（1）建立血管通路：选择肘静脉建立外周静脉通路，连接好三通 2 个。左颈内静脉双腔中心静脉导管，连接三通，用于监测 CVP 及作为给药途径。右颈内静脉穿刺置管测压并留作术后心脏活检用。每个输液器上均用胶布标明名称，相对固定输液内容，防止差错和输液反应的发生。根据麻醉医生医嘱进行体液治疗，及时将用药情况记录在麻醉记录单上，以便核查。

（2）安放监护仪器，常规监测病人体温、脉搏、呼吸、血压、尿量、心电图、脉搏氧饱和度、呼气末二氧化碳、瞳孔、麻醉深度、肌肉松弛程度等。特殊监测：桡动脉测压、中心静脉压、心排出量监测（Swan-Ganz 导管）等变化，并记录在麻醉单上。

（3）防止感染：感染是导致心脏移植术后死亡的重要因素之一，必须严格控制。①术前应用抗生素；②所有麻醉用具严格消毒灭菌；③麻醉操作如气管插管时必须戴无菌手套，防止一切可能引起感染的因素。

3. 麻醉诱导的实施与护理　见第六节静脉麻醉。

协助安置手术体位　仰卧，胸骨正中垫高，仔细检查病人的体位，以确保各部位无受压。移动病人时注意保护静脉通路和各监测导线。确认放置安全、舒适、合理后方可覆盖无菌手术巾。

4. 麻醉维持与护理

（1）以麻醉性镇痛药和肌松药为主，必要时辅以低浓度强效吸入麻醉药，采用低潮气量机械正压通气（5～6ml/kg）。

（2）随手术进展密切观察生命体征的变化，做好各项监测。如心电图、有创动脉压监测、脉搏氧饱和度、体温、呼气末 CO_2 肌松监测、尿量、血气分析和中心静脉压、Swan-Ganz 导管、经食道超声心动图等一系列参数，对血流动力学的评判有比较可靠的依据，有利于指导用药和病情处理等。根据各项监测数据遵医嘱给药。监测项目与心内直视手术相同。应尽量维持循环动力学稳定。

（3）从手术开始到转流期间，在暴露和移动心脏时，尤其是分离粘连及放置腔静脉插管，可发生低血压和心律失常，为了维持循环功能的稳定，必要时应用正性肌力药和血管收缩剂。

（4）为尽可能缩短供心的缺血时间，供心送至手术间时，受体应已开始并行循环并降温至 32℃左右，最后确定供心可采用后，即刻降温至 28℃左右，行完全体外循环。采用低压低流量转流技术，流量维持在 40ml/（kg·min），保持 MAP 30～60mmHg。

（5）供心植入吻合大血管时，麻醉药用量宜小，特别注意心律失常和心脏的及时复苏。须注意的是，凡是经过自主神经起效的抗心律失常药，在心脏移植病人中均不能起作用。

（6）开放升主动脉前静注甲泼尼龙 500mg 以预防超急性排斥反应；开放升主动脉后常规持续静滴异丙肾上腺素 10～100μg/（kg·min），以调整并维持心率在 100～120 次/min 以上。当供心恢复理想的心跳、直肠温度恢复到 36℃以上以及心电图正常、植入心脏有较好的心排出量，使血压、心率基本稳定，再缓慢停机，停机后还需再辅助心脏循环，不得突然停机，迅速撤离。

（7）停机及其后几小时内，可能发生急性右心衰竭，处理可应用肺血管扩张药、异丙肾上腺素和硝酸甘油等药物，或持续静滴前列腺素 E1(PGE1)0.025～0.2μg/(kg·min)；如上述治疗无效，唯一的方法是暂时使用右心室机械辅助循环。停机后的另一常见问题是心律失常，主要是室上性，一般常规抗心律失常药物有效。

(8) 为防止心脏传导功能障碍和心肌收缩乏力，心脏移植的病人术毕均需安装起搏器。

(9) 术前置 Swan-Ganz 导管者，在切除心脏时应把导管退出心脏，待停机后再重新放回，以便及时了解肺动脉压和右心功能的变化。

(10) 由于移植心脏对 K^+ 特别敏感，术中应严格限制补钾，血钾水平宜保持偏低(<3.5mmol/L)。

(11) 心脏移植的病人对血容量不足的耐受性很差，要做好出入量统计，准确、及时的计算失血量和输血量，尤其在停止转流后，要特别引起重视。

(12) 血流动力学稳定时，应用鱼精蛋白拮抗肝素。并密切监测动脉压，如出现血压下降应暂停注射，待血压回升后再缓慢注入。

5. 手术结束的护理　见第六节静脉麻醉。

第八节　控制性降压技术的护理

控制性降压(controllable hypotension)是利用药物和(或)麻醉技术使动脉血压降低并控制在一定水平，以利于手术操作，减少手术野出血的方法。随着对控制性降压生理的深入研究、新型降压药的应用、给药方法的改善和监测方法的进步等，目前在临床上应用控制性降压更具有调节性和安全性，给外科手术的顺利进行提供了许多便利条件。但是必须认识到，控制性降压也具有一定的危险性，特别是低血压情况下脑、心、肝、肾等重要器官功能将发生明显变化。因此，除要具有熟练的处理技术外，还必须掌握其有关的基础知识，严格掌握适应证和禁忌证等。

一、控制性降压适应证和禁忌证

(一) 适应证

1. 血供丰富区域的手术，如头颈部、盆腔手术；通过控制性降压可使手术野出血减少，术野显露清晰，方便手术操作。

2. 血管手术，如主动脉瘤、动脉导管未闭、颅内血管瘤手术，通过控制性降压，降低血管壁张力，减少因手术操作导致血管壁破裂。

3. 创面较大，出血可能难以控制的手术，如癌症根治手术，淋巴结清扫术，髋关节离断成形术，脊柱侧弯矫正术，颅颌面外科手术等；控制性降压有助于控制术中出血量。

4. 区域狭小的精细手术，如中耳手术、腭咽成形术、颅咽管瘤切除术和经蝶鞍垂体瘤切除术等，以及颅后窝和下丘脑等深部的颅内手术；控制性降压可提供清晰的手术野。

5. 控制围术期高血压危象，以及因此而引发的急性左心功能衰竭和肺水肿，如用于嗜铬细胞瘤切除术等。

6. 大量输血有困难而需限制输血的患者，如体内存在 P 抗体。

(二) 禁忌证

1. 重要脏器病变者，严重呼吸功能不全的病人、心功能不全、肾功能不全及肝功能不全。

2. 血管病变者，脑血管病、严重高血压、动脉硬化、外周血管性跛行及器官灌注不良。

3. 低血容量或严重贫血。

4. 麻醉医师对该技术不熟悉时应设为绝对禁忌。

5. 对有明显机体、器官、组织氧运输降低的患者，应仔细衡量术中控制性低血压的利弊后再酌情使用。

二、控制性降压常用方法和药物

（一）应用麻醉方法和药物进行控制性降压

全身麻醉和椎管内麻醉均可引起不同程度的血压下降，通过加深或减浅麻醉深度可控制血压下降的幅度。全身麻醉中，吸入麻醉的降压效果较好，氟烷、安氟醚和异氟醚的降压作用明显。

（二）应用药物进行控制性降压

1. 血管平滑肌松弛剂：常用的是硝普钠、硝酸甘油、三磷酸腺苷等。

2. 神经节阻滞剂：如三甲噻吩、六甲溴铵等。

3. 肾上腺受体阻滞剂：如酚妥拉明，乌拉地尔、艾司洛尔等。

4. 钙通道阻滞剂：如维拉帕米、硝苯啶、地尔硫䓬、尼莫地平等。

三、控制性降压的注意事项

1. 一般应在气管插管全身麻醉下进行控制性降压，以便充分供氧和进行呼吸管理。手术中要做到麻醉平稳，麻醉医师要具备熟练的麻醉操作技术和正确处理病情的能力；并要求手术医师充分配合，以确保患者的安全。

2. 控制性降压的体位　在控制性降压时，改变患者的体位可促使血液潴留于患者身体的下垂部位，从而可因有效循环血容量降低而使血压下降。因此，控制性降压中可充分利用患者体位的改变来调节控制性降压的程度和速度，一般应保证头部与心脏处于同一水平位。由于重力的影响，距心脏水平位每增高 2.5cm，血压将降低 2mmHg。在控制性降压中，当心脏位置的血压为 60mmHg 时，如果手术区高于心脏水平 10cm，则手术区的血压为 52mmHg。

在控制性降压时，应尽量设法使手术部位高于身体其他部位，可使手术野局部的血流显著减少，从而达到渗血减少的目的。颅脑手术中可取头高斜坡位（10°～25°），根据手术野的出血情况随时进行体位调节。后颅窝手术如果采取坐位，进行控制性降压则需谨慎，严防因体位导致脑缺血意外。

3. 控制性降压的程度和安全阈值　控制性降压的安全阈值是一个表示各器官血流灌注均满意的压力值，为控制性降压的安全指标。临床上通常以肱动脉或桡动脉压力不低于 60～70mmHg，老年人不低于 80mmHg 为标准，或降低其基础血压的 30% 为宜。低于此水平时，尤其是维持时间过长者，容易因之转化为休克，或导致尿少或尿闭、肾衰竭等并发症，为安全起见，低血压的维持时间一般以 30～60 分钟为妥。

4. 血容量的补充　手术中应尽量精确估计出血量，并及时应用晶体液或胶体液进行等量补充，严防在控制性降压中发生低血容量，所以必须保证静脉通路通畅。降压前和降压中应严格限制葡萄糖的用量，以减轻降压中脑细胞外液酸中毒。

在严重颅内压（ICP）升高患者进行控制性降压前，应先采取降低 ICP 的措施或推迟至硬脑膜打开后再实施控制性降压，以策安全。

四、控制性降压的实施与护理

(一) 手术前准备与护理

控制性降压一般在气管插管全身麻醉下进行，以便充分供氧和进行呼吸管理(其麻醉和护理见第六节静脉麻醉的护理)。需要强调的是：

1. 对于实施控制性降压的患者，手术前要有效控制患者的焦虑，如使用苯二氮䓬类药物。消除病人紧张对血压的影响，这对控制性降压的顺利实施极有帮助。

2. 根据病人状况和手术的要求确定控制性降压的低限。

3. 麻醉药物选择　应选择能降低脑代谢、降低颅内压和降低脑氧耗量的药物如硫喷妥钠、依托咪酯、咪达唑仑、羟丁酸钠和舒芬太尼以及安氟醚和异氟醚等。

4. 遵医嘱配置好降压药，并准备升压药分别置入输液泵或吊瓶中备用，粘贴标识，明确注明药名、剂量、浓度。

5. 控制性降压中的监测　一般监测：①动脉血压监测，最好采用直接法持续监测平均动脉压(MAP)。由于患者常处于头高斜坡位，有创血压的传感器应置于患者头部水平位置；②ECG监测，V_5导联较好；③常规作血气测定，尽量保持PaO_2、$PaCO_2$和pH在正常范围；④监测脉搏氧饱和度和尿量；⑤在控制性降压期间，需尽可能保持导尿管有尿液流出；⑥对出血量较多的患者，还需测定中心静脉压、血电解质和血细胞比容等；⑦BIS监测。

应用硝普钠长时间降压前，测定中心静脉氧张力极为重要，如果降压中中心静脉氧张力升高，预示将出现氰化物中毒。颈内静脉氧张力是反映脑循环的准确和方便指标，正常为35mmHg，如果低于27mmHg，说明脑灌注不良；如有必要还应进行诱发电位、PtO_2、脑血流、脑组织pH和脑脊液生化等监测。

6. 调整体位　降压前先将体位调节好，即将手术野调节在稍高于身体其他部位的水平，但保持头部与心脏在同一水平位；颅脑手术可取头高斜坡位(10°~25°)。

7. 开放两条静脉，一路用于术中补液，一路用于输注降压药物。

(二) 控制性降压的诱导

1. 静脉输注降压药物最好使用输注泵，以精确、方便地控制给药剂量。采用输液泵时可在输液通路上使用三通开关，让三通开关尽可能靠近输液针头，一边输注药液，一边输注液体(注意，该液体的作用是携带药液进入体内，而不是用于补充液体容量)。应避免在静脉输注通路上没有液体输注而仅输注降压药物溶液，因为这样可使药液进入血液的速度减慢。该通路输注液体的速率应保持恒定，以避免频繁调整降压药物静脉输注的速率，

2. 在控制性降压的开始阶段，必须缓慢静脉滴注降压药物，使脑血管、冠状动脉及肾血管有一定的时间逐渐适应，并达到一定程度的舒张，以维持满意的组织血流灌注。如果血压降得太急，P_vO_2、S_vO_2及C_vO_2均会降低，表明组织氧合不足。控制性降压患者的大多数并发症均与降压速度太快有关。研究表明，在5min内把MAP降至50mmHg，机体组织可出现明显缺氧；而在15min内逐渐降低血压至同样水平，机体组织则不会出现缺氧。一般认为，动脉压降低的速率应低于10mmHg/min。

3. 密切观察血压变化并做好记录，血压波动大应及时向麻醉医师汇报，调整降压药用量和速度，调整输液速度等。

4. 稳定的麻醉深度对顺利实施控制性降压至关重要。只有麻醉达到适当的深度，才能有效抑制交感神经和肾素—血管紧张素系统的活性，也只有在此基础上，控制性降压的实施才能够得以顺利进行。

5. 施行控制性降压应控制或辅助呼吸，但呼吸道压力不宜过高，否则将影响脑静脉回流。

6. 手术中应尽量精确计算出血量，并及时应用晶体液或胶体液进行等量补充，严防在控制性降压中发生低血容量，所以必须保证静脉通路通畅。液体补充时应使肺毛细血管楔压维持在7~10mmHg之间，Hct可维持在25%~28%监测尿量对估计术中及术后病人血容量状态有重要参考作用。降压前和降压中应严格限制葡萄糖的用量，以减轻降压中脑细胞外液酸中毒。

（三）复压与护理

1. 一旦主要手术步骤结束，应立即停止控制性降压，从输液针处撤除输药管道，以免该管道内残留的降压药物溶液快速进入体内而引起血压骤降。

2. 停止控制性降压时应缓慢恢复血压，使血压在10~20分钟内逐渐恢复至原水平，尤其是在应用脑血管扩张药、降压时间较长、降压程度深、怀疑存在缺血性脑损伤和血—脑脊液屏障破坏及复压困难需同时应用血管活性药物等情况下，以防血压突然升高、脑血管扩张和充血等因素导致血—脑脊液屏障功能损害和引起血管源性脑水肿。

3. 复压后应等待血压回升至原水平，并彻底止血后再缝合切口，以免手术后发生继发性出血。

4. 护理患者直至清醒，反射活跃，通气良好，肤色红润。

5. 拔出气管导管后可用面罩或鼻导管吸氧。

（四）麻醉恢复期的护理和手术后的护理

见本章第四节静脉麻醉的护理。

第九节 手术室外麻醉的护理

在手术室以外任何场所开展的麻醉统称为手术室外麻醉。手术室外麻醉主要是用于给病人带来痛苦的检查，不能合作病人的检查，创伤性或某些手术治疗；解除病人痛苦及预防和紧急处理各种意外问题等。而且，随着现代医学的快速发展，新技术、新设备、新方法、新疗法的不断出现，以及舒适医疗的发展，对手术室外麻醉的需要会更多，要求会更高，但无论在手术室内或手术室外，麻醉的基本原则和要求是相同的，即确保病人生命安全、舒适和为检查操作提供方便。

一、手术室外麻醉特点与基本要求

（一）手术室外麻醉特点

1. 麻醉工作环境受限 手术室外麻醉可以在各种检查室如胃、肠镜室，气管镜室，DSA室，CT室、磁共振室等，也可以在急诊室、妇产科治疗室、病房的治疗室或监护室等。往往没有专门为麻醉的空间设计，常缺乏中心氧气、氧化亚氮、吸引器及废气排放系统。有时受设备限制不能近距离接触病人。

2. 麻醉条件受限　很多场所未配备麻醉必须设备及各种急救药品等，常需要临时准备。因此麻醉开始前必须检查各种准备是否齐全、完好。

3. 这些场所常远离手术室，麻醉医师和麻醉护士需与不经常接触麻醉工作的人员一起协作，相互配合的机会少，万一发生紧急情况或麻醉仪器故障时较难得到恰当的帮助。

4. 对病人身体状况了解少　经常到麻醉前才与病人有接触，没有充足时间检查病人和做术前准备。因此，麻醉前时间再紧，也应询问病史、了解药物过敏史、麻醉史等，评估重要脏器功能状态、麻醉风险与禁忌，选择麻醉前用药，指导麻醉用药和处理，签署麻醉知情同意书。

5. 镇静、镇痛和全身麻醉是主要麻醉方式　手术室外麻醉多数用于病人的一些特殊检查及治疗，而这些检查或治疗往往对病人刺激较小或无痛刺激，有时仅需绝对静止不动。因此，只需镇静、镇痛，或浅全身麻醉，只有少数情况需要较深麻醉。

6. 麻醉时间短　大多数手术室外麻醉时间较短，如胃镜检查、电复律、电惊厥治疗等只需几分钟，其他多数也可在30分钟内完成。因此，要根据检查和治疗要求的不同，选择起效快、维持时间短、清醒迅速完全的麻醉药。但也有少数检查或治疗需较长时间，如脑血管介入治疗等。

（二）手术室外麻醉基本要求

手术室外麻醉与手术室内麻醉一样，必须具备麻醉的一些基本条件，才能保证病人的安全和麻醉质量。基本要求包括：

1. 氧源（中心管道供氧或高压氧瓶）。
2. 麻醉机。
3. 监测仪。包括ECG、NIBP和SpO_2等。气管内全身麻醉需$P_{ET}CO_2$监测，尤其在远距离观察病人时。对于心血管造影或心脏介入治疗等还必须备除颤仪。
4. 吸引器（非常重要）。在发生反流、呕吐、误吸，呼吸道分泌物增多等，均需及时清除。
5. 匹配的电源（三芯插头、功率足够、确保用电设备接地）。
6. 气管插管及建立气道设备。如喉镜、气管导管、喉罩、口咽通气道等。
7. 急救复苏设备。
8. 急救药品与麻醉药品。
9. 通讯联系。保证手术室外麻醉场所与麻醉科或特定上级医师双向联系畅通，以确保遇紧急情况时，能及时得到指导或帮助。
10. 需有高年资麻醉住院医师或以上职称的医生实施，麻醉护士协助。

所有物品最好能集中在一辆专用麻醉车上，平时放在门诊手术室或病房手术室，使用时带至所用科室，用后由麻醉护士进行清点、消毒，补充一次性物品及药品、保养和登记设备。

二、麻醉处理与护理的基本要求

（一）麻醉前准备

1. 麻醉前评估与一般手术病人相同，应简单询问病史、了解过敏史、麻醉史等，评估重要脏器功能状态、有无麻风险，履行告知义务。签麻醉同意书、制订麻醉计划和麻醉后恢复计划，防止不必要的延迟而影响病人检查的安排。这些术前准备可与主管医师讨论，有条件的医院可安排病人在麻醉门诊做麻醉前检查。

2. 麻醉医生和麻醉护士还必须对麻醉环境和场所、相应的检查操作过程和可能出现的问题有所了解,包括检查时病人的体位、是否应用造影剂、麻醉机和监护仪的有无足够的空间摆放、检查期间麻醉护士可否停留在操作间、诊断或治疗仪器对麻醉机和监护仪的影响等。还要有适当的灯光便于观察病人和仪器。对可能发生的各种意外都要有充分的准备。在放射性检查时,麻醉护士经常要暂时离开操作间,此时监护仪就成为麻醉管理的必要部分,要确立一个可行的麻醉监测方案。手术室内麻醉的基本监测标准适用于所有在手术室麻醉或镇静。与手术室外麻醉场所的医务人员加强沟通,尽快熟悉环境,以方便麻醉的进行和相互协作。

3. 对于时间较长的检查或治疗性操作,应用全身麻醉较单纯镇静、镇痛更安全和方便管理。但不论用何种方式,麻醉前均应常规禁食、禁饮、排空大小便。

4. 仪器、设备和药物的准备。手术室外麻醉场所需设备和用品常是临时准备,因此麻醉前仔细检查准备是否充分,除一些主要用品如麻醉机、监护仪、吸引器、气管插管包、麻醉药物等外,还需注意小的用品,如吸痰管,麻醉及护理记录单,输液管,延长管、口咽通气道、胶布等。

5. 麻醉前了解病人的心理状态,简要介绍麻醉的有关知识,尽量消除病人的疑虑和紧张情绪。

6. 检查有无义齿、金属饰品、手表、手机和眼镜等,麻醉前取下的随身物品即时交给家属。如无家属,要做好物品登记,为其妥善保管,待完全清醒交还给病人。

7. 为所需设备连接好电源、气源等,并检查是否完好,如吸引器负压和氧气压力是否足够。协助麻醉医生备好所需麻醉药、急救药等,并贴好标签。

8. 开放静脉通路,并为病人建立基本监测,记录在麻醉单上。

(二) 麻醉的实施与护理

1. 在麻醉医生的指导下用药　在麻醉的全过程中,始终有一位麻醉医师在场;在所有形式的麻醉过程中,对病人的氧合、通气、循环进行持续的监测和评估。无论全麻或单纯镇静、镇痛,监测都应与手术室内麻醉相同。

2. 在某些情况下,如 MRI 和体外放疗期间,一些基本的监测可能无法照常应用,但应努力保证病人在操作期间能得到适当的监护,包括对氧供、呼吸、循环的监测。放疗期间,所有工作人员都要离开放疗室,应该通过玻璃窗或闭路电视在放疗室外连续观察病人和监测仪,用电子听诊器监测病人的呼吸音。

3. 病人氧合情况的监测需要合适的照明和靠近病人,根据病人皮肤颜色进行判断,暗室内的红色灯光无法识别发绀存在。通气可根据胸廓运动、观察呼吸囊活动幅度及听诊呼吸音进行判断。气管内插管控制呼吸时应确认导管的位置,呼吸环路内应压力、流量等报警装置。

4. 连续心电监护和 SpO_2 监测,每隔 5 分钟测血压、心率,全麻时应连续监测 $P_{ET}CO_2$,必要时行有创动脉压监测。CT 和 MRI 操作室为了保护其设备而室内温度通常较低,病人麻醉后会出现体温改变,小儿和危重病人更应监测体温。

5. 协助麻醉医生管理麻醉、抢救意外和苏醒期病人观察。病人应在麻醉后恢复室(PACU)苏醒,不能在走廊进行简单地留观;转送过程中,应该持续监测。出 PACU 的标准与一般手术相同。回家的病人要交代注意事项,如全麻后 24 小时内不能驾驶、攀高、从事危险作业及做重大决策；咽喉部表面麻醉后要待其作用消失后方可进食；回家后如有不适应立即联系医生或护士等。住院病人协助护送回病房，并与病房护士交接。

上述是所有手术室外麻醉护理共同的基本要求。以下只介绍不同麻醉的特殊护理要求。

（三）检查性操作的麻醉护理

1. 胃镜检查的麻醉护理　麻醉护理要点：

（1）辅助咽部表面麻醉：麻醉前，先以利多卡因或丁卡因喷雾剂，或以利多卡因胶浆含服行咽喉部表面麻醉。麻醉完全清醒后嘱病人，待2小时后局部表面麻醉完全消失，方可饮水、进食，以免误吸和呛咳。

（2）选用维持时间短、清醒迅速完全的药物。常用单纯丙泊酚静脉麻醉，复合用芬太尼或瑞芬太尼可减少丙泊酚用量，对病人苏醒质量影响较小，但醒后病人可能主诉头晕。

（3）以面罩或鼻导管吸氧后，按医嘱分次静注或持续输注丙泊酚，根据病人的反应确定用药量，一般1.5～2mg/kg。也可复合芬太尼，丙泊酚用量可降至1～1.5mg/kg。分次用药可避免或减少呼吸抑制。也可用咪达唑仑镇静下胃镜检查，但效果不如丙泊酚。

（4）当眼睑反射消失，可开始胃镜检查。胃镜检查时会影响呼吸管理，当胃镜触及软腭时可使经鼻呼吸转为经口呼吸。检查过程中可经鼻或口吸氧。在吸氧过程中如 $SpO_2<90\%$，说明呼吸抑制明显，必要时退出胃镜，以面罩吸氧辅助呼吸，改善后再行胃镜检查。

（5）麻醉下胃镜检查时间较短，常常前一例病人未完全清醒，又进行下一例病人的麻醉，应有麻醉护士专门集中护理，需仔细观察病人有无缺氧、呼吸道不全梗阻、恶心、呕吐及躁动，出现问题及时处理，一直到病人完全清醒。

2. 结肠和小肠镜检查的麻醉护理　纤维结肠镜检一般不需全麻。全小肠镜检查刺激较强，时间较长，病人常受牵拉，比较痛苦，最好全麻行气管插管。

麻醉护理要点：

（1）纤维结肠镜或小肠镜检查前，需做半流质或流质饮食准备，检查前夜和检查当天晨服泻药或灌肠，如病人体质较差或检查当天等待时间较长，少数病人可能发生低血糖。因此麻醉前或等待的过程中了解病人的情况，必要时静脉输注葡萄糖。

（2）纤维结肠镜检查一般15～30分钟，小肠镜1～2小时，故宜复合麻醉。最常用为芬太尼复合丙泊酚麻醉，先静注芬太尼0.05～0.1mg，继之分次静注丙泊酚至眼睑反射消失，可开始检查。结肠镜检查可间断追加丙泊酚，也可连续泵注或以TCI模式用药。而小肠镜检查因时间较长，应连续给药或TCI模式给药。此外，也可用咪达唑仑、氯胺酮复合丙泊酚等方式麻醉。

（3）检查过程中常会改变病人体位，需屈膝侧卧和屈膝仰卧两种体位不断变化，或在腹部压迫，以利于肠镜通过。应协助体位改变，并注意保持呼吸道通畅。

（4）肠镜检查时由于肠牵拉过强，可引起反射性心跳减慢，一般停止或减轻肠牵拉可自行恢复，但心率<50次/min，或不能自行恢复，应静注阿托品。

（5）病人应在麻醉后恢复室（PACU）苏醒，方可回家或送回病房。

3. 纤维支气管镜检查的麻醉护理　纤维支气管镜检查患者呛咳比较明显，对于不能耐受气管刺激呛咳的患者及小儿均需全身麻醉。

麻醉护理要点：

(1) 全身麻醉前先进行咽喉部和气管内表面麻醉，以减轻纤维支气管镜对咽喉部及气管的刺激，减少呛咳反射。如经鼻腔行纤维支气管镜检查，先以麻黄素滴鼻，收缩毛细血管，减少鼻黏膜损伤出血的危险，在插入纤维支气管镜前，可于鼻腔滴入润滑剂。

(2) 纤维支气管镜检查或治疗的时间很少超过1小时，气管刺激强烈，需要较深的麻醉深度，麻醉应以起效快、维持时间短、恢复迅速完全的麻醉药为主，宜复合用药，最常用芬太尼复合丙泊酚静脉麻醉。

(3) 纤维支气管镜粗细不同会对病人呼吸产生不同影响。细的纤支镜对通气影响小，而较粗的纤支镜对病人通气影响较大，时间稍长，易发生缺氧或二氧化碳的蓄积。可经鼻或口持续吸氧，轻度缺氧多由刺激呛咳或屏气引起，多可通过加深麻醉，或经气管镜注入利多卡因表面麻醉纠正。如无效可暂时经纤支镜的吸引孔吹入高流量氧，一般能很快纠正。如仍不能改善，应退出纤支镜，面罩加压吸氧，必要时气管插管。

(4) 纤维支气管镜检查或治疗麻醉一般不需要气管插管，但对于某些特殊病人如上呼吸道难以保持通畅，检查过程中易发生缺氧的病人，可选择较粗的气管导管插管，纤维支气管镜经气管导管进行检查和治疗，需要时可间断退出气管镜进行有效通气，以保证病人安全。也可以先置入普通喉罩，经喉罩进行纤维支气管镜检查。现可选用一种纤维支气管镜检查的专用面罩或气管导管转换接头，使面罩与纤维支气管镜间密封不漏气，纤维支气管镜通过其密封圈进行检查的同时，可面罩加压辅助呼吸而互不影响。

(5) 检查结束，病人仍处于较深的麻醉状态，需注意维持呼吸道通畅，托起下颌或放置口咽通气道等，及时清理咽喉部分泌物，并持续给氧直到病人完全清醒。

(6) 在麻醉清醒过程中要注意观察是否有因检查或治疗引起的并发症，如活检或治疗部位出血引起窒息或误吸等，并协助处理。

4. 脑血管造影术的麻醉护理　对于小儿、精神异常及不能合作的成人需在全麻下进行脑血管造影。

麻醉护理要点：

(1) 麻醉前对病人的神经、精神状态进行初步评估。因脑血管造影病人部分已有颅内压升高、意识不清，或可能发生癫痫。应注意保护病人，避免跌落或损伤。

(2) 确认病人是否有造影剂过敏。

(3) 注射造影剂、摄片期间，需病人绝对安静不动，麻醉医师离开造影室而不能靠近病人，因此需全身麻醉，以保证造影需要和病人安全。吸入麻醉药可扩张脑血管，使脑血流增加和颅内压升高，故应避免单纯吸入全麻，而应复合或全凭静脉麻醉。麻醉诱导时不宜用琥珀胆碱。造影过程中可能会出现癫痫发作，需辅助应用非去极化肌肉松弛药。麻醉诱导和气管插管期间应避免血压明显波动而影响脑血流灌注，以及颅内压进一步升高。

(4) 造影时 $PaCO_2$ 维持于 30~35mmHg 时，可获得高质量造影图像。因此，脑血管造影术麻醉期间应监测 $P_{ET}CO_2$，以确保合适的通气。

(5) 脑血管造影时常发生造影相关的循环功能变化。包括心动过速或过缓、心肌缺血性改变及与血浆渗透压和血容量改变有关的循环紊乱等。严重脑动-静脉畸形的婴儿常伴有心功能不全或心肌缺血性损害，对循环改变耐受力差，必要时应监测有创动脉压并常规准备抢救药物。

(6) 脑血管造影偶可引起暂时或永久性神经并发症。多见于老年、有中风病史、高血压、糖尿病和肾功能不全者。全身麻醉应选择时效短、易消除的药物，以便病人尽快清醒，进行神经功能、精神状态的检查评估，并与麻醉前对比，如有变化立即提醒医生以便及时处理。

（7）全麻清醒拔管与常规全身麻醉相同。但如病人长时间不能清醒、或出现无法解释的躁动，则提示是否有脑血管意外、脑疝发生，应及时告知麻醉和检查医生。

5. 心导管检查与造影的麻醉护理　心导管检查仍是诊断先天性心脏病的金标准。麻醉多用于不能配合的小儿。

麻醉护理要点：

（1）麻醉前使小儿保持安静，避免哭闹，可让父母陪伴至麻醉开始。

（2）小儿尤其是婴幼儿禁食时间过长，易发生低血糖，需及时补糖。同时易发生低体温，应注意调节室内温度和采取保暖措施。麻醉检查期间除了基本监测外，时间较长还需监测体温，根据需要监测血气、电解质和血糖。

（3）大多数小儿可在镇静、镇痛或浅全麻下完成检查，对于危重小儿必需气管插管并辅以肌松药。通常采用全凭静脉麻醉如用阿片类镇痛药、丙泊酚、咪达唑仑、氯胺酮及非去极化肌松药。氯胺酮具有较强的镇痛及循环兴奋作用，对呼吸影响小，常用于婴儿。

（4）心导管检查时常需反复取血样和压力测定，为了避免影响数据的准确性，检查过程中必须保持呼吸和心血管功能状态相对稳定，所以需保持麻醉平稳及麻醉方法的一致。PaO_2 和 $PaCO_2$ 须维持其原有水平，至少应维持其稳定。

（5）检查多为先天性心脏病或血管畸形，小儿多发育滞后，常有右向左分流发绀型畸形。麻醉、禁食、脱水、心导管分析采血过多等，均可使体循环压力下降而加重发绀。对于右向左分流发绀型心脏病，心导管检查期间需避免体循环压力下降，必要时可用血管活性药提升体循环压力。

（6）在镇静、镇痛、全麻下，小儿易出现呼吸抑制，需要时以面罩辅助或控制呼吸。气管插管全麻控制 $P_{ET}CO_2$ 在正常范围，以避免影响心导管检测数值。

（7）注意避免心动过速、血压升高，同时又要防止心肌过度抑制，以及前后负荷变化等引起的分流量的变化，从而影响诊断的准确性。需维持麻醉平稳和循环血容量平衡。新生儿和婴儿对血容量变化的耐受性很低，因取血样次数过多、注入造影剂过快或过多引起容量不足或过多，应根据医嘱及时调节。

（8）成人多行左心导管检查，同时行冠状动脉造影。冠状动脉造影要经动脉系统逆行插管至主动脉根部。成人可因紧张、焦虑和疼痛诱发心绞痛发作，故辅助应用镇静和镇痛药，一般不需气管插管全麻。常用药物有咪达唑仑、芬太尼，有时需复合用丙泊酚。检查时可经鼻导管或面罩吸氧，但检查肺循环血流动力学时须保持血气于呼吸空气时的正常水平。

（9）导管检查期间可出现各种心律失常，需备好除颤器和各种急救复苏药品如利多卡因、阿托品、硝酸甘油、肾上腺素等。

6. CT 检查的麻醉护理　CT 属无创检查，一般不需麻醉，对于不能合作者如小儿，需镇静、催眠或麻醉。

麻醉护理要点：

（1）小儿术前准备同上。

（2）CT 检查较快，宜用短效麻醉药如依托咪酯和丙泊酚，婴幼儿可用氯胺酮。七氟醚有芳香气味，易于被患儿接受，且诱导和清醒均较迅速。可用面罩吸入七氟醚诱导至所需麻醉深度，停止吸入后开始检查。

(3) CT检查麻醉的最大风险是呼吸道不畅和呼吸抑制，尤其颅内出血病人更易发生。故麻醉医生和护士离开检查室前一定要使病人保持呼吸道通畅的体位，吸空气 $SpO_2>95\%$ 方可开始CT检查，并尽可能创造条件在吸氧气的状态下进行CT检查。

(4) 对于急诊病人口服或插鼻胃管注入造影剂时尤其需保护好气道，严防呕吐、反流和误吸。

7. MRI检查的麻醉护理　MRI检查成人一般不需麻醉，只有对小儿、无法合作的成人才需麻醉。

麻醉护理要点：

(1) 因金属物和磁性物品可在磁场作用下迅速移动，造成对患者或医务人员的伤害，故禁止携带任何铁磁性物品，包括手表、饰品；体内有铁磁性植入物如各种金属支架、起搏器、机械瓣膜、生物泵、骨科内固定、宫内节育环、金属夹等的患者不能进行MRI检查。还需提醒医务工作人员也不能带铁磁性物品如听诊器、钢笔、手表等在检查室内接近病人。

(2) 注意使有铁磁性的麻醉机、监护仪、输液泵等设备离MRI扫描仪2~3米以外。

(3) 氧气源最好中心供氧，避免用钢筒氧。麻醉机可置于离病人几米远处。Bain双套管回路可作为小儿MRI检查麻醉较为满意的全麻装置，各种衔接管用橡塑制品。呼吸回路管道加长。在检查室内进行麻醉诱导插管时，需使用塑料或铝制镜片及锂电池。

(4) 麻醉监护仪导线应有电子屏蔽包绕，以免破坏MRI信号。SpO_2 可用于监测，但主机应远离病人。血压袖带接管用塑料衔接管接延长管与监测仪相连，但可使读数低于测得值。采用延长的采样管监测 $P_{ET}CO_2$ 是判断通气是否合适最简便有效的方法，并应选用旁流式，禁用主流式传感器，但采样管过长使信号的传导时间明显延迟。

(5) MRI扫描时，病人头部或躯干置于强磁场圆形线圈筒内，气道管理困难，应气管插管全麻或放置喉罩，以确保气道通畅及足够通气量。

(6) 麻醉药物选择与CT检查麻醉类似，只是MRI检查需较长约20~30分钟，需静脉间断或连续用药。

(四) 治疗性操作的麻醉护理

1. 脑血管介入治疗的麻醉护理　脑血管介入治疗主要通过血管栓塞治疗无法夹闭的颅内动脉瘤、动脉瘤出血，肿瘤手术前或恶性肿瘤减少出血等。由于疼痛、需时较长以及部分病人神志不清不能配合而需麻醉。

麻醉护理要点：

(1) 麻醉方法与神经外科手术麻醉类似，宜选用气管插管的静吸复合全麻，并用非去极化肌松药，保持病人绝对不动。

(2) 如术中需唤醒进行神经功能评估，可采用监测下镇静、镇痛，并吸氧。常用药物有咪达唑仑、丙泊酚、芬太尼等。有时为了唤醒评估神经功能，可应用拮抗药，如氟马西尼。对小儿或不能耐受操作者术中通过脑电图、诱发电位等评估神经功能。对于未气管插管病人可将呼气末 CO_2 探头连接鼻导管监测呼吸频率。

(3) 放射凝胶或异物栓塞血管前需控制性降压，以减少动静脉畸形病变部位的血供，便于栓塞物在局部血管内停留，防止畸形远端血管栓塞。如需控制性降压或危重病人可监测有创动脉血压。

（4）严密监测神经功能，如血管栓塞后因脑缺血而出现神经系统症状，应立即升高血压以通过侧支循环增加缺血区域的血流量，这是一个非常重要的应对措施。可用去氧肾上腺素 1μg/kg 静脉注射，继之连续输注，使血压高于基础值 30%～40%。

（5）如栓塞使血管完整性破坏，注入的硬化剂或固体物质侵及邻近血管，或操作过程中引起血管破裂大出血等，立即行控制性降压；血管破裂或穿孔可通过球囊、螺圈或组织胶等封堵，必要时尽快转入手术室行开颅手术。

护理特点与脑血管造影相似。

2. 冠状动脉介入治疗的麻醉护理　冠状动脉介入治疗多可在局麻下进行，对于紧张，不能配合及病情严重病人常需在监测下行镇静、镇痛或全身麻醉。

麻醉护理要点：

（1）一般可在局麻下辅助咪达唑仑、芬太尼或小剂量丙泊酚镇静、镇痛下进行。病情严重、不配合病人宜全身麻醉。麻醉前评估心功能，较差者应用麻醉药物应限量。

（2）除常规药物外，还需备好硝酸甘油、利多卡因等，以便随时应用。同时还应备好除颤仪，并检查能否正常放电。

（3）紧张、焦虑可诱发心绞痛。因此，麻醉前应加强与病人的交流和沟通，取得病人信任，分散病人注意力，减轻或消除病人的紧张和焦虑。术前可给予苯二氮䓬类药物。

（4）病情严重者应监测有创动脉压。严密观察，及时发现心肌缺血、心律失常或心力衰竭。

（5）冠状动脉介入治疗可因球囊扩张而发生短暂冠状动脉阻塞或痉挛等引起心肌缺血，需用硝酸甘油等扩张冠脉药，如药物能直接注入冠状动脉内，则效果更好。

（6）冠脉短暂缺血或扩张后再灌注期间，常发生心律失常。最多见为频发室性期前收缩和阵发性室性心动过速，首选利多卡因，严重者需电复律。

（7）如操作过程中引起冠脉血管破裂，可引起心包填塞及心肌缺血，应行心包穿刺抽血，并根据破裂程度决定是否需急诊行冠状动脉搭桥手术。

（8）麻醉苏醒期，避免血压升高和心率加快而增加心肌氧耗，应以丙泊酚维持一定麻醉深度下拔管，持续吸氧，让病人安静清醒。

3. 心脏电复律的麻醉护理　电复律是通过电击心脏使室上性或室性心律失常转到窦性心律。房颤和房扑是电复律最主要适应证，其次是顽固性室上性心动过速。由于电击可使病人恐惧及不适，需在麻醉下进行。

麻醉护理要点：

（1）麻醉前应详尽了解病史和近期用药情况（包括肝素、华法林等）以及禁食情况，并对病人神经、精神状态做出初步评估。

（2）电复律只需短时间麻醉和气道管理，一般不需气管插管；但饱胃急诊电复律病人麻醉诱导时，需快诱导气管插管以免发生呕吐误吸。应协助压迫环状软骨以闭合食道，待清醒后方可拔管。

（3）慢性房颤病人电复律前，需心脏超声检查排除心房内血栓，否则电击可致栓子脱落引起脑栓塞。

（4）病人清醒后再次评估神经、精神状态，并与麻醉前比较，以便及时发现栓子脱落引起的脑栓塞。

（晁储璋）

思考题

1. 局部麻醉药物不良反应的表现与预防。
2. 如何做好局部麻醉的护理？
3. 吸入麻醉的准备。
4. 麻醉期间的观察与护理。
5. 静脉麻醉前的准备。
6. 静脉麻醉苏醒及恢复期的监测及护理。
7. 椎管内麻醉平面如何观察和调整？
8. 硬膜外阻滞前的准备与穿刺时的护理配合。
9. 骶管阻滞前的准备与穿刺时的护理配合。
10. 腰硬联合阻滞的准备。
11. 神经阻滞的准备。
12. 手术室外麻醉护理的特点。
13. 手术室外麻醉护理的基本要求。
14. 手术室外麻醉护理的准备。
15. 手术室外麻醉病人术后应注意哪些事项？

第十一章　围术期常见麻醉并发症及意外的护理

要点

1. 吸入麻醉和静脉麻醉常见并发症为呼吸道梗阻、支气管痉挛、低氧血症、高二氧化碳血症、吸入性肺炎、低血压、高血压、心律失常、心功能不全、全麻后苏醒延迟、术后恶心与呕吐等。

2. 蛛网膜下腔阻滞的并发症以血压下降和心动过缓、严重低血压、恶心呕吐、头痛、尿潴留、较常见，要加强监护，及时对症护理。

3. 硬膜外腔阻滞的并发症以局麻药的毒性反应、严重低血压、呼吸抑制较常见，而脊神经异常广泛阻滞、全脊麻、导管折断、硬膜外血肿、硬膜外脓肿、脊髓前动脉综合征、腰背痛较少见。应注意其护理。

4. 神经阻滞麻醉常见并发症有全身毒性反应、高敏反应和变态反应、神经阻滞不完善、全脊髓麻醉或高位硬脊膜外间隙麻醉、神经损伤、气胸或血胸、膈神经阻滞、霍纳综合征等，多与用药和穿刺有关，应注意观察，加强护理。

5. 甲亢危象表现为突然高热（体温>39℃）、窦性心动过速（140～240次/min），呼吸深而快，血压升高，脉压增宽，亦可出现室早、房颤等心律失常、病人常烦躁不安、神志淡漠，甚至发生昏迷。应降温、吸氧、纠正水、电解质和酸碱失衡。应用西地兰、复方碘溶液等。

6. 嗜铬细胞瘤危象表现有阵发性高血压，收缩压可高达200～300mmHg，舒张压达130～180mmHg或更高，出现头疼、心悸、多汗三联症；应输注降压药，持续心电、血压监测。对高、低血压交替发作者，高血压时应用肾上腺素能受体阻断药，低血压时以输液和补充血容量为主。

7. 糖尿病酮症酸中毒可分为轻度酸中毒（单纯酮症pH<7.35）、中度酸中毒（pH<7.20）和重度酸中毒（pH 7.10～7.0，出现昏迷，血糖多为16.7～33.3mmol/L）。治疗应积极补液，给予小剂量胰岛素和加强监测和护理，注意生命支持，适量应用甘露醇防治脑水肿和肾衰竭。

创伤和手术不仅可造成疼痛和组织损伤，还可造成机体生理功能的损害。麻醉消除疼痛减轻或抑制各种不良反射，减轻与创伤和手术有关的不良生理作用。但麻醉药物和麻醉方法本身也存在利与弊的两面性，掌握不当也可导致不良作用即并发症的发生。并发症是指在对某一生理异常进行治疗的过程中发生的新的生理异常。围术期麻醉并发症较为常见，麻醉护士应密切观察病人，及时发现病人的症状和体征，配合麻醉医师进行治疗和护理，达到预防和及时处理各种并发症，确保患者安全。

第一节　全身麻醉并发症的护理

一、呼吸道梗阻

在麻醉诱导、麻醉管理过程中可因多种原因引起患者呼吸道梗阻，产生缺氧和二氧化碳蓄积，如处理不及时，将导致严重后果。

（一）常见原因

1. 舌后坠　患者在仰卧位时由于下颌骨和舌肌松弛，在重力作用下，舌体坠向咽部而形成的一种呼吸道阻塞。多见于没有气管插管且过度肥胖、舌大、颈短、术前具有鼾症和患有呼吸暂停综合征的手术患者，是引起围术期通气不足或低氧血症的常见原因。

2. 呼吸道分泌物增多　术中应用氯胺酮或羟丁酸钠等麻醉药物，而未相应使用足够的抗胆碱能药物者，唾液分泌增多，聚集于咽喉部，造成呼吸道阻塞；浅麻醉下反复进行困难插管的操作也可使口咽分泌物增多。长期吸烟患者若术前未积极戒烟，术后痰量可较多。

3. 呕吐、反流、误吸　患者清醒时刺激咽喉，易引起呕吐。呕吐或反流的胃内容物直接堵塞口咽部，或酸性物质刺激咽喉部引起喉痉挛，导致上呼吸道阻塞。手术期间挤压胃或胃区，或腹腔探查、低血压也可引起恶心、呕吐、反流；饱食、肠梗阻、严重创伤、胃内有大量积血等患者，在胃膨胀情况下施行全身麻醉，而麻醉前和麻醉期间未进行有效胃肠减压者，术后易发生呕吐误吸。

4. 喉痉挛　喉痉挛是喉头肌肉痉挛使声门关闭而引起上呼吸道的功能性梗阻。浅麻醉下吸痰、放置口咽或鼻咽通气道，插入喉罩或气管导管，以及在拔除以上这些装置时，均可诱发喉痉挛；患者误吸酸性胃内容物时也可引起。

5. 支气管痉挛　支气管痉挛多因异物刺激气管或支气管而引起。如下呼吸道有分泌物、术后保留的气管导管插入过深、胃内容物误吸等均可引起，另外术前有哮喘史的病人及过敏体质者，应用迷走神经兴奋药物也易引发支气管痉挛。

6. 手术因素　口腔、咽喉部手术后创面渗血，局部黏膜充血水肿；甲状腺手术中损伤两侧喉返神经者容易发生喉阻塞。咽喉部手术后、头颈部肿瘤广泛切除术，甲状腺手术后出血压迫气管等。

（二）临床表现与诊断

上呼吸道阻塞：表现为胸部和腹部呼吸运动反常，不同程度的吸气性喘鸣，重者出现呼吸困难及“三凹征”（胸骨上凹、锁骨上凹以及肋间隙内陷）。病人常伴有不同程度的 SpO_2 下降。气管插管的病人表现为气道阻力升高、潮气量减少；完全气道阻塞者，呼吸机呼吸囊不动或手控呼吸阻力大；开胸的病人可见手术野一叶、一侧甚至两侧肺塌陷。

根据 $P_{ET}CO_2$ 值或波形判断：部分气道阻塞时，$P_{ET}CO_2$ 值突然变小或 $P_{ET}CO_2$ 波形压低，形状也发生改变，上升支和下降支坡度变缓，平台期缩短；完全气道阻塞时，$P_{ET}CO_2$ 值变为0，波形呈0位直线，双肺听不到呼吸音。

根据临床表现、呼吸参数和 $P_{ET}CO_2$ 的动态监测可明确诊断。

（三）预防、治疗与护理

1. 预防

（1）吸烟患者应戒烟2周以上，伴有慢性咽喉炎者应给予治疗。

（2）术前患有急性呼吸道炎症患者应予以控制，必要时经专科治疗后再行手术。

（3）对于肥胖、颈短、平常有睡眠呼吸暂停综合征的病人，如不行气管插管，尤应注意在使用镇静、镇痛药时剂量应适当。

（4）对有高气道反应的患者，避免使用对呼吸道有刺激的麻醉药物。

（5）麻醉前常规检查呼吸机，排除因机械故障可能引起的呼吸回路阻力过高。

（6）择期手术麻醉前成人常规禁饮禁食8～12小时，小儿禁饮禁食8小时，以保证胃彻底排空。对急诊、饱食患者，若病情允许，应适当延迟手术时间或放置鼻胃负压引流管，特别是哺乳期婴幼儿更为重要，以防止呕吐和误吸。

（7）麻醉前应取下单个活动的义齿，妥善固定松动的牙齿，以防脱落入气管内。

（8）术后尚未完全清醒的病人头部置于侧位，及时清除上呼吸道内分泌物、血液及异物。

（9）对高气道反应或喘息性气管炎患者，除必要的药物准备外，气管插管应由技术熟练的麻醉医师实施，提高气管插管成功率，减少反复操作的机械刺激；注意吸痰动作要轻柔。如疑有咽喉部或声带损伤，应预防性使用糖皮质醇类药物。

（10）对可能出现气管插管困难者、急诊饱食者、头面颈部外伤尤其是伤及气道者，气道肿瘤可能阻塞气道或气道周边肿瘤可能压迫气道者，应采用清醒气管插管。

（11）对于术前痰量多及患有肺脓肿、肺囊肿、结核病灶或囊性肿瘤等患者，宜采用双腔气管导管，并及时清除口腔或气管导管内分泌物。

（12）口腔或咽喉部手术应尽可能止血彻底，术后及时清除积血和分泌物；颈部手术后应充分引流手术部位出血，防止血肿形成压迫气管；可给予适量激素等药物，减轻局部黏膜的水肿。常备气管切开包，以便紧急情况下施行气管切开术。

（13）围术期加强气道管理，防止气管导管扭曲、打折、积水，保证气道通畅。

2. 治疗与护理　围术期遇有呼吸道梗阻或阻塞时，要迅速明确梗阻部位和原因，及时处理，在最短时间内恢复通气。

（1）舌后坠：托起下颌、放置口咽或鼻咽通气道、插入气管导管或喉罩等。

（2）因呼吸机机械故障导致气道阻塞者，应立即予以修复或更换呼吸机，如短时间内不能修复或更换时，可采用简易呼吸囊进行通气。

（3）排除气管导管扭转、过深等情况，及时清除口咽部、气管内异物、分泌物等。如气管导管被黏稠分泌物或本身套囊堵塞而不能迅速恢复通气时，应果断更换气管导管。

（4）如发生误吸：①采取头低位偏向一侧，以利于分泌物或胃内容物排出；②将口腔或咽部残余物质抽吸干净；③面罩给予纯氧吸入；④缺氧严重或面罩吸氧不合作者，立即行气管插管，持续正压通气；⑤循环支持；⑥纠正酸碱失衡；⑦使用糖皮质激素；⑧早期应用抗生素；⑨早期进行气管，支气管及肺灌洗。

（5）解除气道痉挛：通过加深麻醉（如加大吸入麻醉药浓度，静注麻醉药如丙泊酚、氯胺酮等）可有效解除喉、气管、支气管痉挛；也可采用解痉药如氨茶碱、沙丁胺醇，糖皮质激素如氢化可的松、地塞米松等；严重者还可用肌松药行气管插管后，控制呼吸。

（6）安抚病人消除紧张情绪，指导病人正确并有效呼吸必要时辅助面罩加压通气。

二、支气管痉挛

支气管痉挛是因为支气管平滑肌痉挛性收缩，气道变窄，气道阻力骤然增加，呼气性呼吸困难，引起严重缺氧和 CO_2 蓄积。若不即时予以解除，病人因不能进行有效通气，不仅发生血流动力学的变化，甚至发生心律失常和心搏骤停。

（一）常见原因

1. 气道高反应性　患有呼吸道疾病的病人如支气管哮喘或慢性炎症，使气道对各种刺激反应较正常人更为敏感，容易诱发支气管痉挛。

2. 与麻醉手术有关的神经反射如牵拉反射、疼痛反射，乃至咳嗽反射和肺牵张反射都可成为诱发气道收缩的因素。

3. 气管插管和拔管等局部刺激也是麻醉诱导和结束时发生气道痉挛最常见的原因。气管插管过深直接刺激隆突，或浅麻醉下行气管插管、吸痰都可引起反射性支气管痉挛。

4. 麻醉药物的影响　具有迷走神经兴奋、增加气道分泌物，促使组胺释放的麻醉药、肌松药或其他药物。如硫喷妥钠、γ-羟丁酸钠、筒箭毒碱、阿曲库铵、米库氯铵、新斯的明等。

（二）临床表现

呼气性呼吸困难、呼气期延长、费力而缓慢，双肺可闻及喘鸣音，重者全肺无呼吸音；常伴有心率加快，甚至心律失常；发绀、缺氧、二氧化碳蓄积；肺顺应性降低、气道阻力增高；呼吸囊阻力增加；使用肌松剂后，阻力不见解除；开胸患者，加压呼吸后肺部不扩张；伴有明显血流动力学变化。

（三）诊断与鉴别诊断

1. 诊断　根据病史和临床表现，结合患者发生呼气性呼吸困难前的诱因，可作出诊断。

2. 鉴别诊断　应注意与其他呼吸道梗阻或喘鸣音相鉴别：如气管插管过深、气管导管堵塞、肺水肿形成早期、张力性气胸、胃内容物吸入等。

（四）预防、治疗与护理

1. 预防

（1）术前应禁烟两周以上。近期有呼吸系统炎症急性发作，则应延缓择期手术 2～3 周。有呼吸道慢性炎症或支气管哮喘史的病人应仔细了解病史，术前进行呼吸功能的检查，或请呼吸专科医师会诊，必要时应用激素、支气管扩张药、抗生素等作为手术前准备。

（2）避免应用可诱发支气管痉挛的药物：如硫喷妥钠、γ-羟丁酸钠、筒箭毒碱、阿曲库铵、新斯的明等。

（3）阻断气道反射：气管插管前使用局麻药物进行完善的咽喉部、气管表面麻醉，可有效防止因刺激气道而诱发的支气管痉挛。

（4）术前合理使用抗胆碱药物，抑制腺体分泌，减轻对气道的刺激。

（5）如病人有支气管痉挛病史，并有常用有效药物，可带入手术室，一旦出现痉挛，及时应用。

2. 治疗与护理

（1）明确诱因、消除刺激因素；如果与药物有关应立即停用相关药物。

（2）因麻醉过浅所致，应加深麻醉；加大吸入麻醉药浓度或静注氯胺酮可有效治疗哮喘持续状态。

(3) 面罩吸氧,必要时施行辅助或控制呼吸。未使用肌松药或肌松作用已消退的全麻患者,应给予肌松药。

(4) 药物治疗:①拟肾上腺素能药物:a. 选择性 β_2 受体激动药物:为治疗急性支气管痉挛的首选药物,如沙丁胺醇、特布他林、双甲苯苄醇及双甲苯喘定。注意经气管导管给药时,绝大部分药物沉积在气管导管内壁,真正到达气道的剂量不足吸入量的10%,一般需要按压5~10次;利用手控呼吸于吸气相开始时喷入气雾剂,然后缓慢、深吸气,并在呼气前作一呼吸暂停,这有利于药物进入气道。b. 肾上腺素与异丙肾上腺素:肾上腺素用于青年哮喘患者,皮下注射0.1~0.5mg,异丙肾上腺素可通过气雾吸入给药。因这两种药物在兴奋 β_2 受体扩张支气管的同时常伴有心脏 β_1 受体兴奋作用,可导致快速性心律失常,故不用于老年患者;②茶碱类药物:对于既往未用过茶碱类药物者,可在10~20min内静注氨茶碱5mg/kg,然后以0.9mg/(kg·h)维持。既往接受过茶碱治疗者,并已知茶碱血清浓度时,可按1mg/kg氨茶碱静脉给药后血清浓度平均提高2μg/ml的规律给药;③反应性气道疾病患者术前准备,以及术中治疗支气管痉挛时,静脉给予糖皮质激素剂量相当于氢化可的松1~2mg/kg,糖皮质激素治疗患者剂量一般增加1倍,麻醉诱导前1~2小时给药。对于严重支气管痉挛,可首剂静注4~8mg/kg,以后每6小时以4mg/kg静滴;④抗胆碱能药物:异丙托品气雾剂吸入疗法与阿托品同样有效,副作用较少,该药起效较慢,作用时间较长。气雾剂吸入后3min达最大作用的50%,30min达80%,90~120min达100%,其药效可维持4~6小时;⑤利多卡因:有助于逆转某些支气管痉挛,多用于预防。

(5) 纠正缺氧与二氧化碳蓄积:加大 FiO_2,使 PaO_2>60mmHg(8kPa),SaO_2>90%。严重支气管痉挛伴低氧血症和(或)高碳酸血症均需要呼吸支持,宜选择适当通气模式和通气参数,并严密监测。

(6) 应注意维持水、电解质与酸碱平衡。

(7) 及时清除气道分泌物、渗血、渗液。

(8) 遵医嘱合理用药,并注意观察用药后反应,直至病情缓解。

三、低氧血症

低氧血症是指 PaO_2 低于正常值。低氧血症不仅是全身麻醉的常见并发症,而且严重持久的低氧将给机体带来更加危重损害,危及患者的生命安全。

(一) 常见原因

1. 麻醉药物的影响　使用镇痛、镇静药物引起呼吸抑制,如氯胺酮、地西泮及γ-羟基丁酸钠可引起呼吸抑制。

2. 通气不足　麻醉过程中如肺泡有效通气量低、吸入氧浓度过低、气管导管插入过深,导致单侧肺通气甚至某肺叶通气或气管导管误插入食管等;呼吸肌功能的障碍包括手术切口部位、疼痛均影响到深呼吸的进行,应用非去极化肌松药的残留效应等。

3. 高龄与吸烟患者,肥胖患者,睡眠性呼吸暂停综合征(sleep apnea syndrome,SAS)患者。

4. 呼吸系统疾病患者　呼吸系统的炎症病变、肺血管分流、动静脉畸形、哮喘、COPD、气胸、混合静脉血氧合不良、气道阻塞、肺出血、ARDS、静水力学肺水肿、吸入损伤、肺间质纤维化、肺梗死、肺叶阻塞、肺不张、胸腔积液等。

5. 心血管疾病　各种右向左分流的先天性心脏病，静脉血流入动脉内而使氧分压降低。

6. 神经系统疾病　颅内高压、颅脑损伤、脑水肿、昏迷、脑干占位性病变。

7. 休克　创伤性休克、严重感染性休克等。

（二）临床表现与诊断

清醒病人表现呼吸有窘迫感，呼吸浅而快，副呼吸肌活动增强，可表现为鼻翼扇动、抬头、伸颈、提肩、气管牵曳、吸气时出现三凹征。心率与脉搏加快：早期收缩压升高，出现发绀、恶心呕吐等。在麻醉状态下可出现心率加快、平均动脉压升高、发绀，PaO_2 和 $PaCO_2$ 下降、pH、SpO_2 下降。

（三）预防、治疗与护理

1. 预防

（1）吸烟患者术前一般应戒烟2周以上，术前曾有或患有急性呼吸道炎症患者应予以控制，必要时延迟手术转往呼吸专科治疗。

（2）维持呼吸道通畅：托下颌法、抬颏法、抬颈法以及器械辅助，使用口或鼻咽通气道、环甲膜穿刺或气管插管甚至气管切开和气管造口。

（3）清除呼吸道分泌物：及时吸出口腔和气管内分泌物，手术后患者还可使用翻身、拍背、咳嗽、雾化吸入的方法。

（4）适当控制麻醉深度：使用镇静、镇痛药物时注意其用量，减少其呼吸抑制作用，维持气道的肺泡通气量。

（5）减轻手术体位对呼吸的影响：对头低位、俯卧位、肾脏手术侧卧位等应注意对膈肌位置的影响，避免造成气体交换不足。

（6）对以下病人应加强术后的呼吸功能监测和氧疗的支持：①胸腹部手术后；②显著超重的病人，如 BMI >27 ~ $35kg/m^2$；③使用过大剂量阿片类药物；④存在急性或慢性呼吸系统疾病。

2. 治疗与护理

（1）吸氧：在术前、术中和术后可间断或持续低流量吸氧，对低氧血症有预防和治疗作用；在气管插管前也应常规预先吸氧，增加机体的氧储备；术中和术后可以鼻导管或面罩低流量氧气（2 ~ 4L/min）吸入，以防止麻醉镇静镇痛药引起的中枢性呼吸抑制。对上腹部、胸部、神经外科手术，特别是原有心肺疾患病人，高龄、肥胖、嗜烟的病人，应常规鼻导管持续吸入湿化氧 3 ~ 6L/min，吸氧浓度不宜超过 40%。

对以下病人即使其 PaO_2 处于正常范围，仍应给以氧，直到呼吸空气时的 SPO_2>90% 或恢复至手术前的水平：①低血容量（低 CVP、少尿）；②低血压；③贫血，血红蛋白<70g/L；④心血管或脑血管缺血病人；⑤氧耗增高，如发热的病人。

（2）维持呼吸道通畅，清除呼吸道分泌物。

（3）辅助或控制呼吸：在吸氧情况下，低氧血症仍不能得到有效缓解，可应用面罩吸氧并行辅助呼吸，或进行气管插管行呼吸机治疗。

（4）加强对气管插管全麻病人全麻期间的管理；注意排除麻醉机回路的机械故障，注意气管导管的位置、深度，清除气道分泌物；加大吸入氧浓度，并适当增加肺泡有效通气量。

（5）必要时动脉采血，做血气分析。

(6) 情况允许时可摇高床头,利于膈肌运动,促进呼吸恢复。

(7) 严密观察,积极排查麻醉后并发症引起的低氧血症。

(8) 进行术后镇痛,防止切口疼痛造成病人惧怕深呼吸。

(9) 指导和协助病人正确呼吸、咳嗽和排痰。

四、高二氧化碳血症

各种原因导致二氧化碳蓄积使 $PaCO_2$>5.87kPa(45mmHg),为高二氧化碳血症。严重和长时间的二氧化碳蓄积可对机体循环、呼吸、神经及内环境等系统产生不良影响,重者可危及生命。

(一) 常见原因

1. 肺泡低通气相关疾病

(1) 原发性肺泡低通气:其特征是慢性高碳酸血症和低氧血症;是一种原因不明的低通气疾病,可能与代谢性呼吸衰竭有关,出现中枢性呼吸驱动作用下降。

(2) 肥胖低通气综合征:主要为中枢性呼吸控制系统存在某种缺损,患者可有二氧化碳的蓄积。

(3) 胸廓畸形:患者常常发生呼吸功能不全或呼吸衰竭,通常是在低通气的基础上发生,(如脊柱侧弯、纤维胸和胸廓成形术等)。

(4) 中枢性睡眠呼吸暂停:患者呼吸中枢常存在某种缺陷,入睡后,患者丧失了清醒时的神经驱动,并伴发中枢性低通气和中枢性睡眠呼吸暂停。

(5) 特发性睡眠呼吸暂停(ICSA):通常以中枢性睡眠呼吸暂停为主,男性居多,常见阻塞性睡眠呼吸暂停,并常有打鼾病史。

(6) 陈-施氏呼吸:是一种睡眠-病态呼吸类型,其特征为逐渐增强到逐渐减弱的潮气量改变,期间有周期性呼吸暂停或低通气。

(7) 神经肌肉疾病:与严重的肌肉萎缩或无力有关,或与运动神经元的传入和传出神经病变有关。神经肌肉疾病者可有异常的呼吸类型,表现为潮气量降低、呼吸频率增加,以浅快呼吸为主。

(8) 阻塞性肺疾病:严重阻塞性肺疾病(COPD)患者,可表现为低通气和二氧化碳蓄积。

2. 心血管疾病　右向左分流的患者,由于部分静脉血未经过肺泡进行气体交换而直接汇入动脉中,使二氧化碳得不到充分排出。

3. 麻醉期非气管插管患者

(1) 呼吸道梗阻或阻塞。

(2) 镇静、镇痛药物的使用引起呼吸中枢不同程度地抑制。

(3) CO_2 的产出增加,如寒战、感染、交感神经系统活动增强等状态。

4. 麻醉期气管插管患者

(1) 肺泡有效通气量低。

(2) 吸入高浓度二氧化碳:如钠石灰失效,机械死腔相对较大或呼吸活瓣失灵,呼出气重复吸入。

(3) CO_2 的产出增加:如恶性高热。

5. 手术因素

（1）腹内巨大肿瘤、腹水、肠梗阻、腹腔内出血和妊娠降低肺的顺应性造成二氧化碳蓄积。

（2）胸部和上腹部的创伤引起的肺挫伤、肺不张、肺实变或肺出血都会干扰肺的扩张。

（3）张力性血胸或气胸压迫肺组织。

（4）创伤或胸颈部手术损伤膈神经，造成一侧或双侧膈肌麻痹。

（5）多发性肋骨骨折和伴随的链枷胸、肺挫伤引起的反常呼吸。

（6）腹腔镜手术向腹腔充入二氧化碳，可经腹膜吸收入血，造成血中二氧化碳分压增高。

（二）临床表现与诊断

1. 临床表现　呼吸幅度增大，呼吸频率增加，每分通气量加大。气管插管病人可出现 $P_{ET}CO_2$ 波形抬高、$P_{ET}CO_2$ 增大。心率增快、血压轻度增高、可出现心律失常。头痛、颅内压增高，可出现嗜睡、昏迷或躁动、抽搐等；$P_{ET}CO_2$ 达 12～13.33kPa（90～100mmHg）以上可引起昏迷（即二氧化碳麻醉）。还可出现少尿、高血钾。

2. 诊断　根据患者具有引起急性呼吸衰竭的原发病因和存在高碳酸血症的临床表现：如头痛、不安、双手扑翼样震颤、嗜睡、昏迷、血压和心律波动、多汗、球结膜充血、瞳孔缩小等；结合动脉血气分析和 $P_{ET}CO_2$ 监测可确诊。

（三）预防、治疗与护理

1. 预防

（1）避免使用抑制肺通气的药物及限制肺泡通气的措施：对肺泡低通气相关疾病患者，麻醉前用药应适当减量，术中镇静及镇痛药的使用应十分慎重，从小剂量开始为宜，且严密监测呼吸。避免使用收缩气管、支气管的药物和有可能引起组胺释放的药物。避免颈部加压包扎。

（2）维持呼吸道通畅：及时清除呼吸道分泌物、避免各种诱发支气管痉挛的因素。

（3）保证足够的通气量：全身麻醉前检查呼吸机有无故障、回路及活瓣的情况以及钠石灰有无失效等；手术期间应常规监测呼吸末二氧化碳分压，必要时做血气分析。

2. 治疗与护理

（1）保持呼吸道通畅：对非气管插管麻醉病人，可采取提下颌或放置口咽或鼻咽通气道的方法，必要时行气管插管。对气管插管的全麻病人，应迅速解除呼吸机故障，调整导管插入深度，及时清除气道分泌物或异物。

（2）解除气道痉挛：支气管和小气道痉挛病人，在消除喉部和气道刺激物的情况下，氧气中雾化吸入异丙肾上腺素通常能缓解，如果症状持续存在，可给予负荷量的氨茶碱，然后持续输注。严重的喉痉挛，采用琥珀胆碱 1mg/kg 静脉注射，但必须辅助通气和吸氧。

（3）适当增加通气量。

（4）更换新钠石灰。

（5）调整呼吸机参数，适当延长吸气时间，增加 CO_2 的弥散。

（6）腹腔镜手术时注意监测是否有 CO_2 泄漏和扩散。

五、吸入性肺炎

吸入性肺炎（aspiration pneumonitis）系吸入酸性物质、胃容物以及其他刺激性液体和挥发性的碳氢化合物后，引起的化学性肺炎。严重者可发生呼吸衰竭或呼吸窘迫综合征，是全麻病人死亡的重要原因之一。

（一）常见原因

1. 呕吐误吸

（1）术后恢复期胃肠功能紊乱、使用阿片类镇痛药和对胃肠道有刺激性的药物如甲硝唑注射液、抗肿瘤药等易诱发呕吐。

（2）年龄与性别因素：儿童和青春期术后恶心、呕吐发生率最高，70岁以上老年则显著下降。女性术后恶心、呕吐发生率是同龄男性的2~3倍，在月经周期的第3~4周特别高，可能与高雌激素水平有关。

（3）其他因素：肥胖、术中麻醉时间长、麻醉用药量大、术前禁食时间过长，也易诱发呕吐。

2. 反流误吸

（1）口咽部或胃内大量出血，胃食管反流或衰竭的病人易于发生误吸。

（2）孕妇：术前常处在“饱食”状态，加之焦虑、失眠和疼痛使胃排空时间显著延缓；增大的子宫使腹内压和胃内压增高；易发生误吸。

（3）使用硫喷妥钠等副交感神经张力增高的麻醉药可使肠管蠕动亢进和贲门括约肌松弛。

（4）密闭面罩正压给氧不当，使气流误入胃腔引起胃内压增高导致反流。

（5）胃肠减压周围的虹吸现象或手术操作挤压胃部和食管。

（二）临床表现

1. 有吸入诱因，迅速发病，多于1~3小时后出现症状，麻醉状态患者吸入时常无明显症状，但1~2小时后可突然发生呼吸困难，迅速出现发绀和低血压，咳出浆液性泡沫状痰，可带血。两肺闻及湿啰音，可伴喘鸣音。严重者可发生呼吸窘迫综合征。

2. 胸部X线 见到两肺散在不规则片状边缘模糊阴影，肺内病变分布与吸收时体位有关，常见于中下肺野，右肺为多见。

出现肺水肿表现，两肺出现的片状、云絮状阴影融合成大片状，从两肺门向外扩散，以两肺中内带为明显，与心源性急性肺水肿的X线表现相似，但心脏大小和外形正常，无肺静脉高压征象。

（三）诊断

1. 直视下可见咽喉部有胃内容物；经喉镜、纤维支气管镜可见气管内有非肺源性物质如胃内容物；

2. 不明原因的低氧血症，呼吸急促或肺部啰音，且胸片和/或纤维支气管镜证实气管、支气管内有误吸物；

3. 经气管导管吸出非肺源性物质。

（四）预防、治疗与护理

1. 预防

（1）禁食和胃的排空：对刚进食的病人，若病情许可，应推迟其手术时间；可依据食物性质、数量、病情、病人情绪和给药的情况等综合考虑其所需延迟的时间。

（2）对急诊手术应放置硬质粗胃管，并检查吸引效果。

(3) 使用组胺 H_2 受体拮抗药:如西咪替丁(cimetidine)300mg 于术前 1 小时口服或肌注,儿童的剂量为 7.5mg/kg,峰效应在给药后 60~90 分钟,持续 4 小时。或雷尼替丁(ranitidine)在术前 1 小时静脉注射,不仅可提高 pH,且能降低胃液容量,作用可持续 8 小时左右。

(4) 麻醉诱导时避免使用副交感神经张力增高的药物,对饱胃患者应采用清醒气管插管。

(5) 昏迷患者可采取头低及侧卧位,尽早安置胃管,必要时作气管插管或气管切开。加强护理。

(6) 面罩密闭正压通气时注意正确的方法,保证气道通畅或使用环状软骨施压等方法,避免气体进入胃内。

2. 治疗与护理

(1) 保持呼吸道通畅:大量异物吸入后,应立即置病人处于头低足高位,迅速吸引口咽、鼻腔异物,紧急施行气管插管、气管内吸引。

(2) 支气管冲洗:吸除气管内异物后,尽快用生理盐水 5~10ml 注入气管内,边注边吸引,反复冲洗,直至冲洗液转为清澈。

(3) 纠正低氧血症:使用呼吸机支持如 CMV/SIMV+PEEP,常用 PEEP 的范围为 0.39~0.98kPa(4~10cmH_2O),误吸严重者需通气支持 4~5 天。难治性低氧血症可采用体外膜氧合,体外消除 CO_2、气管内氧合等治疗方法等。

(4) 维持循环稳定:加强对血流动力学的监测,及时输注晶体和胶体液,必要时可给以血管活性药物类药物或利尿剂。

(5) 应用广谱抗生素和抗真菌药物:做到早期、足量。

(6) 免疫炎症反应的调节:早期大剂量应用糖皮质激素,如氢化可的松 200mg 首量,每 6 小时追加 100mg 为维持量或地塞米松 10~30mg 首量,每 6 小时追加 5~10mg 作维持量。

(7) PGE_1 和 PGE_2:它可以扩张肺血管、降低肺动脉压、抑制血小板聚集、抑制白细胞聚集和降低 TXA_2,以改善微循环。

(8) 雾化吸入:雾化吸入二羟苯基异丙氨基乙醇,可增加肺顺应性。

(9) 支持疗法:保持水、电解质平衡,纠正酸中毒,加强呼吸循环监测;如进行血流动力学、$P_{ET}CO_2$,SPO_2、动脉血气分析及心电图的监测。

(10) 情况好转后采取坐位或半卧位,利于呼吸功能恢复,并持续鼻导管低流量吸氧。

(11) 利用各种辅助排痰技术,及时清理气道分泌物,积极抗炎治疗。

(12) 禁食病人做好口腔护理,合理控制输液速度和输液量。

(13) 如有必要适当镇静,保持病人情绪平稳。

六、低 血 压

血压下降是麻醉过程最常见的并发症之一,正常值为:收缩压(SBP)90~140mmHg,舒张压(DBP)60~90mmHg;脉压=SBP-DBP,正常值 30~40mmHg;冠状动脉灌注压(CPP)=DBP-PCWP;平均动脉压 MAP=DBP+1/3(SBP-DBP)。

麻醉期间收缩压下降超过基础值的 30%,或低于 90mmHg 称为低血压。脉压减小提示心排血量减少。

（一）常见原因

1. 血容量不足

（1）由于手术创伤和失血，可使全血和血浆容量减少，当输血输液速度跟不上失血的速度，或输注量不足时，都可出现心率增快和血压降低。

（2）术前较长时间禁食、腹泻、呕吐、大量脱水利尿、消化道出血或大面积烧伤创面大量渗出均可导致全身血容量和有效血量的减少。

2. 全麻过深或麻醉药对心血管系统的抑制作用　麻醉性镇痛药与多种药物合用时可明显增加低血压的发生。

3. 过敏反应和输血反应　全麻药中硫喷妥钠、丙泮尼地，肌松药三碘季铵酚、琥珀胆碱，局麻药普鲁卡因等以及右旋糖酐等均可致敏，出现组胺样作用，全身血管扩张，毛细血管通透性增加，大量液体渗入组织间隙，可致血压下降，甚至发生过敏性休克。

4. 心律失常。

5. 体位改变

6. 心衰或心肌梗死等。

（二）预防、治疗与护理

1. 针对常见原因，做好预防和护理。

2. 补充血容量　输入晶体液、胶体液或血液。

3. 注意调整麻醉深度，维持良好通气，必要时吸氧。

4. 可使用麻黄素 5～8mg 静注，也可使用多巴胺 1.0～1.5mg 静注，以及去氧肾上腺素 0.1～0.2mg 或甲氧胺 2～3mg 静注；可按需重复使用。

5. 过敏反应和输血反应者，停止输血，使用糖皮质激素治疗和抗过敏治疗。

6. 术中严密监测，合理评估出入量，及时补充循环血容量。

7. 调整体位，防止体位性低血压。

七、高　血　压

收缩压（SBP）超过 160mmHg 或舒张压（DBP）超过 95mmHg，SBP 超过基础值 30% 为高血压。

（一）常见原因

1. 病人精神紧张，术前用药量不足，高血压病人术前降压治疗不佳。

2. 麻醉深度不足且存在较强烈的伤害性刺激。

3. 机械刺激，如气管插管、吸痰、气管拔管时刺激口咽部、气管、气管隆嵴以及操作时间过长等。

4. 术中补液过多或升压药物应用不当。

5. 缺氧和二氧化碳蓄积。

6. 嗜铬细胞瘤手术和神经外科手术颅内压增高者。

（二）预防、治疗与护理

1. 对术前病人精神紧张者，应做好心理疏导，适当加大术前用药量，充分镇静。

2. 高血压病人术前降压治疗不佳者，加强术前护理，根据医嘱有效控制血压。

3. 密切观察病人血压变化，但出现高血压时应根据原因进行针对性处理。注意避免发生高血压危象。

4. 对麻醉深度不足且存在较强烈的伤害性刺激致高血压者，可根据手术刺激程度调整麻醉深度和镇痛药的剂量。

5. 注意及时纠正缺氧和二氧化碳蓄积。

6. 对合并顽固性高血压、嗜铬细胞瘤手术和神经外科手术颅内压增高者，应按医嘱应用降压药和心血管活性药物。

7. 术中合理控制输液量，防止补液过多。

八、心律失常

常见心律失常包括窦性心动过缓或过速、室上性或室性期前收缩、房室或室内传导阻滞、心房颤动甚至心室纤颤等。

（一）常见原因

1. 全身麻醉在诱导、气管插管和手术结束苏醒拔管期间。

2. 低血容量、发热、焦虑、低氧血症、麻醉过浅。

3. 手术牵拉内脏或眼心反射刺激副交感神经。

4. 电解质平衡失调。

5. 麻醉药物的影响。

6. 患者有器质性心脏病。

（二）预防、治疗与护理

1. 首先应分析原因，纠正低血容量、电解质失衡、低血氧症；有器质性心脏病的患者应在术前给以相应的治疗。

2. 对焦虑患者进行心理治疗，适当加大术前用药。

3. 对气管插管的患者咽喉部使用局麻药物，在诱导、插管和拔管时操作要轻柔、熟练，减少刺激。

4. 麻醉过浅时，应根据手术需要适当加深麻醉。

5. 手术牵拉内脏出现副交感神经张力增高时，应提醒手术医师适当减少刺激，必要时根据医嘱给以麻黄素、阿托品或去氧肾上腺素静注。

6. 术中应加强监护，出现心律失常及时报告麻醉医师，根据医嘱进行处理，并及时观测治疗效果。

7. 术前访视病人时做好沟通，建立信任，使病人保持情绪稳定，避免诱发心律失常。

8. 严格执行查对制度，确认所用的血管活性药物准确无误。

九、心肌缺血

（一）常见原因

1. 麻醉诱导前情绪过度紧张、冠心病或其他心血管疾病病人。

2. 气管插管时麻醉深度不足以伤害性刺激可引起心肌缺血。

3. 麻醉中出现严重血压降低或增高。

4. 严重低氧血症或心肌供氧不足均可发生缺血性心肌损害。

5. 麻醉药物的影响。

（二）预防、治疗与护理

1. 冠心病或其他心血管疾病病人手术前应加强心理护理，术前用药应选用对心脏和循环系统抑制轻的药物，给以必要的药物治疗；术前可吸氧。

2. 麻醉诱导期间，给药速度适当减慢，插管前充分做好表面麻醉。

3. 在麻醉诱导、手术中和手术后要确保充分的氧供，避免出现低氧血症。

4. 麻醉操作要轻柔、熟练，减少因操作引起的不良反应。

5. 注意液体平衡，随时根据手术要求保持适当的麻醉深度，减少伤害性刺激对心血管系统的反应。

6. 术中要加强监护，进行血流动力学监测如平均动脉压、中心静脉压、体温、尿量，以及漂浮导管置入，以便进一步了解肺动脉压（PAP）、肺毛细血管楔压（PCWP）和左室舒张末压（LVEDP）等，注意 ST-T 变化，出现异常及时报告麻醉医师进行处理。

7. 术中合理控制血压，减少血压波动。

8. 必要时可暂停手术，或尽快结束手术操作。

十、全麻后苏醒延迟

全身麻醉后超过预期苏醒的时间仍未苏醒者，称为苏醒延迟。临床以全麻结束后超过 2 小时意识仍不恢复，定为麻醉苏醒延迟。

（一）常见原因

1. 麻醉药物过量　单位时间内过量或总量过大或多种麻醉药物相互作用使麻醉持续时间延长。多数为相对过量，低蛋白血症、肝肾功能不全者尤应注意。

2. 麻醉中低氧　如低血压、低氧血症、贫血、低体温、老年患者等易发生。

3. 代谢性疾病

（1）糖代谢紊乱：如低血糖、糖尿病酮性昏迷、高渗透性非酮性昏迷。

（2）严重的水电解质紊乱：如高氯和低氯、低钾、低镁等。

4. 中枢神经系统的损伤　如脑出血、脑栓塞、脑水肿等。

（二）预防、治疗与护理

1. 根据手术要求，适当调整麻醉深度；如吸入麻醉，手术结束前加大通气量，加速麻醉药排出。静脉复合麻醉，则需根据药物间的相互作用和病人对药物的反应加以调整。

2. 因麻醉药物引起者，可选用相应药物拮抗剂对抗。并通过加强术后护理，维持呼吸道通畅和血流动为学稳定，多可恢复。

3. 及时纠正代谢紊乱、水电解质和酸碱失衡。

4. 术后 24 小时病人仍有意识障碍，应考虑病人有中枢神经系统并发症，遵医嘱需做相应检查，请专科会诊。

5. 监测血糖变化，及时调整血糖浓度。

6. 加快机体对药物的代谢和排出，遵医嘱用药，如速尿等。

7. 提高环境温度，采取保暖措施升高体温，以利药物代谢。

十一、术后恶心与呕吐

术后恶心与呕吐（postoperation nausea and vomiting，PONV）是全麻后常见的并发症，常在

术后24小时内发生,发生率为20%~80%。

（一）常见原因

1. 病人因素　高龄,发生率低;女性高于男性;肥胖者高于消瘦者;胃排空延迟患者:如术前焦虑、术前麻醉性镇痛药的应用、胃肠道梗阻、幽门狭窄、硬皮病、糖尿病、神经性疾病、尿毒症、颅内高压、妊娠等都可使胃排空延迟,使PONV的发生增加;有PONV病史或患晕动症的患者发生率高;吸烟者发生率低。

2. 麻醉因素　阿片类镇痛药、氯胺酮、依托咪酯、硫喷妥钠、新斯的明、N_2O、异氟醚、安氟醚等可诱发PONV;丙泊酚可降低PONV。麻醉时间和手术时间越长,麻醉药总量越多,PONV发生率越高。

3. 手术因素　中耳手术、头颈手术、上腹部手术、牵拉卵巢、宫颈扩张术、斜视矫正术及腹腔镜手术容易发生呕吐。

4. 术后因素　术后疼痛、睡眠障碍、低血压、低氧、胃肠减压管的刺激、术后使用PCA镇痛等也是PONV常见原因。

（二）预防、治疗与护理

1. 强调术前禁食。

2. 对易发生恶心、呕吐的病人术前加用止吐药和减少胃酸分泌的药物如H_2受体阻滞剂。

3. 选用适当麻醉药物,平稳诱导,充分给氧尽量减少胃胀气。

4. 术中、术后密切观察病人充分给氧,避免缺氧和二氧化碳蓄积。

5. 减少对咽喉部的过度刺激。

6. 针刺内关穴、或内关穴注射。

7. 根据医嘱使用止吐药物或糖皮质激素药物　如丁酰苯类、酚噻嗪类、苯甲酰胺类、抗组胺类、抗胆碱能类、$5\text{-}HT_3$受体拮抗剂及地塞米松等。

8. 病人取头低脚高位或侧卧位,及时清除呕吐物以防止误吸。

9. 严密观察并记录呕吐的次数、量及其性质,注意观察使用止吐药后的反应。

十二、术后寒战

术后寒战是指麻醉苏醒期病人出现不能自主的肌肉收缩抽动。寒战时因肌肉收缩,机体耗氧量和CO_2生成增加,对老年、体弱、冠心病、肺功能降低的病人术后恢复极为不利,应积极防治。

寒战按其程度分为4级:0级,无寒战;1级:面、颈部轻度肌颤并影响心电检查;2级:肌组织明显颤抖;3级:整个躯体明显抖动。

（一）原因

尚不清楚,但与以下情况有关:①外界温度降低;②男性;③手术前未使用抗胆碱药、镇静药、镇痛药;④手术时间长;⑤手术中大量输血、输液;⑥应用挥发性麻醉药物;⑦手术中保留自主呼吸。

（二）预防、治疗与护理

1. 手术前使用抗胆碱药、镇静药、镇痛药。

2. 注意手术室内温度并给病人保温。

3. 手术中大量输血、输液时注意加温。

4. 麻醉时加温、加湿吸入气体。

5. 手术中冲洗胸腔或腹腔时，使用温盐水。

6. 预防性静脉注射多沙普仑1mg/kg，可有效防止术后寒战的发生。

7. 吸氧，红外照射或电热毯保暖。

8. 药物治疗　①芬太尼1.5～2μg/kg能有效消除寒战；②多沙普仑1～1.5mg/kg静注，可加快大脑皮层从麻醉抑制中恢复；③曲马多1～2mg/kg静注，用于心肺功能差的病人，有镇静、镇痛作用；④应用机械性呼吸的病人，可使用肌肉松弛剂控制寒战。

十三、术后躁动

麻醉恢复期大部分病人逐渐清醒，但部分病人可出现较大的情感波动，表现为不能控制的哭泣和烦躁（躁动）不安，称为术后躁动。

（一）原因

1. 病人因素　多与病人年龄、术前脑功能障碍、手术方式、体位或制动不恰当等有关。

2. 药物因素　长期应用精神治疗药物、镇静药物、饮酒等；术前使用东莨菪碱或阿托品等药物；肌松药的残留作用等。

3. 有害刺激　如疼痛、尿潴留、胃膨胀、气管导管或胃管、引流管、留置尿管、不适的体位、恶心呕吐、眩晕等造成。

（二）预防、治疗与护理

1. 充分供氧通气、避免不良刺激，维持血流动力学稳定。

2. 消除引起躁动的因素　如及时拔除有创性的各种导管，定时变动病人的体位，避免长时间固定体位的不适。

3. 维持合适的麻醉深度、必要时适当应用镇静药和镇痛药。

4. 定时测动脉血气分析，防止低氧血症或CO_2蓄积。

5. 谵妄病人可使用氟哌啶醇2～10mg肌注，然后5mg/h。紧急情况下可静注氟哌利多5～10mg，4～6小时重复一次，老年人减半。

第二节　椎管内麻醉并发症的护理

椎管内麻醉分为蛛网膜下腔阻滞、硬膜外腔阻滞和骶管阻滞，因骶管是硬膜外腔的延续，其并发症一并纳入硬膜外腔阻滞并发症中论述。

一、蛛网膜下腔阻滞的并发症及护理

（一）术中并发症

1. 血压下降和心率缓慢　是蛛网膜下腔阻滞最常见的并发症，多数于注药后5～15分钟发生，同时伴心率缓慢，严重者可因脑供血不足而出现恶心呕吐、面色苍白、躁动不安等症状。这类血压下降主要是由于交感神经节前神经纤维被阻滞，有效循环量相对不足心排血量下降而造成。心率缓慢是由于交感神经部分被阻滞，副交感神经呈相对亢进所致。血压下降的程度，主要取决于阻滞平面的高低，但与病人心血管功能代偿状态以及是否伴有高血

压、血容量不足或酸中毒等情况有密切关系。可在麻醉前进行血管内扩容(称为补偿性扩容,compensatory intravascular volume expansion,CVE),输注 500～1000ml 晶体或胶体液可对抗其血管扩张导致的血容量相对不足,麻醉后调整病人的体位也能改善静脉回流,从而增加心排出量提高动脉血压。进行扩容和调整体位后血压仍不升,可给予血管活性药物(麻黄碱、间羟胺等)。对心率缓慢者可静脉注射阿托品 0.25～0.3mg。

2. 呼吸抑制　因胸段脊神经阻滞引起肋间肌麻痹,可出现呼吸抑制表现为胸式呼吸微弱,腹式呼吸增强,严重时病人潮气量减少,咳嗽无力,不能发声,甚至发绀,应迅速有效吸氧。如果发生全脊麻而引起呼吸停止,血压骤降或心搏骤停,应立即施行气管插管,控制呼吸、维持循环等措施进行抢救。

3. 恶心呕吐　多因血压骤降,脑供血骤减,兴奋呕吐中枢和迷走神经功能亢进,胃肠蠕动增加以及手术牵引内脏即迷走-迷走反射而造成。一旦出现恶心呕吐,应检查是否有麻醉平面过高及血压下降,并采取相应措施;或暂停手术以减少迷走刺激;或施行内脏神经阻滞,一般多能收到良好效果。若仍不能制止呕吐,可考虑使用异丙嗪或注射氟哌啶 2.5mg 或使用 5-HT_3 受体拮抗剂进行镇吐。

(二)术后并发症

1. 头痛　是脊麻后最常见的并发症之一。发生率在 3%～30% 之间,多发生于麻醉后 1～3 天,常在病人术后第一次抬头或起床活动时发生。其特点是抬头或坐起时加重,平卧后减轻或消失,疼痛多为枕部、顶部,偶尔也伴有耳鸣、畏光。75% 的病例持续 4 天后消失,10% 持续 1 周,个别病例可迁延 1～5 个月或更长。男与女之比为 1∶2,年龄以 20～40 岁居多,50 岁以上明显减少。50% 的人症状轻微,不影响日常生活,35% 的人有不适,需卧床休息,15% 的人症状严重,甚至不能抬头及坐起进食。脊麻后头痛主要是低压性头痛,其发生原因是脊麻穿刺时刺破了硬脊膜和蛛网膜,由于硬脊膜血供较差,穿刺孔不易愈合,故脑脊液不断从穿刺孔漏入硬膜外腔,至颅内压下降,颅内血管扩张而引起血管性头痛。头痛的发生与穿刺针粗细和穿刺技术有明显关系。穿刺针较粗或穿刺困难而反复刺破硬脊膜者,发生率较高,临床上穿刺针宜选用 25～26G 圆锥形细针;直入法穿刺引起的头痛发生率高于旁入法;穿刺针的斜面方向与脊膜纤维走向平行,对脊膜的损伤最小,头痛的发生率也低。

治疗与护理　①平卧,不抬头、不下地活动 3 天以上;②镇静及补液,80%～85% 脊麻后头痛病人,5 天内可自愈;③静脉或口服咖啡因,在 1000ml 乳酸林格液中加入 500mg 咖啡因进行静滴,80% 的病人可改善症状,口服 300mg 咖啡因同样可以改善症状;④硬膜外生理盐水输注,为防止脑脊液漏,至少应 24 小时滴注,15～25ml/h;⑤硬膜外充填血(blood patch)疗法,通过硬膜外充填血以封堵脊膜的穿刺孔,防止脑脊液外漏,但有局部粘连等并发症,临床已少用此法;⑥术后早期活动时,嘱动作不宜剧烈,速度不宜过快;⑦如有必要遵医嘱给予镇静、镇痛药;⑧针刺太阳、印堂、风池等穴位可缓解头痛;⑨注意观察穿刺部位有无渗血。

2. 尿潴留　因支配膀胱的骶$_{2\sim4}$神经被阻滞后恢复较晚造成。膀胱张力丧失可发生过度充盈,从而引起血压增高及心律增快的副作用;可行膀胱区热敷、按摩,必要时放置导尿管。注意调整补液量和补液速度。为预防尿潴留,术前指导病人进行床上排尿的训练。

3. 脑神经受累　因脑脊液外漏,脑组织失去了脑脊液的衬垫作用,当病人坐起或站立时,脑组织因重力作用下沉,脑神经受直接牵拉而引起缺血,神经功能受到损害。多累及第 6 对脑神经(展神经),约占 60%,症状多表现为先有剧烈头痛、视物不清、眩晕,继而出现斜视和复视；其次为第7对脑神经受累，约占30%。应给予对症治疗和维生素B。

4. 粘连性蛛网膜炎　最早表现为疼痛及感觉异常，以后逐渐加重，进而感觉丧失。运动功能的改变从无力开始，最后发展到完全性松弛性瘫痪，造成下肢瘫痪。多数病人的病程不断进展而使截瘫平面上升，预后不佳。其病变是软脊膜和蛛网膜的慢性增生性炎症反应，脊髓纤维束及脊神经前根退化性改变，硬膜外腔和蛛网膜下腔粘连闭锁。考虑与腰麻过程中带入的具有刺激性异物及化学物质、高渗葡萄糖、蛛网膜下腔出血等有关。尽量减少穿刺次数。

治疗与护理　①穿刺时严格执行无菌原则穿刺完毕擦去穿刺点周围的血液或脑脊液，保持局部无菌；②术后积极抗炎治疗；③向蛛网膜注药时注意固定腰麻针，防止针脱出或药物外溢。

5. 马尾丛综合征　其特点是感觉和运动障碍局限于会阴区和下肢远端，症状轻则有较长时间的尿潴留，需留置尿管；重则大小便失禁，恢复较为缓慢。需要加强护理，对症处理。

6. 脊髓炎　病人表现为感觉丧失及松弛性麻痹。症状可能完全恢复，也可能终生残疾。目前认为该种现象为局麻药的神经毒性反应，以布比卡因最为明显，且与浓度有一定关系。故用药前双人核对药物名称、剂量、浓度、用法。术后回访询问病人的主观感觉，及早发现并积极治疗。

二、硬膜外腔阻滞的并发症

（一）术中并发症

1. 局麻药的毒性反应　局麻药的毒性反应一般是由局麻药误入血管所致，发生率在0.2%～2.8%之间。硬膜外腔有丰富的静脉血管丛，尤以足月妊娠、腹部巨大肿瘤及腹水患者，硬膜外腔中静脉怒张，更容易刺入血管，出现局麻药的毒性反应。病人可能首先出现舌头麻木、头晕、眼前发黑及耳鸣；随着毒性的增加，可有肌颤直至出现典型的癫痫样抽搐；迅速出现缺氧、发绀、深昏迷及呼吸停止。因此，导管宜从背正中入路置入，导管前端不要过于尖锐，每次给药前，必须先回抽无血液和脑脊液，方能注入局麻药。①麻醉开始后严密观察病人的反应和生命体征的变化，及时发现症状，及时处理；②持续吸氧保持呼吸道通畅。可辅助正压通气，必要时行气管插管；③维持循环稳定；④给药前先给试验量。

2. 严重低血压　多发生于用药后25min之内，主要发生于对硬膜外阻滞有相对禁忌证的病例。表现为血压突然下降、心跳缓慢，有时可导致心搏骤停。主要原因系麻药相对逾量、阻滞范围过广，造成血管广泛扩张，静脉回心血量急剧减少所致；硬膜外阻滞时局麻药浓度高、用量大，也可直接作用于心脏，导致心肌收缩无力，心率变慢心脏急性缺血、从而更进一步加重了对循环的抑制作用。处理：病人调整体位加快输血输液静注血管收缩药维持血压、心率，面罩吸入高浓度氧，做好辅助呼吸的准备。

3. 呼吸抑制　多发生在高位硬膜外阻滞时，阻滞平面达到T_2时，通气储备功能明显下降，平面愈高，影响愈大。应仔细观察病人呼吸，并做好对呼吸急救的准备；颈部及上胸部硬膜外腔较小，采用小剂量低浓度局麻药，可减轻对运动神经的阻滞，防止发生通气功能障碍。术中严密监测血氧变化，积极询问病人的主观感觉，持续面罩给氧，备好急救物品。

4. 脊神经异常广泛阻滞　一般发生在注入首量局麻药后20～30min，出现异常广泛的脊神经阻滞现象，脊神经被阻滞常达12～15节，但仍为节段性。骶神经支配的区域，甚至腰神经功能仍保持正常。肥胖、身体虚弱、腹内压高的患者、糖尿病及动脉硬化的老年人或局麻药用量相对过大时容易发生广泛阻滞。前驱症状为胸闷、呼吸困难、说话无力及烦躁不安；继而发展为通气不足，甚至呼吸停止，血压可大幅度下降或变化不明显；但极少发生意识丧失。硬膜外腔广泛阻滞和硬膜下间隙阻滞是异常广泛阻滞的两种常见原因。对于有潜在发生广泛阻滞的病人，应谨慎给药，尤其当给予试验量后，出现异常广泛阻止范围，即应特别警惕。要相应地减少局麻药用量，有时减至正常人用量的1/3～1/2，预防：置管后先注入试验量，并测试阻滞平面。

5. 全脊髓麻醉　是一种严重的并发症。因硬膜外阻滞或骶管阻滞时穿刺针或导管误入蛛网膜下腔或硬脊膜下间隙未发现，大量局麻药进入蛛网膜下腔作用于全部脊神经根及大脑。临床表现为全部脊神经支配的区域均无痛觉、低血压、全身发绀、意识丧失及呼吸心跳停止。如果处理不及时，往往造成病人死亡。抢救必须迅速及时，处理原则是维持病人的循环及呼吸功能。

预防、治疗与护理　①完善麻醉前准备，包括血管活性药物、插管物品、确保抢救设备处于备用状态；②严格执行抢救制度，给药时重复口头医嘱，并双人查对，留下安瓿以备核查；③一旦出现全脊髓麻醉，应协助麻醉医生迅速气管插管控制呼吸；④遵照医嘱加快输液速度和滴注血管收缩药，升高血压。若能维持循环功能稳定，30min后病人可清醒；⑤准确记录抢救时间、给药剂量、给药途径及出入量；严密观察生命体征及意识状态；⑥送重症监护病房观察，择期手术。

全脊麻持续时间与使用的局麻药有关，利多卡因可持续1～1.5h，而布比卡因持续1.5～3.0h。尽管全脊麻来势凶猛，影响病人的生命安全，但只要诊断和处理及时，大多数病人均能恢复。

6. 导管折断　多因导管老化或有裂痕，置管前未检查和置管困难时，退针前回拔导管使其受切割。以及术毕拔管方向及力度不当造成。故麻醉前应认真检查导管。置管、拔管时应严格按操作规则进行。拔出导管后应检查导管前端是否完整。如断端外露，可将病人置穿刺体位再拔出。如残留硬膜外腔，可密切观察，如无感染或神经刺激症状，不必急于手术取出。

（二）术后并发症

1. 头痛　是硬膜外阻滞常见的意外和并发症，发生率可高达1%。多与穿破硬膜有关。由于穿刺针孔较大脑脊液漏出较多。头痛常出现于穿刺后6～72小时，直立位时加重而平卧后好转。治疗：去枕平卧避免抬头，4至5天后大多能好转，可加大输液量，如有必要可快行硬膜外自体血或胶体充填疗法，封堵硬膜上的穿刺孔，治疗有效率可达90%，并且治疗越早效果越好。预防穿破硬膜应按正规操作规程实行硬膜外穿刺；对初学者严格要求，耐心辅导；熟练掌握各种入路的穿刺方法。一旦穿破硬膜，为安全起见最好选择其他麻醉方法，如全麻或神经阻滞。

2. 脊神经根或脊髓损伤　脊神经根损伤较常见，脊髓损伤较罕见。多因穿刺操作时损伤脊神经所致，导管过硬也可引起。脊神经损伤多伤及后根，病人当时即有电击样异感，向单侧肢体放射。术后出现受伤神经根的分布区疼痛，感觉障碍。如损伤胸脊神经根则呈“束带样痛”，四肢则呈条形分布，可表现为感觉减退或消失。根痛以损伤后3天内最剧烈，可采取对症治疗，数周或数月自愈，一般预后较好。穿刺针、导管插入脊髓或局麻药注入脊髓，可造成严重损伤,甚至横贯性伤害,病人即感剧痛,偶有一过性意识障碍,随即出现松弛性截瘫。严重脊髓损伤所致的截瘫预后不良,病人多死于并发症。因此,脊髓损伤时应及早进行脱水及激素冲击治疗,减轻脊髓水肿,减少神经元的损害。

预防 ①穿刺时协助病人固定体位,若有异感出现,应放弃硬膜外麻醉,改其他方法;②严格掌握适应证,操作轻柔。

3. 硬膜外血肿 硬膜外腔有丰富的静脉丛,穿刺或置管时容易导致损伤出血,如出血量多(尤见凝血障碍)形成血肿可压迫脊髓致使截瘫。表现为麻醉后腰背部剧痛,短时间内出现肌无力及括约肌障碍,提示硬膜外血肿形成。椎管造影、CT或磁共振有助于明确诊断,一旦作出诊断,应争取在血肿形成后8小时内行椎板切开减压术,清除血肿,如超过24小时则一般很难恢复。凝血机制障碍、术中使用抗凝剂的病人应慎用硬膜外阻滞。

4. 硬膜外脓肿 因消毒或无菌操作不严格,或穿刺针经过感染组织,导致硬膜外腔感染,并逐渐形成脓肿。临床表现为:穿刺后1~3天或更长的潜伏期后出现头痛、畏寒及白细胞增多等全身征象。局部背痛,其部位与脓肿发生的部位一致,疼痛剧烈,在咳嗽、弯颈及屈腿时加重,并有叩击痛。大约在4~7天出现神经症状,开始为神经根受刺激出现的放射状疼痛,继而出现肌无力,随之截瘫。治疗:应给予大剂量抗生素,并在出现截瘫前及早行椎板切开引流。硬膜外脓肿的治疗效果较差,应强调预防为主。麻醉用品应严格无菌,遵守无菌操作规范,凡局部有感染或有全身感染者,应禁行硬膜外阻滞。

5. 脊髓前动脉综合征 多因严重的低血压、钳夹主动脉及局麻药中肾上腺素浓度过高;病人原有血管病变如动脉硬化、糖尿病或血管腔狭窄等,造成脊髓前动脉长时间供血不足,引起脊髓前侧角缺血性改变,甚至坏死,病人表现出以运动神经功能障碍为主的神经症状。病人感觉躯体沉重,翻身困难,部分病人能逐渐恢复,也有部分病人病情恶化,终至截瘫。

6. 腰背痛 因穿刺损伤韧带组织,麻醉期间腰背肌肉松弛;长时间强迫体位等造成。处理:局部物理治疗,休息,适当应用止痛药。

第三节 神经阻滞麻醉并发症的护理

一、局麻药的全身毒性反应、高敏反应和变态反应

见第十章局部麻醉药不良反应的预防和处理。

二、神经阻滞不完善

神经阻滞多为凭经验穿刺,有一定的失败率或阻滞效果不完善;即使采用先进的技术和设备(如神经刺激仪和超声多普勒定位等方法)增加穿刺的精确度,也不能完全达到像全身麻醉那样的麻醉效果,这是由于其方法本身和药物所决定的。

三、全脊髓麻醉或高位硬脊膜外间隙麻醉

多因穿刺过深或进针方向偏内,导致穿刺针进入蛛网膜下腔或硬脊膜外间隙所造成。诊断和处理见第二节硬脊膜外间隙阻滞的并发症全脊髓麻醉。

预防：熟悉解剖结构，切勿进针过深；注射局麻药2～3ml后观察无脊麻现象后再注入剩余药液。

四、神经损伤

神经阻滞多为盲探穿刺，在注射局麻醉药之前，多探寻感觉异常，穿刺针与神经干的接触增加了神经损伤的风险。神经后遗症的发生率0%～5%。神经后遗症包括从轻度感觉异常到严重感觉障碍、疼痛、麻痹；持续时间从几天到超过1年。治疗以神经康复理疗和使用Vit B族药物为主。使用短一斜面穿刺针可减少神经损伤的发生。麻醉时，护士应协助摆放并固定麻醉体位，认真听取病人主诉指导病人配合麻醉。

五、气胸或血胸

多见于肋间神经阻滞、锁骨上臂丛神经阻滞和星状神经节阻滞。因穿刺时进针过深刺破壁层胸膜、脏层和肺组织或损伤肺血管、肋间动脉所造成。

（一）症状与体征

1. 穿刺时避免进针过深，当病人有胸痛、咳嗽，应警惕穿刺针刺入胸腔。

2. 可发生气管移位，术侧呼吸音减低或消失，呼吸困难、发绀；纵隔移位严重时影响腔静脉血液回流，可致低血压的发生。

3. 纵隔胸膜与壁层胸膜同时刺破则可发生皮下和纵隔气肿。

4. X线检查可见肺压缩、气胸、血气胸及纵隔移位等变化。

（二）治疗与护理

1. 一般治疗　包括持续低流量吸氧、镇静、止咳等，血胸失血较多时应输血。

2. 少量积气无症状者，可自行吸收，若胸腔积气不多症状较轻者，可先作胸腔穿刺抽气；抽气后再度出现积气，则应从锁骨中线2～3肋间隙放置胸腔闭式引流。

3. 气胸严重者取半卧位。

4. 严密观测生命体征，呼吸和意识的变化。

5. 有血胸者应在腋后线7～8肋间隙放置引流管，做胸腔闭式引流。出血不止的患者须开胸止血。

6. 胸腔闭式引流的护理　①保持引流管通畅，防止导管脱落、扭曲、打折；②观察记录引流瓶内液体的情况；③搬动病人时，首先固定导管，并双夹闭，线性搬动。

7. 对病人做好心理护理。

（三）预防

1. 做好各项准备工作，取得病人合作，穿刺时保持安静。

2. 熟悉解剖位置，严格按照规范操作，切忌穿刺过深。

3. 有条件者使用神经刺激仪和超声多普勒穿刺定位。

4. 穿刺时针头应接上注射器，以防空气进入。

5. 门诊病人应向其解释清楚，如有气胸症状及时来医院诊治。

六、膈神经阻滞

多因颈深神经丛阻滞时累及；双侧受累时可出现呼吸困难及胸闷，SpO_2 下降，吸氧后多可缓解，若局麻药浓度较高，则应面罩给氧或辅助呼吸，甚至气管插管。预防：应避免进行双侧颈深神经丛阻滞。

七、霍纳综合征

多在颈深神经丛阻滞、肌间沟和锁骨上阻滞时颈交感神经受到阻滞而造成；出现同侧眼睑下垂，瞳孔缩小、眼球下陷、眼结膜充血、鼻塞、面微红及不出汗等症状，短期内可自行缓解。如出现双侧颈交感神经阻滞，可发生严重心动过缓，甚至心跳停止。

第四节 围术期危象的护理

内分泌疾病的患者，无论是接受非内分泌疾病手术或内分泌疾病的手术治疗，在围术期麻醉处理上均有其特殊性。而且，麻醉和手术本身也常引起内分泌功能变化。麻醉护士应掌握内分泌系统相关危象的知识，配合麻醉医师对做好术前准备和麻醉管理、及时地给以治疗以避免和减少麻醉并发症是十分必要的。

一、甲亢危象的护理

（一）诱因

发生甲亢危象主要诱因有应激，如感染、手术、放射性碘治疗等；严重的躯体疾病，如心力衰竭、低血糖、败血症、脑卒中、急腹症或严重创伤等；口服过量的 TH 制剂；严重的精神创伤；手术中过度挤压甲状腺等。

（二）临床表现

术中表现为突然高热（体温>39℃，紧闭麻醉时可感知钠石灰罐发烫）、窦性心动过速（140～240 次/min），呼吸深而快，血压升高，脉压增宽，亦可出现室早、房颤等心律失常。全麻病人苏醒异常延迟。术后甲亢危象多见于术后 6～18h。临床表现相同，病人常烦躁不安、神志淡漠，甚至发生昏迷。

（三）预防、治疗与护理

1. 预防　充分有效的术前准备是预防围术期甲亢危象的关键。①病人情绪稳定，睡眠良好；②心率<70 次/分；③基础代谢率<+20%；④复方碘化钾液口服量达每日三次，每次 16 滴；⑤术前肌注咪达唑仑 0.05～0.1mg/kg，不用阿托品；⑥术中避免浅麻醉，应适量补充糖皮质激素，如地塞米松 10mg 或氢化可的松 200～300mg 静滴；⑦可在术中预防性应用复方碘溶液 2～4ml（加入 5% 或 10% 葡萄糖液 500ml 中）静脉慢滴；⑧术后应加强病情观察和生命指征的监测，加强镇静、镇痛治疗，以减轻病人的应激反应。

2. 治疗与护理

（1）对症治疗：①降温：用冰袋、冰帽或酒精擦浴进行物理降温。应用人工冬眠疗法降低基础代谢；②吸氧：增加吸入氧浓度，确保充分给氧；③纠正水、电解质和酸碱失衡；④西地兰静注快速洋地黄化有助于治疗心动过速和心衰；亦可应用血管扩张药，如尼卡地平、乌拉地尔降压和降低心脏负荷；⑤取平卧位，告知术者操作轻柔，减少刺激，适当给予镇静；⑥心理护理：关怀病人，消除恐惧心理，树立信心；⑦严密观察，预防并发症，做好抢救准备；⑧使用约束带、床挡等保护性工具，保证病人安全；⑨输注葡萄糖，适当补充热量。

（2）降低血浆甲状腺激素水平：①复方碘溶液，每日 3～4ml 静滴（每 1000ml 的 5% 葡萄糖氯化钠中加复方碘溶液 2～4ml 以防止静脉炎）；②氢化可的松每日 200～300mg 静脉点滴；③可采用透析疗法，迅速去除与蛋白结合的碘化甲腺原氨酸，降低循环血中甲状腺素水平；④抑制甲状腺素合成，首选丙硫氧嘧啶。

（3）降低外周组织对甲状腺激素的反应：①应用抗交感神经药物，如利血平 1～2mg 肌注，4～8h 后危象可减轻。②β-肾上腺素能受体阻断剂普萘洛尔可有效地控制心动过速，每 6h 口服 40～80mg。艾司洛尔（esmolol）0.5～1mg/kg 静脉缓慢注射，然后根据心率监测，以 25～200μg/（kg·min）泵注维持治疗。但对严重房室传导阻滞、心源性休克、严重心衰、哮喘或慢性阻塞性肺疾病患者禁用。

二、嗜铬细胞瘤危象

嗜铬细胞瘤（pheochromocytoma）起源于肾上腺髓质、交感神经节或其他部位的嗜铬组织。肿瘤多数为良性，恶性的约占 10%。这种瘤组织持续或间断地释放大量儿茶酚胺，其中去甲肾上腺素约占 80%，肾上腺素占 20%，引起持续性或阵发性高血压和多个器官功能及代谢紊乱。近年来随着对本病的认识和诊断技术的提高，发现病例逐渐增多，以 20～50 岁多见，男女发病率无明显差异。

（一）病因

多因嗜铬细胞瘤未明确诊断或未能给予有效治疗和充分的术前准备；由麻醉过浅，手术创伤、刺激（尤其是体位剧变、手术探查和挤压肿瘤组织）、以及使用药物（如交感肾上腺素能受体激动药）等诱发。

（二）临床表现

1. 高血压危象　高血压可以是自发性发作，亦可在某种诱因，如情绪激动、体位突然改变、腹部受压、妊娠分娩、手术探查等刺激下血压骤升。发作时收缩压可高达 200～300mmHg，舒张压达 130～180mmHg 或更高，伴剧烈头痛、面色苍白、大汗淋漓、心动过速、可有心前区疼痛、心律失常、恐惧感、恶心、呕吐、视力模糊、复视；其中头疼、心悸、多汗三联症对诊断有重要意义。重者还可出现急性左心衰竭，高血压脑病和（或）脑血管病综合征，如脑出血、蛛网膜下腔出血等。

2. 高血压和低血压交替发作危象　高血压与低血压、休克交替发生、血压与心率急剧变化是由于肿瘤组织分泌大量儿茶酚胺致血压急剧升高，同时因小静脉及毛细血管前小动脉强烈收缩，使组织发生缺血缺氧，血管通透性增加，血容量减少；加之强烈收缩的小动脉对儿茶酚胺敏感性降低，在短时间内血压可频繁大幅度波动；病人表现为心动过速、大汗淋漓、面色苍白、四肢厥冷等，易发生脑血管意外和心力衰竭、急性心肌梗死或休克等严重并发症，病情凶险。

3. 发作性低血压危象或休克（肾上腺髓质功能衰竭）　少数病人血压增高不明显，甚至可发生低血压、休克。发生低血压和休克的原因为：①肿瘤骤然发生出血、坏死，停止释放儿茶酚胺；②大量儿茶酚胺引起严重心律失常或心力衰竭，致心排血量锐减；③肿瘤主要分泌肾上腺素，兴奋肾上腺素能 β 受体，使周围血管扩张；④大量儿茶酚胺使血管强烈收缩、组织缺氧、微血管通透性增加，血浆外渗，血容量减少；⑤肿瘤分泌多种扩血管物质，如舒血管肠肽、肾上腺髓质素等。

（三）诊断

依据病史和特征性临床表现及血、尿儿茶酚胺及其代谢性产物测定、影像学检查可确定。

（四）预防与护理

1. 完善麻醉前准备，除常规用药外还要备好血管活性药物和激素，血管活性药物要明确标识、名称、浓度，需避光保存的药物要采取避光措施。

2. 因病人血压波动幅度大，变化迅速，一般均检测有创动脉压和中心静脉压，应协助麻醉医生完成动脉穿刺、置管，固定导管并调零。

3. 开放多条静脉以备急救，各条通路均要标识。

4. 根据血压变化合理控制滴速和补液量，及时纠正水电紊乱和酸碱平衡。

5. 麻醉中尽量避免缺氧和 CO_2 蓄积，因为两者均可引起儿茶酚胺的分泌增加。

6. 麻醉药物的选择：某些麻醉药物会使儿茶酚胺的作用敏感，如氟烷。

7. 保证足够的麻醉深度，尽量降低操作刺激，插管前充分做好表面麻醉。

8. 手术者与麻醉医师严密配合可减轻血压的波动。

9. 找出引起血压波动的因素，针对不同因素采取不同措施，如平衡情绪，缓慢改变体位等。

（五）治疗

病人发生高血压危象，应立即根据医嘱予以抢救，主要措施有：

1. 给氧，抬高床头以减轻脑水肿。

2. 按医嘱给予快速降压药物　①酚妥拉明（phentolamine）5～10mg 以 5% 葡萄糖稀释后静注，或每 5min 静注 2～5mg，直至危象控制，同时严密观察血压变化。当血压下降至 160/100mmHg 左右即停止推注，继以酚妥拉明 10～20mg 溶于 5% 葡萄糖生理盐水 250ml 中缓慢静滴，并继续监测血压变化；②硝普钠 1～10μg/（kg·min）泵注；③艾司洛尔 0.5～1mg/kg 静脉缓注，继以 25～200μg/（kg·min）泵注维持。

3. 持续心电、血压监测，随时观察治疗效果，根据医嘱调整药物并做好记录。

4. 若有心律失常、心力衰竭、高血压脑病、脑卒中和肺部感染者，协助医生处理并给予相应的护理。

5. 对高、低血压交替发作者，高血压时应用肾上腺素能受体阻断药，低血压时应用多巴胺、肾上腺素和快速补充血容量。

三、糖尿病酮症酸中毒的治疗与护理

（一）病因

糖尿病酮症酸中毒（diabetic ketoacidosis，DKA）是因为糖尿病患者未经有效治疗或治疗中断，在饮食不当、妊娠、分娩、以及创伤、麻醉、手术、严重刺激等情况下诱发。

（二）临床表现

四肢无力、极度口渴、多饮多尿，随后出现食欲减退、恶心、呕吐，病人常伴头痛、嗜睡、烦躁、呼吸深快有烂苹果味（丙酮味）。随着病情进一步发展，出现严重失水、尿量减少、皮肤弹性差、眼球下陷、脉细速、血压下降。晚期各种反射迟钝，甚至消失，昏迷。依据病情，可分为轻度酸中毒（单纯酮症 pH<7.35）、中度酸中毒（pH<7.20）和重度酸中毒（pH 7.10～7.0）。

出现昏迷时血糖多为16.7～33.3mmol/L。

(三) 治疗与护理

1. 补液　纠正水、电解质紊乱：DKA病人失水量可达体重的10%以上，通常使用生理盐水补液，1～2h内输入1000～2000ml，前4h输入所计算失水量1/3的液体。继之根据血压、心率、每小时尿量、末梢循环状况及有无发热等决定输液量和速度。当血糖降至13.9mmol/L后应用5%葡萄糖液，并按每2～4g葡萄糖加入1U胰岛素。根据生化检测结果适当补钾。依据病情需要适时调整治疗方案。

2. 胰岛素治疗　目前采用小剂量(短效)胰岛素治疗方案。通常将短效胰岛素加入生理盐水中持续滴注(应另建静脉通道)，也可间歇静脉注射，剂量为0.1U/(kg·h)。重症患者应酌情静脉注射首次负荷剂量10～20U胰岛素。血糖下降速度一般约以3.9～6.1mmol/h为宜。每1～2小时复查血糖。停止静脉用胰岛素后需及时皮下用药维持治疗，防止DKA的反复发作。

3. 纠正酸中毒　纠酸治疗时需强调，要在纠正水、电解质紊乱的基础上谨慎补碱。

4. 加强护理　细致观察病情变化，准确记录神志状态、瞳孔大小和反应、生命体征、出入液体量等，及时测血糖、血酮体、肌酐、电解质和酸碱平衡等指标。

四、高血糖高渗状态

高血糖高渗状态(hyperglycemic hyperosmolar status，HHS)，也称为高渗性非酮症糖尿病昏迷(hyperosmolar nonketotic diabetic coma)：简称高渗性昏迷，多见于50～70岁的老人，男女发病率相似。约2/3病人于发病前无糖尿病病史或仅为轻症。

(一) 病因

病人胰岛素分泌量绝对或相对不足。多因感染、急性胃肠炎、胰腺炎、脑卒中、严重肾疾患、血液或腹膜透析、静脉内高营养、不合理限制水分，以及某些药物如糖皮质激素、免疫抑制剂、噻嗪类利尿药物的应用等诱发。少数因病程早期漏诊而输入葡萄糖液，或因口渴而大量饮用含糖饮料等诱发。

(二) 临床表现

起病时常先有多尿、多饮，但多食不明显，或反而食欲减退，失水随病程进展逐渐加重，典型的病人脱水严重，常伴有循环衰竭。约有半数患者出现意识障碍，表现为嗜睡、幻觉、定向力障碍、偏盲、偏瘫等，约1/3最后进入昏迷状态。

实验室检查可见：有效血浆渗透压达到或超过>320mOsm/L，空腹血糖多高于33.3mmol/L，BUN明显升高，BUN/Cr比值可大于300；酮症酸中毒不明显，但可有酮症和轻、中度酸中毒。

(三) 治疗与护理

1. 积极补液　这类病人失水严重，可达体重10%～20%，24h输液量可达6000～10 000ml，一般需120ml/kg左右，其中的1/3于最初4h内输入，其余的2/3在20h内补充。无休克者目前多主张先用等渗溶液，如治疗前已有休克，宜先输生理盐水和胶体溶液尽快纠正休克。经胃管灌入温生理盐水或温开水也是一种安全可靠的辅助补液方法。常用液体以生理盐水为主。

2. 小剂量胰岛素治疗　患者多为非胰岛素依赖型糖尿病，对胰岛素敏感性较高。使用胰岛素的原则与 DKA 治疗相似，但剂量应偏小。在血糖水平监测下，以每小时血糖降低 3.33～5.56mmol/L 的速度为宜。应防止医源性低血糖的发生。

3. 加强监测和护理 注意生命支持治疗，适量应用甘露醇，防治脑水肿和肾衰竭。积极消除诱因和治疗各种并发症，如感染、心力衰竭、心律失常等。病情稳定后根据病人血糖、尿糖及进食情况给予皮下注射胰岛素，然后转为常规治疗。

4. 及时监测电解质水平。

休克病人的抢救与护理、心功能不全见第十五章，心搏骤停见第十四章。

（侯延菊 晁储璋）

思 考 题

1. 什么是麻醉并发症？
2. 吸入麻醉时如何预防呼吸道并发症？
3. 手术后恶心、呕吐的预防和处理。
4. 休克病人的抢救与护理。
5. 蛛网膜下腔阻滞时出现血压下降、心率缓慢的原因？如何治疗和护理？
6. 全脊髓麻醉是怎样形成的？有何临床表现？怎样配合抢救？
7. 嗜铬细胞瘤危象的临床表现及治疗与护理配合。

第十二章　麻醉恢复室患者的护理

要点

1. 每一名患者常用监测包括连续无创血压、心率、心电图和脉搏血氧饱和度四项，可备有肌松监测、体温监测和呼气末CO_2监测等。

2. 入恢复室标准：术后神志、呼吸和保护性反射未恢复正常的全麻（气管内麻醉、非插管的全身麻醉）病人、硬膜外麻醉平面在T5以上和术中病情不稳定的病人。

3. 麻醉后恢复评估主要针对病人的活动度、呼吸系统状态、循环系统状态、神经系统状态及氧饱和度5个领域。

4. 出恢复室标准：患者神志清，能正确回答问题；呼吸平稳，呼吸道通畅，能主动咳痰，氧饱和度达95%以上或接近术前水平；血压、心率接近术前状态；镇痛效果基本满意。

5. 没有单一的指征能保证可以成功地拔除气管导管，需综合考虑患者意识状态、神经反射恢复状态、呼吸方式、肌力恢复情况、电解质酸碱平衡、循环功能，并评估是否有再次呼吸道阻塞的可能。

6. 恢复室的患者可能发生低氧血症、通气不足、上呼吸道梗阻等呼吸系统并发症；心律失常、低血压、高血压等循环系统并发症；神经损伤、全麻后苏醒延迟等神经系统并发症；多尿、少尿等肾脏并发症以及谵妄和躁动、疼痛、恶心呕吐、低温和高热等其他并发症。

麻醉恢复室（Recovery Room）又称麻醉后监测治疗室（post-anesthesia care unit，PACU），是对手术麻醉后病人进行集中严密观察和监测，继续治疗直至病人的生命体征恢复稳定的单位。麻醉后恢复的目的是使患者生理趋于稳定，重点在于监护和治疗在苏醒过程中出现的生理紊乱，早期诊断和预防并发症。麻醉恢复室的护理人员是经过专业训练的麻醉专科护士，能迅速识别术后并发症，快速协助医师进行正确的处理，保证恢复期安全与舒适。

第一节　恢复室的建制

一、组 织 结 构

1. 麻醉恢复室在麻醉科科主任领导下，由护士长管理，纵向为临床麻醉科负责苏醒过程的整个运作,包括患者管理、护理人员绩效等;横向为护理部职能管理部门,负责麻醉运行和经营过程中护理行为规范、护理工作职责,患者安全和质量。

2. 根据择期手术与急诊手术量,麻醉恢复室可24小时开放,亦可日间开放。

3. 麻醉恢复室由专职医师和经过麻醉护理专业培训的注册护士负责日常工作,护士的编制按病床与护士之比一般复苏患者为3∶1,高危患者为1∶1。

4. 配有卫生员1~2名,负责清洁卫生工作。

二、麻醉恢复室的地点与设施

1. 麻醉恢复室应设在邻近手术室或手术室管辖区域内,以便麻醉医师了解病情,处理病人,或病人出现紧急情况时能及时送回手术室进行进一步处理。

2. 麻醉恢复室设有层流系统,环境安静、清洁、光线充足。温度保持在20~25℃,湿度50%~60%,每月进行空气细菌监测,保持室内清洁。

3. 麻醉恢复室采用大房间集中安排床位,以护士站为中心,可以圈状设置复苏床位;也可以对面扇形设置复苏床位,其规模应按手术室数量和所实施手术的种类而定,一般讲,手术室与复苏室床位比例为1.5~2∶1。床与床之间距至少1.2米。

4. 复苏床采用对接式平移手术床,可与手术转运床对接,患者无需搬动。

5. 电源　配有双路和应急电源,重要设备配有不间断电源(UPS)。

6. 气体　设有中心供氧、压缩空气、中心负压吸引,并在各床头设立终端。

7. 室内设有传呼系统,与手术室及麻醉科相通,以便抢救时传呼麻醉医生。

8. 复苏床周边设施　一个电源开关,一个多用途电源插座,2~3套中心供氧装置、2套压缩空气装置、2~3套负压吸引装置、1套亮度可调灯、1套应急灯。床边设一个多功能柱,上设电源插座、设备搁架、气体接口、呼吸装置等。

三、麻醉恢复室常规设备

麻醉恢复室具有监测和处理术后常见并发症的基本设施:

1. 床边设施　监护仪、呼吸机、输液泵、吸引器、吸氧导管、简易呼吸器、血气分析仪、肌松分析仪以及保温毯等。

2. 抢救物品　常用的呼吸、循环等急救药品、静脉用液体、静脉滴注器、注射器、注射盘,急救用品(各种血压袖带、脉氧探头、备用电源接线板、呼吸机管道、各种接头、深静脉留置针、口咽及鼻咽通气道、气管切开包、呼吸气囊、球囊反搏导管等设备配套使用的材料和器具)、纤维支气管镜、盲探插管装置、除颤器以及心肺复苏器械车。

3. 一次性耗材　备有各种型号气管导管、一次性气管套管、鼻导管、输液泵管、吸痰管、引流管、引流器、负压引流袋、注射器、输液器、灭菌手套、胶布、纱布及棉签等普通护理用品。各类消耗器械分别存放,便于取用。

四、麻醉恢复室的药品配备

麻醉恢复室内应备有各种急救药品,分门别类放置于急救车或急救药柜内,药品应有明显标记,并按药物管理原则进行管理。

常备的急救药品包括：

1. 升压药　肾上腺素、去甲肾上腺素、苯肾上腺素、麻黄素、多巴胺、间羟胺、甲氧胺、异丙肾上腺素等。

2. 降压药　酚妥拉明、硝酸甘油、硝普钠、压宁定、柳胺苄心定等。

3. 抗心律失常药　利多卡因、普罗帕酮(心律平)、普鲁卡因酰胺、苯妥英钠、氯化钾、维拉帕米(异搏定)、溴苄胺、硫酸镁等。

4. 强心药　地高辛、去甲酰毛苷、多巴酚丁胺、安力农、米力农等。

5. 抗胆碱药　阿托品、东莨菪碱、654-2 等。

6. 抗胆碱酯酶药　毒扁豆碱、新斯的明等。

7. 利尿脱水药　呋塞米、甘露醇、甘油果糖等。

8. 中枢神经兴奋药及平喘药　尼可刹米(可拉明)、氨茶碱、舒喘灵、爱喘乐等。

9. 镇静、镇痛药及拮抗药　地西泮、咪达唑仑、丙泊酚、硫喷妥钠、氯丙嗪、哌替啶、芬太尼、吗啡、曲马多、可待因、吗啡、纳洛酮、氟吗西尼等。

10. 肌肉松弛药　琥珀胆碱、阿曲库铵、维库溴铵、哌库溴铵等。

11. 凝血药及抗凝药　维生素 K、凝血酶、止血敏、纤维蛋白原、凝血酸、肝素等。

12. 激素　琥珀酸氢化可的松、氢化可的松、地塞米松、甲泼尼龙等。

13. 作用于子宫药物　缩宫素。

14. 抗组胺药　苯海拉明、异丙嗪等。

15. 其他　50% 葡萄糖、10% 氯化钠、10% 氯化钙、10% 葡萄糖酸钙、5% 碳酸氢钠、生理盐水、平衡液、5% 葡萄糖、10% 葡萄糖及各种人工胶体液等。

第二节　出入恢复室的标准

麻醉恢复期是麻醉过程中的一个重要环节，是对患者生理状况的恢复及患者需求作出评估的过程，具体标准如下。

一、恢复室的收治标准

1. 凡麻醉后患者未清醒，自主呼吸未完全恢复、肌肉张力差或因某些原因气管导管未拔除者。

2. 凡各种神经阻滞发生意外情况，手术后需要继续监测治疗者。

3. 凡术后有氧合不全及通气不足的症状和体征者均应送恢复室。

二、恢复室的离开标准

麻醉恢复室的专科护士应在充分评估患者以下方面，确认其生理平稳，后经医师评估，方能让患者离开麻醉恢复室。

1. 神志清楚，定向能力恢复，平卧时抬头>5s。能辨认时间地点，能完成指令性动作。

2. 运动神经阻滞减弱，肌肉张力恢复正常。

3. 无急性麻醉或手术并发症，如呼吸道水肿、神经损伤、恶心呕吐等。可能出现的术后并发症（如出血、血管损伤、气胸、术前合并症如冠心病、糖尿病、高血压、哮喘等）经确认已控制。

4. 血压、心率改变不超过术前静息值 20%，且维持稳定 30 分钟以上。心电图正常，无明显的心律失常和 ST-T 改变，血流动力学和外周灌注指数维持在恒定范围内。

5. 呼吸道通畅，保护性吞咽、咳嗽反射恢复，不需要口咽或鼻咽通气道，通气功能正常，呼吸频率在 12～30 次/min，能自行咳嗽，排除呼吸道分泌物，$PaCO_2$ 能保持在正常范围内。面罩吸氧 PaO_2 不低于 70mmHg，SpO_2 不低于 95%。

6. 胸、肺 X 线片无特殊异常。

7. 尿量>25ml/h，电解质及血细胞比容在正常范围内。

8. 体温在正常范围。

9. 手术区域或全身状况稳定。

10. 凡术后在恢复室用过镇静、镇痛药的病人，用药后至少观察 30 分钟以上，确保这些药物的峰值已过，并且没有任何副作用产生，方可转出恢复室。

11. 疼痛和呕吐已控制。

12. 恢复室 Aldrete 评分标准满分为 10 分。

13. 下一步的治疗方案，包括止痛剂，止吐剂及静脉输液。

14. 选择性日间手术的患者（术后离院需要有陪护）在以上基础上再确认一下排尿功能。

aldrete 评分系统主要针对病人的活动、呼吸、循环、意识及氧合状态这 5 个领域。（表 12-1）

表 12-1　麻醉后恢复评分

	活动度	呼吸	循环	神经系统状态	氧饱和度
0 分	不能按照指示抬头或活动四肢	窒息；条件需要的通气；辅助呼吸	血压或高或低，但与术前相比上下幅度不超过 50mmHg	对疼痛刺激无反应	即时给予氧供，氧饱和度低于 90%
1 分	能够按指示或自主活动 2 个肢体，能抬头	劳力或限制性的吸气，呼吸浅而慢，可能需要口咽通气道	和术前相比，血压的变化值在 20～50mmHg 内	对口头刺激有反应，但很快入睡	在吸入氧的情况下，氧饱和度可维持在 90% 以上
2 分	能活动四肢，能抬头，能进行有意识的活动	可以深吸气和咳嗽，有正常的呼吸节律和幅度	血压脉搏稳定，和术前水平相比，血压波动幅度在 20mmHg 内	清醒警觉，能分清时间地点人物	吸空气的情况下，氧饱和度维持在 92% 以上

第三节 恢复室病人的护理

一、恢复患者的转入

在病人转运前，需要通知 PACU 护士，使 PACU 护士了解患者情况，准备好必要的设备（例如通气装置、喷雾剂、有创监测、吸引装置等），制定患者监护计划，并分配相应护理能力的护士。

病人在麻醉医师的直接监护下从手术室送到 PACU，搬运与护送过程中应密切观察病情，防止躁动，防止各种导管脱出，注意呼吸道梗阻，患者保暖等。

患者入 PACU 后，护士立刻将患者妥善固定，以免摔伤或擅自拔出各种导管，连接心电监护仪，并即刻测量血压、脉搏、呼吸、氧饱和度等，了解患者呼吸和循环系统情况及器官的灌注状态，待患者入 PACU 稳定后，麻醉医师才可向 PACU 医师和护士交接病历等相关的术前和术中资料。为了保障病人安全及监护的连续性做好详细交班，包括：

1. 患者姓名、年龄、术前情况、麻醉方式及麻醉中情况、手术方法及手术中的意外情况等。

2. 所用麻醉药物、肌肉松弛药、镇痛药的种类、剂量和应用方法等。

3. 术中生命体征（血压、脉搏、呼吸、尿量和体温等）情况，有无险情或重大病情变化等。

4. 患者术前合并症对手术麻醉的影响。

5. 经过何种治疗性药物处理，效果如何。

6. 手术中失血量、输血及输液情况、尿量等。

7. 各种导管，如胸腔、腹腔引流管，胃肠道减压管，动静脉穿刺导管，导尿管等。

8. 麻醉医师提供完整的麻醉监测记录单，内容包括：

（1）患者一般信息：姓名，年龄，手术名称，麻醉医师及手术医师姓名，手术名称。

（2）术中用药情况：麻醉用药包括剂量和给药方式，最后一次用阿片类药物的时间，是否用过拮抗剂，术中其他用药如：抗生素、止吐剂、血管活性药等。

（3）术中其他情况：麻醉给药后的异常反应，手术过程中的意外，实验检查结果，血气、血糖、血色素等。

9. 估计术后可能发生的并发症，提出护理措施。

二、患者恢复期间的监测、评估、护理与记录

患者入恢复室后需及时的、周期性的按系统监测评估和记录各项指标，并做好下列各项护理。

1. 患者的体位和安全需要　体位取去枕平卧位，如有呕吐，患者头侧向一边，防止呕吐物吸入，且考虑是否功能位；对于生理、心理或情感有障碍的患者需提供安全的环境保护措施，如护栏及约束带等。

2. 体温　定时测量及记录，对于手术时间较长、患者年龄较大及术中大量腹腔冲洗者做好保温工作。

3. 循环系统

（1）心率：心音是否正常，有无杂音，有无异位节律。有异常的发现必须和术前资料加以对照。

（2）脉搏：评估动脉脉搏的强度和节律（包括外周脉搏）。

（3）血压：无创测压或有创测压，必要时监测中心静脉压、肺动脉压、肺毛细血管楔压。

（4）容量：评估心排出量、失血量、血容量，某些可能导致大量失血或体液流失的手术需特别注意及早处理。

（5）心电图监测。

（6）维持循环护理：注意保暖，保持输液通畅，记录出入量。

4. 呼吸系统　定期评估呼吸道是否畅通，评估呼吸节律、幅度、两肺呼吸音、血氧饱和度、潮气量和分钟通气量、动脉血气分析及呼气末二氧化碳等。

维持呼吸护理：常规给氧（面罩或人工通气管），及时消除呼吸道分泌物，保持呼吸道通畅。

5. 肾功能　主要监测尿量，观察尿量并做好记录。

6. 神经系统功能监测

（1）意识水平、定向力。

（2）瞳孔的大小、是否对称、对光反射是否正常。

（3）肢体的感觉和活动度。

（4）脑氧饱和度、颅内压等。

7. 手术部位的情况　注意敷料有无渗液渗血及切口的情况。

8. 导管护理　注意引流管有无扭曲、漏气，是否通畅，保障安全有效；引流物的类型、颜色及单位时间的引流量。

9. 液体护理　有几路输液通道、所用的液体，静脉导管是否固定，注射部位的皮肤血管情况、滴注的量和速度。

10. 出量的计算　包括各种引流管路、引流量、尿量。

11. 手术操作相关的评估　是否有出血倾向，触诊腹部是否紧张感。

12. 疼痛或舒适度水平，定时评估疼痛程度，定时评估恶心呕吐的程度，情感心理舒适度，如发现异常需及时给予干扰措施。

13. 皮肤的颜色和条件，定时观察皮肤颜色，末端肢体皮肤及受压部位皮肤颜色，做好减压、保暖和皮肤清洁措施，防止压疮的发生。

14. 麻醉恢复情况的评估　可用麻醉后评分系统（Aldrete 评分系统）进行恢复评估。

根据以上入 PACU 的患者评估内容和结果可设计 PACU 护理评估表格，以便资料记录系统、方便、可做资料的回顾和趋势分析。在此基础上再做深入评估，评估麻醉后并发症并做好相应的护理（见第四节）。

三、拔管处理及相关事项

（一）拔管的指征

没有单一的指征能保证可以成功地拔除气管导管。下列指征有助于评估术后患者是否可以拔管：

1. 患者意识清醒，咳嗽反射、吞咽反射恢复，可以合作。

2. 呼吸方式正常。T 形管通气 10 分钟试验表明，病人能自主呼吸，呼吸不费力，呼吸频率<30 次/min，潮气量>300ml。注意单纯测定肺活量或最大吸气气压的价值是有限的。

3. 能睁眼、皱眉，肌力完全恢复。

4. 无严重酸碱失衡，无缺氧（$PaO_2$80～100mmHg 或 $SpO_2$92%～99%）。

5. 循环功能稳定：无需要紧急处理的心律不齐、无需要紧急处理的高血压或低血压。

6. 确定拔管后，不会因手术部位（如头颈部手术、颅颜手术、喉部、咽部手术）而发生上呼吸道阻塞的可能。

7. 具有拔管合格条件，由医师下医嘱，护士在医师指导下执行"拔除气管导管"。

（二）拔管操作

1. 拔管前应警惕原已经存在的气道情况，并做好可能需要再次气管内插管的准备。

2. 护士记录拔管前患者的意识状态、血压、心率、体温及 SpO_2、动脉血气分析。

3. 拔管前必须先吸尽残留于鼻腔、口腔、咽喉和气管内分泌物，拔出导管前预充氧。

4. 抽尽套囊内气体，准备好吸引器，患者头偏向一侧，拔出气管导管，保留牙垫，既可防止拔管后牙关紧闭，又便于吸引口腔内分泌物。期间观察患者意识、心跳、血压、呼吸次数、胸廓及横膈膜运动、SpO_2 等。

5. 拔出气管导管后应继续面罩吸氧，必要时再次吸引口、鼻、咽腔分泌物。

6. 拔出气管导管后观察 SpO_2 并注意是否有呼吸困难的发生。

（三）拔管的注意事项

1. 拔管前必须先吸尽残留于口、鼻、咽喉和气管内分泌物；拔管后应继续吸尽口咽腔内的分泌物。

2. 吸痰动作要轻柔，吸痰过程密切观察患者的血氧饱和度。

3. 拔管动作迅速、轻柔，尽可能减轻患者不适。

4. 拔除气管导管后，及时给予面罩或鼻导管吸氧。

5. 及时记录患者的拔管时间和生命体征。

四、恢复患者的转出

评估患者恢复程度，达到出恢复室标准后，医师开出转出医嘱，PACU 护士与患者沟通，安慰患者，告知患者恢复情况，并通知家属，准备离开恢复室。PACU 护士记录恢复指标和即时的护理结果，通知原病房或 ICU 护士患者的情况，以便对方护士做好充分的护理准备（包括监护仪器和护理设备等）。为确保护送途中患者的安全，PACU 护士需检查护送床安全有效，为防止患者躁动而坠床，护送床安置环境保护措施且安全有效，并携带必要的护理设备或抢救设备，防止途中因恶心呕吐带来的不适，便于处理。通知电梯，由 PACU 护士护送患者返回原病房。危重患者转运至 ICU，途中应由麻醉医师和护士共同护送。待患者入病房或 ICU 安全妥当后，麻醉医师和护士向病房或 ICU 医师与护士详细交代病情及术中、术后情况，移交病历，包括监护与治疗记录。

第四节　常见并发症的护理

进入 PACU 的患者通过初步评估护理后，在周期性的评估和监护过程中，易发生以下并发症,需要护理人员严密观察病情,迅速果断实施护理措施。

一、呼吸系统并发症及护理

(一) 低氧血症

低氧可以由吸入氧浓度低、低通气、肺泡-毛细血管弥散受损、通气-血流比失调、肺内分流增加等原因造成。主要依据血气分析,PaO_2<60mmHg、氧饱和度下降;临床表现主要有呼吸困难、发绀、意识障碍、躁动、迟钝、心动过速、高血压和心律失常。对低氧血症的护理主要是吸氧,一般吸入氧浓度在24%~28%即可。可以通过鼻咽管、气管插管、通气道、麻醉面罩等途径给氧。若低氧血症通过吸氧得不到改善,并有 $PaCO_2$ 升高,则应进行呼吸支持,使用呼吸机进行机械通气。

PACU 中常见的低氧原因包括肺不张、肺水肿、肺栓塞、误吸、支气管痉挛及低通气。

1. 肺不张　气胸或由于血液、分泌物、脓液导致术后肺不张;分泌物堵塞支气管,因此肺容量降低,功能余气量下降,影响通气/血流比例;低血压及低心排量也可导致组织灌注的降低及肺不张。

护理　可给予湿化的氧气,鼓励病人咳嗽,深吸气,增加活动,间歇性正压通气,若低氧血症持续存在,应转入ICU继续治疗。

2. 肺水肿　可发生于手术后,可能是由于心力衰竭或肺毛细血管通透性增加所致。

(1) 心源性水肿多发生于有心脏疾病史的病人,其特点为低氧血症、呼吸困难、端坐呼吸、颈静脉怒张、喘鸣、第三心音奔马律。可能是由于液体超负荷、心律失常、心肌缺血诱发的。应进行查体、胸部X线摄片、动脉血气分析和描记12导联心电图。

(2) 通透性肺水肿可能发生于脓毒症、头部外伤、误吸、输血输液反应、过敏反应、上呼吸道梗阻,其特点为低氧血症,而无左心室超负荷征象。此类患者在急性期过后恢复很快,通常不留后遗症。

护理:①面罩给氧维持病人的氧合(对于低氧的病人尤为重要),也可经面罩给予气道持续正压(CPAP),如有必要则可选择插管后人工通气,呼末正压通气(PEEP);②利尿药;③如果液体潴留造成了肾衰竭,考虑透析治疗;④给予硝酸甘油、硝普钠可降低后负荷,减少心肌做功。

3. 肺栓塞　在手术后即刻很少发生,术后病人血栓的形成主要和手术部位的创伤、组织因子的释放有关,白细胞的激活,以及手术诱导的局部血流淤滞也是重要的原因。

护理　①严密观察肺栓塞的高危人群,具备virchow's三联征的患者是:静脉淤滞、高凝血状态及血管壁异常;并伴深部静脉血栓形成、癌症、多发外伤和长期卧床的病人等。②观察有无突然出现的胸闷、胸痛、呼吸急促和 SPO_2 急剧下降的肺栓塞症状。

4. 支气管痉挛　既往有哮喘和慢性呼吸道疾患史的病人在麻醉手术过程中支气管平滑肌张力增高,某些麻醉药物促使组胺释放,浅麻醉下手术或气管导管的刺激都可引起。临床表现为喘息,窒息,辅助呼吸肌活动,呼吸加快。同时气道阻力增加,如果病人正处于机械通气状态,可看到气道峰压上升。

护理　去除诱因,减少激惹刺激,遵医嘱给予激素、解痉药物治疗,并给予加压面罩给氧。

（二）通气不足

临床表现为呼吸频率减慢，潮气量小或呼吸浅快，伴随着肺泡通气下降导致的血二氧化碳分压的上升。诊断主要依据：$PaCO_2$>45mmHg，血氧饱和度低于正常。其发生原因，可能是中枢神经系统的驱动力不足，呼吸肌功能没有完全恢复，或两者同时存在。针对通气不足的原因对症处理，并以辅助呼吸和控制呼吸方式进行呼吸支持。通气不足最常见的原因及护理。

1. 肌肉松弛剂、麻醉性镇痛剂的残余作用，常需通气支持。

2. 苏醒期伤口疼痛，需给予镇痛药物缓解。

3. 胸腹部术后加压包扎所致，可适当减压。

4. 颌面部手术因包扎伤口限制张口，或口内分泌物、血块潴留都可能影响通气。

5. 术前存在的呼吸系统疾病慢性阻塞性肺部疾病，限制性疾病（如肺纤维化、胸水、肥胖、脊柱侧弯、大量腹水、妊娠）。

6. 气胸。

（三）上呼吸道梗阻

上呼吸道梗阻临床表现包括打鼾，吸气困难，可看见胸骨上、肋间由于肌肉收缩而凹陷，病人通常呈深睡状态，SPO_2 明显降低。上呼吸道阻塞的高危因素包括：解剖原因（肥胖、颈粗、短），肌肉张力差（继发于阿片类药物、镇静药及肌松药的残余作用，或有神经肌肉疾病），局部肿胀（继发于手术操作、水肿或过敏）等常见原因。

1. 舌后坠　由于全麻和（或）神经肌肉阻滞恢复不完全，舌体向后阻塞了部分咽腔，阻碍了气道。

护理　最有效的方法是使病人头部尽量后仰，托起下颌，如梗阻不能解除则需经鼻或经口放置通气道，必要时行气管插管。若情况紧急而气管插管失败时，可用12～14号套管针在患者环甲膜进行紧急穿刺，以暂时缓解缺氧状态，也为气管切开赢得时间。

2. 喉痉挛　分泌物过多刺激，引起声门（喉内肌）或喉腔（喉外肌）反射性关闭导致喉痉挛。多发生于术前有上呼吸道感染而未完全愈合者，其次是长期大量吸烟患者及小儿。在麻醉变浅时这类病人气道应激性增高，咽喉部充血，分泌物增多；有时在吸痰或放置口咽通气道时也可诱发。

护理　除使头后仰外，清除分泌物，有口咽通气道者立即调整口咽通气道位置或去除，面罩加压给予纯氧。症状轻者大多能缓解，若发生喉痉挛导致上呼吸道完全梗阻，应快速静脉内注射琥珀胆碱（0.15～0.3）mg/kg，同时尽快建立人工气道。

3. 气道水肿　以小儿多见，术前有上呼吸道感染病史者，过敏反应，头低位长时间手术，支气管镜检查、食管镜检查及头颈、口腔内手术者应特别注意；其次为肥胖、颈短、会厌宽短、声门显露困难，行反复气管插管者。

护理　常用方法是雾化吸入0.25%肾上腺素0.5ml～1.0ml，必要时每20分钟重复使用；面罩吸入温湿的纯氧，头部抬高；糖皮质激素的使用：地塞米松（0.15mg/kg），1次/6h。若经处理梗阻症状不能缓解或喉头水肿严重者，通常需要紧急气管切开。

4. 手术切口血肿　由于手术部位出血如甲状腺及甲状旁腺手术、颈廓清扫术、颈动脉内膜切除术等。颈部血肿压迫可引起静脉和淋巴回流受阻、严重水肿。

护理　颈部血肿必须立即处理。用面罩给予纯氧并行气管内插管同时立即通知手术医师并准备好手术室。如果不能迅速完成气管插管，切口必须立即打开，暂时缓解组织受压充血和改善气道通畅。

5. 声带麻痹　多见于颈部手术、胸科手术、气管手术或气管插管操作粗暴。由喉返神经受累引起声带麻痹可能是一过性的，而喉返神经切断可能是永久性的。单侧声带麻痹可能引起误吸。双侧声带麻痹是严重的并发症，可能导致上呼吸道完全梗阻，常见于喉癌或气管肿瘤根治术，这是因为肿瘤浸润几乎不可能识别喉返神经。

护理　患者是否能有效咳嗽及发声，可判断患者的喉返神经受损情况。必要时协助医师行气管内插管，如果为永久性，还需要气管切开并做好气道护理。

6. 误吸　是一种严重的气道急症，异物（如牙齿、食物）、血液、胃内容物是三种临床常见的误吸物。

（1）误吸后的症状和体征

1）异物吸入可导致咳嗽、气道阻塞、肺不张、支气管痉挛及肺炎、严重的交感神经系统的反应可表现为高血压、心率加快及心律失常。

2）血液误吸可由于创伤和和手术操作引起，通常只引起小气道的阻塞。

3）最严重的是胃内容物的误吸，可以导致化学性肺炎，病人出现支气管痉挛、低氧、肺不张、间质水肿、出血及成人呼吸抑制综合征。因此胃内容物的预防比治疗更加重要。

（2）护理

1）如果误吸引起低氧、气道阻力的增加、肺不张或肺水肿，则需给予氧疗、PEEP、CPAP 机械通气等支持治疗。

2）肺水肿常继发于毛细血管渗透的增加，通常不用利尿剂，因为它会减少血管内的容量。

3）对于胃内容反流的高危人群（如肥胖、怀孕妇女、有裂孔疝、胃溃疡病史或创伤病人）可在诱导前给予 H_2 组胺阻滞剂，胃动力药，非特异性制酸药或抗胆碱药；术中插鼻胃管以减少胃内容量，避免胃扩张，术后只有当病人的气道反射完全恢复后才考虑拔管。

二、循环系统并发症

（一）心律失常

1. 术后心律失常的原因

（1）低氧血症、高碳酸血症、电解质或酸碱失衡、交感神经兴奋、心肌缺血、颅内压增高、低温。

（2）药物（一些麻醉药如阿片类药物和抗胆碱酯酶药）。

（3）恶性高热。

（4）术前原有心律失常容易在术后诱发。

2. 临床最常见的心律失常　窦性心动过速、窦性心动过缓、室上性心律不齐、室性期前收缩。

3. 护理

（1）心电监测，评估心律失常的类型。

（2）保持呼吸道通畅，吸氧，防止低氧血症。

（3）注意病人主诉是否创口疼痛、尿胀等，对症处理。

（4）根据医嘱用药：抗心律失常药物，纠正水电解质紊乱，维持循环功能的稳定。

（5）必要时准备除颤仪。

（二）低血压

低血压是手术后常见并发症。若不及时治疗可导致脑缺血、脑血管意外、心梗、心肌缺血、肾缺血、肠梗阻及脊髓损伤。

1. 常见原因

（1）术中失血失液过多未能及时补充导致有效血容量的不足。

（2）硬膜外复合全麻手术由于阻滞平面宽，药物所致外周血管扩张使血液滞留于外周，引起血容量绝对或相对不足。

（3）原有心脏疾病或心功能不全者由于麻醉药物和其他有心肌抑制作用药物的影响，苏醒过程中发生心律失常、急性心肌缺血缺氧等也可导致心输出量下降。

（4）术后继续出血：常见于体外循环手术、前列腺手术、肝移植、胸腔手术。

2. 护理

（1）通知手术医师，根据医嘱用药，如麻黄碱。

（2）失血失液过多者加大输液量，加快输入流速测得中心静脉压（若未置入导管，应准备置入）。

（3）伴有缺氧者增加氧气浓度，辨别是否呼吸通气不足，及时处理。

（4）体温过低者调节空调温度，用温毯，输液加温等措施。

（5）做血气分析、血红蛋白低于10g/dl者准备输血。

（6）观察引流量及尿量，怀疑术后继续出血者立即通知医师。

（7）心电图监测（特别注意ST-T变化），对于无大出血现象，胸闷痛呼吸困难者，请心内科医师会诊。

（8）因手术结束时曾给予降血压药剂者加大输液量，加快输入流速；确认为什么要在手术中、手术结束时给予降血压处置。

（三）高血压

1. 常见原因

（1）疼痛；

（2）低氧和高碳酸血症；

（3）膀胱、胃、肠道的扩张性刺激；

（4）低温；

（5）心血管手术后的血管重建及对压力感受器的刺激，尤其是术前有高血压并未经系统的药物治疗者容易发生。

2. 护理

（1）心电图监测及血压监测，注意ST-T变化。

（2）去除引起高血压的原因：

1）及时止痛，镇静，给予心理安慰，缓解焦虑。

2）纠正呼吸问题，改善通气。

3）预防低温或给予复温措施。

4）留置胃管，保证有效的胃肠减压；留置导尿管，避免膀胱充盈。

（3）使用降压药，维持血压接近病人的正常范围。

三、神经系统并发症

（一）全麻后苏醒延迟

目前对苏醒延迟的时间概念没有明确的结论，但大都认同"全身麻醉后超过 2 小时意识仍然不恢复，即可以认为麻醉苏醒延迟"的观点。

1. 苏醒延迟的原因

（1）麻醉药物的作用时间延长：麻醉前用药，尤其是长效苯二氮䓬类药（地西泮或咪达唑仑）用于老年病人可能导致苏醒时间明显延长。全麻时麻醉性镇痛药，镇静药，肌松药等的联合应用可导致苏醒延迟。吸入麻醉药的时间超过 3 小时，或辅用了其他药物，则苏醒时间明显延长。其他一些高危病人如长期服用镇静类药物患者，在术前已处于失代偿期患者，患有精神及认知障碍的患者。

（2）呼吸功能不全：麻醉期间因呼吸功能不全引起低氧而导致苏醒延迟。

1）术中低氧的常见原因：低血压，因病人呼吸系统原有疾病，吸入氧浓度过低，呼吸抑制，呼吸道部分梗阻，贫血，术中发生气胸，气管导管误入一侧支气管等并发症。

2）术后低氧的常见原因：药物的残留作用，分泌物阻塞部分呼吸道，麻醉平面过高产生呼吸抑制，误吸，术中过度通气以及术中输液速度过快过多，在一些原有心脏疾病或老年、婴儿的病人可能发生心衰。

（3）心血管功能障碍：术中严重的低血压和心律失常都可导致苏醒延迟。

（4）体温调节功能障碍：手术室低温环境、大量冷液体的冲洗、大量输入冷库血、全麻手术时间过长都是造成病人体温降低的原因，其后果直接影响病人的术后苏醒。

（5）代谢导致的低血糖、高血糖：血糖值在小儿低于 2.5mmol/L，成人低于 2.0mmol/L，可出现昏迷或意识不清；重症糖尿病病人因胰岛素用量不足血糖高于 18～25mmol/L 可出现糖尿病酮症性昏迷。

（6）严重水电解质紊乱：当血清钠高于 160mmol/L 或低于 100mmol/L 时，均可以引起意识不清。血清镁值低于 0.2mmol/L 时亦可导致意识障碍，血清钾低于 2mmol/L 可并发严重心律失常，引起心输出量降低、血压下降和意识障碍。

2. 苏醒延迟的护理

（1）加强监测：对于苏醒延迟的病人，需给予病人细心的护理及监测，保障恰当的通气和氧合，常规监测心电、血压、血氧饱和度、呼末二氧化碳、体温，可做动脉血气分析、血清电解质和血糖检查，同时注意病人瞳孔的大小、对光反射以及尿量和各种引流液的观察。

（2）遵医嘱予以病因治疗：及时纠正糖代谢及水电解质紊乱；部分病人术后如需要则应继续呼吸支持至苏醒，及时清除呼吸道分泌物，维持呼吸道通畅。

（3）合理使用拮抗剂，观察患者用药后的反应。

（二）神经系统的损伤

1. 中枢神经系统的损伤多见于脑卒中。脑卒中多发生于颅内手术、颈动脉内膜切除术和多发性外伤后。

护理 如怀疑脑卒中，应及时汇报医师，并严密观察意识、瞳孔、生命体征、神经系统体征等，同时要避免造成颅内压骤然增高的因素，如呼吸道梗阻、高热、剧烈咳嗽、便秘、癫痫发作等。

2. 外周神经的损伤多由于手术直接损害和术中体位安置不妥。最常见的原因：截石位、手术时间大于4小时、低体重。其他可能引起神经损伤的位置是：肘部、腕部、手臂内侧、腋窝和因面罩通气时压迫引起的第七对颅神经主分支损伤。

护理 应严密监测，观察肢体感觉，早期发现潜在的神经损伤，如血肿或脓肿，手术敷料包裹过紧，手术辅助器械使用不当，神经部位受压等。

四、谵妄和躁动

谵妄（delirium）和躁动（agitation）是指病人的清醒状态受到极度的干扰，其注意力、定向力、感知能力及智力均受到影响并伴随恐惧和焦躁。苏醒期谵妄和躁动是全麻手术患者进入麻醉后复苏室（PACU）护理工作中经常碰到的问题。谵妄与躁动都是神经系统功能改变的结果，只是程度不同而已。麻醉、手术以及病人自身的因素都与谵妄和躁动的发生和发展相关。

1. 谵妄和躁动的原因　围术期的一些药物如氯胺酮、氟哌利多、阿片类药物、苯二氮䓬类药物、大剂量的甲氧氯普胺和阿托品可诱发谵妄和躁动。术后的一些药物包括抗生素（青霉素、链霉素、氯霉素等），抗结核药（异烟肼、环丝氨酸等），抗病毒药（阿昔洛韦等），抗惊厥药（卡马西平、苯妥英等），治疗帕金森病的药（左旋多巴等）以及洋地黄、抗心律失常药都可能是导致谵妄和躁动的原因。与谵妄有关的一些疾病症状，如低氧血症、酸碱中毒、电解质失平衡（镁、钙、钠）、低血糖、颅脑损伤、脓毒症、严重疼痛和酒精戒断综合征。其他术后谵妄的原因：疼痛、内脏牵拉（肠、膀胱）、焦虑（包括儿童的被隔离时的焦虑）、体温升高、低温。

2. 临床表现　患者表现为麻醉未苏醒突然开始出现烦躁、尖叫等躁动的表现，四肢和躯体肌张力增高，颤抖和扭动，发作后恢复平静，有可能再次发作，谵妄状态的持续时间长短不一，短则10～13分钟、长则可达40～45分钟。

3. 谵妄和躁动病人的护理

（1）密切观察病情：气管插管全麻术后麻醉恢复期护士应密切观察病人的血压、心率、呼吸的节律和频率、缺氧状况、血氧饱和度，注意观察病人意识状态、瞳孔、尿量，必要时可以做动脉血气分析以防低氧血症或二氧化碳潴留。血氧饱和度低于95%时，应给予氧疗，可避免因缺氧导致的烦躁不安，有利于伤口的愈合。如是酸中毒、低血压等病情所致，应及时报告医生给予相应的处理。

（2）加强安全护理：病人进入PACU后，正确系上安全带，固定好病人的四肢，并密切观察病人四肢血运、皮肤温度，静脉注射部位等情况，确保皮肤无受压损伤。妥善放置好各种引流管，输液装置。若病人发生躁动时，应迅速给予约束与镇静，而非训斥或强行制止，同时可以利用中间清醒阶段唤醒病人，并进行说服引导，使病人安静。

（3）气管导管护理：协助麻醉医生适时拔出气管导管，避免过度刺激。拔管前应清除呼吸道及口腔内分泌物，避免误吸，保持呼吸道通畅。若不符合拔管要求的可遵医嘱给予静脉注射小剂量咪达唑仑或少量的丙泊酚镇静，继续接呼吸机辅助通气，防止因躁动导致气管导管脱出造成患者窒息。

（4）充分镇静镇痛：减轻病人伤口疼痛的不适，根据病情给予镇痛泵或单次静脉镇痛，如果术后镇痛效果不理想，病人仍出现伤口疼痛，应给予肌注吗啡或者静注特耐（帕瑞昔布钠)等镇痛药。在PACU,应尽最大努力做到将术后疼痛减到最轻,甚至消除疼痛。

(5) 减轻尿管不适:苏醒期病人感觉尿管不适,耐心向病人解释留置尿管的重要性,在确保导尿管不滑出的基础上减少气囊内水量,细心检查尿管是否通畅,膀胱是否充盈。

(6) 对于其他原因如低 SpO_2,体位不适,心理紧张,缺氧,尿潴留,冷刺激等不适引起躁动,护理原则是去除病因,解除诱因及对症护理,避免盲目使用强制性约束,适当加以保护以防外伤及意外。对于反复发作的躁动,应作血气监测。如有酸碱失衡的患者,给予及时纠正。

五、疼 痛

术后急性疼痛导致病人痛苦,干扰病人的正常生理功能。无论医师护士还是病人都希望能减少术后疼痛,避免因疼痛引起并发症。出入恢复室可采用 BCS(Bruggrmann comfortscale)舒适评分:0 分为持续疼痛;1 分为安静时无痛,深呼吸或咳嗽时疼痛严重;2 分为平卧安静时无痛,深呼吸或咳嗽时轻微疼痛;3 分为深呼吸时亦无痛;4 分为咳嗽时亦无痛。

(一) 术后急性疼痛的原因

1. 麻醉药效消失 手术过程中因麻醉药物的作用,病人不会感觉疼痛。手术结束后随着麻醉药效的减退,病人会逐渐感到疼痛。

2. 手术部位 胸廓切开术术后疼痛最明显,上腹部手术次之,下腹部手术疼痛较轻。

3. 年龄 低年龄和高年龄者比中年龄者疼痛反应轻。

4. 其他 体位的改变、咳嗽、病人对疼痛的认识、心理承受度、周围环境。

(二) 术后急性疼痛对机体的影响

1. 呼吸系统 术后疼痛常会增加病人肌张力,导致通气功能降低,肺顺应性下降;因惧怕疼痛限制咳嗽影响呼吸道分泌物的排出,可能发生术后肺部感染和肺不张;还可导致术后缺氧和二氧化碳蓄积,常见于术前呼吸功能减退患者、高位患者。

2. 循环系统 疼痛刺激可使交感神经末梢和肾上腺髓质释放儿茶酚胺使交感神经兴奋产生一系列生理表现;刺激下丘脑视上核和室旁核神经元分泌血管升压素;刺激肾素-血管紧张素-醛固酮系统。病人可出现血压升高、心率增快,甚至心律失常。

3. 胃肠道和泌尿系统 交感神经系统因疼痛而兴奋,反射性地抑制胃肠道功能,出现肠麻痹、恶心呕吐,严重者可诱发毒血症和败血症;疼痛可致膀胱平滑肌张力下降引起尿潴留。

4. 其他 疼痛可引起术后血糖增高;一些术后制动的病人易发生静脉血栓;还可使手术切口周围的肌张力增高影响病人早期下床活动,并对病人的心理和行为产生一系列影响。

(三) 术后急性疼痛的护理

获取患者有关疼痛信息有重要的作用。创建一个有信任感的环境能促进患者提供疼痛和治疗的信息,有助于更有效地调整疼痛的治疗方案。

1. 观察记录术后患者的生命体征变化。

2. 评价镇痛效果。

3. 镇痛不全或患者需要剂量调整时,需医师处理。

(1) 目前临床应用范围较广的是病人自控镇痛(patient controlled analgesia,PCA),是一种根据病人身体状况和疼痛程度,预先设置镇痛药物和剂量,然后予病人"自我管理"的一种疼痛处理技术。常用的有经静脉和硬膜外自控镇痛。

（2）阿片类药物是术后止痛的主要方法，根据医嘱执行。芬太尼作为强效的合成阿片类药，需严密观察气道通畅情况，所以一般只在手术室内使用。术后快速止痛偶尔可用小剂量芬太尼（25～50μg）静脉滴入；吗啡2～4mg静脉注射，每10～20分钟可重复使用，直至获得满意效果；大于1岁的小儿15～20μg/kg静脉或肌肉注射，每隔（30～60）分钟可安全地应用；哌替啶25～50mg静脉注射也有效，可减轻术后寒战。使用单胺氧化酶抑制药者禁止使用哌替啶；曲马多1～2mg/kg静脉注射。

（3）椎管内应用阿片类药物是最常见的术后镇痛方法之一。可以有效地减轻上腹部或胸部手术的疼痛，但同时也可能伴随其他一些副作用如呕吐、瘙痒等。

（4）其他镇痛方法如非甾体类药物的使用、区域神经阻滞、局部镇痛以及非药物性的干扰措施：舒适的体位，口头安慰，触摸，给予冷热刺激，按摩，经皮神经电刺激，放松技术，想象等，但非药物治疗只能作为药物治疗的辅助，而不能替代。

4. 发现以下运用吗啡类止痛药引起的并发症，应立即通知麻醉医师。

（1）恶心、呕吐：应根据医嘱停用镇痛泵，必要时使用止吐药止吐，保持口腔清洁，防止呕吐物引起误吸。

（2）呼吸抑制：一旦疑有呼吸抑制，应立即检查病人的意识状态和皮肤颜色、气道是否通畅、肌力如何、是否有共济失调。紧急时行人工呼吸，并遵医嘱处理，静注纳洛酮。

（3）皮肤瘙痒：严重者可以用纳洛酮对抗。

（4）内脏运动减弱：发生尿潴留时先进行物理诱导，无效可予以留置导尿管。若消化道排气延迟，使用药物促进胃肠运动，在减轻恶心呕吐症状的同时减轻胃潴留。通过术后早期起床活动加以预防。

5. 遇呼吸抑制、心搏骤停的紧急情况，应立即就地抢救，并通知医师。

六、肾脏并发症

在麻醉恢复期间，由于局麻药或阿片类药物的干扰，可导致括约肌松弛、尿潴留。常见的并发症：少尿、多尿致电解质紊乱。

（一）少尿

是肾脏对低血容量和低血压的反应性变化

1. 少尿最常见的原因

（1）术后低血容量和低血压。

（2）因创伤引起的急性肾小管坏死、低灌注（休克、脓毒血症）、，毒素也可导致少尿。

（3）外伤（包括医源性尿道损伤）、腹内压的增加以及导尿管的阻塞。

2. 少尿的护理

（1）评估少尿的原因，遵医嘱予以纠正。

（2）心电监测和电解质监测，纠正电解质紊乱，避免因高血钾症和酸中毒发生室性心律失常甚至死亡。

（3）保证导尿管通畅，避免导尿管折叠，或被血凝块、碎屑堵塞，促进有效导尿。

（4）正确测量和记录尿量，至少每小时记录一次，为医师提供参考，避免因患者的体位而导致导尿管的末端高于膀胱中尿液的水平面，致引流不畅，也避免引起尿路逆行感染。

(5) 对于不插导尿管的病人，膀胱的容量、末次排尿时间需记录在案，以鉴别是少尿还是排尿困难。

(二) 多尿

是尿输出过量的一种状态，通常反应术中补液充足。

1. 病理性多尿的原因

(1) 高血糖、使用了高渗盐水、甘露醇、肠外营养液导致的渗透性利尿。

(2) 急性肾小管坏死。

(3) 头部外伤或颅内手术导致抗利尿激素(ADH)缺乏。

(4) 其他　药物性利尿。

2. 多尿的护理

(1) 评估多尿的性质：可以通过比较尿液和血清的电解质及渗透压来判断。

(2) 正确测量和记录尿量，至少每小时记录一次，为医师提供参考。

(3) 电解质监测，纠正电解质的紊乱

七、恶心呕吐

手术后恶心、呕吐是常见的并发症可造成病人的痛苦和不安。

(一) 恶心呕吐的主要原因

1. 既往有眩晕症状的患者，中年女性，以往有麻醉后恶心呕吐症状的患者。

2. 麻醉因素　使用吸入麻醉剂、使用笑气、阿片类镇痛药。

3. 与手术时间有关　手术时间延长也就意味着病人更长时间暴露于吸入麻醉药中，并且手术中需要更大剂量的阿片类药物；与手术类型有关：如眼科、五官科手术和腹腔镜手术等。

4. 其他疾病症状　颅压增高及腹胀等。

(二) 护理

1. 评估恶心呕吐的风险。

2. 评估恶心呕吐的原因，对症处理，如腹胀，给予胃肠减压等。

3. 避免患者恶心和呕吐，根据医嘱给予止吐药治疗。

4. 给予患者吸氧，并保持患者周边及口腔清洁，头偏向一侧防止患者呕吐物吸入而引起误吸。

5. 心理护理。

八、低温和高热

(一) 低温

通常发生在手术过程中，患者热量的丢失可通过辐射、对流、传导或蒸发所致。许多患者在进入 PACU 时有低体温的表现(体温低于36℃)。

1. 造成低体温的原因　手术室环境温度低、手术时间长、大量输入未加温血制品或液体、手术创面用大量液体冲洗是造成病人体温降低的原因，另外患者年龄、性别、手术部位、原有疾病、麻醉方法也与体温下降有一定关系。低温可引起血管收缩、低灌注状态和代谢性酸中毒，可损害血小板功能和影响心脏复极，降低许多药物的代谢。

2. 维持患者体温正常的护理　预防性低温措施有保温毯、袜、头部覆盖物、减少体表暴露，增加环境温度（最少 20～24℃），采取措施后随时询问病人感觉，观察低温的症状和体征（颤抖、竖毛、四肢冰冷）。

3. 患者低体温的护理

（1）监测重要生理功能

1）心脏血管功能：心电图监测，血压监测，如有需要，使用动脉内导管血压监测器。

2）肺脏呼吸功能：脉搏氧饱和度监测，如有需要，测量动脉血气体分析及酸碱值。

3）中枢神经功能：评估病患意识状态，如有需要，进行肌松监测来确认肌肉恢复的程度。

（2）手术伤口评估：注意手术伤口是否有不正常出血，如有需要，测量凝血时间及出血时间。

（3）积极复温措施：给予空调调节，使用加热设备（保温毯、袜、头部覆盖物），减少体表暴露，以避免体温继续下降。

（4）输液时运用加热装置，气体湿化并加温。

（5）如患者过度寒战，给予适量曲马多。

（6）当患者体温慢慢恢复时，需给予足够的输液，以避免因血液淤积在末梢而引起心输出量不足，同时需注意患者的尿量是否减少。

（7）患者体温未达 35℃（含）以上，不得转出恢复室。

（二）高温

1. 引起术后高热的主要原因　感染（特别是处理感染和坏死的组织后），输液输血反应，甲状腺功能亢进，恶性高热，神经安定药恶性综合征。

2. 术后高热护理

（1）监测重要生理功能

1）心脏血管功能：心电图监测，血压监测，如有需要，使用动脉内导管血压监测器。

2）肺脏呼吸功能：脉搏氧饱和度监测，如有需要，测量动脉血气体分析及酸碱值。

3）中枢神经功能：评估患者意识状态，如有需要，进行监测神经肌肉阻断剂来确认肌肉恢复的程度。

（2）对症治疗，常用对乙酰氨基酚（成人用栓剂 650mg～1300mg，或小儿 10mg/kg）和物理降温法。

（3）患者体温未降至 39℃（含）以下，一般情况不得转出恢复室。

（阮洪　施瑱）

第四篇　重症医学护理学

第十三章　重症医学常见护理技术

要点

1. 引流管是外科患者的“生命管”，其基本原则是要在引流通畅基础上严密观察引流状况。

2. 鼻胃插管和空肠造瘘是肠内营养最常见的补给途径，临床可根据配方饮食的性质、补给途径等选择投给方式。

3. 动静脉置管是实施创伤性血流动力学监测和液体治疗必须采取的途径，护理的关键是确保通畅并预防感染。

4. 静脉输液导管包括头皮针、留置针、中心静脉导管、PICC 以及置入式输液港等。

5. 缺氧会导致血液和组织不能充分氧合，引起代谢性酸中毒等并发症，氧疗是缓解低氧血症的有效措施。临床上的氧疗装置分为非控制型和控制型两大类。

6. 氧疗浓度计算为：$FiO_2=21+4\times$氧流量，氧疗时应根据缺氧情况合理氧疗，预防二氧化碳潴留或氧中毒等并发症。

7. 人工气道是保证气道开放、防止气道不通畅或被阻塞的主要措施，也是连接患者和呼吸机的唯一途径，由气管内插管和气管切开造口置管两种类型。

8. 人工气道的建立导致上呼吸道功能丧失，必须做好人工气道的湿化及管理。

9. 胸部物理治疗是运用物理方法来预防或改善气道内分泌物潴留，基本方法包括治疗性体位、胸背叩击和振动、咳嗽排痰和呼吸训练等。

10. 呼吸机支持通气能够改善患者的通气与换气功能，通气不足与低氧血症是机械通气的主要适应证。

11. 应根据患者的病情、体型等情况选择机械通气模式及参数，同时做好机械通气期间的监测与管理，预防并处理相关并发症。

12. 血液净化能有效去除致病因子，清除蓄积的水分并补充机体所需，是现代危重症患者救治的新技术，应做好相关护理。

第一节　各类导管的护理

由于监测治疗的需要，重症患者在救治期间均留置有多种导管，对这些导管进行专业的管理是护理人员必须掌握的专业技术，直接关系到患者的救治效果。

一、外科引流管护理

引流是外科最常用、最重要的基本技术之一，引流管是外科患者的"生命管"，引流管护理是外科临床护理的重要内容。引流是指将人体组织间或体腔中积聚的液体（血、脓等）引出体外或体腔，以达到治疗、预防、诊断及观察的目的。

（一）概述

根据引流的方式可分为被动引流和主动引流：①被动引流：依赖伤口或腔隙内外的压力差以及液体的充盈和重力的作用，在引流物吸附和重力的作用下进行引流；②主动引流：使用一定的负压，将伤口或腔隙中的积液引出体外，其负压可根据引流的具体部位及引流液的性状进行调节。

根据引流的目的可分为治疗性引流和预防性引流。治疗性引流包括：①引流出切口内或手术区渗血、渗液，避免形成继发感染；②引流出伤口内局部脓液和分泌物，防止感染扩散，促进炎症早日消退，利于伤口愈合；③用于空腔脏器减压，防止腔内容物外溢，并可利用引流管向腔内注射抗生素，控制腔内感染。预防性引流主要是以监测为目的，通过观察引流液的性状、量、颜色等及早发现和判断可能出现的并发症。

引流用物包括引流管及引流液潴留用物，应根据引流的目的、部位和估计的引流量选择理想的引流管及引流液潴留用物。目前引流管根据材料可分为：烟卷式、纱布式、乳胶片、乳胶管、橡胶管、双套管、三套管、硅胶管。引流液的潴留用品有：无菌引流袋、无菌引流瓶、负压引流球、脑室引流瓶、胸腔闭式引流瓶、弹簧式引流器及负压引流器等。

（二）引流管常规护理

外科引流管种类繁多，方法各样，但是其原则是要引流通畅，在护理上有共通性。外科引流管共同的护理原则是：①明确标识，妥善固定，防止脱出和回纳入体内；②注意无菌操作；③保持引流管通畅，勿使受压或扭曲，注意引流管内有无血块、坏死组织填塞；④密切观察和详细记录引流液的性状、颜色和量，如引流液为血性且流速快或量多，应及时通知医生处理；⑤需负压引流者，应调整好所需负压压力，维持有效的负压状态；⑥拔管：引流管的放置时间是要根据具体情况来决定的，并没有一成不变的规定，拔管的时机由许多因素决定，如引流量的多少、切口愈合的好坏、引流管的材料、质量、具体的手术方式等。不过无论何种引流管，都不可放置过久，应及早拔管，以免延迟伤口愈合和继发感染等。

二、肠内营养导管护理

消化道是人体一个重要而且最大的免疫器官，是机体应激反应的中心器官，在重症患者救治期间必须注意给予肠黏膜上皮细胞充分的、直接的营养，以保证这个庞大的免疫系统的完整性和稳定性。肠内营养是指将一些只需化学性消化就能吸收的营养液通过消化道置管或造口注入到患者的胃肠道内,提供患者所需要的营养素的方法。

(一) 肠内营养的途径

肠内营养选择什么样的营养支持途径取决于患者的疾病、喂养时期长短、精神状态及胃肠道功能等。营养支持可根据营养素进入的部位选择胃肠内的投予途径。

1. 营养素进入胃 为幽门前补给,取决于胃的排空功能:①经口途径:提供普通饮食或热量、蛋白质增加的饮食;②经鼻胃管途径:人工放置,尖端经鼻腔进入到达胃。位置必须经胸部 X 线(能抽取 10ml 以上胃液)明确证实其不在肺内;③经胃造瘘管途径:胃造瘘管可通过开放手术、腹腔镜手术、内镜下经皮胃造口术或经荧光屏透视检查下放置。

2. 营养素进入十二指肠 幽门后补给营养:①经鼻十二指肠管途径:人工放置或由荧光屏监测,在一定剂量盐酸甲氧氯普胺的帮助下,通过腹部 X 线或末梢 pH 探针确定其位置,常需要多次的复位;②经胃十二指肠管途径:开腹手术放置,可同时起到胃减压及经十二指肠补给食物作用。

3. 营养素进入空肠 可从屈氏韧带远侧进行喂养,营养物几乎没有返流入胃的机会。①鼻空肠管:在 X 线监视下,将带有金属导丝的营养管自鼻腔经胃、十二指肠,置入空肠,拔出导丝,注入造影剂,确认营养管前端已进入屈氏韧带后 30cm 以远的空肠部位。也可采用在胃镜引导下鼻空肠营养管实施肠内营养;②空肠造瘘管:经开腹手术或腹腔镜手术放置。

选择胃肠内补给途径的基本要点是选择从病人胃肠道的哪一部位进入,这个决定受预期的补给持续时间以及病人是否准备手术的影响,目前临床上应用最多的是鼻胃插管和空肠造瘘两种途径。

(二) 肠内营养的投给方式

肠内营养可采用一次性投给、间歇重力滴注或连续输注的方式进行,采用何种方式取决于配方饮食的性质、喂养管的类型与大小,管端的位置及营养的需要量。

1. 一次投给 将配好的膳食置于注射器中,缓缓地注入胃内,每日 4~8 次。也可改用经口啜饮,每日 6~8 次,每次 200~400ml。

2. 间歇重力滴注 将配制的膳食置于塑料输注袋或吊瓶内,经输注管接与喂养管,缓缓滴注(30ml/min),每次持续 30~60min,每次 250~500ml,每日 4~6 次。

3. 连续输注 与间歇重力滴注相同,但需用输注泵持续 12~24h 输注。在不用输注泵时,亦可借重力连续滴注,不过速率应经常校正。

(三) 肠内营养导管护理

肠内营养导管护理的要点包括:①明确标识,妥善固定,以减少导管对鼻咽部的刺激和防止导管脱出;②每日检查固定于鼻部的胶布或腹部的造瘘管出口处的缝线,防止营养管脱出;③如病情许可均应取半坐位,床头抬高 30°~45°,以预防食物反流;④保持营养导管的在位通畅,每次输注前必须确认导管位置正确,输注前、后都应用 20~30ml 温开水冲洗导管,对于持续输注者应定时冲洗,防止导管堵塞;⑤定时测定胃肠道内物质残余量,根据残余量调整泵注速度，当残余量大于 150ml 时则暂停泵入，当患者出现腹胀等消化道并发症时应立即停止营养液泵注，必要时行胃肠减压，以免发生误吸；⑥对昏迷的胃肠内营养的病人，要进行每日 2～3 次的口腔护理，以保持口腔清洁，防止口腔感染。

三、动静脉导管护理

由于动静脉置管是实施创伤性血流动力学监测和液体治疗必须采取的途径，因此动静脉导管护理是重症患者救治的关键。

（一）动脉导管

包括桡动脉、股动脉、足背动脉、肱动脉、尺动脉、腋动脉等。主要适用于需要连续性的血压监测或需要持续性血气监测的患者。护理要点包括：

1. 防止感染　每日更换穿刺点敷料；置管时间不能太长，一般为 48～72h，不宜超过 1w。

2. 保证测压管道通畅　每次从插管处取血标本时需用两支注射器，第一支注射器先抽取管道中的肝素盐水及血液 5ml 以上，第二支注射器抽取血标本，取完后应用肝素冲洗装置加压冲洗。

3. 防止空气栓塞　各连接管道必须连接牢固，严防出血和动脉空气栓塞。

4. 压力换能器位置固定准确，将压力换能器零点调到与右心房相平行（相当于平卧时腋中线第 4 肋间）水平处。每次固定压力换能器或体位改变后，应重新调整零点。

5. 防止管道脱出　穿刺针与测压管均应固定牢固，防止穿刺针及测压管脱落，尤其是患者躁动时。

6. 观察插管部位远侧位置的循环状态　测压过程中，护士应注意观察测压肢体末梢血液循环情况，及时发现动脉栓塞。

7. 准确监测和记录血压数据和波型。

8. 拔管时应注意压迫时间　如穿刺进针者应局部压迫 5min，如动脉切开置管者应局部压迫 10min，压迫后用纱布球和宽胶布加压覆盖，以免导致出血和血肿形成。

（二）静脉导管

临床上根据病人的病情、年龄、病人的皮肤、静脉状况、特殊药物的使用、药物特性、用药方式、既往输液史及静脉输液疗程等选择不同的静脉通路。一般情况下，3d 以内输液或液体量不多者选用头皮针，3～15d 输液或间断输入抗生素选用留置针，15d 以上的输液或化疗药物宜选择深静脉置管、PICC、隧道式输液、输液港输液等。

1. 外周静脉导管　目前在重症患者救治期间最为常用的是外周静脉留置针（套管针），针芯的外套可以在病人的血管内留置几天时间。主要用于输注刺激性小的液体。适用于：①3～15d 的输液患者；②年幼或老年血管不易穿刺患者；③需 1/12h 或 1/8h 输液（如抗生素）患者。

护理要点包括：①严格遵循无菌操作原则，防止感染；②及时更换敷料，保持穿刺部位清洁干燥，透明敷料应 2～3d 更换，不黏或污染时随时更换；③固定牢固，防止管道扭曲、脱节及管针脱出，输液管道长短适宜；④置管期间要经常观察穿刺部位的情况，注意有无渗血、渗液、肿胀及局部炎症等发生；⑤保持管道通畅，使用正确的封管方法（正压封管法）；⑥加强病人宣传教育，做好解释工作；⑦保留时间一般为 3～5d，不宜超过 1w。

2. 中心静脉导管 包括颈静脉导管、锁骨下静脉导管、股静脉导管等。主要适用于输注血管活性药物、完全胃肠外营养或含钾剂、钙剂等刺激性强的药物；需要中心静脉压测定或需要快速扩充血容量的患者。护理要点包括：

(1) 生命体征观察：严密观察患者的体温、心率、血压等情况。

(2) 局部伤口观察：观察局部有无血肿、红肿、脓性分泌物等并注意检查固定导管的缝线是否松动、脱落等。如穿刺点有炎症反应或感染继续发展时，应拔除导管。

(3) 输液速度的观察：液体经中心静脉导管的重力滴速可达 80 滴/min 以上，如果发现重力滴速很慢应仔细检查导管固定是否恰当，有无打折或移动。如经导管不能顺利抽得回血，可能系导管自静脉内脱出或导管有血凝块，应考虑拔管后重新置管。

(4) 液体泄漏的观察：当导管老化、折断或自静脉内脱出时，可造成液体自导管的破损处或穿刺点外漏。一旦发生应立即更换导管。

(5) 敷料及输液管的更换：穿刺部位的敷料隔日更换 1 次，污染时随时更换。更换敷料时要严格遵循无菌操作原则。操作手法应轻柔，切勿在去除旧敷料及胶布时误将导管拔出。穿刺部位皮肤应常规消毒，必要时先用丙酮去除局部皮肤油脂及遗留在皮肤上的胶布印痕。输液管超过 24h 应更换。

(6) 有条件者应使用输液终端滤器：以阻止微生物的侵入，减少导管败血症的发生，延长导管留置时间。

(7) 封管及冲管方法：为防止导管内血液凝固，输液或测压完毕均应采用肝素液或生理盐水正压封管，每次输完胶体溶液后应用生理盐水脉冲式冲管。

(8) 并发症观察：中心静脉留置期间并发症包括静脉血栓形成、空气栓塞、导管阻塞、导管感染等。怀疑发生与导管相关感染并发症时，导管拔除后应同时作导管尖端、导管血和外周血培养。中心静脉导管与输液管连接前应先回抽见回血后再输液，并注意排尽空气以免发生气栓。

(9) 中心静脉导管作为测中心静脉压使用时，应尽量避免输入升压药、降压药或其他急救药物，以免测压时引起病情变化，或最好使用双腔静脉导管。

3. 经外周静脉置入中心静脉导管(peripherally inserted central catheter PICC) 多由上臂头静脉、贵要静脉等将很细的导管插入上腔静脉。用于为患者提供中期至长期的静脉输液治疗。护理要点包括：

(1) 做好心理护理：向病人说明注意事项，做好宣教工作。

(2) 观察：包括 PICC 穿刺点的观察(有无红、肿、热、痛、液体渗出或硬结)；输液过程观察；上臂周长的观察。

(3) 敷料更换：使用无菌透明贴膜固定，保证穿刺部位皮肤的清洁干燥，一般每周常规更换敷料 2 次，有污染、潮湿、脱落时随时更换。更换敷料时严格无菌操作并注意避免损伤导管。

(4) 肝素帽：应每周更换一次。输液管道一般 24h 更换一次。

(5) 静脉注射给药时，速度不要过快。

（6）保证管道通畅，注意正压封管：在封管时必须使用正压封管技术，以防止血液回流入导管尖端，导致导管阻塞。在注射器内还有最后 0.5ml 封管液时，以边推注药液边退针的方法，拔出注射器针头。限用 5ml 或 10ml 注射器进行封管；封管时，手臂放直、放平；封管的速度稍慢。

（7）封管液浓度：①10U/ml 稀释肝素液（1 支 12 500U 肝素加入 1250ml 生理盐水中），每 8h 冲管 1 次（多用于小儿）；②100U/ml 稀释肝素液（1 支 12 500U 肝素加入 125ml 生理盐水中），每 12h 冲管 1 次（多用于成人）。

（8）封管方式：在给予药物/液体前后均使用生理盐水冲洗，以避免药物配伍禁忌问题，然后再采用肝素溶液封管，即 SASH 方式（S：生理盐水，A：药物注射，S：生理盐水，H：肝素溶液）。

4. 置入港及隧道式导管　是特别为长期及重复输注药物的患者设计的，可完全置入体内，借助于专用的隔膜和导管，不仅可以做药物注射或连续性药物输注，还可用于抽取血样。

护理要点包括：①操作过程严格遵循无菌操作原则；②观察置入部位皮肤有无红、肿、热、痛等不适症状，有无皮肤坏死、表面溃疡等异常现象发生；③输注期间，注意观察针头是否固定良好，有无漏液；④做好病人健康宣教。教会病人观察皮肤，发现异常立即报告医护人员。日常生活中注意保护置入部位，避免强力撞击、敲打、挤压或用力推拉置入港。输注期间，指导病人适当活动，保持输注针头固定，避免药物外漏。

（三）漂浮导管

亦称 Swan-Ganz 导管，目前临床上常用的有三腔漂浮导管，四腔、五腔及六腔的热稀释漂浮导管。主要适用于重症患者救治期间心脏及肺血管压力以及心排血量等血流动力学参数的测定。护理要点包括：

1. 保持管道通畅　每隔 1～2h 用肝素生理盐水冲洗肺动脉导管和右心导管，以防血栓形成。冲洗的方法可以是间断推注也可以连续冲洗。加压输液袋内装软包装 500ml 生理盐水+肝素 50mg，袋内压力为 300mmHg，从而保证在监测过程中以 2～3ml/h 的速度连续冲洗导管，防止血凝块形成。

2. 伤口护理　24h 内严密观察穿刺部位伤口，注意局部渗血，伤口敷料 24h 内更换一次，以后可隔日更换，如有污染随时更换。

3. 预防感染　注意遵循无菌操作原则，延长管、三通接头每日更换，换能器每 3d 更换。

4. 注意观察各种压力变化及准确记录各种数据　注意检查压力传感器位置是否在零点，导管及传感器内是否有回血、气泡、是否通畅等。每次体位改变后应校正零点。

第二节　气道管理

呼吸道也称为气道，临床上将其分为上呼吸道和下呼吸道，气道虽无气体交换功能，但具有复杂而完善的防御功能。上呼吸道包括鼻、咽、喉，具有加温、加湿及过滤功能；下呼吸道从气管开始直至肺内的终末细支气管，具有过滤、清洁及溶菌杀菌的功能。

一、氧 气 疗 法

氧参与生物氧化，是正常生命活动不可缺少的物质。氧气疗法（简称氧疗）是指通过给病人吸入高于空气中氧浓度的氧气，提高动脉血氧分压、氧饱和度及氧含量以纠正低氧血症，确保对组织的氧供应，达到缓解组织缺氧的目的。氧疗是缓解低氧血症的有效措施，是治疗呼吸衰竭的重要方法。

当组织得不到充足的氧，或不能充分利用氧时，组织的代谢、机能、甚至形态结构都可能发生异常变化，这一病理过程称为缺氧。缺氧会导致血液和组织不能充分氧合而发生无氧代谢和乳酸蓄积，引起代谢性酸中毒和其他代谢异常，最终发生器官功能障碍，甚至死亡。临床上根据患者的动脉血氧分压值将缺氧分为：①轻微低氧血症：动脉血氧分压（PaO_2）60～75mmHg，可出现呼吸频率增快、对重要器官无明显影响；②中度低氧血症：PaO_2 在 40～60mmHg，常伴有烦躁不安、心动过速和皮肤、黏膜发绀；③严重低氧血症：PaO_2 低于 40mmHg，可引起意识丧失、心动过缓和呼吸停止。PaO_2 低于 30mmHg 时，可发生心脏停搏而死亡。

（一）氧疗的方法

临床上应用的氧疗途径很多，根据释放的氧浓度和维持 FiO_2 的稳定性，通常将氧疗装置分为两大类：非控制型和控制型氧疗装置。氧疗装置应满足的基本要求是：①能控制吸入氧浓度；②预防二氧化碳蓄积；③尽可能减小呼吸阻力；④最节约用氧；⑤能供病人长期使用，且病人能够耐受。

1. 非控制性氧疗　正常人呼吸时吸入气体流量>15L/min。经典非控制性氧疗装置所供给的气流不能完全满足吸入气量的需要，故部分潮气量将由室内空气供给。由于非控制性氧疗装置释放的氧流量常低于病人需要量，这类装置又称为低流量供氧装置。病人呼吸方式及其他任何改变病人吸入气流量的因素如潮气量、呼吸频率及氧流量等均会影响吸入氧浓度（FiO_2）。常用的低流量供氧装置有鼻塞、鼻导管、简单面罩和贮氧气囊面罩。

（1）鼻塞：是常用的低流量氧疗装置，有两个长约 1cm 分叉的弹性管道，与供氧管道连接，分插入双侧鼻前庭。供氧管接氧流量计和氧气湿化瓶。鼻塞提供的氧流量为0.5～6L/min，流量每增加 1L/min，FiO_2 约增加 0.04。氧气通过鼻塞，经由上呼吸道进入肺内，该途径的特点是操作简便易行、经济、安全，对患者无损伤、舒适、易于耐受，一般情况下疗效可靠。

（2）鼻导管：鼻导管为顶部有小孔的弹性导管，多带有湿化装置。放置前应检查导管有无漏气，然后在导管远端 1/3～1/2 部分涂抹润滑剂，直视下将其顶端放置到鼻咽部。与鼻插管途径给氧相比，鼻导管虽然对病人也无损害，疗效相同、可靠，但因导管需插至鼻咽部水平，少数病人不宜耐受，且导管易被鼻咽部呼吸道分泌物及胃肠道反流物所堵塞，将影响给氧效果。当氧流量过大时（氧流量>5L/min）鼻腔不舒适，鼻黏膜干燥。鼻腔分泌物较多、鼻黏膜水肿和鼻息肉影响氧疗的效果。

（3）简单面罩：一般用塑料或硅胶制成、重量较轻，无单向活瓣及贮氧气囊的弹性面罩。吸气时，空气通过排气孔和面罩边缘吸入，呼出气体经面罩侧面的排气孔排出。面罩需紧贴口鼻周围,用绑带固定于枕后。即使氧气供应暂时中断,空气仍可从面罩上的小孔和面罩周围的缝隙流入,可用于危重症及创伤病人转运时,以及急诊室或术后复苏过程的短期氧疗。简单面罩提供的 FiO_2 介于 0.35(6L/min)~0.55(10L/min)。最小氧流量为 6L/min 时,面罩在呼气末可被氧气再充满。如氧流量低于 6L/min,简单面罩将起增加死腔的作用,导致 CO_2 潴留。

(4) 贮氧气囊面罩:由面罩和一个容量为 1L 的附加贮气囊组成。附加贮气囊能收集和保存病人呼出的气体,除能与病人吸入气流量相配合外,尚能提供与病人吸入气量相等的氧容量。在使用时需通过调节氧流量,使附贮气囊一直处于膨胀状态,保证病人不过多呼吸氧气。氧流量每增加 1L/min,FiO_2 增加 0.10。贮氧气囊面罩可分为部分重复吸收面罩和无重复吸收面罩。①部分重复吸收面罩与贮气囊之间相通,呼出气体大部分经面罩体部的排气孔排出,1/3 返回贮气囊,再次呼吸时,部分前次呼出气体和新鲜气一起被再吸入;②无重复吸收面罩增加了三个单向活瓣,面罩两侧的单向活瓣允许呼出气逸出而防止空气进入,第三个单向活瓣与位于面罩和贮气囊之间,防止呼出气进入贮气囊。无重复吸收面罩和部分重复吸收面罩都可用于暂不需气管插管的急性呼吸衰竭病人和不能忍受无创正压通气的病人。

2. 控制性氧疗 控制性氧疗系统提供的氧流量等于或高于病人能吸入的气体流量,能够提供稳定的 FiO_2。控制性氧疗系统能提供病人全部的吸入气量,如正确使用该装置,能供给病人精确、恒定的 FiO_2。因不受病人呼吸方式的影响,又称为高流量氧疗装置,适用于呼吸频率快、吸气流量高的病人。

(1) 空气稀释面罩(Ventruri 面罩):其原理为高速氧气通过狭窄的孔或喷射口在面罩内形成喷射气流,在其周围产生一种负压,即气体流动的 Bernoulli 原理,将周围空气从侧孔吸入,使空气进入吸入气流中。通过改变氧气流速和喷射口大小,以及调节管道壁上侧孔大小就可以控制吸入的高气量,从而调节吸入氧的浓度,使之达到预定水平。Ventruri 面罩适用于大多数需 FiO_2 低于 0.35 的病人。如 COPD 患者靠缺氧刺激通气,一旦吸入高浓度氧气会引起通气不足导致 CO_2 潴留,甚至呼吸抑制。此类病人可选用这种能提供稳定氧浓度的装置进行氧疗。Ventruri 面罩最好短期应用于 COPD 恶化期。使用时需注意在患者进食、饮食时移去面罩中断氧疗会使 PaO_2 迅速下降。

(2) T 型管:为一种简单无重复呼吸环路,直接插入气管内插管或气管造口套管内,能提供恒定、可预置的吸入氧浓度。用于人工气道病人。在 T 型管的一侧湿化氧气,呼出气体从另一侧排出。如果吸入气体流量和环路容量高于病人的高峰吸气流率,T 型管可作为一种控制性氧疗装置。

(3) 氧帐:是一种古老的氧疗方法。目前仅用于婴儿、儿童的控制性氧疗。采用方法是将病人的头部或全身置于此帐篷内,进行氧疗。缺点是帐内的氧浓度较难控制,经常启闭将导致氧帐内氧浓度波动较大,不能维持稳定的 FiO_2。氧耗量较大。目前应用较少。

(4) 高流量-无重复吸收面罩系统:该系统由高压氧源和高压空气源组成。两个气源释放不同流量的氧气和空气,混合后注入贮气囊,再通过无重复吸收面罩供给病人。氧气和空气的不同流量比率决定患者的 FiO_2。若气体流速能满足病人分钟通气量要求,该系统就能

提供稳定的 FiO_2。

（5）气道正压氧疗装置：呼吸机是一种特殊的氧疗设备，它具有多种通气模式，能根据需要调节氧浓度。FiO_2 可调范围为 0.21～1.0，可满足正压氧疗的需要。

（二）吸入氧浓度控制与计算

1. 吸入氧浓度（FiO_2）控制　临床上按 FiO_2 高低可将氧疗时的氧浓度分为高、中、低 3 种类型：①高浓度给氧，FiO_2>60%，除伴有二氧化碳潴留的慢性肺部疾患者外均能应用，如心肺脑复苏、急性肺水肿、急性左心衰、ARDS、肺间质性纤维化等；②中等浓度给氧，$FiO_2$40%～60%，与高浓度给氧相比，引起氧中毒的机会明显减少，一般比较安全，但对有二氧化碳潴留的 COPD 患者仍应尽可能地避免；③低浓度给氧，FiO_2<40%，应该说对于所有需要氧疗的病人均应主张低浓度给氧，尤其对伴有二氧化碳潴留的患者更应如此，以减少缺氧。

2. FiO_2 计算

（1）FiO_2=21+4×氧流量：该公式适用于所有非氧浓度控制装置的 FiO_2 计算，如鼻塞、鼻导管给氧等。

（2）氧浓度控制装置：呼吸机或特殊面罩给氧时 FiO_2 由特殊装置调节或计算，一般只需定时校正以保证氧浓度控制装置的准确性。

（三）氧疗的注意事项

1. 重视全面综合治疗　氧疗仅能纠正低氧血症和组织缺氧，对于导致缺氧的基础疾病则必须针对病因，采取综合措施。如维持水、电解质平衡、控制感染、解除气道痉挛等。

2. 保持呼吸道通畅　呼吸道通畅是氧疗的前提和保障。在实施氧疗前及其过程中，应随时预防和去除呼吸道阻塞的因素，如鼻咽部或呼吸道分泌物、胃内容物反流堵塞气道，或给氧管道本身扭曲、滑脱等。肺部感染严重、呼吸道分泌物多的患者，应加强物理治疗，如翻身、拍背、雾化等，并鼓励病人主动咳嗽、咳痰，保持呼吸道通畅，保证氧疗效果。

3. 加强气道湿化　氧疗过程中气道容易干燥，会影响和破坏呼吸道的防御功能，应做好气道湿化工作。单纯使用鼻塞、鼻导管、面罩等方式的患者，可嘱其多饮水，保持鼻咽部湿润。湿化不充分会导致鼻和呼吸道黏膜干燥，造成分泌物黏稠、结痂而不易排出并阻塞呼吸道。

4. 解决呼吸动力　对自主呼吸减弱的病人，在积极氧疗的同时，还应配合呼吸兴奋剂，且在适当时使用呼吸机治疗，以解决呼吸动力障碍的问题。

5. 选择适当 FiO_2 和给氧途径　盲目给予高浓度氧疗会增加氧中毒的机会，低浓度给氧则不能及时纠正缺氧。因此，在氧疗的过程中应注意观察，随时根据病人情况进行调整，结合病人的缺氧发生机制，选择最适 FiO_2，以使 PaO_2 维持在 60mmHg 以上，同时兼顾 $PaCO_2$，以免发生二氧化碳潴留并发症。另外，FiO_2>0.5 有引起吸收性肺不张的危险。正常情况下，氮气是肺泡和血液中的主要气体。高浓度氧吸入后，数分钟内即可造成肺泡和血液内氮气缺乏。血液氮大量排出使静脉系统总气体压力降低，静脉血和任何体腔之间的气体弥散梯度增大到等于或接近大气压。FiO_2 升高时，肺泡与肺毛细血管形成大的压力梯度，大量氧弥散入血。氧持续向外弥散，又无氮气对肺泡的填充，肺泡内总气体压力降低，直至肺泡萎陷，发生肺不张。

6. 注意防火防爆及操作规程　氧气是易燃易爆的气体，在使用过程中应避免火源，搬动供氧设施应小心谨慎。无论是使用哪种氧疗方式，都应严格遵守操作程序，避免意外发生。

7. 预防交叉感染　所有供氧装置、给氧装置，包括鼻导管、鼻塞、面罩、湿化器等一切氧疗用品均应定期消毒，一般专人使用。

二、人工气道的管理

（一）概述

人工气道是通过鼻腔、口腔或直接在上呼吸道置入导管而形成的呼吸通道。人工气道既是保证气道开放、防止气道不通畅或被阻塞的主要措施，也是连接患者和呼吸机的唯一途径。建立人工气道的目的在于：①纠正患者的缺氧状态，改善通气功能；②有效地清除气道内分泌物。临床上，根据患者病情的轻重缓急和呼吸辅助治疗时间长短，人工气道可选择气管内插管和气管切开造口置管。对于病情紧急、容不得耽误时间的患者，易采用最快、最简便易行、且又有效的方法，一般是经口气管插管。而对于那些既不是慢性病，又没有气管切开造口置管禁忌，估计呼吸机治疗时间在一周以上患者宜采取气管切开造口置管。

1. 气管插管　气管插管按路径不同分经口和经鼻气管插管两种。一般经口气管插管较经鼻气管插管普遍，易于掌握；但经鼻气管插管较经口容易被患者耐受，维持的时间长，一般可维持一周以上，且较经口插管容易固定。

（1）经口气管插管：是经口将气管插管导管置入呼吸道，依靠气管插管导管外的气囊将气道密闭，并由气管插管导管直接与呼吸机相连进行机械通气，是临床应用最普遍的人工气道法。几乎所有接受呼吸机治疗和建立人工气道的患者均是经口气管插管的指征。除非患者有经口气管插管的禁忌证，如气管上 1/3 以上部位（喉、声带、口腔等）的病变等。

（2）经鼻气管插管：经鼻气管插管较经口气管插管的优点是患者较易耐受，维持时间长。主要适用于估计应用呼吸机时间超过 3～5d 但又不足以行气管切开的患者。对于脑外伤明确或可疑有颅底骨折的患者，禁忌选用经鼻插管；因为此类患者多可能有鼻漏，经鼻插管的出血和感染均可能向颅内扩散，引起颅内感染。

2. 气管切开造口置管　是指利用气管切口的方式在气管上造口并置入气管套管的人工气道法。人们习惯上将气管切开造口置管统称为气管切开。气管切开造口置管的目的并不一定是为了连接呼吸机，它还可以作为气管上 1/3 部位以上水平占位性病变造成上呼吸道梗阻时，为保持气道通畅所采取的气道短路法，即患者可以通过气管切开造口置管处进行呼吸，解决临时性或永久性的上呼吸道梗阻；更可以作为长期昏迷或不能主动排痰患者被动吸痰的有效措施。

（1）适应证：①喉阻塞：由喉部炎症、肿瘤、外伤、异物等引起的严重喉阻塞，呼吸困难较明显，而病因又不能很快解除时，应及时行气管切开；②下呼吸道分泌物潴留：由各种原因引起的下呼吸道分泌物潴留，为了吸痰，保持气道通畅，可考虑气管切开造口置管；③预防性气管切开造口置管：对于某些口腔、鼻咽、颌面、咽、喉部大手术，为了进行全麻、防止血液流入下呼吸道、保持术后呼吸道通畅，可施行气管切开造口置管；另外破伤风患者由于容易发生喉痉挛，也须考虑预防性气管切开造口置管，以防发生窒息；④取气管异物：气管异物经内镜下钳取未成功，估计再取有窒息危险，或无施行气管镜检查设备和技术者，可经气管切开途径取出异物；⑤颈部外伤伴有咽喉或气管、颈段食管损伤者。对于损伤后立即出现呼吸困难者，应及时施行气管切开；无明显呼吸困难者，应严密观察，仔细检查，做好气管切开造口置管手术准备。

(2) 术后处理：①床边应备有氧气、吸引器、气管切开器械、导尿管及急救药品，以及另一副同号气管套管；②保持套管通畅：应经常吸痰，若为银制的气管切开套管每日应清洗内管并消毒至少2次。术后一周内不宜更换外管，以免因气管前软组织尚未形成窦道，使插管困难而造成意外；③保持下呼吸道通畅：室内保持适当温度（22°C左右）和湿度（相对湿度90%以上），可用地上泼水、雾化吸入，定时通过气管套管滴入少许生理盐水、0.05%糜蛋白酶等措施来达到稀释痰液以利于咳出的目的；④防止伤口感染：由于痰液污染，术后伤口易于感染，故至少每日换药一次。如已发生感染，可酌情给以抗生素；⑤防止外管脱出：要经常注意套管是否在气管内，若套管脱出，又未及时发现，可引起窒息。套管太短，固定带子过松，气管切口过低，颈部肿胀或开口纱布过厚等，均可导致外管脱出。

(3) 固定：准备两根寸带，一长一短，分别系于套管的两侧，将长的一根绕过颈后，在颈部左侧或右侧打一死结，系带松紧度以容纳一个手指为宜。注意不要打活结，以免自行松开，套管固定不牢脱出。

(二) 人工气道的湿化

人工气道的建立使下呼吸道直接与外界相通，废弃了上呼吸道的功能。气道置管的刺激使呼吸道分泌物增多，同时由于干燥、寒冷空气的影响，纤毛运动减慢，呼吸道的净化作用也降低，容易导致分泌物干结。而建立人工气道的患者通常病情危重，机体抵抗力低下，并发肺部感染的机会增多。因此，做好人工气道患者气道的加温湿化工作，促使吸入气体达到生理要求是临床工作的重点和难点。

1. 湿化液需要量的计算　以气管上部气体含水量34mg/L为依据，补充与实际吸入气体含水量的差额数字。

(1) 非机械通气者：24h气道湿化液需要量=（34mg/L−空气含水量mg/L）×24h通气量（L）。

(2) 机械通气者：24h气道湿化液需要量=[34mg/L−（空气含水量mg/L+氧气含水量mg/L）]×24h通气量（L）。机械通气用的压缩空气和氧气的含水量<0.5mg/L。

2. 湿化液的选择　最常用的气道湿化液为生理盐水加敏感抗生素，必要时配以地塞米松、糜蛋白酶等。采用呼吸机支持治疗时，呼吸机湿化器内应使用无菌注射用水或蒸馏水，禁止使用氯化钠溶液及加入任何药物。

3. 湿化方法

（1）人工鼻湿化法：人工鼻由吸水材料及亲水化合物构成。当气体呼出时，呼出气内的热和水被人工鼻保留下来，当吸入气体通过人工鼻进入气道时，热和水重新进入气道内，保证吸入气体获得适当的温度和湿度。

（2）湿纱布覆盖法：可用无菌湿纱布直接覆盖于人工气道口以对吸入气体进行过滤和加湿。

（3）气道内滴注湿化法：将湿化液从人工气道导管口沿导管内壁滴入。可采用间歇滴注湿化和持续滴注湿化两种。①间歇滴注湿化是将湿化液用注射器滴入，新生儿每次0.5ml，婴儿每次1.5～2ml，成人每次3～5ml，1次/2h；②持续滴注湿化是将湿化液以静脉输液的方法排气后，剪掉针头，将头皮针软管插入气管导管内5cm，以0.2～0.4ml/min的速度滴入。有学者报道将微量注射泵固定在床头，以8～10ml/h的速度将湿化液持续恒速滴入气道。该方法可弥补传统方法滴药速度不均匀的特点，减轻患者的不适；另外微量注射泵为完全封闭式，可避免开放、间歇滴药所致的医源性感染。

（4）超声雾化吸入法：将超声波的声能作为动力，将雾化液撞击成微细颗粒悬浮于气流中进入呼吸道，用以治疗呼吸道炎症、稀释痰液和促进排痰。气道内雾化主要用于气管内药物治疗者，常用配方有三种，即化痰、解痉、抗感染。而小雾量、短时间、间歇雾化法（如每2h雾化10min）可增加黏膜用药浓度，达到局部预防和治疗感染的目的。

（5）直接喷雾湿化法：将湿化液装在喷雾瓶内，在套管口5～10cm处将喷口对准套管口按动按钮数次，使湿化液均匀喷在纱布上，避免湿化液被污染。该方法方便实用且省时省力。

（6）蒸汽加温湿化法：将无菌蒸馏水放入湿化器内，使水加热后产生蒸汽与吸入气混合，达到加温、湿化的目的。

（7）电热恒温湿化法：新型呼吸机配备电热恒温蒸汽发生器，使用时温度设置在32℃～37℃，相对湿度保持在95%左右。

4. 湿化液的温度、湿度控制　湿化液的温度一般维持在32℃～37℃。若吸入气体低于20℃，易导致支气管纤毛运动减弱，气道过敏者还会引起应激性反应诱发哮喘；若吸入气体高于40℃可造成支气管黏膜纤毛运动减弱或消失，并且有灼伤气道黏膜的危险。吸入气体的相对湿度控制在95%～100%。

5. 湿化时注意事项

（1）掌握“适度”原则：湿化液的量根据湿化效果而定。①湿化满意。痰液稀薄，能顺利吸引出或咳出；导管内无痰栓；听诊气管内无干鸣音或大量痰鸣音；呼吸通畅，患者安静；②湿化过度。痰液过度稀薄，需不断吸引；听诊气道内痰鸣音多；患者频繁咳嗽，烦躁不安，人机对抗；可出现缺氧性发绀、脉搏氧饱和度下降及心率、血压等改变。此时应酌情减少湿化液的量或次数；③湿化不足。痰液黏稠，不易吸出或咳出；听诊气道内有干鸣音；导管内可形成痰痂；患者可出现突然的吸气性呼吸困难、烦躁、发绀及脉搏氧饱和度下降等。此时应加强湿化，适当增加湿化液的量或缩短间隔时间。

（2）防止异物进入气道：使用无菌注射器从气道内注入湿化液时应将注射器的针头取

下，防止在注入时针头意外脱落进入气道。

（3）确保雾化效果：行雾化吸入时，雾化气体造成吸入气体氧浓度下降；药物刺激致气管痉挛；分泌物湿化后膨胀使气道管腔变窄，增加气道阻力。上述因素可使患者出现憋气、咳嗽、呼吸困难、发绀、烦躁、出汗，甚至发生心搏骤停。因此，雾化吸入时应密切监测患者的生命体征、SpO_2，听取不适主诉，必要时监测 PaO_2。对于 PaO_2 低的患者雾化与吸氧可同步进行。

（4）维持室内合适的温湿度：可采用地面洒水、暖气片上放置水槽及空气加湿器等方法使室内空气相对湿度达到50%，室温保持在22～24℃。以缩短气道与环境温湿度的差值。

（5）保证充足的液体入量：呼吸道湿化必须以全身不失水为前提。如果机体液体入量不足，即使湿化充分，气道也会因水分进入到失水的组织而仍处于失水状态。因此机械通气时，成人的液体入量应保持在2500～3000ml/d。

6. 并发症预防

（1）呼吸道继发感染：在湿化器内加入湿化液或气道内注入湿化液时应严格无菌操作。气道湿化液、呼吸机湿化罐、一次性输液器、一次性注射器应每24h更换一次。应加强病房环境的清洁和消毒，定时为患者做口腔护理，正确消毒和使用吸痰、湿化器械。

（2）窒息和淹溺：干燥结痂的痰液湿化后易软化膨胀，堵塞气管、支气管引起窒息，故应严格掌握和逐步增加湿化量，正确有效地吸痰，及时清除痰块，密切观察患者的呼吸状况，定时进行肺部听诊。控制湿化液滴入速度，防止调节失灵，致使气管突然进入大量液体而淹溺。

（3）支气管痉挛：由于某些雾化用的药物刺激性较强或雾化形成的滴水珠进入支气管容易引起支气管痉挛。因此，刺激性强的药物要稀释到安全浓度；对频繁发生支气管痉挛的患者，勿用支气管内直接滴注湿化法，最好选用超声雾化吸入。

（4）肺水肿：对心肺肾功能不全、水钠潴留及婴幼儿等患者进行气道湿化时，应严格控制雾化量，避免发生肺水肿或水中毒。

（三）气道通畅的维持

由于建立了人工气道的病人丧失了部分上呼吸道的正常生理功能，而多数病人因病情重，不能达到有效的咳嗽，呼吸道分泌物易于淤积阻塞而出现气道阻力增高、通气不足，进而导致呼吸功能障碍，加重缺氧和二氧化碳潴留，所以必须及时给予吸痰，清除呼吸道分泌物。

吸痰时的注意事项包括：①吸痰时动作轻柔、准确、快速，一次时间不宜超过15s；②为防止吸痰时引起低氧血症，可在吸痰前后给予100%纯氧吸入1～2min；③吸痰时注意密切观察病人血压、心率和血氧饱和度的变化，观察痰液的性质、颜色和量；④吸痰管最大外径不能超过气管导管内径的1/2，吸痰管插入遇到阻力时应分析原因，不可粗暴盲插；⑤注意吸痰时负压不宜过大，一般为13.3～20.0kPa，每次进吸痰管时不可给负压，以免损伤气道；⑥注意吸痰顺序，先吸尽口咽部分泌物，然后更换吸痰管，再吸引气管内分泌物，然后放松气囊吸引气道深部的痰液，以免口咽分泌物在放松气囊时下行进入气管而发生感染；⑦危重和分泌物较多的病人，吸痰时不宜一次吸净，吸痰与吸氧应交替进行；⑧对于痰液黏稠不易吸出的病人，在吸痰前可给予生理盐水或2%碳酸氢钠2～5ml冲洗气道，几次通气后立即吸痰。

（四）口腔护理

插管前取出活动义齿并保存好，进行必要的口腔清洁。插管后应及时检查牙齿有无松动、脱落、舌外伤等，并予相应处理。建立人工气道后应加强口腔护理，每次间隔时间不应超过6小时，口腔护理溶液酌情选用0.05%洗必泰、4%碳酸氢钠或3%双氧水。注意观察口腔有无霉菌感染、黏膜溃疡及腮腺炎等并发症并给予针对性治疗。牙垫每12h更换一次位置，固定导管的胶布污染或松脱时应及时更换。

（五）拔管前后护理

气管插管者拔管前要充分湿化、叩背、吸痰，而后放空套囊再充分吸引气道内分泌物。嘱患者深呼吸，呼气时将导管和充气套囊一并拔出。也可在拔管时将一吸痰管插入导管内略超出其末端，以便边拔管边吸痰液。必要时再行鼻、口腔吸引。此时要注意观察患者有无呼吸困难、喉头喘鸣、监测呼吸音和氧饱和度的变化等。

气管切开者拔管前先换小号导管（可不带套囊），切勿直接试堵大套管，以免通气量不足、分泌物不易排出及感染加重等情况。更换小号导管24h后无不良反应可试堵管。如堵管后呼吸道阻力增加、呼吸吃力，经吸氧、加强湿化及排痰无效时，说明病人不具备拔管条件，应解除堵管。如堵塞24h后无不良反应，则可拔管。拔管前，先清洁皮肤创口，气管内充分吸痰，拔出导管后再吸引窦道分泌物，有过多肉芽组织者要钳出或刮除，以凡士林纱布覆盖切口，并以无菌纱布严密固定。嘱患者于咳嗽时压住切口，每日换药1次，直至愈合。

（六）并发症护理

1. 插管损伤　经口气管插管时，直接喉镜应用不当，技术不熟练，可导致口、舌、咽、喉部损伤或牙齿松动脱落。经鼻气管插管时，损伤鼻腔黏膜可导致出血。因此，医护人员在进行插管操作前必须经过良好的培训，掌握操作流程并注意规范操作，导管外壁应先充分润滑。也可借助引导管或纤维支气管镜引导插管以减少损伤。

2. 导管留置期损伤　经鼻气管插管压迫或反复与鼻前庭黏膜摩擦，可引起鼻黏膜损伤。另外鼻插管可阻塞副鼻窦开口，引起副鼻窦炎；阻塞咽鼓管口影响听力；组织相容性差的导管及高压低容气囊导管可引起鼻、会咽、声带、气管黏膜的糜烂、溃疡、出血、肉芽组织的形成及气管食管漏等改变。由于气管内导管和气囊压迫气管壁会造成气管黏膜水肿、糜烂、溃疡以至狭窄。为减轻气囊对局部黏膜的压迫，宜尽量采用高容低压套囊，避免过度充气或采用带有双套囊的导管，交替使用减少气管黏膜局部压迫。气囊充气时最好能用测压装置测量其内压力，把压力控制在18mmHg以下。没有条件测压时，通常以注入气体刚能封闭气道，听不到漏气声后再注入0.5ml为宜，一般注气7～10ml。呼吸机使用期间气囊应每4h放松1次，每次5～10min。在不使用呼吸机时气囊不必充气，有利于呼吸。而进食时气囊要充气，以防吞咽的食物或液体误入气管引起阻塞或吸入性肺炎。

对于气管导管留置时间较长的病人，可因湿化不良或吸痰不及时导致分泌物干结而引起气道梗阻。另外，导管远端斜面与隆突或气管壁的紧贴，高压低容量气囊对气管壁的压迫可引起气管壁的软化。因此，在置管期间应加强湿化吸痰，并采用性能优良，组织相容性好的导管。

3. 拔管后并发症　气管导管拔出后，病人常有不同程度的咽喉疼痛和声音嘶哑，一般数天至1个月可消失，与留置导管期间声门和喉返神经的损伤有关。拔管后可因发生喉水肿而引起吸气性呼吸困难。拔管后数日，声门或声门下坏死组织形成的喉气管膜，覆盖于声带或声门下管腔可致气管阻塞。拔管后气管局部坏死、瘢痕收缩或肉芽组织增生，可造成气管狭窄。为了预防气管狭窄的发生，应注意做到：①气管切开时，避免切开部位过高，避免伤及第一软骨环，避免切除气管前壁过多；②注意气管导管位置适当，避免导管压迫气管前壁；③避免气管导管外连接的管道过重过硬；④气管导管的气囊充气避免过多，压力避免过高等。

第三节　胸部物理治疗

胸部物理治疗是根据呼吸道柱状上皮细胞纤毛—黏液系统的传送作用，运用物理方法来帮助潴留的分泌物向上推移，最终通过咳嗽清除分泌物，从而增强黏膜纤毛系统的清除效率，预防或改善气道内分泌物潴留的治疗方法。

一、概　　述

胸部物理治疗的理论基础是：①人工气道的病人，由于缺乏喉保护性反射，湿化不充分，排痰功能的下降，可增加医源性肺炎的风险；②需要机械通气的病人，黏液增加，纤毛活动减少使排痰不畅，不均匀的通气导致通气/血流比例失调，可增加呼吸机相关肺炎的风险；③上腹部手术后病人，功能残气量下降20%，容易发生肺不张，导致通气/血流比例失调、低氧血症等，通过物理治疗可预防因肺不张而导致的肺炎；④慢性呼吸疾病者，易产生复发性肺炎和呼吸衰竭，物理治疗可预防因排痰不畅而导致的肺炎或呼吸衰竭。

胸部物理治疗的目的包括：①清除痰液，防止气道分泌物积聚。作为一种预防措施，主要适用于高危手术或者因神经功能原因导致的气道清理能力下降的患者；②促进分泌物引流，纠正肺不张。主要适用于存在气道分泌物过多病因的患者，如囊性纤维病等；③提高呼吸的有效性。主要适用于那些因结构或功能障碍导致呼吸肌力下降的病人，保持肺泡充气；④纠正通气/血流比例失常，以改善气体交换；⑤提高心肺功能对各种锻炼的耐受性，使骨骼肌方面的功能发挥最大的作用。

胸部物理治疗的适应证包括：①痰液过多>25ml/d，如急性呼吸衰竭伴分泌物潴留；②浓痰阻塞可能导致血气异常及意识障碍，如急性肺叶不张，单侧肺疾患导致的通气/血流失调等；③因昏迷、瘫痪或疼痛以致咳嗽微弱而导致排痰不畅；④常见于慢性呼吸病者的肺炎；⑤需要气管插管与呼吸机支持的病者。

胸部物理治疗的禁忌证为患者生命体征不稳定、严重的心律失常、颅内压控制不理想、气胸未处理、严重凝血障碍、严重气管痉挛、严重癫痫等患者。另外，研究表明对于慢性阻塞性肺疾患急性加重、没有明显痰液增多体征的肺炎以及无合并症的哮喘等患者实施胸部物理治疗，对患者并无益处。

二、胸部物理治疗评估

正确的连续性评价是实施有效胸部物理治疗的基础。通过评估可以了解患者的呼吸系统状况，确定患者是否适合采用胸部物理治疗，制定合理的治疗计划，评价计划实施的有效性，并随时根据病情调整治疗措施，鉴别停止治疗的相应要点。

呼吸道护理计划的制订有赖于体格检查、实验室检查和影像学评价。评估内容包括：①病史评估。既往史，现病史，入院原因，诊断及目前主要症状，治疗方法等；②病情观察。生命体征，呼吸状况，呼吸机使用情况，用药情况等；③化验结果。血生化，心肌酶谱，血气分析，微生物监测等；④体格检查。主要是神经系统、骨骼肌及胸肺方面的评估。神经系统评估包括格拉斯哥昏迷度评分，颅内压/脑灌注压，肌肉紧张程度，身体姿势等；骨骼肌评估为通过视诊查看皮肤状况、肿胀、肌肉萎缩、变形等，关节活动幅度，肌肉力度/长度，运动及活动功能；胸肺评估包括体温变化，胸肺体征，咳嗽，痰液，动脉血气分析，肺部X线等。

三、胸部物理治疗方法

胸部物理治疗的基本方法包括治疗性体位，胸背叩击和振动，咳嗽排痰和呼吸训练等。

（一）治疗性体位

治疗性体位是指利用重力来达到特别的临床目标。主要包括：①翻身，提高肺的复张程度和预防分泌物潴留；②被迫体位，提高动脉血氧含量；③体位引流，促使分泌物排出。

1. 翻身　翻身有利于促进肺复张，提高氧供，预防分泌物潴留。对于危重病人尤其是昏迷或制动病人有利于降低肺部并发症（肺不张、肺炎等）发生率。翻身还可以减少静脉血液淤滞和预防褥疮。翻身的禁忌证是脊柱损伤和上臂外展牵引者；严重腹泻、明显的谵妄激惹状态、颅内压升高、血压急剧下降（>10%）、严重的呼吸困难、缺氧和心律失常是翻身的相对禁忌证。

翻身的指征包括：①病人没有能力或意愿改变体位，如机械辅助呼吸、神经肌肉系统疾病、药物导致的瘫痪麻痹等；②病人失去自我运动能力，如昏迷、脊柱损伤、中风、病态肥胖等；③与体位有关的氧合过低；④存在或有肺不张发生可能；⑤人工气道患者。

翻身的主要危险和并发症是“管道”问题（包括呼吸机脱开、意外拔管、呼吸回路内冷凝水意外吸入、血管通道或尿管脱开等）和病人副反应（病人不能耐受、心脏节律紊乱、颅内压增加、呼吸困难和缺氧加重）等。

2. 被迫体位　由于疾病原因导致的被动体位，以此改善气体分布（尤其是在通气/血流比例失调病人）。主要适用于治疗如单侧肺炎等急性局灶性改变或者ARDS等导致肺容量减少的患者。通常，侧卧位和头低位会导致功能残气量下降（大约18%～27%），主要原因是该体位时膈肌会比坐位或立位更多地进入胸腔。由于膈肌位置的改变和功能残气量的降低能改变病人通气的压力-容量曲线变化，导致此时给予的压力产生更好的气体容量交换，这样通气效果更好。因此，对于单侧肺疾患者，建议把健侧肺放在下面以利于氧供。但是，对于单侧肺挫伤存在肺内出血或脓胸的患者，建议把健侧肺放在上面以免血液/脓液进入健侧肺。而对于ARDS患者，建议采取俯卧位以改善氧供。

3. 体位引流 是利用重力来帮助呼吸道内分泌物从肺的侧枝或肺叶进入主气道以排出。

体位引流的指征包括:①分泌物清除困难。成人每日痰量超过 25～30ml,人工气道建立后有分泌物潴留患者;②因黏液堵塞造成的肺不张。诊断为囊性纤维病、支气管扩张或空泡性肺疾患时;③气道有异物时。

体位引流的绝对禁忌是头部或颈部损伤直至出血稳定没有血流动力学问题。相对禁忌证包括:①颅内压>20mmHg,或者可能造成颅内压升高的手术(如神经外科手术、动脉瘤或眼科手术);②近期有脊柱损伤病史或急性脊柱损伤;③脓胸、支气管胸膜瘘、心源性肺水肿、胸膜腔大量渗出或肺栓塞;④高龄、精神障碍、焦虑等不能耐受体位改变的患者;⑤肋骨骨折伴或不伴连枷胸;⑥外科手术后有伤口尚未愈合时;⑦难以控制的高血压,腹胀,食管手术后;⑧咯血活动期,气道存在难以控制的误吸风险者。

临床实施体位引流注意事项包括:①必须在饭前 30～60min 或饭后 2h 后进行;②实施前应与病人解释沟通取得协助;③实施前应先测定生命体征并听诊以便做前后对比,进行效果评价。

体位引流时监测的参数包括:①痰液(包括量、颜色、持续性、气味);②咳嗽有效性;③脉率,异常节律和 ECG;④血压;⑤呼吸方式和频率,呼吸音;⑥皮肤颜色;⑦氧饱和度;⑧颅内压(如果可能);⑨意识状态;⑩病人的反应(疼痛、不适、呼吸困难等)。

体位引流有效的临床表现包括:①痰液排出增加;②呼吸音清;③生命体征恢复正常;④异常的 X 线表现有改善;⑤血气分析结果和氧饱和度基本正常;⑥通气功能指标改善;⑦病人对治疗的反应增加。

实施体位引流后记录内容包括:特殊体位实施的名称、时间、病人的耐受性、治疗效果的主客观指标(包括痰的性状和量)、其他与治疗相关的观察指标。值得注意的是,由于有些胸部治疗的效果不能马上体现,医护人员应该在治疗实施后 1～2h 内回访病人,再次进行引流效果评价。

(二) 叩击和振动

叩击和振动是指通过手、电或气流设计来产生动能并作用于病人胸壁的方法。叩击是通过帮助潴留痰液因振动而从气管支气管树上松动下来排出;振动是一种帮助呼气过程中痰液向主气道方向排出的方法。叩击和振动建议作为体位引流和咳嗽的补充。

叩击和振动的禁忌证包括:皮下气肿;最近有过硬膜外或蛛网膜内注入;最近胸部有皮肤或皮瓣移植;烧伤、开放伤口和胸部皮肤有感染;最近有静脉或皮下植入起搏器;怀疑肺结核;肺挫伤;支气管痉挛;肋骨骨髓炎;骨质疏松症;凝血功能紊乱;有胸壁疼痛主诉等。

叩击时注意手握成杯状(即手指并拢),以“圈位”接触皮肤,手部及腕部肌肉放松,拍背时用腕力,不可用掌心或掌根,在相应的胸壁有节律的、以病人能耐受的力量轻轻拍击。一般拍击从肺底到肺尖,从肺外侧到内侧,每一肺叶叩击 1～3min。同时鼓励病人做深呼吸和咳嗽、咳痰。叩击时间 15～20min 为宜,每日 2～3 次,餐前进行。

振动有助于分泌物向上移动到大气道。振动可以用手也可以用高频胸壁振动机。振动是在病人呼气时操作者绷紧和收缩肩臂和手部肌肉而产生一种细颤动。高频胸壁振动机由一件无伸展性且膨胀后合身的充气夹克背心与产生可调节的脉冲气体发生器两部分组成；两者通过两根管连接，使得气体高频率交替地出入背心，从而在患者胸壁上直接产生振动作用。通常情况下，振动的频率设定为 5 ~ 25Hz，每次治疗 30min。振动频率的大小会影响疗效，但需考虑患者的舒适度，因此频率一般由小到大逐渐递增，可根据患者需求及治疗反应决定治疗强度，一天可治疗 1 ~ 6 次。

（三）咳嗽和排痰

咳嗽是胸部物理治疗中最重要的技术，因为深呼吸、叩击振动等只能促使分泌物向上移动，而不能将分泌物从气道中排出，只能咳嗽才能完成这一使命。咳嗽动作可分为 4 个时期：①刺激期：一个异常刺激因素（炎症、异物、化学物质、冷空气等）刺激感觉纤维产生传入冲动到咳嗽中心；②吸气期：上述传入冲动被接受和传递，咳嗽中心刺激呼吸肌产生一个深吸气；③屏气期：传出神经冲动导致声门关闭以及呼气肌强力收缩，持续 0.2s，导致的结果是胸腔和肺泡内压力急剧增加，一般可至 100mmHg；④咳出期：此时声门打开，在肺泡和开放的气道之间形成一个很大的压力梯度。随着呼气肌的继续收缩，这种压力梯度导致从肺内呼出一股强力的气流，一般速度可以达到每小时 50 米。因为声门打开时鼻咽部关闭，因此异物就从气道排入口腔内，再被吐出或咽下。值得注意的是，咳嗽也可以在没有刺激因素的情况下主动地发动与控制；干扰咳嗽的任何一期都会导致无效咳嗽。因为咳嗽过程各环节的异常导致的咳嗽障碍，有可能借助训练提高咳嗽技巧，而使得排痰的有效性得到改善。

没有控制的咳嗽，可导致疲倦、胸疼、呼吸困难及支气管痉挛的加重。要控制无效的咳嗽，需指导患者学会有效的咳嗽，以促进气道分泌物的排出，即指导性咳嗽。指导性咳嗽是指结合适当的体位向患者介绍和示范如何进行有效咳嗽，其目的是模拟一次有效的自发咳嗽，来帮助实现一次自我控制的咳嗽反射，同时，也可以用来弥补体力不足对咳嗽反射的抑制。

指导性咳嗽的指征包括：①自主咳嗽无法将分泌物从气道清理干净；②上腹部或胸部手术后病人；③长期呼吸道分泌物潴留病人；④人工气道患者。

指导性咳嗽的禁忌证包括：没有能力控制飞沫导致的感染传播；有颅内压增高或者已知有颅内动脉瘤；存在慢性冠状动脉供血不全（如急性心梗）；急性头、颈、脊柱损伤不稳定期的患者等。

指导性咳嗽一般采取的体位是低坐位，双肩放松，头及上体稍前倾前屈，双臂可支撑在膝上，以放松腹部肌肉利于其收缩。然后指导患者以腹式呼吸深吸气，屏气一段时间后在身心放松下突然开放声门、运用腹肌的有力收缩将痰液咳出。对于一些胸腹部大手术后以及神经肌肉疾病的患者，操作者或患者还可在此基础上用手置于其两侧胸壁或上腹部，在其咳嗽时施压辅助。另外，需要注意的是，对于手术病人，术前就应给予相应的教育和训练；术后要给予合理镇痛，同时注意患者咳嗽时协助按压切口，或者教会其使用枕头按压切口以缓解疼痛。

（四）呼吸训练

呼吸训练有助于使肺最大程度地扩张，改善肺功能，预防肺部并发症的发生。呼吸训练方法常用的有深呼吸运动以及吹气球练习等。

1. 深呼吸运动　深呼吸运动是鼓励病人经鼻腔作深吸气，以达到肺泡最大程度的再膨胀与空气湿化，再经缩拢的两唇间呼出，进行通气性深呼吸可防止呼吸道闭塞和吸入分泌物致气管远端阻塞，同时诱发咳嗽。深呼吸运动包括腹式呼吸、双肺下胸扩张和吸气动作。

(1) 腹式呼吸：可适应各种疾病，尤其是胸部手术及肺气肿病人。病人取仰卧位、侧卧位或半坐卧位，两膝轻轻弯曲使腹肌松弛，一手放在胸骨柄部以控制胸部起伏；另一手放在脐部以感觉腹部隆起程度，当呼气时凸起的腹部下陷 1/3 时稍向上向内推压帮助腹肌收缩；深吸气时腹部徐徐凸隆后憋气约 2s，然后缩唇慢呼气，腹部凹陷，呼气时间是吸气时间的 2 倍。

(2) 双肺下胸扩张：长期卧床或下叶肺炎病人多用此种呼吸。双手分别置于腋下第 6 肋位置，以感觉吸气时胸部活动幅度。深吸气后约憋气 2s，然后撅嘴慢呼气。

(3) 吹气动作：适用于术后肺不张、咳嗽无力、慢性阻塞性肺气肿、支气管扩张的病人。让病人做一深的腹式呼吸，迅速小口地向外吹气后，再深吸一口气后猛呼出一口气，再更深地吸一口气，紧接着更强吹一口气。

2. 呼吸训练器的使用　呼吸训练器是鼓励病人进行主动的深而慢的最大吸气运动的装置。它的应用原理是通过观察小球升起的个数和速度来判断吸气量多少，从而了解病人的通气功能。方法是一次正常的深呼吸后，把吸气嘴紧含嘴里然后吸气，吸上一个球为 600ml，2、3 个分别为 900ml、1200ml，让球停留在管腔顶端 2～3s，然后取出吸气嘴，缩唇把气徐徐吹出。如此反复 5 次，每小时 20 次。

另外，对于接受能力较弱的患者如老人和儿童等，可通过指导患者进行吹气球练习的方法来达到增加肺活量和最大通气量，从而改善肺功能的目的。具体方法为：鼓励患者一次性将气球吹得尽可能大，放松 5～10s，然后重复以上动作，每次 10～15min，3 次/d。

四、胸部物理治疗效果评价

在实施胸部物理治疗的过程中需要随时评估患者的意识，体位，肌肉张力，呼吸音，呼吸运动的方式，咳嗽的有效性，痰液的性质、颜色和量，心电图变化以及胸部 X 线改变等，以及时调整治疗措施，评价治疗效果，一般分为显效、有效和无效。

显效即患者能自行咳嗽、咳痰，胸闷、气喘、呼吸困难等症状消失，体温下降，肺部体征消失，肺部感染率下降。有效即患者能自行咳嗽，胸闷、气喘、呼吸困难等症状改善，肺部体征好转。无效则为患者咳嗽、咳痰、气喘无明显改善，痰多不易咳出或无力咳出，呼吸道分泌物蓄积，肺部体征无好转。

胸部物理治疗的并发症包括：肺出血、肋骨骨折、心律失常；颅内压增高、缺氧、心输出量减少、气道阻力增加。肺出血多见于肺脓肿或支气管胸膜瘘患者；肋骨骨折多见于叩击和振动治疗；心律失常见于重症尤其是老年病人；缺氧可以通过胸部物理治疗前及期间提高吸入氧浓度来缓解；气道阻力增加见于气道反应性高的病人，在治疗期间诱发气道痉挛。

五、胸部物理治疗护理

正确及时的应用胸部物理治疗能够促使呼吸道分泌物有效排出，预防并治疗肺部并发症，护理要点如下：

（一）宣教与指导

胸部治疗实施前应向患者及其家属讲清治疗的原因、目的，根据患者的年龄、文化水平等以通俗易懂的语言耐心讲解各种治疗方法的重要性、配合要点及注意事项，指导其做有效的呼吸运动，教会其掌握正确的咳嗽、咳痰方法。护士不但应进行示教，还要回教，不断提高患者的咳嗽技巧。与此同时，家属也参与教与学，当患者的辅导员，这个角色在病人的心、身恢复过程中起重要的作用。

（二）心理护理

以真挚的同情心为前提，关心体贴患者，取得患者信任，给予心理支持，以消除患者的各种不良情绪反应，使其以最佳精神状态接受治疗。

（三）根据患者、病情、病种选择胸部物理治疗的方法

影响重症患者呼吸功能的因素很多，宜在病情允许的情况下采取相应体位，有选择性地应用胸部物理治疗。如呼吸音低或痰鸣音明显者需要加强翻身拍背；胸痛、肺出血等疾病不能叩击；咳大量脓痰的支气管扩张或肺脓肿患者，可根据病变部位选择适当体位引流。

（四）病情观察

在叩击、体位引流等胸部物理治疗措施进行过程中，应询问患者的感受，倾听患者的主诉，同时观察面色、呼吸、咳嗽、咳痰情况，检查肺部呼吸音和啰音变化。如果病人主诉不适，无法忍受，或出现发绀、呼吸困难等症状时应立即停止治疗。

（五）配合呼吸道湿化和合理吸痰

对于痰液黏稠或术后无效咳嗽，痰液不易咳出者，采用气道湿化配合翻身、叩击等胸部物理治疗措施以提高治疗效果。

（六）预防并发症

在胸部物理治疗时，应结合病情监测体温及肺部体征变化，及时做好记录。注意观察患者的肌肉活动，两侧对称性，胸廓扩张和横膈运动，警惕有无与治疗相关的并发症。另外，可选用抗生素控制肺部感染。

第四节 呼吸机应用监护技术

在重症患者救治期间，应用呼吸机支持通气能够改善患者的通气与换气功能，为治疗赢得时间，帮助患者顺利渡过危重期。临床将呼吸机支持治疗称为机械通气，即通过呼吸机预置的压力或容量给患者通气。

一、机械通气模式的选择

（一）容量控制通气

容量控制通气（volume-controlled ventilation，VCV）系指以输出额定气量为切换方式的一种通气模式。这种模式具有输出潮气量稳定的特点，可适用于任何须长期行机械通气的病例。VCV 只须设定通气频率、吸呼比、潮气量或通过分钟通气量来设定潮气量、氧浓度、触发灵敏度及相应的报警值，呼吸机即可进行工作。

（二）压力控制通气

压力控制通气（pressure-controlled ventilation，PCV）是以压力变化为切换方式的一种通气模式，即当吸气时气道压力上升至设定值时，呼吸机由原来的吸气相转为呼气相。有部分呼吸机在PCV时，当吸气一开始气道压即可达到设定的吸气压力，然后按照所设定的吸气时间和呼气时间来进行吸气相和呼气相的转换，这实际是压力切换和时间切换的组合。由于PCV时最大吸气压力可固定不变，当肺顺应性、气道阻力、肺容积发生变化时，潮气量会随之发生改变，因此，PCV潮气量的调节较复杂，应用时气道压力恒定，潮气量为变量。

（三）压力支持通气

压力支持通气（pressure support ventilation，PSV）是一种辅助通气模式，即在有自主呼吸的前提下，每次吸气都接受一定水平的压力支持，以辅助和增强患者的吸气能力，增加患者的吸气深度和吸入气量。使用PSV时，只须设定吸气时的压力触发水平，呼吸频率、潮气量、吸气和呼气时间均由患者自己调节。因此，PSV较PCV更接近生理状态，增加病人舒适感，可减少自主呼吸的呼吸功和氧耗量，同时有助于呼吸肌的锻炼，可减轻长期机械通气而产生的呼吸肌萎缩。通常用于呼吸机治疗撤除的过程中、危重哮喘、慢性阻塞性肺疾病、胸部外伤和手术后需长期呼吸机支持者。

（四）间歇指令性通气和同步间歇指令性通气

间歇指令性通气（intermittent mandatory ventilation，IMV）和同步间歇指令性通气（synchronized intermittent mandatory ventilation，SIMV）是一种容量控制通气与自主呼吸相结合的特殊通气模式。病人在获得间歇或同步间歇指令性通气的间歇时间内，进行自主呼吸，呼吸机可提供能满足自主呼吸通气量并与容量控制通气相同氧浓度的气体。IMV与SIMV不同之处在于，SIMV时的机械通气可与自主呼吸同步协调，而IMV不能。IMV或SIMV时，必须预置每分通气量或潮气量、通气频率、吸呼比、吸气停顿时间、SIMV频率、氧浓度及报警值等。应用SIMV时应注意：SIMV频率不得大于通气频率；每分钟强制通气量必须低于病人的需求量，这样病人才能进行自主呼吸；每分钟机械通气量和SIMV频率应酌情逐渐降低，要避免盲目性，否则易导致呼吸肌疲劳和通气不足。

（五）同步间歇指令性通气加压力支持通气

同步间歇指令性通气加压力支持通气（SIMV+PSV）是一种新型通气模式，集容量控制通气和压力支持通气的特点为一体。该模式与SIMV的区别在于，自主呼吸时均受到一定吸气压力水平的支持，从而克服了吸气突然负荷过重和通气量需求反应差的问题。它与PSV的区别在于，通气过程中有一定次数的容量控制通气插入，从而有效地保证了每分通气量，避免单用PSV的通气不足或频率过快。

（六）分钟指令通气

分钟指令通气（mandatory minute ventilation，MMV）是由微机控制的一种机械通气模式。设定每分钟最小通气量、潮气量后，如病人自主呼吸动力较强，能够达到所设定的每分钟最小通气量时，呼吸机则不予机械通气。此时潮气量与自主呼吸动力有关，而与所设潮气量无关。如病人自主呼吸能力不能达到所设定的每分钟最小通气量时，呼吸机内微机则会自动启动机械通气来补足每分钟最小通气量，此时机械通气的潮气量为设定潮气量。如病人无自主呼吸时，则完全由机械通气来完成每分钟最小通气量。

（七）持续气道内正压

持续气道内正压（continuous positive airway pressure，CPAP）是在自主呼吸的基础上，无论吸气和呼气相，均使气道内保持正压的一种特殊通气模式。该模式有防止肺萎缩、增加功能残气量、改善肺顺应性、缓解哮喘支气管痉挛的作用，主要应用于急性呼吸窘迫综合征、睡眠呼吸暂停综合征以及哮喘发作期。

（八）呼气末正压

呼气末正压（positive end expiratory pressure，PEEP）是在呼气末维持气道内正压的一种功能，是一种机械通气的附加功能，可应用于VCV、PCV、PSV、SIMV、SIMV+PSV等通气模式。采用PEEP治疗时要先选择机械通气模式，再调节PEEP水平，调节时先从低值开始逐渐升高，直到最佳值，使氧分压升高理想但又不影响心输出量。

（九）反比通气

反比通气（inverse ratio ventilation，IRV）是一种特殊的通气方式，在应用该方式时，呼吸的吸气时间大于呼气时间，吸呼比由1∶1.5～2.5∶5改为1∶1～4∶1。此模式的优点是可以使吸气时气流速度和气道内压力均较低，肺充分充盈，同时因呼气时间短致使部分气体保留于肺内，功能残气量增加而产生自发的PEEP的效应。缺点是对于有自主呼吸的病人，需用肌松剂抑制病人的自主呼吸，同时对心血管有抑制作用。主要用于肺硬化或肺纤维化的病人。

二、机械通气的适应证与禁忌证

（一）适应证

机械通气的适应证主要为通气不足与低氧血症，此外还有一些特殊情况，如闭合性颅脑外伤后、严重胸外伤与大手术后等。

1. 通气不足　由于中枢神经、胸泵或呼吸道等原因引起的通气不足致使肺泡低通气，造成pH下降与$PaCO_2$增高。两者中以pH的下降更为重要，当呼吸性酸中毒pH下降到7.2以下，则必须用机械通气。如果病人有急性呼吸衰竭的表现，不论pH值的高低，均须行气管内插管并立即开始机械通气；当$PaCO_2>50mmHg$而$pH<7.3$，也是应用的指征。

2. 低氧血症　当$FiO_2 \geqslant 50\%$而$PaO_2 \leqslant 60mmHg$时应行机械通气。

3. 各种原因导致的急性呼吸衰竭　包括①肺实质病变或气道阻塞；②中枢性呼吸停顿以及脊髓高位截瘫与急性颅脑损伤；③连枷胸等胸壁机械动力学的破坏；④手术后支持疗法；⑤高代谢状态；⑥药物过量等。

（二）禁忌证

主要有严重的急性心肌梗死，尤其是右心梗死，大咯血不止等。但这两条也不是绝对的禁忌证。例如左心急性心肌梗死而有左心衰竭及肺水肿者，仍需要机械通气。即使右心梗死而伴有呼吸功能不全者，也应进行辅助通气。对于大咯血病人，有时需要气管内插管以保持气道通畅并吸除阻塞气道的血液或凝血块，在间歇期间也可行辅助呼吸。严重肺大泡和未经引流的气胸，尤其是张力性气胸在未建立胸腔闭式引流时，禁忌应用机械通气治疗。

三、呼吸机主要参数的调节

（一）呼吸频率

指每分钟内机械通气的次数，反映呼吸周期的长短。在控制呼吸时，通常按照预先设定的呼吸频率或呼吸周期来执行，但在辅助呼吸时，由于自主呼吸可触发呼吸机而使呼吸频率增快，呼吸周期发生变化。设置呼吸频率时首先应观察病人的自主呼吸频率，若病人的自主呼吸频率基本正常或明显减弱或已经停止，则按正常人的呼吸频率进行设置，成人 14～20次/min，儿童 16～25 次/min，婴儿 28～30 次/min。

（二）潮气量

指平静呼吸时每次吸入或呼出的气量，在机械通气时，指病人通过呼吸机每次吸入或呼出的气量。根据气体交换情况，可分为有效潮气量和无效潮气量两部分。参与气体交换的部分称有效潮气量，通常情况下改变潮气量主要改变此部分潮气量。未参与气体交换的部分称无效潮气量，它反映了呼吸死腔的情况，即解剖无效腔和生理无效腔之和的情况。机械通气时潮气量通常按成人 8～10ml/kg 调节。

（三）每分通气量

每分通气量、呼吸频率、潮气量三者间的关系可用以下公式表示：每分通气量＝呼吸频率×潮气量。正常人为 7～8L/min，若>10L/min 则提示通气过度，若<3L/min 则提示通气不足。

（四）吸气与呼气时间比（简称吸/呼）

指吸、呼气时间各占呼吸周期中的比例，从呼吸生理角度分析，吸气时间有助于吸入气（氧气）的分布，但可能对循环功能带来不利的影响；呼气时间主要影响二氧化碳的排出。吸/呼比值大小与吸气流速密切相关，如潮气量不变，吸气流速增快，则吸气时间相应缩短，吸/呼比值缩小；反之，吸气流速减慢，吸气时间延长，吸/呼增大。正确的吸/呼应该为（吸气时间+吸气停顿时间）/呼气时间，最大范围可在 1∶4～4∶1之间，常用值为 1∶1.5～2，特殊情况下也可选用 2∶1～3∶1或 4∶1，这就是反比呼吸。

（五）触发灵敏度

指在使用呼吸机辅助通气模式时，靠病人自主吸气的初始动作使吸气管路中产生负压，被呼吸机中特定的传感器感知而同步协调地启动呼吸机行机械通气，这种感知阈称为触发灵敏度，通常可选用的界限为 0～20cmH_2O，触发值越接近零位，灵敏度越高，反之越低。

（六）吸气压力

机械通气均是应用正压通气，以抵消胸、肺的弹性阻力使肺膨胀，一般以能达到满意的潮气量的最低通气压力（15～20cmH_2O）为妥。定容通气吸气压力随潮气量、气道阻力、吸气流速、肺顺应性的大小而变化，潮气量和（或）气道阻力越大，吸气流速越快，肺顺应性越低，吸气压力就越大；反之，则吸气压力越小。定压通气时吸气压力的调节尤为重要，它决定潮气量的大小，但又受气道阻力、肺容积、肺顺应性等多种因素的影响。在压力辅助通气时潮气量除受吸气压力水平的影响外还与病人的自主吸气时间长短和吸气努力程度有关，病人吸气时间越长或吸气越用力，潮气量越大，反之，则潮气量越小。

（七）吸入氧浓度

在呼吸机治疗初期，为迅速纠正低氧血症，可以应用较高浓度的氧浓度（>60%），但持续时间应小于6h，避免氧中毒。低氧血症未能完全纠正的患者，不能一味提高氧浓度，应通过选用PEEP等方式来调节。

四、机械通气期间的监测

（一）呼吸机的自动监测

1. 压力监测系统　以压力传感器持续监测病人气道压的变化。压力监测分高压和低压两种，当实际压力超过或低于所设置的压力水平时，呼吸机将以压力报警形式提醒操作者。一般情况下，高压上限设定在正常气道最高压（峰压）上5～10cmH_2O；低压下限设定在能保持吸气的最低压力水平。

（1）高压报警：常见于病人咳嗽、分泌物堵塞气道、支气管痉挛、管道扭曲、人机对抗等。处理方法：①检查呼吸机管道是否打折、扭曲、管道内积水是否过多，并予以排除；②检查病人是否有分泌物堵塞气道、咳嗽等情况，如有应及时清理呼吸道，对于支气管痉挛者可遵医嘱采取解痉措施；③若出现人机对抗，可以遵医嘱适当使用镇静剂，对于必须行控制通气的病人，使用肌肉松弛剂以抑制自主呼吸。

（2）低压报警：常见于气源不足、潮气量过大致吸气时间短、气道管路漏气、进气阀故障、工作压力未设置等。处理方法：①检查空气-氧混合器和气源；②调整潮气量和/或延长吸气时间；③仔细检查呼吸机管路，更换破裂管道并将各接头接紧，尤其检查容易忽视的接口如集水罐等，检查气管导管气囊充气情况，必要时重新充气；④请维修人员检查进气阀；⑤设定工作压力。

2. 容量监测系统　呼吸机的容量监测装置主要为保障病人的通气量或潮气量而设置。

（1）低容量报警：该报警装置对保障病人有足够的通气量，防止管道和人工气道漏气引起的通气不足和脱机给病人带来的危险有相当重要的价值。常见原因：低限值设置过高、气囊漏气或充气不足、管道漏气、通气受阻或不畅、病人呼吸功能不全。处理方法：①合理设置低限值；②检查气管导管充气情况，必要时重新充气，管道有漏气者应更换破裂管道并将各接头接紧；③解除通气受阻或不畅的原因；④如系病人呼吸功能不全引起，应调整机械通气模式。

（2）高容量报警：容量报警的高水平限制主要在于提醒人们重视和防止实际潮气量和每分通气量高于所设置水平状况的出现。主要原因：高限值设置过低、呼吸频率过快。处理方法：提高高限报警值，如呼吸频率过快则根据具体原因酌情处理。

3. 氧浓度监测　吸入氧浓度过高会引起氧中毒，过低则不能满足病人纠正缺氧的需要。氧浓度报警是用于保障氧浓度在所需要的水平。报警水平的设置可根据病情需要作决定，一般可高于或低于实际设置氧浓度的10%～20%。

4. 湿化器温度监测　湿化器温度监测是防止湿化温度过高或过低的保险装置。温度过高可能引起呼吸道灼伤，温度过低又妨碍对吸入气体的加温和湿化，理想的温度监测是保持湿化器温度恒定在所需要的范围30～40℃。

5. 电源报警　主要原因见于停电或电源插头脱落。处理方法：立即将呼吸机与病人的人工气道脱开,给予人工通气以确保病人正常的通气功能;如为电源插头脱落则同时重新连接电源。

6. 低PEEP或CPAP水平报警　设置此项报警参数时,一般以所应用的PEEP或CPAP水平为准,一旦低于这个水平时呼吸机就会报警。

(二)生命体征的监测

在机械通气期间应密切观察病人的生命体征及皮肤、神志、尿量等一般情况的变化。同时应定时听诊肺部呼吸音。机械通气时,两侧的胸廓活动应对称,两侧肺呼吸音的强弱应一致,否则提示气管插管进入一侧气管或伴有肺不张、气胸等情况。注意观察有无自主呼吸与机械呼吸的对抗,出现人机对抗的原因主要有:①呼吸机失灵或调节不当;②呼吸道梗阻;③自主呼吸过于急促;④全身疾病的影响如败血症、高热、严重酸碱失衡等;⑤精神因素等。处理方法:适当增加潮气量或呼吸频率,以过度通气来减弱病人的自主呼吸;如为控制通气者,可改为IMV;适当运用镇静药、镇痛药、肌肉松弛药等以减弱自主呼吸。

(三)动脉血气分析的监测

动脉血气分析是判断通气和氧合情况的主要依据,是机械通气中监测的重要指标。一般在呼吸机治疗后以及呼吸机参数作较大调整后30min均应做一次动脉血气分析,直至达到所设置的呼吸机参数基本符合病人的需要。机械通气期间氧分压应维持在60mmHg以上,说明所设置的有关纠正低氧血症的呼吸机参数基本合理。此外,还需监测动脉血氧饱和度和经皮氧饱和度。二氧化碳分压是判断呼吸性酸、碱中毒的主要指标,呼吸性酸中毒预示通气不足即高碳酸血症,呼吸性碱中毒预示通气过度即低碳酸血症。二氧化碳分压的正常值是35～45mmHg,若二氧化碳分压>50mmHg,认为有通气不足,应分析并排除可能的外界影响因素,加强气道湿化和充分吸引,应用支气管扩张剂,必要时更换导管或套管,调整管道位置等。采取上述措施后仍未纠正,则可调整呼吸机参数,延长呼气时间,促进二氧化碳的排出,吸/呼最长可达1:2.5～1:3。若二氧化碳分压<35mmHg提示通气过度,可通过降低呼吸频率、减少潮气量、缩短呼气时间等措施进行调整。持续监测呼气末二氧化碳分压可以替代监测动脉血二氧化碳分压,使病人免去反复抽血的痛苦。

(四)胸部X线的监测

胸部X线可帮助明确人工气道的位置,发现肺水肿、气胸、皮下气肿、肺部感染、肺不张等,同时也是决定病人是否脱离呼吸机的重要指标之一。

五、机械通气的并发症及处理

(一)循环功能障碍

主要表现为血压下降、心输出量下降、脉率增加、PCWP上升、CVP增高或正常、动脉血氧分压升高或下降、尿量减少、神志模糊。主要是由于潮气量过大、吸气压力过高、吸气停顿时间过长或PEEP过高所致。处理为调整呼吸机参数,必要时使用多巴胺等升压药物。

(二)气压损伤

主要表现为气胸、纵隔气肿、皮下气肿和气腹等。病人表现为烦躁不安、心率增快、血压下降、气管移位、颈胸部皮下气肿、患侧胸部叩诊呈鼓音、呼吸音消失。原因主要是气道压力过高所致。处理为及时行胸腔闭式引流,减少潮气量,适当延长吸气时间或减慢吸气流速等。

（三）呼吸道感染

呼吸道分泌物的外观改变是最常见的临床表现，如黄、绿色脓痰等，还可结合体温、血象、胸片及分泌物的病原学检查。原因主要是操作不当、用具消毒不严、气管切开处未及时换药、通气湿化不足、排痰不力等原因所致。处理包括：加强呼吸道管理，严格无菌操作；保持气道良好的湿化，及时排尽气道分泌物；定期做分泌物细菌培养，针对性应用抗生素；定期胸部摄片，明确感染范围，配合体表定位理疗，必要时可行纤维支气管镜下肺泡灌洗。

（四）胃肠道胀气

原因有：①面罩机械通气，吸气压力过高，将气体吸入胃里；②吞咽反射；③碱中毒；④低血钾；⑤胃肠道淤血。处理为持续胃肠减压，服用胃肠动力药物，肛管排气等。

（五）呼吸机肺

长期高氧浓度、潮气量过大或吸气压力过高，造成肺毛细血管通透性增加、肺泡间质水肿、表面活性物质活力降低、肺顺应性下降、肺泡进行性不张、纤维组织增生以及肺透明膜形成等，从而导致换气功能障碍。处理为早期应选用合适的氧浓度进行机械通气以预防氧中毒。

第五节　血液净化技术护理

血液净化是指通过对流、弥散的原理去除血液中的致病因子，清除体内蓄积过多的水分，补充机体所需物质的现代治疗方法。

一、血液透析

血液透析是治疗急、慢性肾衰及某些药物或毒物中毒的有效方法。

（一）血液透析的原理

血液透析是根据膜平衡原理，将病人的血液与透析机供给的透析液同时引入透析器的膜内、外室，在透析膜的两侧呈反向流动，即血液自透析器的动脉端向静脉端流动，而透析液从透析器的静脉端膜外向动脉端膜外流动，借助膜两侧的溶质梯度、渗透梯度和水压梯度，通过弥散、对流吸附清除毒素，通过渗透、超滤清除体内潴留水分，同时补充机体需要的物质，从而达到治疗的目的。

从血液净化方法来说，血液透析主要依靠弥散；血液滤过主要依靠对流转运；血液透滤既有透析又有滤过，因此弥散与对流转运均起重要作用。此外，某些合成膜除弥散、对流转运外，对溶质（如 β_2-微球蛋白）的清除尚有膜的吸附作用参与。

（二）血液透析的方法

1. 血管通路　血管通路泛指体外循环的血液通路而言，即血液自身体引出，再返回体内的出入道。它是维持终末期肾衰竭患者的生命线。血管通路通常分为永久性血管通路和临时性血管通路。

（1）临时性血管通路：临时性血管通路是指能够在短时间内建立起来，并能立即使用的血管通路。它主要用于急性肾衰竭的紧急治疗，有些慢性肾衰的患者病情恶化而又无永久性血管通路时也需建立临时性血管通路。临时性血管通路主要采用中心静脉插管，也可直接穿刺血管如股静脉、股动脉、桡动脉、足背动脉、肱动脉等。

（2）永久性血管通路：永久性血管通路主要有动静脉内瘘和移植血管内瘘。它是长期进行血液净化治疗患者的唯一理想的血管通路。其经久耐用，使用方便，患者痛苦较小。

2. 血液透析中的抗凝方法 在透析过程中，患者血液必须流经体外循环（透析器和血液管路），当血液接触这类材料时，易发生凝血。因此必须使用抗凝剂预防体外凝血。自从1916年Mclean发现肝素以来，至今一直是血透抗凝的主要药物。肝素为一种酸性蛋白多糖，在体内与循环的抗凝血酶结合，使凝血因子Ⅸ、Ⅹ、Ⅺ和Ⅻ及激肽酶等活性灭活，还可通过激活肝素依赖性抗凝血蛋白，使凝血酶失活。肝素的主要不良反应有引发出血或血栓栓塞性疾病、血小板减少、过敏反应、脱发、高脂血症、骨质疏松等。常用的抗凝方法有以下几种。

（1）全身肝素化：无出血倾向者选本法。首剂量0.2～0.8mg/kg，于透析前静推，以后每小时由肝素泵动脉端推入5～10mg，体内凝血时间维持在45～60min。透析结束前60min停用。

（2）局部肝素化：用于创伤、大手术后、有活动性出血或有出血倾向者。在透析器动脉端给予肝素，静脉端给予鱼精蛋白中和，使透析器内凝血时间维持在20min左右，全身凝血时间保持正常。但此法可有反跳现象和鱼精蛋白不良反应，现已被放弃。

（3）小剂量肝素化：透析开始的同时在透析器的动脉侧导管内用肝素泵持续注入5～10mg/h的肝素，使体内凝血时间维持在20～30min即可。适应证与局部肝素化同，但易发生凝血且剂量较难掌握。

（4）其他抗凝方法：包括低分子肝素、枸橼酸抗凝和无肝素。低分子肝素是肝素的有效片段，它抑制凝血因子Ⅹ、Ⅻ和血管舒缓素，对凝血酶、凝血因子Ⅸ和Ⅺ几乎无影响，从而减少了出血，通常采用一次性静脉注射50～100U/kg即可获得满意的抗凝效果。无肝素透析用于高危出血患者或禁忌使用肝素者，在透析中每15～30min用生理盐水冲洗管路1次，且不宜输血和脂肪乳剂。

（三）血液透析并发症监测与处理

1. 失衡综合征 是一组在透析过程中或透析刚结束不久出现的以神经系统症状为主的全身综合征。轻者出现头痛、倦怠、嗜睡、呕吐、肌肉痉挛等症状，重者表现为扑翼样震颤、定向障碍、惊厥或昏迷，可能与脑缺氧有关。防治措施为提高透析液钠浓度，补充高渗钠或高渗葡萄糖，并在最初几次透析缩短透析时间与间隔，控制血流量，选择适当的透析器等。

2. 透析器首次使用综合征 指血透时使用新的透析器发生的综合征，分为超敏反应型和非特异型。超敏反应型多发生于血透开始的5～30min内，可有全身发热、呼吸困难、腹痛、荨麻疹等表现。非特异型多发生于血透1h内，主要表现为低血压、恶心、呕吐、胸背痛等，可能与膜的生物相容性有关。轻症无须治疗，重症停止血液透析，加用激素。预防主要是复用透析器、改变透析器的消毒方法、透析器及管路使用前充分冲洗、使用生物相容性好的透析器。

3. 发热 原因通常有两种：一为致热原，二为感染。前者由于体外循环管路复用过程中处理不严，后者可能是透析过程中透析器械及操作感染或原有感染透析后扩散。防治方法主要是严格消毒无菌处理，一旦发生感染，使用有效、足量的抗生素。

4. 心血管并发症

（1）低血压：是透析患者最常见的并发症之一。发生原因为有效血容量减少、血管收缩不良和心脏因素。它可导致透析血流量不足致超滤困难，透析不充分，还可诱发心律失常，肾血流量减少及残余肾功能进一步下降。低血压时应迅速补充容量，同时减缓血流，减慢或暂停超滤，给予吸氧，并应积极寻找诱发低血压的原因，加以解除。预防措施为对初次透析、年老体弱、使用大面积透析器者，可根据体内水潴留情况给予适当预充量；血流量和负压宜缓慢增加；严格控制透析期间体重；透析前停服降压药；高钠透析等。

（2）高血压：常见原因为失衡综合征、硬水综合征、超滤不足、透析钠过高、肾素依赖性高血压、降压药被透出、精神紧张等。防治措施为应严格控制水钠摄入，合理脱水，控制原有高血压，严重者静脉给降压药或考虑双肾切除。

（3）心衰：高血压、心脏扩大、心功能不全、贫血、低蛋白血症、心包炎、心包积液、动静脉分流过大等均可引起心衰。防治措施为严格饮食管理与水钠摄入；充分透析、合理增加超滤，改善透析方法；积极处理心衰诱因；慎用洋地黄制剂。

（4）心律失常、心绞痛与急性心肌梗死：常见原因有血容量不足、低血压、心包炎、心衰、电解质紊乱和尿毒症性心肌病等，故应首先治疗病因，纠正心律失常，注意透析液钾的个体化。

5. 肌肉痉挛　这是透析中常见的并发症，呈一过性，主要发生于腓肠肌或足部。可能与低血压、超滤过多过快、透析液钠过低、低钙等有关。主要预防措施为严格控制超滤量与速度，监测透析液钠浓度，补充钙剂，少数周围神经病变者给予维生素 B 族。已发生肌肉痉挛者给予高渗盐水、高渗糖或生理盐水等对症处理。

6. 恶心、呕吐　原因是多方面的，可以是失衡综合征、硬水综合征、低血压、高血压、电解质紊乱、透析液钠浓度异常、急性溶血等。防治措施为严格处理透析用水及加强透析液监测，控制超滤的量与速度，及时处理引起恶心呕吐的原因，必要时给予生理盐水及止吐剂等。

7. 出血　透析过程也是一个体外循环的过程，透析器及管道接头多，加之血流量大，一旦发生滑脱就造成大出血、休克或死亡，发生后立即关泵阻断血流。机体内部的出血常见有消化道、子宫、颅内及穿刺点出血等，应根据出血情况采用合理的抗凝方法，并可用鱼精蛋白对抗肝素，必要时改腹膜透析。

8. 溶血　透析中溶血大多与透析液失误有关，如透析液低渗、温度过高及有害物质的残余，有时还由于血泵异常或管道内面粗糙损伤红细胞及输入异型血，此时应立即阻断血流，停止血透，去除原因，输入新鲜血，并给予5%碳酸氢钠，处理高钾等。

9. 空气栓塞　透析中在血泵前输液或血路导管破裂、空气监测器未设或失灵，透析回血时操作不慎，均可造成空气进入静脉内而引起栓塞。轻者咳嗽、气急、胸部压迫感，重者呼吸困难、窒息甚至神志不清、心跳呼吸停止。此时首先夹住静脉管路，停泵，取左侧头低脚高位，心肺支持，心室内气体量大时可穿刺抽出心室内空气，条件允许可行高压氧舱治疗。

10. 猝死　是一种少见而严重的并发症，多与心血管并发症有关。常见原因为心律失常、休克、空气栓塞、内脏大出血等。一旦发生按复苏抢救,同时停止血透。

(四)血液透析护理

1. 心理护理 对于首次进行透析的患者、耐心地做好解释,使其了解血透治疗的目的、意义、方法及注意事项,树立战胜疾病的信心,教会患者动静脉内瘘、临时性血管通路的自我护理。

2. 血管通路的护理

(1)临时性血管通路的护理:应局部保持清洁干燥,每周换药至少2次,如局部有红、肿、热、痛或无其他原因的发热应及时向医生汇报。如为穿刺感染应拔除穿刺导管,压迫15~30min。直接穿刺血管者应在穿刺后认真固定防止针头脱出形成血肿。

(2)永久性血管通路的护理:①术前准备:告知患者造瘘的重要性、方法和术中配合要点,嘱患者保护血管切勿在准备造瘘侧手臂做动、静脉穿刺,同时注意保持清洁,勿损伤皮肤,以防术后感染;②术后护理:术后5~7d内、应保持术侧肢体干净,避免潮湿并保持敷料清洁,包扎不宜过紧,如有渗血不止和疼痛难忍,应立即与医生联系;注意触摸与听诊血管震颤与杂音,如减弱或消失表明血管内已有血栓形成;抬高术侧肢体,促进静脉血回流,减轻浮肿;鼓励或加强术侧手腕的活动,尽快使动脉化的静脉充盈;动静脉内瘘侧肢体血管应避免做透析以外的穿刺治疗;动静脉内瘘最好在4~8周后使用等;③使用期间的护理:穿刺前注意评估瘘管情况,检查瘘管有无感染、红斑、皮疹、狭窄、动脉瘤及是否通畅;一般动脉穿刺点距内瘘吻合口5~6cm以上,针尖向吻合口方向穿刺,静脉穿刺点要尽量离开动脉穿刺点,针尖向心尖方向穿刺,两针之间的距离为8~10cm,以减少血液的再循环,提高透析质量;治疗结束,拔针后针眼处压迫10~20min,压力适中。

3. 透析中的监护 观察静脉和动脉穿刺点有无肿胀渗血,动静脉管路有无受压、扭曲、脱管,压力是否增高或减低,透析器有无破膜,透析液流量是否在500ml/min左右,透析液浓度、温度、跨膜压是否正常,患者生命体征和血管通路的血流量的变化以及有无凝血等。

4. 透析期间的护理 对于尿毒症患者来说尤其重要,这不仅有利于减少并发症的发生,而且可以提高患者的生存质量。

(1)一般护理:主要包括限制进液量和食盐量,每天测量体重、血压、尿量、进液量并准确记录,按时吃药及观察有无出血情况等。

(2)饮食护理:血透时可丢失一定的氨基酸和维生素,应食用含必需氨基酸的高生物价蛋白如蛋、瘦肉、鱼等。高血压和水钠潴留或心功能减退者严格限制钠的摄入。要特别注意食物中钾的摄入量,应尽量少食含钾高的蔬菜、水果等。高磷血症可导致骨质变软,应控制磷的摄入量,含磷高的食物有虾仁、肉松、花生、芝麻及动物的心脏、肝脏等。

二、血液滤过

血液滤过是不同于血液透析的另一种血液净化方法。它模拟正常人肾脏的肾小球滤过原理,以对流的力式滤过清除血液中的水分和尿毒症毒素。而血液透析则依赖透析膜两侧物质的浓度差与渗透压差所产生的扩散作用来进行溶质和水分的交换。因此,血液滤过是一种比血液透析更接近正常肾小球滤过生理的肾脏替代治疗。

血液滤过是模拟正常肾小球的滤过作用原理,将血液通过高通透膜制成的滤器在压力

-13.33～-53.2kPa 作用下滤出大量水分和溶质，再通过输液装置补充与细胞外液成分相似的电解质溶液（置换液），以达到血液净化的目的。血液滤过主要依靠对流的方式清除水分和溶质，对大、中分子溶质清除优于血液透析。

三、血液灌注

血液灌注是一种吸附型的解毒装置，将患者的血液引入体外并经过血液灌注器，通过具有广谱解毒效应的固态吸附剂（固态）接触，以吸附的方法清除体内有害的代谢产物或外源性药物和毒物，然后将净化的血液重返患者体内，达到血液净化的一种治疗方法。

四、血浆置换

血浆置换是一种常用的血液净化方法。经典的血浆置换是将患者的血液抽出，分离血浆和细胞成分，弃去血浆，而把细胞成分以及所需补充的白蛋白、血浆及平衡液等回输体内，以达到清除致病介质的目的。现代技术不但可以分离出全血浆，尚可分离出某一类或某一种血浆成分，从而能够选择性或特异性地清除致病介质，进一步提高了疗效，减少并发症。

五、连续性肾脏替代治疗

连续性肾脏替代治疗（continuous renal replacement therapy，CRRT）或称缓慢连续性血液净化是以缓慢的血液流速和（或）透析液流速，通过弥散和（或）对流，进行溶质交换和水分清除的血液净化治疗方法的统称。CRRT 由于血液和透析液流速缓慢，对心血管系统的扰乱小，因此，在加强监护病房对伴有肾衰竭和（或）多器官功能衰竭患者的抢救治疗中应用日益广泛，常用的 CRRT 方法如下。

1. 缓慢连续性血液滤过（slowly continuous hemofiltration，SCHF）　①连续性静静脉血液滤过（continuous venovenous hemofiltration，CVVH）；②连续性动静脉血液滤过（continuous arteriovenous hemofiltration，CAVH）。

2. 缓慢连续性超滤（slowly continuous ultrafiltration，SCUF）　①连续性静静脉超滤（continuous venovenous ultrafiltration，CVVU）；②连续性动静脉超滤（continuous arteriovenous ultrafiltration，CAVU）。

3. 缓慢连续性血液透析（slowly continuous hemodialysis，SCHD）　①连续性静静脉血液透析（continuous venovenous hemodialysis，CVVHD）；②连续性动静脉血液透析（continuous arteriovenous hemodialysis，CAVHD）。

4. 缓慢连续性血液透析滤过（slowly continuous hemodiafiltration，SCHDF）　①连续性静静脉血液透析滤过（continuous venovenous hemodiafiltration，CVVHDF）；②连续性动静脉血液透析滤过（continuous arteriovenous hemodiafiltration，CAVHDF）。

六、腹膜透析

腹膜透析是利用腹膜作为透析膜，将透析液灌入腹腔，膜一侧毛细血管内血浆和另一侧腹腔内透析液借助其溶质浓度梯度和渗透梯度，通过弥散对流和超滤清除机体内潴留的代谢废物和过多的水分，同时通过透析液补充所必需的物质。

（一）基本原理

腹膜是一天然的生物半透膜，内含丰富的毛细血管和淋巴管系统，具有渗透、扩散作用和吸收、分泌功能，在腹膜透析中起着透析膜的作用。在透析过程中将透析液灌入腹腔后，血浆中浓度高于透析液的中小分子物质，就会经腹膜扩散入透析液，而透析液中浓度高的物质，则可从透析液进入组织液和血浆内，同时透析液的渗透压高于血浆渗透压，可使血液中水分渗透至腹腔透析液中。因此，通过反复交换腹透液可以达到清除患者体内毒素、纠正水和电解质紊乱的目的。

弥散是腹膜透析清除溶质的主要机制，溶质的转运率取决于腹膜对该溶质的通透性、有效的腹膜面积及血液与腹膜透析液中溶质的浓度差。腹膜对某一溶质的通透性是相对固定的，由该溶质的分子量决定。增加腹膜透析液的灌入可增加腹膜与腹膜透析液有效接触面，从而提高透析率。此外，采用缩短留腹时间、增加灌入量等方法以维持较大的溶质浓度差，亦可提高溶质的持续清除率。

超滤是腹膜透析清除水分的主要机制，水分的超滤率取决于腹膜的压力通透性、有效腹膜面积和跨膜渗透压及静水压。增加透析液中葡萄糖浓度可提高透析液的渗透压，从而增加超滤；此外，增加腹腔内透析液的灌注量或改变体位（如坐位）、按摩腹部均可增加腹内压，使跨膜静水压增大而增加超滤。

（二）透析方式的选择

目前，常规使用的腹膜透析方式有：间隙性腹膜透析、持续性非卧床腹膜透析、持续循环腹膜透析、夜间间隙性腹膜透析和潮式腹膜透析。

1. 间隙性腹膜透析　适用于急性肾衰或慢性肾衰做持续性非卧床腹膜透析的初始阶段，用于毒素水平较高、水钠潴留严重、急需清除毒素、纠正酸中毒及电解质紊乱的患者。每次腹透液在腹腔内保留时间为1h，每日交换10～20次不等，每周透析时间不少于36～42h。

2. 持续性非卧床腹膜透析　是目前最广泛用于临床的一种腹膜透析方法。慢性肾衰需长期透析患者及ICU内的肾衰竭、实施其他血液净化治疗有困难的患者，宜选用此方法。该方法也适用于家庭治疗的患者。持续性非卧床腹膜透析每日交换腹透液4～5次，每次2000ml。

3. 持续循环腹膜透析　是利用腹膜透析机进行夜间持续循环式腹透，适用于医院内的危重患者或在家庭中做持续性非卧床腹膜透析有困难的患者。

（三）并发症及监护

1. 腹透管引流不畅　腹透管引流不畅可由下列原因所致，应加强监护，及时调整导管位置并去除引起导管堵塞的原因。①导管移位表现为腹透液进入无障碍而流出不畅，每次通过改变体位方可引出，腹部X线可见腹透管位置不当或漂浮移位；②导管被大网膜包裹；③腹透管内纤维蛋白凝块堵塞。

2. 腹膜炎　腹膜炎是腹膜透析最主要的并发症，其主要症状及体征见为腹痛、恶心呕吐、寒战发热、便秘或腹泻、腹透液浑浊及腹膜刺激征。目前由于无菌操作的严格执行以及导管连接系统、消毒设备的不断改进，发生率已明显下降。腹膜透析并发的腹膜炎可分为以下4种：①细菌性腹膜炎；②化学性腹膜炎（因腹透液理化特性改变刺激腹膜所致）；③真菌性腹膜炎；④嗜酸细胞增高性腹膜炎。病原菌进入腹腔引起腹膜炎的途径有：①透析管路；②透析管路周围；③肠道途径；④其他，如血源性感染，女性生殖系统上行性感染。

对于腹膜炎的症状和体征应加强监护，以便尽早发现，及时处理。其治疗包括：快速冲洗腹腔3次，并改用加抗生素和肝素的1.5%葡萄糖透析液透析，常用抗生素为庆大霉素和头孢类，必要时可由静脉给予合适的抗生素。经上述治疗7～10d无效者，应拔除腹透管，改做血液透析。真菌性腹膜炎治疗困难，多需终止腹膜透析。

3. 腹膜失超滤　当腹膜炎反复发作时，可使有效腹膜透析面积减少，溶质清除功效下降，水超滤功能减退。

4. 丢失综合征　腹膜透析患者每日可由腹透液丢失蛋白约10g，其中以白蛋白丢失为主。此外，维生素D及微量元素亦常有丢失，从而可导致营养不良、神经性病变、免疫力低下及频发感染。护理中应给予患者优质高蛋白饮食，蛋白质摄入量为1.2～1.5g/(kg·d)，还需补充维生素及微量元素并准确记录出入量。

5. 腹透液外漏　应仔细查找原因，及时纠正，严防切口局部感染。

第六节　重症护理文件书写

重症患者监护记录单（又称特别护理记录单）是记录重症患者在救治期间的病情变化、治疗用药和护理措施的重要医疗护理文件。它不仅反映了病人的病情变化和医疗护理效果，同时也反映了护士的业务水平与服务质量。

一、监护单记录内容

一份完整的监护记录单在内容上必须注意两个方面。①一般填写内容：包括病人的姓名、床号、住院号、性别、年龄、体重、日期、时间、页码及诊断等项目；②基本记述内容：包括遵照医嘱或根据病情测量的生命体征；病人的主诉及观察到的重要病情变化；主要的治疗护理措施；用药及用药反应；输入及排出液量；白班及晚夜班的交班小结；开、停特别护理记录的事由交待；病人转入或转出ICU的病情小结；突发病情变化的抢救记录；病人死亡后的死亡小结；需要记录的其他护理内容等。需要注意的是，在临床具体问题的记录过程中并不是一成不变的。也可根据具体情况作适当的补充与删减，但记录必须完整、可靠。

二、监护记录单记述的原则与要求

监护记录单是记录病重、病危、大手术或抢救病人病情变化、治疗处置等情况的第一手资料之一，因此记录时必须遵循以下原则与要求：①记录者要严肃认真。要充分认识到监护记录在医疗文书中的重要地位与作用，坚持以实事求是的科学态度和认真负责的敬业精神作好记录；②注意运用医学术语，及时、全面、准确地记述病人的病情以及给予的主要治疗护理措施；③病情描述、交班小结和主要记载要突出重点，简明扼要、逻辑清楚；④填写项目要准确齐全，不能乱填、错填、漏填；⑤记载整洁，用钢笔书写，字迹清楚，不能随意涂改，保持记录的原始性。

（韩文军　张玲娟）

思 考 题

1. 对于应用呼吸机支持治疗的患者如何做好并发症的观察、预防和处理。
2. 在危重病人救治期间，如何实施有效的胸部物理治疗技术。
3. 血液透析治疗应用期间如何做好血管通路的维护和并发症观察与预防。
4. 危重病人肠内营养的投给及注意事项。
5. 对于建立了人工气道的危重病人如何落实湿化和气道管理。

第十四章　心肺脑复苏

要点

1. 心搏骤停可分为原发性(心脏性)与继发性(非心脏性)两大类,最终均由于机体组织器官缺血、缺氧,直接或间接引起冠状动脉灌注量显著减少、心律失常、心肌收缩力明显减弱和心排出量急剧下降等导致。

2. 心搏骤停大致有三种类型:心室纤颤、心室停顿或完全停搏、心电机械分离。

3. 诊断心搏骤停的标准与依据是:突然神志丧失,呼吸停止或不能正常呼吸(仅仅是喘息);触摸大动脉搏动消失;心音、脉搏消失,血压测不到;皮肤黏膜突然苍白或灰暗,呈死样面孔;手术创面血色发暗或无渗出血;瞳孔散大。

4. 心肺脑复苏分为三个阶段:基础生命支持、高级生命支持、心脏骤停后处理。

5. 基础生命支持阶段包括:建立人工循环、电击除颤、开放气道、建立有效通气。

6. 胸外心脏按压部位:在胸骨中、下1/3交界处,每分钟至少100次,保证每次按压后胸部回弹,尽可能减少胸外按压的中断。按压与人工呼吸比30:2,成人按压幅度使胸骨下陷至少5cm,婴儿和儿童按压幅度至少为胸部前后径的1/3。

7. 心肺复苏有效的标志:大动脉可扪及搏动;可监测到血压;P_{ETCO_2}突然持续增加(通常≥40mmHg);自主动脉压随监测的有创动脉波动;出现自主呼吸。以上指标出现一项即为心肺复苏有效的指征。

8. 胸外电击除颤时,两个电极板位置(前-侧,前-后,前-左肩胛骨,前-右肩胛骨)均可,可以根据个别患者的特征,考虑任何一个。连接除颤仪的心电监护在Ⅱ导上,确认患者心律为室颤,确认电复律方式为非同步,能量选择正确,嘱其他人员远离床边,协助抢救医师进行电除颤。

9. 心脏复苏药物治疗给药途径包括:静脉内给药、气管内给药、骨内给药。常用抢救用药包括:肾上腺素、血管升压素、胺碘酮。

10. 脑复苏基本措施包括:亚低温治疗、脱水利尿、促进脑组织血流再灌注、控制高血糖、控制惊厥。

众所周知，呼吸、心搏骤停在任何时间、任何地点都可能发生。突发性呼吸、心搏停止意味着死亡的来临，或称“临床死亡”的开始。

近代医学认为，因突发性原因所致的临床死亡在一定条件下是可逆的。为使呼吸、心搏恢复所采取的有效抢救措施称为“心肺复苏”（cardio-pulmonary resuscitation，CPR）。临床上心肺复苏的最终目的不仅要使病人存活，更重要的使病人意识（脑功能）得以恢复。因此，从20世纪60年代开始，把逆转病人临床死亡的全过程，即为使循环、呼吸、脑等功能恢复而采取的一系列紧急抢救与后续治疗的措施统称为心肺脑复苏（cardio-pulmonary-cerebral resuscitation，CPCR）。

由于围术期存在呼吸、心搏骤停高风险，围术期医务人员往往面临心肺脑复苏挑战，而麻醉医师及麻醉护士其专业的强项为建立人工气道（如气管插管）、实施呼吸支持等。因此，麻醉护理人员除掌握临床麻醉常见技术外，还应掌握心肺脑复苏术。

第一节 围术期呼吸、心搏骤停的原因及类型

呼吸、心搏骤停与恶性肿瘤晚期、恶病质、不可逆性疾病晚期或高龄衰老等引起的可预见性呼吸、心搏停止有着本质的区别。心搏骤停（sudden cardiac arrest，SCA）是公共卫生和临床医学领域中最危急的情况之一，表现为心脏突然丧失有效的排血功能，患者对刺激无反应，无脉搏，无自主呼吸或濒死喘息等，如不能得到及时有效救治常致患者即刻死亡，即心脏性猝死（sudden cardiac death，SCD）。围术期呼吸、心搏骤停病人面临着临床死亡，在一定条件下是可逆转的，是临床心肺脑复苏（CPCR）的对象，医务人员必须快速明确其原因，采取分秒必争的抢救措施。

一、呼吸、心搏骤停的原因

呼吸、心搏骤停可分为原发性（心脏性）与继发性（非心脏性）两大类。无论出自何种原因，最终均由于机体组织器官缺血、缺氧，直接或间接引起冠状动脉灌注量显著减少、心律失常、心肌收缩力明显减弱和心排出量急剧下降等导致。

（一）原发性心搏骤停

原发性心搏骤停在成人最为常见，如心肌梗死、心肌病、心肌缺血、心包压塞、心脏瓣膜病、阿-斯综合征，以及心血管、脑血管造影并发症等。

（二）继发性心搏骤停

发生原因有缺氧、大量失血、窒息、二氧化碳蓄积、急性哮喘、电击、溺水、严重过敏、肺栓塞、药物毒性反应、麻醉与手术意外及电解质紊乱等。

（三）围术期易引起呼吸、心搏骤停的因素及护理配合要点：

1. 药物误用　如麻醉期间将肾上腺素误认为阿托品静脉注射。医护人员均应在抢救过程中做好“三查七对”工作。

2. 用药过量或注射速度过快　如麻醉诱导可直接产生对心血管功能的抑制，首先出现严重低血压，尤其是伴有心血管疾病者、年老体弱者和小儿等，很容易因重度低血压、冠状动脉灌注量不足、心脏收缩无力而引起心室颤动或心搏骤停。应加强围术期血流动力学监测，根据患者实际情况调整麻醉药种类和使用剂量，及时运用血管活性药维持生命体

征的平稳。

3. 麻醉操作与管理不当

(1) 将气管导管误插入食管内长时间未能识别，造成严重缺氧而发生的心搏骤停；应掌握判断气管导管正常位置的方法（听诊法、呼末二氧化碳监测法、观察胸廓起伏法等）。

(2) 行硬膜外阻滞若误入蛛网膜下腔而未能及时发现，超过蛛网膜下腔阻滞数倍剂量的局麻药，可产生异常的广泛阻滞，从而发生的呼吸、心搏骤停；应切记硬膜外麻醉时试验剂量局麻药使用的必要性，全脊麻发生时能及时发现并配合麻醉医师及时对症处理。

(3) 上呼吸道解剖结构异常病人，若反复气管内插管均失败，则可导致严重低氧血症，如缺氧未能改善，可引起心搏骤停；应于插管前备齐困难气道插管器械及药品，快速轻柔开放气道，避免长时间缺氧。

(4) 低温麻醉中降温过低，尤其是小儿，当体温降至32℃以下，心室颤动发生率倍增；应加强高危人群围术期体温监测，预防恶性心律失常的发生。

(5) 通常麻醉与手术期间因缺氧引起的继发性心搏骤停最为常见。应于术前检查中心供氧、氧气瓶、麻醉机处于正常备用状态，备齐开放气道的器械及药品，加强围术期血氧饱和度和动脉血气的监测。

4. 手术操作因素

(1) 手术中大量失血或因血源不足而未能及时输血，导致心肌缺血、缺氧而心搏骤停；术中应密切关注出血量、尿量和生命体征，并及时提醒手术医师和麻醉医师，遵医嘱输入代血浆、止血药或库血。

(2) 手术操作引起的神经反射也是造成呼吸、心搏骤停的因素，尤其在缺氧、二氧化碳蓄积、电解质紊乱（如严重高钾血症、低钾血症）的基础上更易发生。如眼-心反射（压迫眼球与牵拉眼肌）、胆-心反射、迷走神经反射等，都可导致反射性心搏骤停。术中应密切关注心电图变化，及时提醒手术医师减轻手术刺激，维持术中电解质平衡。

5. 麻醉与手术期间低氧血症　由于术中观察或管理失误，致使病人长时间缺氧，进而导致严重低氧血症和高碳酸血症，随之引起心室纤颤（室颤）或心搏骤停等。应加强术中监测，调整氧供需平衡。

6. 伴有心血管疾病者　此类病人耐受麻醉与手术的潜能差，容易引起突发性呼吸心搏骤停。应针对心血管病患者按照特殊的操作流程减少不必要的外界刺激（疼痛、声响），缓解患者术前紧张情绪，使血流动力学、内环境指标维持在安全范围内。

7. 特殊情况　高龄病人与身体虚弱者，以及特殊手术病人（如心包填塞、大血管受压等），经过长时间的手术操作和麻醉药的残余作用，在运送病人期间，由于急剧搬动、扭曲、牵拉病人，引起血流动力学剧烈变化（急剧下降），机体自身调节功能障碍时，也可导致呼吸心搏骤停。在监测基本生命体征（HR、SpO_2）的情况下运送及搬运特殊病人，动作轻柔，途中备齐抢救药品（阿托品、肾上腺素等）及氧供设备（面罩、呼吸囊、氧气瓶等）。

二、心搏骤停的类型

心搏骤停大致有三种类型：

1. 心室纤颤（ventricular fibrillation，VF）　由于心肌纤维失去了协调一致的有力收缩，而呈现极不规律且快速蠕动状态，此时心室丧失泵血能力。

2. 完全停搏或心室停顿(sudden cardiac arrest,SCA) 心脏的一切生物活动消失,心电图显示无心电活动波形,呈等电位线。

3. 心电机械分离(pulseless electrical activity,PEA) 心肌完全停止收缩,而仍有生物电存在,心电图显示宽而畸形、振幅低的QRS-T波,此时虽仍有心室波群,但已无泵血功能,血压测不到,听诊无心音。上述三种类型中以室颤最为常见,约占57%~91%,各种类型之间可以相互转化。

第二节 心搏骤停的诊断

心搏骤停(cardiac arrest)是指心脏机械活动停止,收缩功能衰竭导致心脏突然丧失有效排血能力,自主血液循环停止的病理生理状态。心搏骤停可导致组织细胞缺氧甚至死亡。脑组织发生缺氧或氧供应减少可立即引起病人意识消失和呼吸停止。

对于心搏骤停的病人,只有迅速、准确地作出判断,才能及时、有效地进行复苏,这是复苏成功的关键。临床上诊断心搏骤停的标准与依据是:

1. 突然神志丧失,呼吸停止或仅有不正常的呼吸(喘息),对大声呼喊等毫无反应。
2. 触摸大动脉(如颈动脉、股动脉)搏动消失。
3. 心音、脉搏消失,血压测不到。
4. 皮肤黏膜突然苍白或灰暗,呈死样面孔。
5. 手术创面血色发暗或无渗出血。
6. 瞳孔散大。

以上是心搏停止的表现,但不应作为诊断的必备条件,更不该为确诊而反复测血压、听心音,以免延误宝贵时间。

心搏停止后由于脑组织缺氧,瞳孔逐渐散大且对光反射消失。瞳孔散大一般在心搏停止后2~3分钟开始,且如果病人在麻醉状态下,许多因素影响了瞳孔的变化,所以瞳孔变化仅能作为判断循环骤停的间接参考,不应等待瞳孔发生变化时才确诊为心搏骤停。

上述第一项可作为心肺复苏的原则标准,一旦出现就应立即开始抢救。

在临床上只要出现任何一项心搏停止的指征,立即进行复苏处理。另外,随着麻醉科设备条件的改善,临床麻醉中生命体征及血流动力学的监测已逐渐普及,使得在麻醉管理中可随时观察病人主要生命体征的动态变化。在手术过程中,全麻肌肉松弛条件下,若病人发生心搏骤停、伤口渗血发暗或出血停止,应同时结合监测仪器体现的生命体征来诊断心搏骤停。

第三节 心肺复苏的程序

病人一旦发生心搏骤停,机体各脏器即出现缺血、缺氧,而全身各脏器对缺血、缺氧的耐受时间不同。一般认为,常温下大脑组织缺血、缺氧超过4~5分钟必然伴有缺血缺氧性脑损害,或产生不可逆性脑损害,目前心肺脑复苏(CPCR)分为三个阶段:①基础生命支持(basic life support,BLS);②高级生命支持(advanced cardiac life support,ACLS);③长期生命支持(prolonged life support,PLS)。

一、基础生命支持

心搏、呼吸骤停的判断阶段极其关键，是整个救治过程的启动环节。要求非常短暂、迅速、准确。

（一）判断患者反应及呼救

一旦发现患者意识丧失、对外界刺激无任何反应，10 秒内没有明确触摸到脉搏即可判定为呼吸心跳停止。但因为只有 15% 的医护人员能在规定时间完成此操作，且准确率不高，《2010 年国际心肺复苏和心血管急救指南》（以下简称《2010 指南》）不再要求将检查颈动脉搏动作为必要诊断步骤。首先应呼救，同时立即开始 CPCR。将患者仰卧位放置在坚固的平面上，双上肢置于身体两侧，以便于实施 CPCR。

（二）建立人工循环（胸外或胸内心脏按压）

《2010 指南》建议当确定心搏骤停后，应在进行人工呼吸之前开始进行胸外按压，必须采用人工方法促使血液在血管中流动，并将人工呼吸后带有新鲜氧气的血液再从肺部血管流向心脏，循环灌注全身重要脏器。“肺泵”（人工呼吸）与“心泵”（人工循环）必须同步进行才能达到有效复苏目的。胸外按压应达到足够的速率和幅度，保证每次按压后胸廓回弹，尽可能减少按压中断并避免过度通气。

1. 心前区叩击法　室颤之初的 30 秒内，一次心前区捶击可产生 5～10J 电能，有时能恢复自主性心脏收缩。捶击方法为手握拳自 20～30cm 高处用手掌小鱼际处向胸骨中下部迅速有力地进行一次捶击。若无效则应立即进行 CPCR，婴幼儿忌用。

2. 胸外心脏按压法　是现场急救维持人工循环的首选方法，无论在手术室或病房均可实施。

（1）胸外心脏按压方法与步骤：

1）迅速将病人仰卧于硬板床，如躺在弹簧床上，则应在病人背部垫一个足够大小的硬板，头部与心脏处于同一平面，双下肢抬高 20°以利于静脉回流和增加心排血量。

2）操作者需在病人一侧，一手掌根部置于胸骨中、下 1/3 交界处，或胸部正中，胸骨的下半部，双乳头之间，另一手掌交叉重叠在该手背上。（图 14-1）

3）操作者双肘关节伸直，不应弯曲，借助双臂与上半身重量垂直向脊柱方向按压，成人每次按压使胸骨下段及与其相连的肋骨下陷至少 5cm，婴儿和儿童按压幅度至少为胸部前后径的 1/3，然后放松，使胸骨复位，以便于心脏舒张，但手掌仍需与胸壁保持接触。（图 14-2，图 14-3）

4）每次按压应平稳、持续，不得间断。每分钟至少 100 次，按压与放松时间比 1∶1，有利于脑与心脏较好灌注。

5）无论单人或双人施救时按压-通气比率均为 30∶2，胸外按压不必与呼吸同步。

6）每操作 2～3 分钟，应对病人作一次判断与识别，触摸大动脉是否搏动（图 14-4），观察有无自主呼吸出现，如无则应继续重复进行上述操作。

（2）胸外心脏按压注意事项：若胸外心脏按压用力过猛，位置不当，易导致肋骨骨折、气胸、血胸、肝裂伤及心包积血等，应予以重视，并及时诊断与识别，以便早期进行处理。

（3）心肺复苏有效的标志：①大动脉触摸点可扪及搏动；②可监测到血压；③P_{ETCO_2} 突然持续增加（通常≥40mmHg）；④自主动脉压随监测的有创动脉波动；⑤甚至出现自主呼吸，

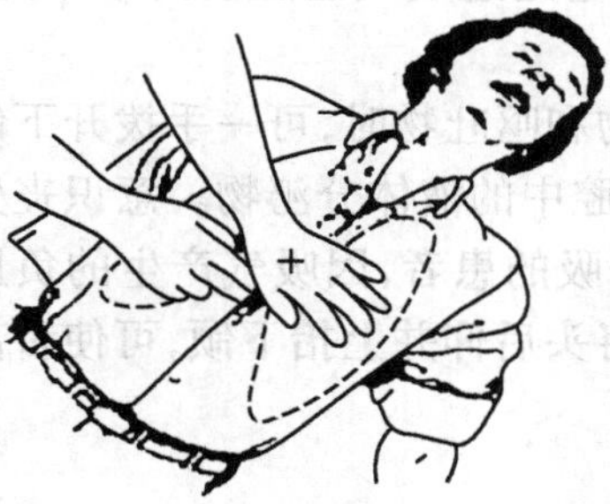

图 14-1 胸外按压部位

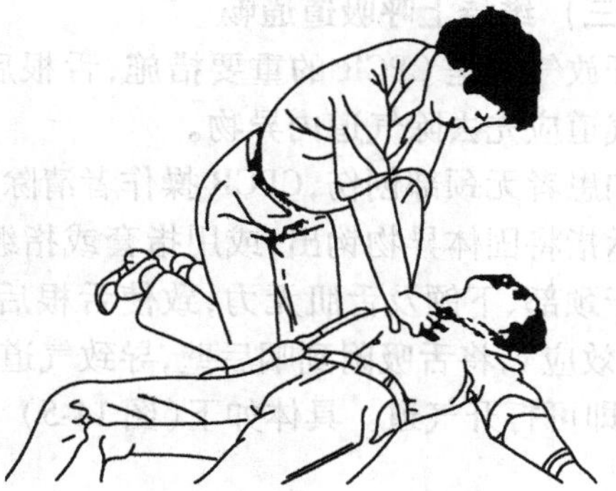

图 14-2 胸外心脏按压

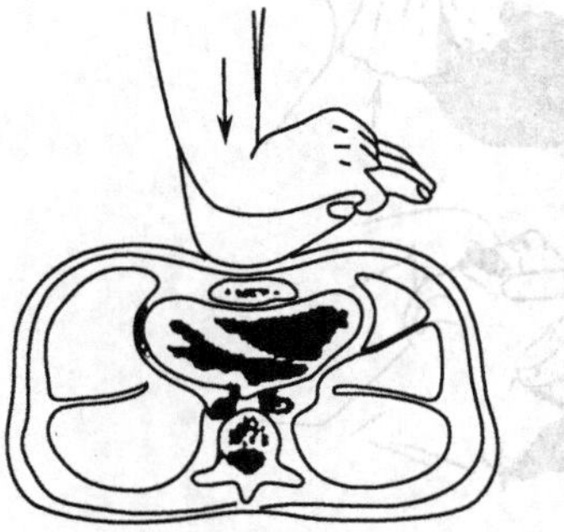

图 14-3 胸外心脏按压(横截面)

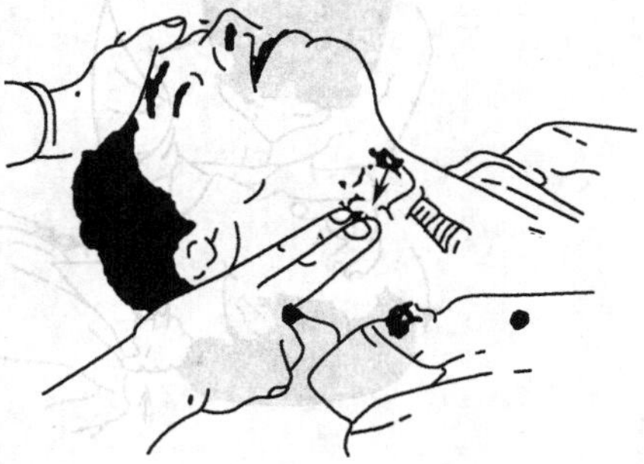

图 14-4 颈动脉检查

提示脑血流灌注已经重建,必须继续进行综合性心肺脑复苏。上述标志出现一项即提示为心肺复苏有效。

3. 胸内(开胸)心脏按压法 胸内心脏按压效果确切,所产生的心、脑血流灌注量明显高于胸外心脏按压。因此,不少学者建议常规胸外心脏按压 10~15 分钟,如超过 20 分钟按压仍无效,若有条件,则应迅速开胸进行胸内心脏按压。胸内心脏按压为纯"心泵"机制,其效果确实,而且可直接观察心脏状态,有助于指导药物、液体治疗和胸内除颤。

(1) 胸内按压适应证:①经常规胸外心脏按压 10~15 分钟无效者;②开胸手术病人发生心搏骤停者;③体外多次除颤失败者;④严重肺气肿与肺栓塞,以及胸部挤压伤(如血胸、气胸)病人;⑤胸内存在严重内出血与妊娠后期;⑥疑有心包压塞或张力性气胸者;⑦胸廓脊柱畸形,以及腹部穿透伤所致心搏骤停者。

(2) 操作步骤:对已建立人工呼吸道的病人,操作者应站在其一侧,自胸骨左缘至腋中线,取第 4 或第 5 肋间隙为开胸部位,迅速切开皮肤、皮下组织、肋间肌与胸膜,撑开肋间隙。开胸后右手伸入胸腔,先进行心包外挤压,操作方法有三种,可视具体情况实施或交替选择:①单手挤压法:右手四指并拢平放于心脏后面(左心室),拇指在心脏前面(右心室),进行有节奏地挤压心脏,每分钟 100 次左右;②双手挤压法:双手分别置于左、右心室两边,双手协调适宜用力挤压心脏,每分钟 100 次左右;③向胸骨推压法:右手四指并拢平放在心脏后面,将心脏向胸骨方向挤压,按压频率每分钟 100 次左右。

（三）维持上呼吸道通畅

开放气道是 CPCR 的重要措施，舌根后坠和异物阻塞是造成气道阻塞的最常见原因。开放气道应先去除气道内异物。

如患者无颈部创伤，CPCR 操作者清除患者口中异物和呕吐物时，可一手拨开下颌另一手用示指将固体异物钩出，或用指套或指缠纱布清除口腔中的液体分泌物。意识丧失的患者由于颈部、下颌及舌肌无力，致使舌根后坠；有自主呼吸的患者，因吸气产生的负压产生"阀门效应"，将舌吸附到咽后壁，导致气道阻塞。此时将头后仰并上抬下颌，可使舌离开咽喉部，即可打开气道。具体如下（图 14-5）

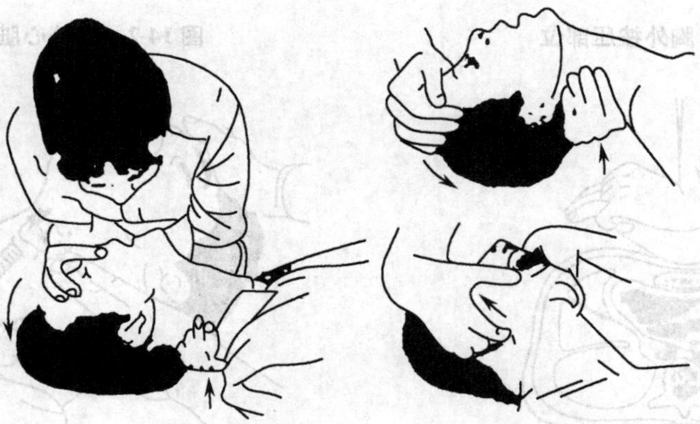

图 14-5　仰头-抬颏法及托下颌法

1. 仰头-抬颏法　将一手放在患者前额，手掌用力向后推额头，使头部后仰 90 度，另一手的手指将其下颏骨向上抬起，舌根随之抬起，气道即可畅通。向上抬动下颏时，避免用力压迫下颌部软组织，人为造成气道阻塞。

2. 托下颌法　操作者位于病人头侧，将肘部支撑在患者背所处的平面上，双手握住病人两侧下颌角向上牵拉，使下颏向前、头向后仰，同时两拇指将下唇下拉，开放气道。

（四）紧急建立人工呼吸道，实施有效通气

首先应建立有效人工呼吸：①口对口（图 14-6）、口对鼻或口对面罩人工吹气法；②简易呼吸囊人工呼吸支持；③喉罩或气管内插管实施人工呼吸或机械通气的效果更佳。由于呼吸、心搏骤停病人可在任何地点、任何环境及任何时间发生，因此，所采取的抢救措施与方法也有所不同，抢救的效果也存在差异。

1. 手术室内发生呼吸、心搏骤停　一般与麻醉和手术有关，由于抢救条件具备，一旦明确诊断，有效通气与胸外心脏按压应同步进行（台上术者实施胸外心脏按压，台下紧急面罩供氧呼吸或气管内插管），大多可在短时间内完成，故抢救容易成功。

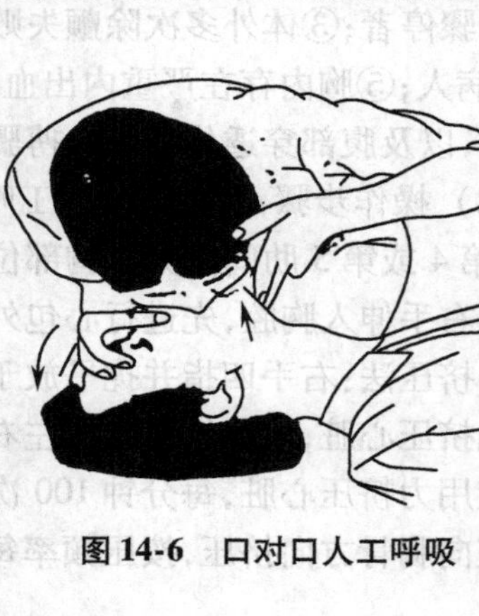

图 14-6　口对口人工呼吸

2. 医院内发生呼吸、心搏骤停

（1）除手术室、ICU 与急诊室外，其他临床科室即使具备气管插管器具，也很少有人能熟练掌握。因此，如病人发生呼吸、心搏骤停，医务人员往往首先进

行胸外心脏按压和静脉注射肾上腺素，很少把保障呼吸道通畅与人工呼吸道建立问题放在首位，延误了抢救时机，抢救成功率降低。对此类心搏骤停患者应在人工呼吸和胸外心脏按压的同时及时电话联系具有丰富气管插管经验的麻醉科、ICU或急诊医师前往实施气管插管，及时清理口腔及呼吸道内分泌物，固定气管导管，连接氧供设备。

（2）在抢救呼吸、心搏骤停病人时，实施人工呼吸存在着伦理道德问题，应当视病人具体情况决定，如病人非全身性衰竭或恶性肿瘤晚期等，麻醉护理人员理应先给予口对口或口对鼻人工呼吸，或面罩简易呼吸器通气呼吸支持，尽量缩短机体组织器官缺氧时间。

3. 有效控制呼吸道与人工通气　为了达到有效通气，人工呼吸必须有效。气管内插管不但能迅速建立呼吸道，而且防止饱胃病人胸外心脏按压期间胃内容物反流至咽腔而造成误吸。气管内插管建立后成人可给纯氧接简易呼吸器进行人工呼吸，也可采用呼吸机实施机械通气，以使机体组织有效氧合和二氧化碳排出，对于足月出生的婴儿最好使用空气而不是100%氧气开始复苏。

（五）电击除颤（AED）

在心搏骤停早期进行心电图检查中，可发现50%以上病人的心电图表现为室颤，并且随着心搏骤停时间的延长，室颤波幅逐渐降低，且最终呈等电位，提示心肌缺血缺氧程度进行性加重。因此，尽早进行电除颤对提高病人的成活率具有重要意义。

电除颤是用较强的一次瞬时高能脉冲电流作用于心脏，使大部分或全部心肌纤维瞬间同时除极，消除异位性快速心律失常，使心脏自律性最高的起搏点（通常是窦房结）重新主导心脏节律。电除颤通常采用非同步电击方式，人们习惯将其称为非同步电除颤。

1. 电除颤的种类　交流和直流电除颤。20世纪60年代曾应用交流电除颤，但交流电放电时电流量大、放电时间长达20ms，不宜避开心室易损期，诱发室颤的概率大大增加，心肌损伤也比较严重。而直流电除颤的电流脉冲宽度都控制在2.5～6.0ms之内，所产生的心肌损伤比交流电复律轻，放电量易于控制，且较为安全又利于同步。目前已较广泛地应用于临床，交流电除颤已基本不用。

2. 电除颤的适应证　电除颤适应证是心室颤动和无脉性室速。无脉性室速时患者出现无脉搏、意识丧失、低血压等情况，应立即行非同步直流电除颤。心脏骤停时，为了争取时间，在不了解心脏骤停性质的情况下，可立即行电除颤，又称盲目电除颤。

3. 影响与决定电除颤效果的因素

（1）除颤波形：早期的电击除颤，使用的是单相波。这种流向波形的电流在除颤时，需要较大的能量（一般均需设置200～360J）才能终止心室颤动。但是，当电流能量愈大时对心肌产生的损害亦愈严重。双相波形的电流脉冲方向有正反两个方向，第一次电流由一个电极传到另一个电极，经过瞬间停顿后在放电剩余的几毫秒内又很快由第二个电极反方向流向第一个电极。经过研究比较，在同样能量设定条件下，运用双相波形进行除颤提供的疗效更高，而且除颤脉冲期间，进入患者体内的电流强度被精确地保持着，受到患者胸壁电阻抗的影响也较小，明显降低除颤对心肌的损伤。所以，使用双相波电除颤比单相波更具有优越性。

（2）电击能量：电除颤的能量通常用焦耳来表示。①双相波电除颤　成人首次电击能量根据波形不同而有所差异。对于心室颤动的患者，使用双相波电量150～200J就可以终止心室颤动。对于儿童患者可以使用2J/kg的首剂量，对于后续电击，能量级别应至少为4J/kg，并可以考虑使用更高能量级别，但不超过10J/kg或成人最大剂量；②单相波电除颤心室颤动者单相波电除颤成人首次电击能量为360J。

（3）除颤时机选择：除颤成功的可能性随着时间的流逝而降低，除颤每延迟1min，成功率将下降7%～10%。因此，出现典型适应证的患者应尽快实施除颤，否则在数十秒至数分钟内，室颤将发展为心电静止。在《2010美国心脏协会心肺复苏及心血管急救指南》中指出："有除颤心律表现者应首选除颤。对于没有除颤心律表现者，在除颤前推荐做2min CPR。"强调除颤1次后，立即行CPCR，避免因多次除颤耗费时间，导致胸外有效按压中断。

（4）电极板放置的位置：传统位置前侧位，即施救者将AED电极板一个放置在左侧第五肋间与腋中线交界处，另一放置在胸骨右缘第二肋间。另外可以根据个别患者的特征，考虑使用任意三个替代电极片位置（前-后、前-左肩胛、前-右肩胛），将AED电极片贴到患者裸露的胸部上任意三个电极片位置中的一个都可以进行除颤。对于使用植入式心律转复除颤器或起搏器的患者前-后以及前-侧位置通常可接受，放置电极片或电极板位置不要导致除颤延迟，应避免将电极片或电极板直接放在植入装置上。

4. 除颤的操作方法

（1）迅速携除颤仪至患者床旁，置患者卧硬板床或床下垫木板，松解衣扣、腰带，去除病人身上金属饰物。

（2）打开除颤器开关，连接好心电监护仪监测心电波形。

（3）选择能量，根据不同的除颤波形选择合适能量。

（4）将电极板分别均匀涂以导电糊（或以四层盐水纱布），正确安放电极板位置，两块电极板之间的距离不应小于10cm。

（5）充电。

（6）将两电极板贴紧患者皮肤，在每一个电极上施加10～12kg的压力，确定周围人员无直接或间接与患者接触，双手同时按下按钮放电。

（7）电击后立即进行2min胸外心脏按压，然后观察是否恢复自主心律。并密切观察生命体征变化，以便早期发现和处理各种电除颤后的并发症。

5. 除颤的并发症

（1）心律失常：电击后心律失常以期前收缩（早搏）最常见，大多在数分钟后消失，不需特殊处理。也可能发生室速、室颤，可再行电击复律。若产生显著的窦性心动过缓、窦性停搏、窦房阻滞或房室传导阻滞者，轻症可不作特殊处理，必要时可使用阿托品、异丙肾上腺素，以提高心率。

（2）低血压：血压下降多见于高能量电击后，若仅为低血压倾向，大多可在数小时内自行恢复，若导致周围循环衰竭者，应及时使用升压药。

（3）心肌损伤：高能量电击可引起心肌损伤，可出现ST-T波改变，心肌梗死等。

（4）其他：皮肤灼伤、局部红斑、疼痛、血栓脱落引起栓塞等。

6. 除颤注意事项

（1）心电监护放置电极片时应注意避开除颤部位。

（2）电极板应涂导电糊，也可用盐水纱布，紧急时甚至可用清水，但绝对禁用酒精，否则可引起皮肤灼伤。肋间隙明显凹陷而致电极与皮肤接触不良者宜垫多层盐水纱布，可改善皮肤与电极的接触。不要把导电胶涂到操作者手柄上，以避免触电。也不要将电极板表面互相摩擦来匀开导电糊，以免发生电极板间偶然放电的危险。还须注意保持患者的两电极板间皮肤干燥，不使导电糊或盐水外溢而相互沟通，以免放电时短路灼伤皮肤，使电流减小导致除颤失败。

(3) 放电时应确定没有其他人员接触患者、床或床档等其他可能使电流通过的路径，以免引起连电。在患者呼气末时放电除颤，以减少经胸阻抗。

(4) 当发现心电监测显示心电异常时，要确认是否心室颤动波，核对患者的意识、血压波形等监测指标，排除心电监测电极或波形受到干扰而误认为是发生室颤。临床中要严格避免不必要的电除颤给患者造成极大的危害。

(5) 除颤仪作为急救设备，应始终保持良好性能，未用时及时充电，方能在紧急状态下随时实施紧急除颤。使用前应检查除颤仪各项功能是否完好，电源有无故障，充电是否充足，各种导线有无断裂和接触不良，同步性能是否正常。

(6) 如果尝试使用 AED 为 1 岁至 8 岁儿童除颤，施救者应使用儿科型剂量衰减 AED，如果没有儿科型衰减 AED，应该使用普通 AED。对于婴儿(1 岁以下)，建议使用手动除颤器，如果没有手动除颤器建议使用儿科型剂量衰减 AED，如果二者都没有可以使用普通 AED。

二、高级生命支持

高级生命支持(advanced cardiac life support，ACLS)是基础生命支持的延续，目的在于继续维持呼吸道通畅和有效通气，恢复自主循环。主要依靠药物和借助仪器、设备施行，因而疗效更为确切。进一步生命支持基本包括以下三项。

(一) 心肺复苏药物治疗

通过迅速建立静脉通道，以便静脉注射肾上腺素及其他相关用药，若未能建立静脉通道，可直接经气管内插管行气管内给药。

1. 药物治疗目的

(1) 增加心肌与脑的血液灌注量，以作为心脏按压的辅助手段，协助提高心脏按压效果，促使心脏尽早复搏，增强心肌收缩力。

(2) 降低除颤阈值，以利于电除颤与防止室颤复发。

(3) 治疗心律失常，增加心肌兴奋性与传导性。

(4) 纠正酸中毒和电解质失衡，有助于发挥心血管活性药的效应。

(5) 脱水利尿，减轻长时间脑缺氧性水肿损害，以利于脑功能的保护。

2. 给药途径主要通过静脉、气管内给药或骨内输液。

(1) 静脉内给药：早期心脏停搏复苏用药提倡心内注射，此种用药途径需暂停心脏按压，不利于心、脑血供，甚至损伤胸膜和冠状血管，因此，现今大都弃用。由于静脉给药安全、快捷、可靠，故为首选给药途径。由于从下腔静脉系统注射药物途径较远，进入动脉系统的时间较长，所以在心肺复苏期间尽可能选择上腔静脉系统给药，尤其是中心静脉给药。若未建立中心静脉而必须选用外周静脉时，则应尽量选择肘部静脉，而不用肢体远端静脉，尤其是下肢静脉。静脉给药后应快速静脉滴注输液，或推注 30ml 液体，以加快药液进入心脏。护士应视患者静脉实际情况选用尽可能粗的留置针迅速开放 1～2 条静脉通路，以保证液体、血液及抢救药品迅速进入患者体内，争取抢救时间。

(2) 气管内给药与操作方法：急救期间，尤其心脏停搏或低血容量性休克伴血管收缩的病人，以及小儿、肥胖症或化疗、透析等病人，常因外周静脉穿刺困难或无法建立静脉通路而影响注射药物。因此,在无静脉通路的情况下,紧急时刻也可通过气管内给药,但需加大剂量方可达到与静脉给药几乎相同的效果。

1) 已建立人工呼吸道者(气管内插管),将静脉药物剂量增加 1 ~2 倍稀释于 10ml 生理盐水中,注入气管插管内,以利于药液流入气管内。但值得指出的是,现今临床上使用的气管导管主要为聚氯乙烯材料制造(PVC),其管壁可与多种药物相互作用而吸附药物,使药物实际剂量明显降低,达不到所需效应,因此,在用药后效果不佳或无效时,可使用大剂量。

2) 如果气管内分泌物较多,应先将其吸净,然后再将所需药液经气管插管注入,以便使药液能充分与气管黏膜接触,有利于吸收。

3) 当尚未建立人工呼吸道时,也可采用注射器在颈部行环甲膜或气管 1 ~3 环穿刺,将药物直接注入气管内,解决急需。

4) 适用于气管内给药的药物包括:肾上腺素、利多卡因、阿托品等,此类药物不会引起组织黏膜损伤。但碳酸氢钠、去甲肾上腺素及钙剂可能引起气管黏膜和肺泡损伤,不宜通过气管内给药。气管内给药法主要是在未能建立有效静脉通路情况下作为给药的第二途径。

(3) 骨内输液:由于在急救中发现儿童静脉难以建立,成年人心脏停搏时,抢救药物给入也较困难,骨内输液通道的建立重新受到重视。

骨内给入的药物和液体通过骨内中央静脉窦进入骨干营养孔引流出骨,汇入全身静脉回流系统。

(二) 呼吸、心搏骤停病人常用抢救用药大致如下

1. 肾上腺素 目前认为肾上腺素是恢复心搏的首选药物。具有强效 α 受体与 β 受体兴奋作用,其 α 受体兴奋作用可增加全身外周血管阻力,但并不收缩冠状血管与脑血管,可提高胸外心脏按压时的动脉收缩压与舒张压,从而改善心肌与脑血流,增强心肌兴奋,并促使心脏自主收缩的恢复。肾上腺素还可使室颤波由细颤转变为粗颤,心肌色泽由发绀转为红润,为电除颤创造良好条件。近年来研究显示,大剂量的肾上腺素(0.1 ~0.2mg/kg)不仅可显著提高心肌灌注压,增加脑血流量,而且心脏复搏率亦明显提高。

有学者认为,使用大剂量肾上腺素治疗心搏骤停,是因为心搏停止是肾上腺素受体发生变化,其 α_1 受体亚型的结合位点减少,由交感神经所控制的血管收缩效应降低,肾上腺素受体对增加了的内源性儿茶酚胺产生脱敏感或耐受性。为了使外周血管收缩,可能需要大剂量肾上腺素来激活上述受体。另外,有临床统计表明,大剂量肾上腺素虽可显著提高心肌灌注压,使心脏复搏率增高,但并未提高病人存活率,未能改善神经系统后遗症。因此,目前主张一旦证实心搏骤停,应立即静脉注射肾上腺素 1mg(10ml 稀释液)。如无静脉通道,应将肾上腺素 1 ~2mg 稀释于 10ml 生理盐水中,立即气管内注射,若标准剂量(1mg)用药无效时,则可考虑大剂量(5mg)静脉注射。但《2010 指南》中仍建议不常规大剂量应用肾上腺素,对追加剂量是否递增或采用大剂量尚无定论。

2. 碳酸氢钠 心搏骤停后机体可发生酸中毒,早期可能以呼吸性酸中毒为主,缺血或低血压时间较长者可伴有严重乳酸酸中毒。因此,心搏骤停后的酸中毒是以呼吸性酸中毒为主,一般用过度通气即可纠正。心脏停搏后所致的酸中毒,早期临床上多主张应用碳酸氢钠溶液来纠正,但剂量超过 2.0mmol/kg 可引起代谢性碱中毒。目前不主张盲目应用碳酸氢钠溶液,而应在动脉血气分析指导下有选择性应用。输注碳酸氢钠溶液的指征:①心搏骤停超过 10 分钟,pH<7.20;②心搏骤停前已有代谢性酸中毒或高钾血症;③孕妇心搏骤停,且

pH<7.30,可先静脉滴注碳酸氢钠溶液1.0mmol/kg,然后根据动脉血气结果决定是否追加。

3. 阿托品 降低心脏迷走神经张力,增强窦房结兴奋性,加速房室传导,适用于心动过缓与房室传导阻滞。《2010美国心脏协会心肺复苏及心血管急救指南》中不建议在治疗无脉性心电活动/心搏停止时常规使用阿托品。

4. 利多卡因 适用于室性异位节律,包括频发室性期前收缩、室性心动过速及室颤。当电除颤后应用肾上腺素仍有室颤,可应用利多卡因。用法:1~2mg/kg静脉注射,气管内用药是静脉注射用量的3~5倍,需稀释至10ml应用。另外,《2010指南》指出乙胺碘呋酮亦可用于室颤患者的治疗。

5. 钙剂 当高钾血症、低钙血症或钙通道阻滞药过量的情况下可给予钙剂,可静脉注射氯化钙溶液2~4mg/kg,必要时可重复。不建议为儿童心肺骤停复苏常规性给予钙剂。

6. 腺苷 在未分化的稳定型、规则的、单型性、宽QRS波群心动过速的早期处理中,对治疗和诊断都有帮助。必须注意腺苷不得用于非规则宽QRS波群心动过速,因为它会导致心律变成室颤。

(三) 心电监护

心电监护主要观察复苏有无转归,诊断和指导治疗复苏初期的各种心律失常。

(四) 应用呼吸支持设备

应用呼吸支持以保障机体的氧供与二氧化碳的排出。

三、心脏骤停后处理

经初期复苏后大致有两种状况:①全身缺氧所致的一系列病理生理变化仍然存在;②复苏后病人呼吸、循环及其他脏器功能相对稳定。但两者还必须进行复苏后生命支持(尤其是前者),主要是维护呼吸、循环功能的稳定,酸碱与电解质失衡的调控与处理,以及肾衰竭的防治,更重要的是脑功能的恢复与稳定等。

(一) 维持呼吸系统功能稳定

心脏复搏后自主呼吸未必立即恢复,即使恢复其时间也不尽相同,且呼吸功能不一定理想。此外,从复苏的效果推测,一般认为自主呼吸出现,表明延髓功能已恢复。为进一步使机体组织维持氧供与氧耗的平衡,便于呼吸道管理与酸碱平衡调控,可先保留气管内插管与控制呼吸。并作如下处理:

1. 若自主呼吸功能恢复正常,且神志清醒,清除呼吸道分泌物后可考虑拔除气管内插管,改用面罩或鼻导管吸氧。

2. 病人意识尚未恢复,自主呼吸不稳定者,可继续机械通气,但应避免人机对抗现象,必要时可给予适量镇静药和少量肌松药,并根据血气分析结果调整相关呼吸参数,并以全身状况决定是否停用呼吸机通气。

3. 做好呼吸道雾化、湿化治疗,遵医嘱合理应用抗生素,预防肺部感染。

(二) 维持循环系统功能稳定

经复苏抢救后,虽心搏已恢复,但心脏功能的恢复仍需予以支持与维护,避免再次停搏。

1. 加强心电生理监测,尤其心电图与血压的监测,以便及时处理各种心律失常,维持正常的血流动力学稳定,保障心、脑最低血流灌注。

2. 分析心搏骤停的诱发因素,治疗原发病,纠正当前病因。

3. 合理应用心血管活性药,避免盲目用药。

（三）中枢神经系统保护

心肺复苏的最终目的是脑功能恢复，复苏期间的所有措施都必须有利于脑功能的保护。

（四）维持水、电解质与酸碱平衡

复苏后需纠正水、电解质紊乱与酸碱失衡。

第四节 脑复苏

脑复苏是心肺复苏的最终目的（脑功能的恢复），直接关系到整个复苏的成败。现已证实，脑神经细胞的损害发生在心搏恢复后，即所谓的缺血后再灌注损伤。因此，针对降低脑代谢，减少脑水肿，加强氧与能量供给，促进脑循环再流通，纠正引起继发性再灌注损害等因素，应及时实行亚低温、脱水等综合性治疗。

一、亚低温治疗

降低颅脑温度，可使脑代谢下降、脑耗氧量减少、脑体积缩小，从而颅内压降低，脑水肿减轻，故对缺氧的大脑具有很好的保护作用。20世纪80年代末始人们注意到亚低温（32～34℃）对脑细胞的保护作用。研究发现脑部温度降低1℃，脑细胞代谢就降低6%～7%。护理人员应在5min内（最晚不超过半小时）于患者头部置冰帽、冰敷体表大血管行经处及配合人工冬眠等，使最初24h内直肠温度不高于32～34℃。对不能立即复苏者应持续低温3～5天，至中枢神经系统皮质功能开始恢复时，即以听觉恢复为指标，然后逐步停止降温，让体温自动缓慢上升，决不能复温过快。临床上降温的原则为：

1. 尽早降温　心搏恢复，能测得血压即可开始。

2. 以头部降温为主　病人头部戴冰帽，腹股沟、腋窝大血管部位放置冰袋，以尽快降低脑部温度。

3. 复温方法　待四肢协调活动和听觉等大脑皮质功能开始恢复后才能进行复温，以每1～2h回升1℃为宜；

4. 在降温期间，应避免寒战、心律失常、抽搐、冻伤等。

二、脱水利尿

脱水利尿是降低颅内压，减轻脑水肿，改善脑循环的重要措施，甘露醇是高渗性脱水药，它不通过血-脑屏障，可将脑内水分吸入血管内，经肾排除产生明显脱水效果。甘露醇用量为每次0.5～1g/kg，2～3次/天，快速静脉滴注后30分钟作用最强，可持续4～6小时。对怀疑颅内出血者慎用或不用。除甘露醇外，可间断静脉注射呋塞米和地塞米松，以增强脱水效果。

三、促进脑组织血流再灌注

复苏早期维持血压正常或稍高于正常，可促进脑内血流再灌注。

四、控制高血糖

心搏恢复，脑血流灌注再通，血糖可有明显增高，血糖增多将会加重脑细胞损害，故应予以控制。

五、控制惊厥

心搏恢复后，病人可出现惊厥，这主要是脑损伤后脑水肿所致。惊厥可增高机体代谢率、增加氧耗量，并影响呼吸，升高体温，从而加重脑损害。因此，必须用药物制止惊厥。临床上可选择地西泮、咪达唑仑、硫喷妥钠或苯妥英钠静脉注射或静脉滴注，必要时可用非去极化肌松药。

六、辅助措施

（一）高压氧治疗

高压氧可明显升高动脉血氧分压、氧含量和氧弥散能力，使脑组织与脑脊液氧分压显著增高，改善脑组织缺氧。高压氧还可使脑血管收缩，降低颅内压。

（二）促进脑代谢药物的应用

如 ATP、辅酶 A、辅酶 Q、细胞色素 C 等，均可用于配合治疗，以促进脑代谢。

（三）大剂量皮质激素

皮质激素具有降低毛细血管通透性，维持血-脑屏障完整，稳定生物膜，清除氧自由基，促进利尿，使脑脊液形成减少，从而减轻脑水肿等作用。临床上一般大剂量、冲击性应用，即地塞米松每天 1mg/kg，或甲泼尼龙 5mg，共用 2～3 日。但有研究发现，传统地应用皮质激素并非能改善脑复苏病人的预后，相反因增高血糖等副作用而加重脑缺血性损害，故对脑复苏病人应用皮质激素的确切疗效尚无定论。

七、心肺脑复苏后病人的预测与观察

心搏骤停后经上述心肺脑复苏治疗，脑功能的恢复基本上存在一定的发展规律，其恢复顺序大致为：心搏、呼吸、对光反射、吞咽反射、咳嗽反射、痛觉反射、头部转动、四肢活动、听觉反应、意识恢复、视觉恢复。凡病人心搏恢复后，自主呼吸迟迟不出现，瞳孔持续散大，肌肉无张力，无对光反射，咳嗽反射消失，循环依靠升压药维持，而且使用药物浓度逐渐增高，提示预后不良。对于接受低温治疗的心脏骤停后患者，建议在心脏骤停三天后观察是否有神经损伤症状并在适当地点完成电生理研究、生物标记或成像，记录所有可行的预后检查结果，并作出最合理的临床判断，以便在适当情况下做出撤去生命支持的决策。

此外，按脑功能分级与机体总体功能综合评估，可将心肺脑复苏后病人的转归分为五级：

一级　完全正常，无伤残

二级　清醒，有一定的伤残，但一般生活能自理。

三级　清醒，存在严重伤残，生活不能自理。

四级　昏迷或植物状态，但无脑死亡。

五级　脑死亡或死亡。

应重视复苏后的护理观察，及时正确观察病情：①维持有效循环；②加强呼吸的管理，监测血气分析；③CPR 后最常见的损害是脑水肿。观察患者是否出现局灶性或全身性抽搐及抽搐发作的频率、持续时间，监测意识状态，观察瞳孔大小、对光反射，可及早发现和防止脑死亡的发展过程；④注意尿量、尿比重，必要时留置尿管，记录单位时间内的尿量，以利对肾功能的预测和估计；⑤注意水电解质和营养的供给；⑥积极防止各种感染。

心肺脑复苏流程见图 14-7。

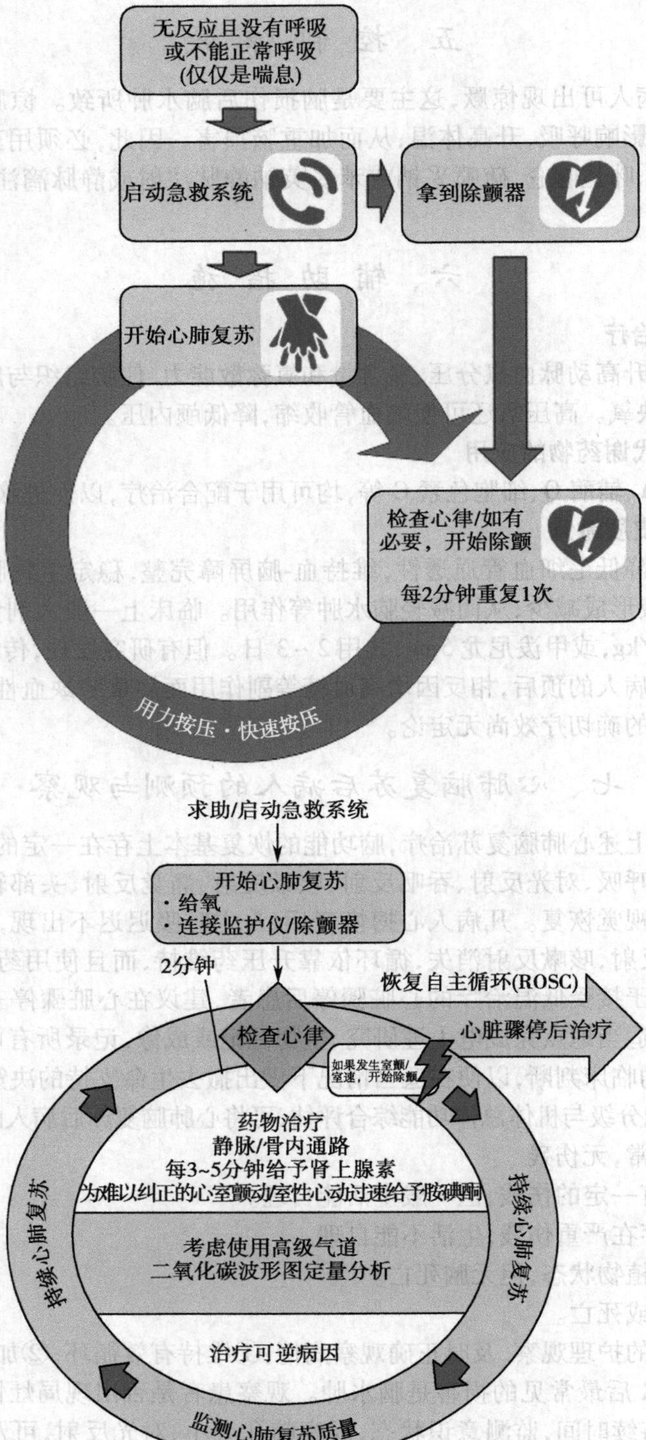

图 14-7　心肺脑复苏流程图(中国心肺复苏指南,2010)

（鲍红光　张媛　马丙强）

思　考　题

1. 心搏骤停的原因及诊断依据？
2. 基础生命支持的步骤包括哪些内容？
3. 如何确认胸外心脏按压有效？
4. 简述心肺复苏中的胸腔泵机制？
5. 除颤的适应证有哪些？如何操作？
6. 试述围术期心肺脑复苏中护理配合包括哪些内容？

第十五章　各脏器功能不全的护理

要点

1. 对呼吸系统功能不全的病人注意观察痰液量和性状，定时雾化、翻身拍背和吸痰，观察病人意识、心率、心律、血压的变化，有无发绀的发生。

2. 自主呼吸的病人鼻导管或面罩吸氧，Ⅱ型呼吸衰竭病人给予低流量持续吸氧，机械通气的病人严格无菌操作，保持呼吸道湿化，记录呼吸支持方式、血气分析结果，并及时处理报警指示出现的问题。

3. 对循环系统功能不全的病人注意消除病人的恐惧或紧张心理，必要时使用镇静剂。密切观察病情变化，及时记录血压、心率、呼吸及尿量。若病人突然呼吸困难、发绀、咯粉红色泡沫痰，及时遵医嘱进行急性心衰的抢救。

4. 对肝功能不全的病人避免进食高蛋白饮食，有腹水和肾功能不全病人应控制钠盐摄入量。密切观察病人生命体征、意识、腹水、电解质情况。肝昏迷病人要加强看护，应用安全防护措施。

5. 对血液系统疾病的病人进食清淡、易消化、少刺激性的食物，少量多餐、细嚼慢咽，多饮水，减少化疗药的胃肠道反应。有出血倾向的病人不吃硬性食物，保持大便通畅，防止鼻腔及牙龈出血。

6. 对神经系统功能不全的病人进食低盐低脂易消化的食物，保持大小便通畅。勤翻身，勤为患肢按摩，防止褥疮或肌肉萎缩发生。

7. 肾功能不全分为急性和慢性。肾功能在短期内急骤性进行性减退而出现少尿、无尿及急性尿毒症症状为急性；肾功能经过数月或数年逐渐发展为尿毒症为慢性。

8. 各种原因引起的肾上腺皮质分泌不足并产生一系列临床表现，称为肾上腺皮质功能不全，按病因分为原发性和继发性，按病程分为急性和慢性。

9. 休克主要为有效循环血容量锐减及组织灌注不足，按病程演变分为代偿期和失代偿期，临床可通过"一看、二摸、三测、四尿量"并结合临床表现进行诊断。

10. 机体受到严重打击后，同时或序贯性出现两个或两个以上脏器功能衰竭称多器官功能衰竭，治疗困难，病死率高，因此最佳的处理是预防其发生。

第一节　呼吸系统功能不全的护理

正常的呼吸能保证机体摄入足够的氧，排出二氧化碳，以保持机体血液气体分压在正常范围内。呼吸系统功能不全（呼吸衰竭或呼衰）是指各种原因引起的肺通气和（或）换气功能严重障碍，以致在静息状态下亦不能维持足够的气体交换，导致低氧血症伴（或不伴）高碳酸血症，进而引起一系列病理生理改变和相应临床表现的综合征。在海平面、静息状态、呼吸空气条件下，动脉血氧分压（PaO_2）<60mmHg，伴或不伴二氧化碳分压（$PaCO_2$）>50mmHg，并排除心内解剖分流和原发于心排出量降低等因素，可诊为呼吸系统功能不全。

临床血气分析是诊断呼吸衰竭的基础，根据动脉血气分析分为Ⅰ型呼吸衰竭和Ⅱ型呼吸衰竭。Ⅰ型呼吸衰竭即缺氧性呼吸衰竭，血气分析特点是 PaO_2<60mmHg，$PaCO_2$ 降低或正常。主要见于肺换气障碍（通气/血流比例失调、弥散功能损害和肺动-静脉分流）疾病，如严重肺部感染性疾病、间质性肺疾病、急性肺栓塞等。Ⅱ型呼吸衰即高碳酸性呼吸衰竭，血气分析特点是 PaO_2<60mmHg，同时伴有 $PaCO_2$>50mmHg。系肺泡通气不足所致。单纯通气不足，低氧血症和高碳酸血症的程度是平行的；若伴有换气功能障碍，则低氧血症更为严重，如慢性阻塞性肺疾病（COPD）。

一、病　　因

呼吸功能不全根据发病急缓可分为急性呼吸功能不全和慢性呼吸功能不全。

（一）急性呼吸系统功能不全的病因

急性呼吸系统功能不全（急性呼衰）是指患者原肺功能正常，由于某些突发的致病因素，如严重呼吸系统感染、急性呼吸道阻塞性病变、重度或危重哮喘、各种原因引起的急性肺水肿、肺血管疾病、胸廓外伤或手术损伤、自发性气胸和急剧增加的胸腔积液，导致肺通气或（和）换气障碍；急性颅内感染、颅脑外伤、脑血管病变（脑出血、脑梗死）等直接或间接抑制呼吸中枢；脊髓灰质炎、重症肌无力、有机磷中毒及颈椎外伤等可损伤神经-肌肉传导系统，引起通气不足。上述各种原因均可造成急性呼吸系统功能不全。

（二）慢性呼吸系统功能不全病因

慢性呼吸系统功能不全（慢性呼衰）多继发于原有的肺部疾患，如 COPD、肺结核、间质性肺疾病、神经肌肉病变等，造成呼吸功能的损害逐渐加重，经过较长时间发展为呼吸衰竭。

慢性呼吸衰竭多由支气管-肺疾病引起，如 COPD、严重肺结核、肺间质纤维化、肺尘埃沉着症等。另外，胸廓和神经肌肉病变如胸部手术、外伤、广泛胸膜增厚、胸廓畸形、脊髓侧索硬化症等，亦可导致慢性呼吸系统功能不全。

二、病理生理特点

1. 对中枢神经系统的影响　缺氧可引起脑细胞功能障碍、毛细血管通透性增加、脑水肿，最终引起脑细胞死亡。CO_2 潴留使脑脊液氢离子浓度增加，影响脑细胞代谢。轻度 CO_2 增加，间接引起皮质兴奋；$PaCO_2$ 继续升高，使中枢神经处于抑制状态（CO_2 麻醉），同时 CO_2 潴留会使脑血管扩张，进一步加重脑水肿。

2. 对心脏和循环的影响　缺氧可刺激交感神经兴奋，使心率加快和心排血量增加，血压上升，肺小动脉收缩而增加肺循环阻力，严重缺氧可使心肌收缩力降低。CO_2 潴留可使心率加快，心排血量增加，使脑血管、冠状血管扩张，皮下浅表毛细血管和静脉扩张。

3. 对呼吸的影响 缺氧主要通过颈动脉窦和主动脉体化学感受器的反射作用刺激通气。CO_2 是强有力的呼吸中枢兴奋剂，但当吸入 CO_2 浓度过高时则会抑制呼吸中枢。

4. 对肝、肾和造血系统的影响 缺氧可导致肝功能异常、肾血流量减少、肾小球滤过率减少；CO_2 潴留可引起肾血管痉挛，血流减少，尿量减少。缺氧可引起继发性红细胞增多。

5. 对酸碱平衡和电解质的影响 ①缺氧可引起代谢性酸中毒，多为高 AG（阴离子间隙）性代酸；②CO_2 潴留可引起呼吸性酸中毒；③呼吸衰竭患者容易出现代谢性碱中毒，主要原因为医源性因素，如过度利尿造成低钾、低氯性碱中毒；过量补碱。Ⅱ型呼吸衰竭时机械通气使用不当，使 $PaCO_2$ 下降过快，亦容易出现呼吸性碱中毒。代谢性碱中毒可使氧解离曲线左移，加重组织缺氧。

三、护理评估

（一）急性呼吸系统功能不全临床表现与诊断

1. 临床表现 主要是低氧血症所致的呼吸困难和多器官功能障碍。

（1）呼吸困难：是呼吸衰竭最早出现的症状。多数患者有明显的呼吸困难，可表现为频率、节律和幅度的改变。早期表现为呼吸频率增快，病情加重时出现呼吸困难，辅助呼吸肌活动加强，如三凹征。

（2）发绀：是缺氧的典型表现。当动脉血氧饱和度低于 90% 时，可在口唇、指甲出现发绀。

（3）精神神经症状：急性缺氧可出现精神错乱、躁狂、昏迷、抽搐等症状。如合并急性二氧化碳潴留，可出现嗜睡、淡漠、扑翼样震颤，以至呼吸骤停。

（4）循环系统表现：多数患者有心动过速；严重低氧血症、酸中毒可引起心肌损害，亦可引起周围循环衰竭、血压下降、心律失常、心搏停止。

（5）消化和泌尿系统表现：严重呼吸衰竭对肝、肾功能都有影响。

2. 诊断标准 通常急性呼吸衰竭诊断应考虑以下三方面：①引起急性呼吸衰竭的病因，当病史中存在明显诱因时，应考虑到随后发生呼吸衰竭的可能性；②低氧血症的临床表现，严密观察，及早发现呼吸衰竭症状和体征，做到早期诊断；③动脉血气分析示 $PaO_2 <$ 60mmHg 伴或不伴有高碳酸血症。其中动脉血气分析是诊断急性呼吸衰竭的主要依据。

（二）慢性呼吸系统功能不全临床表现与诊断

1. 临床表现 临床表现与急性呼吸衰竭大致相似。但以下几个方面有所不同。

（1）呼吸困难：慢性阻塞性肺疾病所致的呼吸衰竭，病情较轻时表现为呼吸费力伴呼气延长，严重时发展成浅快呼吸。若并发 CO_2 潴留，$PaCO_2$ 升高过快或显著升高以致发生 CO_2 麻醉时，患者可由呼吸过速转为浅慢呼吸或潮式呼吸。

（2）神经症状：慢性呼吸衰竭伴 CO_2 潴留时，随 $PaCO_2$ 升高可表现为先兴奋后抑制现象。兴奋症状包括失眠、烦躁、躁动、夜间失眠而白天嗜睡（昼夜颠倒现象）。但此时切忌用镇静或催眠药，以免加重 CO_2 潴留，发生肺性脑病。肺性脑病表现为神志淡漠、肌肉震颤或扑翼样震颤、间歇抽搐、昏睡，甚至昏迷等。

（3）循环系统表现：CO_2 潴留使外周体表静脉充盈、皮肤充血、温暖多汗、血压升高、心排出量增多而致脉搏洪大；多数患者有心率加快；因脑血管扩张产生搏动性头痛。

2. 诊断标准　慢性呼吸衰竭的血气分析诊断标准参见急性呼吸衰竭，但在临床上Ⅱ型呼吸衰竭患者还常见于另一种情况，即吸氧治疗后，$PaO_2>60mmHg$，但 $PaCO_2$ 仍高于正常水平。

（三）病史护理评估

1. 患病及治疗经过　了解呼吸困难、胸闷或咳嗽的程度、持续时间、既往和目前的检查结果、治疗经过和病人的病情程度。对病人所用药物的名称、剂量、用法、疗效、不良反应等知识充分掌握，有否使用呼吸机治疗，最后评估疾病对病人日常生活和工作的影响程度。

2. 心理-社会状况　由于呼吸系统慢性疾病需要长期治疗，可加重病人及其家属的精神、经济负担，注意评估病人有无烦躁、焦虑、恐惧等心理反应，有无抑郁、悲观情绪，以及对疾病治疗失去信心等。评估家属对知识的了解程度、对病人关心程度、经济情况和社区医疗服务状况等。

（四）体格检查

1. 一般状态　评估病人的生命体征和精神状态；有无失眠；有无嗜睡、意识模糊等意识状态改变；有无痛苦面容。观察呼吸频率和脉率的情况，有无奇脉。

2. 皮肤和黏膜　观察口唇、面部、耳廓等皮肤有无发绀；唇舌是否干燥、皮肤弹性是否降低。

3. 胸部体征　胸部有无过度膨胀，观察有无辅助呼吸肌参与呼吸和三凹征出现。听诊肺部有无啰音，有无胸腔反常运动。

（五）实验室检查

1. 动脉血气分析　有无 PaO_2 降低，$PaCO_2$ 增高，有无呼吸性酸中毒、代谢性碱中毒。

2. 肺功能　有无 FEV_1、$FEV_1/FEV\%$、VC 等下降，有无残气量、功能残气量、肺总量增加，有无残气量/肺总量比值增高。

四、监测与处理

（一）监测

1. 一般项目监测

（1）呼吸频率：在 $PaCO_2$ 上升、pH 下降、低氧血症初期呼吸频率和深度可有不同程度的增加。急性呼吸衰竭发生严重的缺氧或高碳酸血症时呼吸频率可减慢，这是呼吸抑制的表现。

（2）胸廓运动的变化：气道阻塞时可出现三凹征和鼻翼翕动等呼吸用力表现，或呼气时间延长、哮鸣音、胸廓不对称运动等。

（3）皮肤：观察皮肤颜色、湿度、温度及有无水肿，可初步评估患者的组织供氧、灌注情况。

（4）血压、心率和尿量：观察患者血压、心率、尿量的变化，可了解患者的循环系统功能。

2. 氧合状态监测　PaO_2、动脉血氧分压与吸氧分数之比（PaO_2/FiO_2）、肺内分流（Q_S/Q_T）、肺泡气-动脉血氧分压差（$P_A\text{-}aDO_2$）、呼吸指数（RI）、混合静脉血氧分压（P_VO_2）的测定等。

3. 通气状态监测　呼气末二氧化碳分压（$PetCO_2$）、呼吸频率、潮气量、每分通气量、气道压力、气道阻力、肺顺应性等。

4. 酸碱平衡和水、电解质的监测　酸碱度（pH）、二氧化碳分压（PCO_2）、实际碳酸氢盐（AB）、标准碳酸氢盐（SB）、二氧化碳总量（TCO_2）、缓冲碱（BB）、剩余碱（BE）、氧分压（PO_2）等。

（二）处理

急性呼吸系统功能不全和慢性呼吸系统功能不全治疗基本一致。

1. 保持呼吸道通畅　对任何类型的呼吸衰竭，保持呼吸道通畅是最基本、最重要的治疗措施。气道不畅使呼吸阻力增加，呼吸功消耗增多，会加重呼吸肌疲劳；气道阻塞致分泌物排出困难将加重感染，同时也可能发生肺不张，使气体交换面积减少；气道如发生急性完全阻塞，会发生窒息，在短时间内导致患者死亡。

若患者有支气管痉挛，需积极使用支气管扩张药物，可选用 β_2 肾上腺素受体激动剂、抗胆碱药、糖皮质激素或茶碱类药物等。在急性呼吸系统功能不全时，主要经静脉给药。

2. 氧疗　通过增加吸入氧浓度来纠正患者缺氧状态的治疗方法即为氧疗。对于急性呼吸系统功能不全，应给予氧疗。慢性呼吸系统功能不全患者常伴有 CO_2 潴留，氧疗时需注意保持低浓度吸氧，防止血氧含量过高。

3. 增加通气量、改善 CO_2 潴留

（1）呼吸兴奋剂：呼吸兴奋剂的使用原则：保持气道通畅，否则会促发呼吸肌疲劳，并进而加重 CO_2 潴留；脑缺氧、水肿未纠正而出现频繁抽搐者慎用；患者的呼吸肌功能基本正常；不可突然停药。如多沙普仑，该药对于镇静催眠药过量引起的呼吸抑制和 COPD 并发急性呼吸系统功能不全有显著的呼吸兴奋效果。

（2）机械通气：呼吸系统功能不全时应用机械通气能维持必要的肺泡通气量，降低 $PaCO_2$；改善肺的气体交换效能；使呼吸肌得以休息，有利于恢复呼吸肌功能。气管插管的指征因病而异。急性呼吸系统功能不全患者昏迷逐渐加深，呼吸不规则或出现暂停，呼吸道分泌物增多，咳嗽和吞咽反射明显减弱或消失时，应行气管插管，使用机械通气。近年来，无创正压通气用于急性呼吸衰竭的治疗已取得了良好效果。

4. 病因治疗　引起急性呼吸系统功能不全的原发疾病多种多样，在解决呼吸系统功能不全本身造成危害的前提下，针对不同病因采取适当的治疗措施十分必要，也是治疗呼吸系统功能不全的根本所在。慢性呼吸系统功能不全急性加重的常见诱因是感染，控制感染很重要。

5. 一般支持疗法　电解质紊乱和酸碱平衡失调的存在，可以进一步加重呼吸系统乃至其他系统器官的功能障碍，因此应及时加以纠正。加强液体管理，防止血容量不足和液体负荷过大。呼吸系统功能不全患者由于摄入不足或代谢失衡，往往存在营养不良，需保证充足的营养及热量供给。

6. 其他重要脏器功能的监测与支持　呼吸系统功能不全往往会累及其他重要脏器，因此应及时将重症患者转入 ICU，加强对重要脏器功能的监测与支持，预防和治疗肺动脉高压、肺源性心脏病、肺性脑病、肾功能不全、消化道功能障碍和弥散性血管内凝血（DIC）等。特别要注意防治多器官功能障碍综合征（MODS）。

五、护　　理

（一）一般护理

1. 休息与体位　卧床休息，协助病人取舒适且利于改善呼吸状态的体位，一般取半卧位或坐位。

2. 饮食护理　给予高热量、高蛋白、富含多种维生素、易消化、少刺激性的流质或半流质饮食。对昏迷病人应给予鼻饲或肠外营养。

（二）病情观察

1. 观察呼吸困难的程度、呼吸频率、节律和深度。

2. 观察有无发绀、球结膜充血、水肿、皮肤温暖多汗及血压升高等缺氧和 CO_2 潴留表现。

3. 监测生命体征及意识状态。

4. 监测并记录出入液量。

5. 监测血气和血生化检查。

6. 监测电解质和酸碱平衡状态。

7. 观察呕吐物和粪便性状。

8. 观察有无神志恍惚、烦躁、抽搐等肺性脑病表现，一旦发现，应立即报告医师协助处理。

（三）氧疗护理

氧疗法可纠正缺氧，增加动脉氧含量，改善心肌代谢，提高肺泡氧分压、氧饱和度和氧含量，改善组织细胞的缺氧状态，以促进机体的代谢。

1. 氧疗适应证　呼吸衰竭病人 $PaO_2<60mmHg$，是氧疗的绝对适应证，氧疗的目的是使 $PaO_2>60mmHg$。

2. 氧疗的方法　临床常用、简便的方法是应用鼻导管或鼻塞法吸氧，还有面罩、气管内和呼吸机给氧法。缺氧伴 CO_2 潴留者，可用鼻导管或鼻塞法给氧；缺 O_2 严重而无 CO_2 潴留者，可用面罩给氧。吸入氧浓度与氧流量的关系：吸入氧浓度（%）= 21+氧流量（L/min）×4。

3. 氧疗的原则

（1）Ⅰ型呼吸衰竭：多为急性呼吸衰竭，应给予较高浓度（35%<吸氧浓度<50%）或高浓度（>50%）氧气吸入。急性呼吸衰竭，通常要求氧疗后 PaO_2 维持在接近正常范围。

（2）Ⅱ型呼吸衰竭：给予低流量（1～2L/min）、低浓度（<35%）持续吸氧。慢性呼吸衰竭，通常要求氧疗后 PaO_2 维持在 60mmHg 或 SaO_2 在 90% 以上。

4. 氧疗疗效的观察　若呼吸困难缓解、发绀减轻、心率减慢、尿量增多、神志清醒及皮肤转暖，提示氧疗有效。若发绀消失、神志清楚、精神好转、$PaO_2>60mmHg$、$PaCO_2<50mmHg$，考虑终止氧疗，停止前必须间断吸氧几日后，方可完全停止氧疗。若意识障碍加深或呼吸过度表浅、缓慢，提示 CO_2 潴留加重，应根据血气分析和病人表现，遵医嘱及时调整吸氧流量和氧浓度。

（四）气道护理

保持呼吸道通畅取侧卧位，头偏向一侧，使口腔分泌物自行流出，及时吸痰清除呼吸道分泌物，必要时可行气管插管或气管切开术。见第十三章第二节气道管理。

（五）机械通气护理

见第十三章第五节呼吸机应用监护技术。

（六）并发症护理

1. 水、电解质紊乱及酸碱失衡　定期监测血气分析和血生化指标。严重酸中毒，遵医嘱给予碳酸氢钠。出现低血钾，低血氯时，应及时补充氯化钾。

2. 上消化道出血　注意观察呕吐物和粪便性状，出现黑粪应给予温凉流质饮食，出现呕血时应禁食并防止发生误吸。

（七）心理护理

经常巡视、了解和关心病人，特别是对建立人工气道和使用机械通气的病人。采用各项医疗护理措施前，向病人作简要说明，给病人安全感，取得病人信任和合作。指导病人应用放松技术、分散注意力。

（八）健康宣教

1. 疾病知识指导　向患者及家属介绍疾病发生、发展与治疗、护理过程，与其共同制订长期防治计划。指导患者和家属学会合理的家庭氧疗方法以及注意事项。

2. 疾病预防指导　指导患者进行呼吸功能锻炼和耐寒锻炼，如缩唇呼吸、腹式呼吸及冷水洗脸等；教会患者有效咳嗽、咳痰、体位引流及拍背等方法。告知患者日常生活中，若有病情变化，应及时就诊。

第二节　循环功能不全的护理

循环功能不全（心力衰竭）是指在静脉回流正常的情况下，由于心排血量绝对或相对不足，不能满足机体代谢需要，而产生的一种临床病理综合征。也可以说是由于心功能失常及病理重构而导致的渐进性综合征。各种原因引起的心脏负荷过重，心肌病损及收缩力减弱，均可导致心力衰竭，临床上以体循环和（或）肺循环淤血和组织灌注不足为主要表现。根据其发展速度可分为急性衰竭和慢性衰竭；根据发生的部位可分为左心衰竭、右心衰竭、全心衰竭；根据有无舒缩功能障碍分为收缩性心力衰竭和舒张性心力衰竭。

一、病　　因

（一）基本病因

1. 原发性心肌损害　包括：①缺血性心肌损害，如冠心病；②弥漫性心肌损害，心肌炎、心肌病；③代谢性心肌损害：糖尿病性、脚气病性心肌病等。

2. 心脏负荷过重

（1）前负荷过重：①瓣膜反流性疾病；②心内外分流性疾病；③全身性容量增多性疾病如甲亢、贫血。

（2）后负荷过重：见于高血压、主动脉瓣狭窄、肺动脉高压、肺动脉瓣狭窄等。

（二）诱因

1. 感染　最常见的诱因，呼吸道感染常见。

2. 心律失常　各种心律失常均可诱发，特别是心房颤动。

3. 血容量增加　钠盐摄入过多，输液过多、过快。

4. 生理或心理压力过大　体力过劳、情绪激动、精神紧张。

5. 妊娠和分娩　使心脏负荷加重。

6. 治疗不当　如洋地黄用量不足或过量等。

二、病理生理特点

当心肌收缩力减弱时，为了保证正常的心排血量，机体通过以下机制进行代偿：

（一）Frank-Starling 机制

即增加心肌的前负荷，使回心血量增多，心室舒张末期容积增加，从而增加心排血量及心脏作功。前负荷主要受静脉回心血量和室壁顺应性的影响，它是影响和调节心脏功能的第一个重要因素。中度收缩性心衰时，通过 Frank-Starling 机制的调节，心肌舒张末期纤维长度增长，心室舒张末期容量（心室前负荷）增加，静息时心排出量和心室作功可维持在正常水平。肺毛细血管压异常升高与左心室舒张压升高有关，使心衰者在静息时也发生呼吸困难。

（二）心肌肥厚

当心脏后负荷增高时，常以心肌肥厚作为主要代偿机制。当引起肥厚的初始刺激是压力负荷过重时，其结果是引起收缩期室壁张力的急剧增加导致肌原纤维对称性复制，单个心肌细胞增大和向心性肥厚。当心肌细胞发生局部坏死（如心肌梗死）可造成容量负荷过重，心肌细胞广泛性坏死，如缺血性心肌病、心肌炎等有害物质对心肌的损害，均可增加残留细胞的负荷，并引起反应性肥厚，进而损害这些细胞的功能，后负荷的增加进一步引起心室扩大，从而引发心功能进一步恶化。

（三）神经体液的代偿机制

心衰时，肾素-血管紧张素系统（RAS）和交感-肾上腺素能系统（SAS）活性增高，其兴奋作用将加速心衰低排状态时心肌细胞死亡，血管收缩增加后负荷，进一步减少心排血量，后负荷增加心脏工作负荷，也加速了心肌细胞的死亡。

（四）心肌损害与心室重塑

心衰发生发展的基本机制是心室重塑（remodeling），心室重塑是由于一系列复杂的分子和细胞机制导致的心肌结构、功能和表型的变化，包括心肌细胞肥大、凋亡、胚胎基因和蛋白的再表达、心肌细胞外基质（ECM）量和组成的变化。临床表现为心肌重量、心室容量的增加和心室形态的改变。

（五）舒张性心衰

是由于舒张期心室的主动松弛的能力受损和心室顺应性降低导致心室在舒张期的充盈障碍，心室压力-容积曲线向左上方移位，因而心搏量降低，左室舒张末压增高而发生心衰，而代表收缩功能的射血分数正常。心室肌的顺应性减退及充盈障碍，主要见于心肌肥厚如高血压及肥厚型心肌病，它明显影响心室充盈压，当左室舒张末压过高时，出现肺循环高压和肺淤血的表现，即舒张性心衰。此时心肌收缩功能尚保持正常。

三、护理评估

（一）临床表现

1. 左心衰

（1）肺循环瘀血的症状：主要为呼吸困难，按照其渐进性的严重程度可表现为劳力性呼吸困难、端坐呼吸、夜间阵发性呼吸困难和心源性哮喘。

（2）咳嗽、咳痰和咯血。

(3) 心排血量降低的症状：如疲乏无力、头晕失眠、尿少、发绀、心动过速、血压降低等。

(4) 体征：原发病的体征；心脏体征：心脏增大；心脏奔马律；P_2（第二心音肺动脉瓣成分）增强；肺部的体征。

2. 右心衰竭

(1) 症状：因全身各脏器慢性持续性瘀血、水肿而出现：食欲不振、恶心呕吐、腹胀腹泻、体重增加、尿少和夜尿等。

(2) 体征：①颈静脉征　颈静脉充盈、怒张，肝颈静脉反流征阳性；②肝大　心源性肝硬化，黄疸及大量腹水；③水肿　胸腔积液；④心脏体征　右心室扩大、三尖瓣反流性杂音。

3. 全心衰竭　左右心衰的表现同时存在；继发于左心衰的右心衰：因右心衰的存在，右心排血量减少，可使肺瘀血减轻，夜间阵发性呼吸困难等肺部表现反而减轻。

(二) 诊断

心力衰竭的诊断是综合病因、病史、症状、体征及客观检查而作出的。首先应有明确的器质性心脏病的诊断。心衰的症状体征是诊断心衰的重要依据。疲乏、无力等由于心排血量减少的症状无特异性，诊断价值不大，而左心衰竭的肺淤血引起不同程度的呼吸困难，右心衰竭的体循环淤血引起的颈静脉怒张、肝大、水肿等是诊断心衰的重要依据。

(三) 病史护理评估

1. 心衰的病因和诱因　病人有无冠心病、高血压、风湿性心瓣膜病、心肌炎、心肌病等病史；有无呼吸道感染、心律失常、劳累过度、妊娠或分娩等诱发因素。

2. 病程发展经过　有无劳力性呼吸困难，病人产生呼吸困难的体力活动类型，如上楼、步行或洗漱等。有无夜间阵发性呼吸困难或端坐呼吸；有无咳嗽、咳痰或痰中带血；有无疲乏、头晕、失眠等。以上症状常是左心衰竭病人的主诉。还应了解病人是否有恶心、呕吐、食欲不振、腹胀、体重增加及身体低垂部位水肿等右心衰竭表现。了解相关检查结果、用药情况及效果，病情是否有加重趋势。

3. 心理-社会状况　心力衰竭往往是心血管病发展到晚期的表现。长期的疾病折磨和心衰反复出现，体力活动受到限制，甚至不能从事任何体力劳动，生活上需他人照顾，常使病人陷于焦虑不安、内疚、绝望甚至对死亡的恐惧之中。家属和亲人可因长期照顾病人而忽视病人的心理感受。

(四) 身体护理评估

1. 一般状态

(1) 生命体征：如呼吸状况、脉搏快慢、节律、有无交替脉和血压降低。

(2) 意识与精神状况。

(3) 体位：是否采取半卧位或端坐位。

2. 心肺　心脏是否扩大，心尖搏动的位置和范围，心率是否加快，有无心尖部舒张期奔马律、病理性杂音等。两肺有无湿啰音或哮鸣音。

3. 其他　有无皮肤黏膜发绀；有无颈静脉怒张、肝颈静脉反流征阳性；肝脏大小，质地；水肿的部位及程度，有无胸水征、腹水征。

4. 实验室及其他检查　重点了解胸部X线检查、超声心动图等，以判断有无心力衰竭及其程度。另外，还应定期检查电解质、血气分析，以判断有无电解质紊乱和酸碱平衡失调。

四、监测与处理

（一）病因治疗

1. 基本病因的治疗　对所有有可能导致心脏功能受损的常见疾病如高血压、冠心病、糖尿病、代谢综合征等，在尚未造成心脏器质性改变前即应早期进行有效的治疗。如控制高血压、糖尿病等，目前已不困难；药物、介入及手术治疗改善冠心病心肌缺血；慢性心瓣膜病以及先天畸形的介入或换瓣、纠治手术等，均应在出现临床心衰症状前进行。

2. 消除诱因　常见的诱因为感染，特别是呼吸道感染，应积极选用适当的抗菌药物治疗。对于发热持续1周以上者应警惕感染性心内膜炎的可能性。心律失常特别是心房颤动也是诱发心力衰竭的常见原因，对心室率很快的心房颤动应尽快控制心室率，如有可能应及时复律。潜在的甲状腺功能亢进、贫血等也可能是心力衰竭加重的原因，应注意检查并予以纠正。

（二）一般治疗

1. 休息　控制体力活动，避免精神刺激，降低心脏的负荷，有利于心功能的恢复。

2. 控制钠盐摄入　心衰患者血容量增加，且体内水钠潴留，因此减少钠盐的摄入有利于减轻水肿等症状。

（三）药物治疗

1. 利尿剂　利尿剂是心力衰竭治疗中最常用的药物，通过排钠排水减轻心脏的容量负荷，对缓解淤血症状，减轻水肿有十分显著的效果。

2. 肾素-血管紧张素-醛固酮系统抑制剂

3. β受体阻滞剂

4. 正性肌力药　洋地黄、磷酸二酯酶抑制剂等。

五、护　　理

（一）一般护理

1. 休息　是减轻心脏负荷的重要方法；休息的方式和时间需根据心功能情况安排。

体力休息原则：

Ⅰ级　不限制一般的体力活动，积极参加体育锻炼，但必须避免剧烈运动和重体力劳动。

Ⅱ级　适当限制体力活动，增加午睡时间，强调下午多休息，可不影响轻体力工作和家务劳动。

Ⅲ级　严格限制一般的体力活动，每天有充分的休息时间，但日常生活可以自理或在他人协助下自理。

Ⅳ级　绝对卧床休息，取舒适体位，生活由他人照顾，待病情好转后活动量逐渐增加。

2. 控制食物的摄取　心力衰竭的病人应摄取低热能、清淡、容易消化的食物，避免产气食物。每日摄取的热能以5002～6277kJ（1200～1500kCa）为宜，促使体重减轻，降低基础代谢率。少食多餐，减少胃肠道在消化食物时需要的血液量，减轻心脏的负荷。

3. 预防便秘　用力排便会使大量静脉血突然回流到心脏增加心脏的负荷，可给缓泻药物以利通便。

4. 供给氧气　心力衰竭病人的血氧浓度均有不同程度的降低，供给氧气时病人较舒适，减轻呼吸困难，可较好地休息。通常使用鼻导管给氧，氧气流量2～4L/min。

（二）限制过量的液体摄入

1. 适当限制钠的摄入　水潴留常继发于钠潴留，体内无钠潴留，就不可能有水分的潴留。正常成年人，每日食盐摄入量为10g左右，心衰Ⅰ度患者，每日钠的摄入平均总量应控制在2～3g（相当于氯化钠5g）；心衰Ⅱ度患者，每日钠摄入量应限制在1g（相当于氯化钠2.5g）；心衰Ⅲ度患者，每日钠的摄入量不得超过0.4g（相当于氯化钠1g）。以上所指的钠或钠盐入量，包括食物中原来含有的钠盐在内。

2. 限制水分的摄入量　水潴留是钠潴留的结果，在严格限制钠摄入时，一般水分可不必严格限制。患者的液体摄入量以每日1.5～2.0L为宜。但对于难治性心力衰竭的病人24小时的饮水量不可超过600～800ml，并根据病人喜好在白天饮用，通常一半量在用餐时摄取，另一半量在两餐之间摄入。如果病人感觉口渴，可给予口腔护理。

3. 减轻焦虑　长期处在焦虑或忧郁状态，会促进钠及水分潴留。详细记录输入量、排出量及每日体重，以了解治疗效果。体重增加表示有水钠潴留。

（三）治疗配合

1. 应用洋地黄制剂的观察和护理

（1）洋地黄用量个体差异很大，老年人、心肌缺血缺氧如冠心病、重度心力衰竭、低钾、低镁血症、肾功能减退等情况对洋地黄较敏感，使用时应严密观察病人用药后反应。

（2）注意不与奎尼丁、心律平、异搏定、钙剂、胺碘酮等药物合用，以免增加药物毒性。

（3）必要时监测血清地高辛浓度。

（4）严格按医嘱给药，教会病人服地高辛时应自测脉搏，当脉搏<60次/分或节律不规则应暂停服药并告诉医师，用毛花甙丙或毒毛花甙K时务必稀释后缓慢静注，并同时监测心率、心律及心电图变化。

（5）密切观察洋地黄毒性反应　心脏；胃肠道反应；神经系统。

（6）洋地黄中毒的处理　停用洋地黄；补充钾盐，停用排钾利尿剂；纠正心律失常。

2. 应用利尿剂的观察和护理　利尿剂可增加尿量排出，减少血容积，减轻心脏负荷，从而缓解呼吸困难及水肿。常用的利尿剂有噻嗪类利尿剂、袢利尿剂和保钾利尿剂。

（1）噻嗪类利尿剂对血糖、血脂的代谢有不良影响，对有慢性糖尿病和高脂血症者应慎用。呋塞米（速尿）大剂量快速静脉注射时可引起听力减退或暂时性耳聋。保钾利尿剂由于可使血钾增高，故肾功能减退及血钾偏高患者禁用。为使利尿剂更好地发挥作用，各种利尿剂可间断使用。

（2）应用利尿剂后要密切观察尿量，并每日称体重。应指导病人补充钾盐或摄取含钾高的食物。利尿效果差者，应协助医师寻找原因，如是否摄入钠盐过多，或存在低血压、低血镁等因素。

（3）大剂量应用利尿药时应监测血压、脉搏，观察有无利尿过度引起的低血容量反应，定期测定血钾、钠、氯及肾功能，一旦发现有稀释性低钠血症，应严格限制水分的摄入。

3. 应用血管扩张剂的观察及护理　血管扩张剂可以扩张周围小动脉，降低心脏排血时的阻力，减轻心脏后负荷；又可扩张周围静脉，减少回心血容量，减轻心脏前负荷。常用的扩血管剂有5类：直接作用于血管平滑肌的扩张剂；β-受体阻滞剂；血管紧张素转换酶抑制剂；

钙拮抗剂；其他扩血管制剂。

在用血管扩张剂时，一般先从小剂量、低速度开始，要密切观察病情变化和用药前后血压、心率的变化，随时速调整用药剂量，防止血管扩张过度、心脏充盈不足、心率加快、血压下降等不良反应。若用药后收缩压较用药前降低 1.33～2.67kPa（10～20mmHg），应暂不给药，并通知医师。血管扩张剂常见的副作用有头痛、头晕、颜面潮红、恶心、呕吐、腹部不适、体位性低血压等。

（四）急性肺水肿的护理

1. 去除诱发因素。

2. 协助病人取半卧位或端坐位，两腿下垂，减少下肢静脉血回流，减少回心血量，减轻呼吸困难。

3. 供给氧气，以改善换气功能，予高流量吸氧（6-8L/min）。氧气湿化瓶内加入 30%～50% 的乙醇（酒精）或 1% 二甲基硅油，以消除呼吸道泡沫，有利于气体交换。一般用鼻导管法，也可选用面罩吸氧法，有大量泡沫外溢者，应做气管插管进行加压辅助呼吸。

4. 西地兰 0.2～0.4mg 加入 10% 或 25% 葡萄糖注射液 20ml 中缓慢静脉注射。

5. 快速利尿，呋塞米（速尿）20～40mg 或利尿酸钠 25～50mg，静脉注射。

6. 血管扩张剂的应用，静滴硝酸甘油或硝普钠、酚妥拉明，如有低血压，则宜与多巴胺合用。

7. 立即皮下注射盐酸吗啡 5～10mg，或 3～5mg 加入 5ml 注射用生理盐水稀释后静脉注射，不仅能减轻烦躁不安和呼吸困难，且能扩张静脉和动脉，从而减轻心脏前后负荷。

8. 氨茶碱 0.25g 加入 5% 葡萄糖注射液 20ml 中缓慢静脉注射，以减轻支气管痉挛，增加心肌收缩力和尿排出量。

9. 氢化可的松 50～100mg 或地塞米松 5～10mg，静脉注射，降低肺毛细血管通透性，减少渗出。

10. 密切观察病情变化，及时记录血压、心率、呼吸及尿量。

第三节　肝功能不全病人的护理

肝功能衰竭是多种因素引起的严重肝脏损害，导致其合成、解毒、排泄和生物转化等功能发生严重障碍或失代偿，出现以凝血机制障碍和黄疸、肝性脑病、腹水等为主要表现的一组临床症候群。根据病理组织学特征和病情发展速度，肝功能衰竭可被分为四类：急性肝功能衰竭、亚急性肝功能衰竭、慢加急性（亚急性）肝功能衰竭和慢性肝功能衰竭。

一、病　　因

在我国引起肝功能衰竭的主要病因是肝炎病毒（主要是乙型肝炎病毒），其次是药物及肝毒性物质（如酒精、化学制剂等）。在欧美国家，药物是引起急性、亚急性肝功能衰竭的主要原因；酒精性肝损害常导致慢性肝功能衰竭。儿童肝功能衰竭还可见于遗传代谢性疾病。

二、病理生理特点

肝脏最重要的生理功能是参与机体的代谢，肝功能不全时，可发生一系列代谢紊乱，引

起的病理生理变化十分复杂,主要有如下几方面

(一) 氨中毒

氨中毒的原因是氨生成过多及清除减少。正常人胃肠产生的氨大部分是由血液中尿素经肠道分泌的尿素酶作用而生成,少部分是由食物蛋白质分解产生。急性肝衰竭(ALF)时常伴有肾功能障碍,使尿素排出减少,导致血中尿素增加,终至血氨升高。血氨的正常代谢是在肝脏内经鸟氨酸循环(尿素肠肝循环)生成尿素而排出体外。ALF时由于肝脏不能合成鸟氨酸循环所需酶,而使血氨清除减少。另外,由于ALF合并低钾、低氯性碱中毒,使肾排氨减少,体内积存增多,加剧血氨升高。氨中毒主要是干扰脑的能量代谢,使细胞能量供应缺乏,从而影响大脑的正常功能。另外,氨还能影响神经细胞膜的Na^+、K^+分布,干扰神经兴奋与传导功能。

(二) 假性神经递质增多

食物中的氨基酸部分经肠道细菌作用后生成胺(酪胺和苯乙胺),经门静脉进入肝脏,在肝内经单胺氧化酶作用被分解清除。ALF时门脉系统吸收的胺类未被清除,使血中浓度升高,并通过血脑屏障进入脑内,在脑组织非特异酶的作用下形成樟胺与苯乙醇胺(假性神经递质),再加上ALF时肝脏合成多巴的功能减少,进入脑内的多巴减少,故在脑内形成多巴胺减少。由于樟胺与苯乙醇胺化学结构类似正常神经介质,但又不能传递神经冲动,从而产生意识障碍。

(三) 硫醇及短链脂肪酸增多

硫醇是食物中蛋氨酸在肠道细菌作用下产生的一类含硫化合物,在肝内氧化分解。肝臭是当ALF时,血中硫醇增多,进入肺部,随呼吸排出,而产生一种特殊臭味。短链脂肪酸主要来自食物。在ALF时,肝脏对脂肪酸的摄取,利用减少,并由于白蛋白合成减少,从而使与白蛋白结合的脂肪酸减少,导致血中游离脂肪酸增高。硫醇及短链脂肪酸和氨毒性有累积效应。

(四) 支链氨基酸(BCAA)和芳香族氨基酸(AAA)比例失调

BCAA在胰岛素作用下被骨骼肌摄取利用。ALF时,胰岛素灭活减少从而使BCAA过量利用,使血中BCAA减少。AAA在肝脏内代谢清除,ALF时,血AAA升高,从而使BCAA/AAA降低3∶1～4∶1。由于BCAA和AAA的载体为一种,故AAA通过载体进入脑组织增多,并且因其为抑制性神经递质以及干扰神经细胞功能,促进昏迷的发生发展。

(五) 糖代谢紊乱

ALF时可致低血糖,其原因有多种,如肝糖原生成不足与肝糖原异生作用减低,胰岛素灭活能力减低。低血糖使脑功能受损,促进昏迷的发生。有时,ALF亦可出现高血糖。这也许与肝脏不能摄取与利用有关,也可能与某些内分泌激素(胰高血糖素、糖皮质激素)灭活减少有关。

(六) 其他改变

继发于上述代谢障碍的还有水、电解质及酸碱平衡紊乱、肾衰竭、脑水肿、ARDS等。

三、护理评估

(一) 病史评估

1. 患病及治疗经过 ①患病经过:患病的起始情况和时间,有无起因或诱因。主要症状及其特点,包括其性质、部位、程度和时间,是持续性、渐进性或间歇性发作,症状加剧和缓

解的规律性，有何伴随症状，有无出现并发症；②检查及治疗经过：既往检查、治疗经过及效果，是否遵从医嘱治疗。目前用药情况，包括药物的种类、剂量和用法，是按医师处方用药还是自行购药使用。有无特殊的饮食医嘱及遵从情况，例如肝硬化腹水病人须限制钠、水的摄入量；③目前状况：目前的主要不适及病情变化。一般情况如体重、营养状况、饮食方式及食欲、睡眠、排便习惯有无改变等。

2. 心理社会资料　①疾病知识：病人对疾病的性质、过程、预后及防治知识的了解程度；②心理状态：病人的性格、精神状态。患病对病人日常生活、工作的影响。有无焦虑、抑郁、悲观等负面情绪及其程度。临床症状如畏食或食欲不振、呕吐、腹痛、腹胀、腹泻给病人带来不适和痛苦，特别是当症状反复出现或持续存在时，易使病人产生不良情绪反应。在消化性溃疡、溃疡性结肠炎、胃肠道功能紊乱的病人，心理因素可使症状加重。有些疾病过程如肝硬化失代偿期、消化系统肿瘤疗效不佳、预后不良时，给病人带来精神压力。故应注意评估病人的心理状态，以便有针对性地给予心理疏导和支持；③社会支持系统：包括病人的家庭成员组成，家庭经济、文化、教育背景，对病人所患疾病的认识，对病人的关怀和支持程度；病人的工作单位所能提供的支持；慢性病病人出院后的继续就医条件，居住地的初级卫生保健或社区保健设施等资源。

3. 生活史　①个人史：出生地和生活地、年龄、性别、职业、经济情况，有无疫水接触和疫源地逗留史，这些因素与某些消化系统疾病的发病关系密切；②生活方式：日常生活是否有规律，包括学习或工作、活动、休息与睡眠、进食的时间规律性，生活或工作负担及承受能力，有无过度紧张、焦虑等负面情绪，睡眠的质量，有无定时排便的习惯及条件；③饮食方式：平日饮食习惯及食欲，每日餐次，有无在正餐以外进食的习惯，进食时间、食物品种组成以及数量，有无特殊的食物喜好或禁忌，例如因宗教信仰而忌食某些食物。有无食物过敏；④有无烟酒嗜好，吸烟年数及每日量，饮酒年数、种类及量。

（二）身体评估

1. 营养状况　体重、皮下脂肪厚度、皮肤色泽和弹性、毛发光泽度有无异常。消化系统疾病如慢性胃炎、消化性溃疡、消化系统肿瘤病人常有体重减轻或消瘦；慢性胃炎胃酸缺乏、消化性溃疡慢性失血可出现皮肤苍白、干燥、毛发干枯易脱落。指甲薄脆易裂或反甲。舌炎、口角皲裂等贫血的表现。

2. 皮肤和黏膜　有无黄染、出血倾向、蜘蛛痣、肝掌等肝胆疾病的表现；频繁呕吐或腹泻的病人应注意有无皮肤干燥、弹性减退等失水征象。

3. 腹部检查　腹部的轮廓，有无膨隆或凹陷。有无胃型、肠型及蠕动波。有无腹壁静脉显露及其分布与血流方向。肠鸣音是否正常。腹壁紧张度，有无腹肌紧张、压痛、反跳痛，其部位、程度。肝脾是否肿大，其大小、硬度和表面情况。有无腹块。移动性浊音等。检查时应先听诊肠鸣音、血管杂音，然后叩诊和触诊，以免触诊后引起肠鸣音变化。

（三）实验室及其他检查

1. 粪便检查。

2. 十二指肠引流。

3. 血液、尿液检查。

4. 腹水检查。

5. 脏器功能检查。

6. X 线检查。

7. 内镜检查。

8. 活组织检查和脱落细胞检查。

四、监测与处理

（一）监测

1. 肝功能监测

（1）血清转氨酶：ALF 早期由于肝细胞破坏，释放大量的转氨酶，表现为血清转氨酶升高。中晚期，则由于肝细胞已大部坏死，可使转氨酶降至“正常”，谷草转氨酶（GOT）与谷丙转氨酶（GPT）的比值上升，特别是谷草转氨酶的同工酶 GOTm 明显上升，这时则因胆红素上升，表现为“酶胆分离”。

（2）血清胆红素：多数患者血清胆红素升高，以结合胆红素为主。当血清胆红素因肝细胞严重破坏，肝内胆汁淤积时，血清胆红素进行性升高，谷丙转氨酶先升高后下降，形成酶胆分离，提示预后不佳。

（3）凝血与纤溶功能检查：凝血因子Ⅰ，Ⅱ，Ⅴ，Ⅶ，Ⅸ，Ⅹ主要在肝脏合成，当肝细胞损害时，它们合成降低，出现凝血功能障碍。凝血酶原时间是反映肝细胞损害程度的良好指标，由于急性肝功能衰竭所致的凝血酶原时间延长，用维生素 K 不能纠正。凝血酶原时间（PT）超过 50s 以上提示预后不良，是肝移植参考指标之一，凝血酶原活动度小于 20%，绝大部分病例死亡。

（4）血清蛋白质：在暴发性肝功能衰竭患者早期血清前白蛋白即可迅速下降，这就可用血清前白蛋白、白蛋白作其早期诊断。血清中白蛋白和球蛋白的正常比值约 1∶1.25，当出现倒置时，代表肝功能已变差。

2. 并发症监测

（1）监测生命体征，每小时记录 1 次，15～30 分钟巡视病房 1 次，密切观察病情，及早发现并发症，若发现体温下降至正常以下，常是脑干受损的表现。

（2）密切监测意识状态与神经系统功能，观察患者的心理、行为、智力和语言能力的改变，ALF 时的神经症状是非特异性的，并且波动迅速。

（3）观察出血倾向，患者如有皮肤瘀斑、齿龈出血，鼻出血等，提示凝血机制差。

（4）观察患者皮肤，巩膜黄染程度和尿色深浅的变化，注意酶胆分离的情况，如出现食欲不振、乏力、高度腹胀、睡眠颠倒、顽固性呃逆，提示病情加重。

（5）监测腹围、体重，准确记录 24 小时液体出入量，动态观察腹水消长情况，定期测血液电解质、血气、血糖、氨基酸及微量元素，如出现少尿、无尿症状，应防止肝肾综合征的发生。

（二）处理

1. 支持治疗

（1）每周给常用剂量（200ml）的新鲜血浆或血浆 1～2 次，白蛋白 10g 1～2 次。

（2）每日输入支链氨基酸 250ml，凡合并肝性脑病者可增至 500ml，以帮助纠正支链/芳香族氨基酸比值。

（3）有严重出血倾向者可输入凝血酶原复合物。

(4) 纠正水、电解质及酸碱失衡:ALF 时易发生脑水肿,每日液体输入量一般控制在1500ml 左右或前一日尿量加 500ml;某些患者因利尿剂、高渗糖的使用,容易发生低钾血症、加重肝性脑病以及诱发肾衰竭,因此要注意血钾正常值;另外,ALF 常出现酸碱平衡失调、低镁血症等,应及时纠正。

(5) 禁用镇静药:ALF 时不恰当使用镇静药,可诱发或加重肝昏迷。

2. 病因治疗 由毒剂、药物引起的肝性脑病,要尽快清除毒性物质并进行解毒治疗。

3. 促进肝细胞再生

(1) 细胞生长因子(HGF):作用机制为:①促进肝细胞 DNA 合成,增加肝细胞再生;②保护肝细胞膜;③增强肝脏库普弗细胞功能,提高内毒素的清除;④抑制肿瘤坏死因子(TNF)活性的诱生;⑤促进 T 细胞及 NK 细胞活性;⑥抗肝纤维化。

(2) 高血糖素-胰岛素:二者的相同作用是防止肝细胞继续坏死和促进肝细胞再生,并有改善高血氨症和降低 AAA 的作用。

(3) 前列腺素 E_1:作用机制为:①抑制 TNF 的释放,保护肝细胞膜及细胞器,稳定溶酶体,防止肝细胞坏死;②通过蛋白酶激活系统,解除核内组蛋白对 DNA 合成的阻遏,促进肝细胞再生。

(4) 谷胱甘肽:为氧自由基清除剂,能保持细胞完整性,维持细胞生理功能。

4. 控制血氨产生

(1) 一般治疗:①饮食中应限制蛋白摄入量,补充葡萄糖及必需氨基酸、维生素;②保持大便通畅;并使用乳果糖使血氨生成减少。

(2) 降低血氨:①抗生素的应用:主要选用抑制肠道内分解蛋白产氨细菌繁殖的药物,常用的是新霉素,用量为 2 ~ 4g/d,分 3 ~ 4 次口服。其他抗生素有甲硝唑(灭滴灵)、卡那霉素、万古霉素等。②降氨药物的应用:如谷氨酸钠与谷氨酸钾,作用原理是利用其与氨合成尿素和鸟氨酸的作用而降氨。

(3) 支链氨基酸的应用:使用支链氨基酸的原理是根据 Fisher 的氨基酸不平衡学说,通过支链氨基酸的增加而降低芳香族氨基酸,纠正两者比例失调。

(4) 纠正假性神经递质:主要是使用左旋多巴和溴隐亭。

5. 防治脑水肿 保持头部抬高 10° ~ 30°;给予甘露醇加 50% 葡萄糖推注,顽固性脑水肿可加用戊巴比妥钠 100 ~ 150mg 静注,1 次/15min,共 4 次,然后按 1 ~ 3mg/kg 持续静滴。

6. 免疫调理治疗

7. 防治出血 输注凝血酶、凝血酶原复合物等血液制品以增加凝血因子。应用 H_2 受体阻滞药包括西咪替丁(甲氰咪胍)、雷尼替丁等;或酸泵抑制药如奥美拉唑(洛赛克),防治上消化道出血。

8. 肝移植 急性肝功能衰竭是肝移植的最佳适应证之一,但肝移植的前提是肝脏功能经上述处理后仍无法恢复,并且去除诱导因素。

五、护 理

(一) 充分休息与心理护理

病人绝对卧床休息,腹水者取半卧位,病室内保持安静、空气新鲜,集中时间治疗,严格限制探视,保证病人得到充分的休息,病室内定期消毒,防止发生院内感染。患者意识恢复后，应指导患者保持安静，保持乐观情绪，消除恐惧心理，增强战胜疾病的信心，以最佳心理状态配合治疗。

（二）饮食护理

1. 遵循饮食治疗原则，给予低脂、高热量、低盐、清淡、新鲜、易消化的食物，戒烟酒，忌辛辣刺激性食物。

2. 可进流质和半流质饮食，少量多餐，合理调整食谱，保证食物新鲜可口。刺激食欲，以利营养成分吸收，促进肝细胞再生和修复。

3. 避免进食高蛋白饮食，有腹水和肾功能不全患者应控制钠盐摄入量（≤1g/d）。少尿时可用利尿剂，有肝性脑病先兆者，忌食蛋白，防止血氨增高而致昏迷，有消化道出血者应禁食。

（三）口腔护理

由于病人机体抵抗力低，细菌、真菌易在口腔内繁殖，引起口腔局部炎症，常有口臭，影响食欲和消化功能。长期使用抗生素的病人，应预防口腔霉菌感染，饭前饭后可用5%碳酸氢钠漱口。昏迷者给予每日2次正规口腔护理。

（四）病情观察

1. 密切观察生命体征和意识情况，每小时测生命体征1次，15～30min巡视病房1次，及时发现并发症。

2. 如血压升高伴头痛，提示可能有脑水肿发生，应尽早做出处理，以降低颅内压。

3. 观察病人皮肤、巩膜黄染程度和尿色深浅的变化，注意酶胆分离的情况，如黄疸在短期内迅速加深，总胆红素超过170μmol/L，并出现高度腹胀、顽固性呃逆，提示病情加重，应尽早采取治疗措施。

4. 每天测腹围、每周测体重，准确记录24h液体出入量，以便动态观察腹水消长情况。

5. 定期测血电解质，维持水、电解质平衡，如出现少尿、无尿，应及时告知经治医生，防止发生肝肾综合征。

6. 病人如有皮肤淤斑、齿龈出血、鼻出血等，提示凝血机制差。

7. 如病人有胃部灼热感、恶心等症状，则提示有上消化道出血的可能，应尽早做好抢救准备工作。

8. 因病人的免疫功能低下，容易并发各种感染，特别是肺部和腹腔的感染，如发现感染迹象，应及时报告，必要时合理应用抗生素。

（五）皮肤护理

1. 保持皮肤清洁、干燥，及时更换床单及衣裤，保持床位清洁舒适。

2. 昏迷患者，定时翻身拍背，防止压疮及肺部感染的发生。

3. 黄疸较深、瘙痒严重者，可给予抗组胺药物，避免抓破皮肤，引起感染。注射部位应压迫1～2min，防止出血。

4. 护理人员应协助病人温水擦身、剪短指甲。

（六）并发症护理

1. 消化道大出血　帮助患者选择体位，快速静脉穿刺以补充血容量，观察病情，估计出血量和出血停止与否，熟练放置胃管，正确实施胃管内给药，熟练应用三腔二囊管压迫止血，减少不良反应。

2. 肾衰竭 护理同本章第六节。

3. 肝性脑病

(1) 积极寻找诱因,并及时排除。

(2) 按医嘱及时使用抗肝性脑病药物。

(3) 安全防护:对肝昏迷病人,护士要加强看护,加用安全防护措施,如用床档,用约束带固定四肢,必要时用床单固定病人胸部,松紧适宜,保证血流畅通,慎用镇静剂。必要时可以用水合氯醛灌肠。

(4) 肠道护理:灌肠可清除肠内积血,使肠内保持酸性环境,减少氨的产生和吸收,协助病人取左侧卧位,用37～38℃的温水100ml加食醋50ml灌肠,1～2次/d,或乳果糖500ml+温水500ml保留灌肠(肝性脑病者禁用肥皂水灌肠),使血氨降低。

(七) 健康宣教

指导患者建立科学的生活方式和饮食习惯,遵医嘱正确服药和避免服用加重肝脏负担的药物,通过教育提高患者相关知识,熟悉常用药物和病情加重的早期征象,提高自护能力。

第四节 血液系统疾病的护理

血液病是指原发于造血系统的疾病,或影响造血系统伴发血液异常改变,以贫血、出血、发热为特征的疾病。包括原发于造血系统疾病(如白血病原发于骨髓组织等)和主要累及造血系统疾病(如缺铁性贫血等)。血液病可以是原发的,其中大多数是先天性造血功能缺陷或骨髓成分的恶性改变。也可以是继发的,其他系统的疾病如营养缺乏、代谢异常及物理化学因素等也可以对骨髓系统造成不良反应,血液或骨髓成分有较明显改变者,亦属血液病的范畴。本节重点介绍缺铁性贫血、白血病和弥散性血管内凝血。

一、病　因

1. 缺铁性贫血 最常见的原因是慢性失血,铁吸收不良、需铁量增加、铁补充不足。

2. 白血病 病毒、电离辐射、化学物质、某些血液病、遗传因素、染色体异常、免疫功能缺陷等。

3. 弥散性血管内凝血(DIC) 感染、恶性肿瘤(如急性白血病)、广泛组织创伤、体外循环及产科意外等。

二、护 理 评 估

(一) 缺铁性贫血

1. 身心状况 起病缓慢,除原发病的表现外,病情加重时可出现:①贫血的一般表现,面色苍白、疲乏无力、心悸、气短、头晕、耳鸣、记忆力下降等,甚至出现贫血性心脏病的表现;②严重缺铁而出现的特殊表现,有皮肤干燥、皱缩,毛发干枯、易脱落,指(趾)甲变平或反甲、薄脆易裂;口腔炎,舌炎,甚至吞咽困难或咽下时有梗阻感;易怒、兴奋、烦躁、头痛、多动等;少数病人有嗜异食癖。

2. 实验室及其他检查 典型血象为小细胞、低色素性贫血。骨髓增生活跃或明显增生,以中、晚幼红细胞增生为主。血清铁降低、血清总铁结合力增高,血清铁蛋白<14g/L,是

缺铁的重要诊断依据。

（二）白血病

1. 身心状况　急性白血病通常有：①贫血，常是首发表现，主要原因是幼红细胞代谢受到异常增生的白血病细胞干扰，其次是红细胞寿命缩短及反复出血等；②发热，最常见的症状，主要原因是继发感染，感染是急性白血病病人的主要死亡原因之一；也可由白血病细胞核蛋白代谢亢进引起；③出血，急性白血病的早期症状，主要原因是血小板减少，也与弥散性血管内凝血、纤维素溶解亢进有关；④白血病细胞浸润，引起肝、脾、淋巴结肿大，胸骨压痛和关节疼痛，以胸骨压痛最重要；出现头痛、呕吐、抽搐、昏迷、瘫痪等症状，为中枢神经系统白血病，常为白血病复发的根源。慢性白血病往往存在：①慢粒白血病以显著的脾大为特征；②慢淋白血病以广泛的浅表淋巴结肿大为特征。慢粒急性变时，临床表现与急粒白血病类似。白血病治疗难，愈后差，病人及家属容易出现忧心忡忡、恐惧不安，甚至悲观失望。

2. 实验室及其他检查　血白细胞计数多数增多，幼稚细胞明显增高；骨髓增生活跃，细胞分类与血象相似，骨髓象变化是确诊白血病及其类型的重要依据；血清尿酸浓度增高。

（三）弥散性血管内凝血

1. 身心状况　弥散性血管内凝血通常除原发病的征象外，主要有出血、休克、栓塞及溶血四方面的表现。

2. 实验室及其他检查　血小板减少；凝血酶原时间延长；血浆鱼精蛋白副凝固试验（简称 3P 试验）阳性等。

三、监测与处理

（一）缺铁性贫血

1. 病因治疗　只有明确诊断后方有可能去除病因。如婴幼儿、青少年和妊娠妇女营养不足引起的缺铁性贫血，应改善饮食；胃十二指肠溃疡伴慢性失血或胃癌术后残胃所致的缺铁性贫血，应多次检查大便潜血，做胃肠道 X 线或内镜检查，必要时手术根治。月经过多引起的缺铁性贫血应调理月经；寄生虫感染者应驱虫治疗等。

2. 补铁治疗　首选口服铁剂，如琥珀酸亚铁 0.1g，每日 3 次。餐后服用胃肠道反应小且易耐受。应注意，进食谷类、乳类和茶等会抑制铁剂的吸收，鱼、肉类、维生素 C 可加强铁剂的吸收。若口服铁剂不能耐受或吸收障碍，可用右旋糖酐铁肌肉注射，缓慢注射，注意过敏反应。

（二）白血病

1. 一般治疗

（1）紧急处理高白细胞血症：当循环血液中白细胞数 $>200\times10^9/L$，患者可产生白细胞淤滞，表现为呼吸困难、低氧血症、呼吸窘迫，反应迟钝、言语不清、颅内出血等。病理学显示白血病血栓栓塞与出血并存，高白细胞不仅会增加患者早期死亡率，也增加髓外白血病的发病率和复发率。因此当血中白细胞 $>100\times10^9/L$ 时，就应紧急使用血细胞分离机，单采清除过高的白细胞（M_3 型不首选），同时给以化疗和水化。

（2）防治感染：白血病患者常伴有粒细胞减少，特别在化疗、放疗后粒缺将持续相当长时间。

（3）成分输血支持：严重贫血可吸氧、输浓缩红细胞维持 Hb>80g/L，白细胞淤滞时，不宜马上输红细胞以免进一步增加血黏度。如果因血小板计数过低而引起出血，最好输注单采血小板悬液。在输血时为防止异体免疫反应所致无效输注和发热反应，可以采用白细胞滤器去除成分血中的白细胞。

（4）防治高尿酸血症肾病：由于白血病细胞大量破坏，特别在化疗时更甚，血清和尿中尿酸浓度增高，积聚在肾小管，引起阻塞而发生高尿酸血症肾病，因此应鼓励患者多饮水，最好24小时持续静脉补液，使每小时尿量>150ml/m^{2}并保持碱性尿。在化疗同时给予别嘌呤醇以抑制尿酸合成。

（5）维持营养：白血病系严重消耗性疾病，特别是化疗、放疗的副作用引起患者消化道黏膜炎及功能紊乱。应注意补充营养，维持水、电解质平衡，给患者高蛋白、高热量、易消化食物，必要时经静脉补充营养。

2. 抗白血病治疗

第一阶段即诱导缓解治疗，化学治疗是此阶段白血病治疗的主要方法。

第二阶段即缓解后治疗，主要方法为化疗和造血干细胞移植(HSCT)。

（三）弥散性血管内凝血

1. 消除病因及原发病的治疗　治疗原发病是治疗DIC的根本措施，例如积极控制感染、清除子宫内死胎、以及抗肿瘤治疗、补充血容量、防治休克、改善缺氧及纠正水、电解质紊乱等。

2. 肝素治疗。

3. 抗血小板凝集药物。

4. AT-Ⅲ浓缩剂及合成抗凝血酶剂的应用。

四、护　理

（一）缺铁性贫血的护理

1. 饮食护理

（1）提倡母乳喂养，母乳含铁虽少，但吸收率可达50%。向年长患儿及家长解释不良饮食习惯会使铁供给不足而导致本病，协助纠正不良饮食习惯。

（2）鼓励较大儿童进食，注意色、香、味的调配，尽量设法增加其食欲，为其创造良好的进餐环境；经常更换饮食品种，增加新鲜感。对于食欲差的患儿可遵医嘱给予服用助消化的药物，如多酶片、胃蛋白酶等，患儿主动要求进食时，应给予鼓励。

（3）制订饮食计划，指导家长选择含铁丰富且易吸收的食物，如动物血、鱼类、肉类、蛋黄、豆制品、肝脏、木耳、紫菜等，注意合理搭配饮食，维生素C、果糖、氨基酸、肉类等可促进铁吸收，可与铁剂或含铁食品同时进食，而牛奶、茶、咖啡、抗酸药物等均可抑制铁吸收，应避免与含铁食品同食。

2. 活动指导　根据贫血程度和日常生活的耐受程度来制定休息方式、活动强度和时间，同时观察病情，调整活动强度。

3. 药物指导

（1）多采用口服补铁，因其安全、副作用小，服用铁剂时，与维生素C、稀盐酸、果汁等同服，以利吸收，不宜与牛奶、咖啡、钙剂等同服，因其抑制铁吸收。

（2）铁注射，精确计算剂量，做臀部深部肌肉注射，每次更换注射部位，避免硬结形成。

4. 病情观察 观察有无牙龈肿痛、咽充血、皮肤黏膜破损、红肿等异常，监测血象结果，若有感染先兆，及时给予处理，遵医嘱应用抗生素，对于重度贫血患儿必要时给予吸氧或输注浓缩红细胞，注意观察心率、尿量、呼吸的变化，若出现心悸、气促、发绀、肝脏肿大等表现，及时通知医生给予处理。

5. 基础护理 保持皮肤清洁，勤换衣裤，每日沐浴，利于汗液排泄，减少皮肤感染，对于重症贫血卧床患儿，应保持被褥清洁整齐，勤翻身，预防褥疮的发生；同时注意保持口腔清洁，进食前后以温开水或漱口液漱口，宜用软毛牙刷或海绵，以免损伤口腔黏膜及牙龈。

6. 健康指导

（1）提倡母乳喂养，添加辅食时要注意膳食搭配；加强哺乳期妇女的营养，食用含铁丰富的食物。

（2）讲解服用铁剂的意义和注意事项，指导正确用药，全程治疗。

（3）指导家长调整患儿活动的强度和时间，并解释患儿适当休息和活动的意义。

（二）白血病的护理

1. 饮食护理 给予高蛋白、高维生素、高热量且适合小儿口味的饮食。但在使用左旋门冬酰胺酶化疗期间，则给低脂饮食，鼓励多饮水，特别是在诱导缓解及用大剂量氨甲蝶呤期间，预防因大量白细胞破坏引起的高尿酸血症，同时也有利于药物毒素的排泄。

2. 病情观察

（1）用药过程中密切观察有无胃肠道反应，并积极采取措施力争减轻或消除之，如控制静脉滴注时滴速，提供清淡、易消化、少刺激性的食物，少量多餐、细嚼慢咽；治疗前后 1 小时内避免进餐，进食前指导病人做深呼吸及吞咽动作，进食后取坐位或平卧位。

（2）严密观察血象变化，监测有无骨髓抑制的发生。

（3）应注意听心率、心律，当病人出现胸闷、心悸时，应做心电图并及时通知医生。

（4）口腔溃疡可用 0.5% 普鲁卡因含漱，减轻疼痛，鞘内注射甲氨蝶呤后应去枕平卧 4~6 小时，以免头痛。

（5）消除病人对脱发反应的顾虑，告之停药后头发可再生，在脱发期间可适当修饰，佩戴假发、头巾或修饰帽。

（6）观察尿量和尿色，一旦发生血尿，应立即停止给药。

（7）用药期间要观察有无黄疸，并定期检测肝功能情况。

3. 减少病原体入侵机会，预防感染

（1）环境及个人防护：空气流通，2 次/d 紫外线及消毒液做室内清洁消毒，餐后、睡前用口泰漱口，高锰酸钾早晚坐浴一次。有口腔溃疡者涂维生素 E 油以促进溃疡面愈合，肛周破损者除坐浴外用消炎油膏涂抹肛周及肛门，局部还可用烤灯照射，以保持局部干燥，促进创口愈合。加强皮肤清洁和饮食卫生，严格陪护探视制度，治疗时严格无菌技术操作。化疗前清除急慢性感染灶。

（2）骨髓抑制期特殊防护：有条件者住单人间，短程口服抗生素如磺胺。大剂量静点丙种球蛋白 2~3d，酌情应用惠尔血、输血或血小板等。

（3）积极抗感染治疗：粒细胞减少期无原因体温高于 38.5℃，持续 3d 以上者须用足量、强效联合抗生素抗感染治疗。

4. 输液的护理

（1）合理选择利用血管：首先做好心理护理，取得患儿的配合，提高穿刺成功率。穿刺时要有计划利用血管，由四肢远端开始，对刺激性小、毒性低的药物采用较细小的血管输注，对刺激性强、毒性大的药物要采用易固定、弹性好的大血管。穿刺成功后针头固定要得当，给药方法正确。

（2）血管的保护：在操作时除要注意机械性损伤外，在平时用药结束后，要经常热敷，按摩手足，以增加血液循环和血管弹性，使血管营养状态得以改善，减低脆性，减少粘连和结节瘢痕的形成。

5. 出血的护理

（1）当血小板<20×10^9/L伴明显出血倾向，除输注血小板外，还应限制其活动，避免碰伤。不吃硬性食物，保持大便通畅，以避免消化道黏膜损伤，防止鼻腔及牙龈出血，气候干燥时，注意保持鼻腔湿润，不抠鼻腔。

（2）如少量出血时可用肾上腺素棉球填塞，出血多时可用纱条填塞压迫出血，牙龈出血可用冷盐水含漱或用明胶海绵压迫出血。各种注射拔针后局部按压3～5min，预防皮下出血。

6. 化疗药物不良反应的护理　化疗药物共同的不良反应是恶心、呕吐、骨髓抑制和肝损害。另外如长春新碱的主要副作用是神经炎，左旋门冬酰胺酶的主要副作用是胰腺炎等，因此，化疗期间除应定期复查血象、肝功及骨髓外，还应注意药物的毒副作用出现与否，在治疗护理上选用能防止或减轻毒副反应的中西医措施，以利化疗顺利进行。

7. 心理护理　接受病人的痛苦反应，消除病人的不良情绪，指导病人进行自我调节，尽可能满足病人的需要，出现情绪波动时，及时协助调整，发挥家属和社会力量的支持作用，倍加关心、体贴病人，护理操作要尽量减轻对病人的不良刺激。

（三）弥散性血管内凝血的护理

1. 病情观察

（1）观察出血症状：可有广泛自发性出血，皮肤黏膜瘀斑，伤口、注射部位渗血，内脏出血如呕血、便血、泌尿道出血、颅内出血、意识障碍等症状。应观察出血部位、出血量。

（2）观察有无微循环障碍症状：皮肤黏膜发绀缺氧、尿少尿闭、血压下降、呼吸循环衰竭等症状。

（3）观察有无高凝和栓塞症状：如静脉采血血液迅速凝固时应警惕高凝状态，内脏栓塞可引起相关症状，如肾栓塞引起腰痛、血尿、少尿，肺栓塞引起呼吸困难、发绀，脑栓塞引起头痛、昏迷等。

（4）观察有无黄疸溶血症状。

（5）观察实验室检查结果如血小板计数、凝血酶原时间、血浆纤维蛋白含量、3P试验等。

（6）观察原发性疾病的病情。

2. 出血的护理

（1）按本系统疾病护理的出血护理常规。

（2）按医嘱给予抗凝剂、补充凝血因子、成分输血或抗纤溶药物治疗。正确、按时给药，严格掌握剂量如肝素，严密观察治疗效果，监测凝血时间等实验室各项指标，随时按医嘱调整剂量,预防不良反应。

3. 微循环衰竭的护理

(1) 意识障碍者要执行安全保护措施。

(2) 保持呼吸道通畅,氧气吸入,改善缺氧症状。

(3) 定时测量体温、脉搏、呼吸、血压、观察尿量、尿色变化。

(4) 建立静脉通道,按医嘱给药,纠正酸中毒,维持水、电解质平衡,维持血压。

(5) 做好各项基础护理,预防并发症。

(6) 严密观察病情变化,若有重要脏器功能衰竭时应作相关护理,详细记录。

4. 一般护理

(1) 按原发性疾病护理常规。

(2) 卧床休息,保持病室环境安静清洁。

(3) 给予高营养,易消化食物,应根据原发疾病调整食品的营养成分和品种。

(4) 正确采集血标本,协助实验室检查以判断病情变化和治疗效果。

5. 健康指导 根据病因或原发性疾病作相关指导,促进患者进一步康复。

第五节 神经系统功能不全的护理

脑卒中是一组急性起病的脑血液循环障碍疾病,是指在脑血管疾病的病人,因各种诱发因素引起脑内动脉狭窄,闭塞或破裂,而造成急性脑血液循环障碍,临床上表现为一过性或永久性脑功能障碍的症状和体征,是以起病急,迅速出现局限性和弥漫性脑功能缺失为特征,其发病率、死亡率、致残率均较高。脑卒中分为缺血性脑卒中和出血性脑卒中。当经过急性期有效治疗后,存活者中大多遗留不同程度的瘫痪、失语等严重残疾,给社会和家庭带来沉重的负担。因而对脑卒中病人的护理显得极其重要。

一、病 因

(一) 颅内病变

根据病变的性质分为出血性(脑出血)、外伤性(颅脑损伤)和占位性(脑肿瘤)等。根据病变的部位分为幕上病变(大脑半球)、幕下病变(脑干和后颅凹病变)和弥漫性大脑病变(幕上和幕下脑病变)。颅内病变可导致颅内压增高并出现不同程度的意识障碍。

(二) 代谢性脑病

代谢性脑病是指由于脑代谢紊乱而导致的中枢神经系统抑制。根据发病原因分为缺血性脑病、缺氧性脑病和低血糖性脑病。各种原因导致的血压下降并超出了脑血流自身调节能力且又未及时得到改善时可引起脑缺血。

(三) 脑以外脏器病变

脑功能依赖于其他器官和系统功能的稳定,因此当肝、肾、肺等器官存在损害时,患者的脑功能将受到继发损害而出现意识障碍,如肝昏迷、肺性脑病和胰性脑病等。

(四) 其他

水、电解质或酸碱平衡紊乱,如高钙血症、高镁血症等可引起中枢神经系统功能抑制,导致昏迷。甲状旁腺功能低下引起的低钙血症往往伴有精神变化、弥散性脑电图异常和颅内高压。另外，某些药物的毒性作用也能引起中枢抑制，如化疗药物长春新碱等往往抑制中枢神经系统和脑电图改变。

二、病理生理特点

脑功能衰竭的发展顺序为：首先脑功能障碍，继之脑代偿功能不全，最后发生急性脑功能衰竭。急性脑功能衰竭的早期，可能仅有生理、生化的改变，随着时间的推移，结构性损害逐趋严重。尽管其病理形态改变可随病因而异，但多有脑水肿，严重者继发脑疝。不论是全身性或颅内病变，以及新并发的脑代谢、血流和脑脊液等一系列的病理变化，都可干扰脑细胞的能量代谢、神经递质、脑功能、血管通透性以及电解质、酸碱平衡，从而损害脑功能的各种稳定机制，脑功能逐渐失去代偿能力，发生障碍，最终发展到衰竭乃至脑死亡。颅内压力增高除代偿期外都会引起脑血流量的改变，但各期机制有所不同。

（一）脑血管自动调节作用

当颅内病理容积继续增大超过代偿范围时，颅内压力急剧上升，临床也相应出现头痛、呕吐等症状，因为靠脑脊液从颅腔排除已不能代偿时，势必引起脑血流的减少来代偿。脑血流减少将危及脑特别是脑干血供，带来严重后果。脑血流的自动调节机制使脑血流在颅内压力一定范围内变动时维持相对稳定。脑血流与脑灌注压成正比，而与脑血管阻力成反比。脑灌注压是平均输入动脉压即颈动脉压与平均流出静脉压之差。由于颅内静脉壁甚薄，颅内静脉内、外压力基本一致。颅内静脉外的压力，即颅内压力。所以可将脑灌注压理解为平均体动脉压与颅内压之差。当颅内压增高影响颅内灌注压时，脑血流有可能减少；为了避免脑血流减少，使脑小动脉扩张，脑血管阻力下降，以维持脑血流量的相对稳定。尽管此期有颅内压增加，但不明显影响脑血流，故可以称为脑血流量自动调节代偿期。

（二）库欣反射现象

发生于颅内压力增高显著代偿失调期。脑血管自动调节的范围有一定限度，当脑灌注压低于40～50mmHg时，脑小动脉的扩张已达到麻痹程度，失去自动调节能力。一般认为颅内压力接近或达到舒张期动脉压时即达到此期。人体为了保证重要生命中枢有足够的血供，发生库兴反射，即体循环血压升高，以改善脑灌注；同时反射性地引起脉搏减慢，甚至发生呼吸节律不齐。此时脑血流减少，脑功能障碍加重，可能出现不同程度的意识障碍。颅内压增高的另一重要后果是引起颅内不同间隔之间和（或）颅内与颅外间隔之间压力梯度加大，可能发生脑疝。可有瞳孔散大、昏迷、去皮质或去大脑状态、癫痫等症状。

（三）代偿衰竭期

当颅内压继续增高达到或接近外周动脉收缩压时，颅内脑血流显著减少，甚至完全停止。患者也表现为深昏迷，瞳孔散大固定，光反射消失，各种反射包括脑干反射消失，呼吸停止，血压下降。

三、护理评估

（一）病史评估

1. 患病及治疗经过　了解患者发病及持续时间、既往和目前的检查结果、治疗经过和病人的病情程度。评估依赖患者生命体征变化，对病人所用药物的名称、剂量、用法、疗效、不良反应等知识充分掌握，有否行过特殊治疗等。

2. 心理-社会状况　评估家属对疾病的了解程度、对病人关心程度、经济情况和社区医疗服务状况等。

（二）专科评估

1. 意识状态的评估

2. 脑神经的评估　对十二对脑神经的功能进行行为学评分，如：让患者用一个鼻孔分辨不同的气味来评估嗅神经功能；利用视力视野检查来评估患者视神经功能等。

3. 运动功能的评估：①随意运动与肌力评估；②不随意运动的评估：如手震颤、手足抽搐、手足徐动等；③共济运动评估：如病变累及小脑半球及其通路导致的肢体共济失调（指鼻试验、轮替实验），病变累及小脑蚓部及其通路引起的躯干共济失调（龙贝格征）等。

4. 感觉功能的评估　①浅感觉评估：包括皮肤黏膜的痛、触觉评估；②深感觉评估：包括关节觉和震动觉的评估；③复合感觉评估：包括对皮肤定位觉、两点辨别觉、实体辨别觉和体表图形觉的评估。

5. 神经反射的评估　①浅反射：包括角膜反射、腹壁反射、提睾反射和跖反射等的评估；②深反射：包括对腱反射和阵挛的评估，如通过肱二头肌反射评估颈髓5～6功能，通过肱三头肌反射评估颈髓7～8功能等；③病理反射：病理反射系指当锥体束受损时因失去对脑干和脊髓的抑制作用而出现的异常反射。一岁半内的婴儿锥体束尚未发育完善可出现此类反应，成年人出现则认为是病理反射。

（三）实验室及其他检查

1. 影像学检查改变

2. 血常规及脑脊液检查改变

3. 出凝血检查，可出现纤溶酶原及纤溶酶增高；纤维蛋白原增高；优球蛋白溶解时间延长；纤维蛋白（原）降解产物增高等。

4. 血液黏度增高，血小板黏附试验和血小板聚集试验以及血栓蛋白的改变。

四、监测与处理

（一）监测

1. 生命体征监测　严密观察患者的体温、呼吸、心率、脉搏及血压指标，注意血压是否降至正常，脉搏、呼吸的不规则是否改变。当患者颅内压严重增高时，早期可表现为脉缓而洪大、呼吸深而慢、血压升高；晚期出现脉搏快而弱、呼吸缓慢、血压下降。生命体征中，尤以呼吸的观察最为重要，注意保持患者呼吸道通畅。对于重型颅脑损伤患者，脑组织有较重的缺血、缺氧，患者意识障碍，出现喷射性呕吐、视神经乳头水肿和昏迷等症状，在护理过程中要仔细观察，发现患者血压升高、脉缓或不规则、呼吸深而慢时要予以重视，警惕病情继续发展，出现脑干功能衰竭。

2. 颅内压监测　正常颅内压为70～200mmH_2O。病理情况下，当颅内压超过200mmH_2O时，则会刺激硬脑膜、血管或脑神经，产生头痛。头痛是颅内压增高较早出现的症状，头痛呈持续性、搏动性，并阵发性加剧。监护期间要采取措施防止测压管的脱落，当伤口有脑脊液外渗、监护仪显示高颅压报警或患者意识出现变化时，应及时通知医师处理。

护理操作中应避免引起颅内压变化。应使患者头部抬高30°，保持中立，避免前屈、过伸、侧转，以防止影响脑部静脉回流。应避免胸腔和腹腔压升高，如咳嗽、吸痰和抽搐，以防止脑血流量增高。

3. 意识观察　意识状态反映大脑皮质和脑干网状结构的机能状态。意识障碍的程度及变化趋向可提示患者病情的轻重及变化趋势。患者原处于深昏迷状态，后渐渐出现咳嗽、吞咽等反射，说明病情在好转；若意识由清醒转入昏迷或由浅昏迷转为深昏迷，则提示颅内压增高，病情恶化；颅脑手术后的患者清醒后再次出现意识障碍，要考虑是否存在颅内出血、硬膜外血肿的可能。观察意识状态通常可通过对话、呼唤姓名、定时定向力测定来判断。对不合作的患者可通过测试睫毛反射、角膜反射、压眶反射等，看患者有无呻吟、吞咽及咳嗽反射来判断意识障碍的程度，亦可通过检查神经系统病理征来判断。按照 Glasgow 昏迷计分法（表 15-1）进行病情判断。

表 15-1　对于意识障碍程度和脑损伤严重程度的判断（Glasgow 昏迷计分法）

睁眼反应	计分	应答反应	计分	运动反应	计分
自动睁眼	4 分	正确回答	5 分	遵嘱执行动作	6 分
闻声后睁眼	3 分	能对答，但定向力不准确	4 分	对痛有保护性反应	5 分
				对痛有肢体反应，但无目的性	4 分
刺痛后睁眼	2 分	答非所问（语无伦次）	3 分	去皮质强直	2 分
		音意难辨（费解语言、单音节语言）	2 分		
无反应	1 分	无反应	1 分	无反应	1 分

根据以上评分结果，凡积分<8 分预后不良，积分 5～7 分预后恶劣，积分<4 分者罕有存活。正常人积分为满分。在动态观察过程中，若昏迷指数计分迅速下降，应考虑中枢神经系统继发性损害可能，如脑肿胀、脑水肿、颅内出血及脑缺血等，应立即汇报医师，尽快治疗。

4. 瞳孔观察　瞳孔的变化可以提示颅脑损伤的情况，有助于了解受伤脑在哪侧并估计预后。瞳孔的细小变化也往往提示病情变化，因此瞳孔情况是脑功能衰竭患者的重点观察内容之一，包括瞳孔的大小、对光反射和两侧瞳孔是否对称。瞳孔大小的调节和对光反应的灵敏度与第 3 对脑神经和交感神经的传导机能有关，调节中枢在中脑。颅内压增高时，病侧瞳孔进行性扩大、对光反射逐渐消失，伴意识障碍加重、生命体征紊乱和对侧肢体瘫痪，这是脑疝的典型改变。桥脑损伤时，可出现双侧瞳孔呈针尖样缩小，这是脑干下行的两侧交感神经纤维受损所致。瞳孔对光反射消失、眼球固定，伴深昏迷或颈项强直，多为原发性脑干伤。如术后发现两侧瞳孔不等大，常提示病情变化，要及时通知医师处理，做好再次手术的准备。

5. 肢体运动观察　一侧额叶广泛脑挫伤范围引起对侧上下肢瘫痪，如损伤在深部靠近内囊处，除对侧肢体偏瘫外，还有同侧偏盲和偏身感觉异常。

6. 脑疝的观察　脑疝是颅内压增高引起，由于颅内压力不平衡，一部分脑组织受压迫而发生移位，被挤入颅内生理性孔道，使部分脑组织、神经和血管受压，产生相应症状。根据发生的部位及移位组织的不同，主要可分为小脑幕切迹疝和枕骨大孔疝。

（二）处理

1. 非手术治疗

（1）降温：降温宜采取头部重点降温和持续全身降温法，可采取物理与药物降温相结合方法，使患者的肛温维持在32～35℃为宜。

（2）机械过度通气：适当过度通气，降低 $PaCO_2$ 后可使脑血管收缩，脑容积与颅内压降低。

（3）脱水：采取脱水治疗时，要求患者的血压能维持在80～90/50～60mmHg。当患者处于低血容量状态下进行脱水治疗可加剧病情，有致命性危险。常用的脱水剂：甘露醇、甘油、胶体渗透压脱水、利尿剂等。

（4）控制癫痫发作

（5）高压氧

（6）促进微循环，改善脑低灌注状态

（7）盐酸纳洛酮（苏诺）

2. 手术治疗　并非所有脑功能衰竭患者均需手术，颅内有明确占位性病变，且无手术禁忌证方可手术。手术时机一般宜在脑疝发生之前。双侧瞳孔散大及多脏器功能衰竭已不是手术适应证，尤其是双侧瞳孔散大时间太长。急性外伤性脑功能衰竭头颅CT有占位性病灶如血肿，单侧挫伤，应急诊开颅减压；有瞳孔散大者更应争分夺秒手术，双侧瞳孔散大者尽可能半小时内减压；手术清除血肿、挫伤、坏死脑组织。

总之，脑功能衰竭治疗首先应强调病因治疗，依据脑功能衰竭发展的不同阶段，分别采用上述方法进行综合性治疗。应严格把握各个阶段的特点，积极改善急性脑缺血、缺氧、脑水肿恶性循环导致的脑损害，阻断脑功能衰竭向不可逆性严重脑缺氧-脑死亡方面发展。

五、护　理

（一）心理护理

患者的心理状态对疾病的预后起着至关重要的作用，良好的心理状态可促进疾病的恢复，相反心理状态不佳则起反作用。不同的脑卒中病人所表现出的心理反应各不相同，通常脑卒中病人心理状态可分为焦虑型、抑郁型、乐观型和依赖型。通过对患者有效的心理护理，可使患者以积极的心态主动参与治疗，做好康复功能锻炼，促进病人早日康复，最大限度地提高生活质量。

（二）饮食护理

做好老年性脑梗死病人的饮食护理对疾病的康复和预防便秘十分重要。营养不良在脑血管病发生之前可能就已存在，尤其是脑出血病人。低白蛋白血症被认为是脑血管病中不良预后的预测指标。脑血管病中病人营养不良可增加感染率、压疮发生率。从而认为，蛋白质、热量和营养不良是不良结局的风险之一。住院时间长短与营养状况有显著性关联。建议除进行吞咽训练外应对食物结构和种类进行调整，给予营养丰富易消化的低糖、低盐、低脂、粗纤维食物，鼓励经常饮水，尤其在清晨和晚间。管饲营养的应用对于脑血管病病人在预防肺部感染和促进神经功能改善方面效果显著，吞咽困难的改善明显。此外，要素膳还含多种维生素，电解质和微量元素。目前已广泛应用于临床。

(三)控制血压

临床研究已充分证明,良好的血压管理对脑卒中的一级和二级预防有积极的影响。心内科医师普遍主张积极降压,即使在脑卒中急性期,临床上仍有采用硝苯地平舌下含化,予以大幅度降压治疗。然而,神经内科的医师则强调脑卒中急性期快速大幅降压可导致脑血流灌注量锐减,容易加重病情甚至导致死亡,因此主张慎重,适度降压的原则。护士应掌握脑卒中病人血压控制指标,合理安排血压监测频次,发现异常,及时报告医生。

1. 缺血性脑卒中血压控制　将缺血性脑卒中急性期血压控制维持在(160～180)/(100～105)mmHg(既往有高血压)或(100～180)/100mmHg(既往无高血压),超过220/120mmHg才在急性期启动降压治疗。

2. 出血性脑卒中血压控制　中国脑卒中指南推荐:血压200/110mmHg时,在降颅内压的同时可慎重平稳降血压治疗,使血压维持在略高于发病前水平或180/105mmHg左右;收缩压170～200mmHg或舒张压100～110mmHg,可暂时不用降压药,先脱水降颅压,严密观察血压情况,必要时再用降压药;收缩压<165mmHg或舒张压<95mmHg,不需降血压治疗。

(四)并发症护理

1. 呼吸道感染　脑卒中患者并发吸入性肺炎,与年龄高、意识障碍、吞咽功能障碍、卧位不当等原因有关。因此,加强护理,保持呼吸道通畅,及应用有效抗生素治疗,进行相关的知识宣教及专科的护理非常重要。

2. 尿路感染　脑卒中患者常伴有膀胱排尿功能障碍,需行导尿术,从而继发尿路感染。尽量减少外源性(机械性)膀胱冲洗,对清醒病人,鼓励其多饮水,多排尿,进行生理性膀胱冲洗;对确实需要行膀胱冲洗时,应严守操作规程,严格无菌技术;加强会阴护理,保持尿道口干燥、清洁;合理使用有效抗生素,尽量缩短留置尿管时间。

3. 上消化道出血　上消化道出血是脑卒中患者急性期临床常见并发症之一,是机体因中枢神经系统损害而产生的应激反应,常常提示病情危重。脑卒中并发上消化道出血发生时间多在发病后24h内出现,亦可发生于病程10d左右,并发上消化道出血的脑卒中患者死亡率明显高于未并发上消化道出血者,脑卒中并发上消化道出血预后不良,早期应采取措施,积极预防。

4. 预防压疮　卧床患者因活动障碍,长期卧床,局部皮肤长期受压,加之患者机体抵抗力下降,局部血液循环不良,易发生压疮,护理人员应定时给患者翻身和皮肤护理,每天用温水擦浴,保持皮肤清洁;保持床单干燥,平整无皱,必要时用气垫床。

5. 早期康复训练　可有效地改善脑卒中患者的肢体运动功能及ADL能力,其原理大多认为康复训练加速了脑侧支循环的建立,促进了病灶周围组织或健侧脑细胞的重组和代偿,充分发挥了脑的可塑性,有效地挽救可逆转的脑神经细胞以及促进功能重组,减少了并发症的发生。①良肢位的摆放,脑卒中急性期病人常伴意识障碍,在不影响抢救工作的前提下,可进行康复体位摆放和适量的关节活动,良肢位的维持贯穿在脑卒中早期康复的全过程,尤其是脑卒中超早期康复的主要内容,其目的是防止关节和肢体变形,为各种康复疗法做好充分的准备;②运动功能康复,运动功能康复包括被动按摩,被动运动,主动运动,坐,站,走和生活训练。应尽量鼓励病人做患肢运动功能被动活动,被动按摩即取仰卧位,原则上是上肢多锻炼伸肌,下肢多锻炼屈肌,先做大关节,后做小关节,由上到下,由近到远,先健侧后患侧,应力求各关节伸要伸直,屈曲要屈得充分,目的是达到生理上活动范围,时间由短而长,循序渐进，不必操之过急；③吞咽障碍康复，强调脑卒中吞咽功能障碍应早期评估，早期治疗，早期、科学和合理的康复训练，一方面能提高中枢神经系统的可塑性和修复能力，另一方面早期训练还可防止口腔和咽部肌群废用性萎缩。早期康复训练应选择生命体征平稳，意识清楚，症状不再发展后48h进行。

（王志萍　王元琳）

第六节 肾功能不全的护理

肾脏是一个具有多种功能的重要器官，其主要功能是通过泌尿系统排出代谢废物，并维持水、电解质、渗透压和酸碱平衡，以保持内环境的稳定。当各种原因导致肾功能严重障碍时，机体的内环境就会发生紊乱。肾功能不全（renal insufficiency）是由多种原因引起的肾小球严重破坏，使身体在排泄代谢废物和调节水、电解质、酸碱平衡等方面出现紊乱的临床综合症候群，病情严重，预后不佳，是威胁生命的主要病症之一。肾功能不全与肾衰竭在本质上是相同的，只是在程度上有所区别。肾衰竭一般是指肾功能不全的晚期，而肾功能不全覆盖病情从轻到重的全过程，在临床实践中，这两个概念往往是通用的。

肾功能不全根据病因和发病时间可分为急性肾功能不全和慢性肾功能不全。急性肾功能不全（急性肾衰竭）是指由各种原因引起的肾功能在短期内（数小时或数天）急骤地进行性减退，而导致氮质代谢废物积聚和水、电解质、酸碱平衡失调，临床表现为尿毒症群，常伴有少尿（<400ml/d）或无尿（<100ml/d），非少尿型者也可无少尿表现。慢性肾功能不全（慢性肾衰竭）是各种慢性疾患引起肾实质进行性破坏，有功能的肾单位逐渐减少，以致在数月、数年或更长的时间过程中，逐渐出现越来越严重的泌尿功能障碍和内环境紊乱，表现为代谢废物和毒性物质在体内潴留，水、电解质和酸碱平衡紊乱。临床危重症抢救多为急性肾衰竭患者。

一、病　因

（一）急性肾功能不全的病因

急性肾功能不全的病因分为肾前、肾性和肾后性。

1. 肾前性肾衰竭　又称肾前性氮质血症，或肾前性少尿，主要为各种原因所致肾血流量（RBF）减少，尿量缩减，肾脏功能并发一些相应的变化，在急性肾功能不全中最常见，约占30%～60%。原因主要包括：①有效血容量减少：常见于细胞外液丢失，如烧伤、腹泻、过度利尿、肾上腺皮质功能不全等；细胞外液转移，如急性胰腺炎、烧伤、挤压伤等。②心输出量减少：见于急性心功能不全，如急性心肌梗死、心律失常等；心包疾病，如心包缩窄、心脏压塞等；肺梗死、机械性正压通气等。③外周血管扩张：好发于药物性因素，如抗高血压药物等；脓毒性感染败血症等。④肾血管痉挛：可因感染、药物性因素引起。⑤肾动脉梗阻：多为血栓性肾动脉梗阻、肾动脉硬化、肾动脉狭窄、外伤等所致。临床多见的病因为严重创伤、大手术、大失血、急性循环功能不全、过敏性休克等。

2. 肾后性肾衰竭　主要是指各种原因导致尿路梗阻，使尿路压力增高，尿液形成相对减少所致的肾功能不全。临床上有2%～10%的急性肾衰竭由此引起。梗阻的原因大体分为两类：肾内和肾外。前者指晶体物质或蛋白质在肾小管内沉淀引起梗阻，多由组织学检查确诊。后者依部位不同又分上尿路(肾脏、输尿管)和下尿路(膀胱、尿道)梗阻。梗阻性肾衰特点是突然完全无尿,并有进行性血尿素氮(BUN)和血清肌酐浓度升高。

3. 肾性肾衰竭 是指各种肾实质性疾病所致的急性肾功能不全。在排除肾前性和肾后性因素之后,急性肾衰竭发病则与肾脏本身病变有关。休克抢救不及时不得力而发生肾性肾衰竭者不在少数。中毒性肾损害所致急性肾衰竭约占25%,最常见的有氨基糖甙类药物、尿路造影剂等。

在内科疾病中,急性肾小球肾炎是引起急性肾衰竭的常见原因之一,国内报道为21%。不论何种类型肾小球肾炎,主要由于免疫反应所致肾小球滤过膜通透性系数降低以及肾血浆流量(RPF)减少,从而导致肾小球率过滤降低,肾小管功能一般无明显改变。

(二) 慢性肾功能不全的病因

凡能引起肾实质慢性破坏的疾患,均能导致慢性肾功能不全。临床上以免疫损伤性疾患引起的弥漫性硬化性肾炎最为常见,如慢性肾小球肾炎、系统性红斑狼疮、硬皮病等;其次为慢性肾盂肾炎、肾小动脉硬化、先天性多囊肾和肾结核等;结石、肿瘤、前列腺肥大等引起的尿路慢性梗阻所致者则较少见。

二、病理生理特点

(一) 急性肾功能不全的病理生理特点

急性肾衰的病理生理,主要表现在肾小球滤过和肾小管重吸收功能异常,导致临床上出现尿量、尿钠、尿比重、尿渗透压改变和氮质血症,水、电解质与酸碱代谢紊乱。

1. 排水与排钠 正常人,经肾小球滤过的水分,绝大部分由肾小管重吸收,从尿中被排出的水分不足原尿的1%。而经肾小球滤过的钠,从尿中排出者仅为0.5%。急性肾小管坏死时,肾小管重吸收水钠功能受损,从尿中排水与钠分别占滤过水与钠的10%~20%与5%~15%。因此,急性肾衰时尿比重、尿渗透压降低,而尿钠增高。

2. 少尿与非少尿 急性肾衰时,肾小球滤过(以肌酐清除率估计)明显减少,多为5ml/min以下,虽然其滤过水分的10%~20%从尿中排出,但其尿量仍在400ml/d以下,临床表现为少尿。最严重者,尿量在100ml/d以下称无尿或尿闭。

有些急性肾衰,尤其肾中毒所致者,肾小球滤过率的减少并不太严重,但肾小管重吸收水分功能受损,每日尿量可在400ml以上;然而,由于肾滤过功能受损,代谢废物难以有效排泄,临床仍可出现氮质血症和水、电解质、酸碱平衡失调,临床表现为非少尿型急性肾衰。

3. 多尿与多尿期 随着病情好转,肾小管病变恢复,肾小球滤过也逐渐增多,当每日尿量由400ml以下增至400ml以上时,提示临床进入多尿期。一般来讲,肾滤过功能较肾浓缩功能的恢复好,每日尿量可继续增多达2000ml或更多,临床表现为多尿。值得注意的是,尿量虽然多,但肾滤过功能尚未正常,故仍呈氮质血症。水、电解质及酸碱紊乱仍不能恢复正常,此时临床上绝不能麻痹大意。

4. 氮质血症、水、电解质与酸碱代谢紊乱 肾滤过功能减退,代谢废物积聚,以致血肌酐、尿素氮增高,血钾、镁、磷升高,血钠、钙、碳酸氢盐降低,并引起全身各系统异常表现,称为尿毒症。

(二) 慢性肾功能不全的病理生理特点

慢性肾功能不全的病程呈进行性加重,一般可分为肾储备功能降低、肾功能不全、肾衰竭和终末尿毒症等四个阶段。

1. 肾储备功能降低 由于肾有强大的储备、代偿能力，早期肾内虽然有多种病变，但未受损的肾单位可以代偿已受损的肾单位的功能，判断肾功能的重要检验指标——内生肌酐清除率仍在正常值的30%以上，患者无明显的血液生化方面的异常，仍能维持内环境的相对稳定，而不出现肾功能不全的征象。

2. 肾功能不全 内生肌酐清除率下降到正常的25%～30%，即使在正常饮食条件下，也有轻度氮质血症。此时肾的适应代偿能力降低，特别是在外环境变化时，较难维持机体内环境的稳定。常有多尿、夜尿，可有酸中毒。

3. 肾衰竭 肾功能进一步减退，内生肌酐清除率下降到正常的20%～25%时，有较重的氮质血症，夜尿多，酸中毒明显，出现高氮、低钠及低钙、高磷血症等。

4. 终末尿毒症 是最严重的阶段，肾功能进一步恶化，内生肌酐清除率下降到正常的20%以下，氮质血症严重，不仅有严重的电解质和酸碱平衡紊乱以及内分泌功能失调，还因代谢产物和毒性物质在体内蓄积过多，出现一系列自体中毒的临床表现，常导致患者死亡。

三、临床表现

（一）急性肾衰竭

典型的少尿型急性肾衰临床一般分为少尿期、多尿期和恢复期三个阶段。

1. 少尿期 成人每日尿量少于400ml，或每小时少于17ml时，就是少尿期的开始，绝对无尿者极为罕见，除非双侧输尿管完全梗阻、肾动脉栓塞或双侧肾皮质完全坏死。这一阶段可从数日到3w左右，轻者5～6d，多数为7～14d，少尿期超过4w者预后较差。

（1）体液过多：急性肾衰的患者，一方面因摄入液体过多，另一方面因不能排出，其结果是体液潴留，致使细胞外和细胞内液间隙均扩大，临床表现有软组织水肿、脑水肿、肺水肿、心衰等。肺水肿早期，仅在肺底部听到细水泡音和呼吸音减低。水肿严重者，全肺可闻水泡呼吸音，同时有呼吸困难而端坐呼吸，面色苍白，口唇发绀。脑水肿时，由于颅内压升高，病人感头痛，易激动，肌肉抽搐，癫痫发作，昏睡。液体不能排出，血循环容量增加，致使心力衰竭，表现有脉搏洪大、静脉压及血压升高。

（2）氮质血症：急性肾衰期间，人体蛋白分解代谢终产物不能排出而存留体内，从而发生氮质血症。临床观察的指标主要包括血尿素氮和血清肌酐含量。急性肾衰时，依赖肾功能损害的程度，分解代谢状况，以及氮的摄入量决定患者血氮每日增长速度。一般情况下，血尿素氮上升速度为3.57～10.71mmol/（L·d），高分解代谢者可>17.85mmol/（L·d）。肌酐上升一般<132.6μmol/（L·d），高分解代谢者可大于此。对于横纹肌溶解所致急性肾衰患者，肌酐增长可>265.2μmol/（L·d），且不与血尿素氮升高成比例。早期症状可能有呃逆、厌食、恶心呕吐，随病情发展，还可出现烦躁、抽搐乃至昏迷。

（3）高钾血症：急性肾衰时，排尿量减少，钾不能从体内排出，血清钾含量增高。少尿后2～3d之内，血清钾便开始增高，4～5d可达危险的高度。患者可出现周身无力、肌张力低下、手足感觉异常、口唇及肢体麻木、神志恍惚、烦躁、嗜睡等一系列神经系统症状。检查时可发现面色苍白、四肢发凉，腱反射减退或消失，心跳缓慢，心律不齐。心电图检查能较早发现高血钾的表现，随钾含量的增高，心电图上可见高耸而基底较窄的T波，P波消失，QRS波变宽，ST段和T波融合为双相曲折波形，甚至心室纤颤。

(4) 代谢性酸中毒:急性肾衰患者体内每日产生的1mmol非挥发酸及其他一些有机和无机酸不断蓄积,导致代谢性酸中毒。患者的呼吸加深加快,以增加CO_2呼出量进行代偿。由于影响中枢神经系统,病人出现软弱乏力、嗜睡,甚至昏迷;有时还有心律失常、血压下降等。

(5) 低钠血症:多数急性肾衰病人血清钠浓度减低,这主要是因体内水分过多,钠被稀释。此时机体钠总量可不低且多有过剩。当血清Na^+<125mmol/L时,可出现疲惫、淡漠、无神、头痛、视力模糊、肌肉痛性痉挛、运动失调等,严重时可发展为嗜睡、谵妄、惊厥以致昏迷;

(6) 高血压:急性肾衰病人中,大约有2/3发生不同程度的高血压,一般波动在140~200/90~110mmHg之间。主要因体内肾素高,液体和钠盐潴留,或原发性疾病(如肾小球肾炎)所致。

少尿期患者还可发生高磷、高镁血症以及低钙血症,前两者主要因肾不能将其排出体外所致,低钙血症发生的机制尚不完全清楚。

2. 多尿期　每日尿量增至400ml以上时,预示多尿期开始,此时因肾小管功能尚未完全恢复,氮质血症还可能进一步恶化,据报道有25%~35%急性肾衰患者死于这一阶段。尿量增至1500ml/d时才属真正的多尿期。4~5d内可达4000~6000ml/d,甚至超过10000ml/d,此时最易产生脱水及电解质丢失,要特别注意。口干、口渴、皮肤黏膜干燥,皮肤弹性消失是脱水常见的症状和体征,严重者可有体温上升,脉速,血压下降,其严重情况与脱水程度相关。失钠后表现软弱无力、心率快,甚至休克。缺钾者自感肌肉无力、腹胀,检查可发现肌张力低,腱反射减弱或消失,肠鸣音减弱,心电图出现T波变平或倒置,以及出现U波,QT间期延长。

3. 恢复期　自起病一般经5w便进入恢复期。这个阶段,肾小管功能继续恢复,尿量减至正常,水、电解质紊乱得到纠正,氮质血症基本消失,不过由于严重消耗及营养失调,病人仍然极其衰弱,消瘦,肌肉萎缩,面色苍白,动则气促。除非有其他严重并发症,或发展为慢性肾衰竭,一般经过积极调理,多在2~3个月后将完全恢复。

(二) 慢性肾衰竭

慢性肾衰竭的早期,临床上仅有原发病的症状,但肌酐清除率下降。处于肾功能代偿阶段的患者常在应激状态下,肾功能突然恶化,并有尿毒症的表现,一旦应激状态消除,肾功能可恢复至原来水平,称为可逆性尿毒症。如果肾功能进一步恶化,血肌酐增高,就会出现尿毒症症状。

1. 胃肠道表现　为大部分尿毒症患者早期和最明显的表现。初期主诉食欲减退、恶心,偶有呕吐,口腔有臭味,继之口腔黏膜糜烂,尿臭味加重,呕吐,腹泻,甚至上消化道出血等。

2. 精神、神经系统表现　早期出现疲乏、记忆力减退、健忘、失眠、精神萎靡不振,继之嗜睡,重症则出现定向力障碍、谵语、躁动、惊厥甚至昏迷等。

3. 心血管系统表现　以高血压最为常见,约占80%。多数为水钠潴留、血容量增加引起,少数为肾素增多引起。少数病例可发展为高血压性心力衰竭、肺水肿。

4. 造血系统表现　中、重度贫血甚为多见。此外,部分尿毒症患者尚出现高凝状态。

5. 呼吸系统表现　由于代谢产物潴留引起尿毒症性支气管炎、肺炎、胸膜炎及肺间质水肿等。

6. 内分泌系统表现 最突出的为甲状旁腺激素分泌增多导致多系统损害，如肾性骨病、贫血等，甲状腺激素减少，性功能减退等表现。

7. 皮肤表现 常见于躯干和四肢皮肤干燥、脱屑、黑色素沉着和血色尿素结晶等。皮肤瘙痒甚为多见。

8. 水代谢紊乱 可表现为血容量不足性失水现象，多见于长期少食、呕吐和腹泻的患者。也可出现体液潴留现象。尿毒症后期肾小管对水的调节能力减退，故饮水不够或摄入水分稍多均可出现失水或水肿。

9. 电解质及酸碱平衡紊乱 包括钠、钾、钙、镁、磷等代谢紊乱。酸碱平衡紊乱以代谢性酸中毒最为常见。

10. 继发感染 尿毒物质抑制免疫功能加上尿毒症时各器官、细胞正常功能障碍，极易引起肺部、尿路及咽部感染，巨细胞病毒等感染亦较常见。

四、诊断标准

（一）急性肾衰竭

无肾病史，有引起急性肾衰的病因（如肾缺血或肾中毒等）；在补液或控制心力衰竭、纠正心律失常后，尿量仍不增加；肌酐清除率较正常值降低50%以上，血尿素氮、血肌酐迅速升高；B超显示双肾增大或正常大小；无大量失血或溶血证据者，多无严重贫血，HGB≥80g/L。

（二）慢性肾衰竭

患者既往应有慢性肾脏疾病病史，出现慢性肾功能不全的临床表现，同时内生肌酐清除率下降或血肌酐升高达到相应标准，即可诊断为慢性肾功能不全。

临床根据血肌酐、肾小球滤过率水平及临床表现可将慢性肾衰竭分为4期：①第1期（肾功能代偿期）：肾小球滤过率为50～80ml/min，血肌酐133～177μmol/L。②第2期（肾功能不全失代偿期）：肾小球滤过率为25～50ml/min，血肌酐186～442μmol/L。③第3期（肾衰竭期）：肾小球滤过率为10～25ml/min，血肌酐451～707μmol/L。④第4期（尿毒症期）：肾小球滤过率小于10ml/min，血肌酐大于707μmol/L。

五、监测与处理

（一）肾功能监测

由于影响尿生成过程的重要因素包括肾血流量、肾小球滤过率、肾小管重吸收及分泌功能，肾脏功能实际上就是评价肾血流量（包括多普勒超声法及肾动静脉造影法）、肾小球滤过率（包括血肌酐、血尿素氮、血尿素氮/血肌酐、血肌酐清除率）、肾小管功能（包括尿比重、尿渗透压测定）。

1. 尿液监测

（1）尿量：<100ml/d为无尿，<400ml/d为少尿，>2500ml/d为多尿，>4000ml/d为尿崩。持续完全无尿，多见于广泛性肾皮质坏死、肾动脉梗塞、双侧完全性尿路梗阻等。

（2）尿色：红色见于血尿、血红蛋白尿等。前者混浊，后者放置后上层澄清。

（3）尿沉渣：大量红细胞管型见于急性、急进性肾小球肾炎，粗大上皮管型为急性肾小管坏死。

（4）尿钠：尿钠增多为急性肾小管坏死，尿钠减少为肾前性氮质血症。

(5) 尿渗透压、尿比重:尿渗透压、尿比重升高见于肾前性氮质血症,急性肾小管肾炎等。急性肾小管坏死时尿渗透压、尿比重降低。

(6) 尿蛋白:据报道,某些尿蛋白的监测有助于早期发现急性肾衰,如在肾缺血致肾衰初期,尿 α_1 微球蛋白排量增多;随着肾血流量的降低,尿TH蛋白(THP)和血管紧张素酶A(ATA)的排量也减少。

急性肾衰时尿液监测与病因鉴别见表15-2。

表15-2 急性肾衰尿液监测与病因鉴别

病因	尿沉渣	尿比重	尿渗透压(mmol/kg)	尿钠(mmol/L)	钠滤过分数(%)
肾前性氮质血症	少量透明管型	>1.025	>500	<20	<1
肾性氮质血症					
肾小管坏死					
缺血	少量蛋白、上皮管型	<1.010	<350	>40	>1
中毒	少量蛋白、上皮管型	<1.010	<350	>40*	>1*
急性间质肾炎	蛋白、红、白细胞及管型嗜酸细胞及管型		<350	>40	>1
急性、急进性肾小球肾炎	大量蛋白、白细胞及管型多形红细胞		>500	<20	<1
肾后性氮质血症	少量蛋白、红白细胞晶体	<1.010	>350	>40*	>1*

*非少尿型急性肾小管坏死与梗阻性肾衰早期尿钠可<40,钠滤过分数<1%

2. 血液监测

(1) 血肌酐、尿素氮:急性肾衰时两者均升高,后期血尿素氮可高达71.4mmol/L(200mg/dl),一般血肌酐、尿素氮升高分别为每日44.2~88.4μmol/L(0.5~1.0mg/dl)和3.57~7.14mmol/L(10~20mg/dl),高分解代谢时,分别高达每日176.8μmol/L(2mg/dl)和10.7mmol/L(30mg/dl)。

(2) 尿肌酐/血肌酐、尿尿素氮/血尿素氮、血尿素氮/血肌酐之比值:由于尿素氮容易受饮食及尿量影响,临床以尿肌酐/血肌酐之比值为可靠常用。肾前性氮质血症常>30,急性肾小管坏死多<20。

(3) 肾衰指数:前性氮质血症<1,急性肾小管坏死>1。

(4) 钾、钠、氯、钙、磷、镁:尤其是血钾监测对及早发现并救治高钾血症很重要,必要时定期监测,动态观察。

(5) pH与 HCO_3:肾衰时两者均降低,也应动态监测,以便及时纠正代谢性酸中毒。

(二) 心血管功能监测

1. 心率、心律、血压、肺底啰音等。

2. 中心静脉压 降低为肾前性氮质血症,增高为肾性氮质血症。在两者鉴别困难,需作补液试验时,监测中心静脉压就更为重要。

3. 心电图 适时监测有助于高钾血症的防治,由于ECG反映的是细胞内钾的变化,较血钾浓度的监测更为敏感、可靠，且更能早期防止致命性高钾血症的发生，通常 ECG 出现 T 波高尖，心动过缓，血清钾≥6mmol/L；T 波平坦，P 波低平，P-R 延长或 QRS 增宽时，血清钾为 7～8mmol/L。

（三）常见致死原因的监测与紧急处理

1. 高钾血症　监测血钾、心电图。一旦发现，尽快去除引起高血钾的原因，避免食用高钾食物，忌用库血，静脉注射 10% 葡萄糖酸钙、静脉滴注碳酸氢钠、功能剂（葡萄糖+胰岛素），用无钾的透析液行透析。

2. 心力衰竭　一旦发现，及时采取超滤透析，减轻体液负荷，同时强心治疗。

3. 消化道出血　应用不含镁的抗酸剂和选择性 H_2 受体拮抗剂。

4. 代谢性酸中毒　定期评价病人的呼吸和神志变化，观察有无嗜睡、乏力及深大呼吸，抽取动脉血进行血气分析监测。改善通气，补碱治疗，同时治疗高血钾和低血钾。

六、护　　理

肾衰竭患者的护理原则是：①快速评价肾功能，早期发现，早期治疗；②改进血液净化技术，适时而有效的透析；③早期救治危重症，积极应用预防和治疗肾衰的有效药物；④注意预防并发症。

（一）一般护理

1. 病情观察　倾听患者主诉，密切观察患者的神志、血压、水肿及尿量变化，每日记录血压、尿量，一旦发现有血压上升、尿量减少的趋势时，应该警惕严重并发症如心力衰竭、高血压脑病的发生。辅助检查监测尿常规、肾功能、血 pH、血中钾、钠、钙离子浓度的变化。

2. 休息　应卧床休息以减轻肾脏负担，降低代谢率，减少蛋白质分解代谢，从而减轻氮质血症。一般应卧床休息直至血尿、浮肿消失，血液检查恢复正常后方可增加活动量。

3. 饮食营养　肾衰竭患者处于高分解代谢状态，水和蛋白质摄入受限，代谢及内环境紊乱，所以必须给予氮和能量的补充。少尿期既要限制入量，又要适当补充营养，应给予高热量、高维生素、低蛋白质、易消化食物。多尿期供给足够热量和维生素，蛋白质可逐日加量，以保证机体组织需求。可通过口服、鼻饲、静脉营养等方式保证摄入。胃肠功能正常的患者尽早开始胃肠营养支持，肠道功能障碍者，采用肠外营养。注意积极营养的同时，需要尽早开始血液净化治疗，以防止氮质血症加重。

4. 预防和控制感染　措施包括：①每天进行环境的紫外线消毒；②加强晨晚间护理，进行口腔护理时注意观察口腔黏膜，同时加强留置尿管的护理；③加强皮肤护理，按时翻身、按摩皮肤，避免发生褥疮和皮肤感染；④加强呼吸道护理，定时拍背、协助患者咳嗽、咳痰，避免上呼吸道感染及肺炎；⑤操作前后要洗手，严格遵循无菌操作原则，减少不必要的介入性操作；⑥合理应用抗生素，避免产生耐药菌株；⑦监测体温，体温超过 38℃时，通知医生，留取血培养。

（二）少尿期护理

严格控制液体入量，宁少勿多，严格遵医嘱用药，按照时间、剂量、途径准确给药。少尿期遵医嘱使用利尿剂，用药后注意观察药物的副作用，利尿后准确记录尿量，保持水、电解质及酸碱平衡。此期要注意患者的心率变化，如果心率增快、血压升高，提示容量负荷加重；患者出现烦躁不安、四肢麻木、无力，心电监测 T 波高尖、心率减慢或出现房室传导阻滞，提示可能有血钾增高，通知医生及时采取治疗措施。患者出现呼吸频率增快、幅度加深、嗜睡，提示有酸中毒，通知医生并结合化验结果补碱治疗。呼吸困难加重或咳粉红泡沫痰，提示有肺水肿加重或急性左心衰，要控制液体入量，同时利尿。

（三）多尿期护理

肾衰多尿期仍以维持液体、电解质、酸碱平衡为重点。此期患者如果出现心率增快、血压降低，提示血容量不足，应及时补液。监测血钾浓度，对于因多尿而导致血钾降低，需要静脉补充氯化钾时，要注意氯化钾的浓度，外周静脉补钾不超过4.5‰，以避免静脉炎发生；要注意氯化钾的速度，一小时内补钾不超过1.5g；见尿补钾；严禁静脉推注氯化钾。

（四）血液透析的护理

见第十二章第六节

（五）心理护理

急性肾衰是危重病之一，肾衰患者对本病会产生害怕心理或无所谓态度，这两种心理均不利于疾病恢复。护士应向患者耐心说明大部分患者经过治疗会痊愈，但患者必须认真配合治疗，绝对卧床休息。

另外，由于肾衰患者病情危重，一般需入ICU监护，因ICU环境的特殊性，各种抢救和监测医疗设备充满病房，会加重患者心理负担，甚至出现恐惧和焦虑，加之患者因其疾病、手术给躯体带来巨大的痛苦，气管插管等管道造成患者语言、行为等诸多不便，因而作为护理人员首先要给患者细心照料，仔细关怀。现代医学证明：积极健康的心理在战胜疾病方面有非常积极的作用，护理人员必须在结合病情的情况下，和其家人亲属采用暗示疗法、顺势疗法、触摸等各种方法服务于患者，共同培养其战胜病魔的信心。对于使用呼吸机患者，难于直接进行语言交流，可采取书写的形式和通过用手势等形体语言，细心地对患者询问，获知患者的需求并尽力给予帮助、解决、安慰和护理。在病情允许的情况下，可按医嘱给予镇静或镇痛药物，以解除患者的痛苦和焦虑。

（六）健康教育

1. 对疾病的介绍　客观地向患者介绍本病的发生、发展及预防知识，以及掌握一些基本的预防技能，提高自我管理能力，以协助治疗和护理。

2. 预防感染　指导患者经常开窗通风，保持空气清新，注意休息，避免受凉过劳，根据气候变化及时增减衣服。指导患者注意个人卫生，勤换衣服，皮肤瘙痒勿抓破。清洁皮肤时应用热水擦洗，避免用肥皂等刺激性物品。

3. 良好地控制血压　有高血压的患者要指导其按时服用降压药物，不要随意增减药量，经常测量血压，随时观察血压的变化。指导患者尽量避免服用肾毒性药物。

4. 合理的饮食方案　注意在医师指导下合理控制蛋白质摄入量，应能保证患者最基本生理需要量，即0.5~0.6g/(kg·d)，否则易出现负氮平衡和营养不良。

5. 对家属的教育　家属在患者的疾病康复中起着重要作用，尤其在饮食、功能锻炼等方面作用更为突出。但当患者对教育不感兴趣时，往往影响到家属，此时应耐心地做好家属工作，使其积极协助护士，帮助患者树立战胜疾病的信心。另外，受过健康教育指导的家属对患者出院后的康复及疾病预防可起到良好的作用。

第七节　肾上腺皮质功能不全的护理

肾上腺是人体重要的内分泌腺体，包括皮质和髓质两大部分。肾上腺皮质分泌三大类激素，即盐皮质激素、糖皮质激素和少量的性激素。肾上腺皮质功能不全是由许多先天或后天的原因引起的肾上腺皮质分泌皮质醇和(或)醛固酮不足，并产生一系列的临床表现。由于病因、病理的不同，肾上腺皮质功能不全患者的临床表现差异较大，起病的缓急、发病的年龄、病程的久暂，病情的轻重均有明显的不同。

一、病　　因

肾上腺皮质功能不全按病因可分为原发性和继发性，按病程可分为急性和慢性。原发性肾上腺皮质功能不全中最常见的是艾迪生(Addison)病，其常见病因为肾上腺结核或自身免疫性肾上腺炎；少见的病因包括深部真菌感染、免疫缺陷、病毒感染、恶性肿瘤、肾上腺广泛出血、手术切除肾上腺和脑白质营养不良等。继发性肾上腺皮质功能不全，最常见的是医源性肾上腺皮质功能不全，即长期大量应用糖皮质激素的患者减量过快或突然停药。其原因是长期大量应用糖皮质激素会反馈性抑制脑腺垂体对 ACTH 的分泌而导致肾上腺皮质萎缩和功能不全，而这种皮质功能不全一般需半年甚至一到两年才能恢复，因此骤然停药会诱发肾上腺皮质功能不全。肾上腺皮质功能不全也可继发于下丘脑-垂体疾病，如鞍区肿瘤、自身免疫性垂体炎、外伤、手术切除、产后大出血引起的垂体大面积梗死坏死，即希恩(Sheehan)综合征等。

二、病理生理特点

(一) 原发性肾上腺皮质功能不全的病理生理

包括两方面因素：①肾上腺皮质激素分泌不足；②促肾上腺皮质激素(ACTH)及其相关肽(如促黑素等)的分泌增多。

典型的艾迪生(Addison)病的肾上腺破坏一般都在90%以上，而且不仅影响束状带和网状带，也影响球状带，肾上腺结核还影响髓质。因此，糖皮质激素、肾上腺性激素和盐皮质激素同时缺乏。糖皮质激素即皮质醇缺乏可引起乏力、倦怠、食欲减退、恶心和体重下降；可引起糖原异生能力减弱，肝糖原耗竭及对胰岛素敏感性增加，不耐饥饿而容易出现低血糖；应激能力下降而容易患感冒和其他感染。盐皮质激素缺乏可引起机体丢钠增多，体液丢失，血容量下降、体位性低血压、低血钠、高血钾和轻度代谢性酸中毒；加之糖皮质激素对儿茶酚胺"允许"作用减弱，心搏量和外周阻力下降，进一步加重体位性低血压；肾脏对自由水的消除能力减弱，易发生水中毒。肾上腺性激素主要是弱雄激素的缺乏，女性表现比较明显，为阴毛和腋毛的脱落和性欲下降。ACTH 和促黑素的分泌增多可引起皮肤黏膜色素沉着。

(二) 继发性肾上腺皮质功能不全的病理生理

生理情况下醛固酮主要受肾素-血管紧张素的调节，继发性肾上腺皮质功能不全，ACTH 缺乏时主要导致糖皮质激素缺乏，醛固酮分泌较少受到影响。因此，继发性肾上腺皮质功能不全患者，尽管皮质醇对儿茶酚胺"允许"作用缺失使血压下降，血管加压素分泌增多造成稀释性低钠血症，但水盐代谢紊乱和低血压比原发性的要轻些；而同时存在的生长激素和甲状腺激素缺乏,使严重乏力和低血糖倾向更加明显;由于缺乏 ACTH 和黑色素细胞刺激素,患者无皮肤黏膜色素沉着。

值得注意的是,肾上腺皮质功能不全如未得到恰当治疗,应激情况下未及时增加糖皮质激素剂量,肾上腺急性大面积破坏或垂体卒中坏死,可导致肾上腺皮质功能的急性衰竭,引起肾上腺危象(即高热,胃肠紊乱,循环虚脱,神志淡漠、萎靡或躁动不安,谵妄甚至昏迷)。

三、临床表现

(一) 慢性肾上腺皮质功能不全

发病隐匿,病情逐渐加重。其临床表现在很多慢性病中都能见到,因此诊断较难。原发性和继发性肾上腺皮质功能不全具有共同的临床表现:如逐渐加重的全身不适、乏力、倦怠、食欲减退、恶心、体重减轻、头晕和体位性低血压等等。

皮肤黏膜色素沉着是慢性原发性肾上腺皮质功能不全的特征性表现。色素为棕褐色,有光泽但不高出皮面;呈全身性分布,但以暴露部位以及易摩擦的部位更为明显如脸部、手部;在色素沉着的皮肤间常常有白斑点;齿龈、舌表面和颊黏膜也常常有明显的色素沉着。

继发性肾上腺皮质功能不全患者的肤色比较苍白。如果合并有其他垂体前叶功能减退,可有甲状腺和性腺功能低下的临床表现,如怕冷、便秘、闭经、腋毛和阴毛稀少、性欲下降、阳痿;青少年患者常表现生长延缓和青春期延迟。

(二) 急性肾上腺皮质危象

原发性肾上腺皮质功能不全出现危象时病情危重。大多患者有发热,有时体温可达40℃以上,很可能合并有感染;有严重低血压,甚至低血容量性休克,伴有心动过速,四肢厥冷、发绀和虚脱;患者极度虚弱无力,萎靡淡漠和嗜睡;也可表现烦躁不安和谵妄、惊厥甚至昏迷;消化道症状常比较突出,表现为恶心、呕吐和腹痛、腹泻,腹痛常因为伴有深压痛和反跳痛而被误诊为急腹症,但常常缺乏特异性定位体征。肾上腺出血患者还可有腹肋部和胸背部疼痛,血红蛋白快速下降。

继发性肾上腺皮质功能减退症引起危象比较少,发生危象时低血糖昏迷较原发者更常见,可有低钠血症但无明显高钾血症。

原发和继发肾上腺皮质功能不全均可出现低血钠。肾脏游离水排出受阻,血管升压素(抗利尿激素,ADH)分泌增加,导致低钠血症。除此之外,原发性肾上腺皮质功能不全患者由于醛固酮缺乏还存在尿钠丢失。垂体瘤卒中者常有剧烈头痛、视力突然下降、视野突然缩小,还可有其他脑神经损害。ACTH 分泌的突然缺失也会引起休克。

(三) 并发症

如果肾上腺皮质功能不全的病因为肾上腺结核病活动期或伴有其他脏器活动性结核者可呈现低热、盗汗等结核中毒症状。若伴有其他自身免疫性内分泌疾患时,可呈现自身免疫性多功能衰竭综合征。如合并有全腺垂体功能减退,可有甲状腺和性腺功能减退,表现怕冷、便秘、闭经、腋毛、阴毛稀少、性欲下降、阳痿等。青少年患者常表现生长延缓和青春期延迟。下丘脑或垂体占位病变可有头痛、尿崩症、视力下降和视野缺损。

四、诊断要点

（一）肾上腺皮质功能减退症

1. 血尿皮质醇的基础水平 不论原发性还是继发性肾上腺皮质功能减退症患者，皮质醇的分泌明显低下。如血皮质醇低于 82.8nmol/L，则本病的诊断可以成立。24h 尿游离皮质醇或 17-羟皮质类固醇可避免血皮质醇的昼夜节律及上下波动，更能反映肾上腺皮质功能的实际情况。肾上腺皮质功能不全患者的尿游离皮质醇或 17-羟皮质类固醇应明显低于正常。

2. 血 ACTH 水平 原发性肾上腺皮质功能减退症患者血 ACTH 水平应明显高于正常，至少在 22pmol/L 以上。

3. 血肾素活性、血管紧张素Ⅱ和醛固酮测定 原发性肾上腺功能减退症患者因球状带受累，因而血醛固酮水平低下，肾素活性可升高或在正常范围，血管紧张素Ⅱ显著升高。继发性肾上腺皮质功能减退症患者无此改变。

4. ACTH 兴奋试验 快速 ACTH 1～24 兴奋试验静脉注射外源性 ACTH 1～24 分别于 30min 和 60min 抽取血标本。结果判断：①正常反应，基础或兴奋后血皮质醇≥552nmol/L；②原发性肾上腺皮质功能减退症，由于内源性 ACTH 已经最大程度的兴奋肾上腺分泌皮质醇，因此，外源性 ACTH 不能进一步刺激皮质醇分泌，血皮质醇基础值低于正常或在正常低限，刺激后血皮质醇很少上升或不上升；③继发性肾上腺皮质功能减退症，在长期和严重的继发性肾上腺皮质功能减退症，血皮质醇呈低反应或无反应。如连续注射 3～5d，则血皮质醇上升能逐渐改善，为迟发反应。

5. 胰岛素低血糖兴奋试验 静脉注射胰岛素 0.1～0.15U/kg；于 0、15、30、45、60、90 和 120min 抽取血标本，同时测定 ACTH 和皮质醇。结果判断：血糖应低于 2.2mmol/L。正常反应为兴奋后血皮质醇≥552nmol/L；继发性肾上腺皮质减退症：血 ACTH 和皮质醇不上升。由于本试验对冠心病和癫痫患者不安全，因此，只在必要时才做此试验。

6. 简化美替拉酮试验 于午夜口服美替拉酮 30mg/kg，于次日上午 8 时测定血浆 11-去氧皮质醇和皮质醇。结果判断：血浆皮质醇应≤496.8nmol/L，以明确肾上腺皮质激素合成被抑制。正常反应为兴奋后血 11-去氧皮质醇上升≥232nmol/L，ACTH 一般>33pmol/L；而在继发性肾上腺皮质功能减退症，血 11-去氧皮质醇和 ACTH 不上升。

（二）肾上腺皮质危象

对具有典型肾上腺皮质危象临床特点的患者，结合实验室检查诊断并不困难。但若发病急剧，临床表现又不充分，以及其他疾病症状的交错和掩盖，则不易正确判断。

在以下情况下应考虑肾上腺皮质危象的可能：①已诊断为慢性原发性肾上腺皮质功能减退症患者，如出现发热、厌食、恶心、呕吐和腹痛腹泻时应警惕肾上腺危象早期的可能，处理及时则可避免危象的发展，使病情得以及早控制；②对于不明原因的休克或昏迷患者，应注意询问有无肾上腺皮质功能减退的病史和检查有无色素沉着的体征，并进行血钾钠氯、血糖、血气、皮质醇和 ACTH 等测定；③血栓性疾病、凝血机制障碍疾病和手术后 DIC 患者，若病情急转直下，出现血压下降，休克伴胸腹背痛时，应当考虑急性肾上腺皮质出血坏死导致肾上腺皮质危象的可能。

五、监测与处理

（一）监测

要详细了解患者的现病史、既往史和服药史。对于确诊为皮质功能不全的患者，应注意观察与记录血压、体温、呼吸频率和意识水平。监测出入量，评估脱水的体征：黏膜干燥、口渴、皮肤弹性差、毛细血管充盈不良、眼球内陷、尿量少、色深、尿比重增高、体重减轻、血液浓缩。监测心功能状态，液体不足可导致低血压、脉搏细弱无力。监测肾功能，注意患者尿量、血钾、尿素氮等指标的变化，注意有无血钾浓度异常导致的心电图改变。每日在相同时间和相同条件下测量体重，根据体重来判断患者的脱水程度。如体重降低2%~4%，提示轻度脱水；体重降低5%~9%，提示中度脱水。

（二）治疗

1. 急性肾上腺皮质功能不全及肾上腺危象的治疗

（1）纠正水及电解质紊乱：严重肾上腺危象时，脱水很少超过总体液的10%，估计液体的补充量约为正常体重的6%左右。另外，补液量还需根据患者的脱水程度、年龄和心脏情况而定。输液的成分，开始给5%葡萄糖盐水1000ml，以后酌情而定，可补钠150~250mmol/L。由于肾上腺皮质功能减退的患者，肾脏排泄水负荷的能力减退，因而液体输入的总量和速度均需掌握，不能过量和过速，以防诱发肺水肿。如治疗前有高钾血症，当脱水和休克纠正，尿量增多，补充糖皮质激素和葡萄糖后，一般都能降至正常，在输入第3L液体时，可酌情补钾20~40mmol，以补充总体钾的不足。另外，本病可有酸中毒，但一般不严重，不需补充碱性药物；当血二氧化碳结合力低于22Vol%（血碳酸氢<10mmol/L）时，可补充适量碳酸氢钠。

（2）氢化可的松（皮质醇）的应用：纠正血容量的同时，如有意识障碍和休克，应立即将氢化考的松琥珀酸钠酯100mg溶于少量液体中由静脉输注，此为水溶性制剂，吸收快，能迅速进入体内，产生即刻和短暂改善循环衰竭的效果。随后氢化考的松100~400mg溶于500~2000ml液体中静脉滴注。如用氢化考的松琥珀酸钠酯或氢化考的松后，收缩压不能回升至100mmHg或者有低钠血症，则可同时肌注去氧皮质酮1~3mg，1~2次/日，也可在病情好转并能进食时改为口服氟氢考的松0.05~0.2mg/d。严重慢性肾上腺皮质功能减低或双肾上腺全切除后的病人需长期服维持量。应用盐皮质激素期间要注意有无浮肿、高血压和高血钠等潴钠、潴水的药物过量副作用。同时应注意观察电解质和血气分析情况，必要时补充钾盐和碳酸氢钠，注意预防和纠正低血糖。

（3）消除诱因和支持疗法：应积极控制感染及其他诱因。病情控制不满意者多半因为诱因未消除或伴有严重的脏器功能衰竭，或肾上腺危象诊断不确切。应给予全身性的支持疗法；若合并感染则在上述治疗的同时选用强有力的广谱抗生素治疗。

临床上应特别注意预防医源性肾上腺皮质功能不全症的发生，对于长期大量使用外源性皮质激素，存在肾上腺皮质萎缩和功能减退高危因素的患者要给予足够重视。当长期用药后突然停药或停药后遇到应激情况（如感染、吐泻、脱水、寒冷刺激、饥饿、外伤、手术、过劳等）时，则因体内皮质激素分泌不足可发生急性肾上腺皮质功能不全症，甚至发生肾上腺危象等停药反应。预防措施就是合理地逐步撤药，必要时可给予一定量的促肾上腺皮质激素。

2. 慢性肾上腺皮质功能不全的治疗

（1）激素替代治疗：确诊后终身需用皮质激素，以氢化可的松（皮质醇）为首选药物，氢化可的松的一般剂量为早上20mg，下午10mg。剂量因人而异，可适当调整。一般不用人工合成的皮质激素，因其作用强而不全面，不易调节。皮质醇的生理性分泌量为（12.1±2.9）mg/（m^2·d）。婴幼儿多用肌注氢化可的松（皮质醇）较好，剂量12.5mg/（m^2·d）。口服氢化可的松（皮质醇）后肠道吸收快，由于氢化可的松（皮质醇）在血浆中的半衰期短（60min），胃酸还可能使其部分失去活性，因此口服量应为生理量的2倍[20～25mg/（m^2·d）]，分3次，1次/8h。1岁以内婴儿口服吸收不稳定，服药易丢失，肌注较为适宜。原发ACTH缺乏或糖皮质激素不足时因其分泌正常，不需盐皮质激素；当病人有醛固酮合成障碍时才需盐皮质激素而不需皮质醇。对于有失盐症状的患者，单用氢化可的松（皮质醇）不能纠正时，需加用去氧皮质酮做代替治疗。

判断糖皮质激素替代治疗是否适当，相当程度上依靠患者临床表现的改善，替代治疗后血和尿的皮质醇可上升至正常水平，血ACTH水平虽有所下降，但一般不能降至正常水平，所以不能作为评价治疗是否恰当的标志。当与利福平和巴比妥类药物合用时，氢化可的松剂量要适当加大，因利福平和巴比妥类药物可诱导肝微粒体酶的活性使氢化可的松代谢加快。正常血压、血钾和血浆肾素活性提示盐皮质激素替代适宜。病人应当佩戴标志提示医生为艾迪生病；应当教育病人遇应激时激素加量。在严重应激时，如创伤和手术，则应静脉应用糖皮质激素。

（2）应激情况下的治疗：如感染、手术、创伤的时候，皮质功能不全患者不能产生分泌大量激素的反应，必须增加氢化可的松（皮质醇）的用量。如增加药量不及时，可发生肾上腺危象。一般感染为中等度病情时，应增加原药量的1～2倍；严重感染或需手术时，则应增加原药量的3倍。应激状态一旦消除，立即减为维持量，以免氢化可的松（皮质醇）长期过量引起生长障碍或出现皮质醇过多症的症状。

手术时一般应在术前2天住院开始准备增加药量，术前、术中及术后的用药，急症手术不能预先准备时，在术前肌注可的松37.5mg/m^2，在麻醉开始即静注氢化可的松50mg，术后在麻醉恢复室肌注或静滴氢化可的松50mg，然后每6小时注射1次至24h。次日若情况平稳，氢化可的松减量至25mg，每6小时1次，肌注或静滴，共3～5天，以后逐渐恢复到维持量。继发性肾上腺皮质功能不全者不需要盐皮质激素替代。

六、护　理

（一）一般护理

鼓励患者进食高糖、高蛋白、高钠饮食，每日摄钠应为5～10g，以维持机体水盐代谢。患者在餐间和睡前进食可降低糖皮质激素缺乏引起的低血糖危险。原发性肾上腺皮质功能不全者可能需要额外补充钠盐，继发性皮质功能不全患者无需额外补充盐。叮嘱患者注意充分休息，卧床以减少能量消耗，避免时常离床，防止低血压晕厥。限制访客，避免过度疲劳及增加感染机会。

（二）心理护理

因患者精神抑郁，加之疲乏无力，生活上需时时照顾，精神上需给予支持，甚至需要长期服药，应注意鼓励患者积极配合药物治疗，建立战胜疾病的信心。

（三）病情观察

观察患者的精神状态，注意是否有淡漠、嗜睡、神志不清出现。经常询问是否有口渴的感觉，观察皮肤弹性、体重及血压的变化，注意观察是否有肾上腺危象发生，包括有无恶心、呕吐、腹痛、腹泻，有无发热或体温过低，有无嗜睡，有无血压下降或休克。一旦发生肾上腺危象的征兆，应尽快与医生联系并配合医生尽早治疗，防止出现生命危险。

（四）预防并发症

主要是预防肾上腺危象的发生。应叮嘱患者按时服药，不能自行中断。应避免一切应激因素的发生。一旦出现压力增加、感染、外伤等情况，应增加服药剂量。身体不适时应尽早就医。

（五）用药护理

应向患者详细说明类固醇激素用量、用法，解释定时定量服药的必要性，并使患者了解药物的疗效及可能发生的不良反应。

（六）健康教育

嘱患者注意避免感染、外伤等一切应激因素；注意保持情绪稳定，避免压力过大；指导患者正确用药，避免中断及剂量错误，教会患者根据病情调整用药。教会患者自我观察，指导患者如有不适及时就医。避免直接暴露于阳光下，以防色素加深。平常外出时注意随身携带病情识别卡，以便遇到意外时能得到及时处理。定期至门诊随访。在遇到手术、特殊治疗时应主动向医生说明患有本病的事实，以利于医生治疗时正确用药，防止危象发生。

第八节 休克的护理

休克是机体受到外在或内在有害因素，如大出血、严重创伤等的强烈侵袭，迅速引起神经、内分泌、循环和代谢机能障碍，有效循环血容量锐减，组织器官的氧合血灌注不足，缺氧代谢逐渐增加，以末梢循环障碍、细胞受损为特点的病理综合征。

休克是临床最常见的危重症之一，与创伤、严重感染、脓毒血症以及器官功能障碍等关系密切，并相互转化、互为因果：若不能及早发现与正确处理，病情会急剧恶化至不可逆而死亡；加深对休克本质的认识，提高救治成功率，是临床医护工作者的重要任务。

一、病　　因

（一）血容量不足

由于大量出血（内出血或外出血）、失水（呕吐、腹泻、大量排尿等）、失血浆（烧伤、腹膜炎、创伤、炎症）等原因，血容量突然减少。

（二）创伤

多因撕裂伤、挤压伤、爆炸伤、冲击波伤引起内脏、肌肉和中枢神经系统损伤。此外骨折和手术亦可引起创伤性休克。

（三）感染

细菌、真菌、病毒、立克次体、衣原体、原虫等感染，亦称中毒性休克。多并发于严重的胆道感染、肺炎、急性腹膜炎、急性胰腺炎等。

（四）过敏

机体对某些药物或生物制品（血浆）发生过敏反应，尤其是青霉素过敏，常引起血压下降、喉头水肿、支气管痉挛、呼吸极度困难甚至死亡。

（五）心源性因素

常继发于急性心肌梗死、心包填塞、严重的血气胸、心瓣膜口堵塞、心肌炎、心肌病变和严重心律失常等。

（六）神经源性因素

由于剧烈疼痛、过度紧张和过度刺激，或脊髓损伤、横断和水肿，或麻醉、镇静、降压类药物使用过量等，引起反射性周围血管扩张，有效血容量相对减少。

二、病理生理特点

休克的病理生理改变主要为有效循环血容量锐减及组织灌注不足，所涉及的内容包括微循环改变、代谢变化和内脏器官继发损害等病理生理过程。

（一）微循环的改变

微循环是指微动脉与微静脉之间的微细循环，分布在全身各个脏器和组织，其功能状态直接影响组织细胞的营养、代谢和功能。典型的微循环是由微动脉—后微动脉—毛细血管前括约肌—真毛细血管—微静脉及动静脉短路、直接通路组成。正常情况下，微动脉开放，动静脉短路、直接通路关闭，真毛细血管20%交替开放。血流从微动脉、后微动脉，经毛细血管通道连续流动，组织内血流灌注充沛。当休克代偿期的有效循环血量减少时，通过反射交感肾上腺系统活动增强，释放大量儿茶酚胺及有关激素，使微动脉和毛细血管前括约肌强烈收缩，动静脉短路、直接通路开放，周围血管阻力增强，毛细血管内血流量减少，静脉回心血量得以保证，因而仍能维持血压正常及重要脏器的灌流。

休克进一步发展，持续而广泛的小动脉收缩致组织缺血、缺氧，酸性代谢产物增多，血管对儿茶酚胺的反应降低，组胺类血管舒张物质增加，毛细血管前括约肌松弛，大量毛细血管同时开放，血管床容积骤然增大。但微静脉的平滑肌对缺氧和酸中毒的敏感性较差，仍处于痉挛状态，致使大量血液淤滞在扩大的毛细血管床内，静水压增高，水分子及小分子血浆蛋白向组织间隙渗出。这样，一方面有效循环血量进一步减少；另一方面血液浓缩，血细胞凝集，血液酸化，形成微血栓，消耗凝血因子。此时，组织细胞缺氧更严重，钠-钾泵机制失效，细胞水肿，溶酶体破裂，释放出蛋白水解酶等物质，造成细胞自溶并损伤其他细胞，引起各器官功能性和（或）器质性损害，导致休克不可逆转。

（二）代谢的变化

在微循环失常、灌注不足和细胞缺氧情况下，体内出现无氧代谢下的糖酵解过程以提供维持生命活动所必需的能量。原来葡萄糖有氧代谢的开始阶段，要经过糖酵解过程，1个分子葡萄糖产生2个分子丙酮酸；生成丙酮酸后可在脱氢酶作用下，先氧化脱羟成为乙酰辅酶A；然后进入三羧酸循环，进一步氧化成二氧化碳和水，并产生38个ATP分子，约可提供2870kJ的热量。而无氧条件下丙酮酸只能还原成乳酸盐，产生2个ATP分子，仅提供197kJ热量，约相当于有氧代谢供能量的6.9%。随着无氧代谢的加重，乳酸盐不断增加；丙酮酸盐则下降。因此，在没有其他原因造成高乳酸血症的情况下，乳酸盐的含量和乳酸盐/丙酮酸盐（L/P）比值，可以反映病人细胞缺氧的情况（正常比值<10，比值>15～20作为缺氧的参考阈值)。

休克加重时,除因微循环障碍不能及时清除酸性产物外,还因肝对乳酸进行代谢的能力下降,导致乳酸盐不断堆积和明显酸中毒。当轻度酸中毒(pH>7.2)时,机体仍可受儿茶酚胺的刺激,引起心率加快、心排出量增加和血管收缩。当发展至重度酸中毒(pH<7.2)时,则出现心率减慢、血管扩张和心排出量降低以及呼吸加深、加快等。此外,酸中毒还降低心室纤颤的阈值,并使氧合血红蛋白的解离曲线右移,降低血红蛋白与氧的亲和力。

(三)内脏器官的继发性损害

1. 肺　低灌注和缺氧可损伤肺毛细血管的内皮细胞和肺泡上皮细胞,前者引起血管壁通透性增加和肺间质水肿;而肺泡上皮细胞受损后则导致肺表面活性物质生成减少,引起肺泡的表面张力升高,继发肺泡萎陷并出现局限性肺不张。

2. 肾　正常情况下,肾脏血流量占心排出量的20%~25%。肾小球滤过压维持在55~60mmHg以上时,每24h肾小球滤过率为180~200L,其中1%形成尿液。肾小球入球动脉的作用对滤过压影响较大,休克时有效血量降低,心排出量减少,肾血管痉挛,肾缺血,肾小管上皮细胞受损、坏死,造成急性肾衰竭。

3. 心脏　在休克代偿期,虽体内有大量儿茶酚胺,但冠状动脉收缩不明显,故不影响心脏的血供。若休克进入抑制期,主动脉压降低,舒张压亦下降,使冠状动脉灌流量减少,心肌缺氧,心肌微循环障碍,血栓形成,发生局灶性心肌坏死,甚至出现心力衰竭。

4. 脑　休克早期,儿茶酚胺释放增加对脑血管作用甚小,故对脑血流的影响不大。但动脉血压持续进行性下降,最终也会使脑灌注压和血流量下降导致脑缺氧,酸中毒会引起脑细胞肿胀,血管通透性增强,继发脑水肿和颅内压增高,甚至导致脑疝。

5. 胃肠道　休克可造成胃黏膜血液的再分配,部分胃黏膜因缺血而呈现斑片状苍白,严重影响胃黏膜的功能,使细胞电位差降低,黏膜屏障作用破坏,氢离子大量逆扩散至黏膜内使肥大细胞释放组胺,毛细血管通透性增加。黏膜屏障作用破坏的结果是黏膜充血、水肿;组胺的释放进一步促使胃酸分泌,更加重黏膜损害,最后形成弥漫性溃疡,可发生出血。

6. 肝　休克时,肝因缺血、缺氧和血流淤滞而受损,肝血窦和中央静脉内有微血栓形成,致肝小叶中心坏死。结果,受损肝的解毒和代谢能力均下降,导致内毒素血症的发生,加重已有的代谢紊乱和酸中毒。

三、临床表现

根据休克的病程演变,可将休克分为代偿期(休克前期)和失代偿期(休克后期)两个阶段。

(一)休克代偿期

即微循环收缩期,也称休克前期。在低血容量性休克中,当丧失的血容量未超过20%时,由于机体的代偿反应,病人的中枢神经系统兴奋性提高,交感神经的活动增强,常表现为精神紧张或烦躁、面色苍白、四肢湿冷、脉搏细速、呼吸增快、血压正常或稍高,但因小动脉收缩使舒张压升高,故而脉压差缩小;肾血管收缩,尿量减少,每小时尿量少于30ml。在此期如能及时正确地处理,补足血容量,休克可迅速纠正;反之,如处理不当,导致病情发展,进入休克抑制期。

（二）休克失代偿期

当出血量在1000ml以上，病人表现为表情淡漠、反应迟钝，甚至可出现神志不清或昏迷，口唇和肢体端发绀、出冷汗、脉搏细速、血压进行性下降（收缩压<90mmHg）、脉压差进一步缩小。严重时，全身皮肤黏膜明显发绀、四肢厥冷、出冷汗、脉搏扪不清、血压测不出，少尿甚至无尿，皮肤、黏膜出现瘀斑或消化道出血，体内组织严重缺氧，大量乳酸及有机酸增加，出现代谢性酸中毒。若抢救及时仍可好转；若处理不当，病情迅速恶化，出现进行性呼吸困难、脉速、烦躁、发绀、咳粉红色泡沫样痰。动脉血氧分压低于60mmHg，高流量给氧也不能改善症状和提高氧分压时，提示已发生呼吸窘迫综合征。如皮肤、黏膜出现淤斑或发生消化道出血，则表示病情已发展至弥散性血管内凝血阶段，常继发有肾、心、脑等器官的功能衰竭而死亡。

四、诊　断

根据休克的临床表现，可以将休克的诊断概括为：一看、二摸、三测、四尿量。“看”即看神志、看呼吸、看面颊、口唇和皮肤色泽，看表浅静脉有无萎陷，看毛细血管充盈时间。“摸”即摸脉搏和皮温。“测”即测血压和脉压。“尿量”即强调对休克状态下尿量的观察。

1. 休克的早期诊断　若发现患者诉口渴，有兴奋、烦躁、焦虑或激动等表现，皮肤潮湿，口唇黏膜苍白，肢端发凉，脉压差减小（正常脉压差大于20～30mmHg），脉搏稍快，即使此时无血压下降，脉搏有力，也应拟诊为早期休克。

2. 休克严重程度的判断　休克的临床表现在其发展过程中由于病因、病理生理变化和严重程度不同而不尽相同。以低血容量性休克为例，列表如下（表15-3）。

表15-3　低血容量性休克的临床分度

分度	意识	脉率/次·min^{-1}	血压/mmHg	中心静脉压/cmH_2O	呼吸频率/次·min^{-1}	尿量/ml·h^{-1}
轻度	正常	80～120	收缩压70～90 脉压20～30	6～10	<25	增多（比重增高）
中度	烦躁不安 表情淡漠	100～140	收缩压50～70 脉压<20	<6	>20	15～25
重度	谵妄或昏迷	>140，触不清或不整	收缩压0～50	<6或>20	窘迫、发绀、不规律	0～15（比重低）

五、治疗原则

休克的治疗包括病因治疗（如创伤或烧伤的处理、抗感染措施等），尽快恢复有效循环血容量，纠正微循环障碍，增进心脏等重要脏器的功能和恢复机体的正常代谢以及其他并发症的治疗。临床上应视不同的病因和病情，给予相应的治疗。

（一）一般紧急措施

尽快控制活动性出血，创伤制动，保持呼吸道通畅，保持病人安静，解除疼痛，注意保暖，尽快建立静脉输液通道。采取头和躯干抬高20°～30°，下肢抬高15°～20°体位，以增加回心血量。有时可用抗休克裤(服),不但可止住下肢出血,还可以增加回心血量,起到自体输血的作用。依据病人的临床表现、中心静脉压等有关监测数据确定补液量、种类和速度。必须注意的是补液不足不能纠正休克;补液过多、过快又可引起心衰和肺水肿。

(二)补充血容量

任何原因引起的休克,血容量总是不足,应尽快恢复循环血量,不仅要补充已丧失的血容量,还要补充毛细血管床扩大所需的体液量。休克时间越长,症状越严重,需要补充的液体量越多。扩容开始时常用等渗盐水或平衡盐液(如有碱中毒则勿用平衡液),随后选用胶体液。一般根据监测指标来估计补液量。有条件者应测定中心静脉压(CVP),以调节补液量和补液速度。

血容量补足的依据:①动脉血压接近正常,脉压差>30mmHg;②尿量>30ml/h;③中心静脉压上升到12cmH_2O(过高时要考虑输液过多或心功能不全);④微循环好转,如唇色红、肢端温暖、脉搏有力、毛细血管充盈时间缩短。

(三)治疗原发病

尽快恢复有效循环血容量的同时,应尽早去除引起休克的病因,如大出血的控制、坏死肠袢切除、消化道穿孔修补和脓液引流等。如不及时处理,任何抗休克措施都难以奏效。必要时,应在积极抗休克的同时进行手术,以免延误手术抢救时机。

(四)纠正酸碱平衡失调

休克病人的酸碱平衡失调可能为代谢性或呼吸性或为混合性,大多为酸中毒,也有20%以上为碱中毒,所以必须根据血气分析来正确判断和处理。一般来说,机体获得充分血容量后,微循环障碍得以解除,组织血液灌流得到改善,代谢性酸中毒即可自行纠正。若补充血容量时已应用平衡盐溶液,即已有一定量的碱性药物输入体内,便不需要再用碱性药物。但是,较严重的休克病人,特别是对抗休克治疗较晚或复苏效果较差的病人,多存在较严重的代谢性酸中毒,宜给碱性药物治疗,以减轻酸中毒及其对机体组织细胞的损害。

碱性药物的需要量可按公式粗略计算:碳酸氢钠量(mmol/L)=0.2×体重(kg)×(27mmol/L-病人血标准碳酸氢盐mmol/L)。实际输注时,宜先给计算量的1/2,然后根据血pH值调整用量。

(五)应用血管活性药物

严重休克时,单用扩容治疗不易迅速改善循环和升高血压。若血容量已基本补足但循环状态仍未好转,表现为发绀、皮肤湿冷时,则应选用下列血管活性药物。

1. 血管收缩剂　有去甲肾上腺素、间羟胺和多巴胺等。

(1)去甲肾上腺素:以兴奋α-受体为主、轻度兴奋β-受体的血管收缩剂,能兴奋心肌,收缩血管,升高血压及增加冠状动脉血流量,作用时间短。常用量为0.5~2mg,加入5%葡糖溶液100ml静脉滴注。

(2)间羟胺(阿拉明):间接兴奋α、β受体,对心脏和血管的作用同去甲肾上腺素,但作用弱,维持时间约30min。常用量为2~10mg肌注或2~5mg静脉注射;也可10~20mg加入5%葡萄糖溶液100ml静脉滴注。

(3)多巴胺:是最常用的血管收缩剂,具有兴奋α、β_1和多巴胺受体作用,其药理作用与剂量有关。当剂量<10μg/(min·kg)时,主要作用于β_1受体,可增强心肌收缩力和增加心输出量,并扩张肾和胃肠道等内脏器官血管;剂量>15μg/(min·kg)时则为α受体作用,增加外周血管阻力。抗休克时主要取其强心和扩张内脏血管的作用，宜采取小剂量。

（4）多巴酚丁胺：对心肌的正性肌力作用较多巴胺强，能增加心输出量，降低肺毛细血管楔压，改善心泵功能。常用量为2.5～10μg/(min·kg)，小剂量有轻度缩血管作用。

（5）异丙肾上腺素：能增强心肌收缩和提高心率的β受体兴奋剂，剂量为0.1～0.2mg溶于100ml生理盐水静脉滴注，但对心肌有强大收缩作用和容易发生心律失常，不能用于心源性休克。

2. 血管扩张剂　分α受体阻滞剂和抗胆碱能药两类。

α受体阻滞剂包括酚妥拉明、酚苄明等，能解除去甲肾上腺素所引起的小血管收缩和微循环淤滞并增强左室收缩力。其中酚妥拉明作用快，持续时间短，剂量为0.1～0.5mg/kg加于100ml生理盐水静脉滴注。酚苄明是一种α-受体阻滞剂，兼有间接反射性兴奋β-受体的作用，能轻度增加心脏收缩力、心排出量和心率，同时能增加冠状动脉血流量，降低周围循环阻力和血压。作用可维持3～4d。用量为0.5～1.0mg/kg，加入5%葡萄糖溶液或生理盐水中，1～2h滴完。

抗胆碱能药物包括阿托品、山莨菪碱和东莨菪碱。临床上较多用于休克治疗的是山莨菪碱，可对抗乙酰胆碱所致平滑肌痉挛使血管舒张，从而改善微循环；还可通过抑制花生四烯酸代谢，降低白三烯、前列腺素的释放而保护细胞，是良好的细胞膜稳定剂。尤其是在外周血管痉挛时，对提高血压、改善微循环、稳定病情方面，效果较明显。

硝普钠也是一种血管扩张剂，作用于血管平滑肌，能同时扩张小动脉和小静脉，但对心脏无直接作用。静脉用药后可降低前负荷。剂量为100ml液体中加入5～10mg静脉滴注。滴速应控制在20～100μg/min，以防其中的高铁离子转变为亚铁离子。用药超过3d者应每日检测血硫氰酸盐浓度，超过12.8%时即应停药。

3. 强心药　包括兴奋α和β肾上腺素能受体兼有强心功能的药物，如多巴胺和多巴酚丁胺等，其他还有强心甙如西地兰，可增强心肌收缩力，减慢心率。在中心静脉压监测下，输液量已充分，当动脉压仍低而其中心静脉压显示已达15cmH_2O以上时，可经静脉适当应用强心药物。

休克时血管活性药物的选择应结合当时的主要病情，如休克早期主要病情与毛细血管前微血管痉挛有关；后期则与微静脉和小静脉痉挛有关。因此，应采用血管扩张剂配合扩容治疗；在扩容尚未完成时，如果有必要，也可适量使用血管收缩剂，但剂量不宜太大、时间不能太长，应抓紧时间扩容。

（六）治疗DIC改善微循环

对诊断明确的DIC，可用肝素抗凝，一般1.0mg/kg，1次/6h，成人首次可用10 000U（1mg相当于125U）。有时还使用抗纤溶药如氨甲苯酸、氨基乙酸，抗血小板黏附和聚集的阿司匹林、潘生丁和低分子右旋糖酐。

（七）糖皮质激素的应用

糖皮质激素最适用于感染性休克和重度休克病人。糖皮质激素的主要作用为：①阻断α-受体兴奋作用，使血管扩张，降低外周血管阻力，改善微循环；②保护细胞内溶酶体，防止溶酶体破裂；③增强心肌收缩力，增加心排出量；④增进线粒体功能和防止白细胞凝集；⑤促进糖异生，使乳酸转化为葡萄糖，减轻酸中毒。一般主张应用大剂量，静脉滴注，一次滴完。为了防止多用糖皮质激素可能产生的副作用，一般只用1～2次。

（八）营养支持

对休克病人进行合理的营养支持有助于保护胃肠黏膜完整性、提高免疫功能、促进伤口愈合和减少脓毒血症的发生。严重创伤或感染时，机体呈高分解状态，每天所供热能应在（125～146kJ/kg），增加蛋白质供应以维持正氮平衡，补充各种维生素和微量元素。肠道淋巴组织控制病原菌的局部免疫反应。

休克时，缺血、应激和应用抗生素、H_2受体阻断药、抗酸药和糖皮质激素治疗常破坏肠道免疫防御功能，易发生细菌易位。长期肠外营养可导致胃肠黏膜萎缩；肠内营养能刺激IgA和黏液分泌，保护胃肠黏膜免遭损伤，防止细菌易位和内毒素吸收进入血循环。因此，只要胃肠功能存在，即可开始肠内营养。

（九）其他类药物

包括：①钙通道阻断剂如维拉帕米、硝苯地平和地尔硫䓬等，具有防止钙离子内流、保护细胞结构与功能的作用。②吗啡类拮抗剂纳洛酮，可改善组织血液灌流和防止细胞功能失常。③氧自由基清除剂如超氧化物歧化酶（SOD），能减轻缺血再灌注损伤中氧自由基对组织的破坏作用。④调节体内前列腺素（PG_S），如输注前列环素（PGI_2）以改善微循环。

六、护 理

休克病人应设专人护理。根据休克的危重程度、病情变化和休克各期的特点，主要做好休克的病情观察和监测、急救护理、输液护理、营养护理、心理护理以及并发症的护理等等。

（一）病情观察

1. 意识方面 意识和表情反映神经中枢的血液灌注量和缺氧程度。当中枢神经细胞遭受轻度缺氧时，伤员表现为烦躁不安或兴奋，甚至狂躁。随着休克程度的加重，中枢神经细胞的缺氧加深而反应性降低，由兴奋转为抑制，表现为反应迟钝、表情淡漠、精神萎靡、嗜睡、意识不清甚至昏迷，此时病情已很危重。然而，意识障碍不仅可因脑血流减少所致，还可由于毒血症、代谢紊乱等其他原因所致，有的休克病人在血压尚未明显下降时，即可出现意识障碍。

在大量伤员到来时，既要注意处于兴奋状态的休克伤员，及早给予吸氧和输液，对于淡漠而“安静”的伤员更要避免遗漏，要主动及时抢救，严密观察呼吸、脉搏、血压等。如原来安静、清醒的伤员，突然转为烦躁不安，或原来烦躁不安的伤员突然安静下来，反应迟钝、意识模糊，都表示病情恶化。反之，伤员由昏迷转为清醒，由烦躁转为安静、合作，则表示病情好转。

对烦躁兴奋者，除积极抢救治疗外，应妥为保护，必要时可作适当约束，以免坠床或误拔掉治疗性管道等；对于吵闹不合作者，应想到是病理现象，在积极治疗的同时，温和、耐心地加以抚慰；伤员表现意识模糊，应注意保护性医疗制度，避免在伤员面前汇报或谈论危重病情，增加恶性刺激。对昏迷者则按昏迷护理常规护理。

2. 皮肤色泽及肢端温度 休克时皮肤表现往往明显，肤色和肢端温度一般反映外周微循环血流状态。常观察面颊、口唇和甲床的颜色，由红润转为苍白是休克的重要体征，反映周围小血管收缩，循环血流量减少；口唇或指甲床出现发绀或按压甲床毛细血管再充盈时间延长，表明微循环血流不足或有瘀滞。高排低阻型感染性休克的皮肤表现与上述略有不同，皮肤温暖而潮红。四肢皮肤出现灰白斑，是小血管弥漫性收缩或痉挛的表现，如在胸前或腹壁有出血点、瘀血斑或注射部位有渗血，提示有弥漫性血管内凝血可能，应引起重视。肤色的改变往往出现在血压、脉搏变化之前，而恢复在后。此外，表浅静脉的萎陷也出现较早，与肤色改变同时存在。肢端温度降低、肢端与躯体温度差加大，是周围血管收缩，血流量减少所造成的。早期休克，仅有手足发凉，如果温度降低范围扩大，延及肘、膝部以上，四肢厥冷，表示休克加重。简单的检查方法是用手掌触摸比较。有条件时，可同时测量肢体远端和肛门的温度差。在温暖环境或无周围血管病的伤员中，温差一般≤3～4℃。温差的缩小或加大可作为判断周围循环血液灌注状态的参考。

在肤色苍白和温度降低的同时出冷汗，是交感神经极度兴奋趋向衰竭的体征，也是伤情危重的表现。肤色由苍白转红润，出汗减少，四肢厥冷范围缩小，浅表静脉由萎陷转为充盈，说明周围循环阻力降低，血流量增加，微循环障碍改善，病情好转。

3. 脉搏与血压　脉搏与血压反映心搏血量。脉搏改变往往先于血压的改变。在休克早期，脉搏加快，但收缩压可能尚在正常范围，所以将脉搏和血压结合起来观察休克，即用休克指数（脉搏/收缩压，收缩压按毫米汞柱计）来监护休克，正常为0.5。当休克指数近于1.0时，循环血量损失约为1/4～1/3；休克指数>1.0时，循环血量损失约≥1/3。凡休克指数>1.0～1.5者为休克，>2.0为严重休克。在抗休克过程中，休克指数由大变小，表示休克趋向好转，治疗措施符合客观需要；反之，休克指数由小变大，表示休克趋向恶化，必须及时调整治疗方案。

休克时血压通常低于80/50mmHg，脉压差<30mmHg，定时测量血压与脉压对判断病情和指导治疗有重要价值。若血压逐渐下降甚至不能测出，脉压缩小，说明病情加重；反之，当血压回升，脉搏有力，手足转暖，则提示休克趋向好转。

休克时脉搏细弱，当桡动脉不易摸清时，则应摸较大的颈总动脉或股动脉，也可听心音。脉搏细而慢是心力衰竭、心跳趋向停止的先兆，但也可能是用药不当的结果，要加以区别。对于脉搏的观察应注意其速率、节律和强度，如心率过快或脉率不规则，疑有心律失常者，应与医师联系，立即做心电图检查和相应处理。低血压是诊断休克的一个重要指标，但不是早期指标。创伤伤员如果发现收缩压尚在正常水平，而脉压较小，心率加快，就应考虑潜在性休克的可能，应积极予以防治。在严重休克时，有时用听诊的方法较难测得血压，目前临床上大多采用有创的血压监测装置来持续监测血压，判断病情。

4. 呼吸　注意呼吸次数及有无节律变化。呼吸增速、变浅、不规则，为病情恶化；反之，呼吸频率及深浅逐渐恢复正常，提示病情好转。呼吸增至30次/分以上或降至8次/分以下表示病情危重。应保持呼吸道通畅，有分泌物及时吸出，鼻导管给氧时用40%～50%的高浓度（氧流量6～8L/min）。

5. 体温　休克时，体温大多偏低，但感染性休克可有高热。体温突然升高至40℃以上或骤降至常温以下，均系预后不良之兆。休克伤员测量体温1次/4h，以帮助判断病情变化，如体温低于正常，应给予保温。一般可加被盖或热水袋。热水袋应加套，注意温度不宜过高，因伤员末梢循环衰竭，肢端感觉不良，极易烫伤。如有高热，为降低代谢，减轻缺氧，应及时给予物理降温，必要时用冰水灌肠等。

6. 尿量　休克时肾血流量减少，肾小球滤过量也少，故尿量减少。因此，有休克时应留置导尿管以密切观察尿量的变化，间接地了解肾血流的灌注情况。可计尿量1次/h，同时测尿比重和pH等。通常血压在80mmHg左右时，每小时平均尿量为20～30ml。少尿或无尿，说明血压低于70mmHg，或肾动脉有痉挛，或肾功能减退。

在无法测量血压，如四肢严重创伤的情况下，测量尿量有现实意义。尿量<25ml/h、比重增加，表明肾血管仍存在收缩，或血容量仍不足；血压正常但尿量仍少，比重降低，则有急性肾衰竭可能；尿量稳定在30ml/h以上时，表示休克得以纠正。临床可以根据尿量和尿的pH、比重等的变化作为扩容治疗的重要依据。在观察尿的变化过程中，要注意保持导尿管通畅及避免尿路感染。值得注意的是，有的病人，如暖休克和非少尿型肾衰竭的患者，尿量可不减少。

7. 瞳孔　正常瞳孔双侧等大等圆，直径约2mm，对光反应存在。病情变化可引起瞳孔变化，观察重点是瞳孔大小、对光反射及双侧是否对称，如双侧散大、对光反射减弱或消失，说明脑组织缺氧严重，病人濒于死亡。

8. 伤口　不少休克伤员，其休克本身与伤口继发性出血、大量渗血、化脓感染、特殊感染、骨折端压迫疼痛等有直接关系。因此，应观察伤口情况，如有无出血、肿胀程度、分泌物多少、颜色、气味、有无气泡等。如伤口分泌物为绿色，是绿脓杆菌感染的特征；伤口剧痛、产气、水肿、坏死、恶臭，伴全身明显中毒症状者，为气性坏疽之特征等。发现异常应及时报告医师，采取相应措施。

9. 引流管的护理　外科手术病人常有许多引流管，如腹腔引流管，胸腔引流管等等，护理方法详见导管护理章节。

10. 特别护理记录　详细记录病人的病情变化及液体出入量，按常规测体温、脉搏、呼吸和血压。

（二）监测要点

1. 临床观察　主要是一看二听三摸四测。

（1）看：神志，口唇、皮肤颜色，浅静脉、末梢循环充盈情况，呼吸频率、节律和深度。通过神志可以反映中枢神经血流灌注和缺氧情况；通过口唇、皮肤颜色，浅静脉、末梢循环充盈情况的变化可以早期发现休克，当皮肤苍白范围扩大表明休克加重，当皮肤由苍白转为发绀提示进入严重休克，当皮下瘀斑、针眼渗血提示有DIC可能；呼吸频率、节律和深度反映患者有无酸中毒，有无休克肺的发生。

（2）听：呼吸音、呼吸道通畅情况，反映患者的呼吸道有无梗阻，有无痰堵，有无误吸。

（3）摸：脉搏，皮肤温度，冰凉范围扩大、温度降低表明休克加重；休克代偿期，脉搏增快，可以达到120/min以上，但血压正常，因此脉搏是判断早期休克的可靠依据。

（4）测量：心率、心律和血压，均为重要的监测项目。血压作为休克的标志，同心率和心跳强度结合可以判断失血量分级和休克程度。

2. 循环功能监测

（1）心电图监测：心电图可显示心率、心律和心肌供血等的变化，不仅心源性休克和原有心脏病者需要，而且其他较重的脓毒症、创伤、烧伤等并发休克时也需要心电图监测。

（2）动脉压监测：常用方法为袖套测压法（自动化间断的或连续测压法）。

（3）心排血量（Cardiac output，CO）和心功能监测：通过漂浮导管能测得CO。一般说来CO的结果较准确，将所测的CO结合病人的体表面积，还可计算病人的心排指数（Index of cardiac output，CI）。心功能监测还可通过心阻抗血流图、超声心动图、多普勒排血量等来进行。

(4) 中心静脉压(CVP)的测定:即测定接近心脏的上、下腔静脉的压力,可表示相对血容量即右心功能,对左心功能及左心前负荷仅能间接反映。它的临床意义在于了解休克病人心功能及血流动力学改变,便于进行补液、强心等治疗。正常值为 5~10cmH_2O。在低血压的情况下,CVP 低于 5cmH_2O 时,表示血容量不足;静脉血管床过度收缩或肺循环阻力增加;高于 20cmH_2O 时,提示有充血性心衰。

(5) 周围动脉压的监测:可采用桡动脉、尺动脉、足背动脉等外周动脉穿刺置管实施。

(6) 肺动脉楔压(Pulmonary arterial wedge pressure,PAWP)的监测:PAWP 的临床意义在于它比 CVP 更准确的反映左心房舒张末压的变化,从而了解左心前负荷及左心功能。用 Swan-Ganz 导管可以测得,正常值为 8~12mmHg,大于 30mmHg,提示有肺水肿;小于 6mmHg,提示血容量相对不足。

上述各项测定均具有一定的局限性,仅反映血流动力学变化的某一个方面,而不是全貌,单凭所测得的压力高低或心排血量的大小,并不能反映病人情况的可靠转归,因此各项数据必须结合病人的临床表现进行全面分析方可做出比较正确的判断。

3. 呼吸功能监测　呼吸功能的监测项目非常多,从测定呼吸生理功能的性质分,有肺容量、通气功能、换气功能、小气道功能、呼吸动力学等。临床休克病人作呼吸动力功能的测定,有助于进一步了解不同病理变化引起的呼吸功能障碍。结合对肺顺应性,气道阻力的连续测定,有助于指导呼吸窘迫综合征(ARDS)的治疗、护理和对其转归的估计。气体交换的测定,主要有:①动脉血气分析;②脉搏氧饱和度;③氧浓度监测;④二氧化碳曲线图。

血气分析可估计和判断呼吸状态,可了解肺的换气功能以及组织氧供与氧耗,因此动脉血气分析已成为抢救休克病人不可缺少的项目。血气分析的主要指标有:①氧分压;②血氧饱和度;③氧总量;④二氧化碳总量;⑤二氧化碳分压。经皮氧监测和经皮二氧化碳监测均为无创监测,可反映出氧或二氧化碳张力,将电极直接放置在皮肤上连续监测的新技术,操作方便,读数迅速,易为病人所接受。

(三) 休克急救护理

1. 体位　避免过多的搬动,取平卧位,双下肢抬高 20°~30°,或同时将头和躯干也抬高 20°~30°,以增加回心血量和减轻呼吸负担。

2. 呼吸功能的维持　维持呼吸功能是休克预防和治疗的一项基本措施。对于昏迷者要清除呼吸道分泌物、血块和异物,保持呼吸道通畅,头部偏向一侧,或置入通气管,以免舌后坠。给氧有助于减轻组织缺氧状态,可间断给氧,多采用鼻导管或面罩给氧法,流量 4~8L/min,以增加吸入氧浓度。如发生呼吸困难,应迅速通知医师,必要时实行气管内插管或气管切开施行人工辅助呼吸。

3. 保温　休克病人因其周围循环障碍,体温常低于正常,四肢厥冷,应盖棉被或毛毯保暖,不宜用热水袋加温,这是由于一方面水温过热会致烫伤,另一方面可使周围血管扩张而加重休克;过度加温还可增加组织耗氧量,增加分解代谢,使酸中毒加重,影响抗休克的治疗效果。

4. 镇静止痛　酌情使用镇静或止痛药物,疼痛剧烈时,可肌注或静脉注射吗啡 5~10mg,或哌替啶 50~100mg。但严重的颅脑损伤或胸部损伤伴有呼吸困难者禁用或慎用。

5. 妥善包扎伤口 对开放型胸部伤应及时施行密封包扎；对于骨折者要加以固定制动。

6. 及时止血 对于有活动性出血者应立即进行止血，一般外出血多用加压包扎法，少用或慎用止血带止血法。急救时已用止血带止血者须注明上止血带时间，送至有条件的单位后，应尽快换用结扎或缝合等彻底的止血方法。有明确内出血者，应在大量输血、输液的同时进行紧急手术止血。

7. 动脉输血或输注高渗盐水 对于濒死的重度休克者可给予动脉输血或输注高渗盐水（必要时加麻黄素 30～60mg），尽快使血压回升。

（四）休克输液护理

休克均存在绝对或相对的血容量不足，扩容是维持正常血流动力和循环灌注的物质基础，是抗休克的最基本措施。

1. 建立静脉通道 应及早建立 1～2 条静脉输液通路。如果表浅静脉尚充盈，可做静脉穿刺输液，所用针头要粗大，以加快液体的流速，并可保证长时间的输入畅通无阻。如果休克较重，静脉已萎陷，穿刺确有困难，或不能配合者，应当机立断进行静脉切开，不宜反复穿刺，耽误抢救时间。在建立静脉通道时，宜先抽血作交叉配型，以利及时输血。

2. 输血输液原则 休克时不仅要补充已丧失的血容量（全血、血浆、水、电解质），还要补充已开放的毛细血管床，才能纠正有效循环血量与组织灌流量的不足。因此，输血、输液量常常比估计丢失量要多 3～4 倍。补液、输血的原则一般是“丢失什么，补充什么，或需要什么先补充什么，需要多少，补充多少”。也要根据需要与可能灵活掌握。

3. 合理调整输液速度 补液太慢、太少，不能纠正休克；补液过快、过多，则可引起心力衰竭和肺水肿等并发症，因此输液速度的掌握常常直接影响休克复苏的成效。对于青壮年创伤患者来说，心血管功能良好，一般不易发生心肺方面的并发症。对于颅脑、胸部损伤患者仍需注意输液速度。对于休克患者的输液，要求先快后慢，在密切观察下边输入、边分析、边估计、边调整。若经过一般输液，估计量已足够，而伤员情况却未见明显改善，要及时报告医师，考虑其他原因和措施，包括彻底止血和引流等。

4. 其他 应用抗休克药物时，因常常有多种药物同时输入，所以要注意药物间的配伍禁忌、药液浓度及滴数，准确记录液体的入量和 24h 出入量。

（五）应用血管活性药物护理

1. 使用血管收缩药（如去甲肾上腺素）切忌药液渗透于血管外，引起皮肤坏死。使用时，应先输入 5% 葡萄糖液，等待液体输入通畅，确实证明在血管内时，再加入药液并摇匀，缓慢滴注。若出现脉搏细速、四肢厥冷、出冷汗、尿量减少，应停止使用，以免加重主要器官的功能损害。同时使用甘露醇利尿，以防急性肾衰竭，也可与血管扩张药等同时应用。

2. 使用血管扩张药之前应先补充血容量，使用时应密切监测血压的变化，以防血压骤然下降。在使用后期，血压有短暂的下降，但脉压增宽；皮肤红润，四肢转暖，尿量增多，血压逐渐回升，表明微循环及组织灌流改善，病情好转。心律>120 次/分者，忌用异丙肾上腺素，以免引起心律失常。

3. 使用血管活性药物时需从小剂量开始，停药时逐渐减量，以防血压骤降，药物选择与注入速度均应遵照医嘱。使用升压药时必须从最低浓度、慢速开始。测血压1次/5min，并根据血压的高低调节血管活性药物的浓度和速度，待血压平稳、全身情况好转后再延长测定间隔时间。有的病人对升压药很敏感，收缩压可由测不出而突然升高达200mmHg；此时，病人感到头痛、头晕、烦躁不安，应立即停药并汇报医师。

（六）并发症预防

1. 褥疮 休克病人属重症，大多是卧床，故应保持床单清洁、平整、干燥。定时翻身、拍背，并做好皮肤护理。对强迫体位的病人，要做好肢体受压部位的皮肤保护。适当应用气垫床或局部加垫。

2. 坠积性肺炎 许多休克患者长时间卧床，平卧位时呼吸幅度减弱，气体交换量减少，导致呼吸道分泌物排出减少，以致发生肺炎或支气管肺炎。应指导患者用力咳嗽，定时翻身，翻身时轻叩胸背部，咳嗽无力者，可用双手按压上腹部以辅助呼吸。痰液黏稠者，可每日定时雾化吸入，必要时可行支气管冲洗引流或气管切开。

3. 泌尿系感染 休克患者多有留置导尿，要严格无菌操作，以防止感染。定期进行尿培养检测和药物敏感试验。一旦出现感染症状，应抬高床头，增加液体入量；尿管采用密闭式集尿器持续引流，使用广谱抗生素，防止逆行感染。

（七）心理护理

休克的强烈刺激，加之抢救措施繁多，易使病人感到自己病情危重、面临死亡而产生恐惧、焦虑、烦躁不安、紧张等情绪。如果亲属的承受能力和应变能力也随之下降，将严重影响患者与医疗护理的配合。医护人员应保持镇静的工作态度，忙而不乱、紧张有序地进行抢救，以稳定患者和家属的情绪，并取得他们的信赖和主动配合；注意保持病区环境的安静舒适，保证患者的休息，减少噪声对病人的刺激；要加强巡视，注意病情的观察，减少监护仪器的故障报警，以减少在各种仪器和导管包围中的病人的恐惧心理；做好家属的心理护理，应将病人病情及其危险性和治疗护理方案客观地告诉家属，要求他们协助医护人员做好病人的心理支持；当病人病情稳定后，应及时做好安慰和解释工作，指导患者配合治疗和护理，调动其主观能动性，树立战胜疾病的信心。

第九节 多脏器功能不全的护理

当机体受到严重感染、创伤、休克等严重打击后，同时或序贯发生两个或两个以上脏器发生功能衰竭，这种序贯渐进的临床过程被称为多器官功能衰竭（multiple organ failure, MOF）或多器官功能障碍综合征（multiple organ dysfunction syndrome, MODS）。目前MODS病死率仍高达60%～94%，是严重感染、创伤或大手术后最常见的病死原因。目前，尽管在临床上治疗MODS的方法越来越新，但仍缺乏有效的治疗方法。

一、病因

引起MODS的病因非常多（表15-4），目前临床上主要有以下几种原因：①严重创伤和大手术：严重多发性损伤或严重复合伤，大手术如肝叶切除、胰十二指肠切除以及大器官的移植手术等；②重症感染和败血症：如胆道感染、严重脓毒症；③严重休克：各种类型的休克。快速大量输血输液、吸氧浓度过高、术后治疗错误等，老年人、免疫功能低下、营养不良等均可促进 MODS 的发生。

表 15-4　诱发 MODS 的主要高危因素

复苏不充分或延迟复苏	营养不良
持续存在感染病灶尤其双重感染	肠道缺血性损伤
持续存在炎症病灶	外科手术意外事故
基础脏器功能失常	糖尿病
年龄≥55 岁	糖皮质激素应用量大、时间长
嗜酒	恶性肿瘤
大量反复输血	使用抑制胃酸药物
创伤严重度评分≥25	高血糖、高血钠、高渗血症、高乳酸血症

二、病理生理特点

(一) MODS 的发病机制

MODS 的发病机理十分复杂,广泛涉及神经体液、营养代谢、免疫、凝血等诸多方面,因此产生许多学说如“内毒素学说”、“代谢学说”等等。目前我们尚不知 MODS 的确切发病机制,但某些相关因素是明确的,严重创伤、休克、感染可以启动全身炎症反应,以不同的方式触发显著的器官衰竭。现在主流的看法是失控的全身炎症反应综合征(SIRS)很可能在 MODS 发生中起主要作用。SIRS 是指在各种致病因子如感染、缺血、休克、多发性创伤等作用下,促使机体局部和全身产生及释放炎性介质,其实是机体对病因的一种应激反应。SIRS 时大量白细胞黏附在激活的血管内皮细胞上,影响甚至阻断微循环血流。肿瘤坏死因子、白介素等炎性介质又激活内皮细胞可表达组织因子、血小板-内皮细胞黏附分子和血栓素 A_2 等诸多因子。肿瘤坏死因子、内毒素、Ⅶa 等作用改变了凝血环境,内皮细胞的损伤诱发大量微血栓进一步阻塞局部血流和加重器官功能衰竭。

(二) MODS 的临床特征与病理生理特点:

1. 衰竭的器官通常并不来自直接的损伤,从原发伤到发生器官衰竭在时间上有一段间隔。

2. MODS 往往来势凶猛,病情发展急剧,难以被迄今的器官支持治疗所遏制,预后凶险,但毕竟是炎性损伤,若治愈存活,脏器功能大多可以恢复正常。

3. 并非所有患者都有细菌学证据,明确并治疗感染未必能提高患者的存活率。

4. 病理学上,MODS 缺乏特异性,主要发现是广泛的炎症反应,30% 以上的患者临床及尸检中无病灶发现。

5. 生理上持续的高代谢,耗能途径异常,导致组织营养障碍。循环不稳定、调节失控,合并内环境紊乱,导致组织细胞缺氧。

三、临床表现

MODS 的临床表现是多种多样的,原发病不同,临床表现也会有很大的不同,程度也各有差异。

（一）呼吸功能障碍

初期表现为呼吸急促、低氧血症，患者有呼吸性碱中毒。可进一步发展为重度呼吸困难，出现代谢性酸中毒，重症者发生急性呼吸窘迫综合征。

（二）肾功能障碍

常有急剧发生的肾小球缺血，肾血流量减少或毛细血管狭窄、堵塞等造成少尿或无尿，最终发展为急性肾衰竭。肾小管变性、坏死，重吸收功能下降，致使肾髓质的渗透压梯度减小或肾的浓缩功能降低，出现低渗尿或等渗尿。

（三）心功能障碍

发生率较低，常伴随休克、各脏器血供减少、微循环障碍、代谢性酸中毒。临床表现为：心搏量减少，心脏指数降低<2.5L/(min·m^2)，左心舒张末压上升，肺动脉楔压>18mmHg，动脉收缩压<60mmHg，平均动脉压<49mmHg，心率<55/min，发生室速室颤。血 pH<7.24，但 $PaCO_2$>49mmHg。

（四）肝功能障碍

MODS 中出现较早。肝功能损害造成人体代谢和解毒功能障碍，其临床表现为黄疸，血清总胆红素>34.2μmol/L 且持续时间超过 3d，丙氨酸转氨酶、天冬氨酸转氨酶和乳酸脱氢酶大于正常值 2 倍。

（五）胃肠功能障碍

严重创伤、休克、感染等常引起胃肠道黏膜溃疡、出血和坏死，是 MODS 常见的病变之一。MODS 时胃肠道缺血、缺氧，胃酸分泌减少，肠道通透性增加，肠管扩张、蠕动减慢、肠麻痹等。

（六）凝血系统功能障碍

创伤、感染和侵袭性大手术常可激活凝血系统，使血液凝固性增高，消耗大量的凝血因子和血小板，在循环内广泛地形成微血栓，导致弥散性血管内凝血（DIC）。继而微循环障碍，组织缺血缺氧，同时激活纤维蛋白溶解系统，血液凝固性降低，出现各脏器和皮肤黏膜的广泛出血，多脏器功能衰竭。

（七）中枢神经系统功能障碍

MODS 伴有意识障碍者占 7%～30%，开始时精神恍惚，易激怒，反应迟钝。危重病人出现昏迷。

四、诊 断

全身炎症反应综合征（SIRS）和 MODS 共存。

（一）SIRS 的判断

判断 SIRS 应具备 2 项或 2 项以上异常表现：①T>38℃或<36℃；②HR>90/min；③R>20/min 或 $PaCO_2$<32mmHg；④白细胞>12.0×10^9/L 或<4.0×10^9/L，或不成熟白细胞>10%。

（二）MODS 的判断

全身炎症反应继续加剧必将引起心血管性休克、内环境失衡、细胞凋亡、免疫抑制，最终导致 MODS。目前 MODS 的诊断标准仍不统一，任何一个 MODS 的诊断标准，均难以反映器官功能紊乱的全部内涵，主要的诊断标准有以下几种，我们可以根据临床具体情况选择应用。

1. 1995 年全国危重病急救医学学术会议标准 ①呼衰：R>28 次/min；PaO_2<50mmHg；

$PaCO_2$>45mmHg；PaO_2/FiO_2≤200mmHg；P(A-a)DO_2($FiO_2$1.0)>200mmHg；胸片显示肺泡实变≥1/2 肺野(具备其中 3 项或 3 项以上)；②肾衰：除外肾前因素后，出现少尿或无尿，血清肌酐、尿素氮水平增高，超出正常值 1 倍以上；③心衰：收缩压<80mmHg，持续 1h 以上；CI<2.6L/(min·m^2)；室性心动过速；室颤；二～三度房室传导阻滞；心搏骤停复苏后(具备其中 3 项或 3 项以上)；④肝衰：总胆红素>34μmol/L；肝脏酶较正常升高 2 倍以上；凝血酶原时间>20s；有或无肝性脑病；⑤DIC：血小板<100×10^9/L；凝血酶原时间和部分凝血酶时间延长 1.5 倍，且纤维蛋白降解产物增加；全身出血表现；⑥脑衰：Glasgow 评分低于 8 分为昏迷，低于 3 分为脑死亡。

2. 修正的 Fry-MODS 诊断标准(表 15-5)　该标准结合国际常用的诊断标准，几乎包括了所有可能累及的器官或系统。

表 15-5　多器官功能障碍综合征诊断标准

系统或器官	诊断标准
循环系统	收缩压<90mmHg，并持续 1h 以上，或需要药物支持才能维持循环稳定
呼吸系统	急性起病，PaO_2/FiO_2≤200mmHg(无论是否使用 PEEP)，X 线正位胸片见双侧肺浸润，肺动脉嵌顿压≤18mmHg 或无左房压力升高的证据
肾脏	肌酐>2mg/100ml，伴少尿或多尿，或需要血液净化治疗
肝脏	血胆红素>2mg/100ml，并伴 GPT、GOT 升高，大于正常值 2 倍以上，或已出现肝昏迷
胃肠	上消化道出血，24h 出血量超过 400ml，或胃肠蠕动消失不能耐受食物，或出现消化道坏死或穿孔
血液	血小板<50×10^9/L 或降低 25%，或出现 DIC
代谢	不能为机体提供所需能量，糖耐量降低，需要用胰岛素；或出现骨骼肌萎缩、无力等现象
中枢神经系统	GCS<7 分

3. Knaus 提出的 APACHE Ⅱ 修正的多器官功能衰竭诊断标准(表 15-6)　该标准在诊断依据的选择上，过多采用了各器官的简单生理特征，使诊断标准的准确性降低，目前较少采用。

表 15-6　APACHE Ⅱ 修正的多器官功能衰竭诊断标准(Knaus)

系统或器官	诊断标准
循环系统	心率≤54/min；平均动脉压≤49mmHg；室性心动过速或室颤；动脉血 pH≤7.24，伴 $PaCO_2$≤40mmHg
呼吸系统	呼吸频率≤5/min 或>49/min；$PaCO_2$≥50mmHg；呼吸机依赖或需用 CPAP
肾脏	尿量≤479ml/24h 或≤159ml/8h；尿素氮≥36mmol/L；肌酐≥310μmol/L
血液	白细胞≤1×10^9/L；血小板≤20×10^9/L；红细胞比容≤20%
中枢神经系统	GCS≤6 分
肝脏	血胆红素>6mg/100ml；凝血酶原时间延长 4s

注：符合 1 项以上，即可诊断。

4. 多器官功能衰竭综合征计分法评估系统（表 15-7） 该方法是定量、动态评价 MODS 病理生理过程的较理想手段。通过每日作 MODS 评分，可对 MODS 的严重程度及动态变化进行客观的评估。

表 15-7 多器官功能衰竭综合征计分法评估系统

器官系统	分值				
	0	1	2	3	4
呼吸系统（PaO_2/FiO_2）	>300	226～300	151～225	76～150	≤75
肾脏（肌酐 μmol/L）	≤100	101～200	201～350	351～500	>500
肝脏（胆红素 μmol/L）	≤20	21～60	61～120	121～240	>240
心血管（PAHR）*	≤10	10.1～15.0	15.1～20.0	20.1～30.0	>30.0
血液系统（血小板×10^9/L）	>120	81～120	51～80	21～50	≤20
神经系统（GCS）	15	13～14	10～12	7～9	≤6

* PAHR（压力调整的心率）= HR（心率）×RAP（右房压）/MAP（平均动脉压）

五、监测与处理

（一）监测

1. 呼吸功能监测 观察呼吸道是否通畅，有无呼吸困难、发绀，注意呼吸频率、节律、潮气量等。①呼吸机械力学监测，包括每分通气量（V_E）、肺泡通气量（V_A）、气道压力、顺应性、呼吸功、肺内分流率（QS/QT）、死腔通气比例（VD/VT）；②血气分析，包括动脉血氧分压（PaO_2）、动脉血二氧化碳分压（PCO_2）、HCO_3^-、肺泡气-动脉血氧分压差（A-aDO_2）；③氧耗（VO_2）、氧供（DO_2）；④呼气末正压通气（PEEP）时监测肺动脉楔压（PAWP）；⑤胸部 X 线检查。

2. 循环功能监测 ①心肌供血：心电监护、定时行 12 导联心电图检查；②前负荷：中心静脉压（CVP）、肺动脉楔压（PAWP）；③后负荷：肺循环的总阻力指数（PVRI）、体循环总阻力指数（TPRI）；④心肌收缩力：心排血指数（CI）、左心室每搏功指数（LVSWI）。

3. 肾功能监测 ①尿液监测，包括尿量、尿钠、尿比重、尿渗透压、尿蛋白。②渗透清除量、自由水清除率、滤过钠排泄分数等。③血尿素氮、血肌酐测定等。

4. 肝功能监测 血胆红素测定，血丙氨酸转氨酶、天冬氨酸转氨酶和乳酸脱氢酶等的测定。

5. 凝血功能监测 动态监测血小板计数、纤维蛋白原、凝血酶原等。

6. 中枢神经功能监测 危重病人可有嗜睡、昏迷和癫痫发作，可做头颅 CT 扫描、脑电图等监测。

7. 内环境监测 ①酸碱度，包括 pH 值、HCO_3^-、碱剩余（BE）、血乳酸；②电解质，包括钾、钠、氯、钙、磷、镁；③血浆晶体渗透压、血浆胶体渗透压、血糖、血红蛋白、血细胞比容；④胃黏膜 pH 值。

（二）处理原则

迄今对 MODS 的治疗主要是进行综合治疗和器官功能的支持。因对该病理过程缺乏有效的遏制手段，故 MODS 仍然有相当高的死亡率，更重要的是预防 MODS 的发生，这是提高危重病患者生存率的最重要措施和最根本途径。基于对发病机制的认识，提高复苏质量，有效控制感染是主要的预防措施，把器官受损的严重性和数目控制到最低限度。

1. MODS 的预防　对 MODS 的最佳处理是预防，包括：①准确的临床判断；②休克患者尽早复苏，提高复苏质量；③对所有可治性损伤早期实施确实有效的治疗，杜绝医源性诱发原因；④迅速恢复心血管的功能，最大的有效供氧；⑤临床上高度怀疑感染的病例要不懈地寻找感染灶；⑥注意肠道菌群保护，提倡尽早胃肠道进食；⑦营养代谢支持。

2. 治疗要点

（1）提高复苏质量：重视病人的循环和呼吸，尽可能及早纠正低血容量、组织低灌流和缺氧。各项急救措施和治疗过程中均强调时间性，因为组织低灌流和缺氧时间越久，组织损害就越严重。MODS 病人最早和最常见的是 ARDS，所以呼吸道的管理与监测是重点，必要时给予机械通气。

（2）防治感染：根据致病菌和药物敏感试验选用有效的抗生素；强调工作人员的洗手，加强无菌操作；各种体腔导管和有创监测管道每日常规消毒护理，防止院内感染对病人的第二次打击。

（3）治疗任何一个首先继发的器官功能障碍，阻断病理的连锁反应，以免形成 MODS：临床经验证明，治疗单一器官功能障碍的效果，胜过治疗 MODS。早期识别器官功能障碍，就可做到在出现明显的器官衰竭以前进行早期干预。

（4）尽可能改善全身情况：如内环境、营养等。保护肠黏膜屏障功能，防止细菌和内毒素移位。在创伤和休克早期，应快速有效地输液治疗和应用血管活性药物，防止或减轻肠黏膜缺血。加强全身支持治疗，在有肠道功能的情况下尽早建立肠内营养。

（5）免疫调理治疗：免疫调理是近 10 年 MODS 治疗的主要研究方向，目的在于设法阻断介质的释放或削弱其作用。

（6）基因治疗：基因治疗试图从根本上改变炎性介质的释放和效应细胞的反应状态，从而实现对全身炎症反应的总控制。由于改变基因构行的工作比较复杂，目前临床能做的是抑制细胞炎性介质的转录和表达，主要药物有糖皮质激素、抗氧化剂等。

六、护　理

（一）心理护理

护士应掌握良好的沟通技巧，尽可能多地同清醒患者交谈，掌握他们的心理感受与需求，建立良好的护患关系。护士要有娴熟的操作技术，高度的责任心，取得患者信任。鼓励恢复期患者做些力所能及的事情，以逐渐消除其依赖心理；做好保护性医疗，稳定家属情绪，鼓励患者康复自信心。

（二）安全护理

该疾病病情危重，各项监护治疗技术复杂，患者存在着一定的护理难度，因此要加强护理安全，护理人员能够及时估计和发现潜在的护理危险因素。如预防烦躁患者坠床；防止非计划性的气管插管脱出或患者自行拔除；防止深静脉置管的堵塞或滑脱，预防动脉测压管的滑出或接头松脱；观察全身各种引流管在位和引流情况，防止脱出。

（三）脏器护理

1. 神经系统护理

（1）严密观察神志变化，注意观察瞳孔的大小、对称性以及对光反应。

（2）给予冰枕冰帽以降低脑细胞代谢。

（3）躁动时给予镇静剂并注意毒副作用。

（4）注意脱水及利尿剂的正确给药方法、作用及时间。

2. 呼吸系统护理

（1）注意呼吸的快慢、深浅和规律等。保持呼吸道通畅，加强气道湿化，确保呼吸机正常运转，严格按人工气道常规和呼吸机使用常规护理。

（2）加强口腔护理，定时翻身拍背，清醒患者鼓励其深呼吸及深部咳嗽排痰。

（3）保持病室相对湿度和温度。

（4）及时留取痰及口腔分泌物行细菌培养，加强对吸痰器、氧气导管、雾化器、湿化瓶等的消毒。

3. 循环系统护理

（1）了解脉搏快慢、强弱、规则与否和血管充盈度及弹性，严密监测心率、血压及脉压差变化。

（2）严密观察中心静脉压变化。观察末梢循环情况并注意保暖。

（3）血液透析须严格无菌操作。

（4）观察输血输液反应并注意药物配伍禁忌及不良反应，严格无菌操作。

（5）认真执行输液计划，晶体、胶体合理搭配，准确记录出入量。

4. 消化系统护理

（1）严密观察呕吐及排泄物的色、味、量、质及伴随症状。

（2）观察呕吐及便血的先兆症状，如头晕、口渴、恶心等常为呕血的先兆；肠鸣音亢进、腹胀、腹痛常是便血的先兆。

（3）及时采取止血措施，做好各种检查和交叉配血试验。

5. 泌尿系统护理

（1）严密观察尿量、尿质及比重的变化并正确记录，尤其是使用利尿剂后，注意密切观察病情变化。

（2）严格无菌操作，加强留置尿管及会阴护理，保持尿道口、尿管、尿瓶清洁、通畅并定时更换。

（3）注意尿化验值变化与肾衰病情发展的关系，注意肾前性少尿与肾衰竭少尿的关系。

（4）尽量避免使用肾毒性药物，如病情确实需要，也应减少剂量，并注意观察用药过程中患者尿量、颜色的变化。

6. 纠正代谢失衡的护理

（1）严密观察体温和基础代谢率的变化。

（2）给予高蛋白、高热量营养支持并尽快恢复胃肠道营养，必要时给予鼻饲营养。

（3）注意补充足够的维生素和微量元素。

（4）注意营养支持操作的无菌及卫生。

（5）定期测量体重。

7. 其他护理　MODS 病程较长，病人体质衰弱，应注意预防口腔霉菌感染、褥疮、肢体挛缩及肢体萎缩等并发症，保持骨折部位的功能位及科学合理安排功能锻炼。

（王志萍　韩文军　王元琳）

思　考　题

1. 急性呼吸系统功能不全临床表现。
2. 呼吸系统功能不全的处理。
3. 呼吸系统功能不全的氧疗原则。
4. 机械通气的护理。
5. 循环系统功能不全的病因。
6. 左心衰竭的临床表现。
7. 右心衰竭的临床表现。
8. 急性肺水肿的护理。
9. 肝功能不全病人的护理。
10. 血液病病人的护理。
11. 脑卒中病人的护理。
12. 典型的少尿型急性肾衰竭分哪几期？各期临床表现特点与护理要点。
13. 临床上应如何预防急性肾上腺皮质功能不全的发生，一旦发生该如何处理？
14. 在休克的病程演变过程中如何通过护理评估判断病情变化并实施有效护理措施？
15. 对于受严重打击的患者，如何预防多脏器功能不全的发生？

第五篇　疼痛诊疗护理学

第十六章　疼痛的概述

要点

1. 人类对疼痛的认识经历了唯心到唯物的辩证过程。疼痛被认识的历史是医学和神学、宗教边界逐渐厘清的历史，是现代医学体系逐渐建立的历史、是病人的个人意志逐渐得到彰显的历史。

2. 疼痛对各个器官和系统有一定不良影响：①增加心肌耗氧；②限制通气功能；③抑制胃肠道功能；④诱发血液高凝状态；⑤抑制免疫机能；⑥长期慢性疼痛导致精神抑郁、焦虑和恐惧。

3. 疼痛是指由体外或体内的伤害性或潜在伤害性刺激所产生的主观体验，并伴随躯体运动反应、自主神经反应和情绪反应等，是一种不愉快的感觉和情感体验，或用与此类损伤有关的词汇来描述的主诉症状。

4. 疼痛产生是由一种适宜的刺激作用于伤害性感受器，换能后转变为神经冲动，循相应的伤害性传入通路，进入中枢神经系统，经脊髓、脑干、间脑中继后直到大脑边缘系统和大脑皮质，通过各级中枢整合后产生疼痛感觉和疼痛反应。

5. 疼痛中枢包括：脊髓、脑干、丘脑、边缘系统、基底神经节和大脑皮质。疼痛的传导途径主要有脊髓丘脑侧束、三叉神经脊束、脊髓-网状-丘脑通路、脊颈束、二级后索通路、脊髓固有束和内脏痛通路等。

对于疼痛，每个人都有自己的切身体验。在漫长的人类发展史中，疼痛一直是被重视和研究的医学问题。近年来，随着人们生活水平的明显提高，人们对待疼痛的态度也发生了改变。多数人不再默默忍受，而是主动要求缓解或消除疼痛。越来越多的人认识到：疼痛，尤其是持续的剧烈疼痛，会对机体各个器官和系统产生一定的危害性。目前，随着疼痛科的建立和疼痛相关学科的不断发展，以及广大医务人员对疼痛认识程度的不断提高，各种慢性疼痛和急性疼痛将会得到更为合理的诊治，疼痛医学也将为人类和社会的发展做出新贡献。

第一节　疼痛认识的发展史

随着人类社会不断向前发展,人类对疼痛的认识不但越来越趋向医学层面,而且也越来越趋向社会层面。考察疼痛的历史,人们得到的启示是:疼痛被认识的历史就是医学和宗教边界逐渐厘清的历史、是现代医学体系逐渐建立的历史、是病人的个人意志逐渐得到彰显的历史。

一、古代对疼痛的认识

由于受到宗教、迷信和神学的负面影响,古埃及人对疼痛的认识很大程度上与其早期社会的信仰有关。他们认为,疼痛与创伤不同,它是上帝驱使恶灵和其他黑暗力量降临,并通过人体的孔隙(鼻孔、耳朵)进入体内,破坏正常功能,从而引起疼痛。古印度的著名医学家查雷卡认为,所有快乐和疼痛都是心脏的体验。古希腊的著名医学家希波克拉底(约公元前460—377年)所著的《论医术》中谈到:缓解疼痛是医师的职责,医师应该知道何时对疾病进行治疗,何时不治疗。希波克拉底已认识到疼痛不是一种孤立的症状,而是患者全身状况的部分体现。公元1世纪提比略时代的瑟尔苏(公元?~100年)将疼痛视为诊断疾病的重要线索,而且还详述了各种可能的治疗手段。古罗马医学史上著名的医生盖仑(公元130—200年)认为疼痛是意识知觉的最低级形式,其原因在于组织结构的破坏和心理状态的急剧改变(如紧张和应激等)。

古代中医认为,痛觉的产生没有特殊的中枢,其原因在于阴和阳的平衡被破坏,冷、热失调,通常与心血管功能有关。情绪过度波动也会影响阴阳平衡,引起某些器官的疼痛。古代中国的医学理论还认为,疼痛的产生是由多个穴位参与的。

二、中世纪时代对疼痛的认识

中世纪(约公元476~公元1453年)的西欧人开始相信耶稣基督的力量。基督教对疼痛的这种态度促使人们崇尚殉教,认为甘愿受苦是灵魂高尚的表现。基督教还认为:疼痛是神赐予人类的礼物,是一种使忠实信徒能更接近救世主的献祭品,也是赎罪的一种方式。

中世纪的欧洲医学处于较为落后的黑暗时期,而当时的中国医学正处于唐、宋、元、明时代,是中国医学辉煌、普及、发展的时期,其医学水平远远领先于世界医学。这个时期的中国医学有大量关于疼痛治疗的记载。公元652年孙思邈的著作《备急千金药方》和公元752年王焘的著作《外台秘要》都记载了大麻镇痛的方法。1337年,元代危亦林的著作《世医得效方》中有草乌散镇痛的记载。1381年,明代朱棣在其著作《普济方》也记载了草乌散的制法和用法。总之,与中世纪西欧落后的医学相比,中国医学却正处于辉煌璀璨的时期,对疼痛的治疗也达到了一定水平,为后人留下了宝贵的医学知识财富。

三、文艺复兴时期对疼痛的认识

安德烈·维萨里(Andreas van Wesel,1514—1564年)根据自己所做的大量人体解剖结果,于1543年在巴塞尔完成了伟大著作《人体的构造》,该书对人体的结构进行了精确的描述,为疼痛学发展奠定了坚实的物质基础。

1664 年，Thomas Willis（托马斯·威利斯）（1621—1675 年）发表了《脑解剖》，奠定了人类中枢神经与周围神经系统结构的基础，使人类对大脑的认识提升到一个崭新的高度，证实了疼痛有着物质基础。

1644 年，法国科学家勒奈·笛卡尔（Rene·Descartes，1596—1650 年）在《哲学原理》中提到，疼痛感觉来源于皮肤与大脑之间的一条特异通道。他举了一个将火焰放在脚边的例子：当火焰足够大时，产生的热量能烧伤人，疼痛的感觉就会传递到大脑，大脑再将刺激信息传送到四肢，做出逃避反应。

四、18 世纪至 20 世纪对疼痛的认识

（一）镇痛药物和方法

英国化学家约瑟夫·普里斯特里于 1799 年 4 月成功制造出了氧化亚氮。牙医霍勒斯·维尔斯于 1845 年将氧化亚氮应用于拔牙患者的镇痛。1806 年，德国化学家泽尔蒂纳首次从鸦片中分离出吗啡。1852 年，格哈德合成了阿司匹林。1897 年，费利克斯·霍夫曼在柳树皮和牧草中提取出乙酰水杨酸，于 1899 年投入到市场。1860 年，Nieman 发现了可卡因，1885 年，Halstead 开始将可卡因用于下颌神经阻滞，这是神经阻滞的开端。同年 Corning 在狗进行了脊麻的实验，在未抽出脑脊液的情况下，注射可卡因，意外的产生了下肢麻痹的现象，这成为了硬膜外阻滞的开端。1891 年，英国 Wynter 和德国 Quincke 介绍了腰椎穿刺术。1898 年，Bier 为动物及人做蛛网膜下腔阻滞成功。1924 年，Buluhebckuu 使用肾周围阻滞封闭，为封闭阻滞的开端。1928 年 Firsleb 合成了丁卡因。1940 年，Cleland 首先经硬膜外腔插入细导管行连续硬膜外阻滞。

（二）对疼痛机制的认识

1. 疼痛的特异性　19 世纪早期，苏格兰解剖学家 Charles·Bell 和法国生理学家 Francois Magendie 就证实，脊神经后根与感觉传导有关，而前根与运动反应有关。Charles·Bell 在 1811 年提出感觉神经元与运动神经元功能不同的理论。Francois Magendie 在 1822 年也提出了类似的理论。19 世纪末，缪勒提出，每一根感觉神经都被认为投射到大脑的特定部位。在 1894 和 1895 年间，Max von Frey 提出了四种主要的皮肤感觉形式，分别为触觉、冷觉、热觉和痛觉。

2. 疼痛的总和理论　1874 年，尔伯继痛觉特异性理论之后，提出加强（总和）理论。他认为，任何一种感觉刺激只要达到足够的强度，都能够导致疼痛。

3. 疼痛与心理　俄国的巴甫洛夫和 Skinner 根据动物实验的结果相继提出条件反射理论：痛觉产生的同时伴随着一定的行为和思想，这些行为和思想能增强疼痛。1900 年，英国生理学家 Sherrington 也认为疼痛具有感觉和情绪两种成分的观点，并且涉及个体的认知功能，受到经验、文化背景和心理素质的影响。

4. 闸门理论　1965 年，Melzack 和 Wall 提出了闸门控制理论，该理论是对疼痛传导通路的特异性、中枢总和效应、传入信号调制以及心理因素影响的综合体现。

第二节　疼痛认识的现状

随着医学发展、高科技诊疗设备的出现，人们对疼痛产生的不良影响、疼痛机制及其有

效治疗手段的认识已经达到了前所未有的高度。越来越多的人认识到疼痛的意义不仅局限于医学层面，而且逐渐趋向于道德、法律层面。

一、疼痛对机体的影响

疼痛是人对伤害性刺激的一种主观感受，是人的理性因素、情感因素和生理因素相互作用的结果。它包含两重意思：即痛觉和痛反应。痛觉是一种意识现象，属于个人的主观知觉体验，会受到人的心理、性格、经验、情绪和文化背景的影响，患者表现为痛苦、焦虑；痛反应是指机体对疼痛刺激产生的一系列生理病理变化，如呼吸急促、血压升高、瞳孔扩大、出汗、骨骼肌收缩等。疼痛一方面是多种疾病的共有症状，另一方面许多慢性疼痛本身已成为一种疾病，如带状疱疹后神经痛、原发性三叉神经痛、偏头痛等。

疼痛具有保护性和防御性的功能，能警告机体正在遭受某种伤害性刺激，提醒机体摆脱伤害。然而，持续、剧烈的疼痛会不可避免对人体产生一定的危害：它不仅使患者遭受痛苦，更重要的是可对机体各个系统和器官功能造成明显的不良影响，引起各种并发症，而有些严重的并发症往往是致命性的，如心肌梗死、脑出血、肺栓塞等。

（一）疼痛对心血管系统的影响

疼痛导致机体产生应激反应，释放一系列的内源性活性物质，影响心血管系统功能，可导致患者术后血压增高、心率增快甚至心律失常。心肌耗氧量增加，心肌氧供需失衡，原有冠心病患者可致心肌缺血、心绞痛发作。对心脏功能低下的患者可引起充血性心力衰竭。疼痛也使患者的微循环血流速度明显减慢和瘀滞，导致血液呈现高黏滞、高凝状态。疼痛主要通过以下几个方面影响心血管功能：

1. 交感-肾上腺髓质系统　支配肾上腺髓质的内脏大神经，属交感节前纤维，它直接刺激髓质嗜铬细胞释放肾上腺素和去甲肾上腺素，通过血液循环到全身许多组织、器官，引起类似交感神经兴奋的作用。疼痛应激时，肾上腺髓质释放的儿茶酚胺（肾上腺素和去甲肾上腺素）增加，后者与α受体和β受体结合，产生交感神经兴奋的一系列生理表现，如心率增快和血管收缩，导致血管外周阻力和心肌耗氧量增加。

2. 肾素-血管紧张素-醛固酮系统　疼痛能激活肾素-血管紧张素-醛固酮系统，引起的生理效应有：①血管紧张素Ⅱ生成增加，导致血管强烈收缩、血压升高，由此增加心脏的射血阻力，加重后负荷，耗氧量增加，甚至心肌缺血；②醛固酮分泌增加，使肾脏排钠、排水减少，排钾增多，导致细胞外液增加，引起患者体内水钠潴留，这对某些心脏储备功能差的患者甚至可以引起充血性心力衰竭。

3. 微循环血流速度　疼痛患者微循环血流速度明显减慢，其发生机制可能与血液黏度增高，后微静脉毛细血管收缩引起微循环淤滞有关。微血管收缩尤其是后微静脉毛细血管收缩，会导致微循环血液淤滞、流速减慢。疼痛患者微循环的管袢长度小于正常人。慢性疼痛超过两年以上者多有较明显的袢顶瘀滞。

术后镇痛可以减少疼痛对心血管系统的不良影响，能降低心肌缺血的发生率。术后有效的镇痛能抑制交感神经的兴奋，降低血中儿茶酚胺的浓度，阻断儿茶酚胺对心血管的作用。术后镇痛方式中以胸段硬膜外局麻药镇痛最为有效，它能直接阻滞心交感神经，使心率减慢和平均动脉压降低，从而使心肌氧耗减少。胸段硬膜外镇痛对缺血性心脏病和急性心梗患者亦有保护作用，它能减轻心电图的S-T段改变，使心肌梗死范围缩小。另外，阿片类药物镇痛能减慢心率，降低血管壁张力，减少儿茶酚胺的分泌，且不抑制心室功能。研究表明，术后24h连续静脉输注阿片类药物能降低冠脉搭桥患者心肌缺血的发生率或减轻其严重程度。对于非心脏手术患者，术后硬膜外镇痛能有效降低心律失常和心肌缺血的发生率。

（二）疼痛对呼吸系统的影响

疼痛引起的水钠潴留可以促使血管外肺水增多，导致患者的通气/血流比值异常。疼痛可使呼吸变浅快，呼吸肌僵硬，通气量减少，对呼吸功能有一定抑制作用。

术后疼痛抑制患者的呼吸功能，延缓术后呼吸功能的恢复。手术患者伤口的剧烈疼痛，常常引起肌张力增加，通气功能降低，肺顺应性下降，这在上腹部和胸部手术的患者表现尤其明显。由于伤口疼痛，患者惧怕深呼吸和咳嗽，不能及时将气管内分泌物咳出，从而易引起肺炎和肺不张。尤其在胸腔和上腹部手术，疼痛引起骨骼肌张力增加，可以造成患者的总肺顺应性降低，肺通气功能下降，导致缺氧和二氧化碳蓄积。早期缺氧和二氧化碳蓄积可刺激每分通气量代偿性增加，但长时间的呼吸作功增加可导致呼吸衰竭。上述肺部并发症在原有呼吸系统疾病、老年或肥胖患者尤为严重。研究发现，在大手术或高危患者，术后疼痛可能导致功能残气量的明显减少（仅为术前的25%～50%）。腹部手术后功能残气量（FRC）至少降低20%以上，在24～48h达到最低水平，直到1周左右才能恢复到正常水平。

胸部外伤引起的疼痛较为剧烈，其原因主要包括：①胸部软组织损伤产生的疼痛；②肋骨骨折断端随呼吸运动相互摩擦，刺激骨膜或刺伤周围组织而产生疼痛。胸部外伤疼痛引起的肌张力增加可造成患者呼吸系统的通气功能下降，导致限制性通气功能障碍，使肺泡壁弹性减弱，残余气量增多，引起肺和胸廓的顺应性进一步下降，发生缺氧和二氧化碳蓄积。此外，疼痛导致的长时间呼吸做功增加，引起呼吸功能衰竭。

有效的术后镇痛能改善术后呼吸功能，促进呼吸功能的恢复，预防术后并发症的发生。对于接受开胸或开腹手术的术后患者，使用硬膜外镇痛可以明显改善患者的肺功能，特别是在那些原有肺部疾患的患者。硬膜外镇痛比静脉应用吗啡更能降低肺部并发症，同时硬膜外镇痛一方面可使肥胖患者肺功能改善，并早期离床活动；另一方面可增加用力肺活量（FVC）和降低术后肺炎、肺不张的发生率。

（三）疼痛对消化系统的影响

慢性疼痛和癌痛可引起厌食、消化不良、恶心。术后疼痛引起的交感神经活动亢进，可以反射性地抑制胃肠道功能，并使得平滑肌张力降低而括约肌张力增高，肠蠕动减慢，导致术后恶心、呕吐、腹胀。疼痛还可导致胃肠道血流减少，影响胃肠道术后的吻合口愈合。

胃肠道功能是关系到患者术后恢复以及能否及时出院的重要环节。实施有效的术后镇痛可以促进胃肠道功能的恢复，缩短住院日，节约有限的医疗资源。

（四）疼痛对凝血系统的影响

疼痛应激可导致血液的高凝状态，增加血栓形成和血栓栓塞的发生率，这是因为：①血小板是参与血栓形成的重要成分，痛引起的应激反应可引起血小板黏附、聚集、释放功能增强；同时，血小板还可激活凝血系统，从而增加血栓形成的风险。②疼痛应激导致凝血酶原、纤维蛋白原增高，纤维蛋白溶解功能降低，使患者处于高凝状态。③疼痛引起交感神经系统兴奋，儿茶酚胺水平增高，血管收缩，微循环血流速度明显减慢，患者的全血黏度、血浆黏度增加，血液处于高黏滞状态，加剧凝血系统的激活。④某些长期慢性疼痛的患者长期卧床，活动减少，易发生血栓形成。

疼痛引发的血液高凝与高黏滞状态对先前已存在心、脑血管疾患或本身处于高凝状态的患者(晚期妊娠、恶性肿瘤、严重创伤)尤为不利,可导致血栓形成,甚至引起致命性肺栓塞。临床研究证实,髋膝关节和大血管手术后应用硬膜外镇痛,能明显减少血栓性并发症,如下肢血栓形成、移植血管血栓形成及肺栓塞等。特别对于接受血管手术的患者,硬膜外镇痛可使小血管扩张,血流加快,从而减少血栓并发症,同时也降低再次手术的风险。与全麻或肌注阿片类镇痛方法比较,全髋置换术患者术后24h应用硬膜外麻醉镇痛,股深静脉血栓形成的发生率降低60%～80%,小腿静脉血栓发生率降低33%,肺栓塞发生率降低66.7%。

(五)疼痛对神经内分泌系统的影响

疼痛能激活机体的神经内分泌系统,引起体内多种激素和细胞因子的过度释放,并产生相应的病理生理改变,对机体产生显著的不良影响。疼痛使儿茶酚胺、皮质醇、血管紧张素Ⅱ、抗利尿激素、促肾上腺皮质激素(ACTH)、生长激素(GH)和胰高糖素等水平增高。但疼痛时,促进合成代谢的激素(如胰岛素和睾酮)水平则相对不足。肾上腺素、皮质醇及胰高糖素水平的升高会促使糖原分解、降低胰岛素的作用和增加糖原异生,最终导致高血糖。醛固酮、皮质醇和抗利尿激素可使得机体潴钠排钾,影响体液和电解质的重吸收并造成患者水钠潴留。此外,内源性儿茶酚胺可使外周疼痛神经末梢敏感性增高,产生更剧烈的疼痛,形成疼痛-儿茶酚胺释放-疼痛的恶性循环。

神经内分泌物质的反应与组织损伤疼痛的程度有关。有效的镇痛能减轻手术后疼痛引起的应激反应,抑制儿茶酚胺、皮质醇的分泌,减轻胰岛素拮抗,改善糖耐量,维持机体内环境稳定,减少蛋白质的分解代谢及炎症因子的产生。

(六)疼痛对免疫系统的影响

大量研究表明,疼痛和创伤应激能引起淋巴细胞减少及网状内皮系统抑制,使机体对再次抗原刺激的迟发性过敏反应和T细胞依赖的抗体反应减弱,γ-干扰素(IFN-γ)和白细胞介素-2的产生、HLA-DR抗原的表达及T细胞母细胞化反应减弱。对于肿瘤患者,术后疼痛等应激反应的结果可使体内杀伤性细胞的功能减弱、数量减少。另外,疼痛应激引起的内源性儿茶酚胺、糖皮质激素和前列腺素的增加都可影响机体的免疫状态,最终甚至可以导致残余肿瘤细胞的术后扩散及肿瘤术后复发等。而有效的镇痛能改善慢性疼痛患者的免疫功能,促进患者的康复。

(七)疼痛对心理的影响

疼痛可以是一些精神障碍患者的主诉,而另一方面疼痛也可以引起精神障碍。急性疼痛患者常有不悦、烦躁、焦虑等情绪反应。剧烈疼痛还可使人产生不满、忿恨或愤怒情绪,因而患者处于激惹状态,极易向周围的人和事物发泄。慢性疼痛患者长期受麻木、疼痛、功能受限的困扰,产生慢性应激,导致一系列的心理生理变化,多数患者表现为情绪低落、抑郁,甚至因久治不愈而出现沮丧和绝望。国内外的研究结果显示,慢性疼痛患者(病程超过6个月)的抑郁、焦虑、躯体化、疑病、神经衰弱的因子分与正常人都有统计学意义上的差别。当然,对大多数疼痛患者来说,疼痛不足以导致精神疾病,而只是出现不良的心理反应,其中以抑郁和焦虑最为常见。此外,还有相当一部分患者会出现愤怒、恐惧及其他心理问题。

1. 抑郁　慢性疼痛与抑郁的发生关系复杂,互为因果。在评估患者是否发生抑郁时,必须注意原发病本身和治疗可能产生的影响,如癌症晚期患者体重可能明显减轻,使用化疗药物可能会使患者呈现抑郁状态，要加以鉴别。

2. 焦虑　焦虑和急性损伤性疼痛关系密切。慢性疼痛患者也会发生焦虑，并常常和抑郁伴随出现。患者对疾病感到极度担心和不安，且难以自制。可表现为：①精神焦虑症状，如坐立不安、心情紧张，注意力不集中、易激动等；②躯体性焦虑症状，如呼吸困难、心悸、胸痛、眩晕、呕吐、肌端发麻、面部潮红、出汗、尿频、尿急等；③运动性不安，如肌肉紧张、颤抖、搓手顿足、坐立不安等。

3. 愤怒　长期的慢性疼痛，会使患者失去信心和希望，有些人会因此产生难以排遣的愤怒情绪，会为一些琐事向家属和医护人员大发脾气以宣泄愤怒，甚至会损坏物品或袭击他人。值得注意的是，这并非患者对他人的敌意，而是极度痛苦和失望后暴发的强烈情绪。

4. 恐惧　恐惧是身患绝症患者比较常见的心理问题。引起恐惧的原因，除了即将来临的死亡，还有可能来自疾病导致的极度痛苦。有些晚期癌症患者因畏惧癌痛的折磨而自杀，而有些急性疼痛，如急性心肌梗死时会因剧烈的疼痛产生濒死感，发生恐惧。

对于疼痛导致的各种不良情绪，除了要给予患者安慰和鼓励，做好各种解释工作，消除疑惑，进行心理疏导，帮助其重新树立信心之外，最根本的措施是通过各种手段有效缓解疼痛。

二、疼痛的流行病学

不管是急、慢性痛还是癌症痛，未得到有效控制的疼痛都会导致残障发生率乃至死亡率增高。疼痛所付出的社会经济代价波及到个人、家庭和社会，包括：工人旷工和工作效率下降，医疗费用增加，收入减少，家庭内部生产力缺失，工人劳保和福利待遇问题等。某些慢性痛病情复杂，诊断困难，治愈率低或无法治疗，造成巨大的医疗资源和医疗费用消耗，给社会带来沉重的负担，甚至成为困扰各国的国际性问题。

疼痛是患者向医务人员报告的最常见症状。自从有文字记载开始，疼痛就成为人类的主要困扰。免除疼痛是医学最大的目标之一。在临床，超过80%的患者是由于疼痛就诊。急性痛是一项重大的全球性挑战，慢性痛则是一种造成沉重负担的疾病，它侵袭了全球大约20%的中年人和高达50%的老龄人口，影响全世界数以千万的患者，改变了人们机体和情感功能。全世界每年有1000万人被诊断为癌症，其中70%的人被疼痛困扰。晚期癌症患者中，40%～50%遭受着中、重度疼痛，25%～30%遭受着非常严重的疼痛。预计到2020年，癌症患者数量还会增加2倍。数千万的艾滋病患者中，60%～100%在其病程中将遭受疼痛折磨。美国的调查显示：偏头痛的患者数由1989年的2360万人数上升为2001年的2800万人，90%以上的人经历过至少1次头痛，头痛延误的工作时间约1亿5千万日，直接和间接经济损失达170亿美元。澳大利亚每年因慢性痛造成的旷工达990万天，相当于每年损失14亿澳元；另外，慢性痛还可导致工作效率低下，相当于每年损失3650万个工作日，造成的经济损失达51亿澳元。

三、疼痛的治疗现状

目前，疼痛治疗的现状不容乐观。据统计，在急、慢性痛和癌痛患者中，有半数得不到合理的镇痛治疗。西方国家的资料显示：意大利的老年住院患者遭受疼痛的比例为67.3%，其中74.5%患者的疼痛未得到充分或有效治疗；法国住院患者遭受疼痛的比例为55%；加拿大内、外科患者遭受疼痛的比例为71%，其中31.5%患者为中度疼痛，11.4%为重度疼痛。国内疼痛治疗的现状同样不容乐观。由于我国人口众多，医疗条件与西方发达国家相比还存在一定差距，群众的传统观念认为疼痛与生俱来，诊疗带来疼痛是天经地义和不可避免的，导致很多患者还在默默忍受着疼痛。另外，很多人因为对诊断、治疗的恐惧而逃避就医，仍然在遭受着疼痛。

疼痛得不到有效治疗的原因是多方面的，患者以及医护人员对疼痛存在认识误区是其中一个重要原因。许多患者不愿如实报告疼痛，担心镇痛药成瘾，担心镇痛药影响伤口愈合，担心分散医生治疗原发病的注意力，担心被认为不是"好"患者；而医护人员也普遍存在对疼痛给患者所造成的不利影响认识不足，担心镇痛药的副作用，缺乏疼痛评估和治疗知识等。

目前，有关疼痛机制的新发现、新的镇痛与麻醉药物、新的疼痛治疗方法如雨后春笋般出现，为疼痛学的发展创造了良好条件。例如，罗哌卡因的运动、感觉阻滞分离的药理学特点，使"可行走的术后镇痛"成为可能，使分娩镇痛开展更为广泛；随着靶控输注技术应用，麻醉用药更为精确，麻醉深度的调控更为客观，使无痛技术的安全性得到进一步提高，为更多无痛技术的开展创造了良好的条件；在高科技影像学的帮助下，疼痛的介入治疗更为微创和有效，为很多疼痛患者（如慢性顽固性疼痛，神经源性疼痛，癌痛）缓解或消除了疼痛。

但由于受医学发展水平限制，加之很多医护人员、患者本身对疼痛的认知不足，疼痛治疗仍然是医学的一个难题。目前，全世界数以亿计的人们仍然在遭受着疼痛折磨，疼痛对机体和社会的不良影响已引起医学界、社会各个方面的密切关注。

四、医学组织对疼痛的日益重视

1992年，加拿大蒙特利尔的St. Luc医院率先开展了营造无痛医院环境，并推出一项改善医院患者疼痛控制的计划（"Toward a Pain Free Hospital"），此计划在WHO的官方支持和国际镇痛协会的协调下向全球其他国家不断拓展。1995年美国疼痛学会首先提出了"疼痛：第5大生命体征"的概念，希望借此提高医护工作者对疼痛治疗的认知度。美国疼痛学会主席James Campbell博士指出："如果将疼痛与其他的生命体征提高到同等的位置，它将会有更多的机会得到合适的治疗。我们需要培训医师和护士将其作为生命体征进行治疗"。1997年4月国际镇痛协会在瑞士日内瓦创建。该协会旨在缓解患者疼痛，改善患者生活质量，鼓励各个国家和地区的疼痛缓解运动，积极交流，广泛宣传并推广这些运动。该协会还鼓励通过有效的培训提高医务人员的认知和业务水平，提高患者及其家属对缓解疼痛的认知度，并积极评估这些运动的有效性。

2001年在悉尼召开的第2届亚太地区疼痛控制学术研讨会提出：消除疼痛是基本的人权。2003年，欧洲各国疼痛学会联盟发起"欧洲镇痛周"，旨在提高人民对及时防治疼痛之必要性的科学意识。这一活动受到国际疼痛研究协会（IASP）的高度评价，决定在全球推广。2004年，IASP将2004年10月11日定为首个"世界镇痛日"，主题为"缓解疼痛是人的一项权利"，并建议根据各国情况，可以把10月中旬的一周定为"镇痛周"。中华疼痛学会积极响应IASP号召，将2004年10月11日至17日（10月的第3周）定为第一个"中国镇痛周"，并在"世界镇痛日"提出了"免除疼痛，是患者的基本权利"的宣传主题，以唤起人们对疼痛的关注。2005 年世界镇痛日提出的主题是:“免除疼痛——患者的基本权利,医生的神圣职责”。

五、疼痛诊疗的法律问题

在国外,患者要求减轻或消除疼痛已成为一项法律权利。医务人员应向患者提供合理的镇痛治疗。违反合理的镇痛治疗原则,包括:①没有充分采集疼痛病史;②没有充分合理地治疗疼痛;③医务人员在不能控制疼痛的情况下,没有请疼痛专家会诊。如果医务人员不能合理地为患者提供镇痛治疗将构成渎职罪。在美国,因患者疼痛没有得到合理治疗而将医院或医务人员诉诸法律已有数个案例,因此而导致的经济赔偿高达数百万美元。美国最高法院在 Washington 对 Glucksburg 案(1996)和 Vacco 对 Quill 案(1997)中,法院认为公民有权接受足够的缓解性治疗和疼痛治疗,并建议将此项权利列入宪法。欧洲 IASP 宪章联盟(EFIC)已经向欧洲议会提出一项宣言:免除疼痛是患者的自身权利,应该受到法律保护。1994 年,澳大利亚首都辖区的医疗救治法案(Medical Treatment Act)规定,免除疼痛是公民的法定权利。1995 年,在南部澳大利亚依据“医疗救治和缓解性治疗法案(Medical Treatment and Palliative Care Act)”,为濒死患者提供疼痛治疗的医生免于受到起诉。2000 年 10 月,第 106 届美国议会规定从 2001 年 1 月开始进入“疼痛控制和研究十年”。

疼痛在美国已经被认定为国家级公共健康问题。2001 年 1 月 1 日执行疼痛管理的新标准,对患者在诊治过程中的疼痛控制提高到人权的高度。新标准规定,所有医疗保健机构,包括康复中心、门诊患者手术中心、医院和疗养院,必须承认患者接受疼痛评估和治疗的权利。患者就医过程中有以下权力:①获得有关疼痛和止痛手段的信息;②由熟练医护人员预防和控制疼痛;③患者有疼痛主诉时,医护人员应相信患者的主诉,迅速采取措施;④接受疼痛管理专家的治疗。目前,已有几个州的医疗委员会也为医生提供保护,鼓励医生更积极地治疗疼痛,消除不必要的顾虑:医生在治疗顽固性疼痛时,对麻醉性镇痛药品的使用不受法律限制。另外,在最近颁布的加州法令和纽约州立法机关的新法令中,对医学本科生和疼痛治疗相关的医学继续教育也提出了新的要求。

总之,正在形成的共识认为,未能适当地解除患者疼痛是一种不合格医疗,可能造成患者预后不良,而且违反职业道德,应当受到法律和职业规则的制裁。为此,IASP 和 EFIC 共同发起一个号召:“免除疼痛是全人类的权力”。

六、我国疼痛学发展的现状

20 世纪 90 年代,我国的疼痛学得到了迅猛发展。尤其是进入 21 世纪,随着大量疼痛介入治疗技术的引入,使我国的疼痛学有了突飞猛进的发展。在疼痛基础研究方面,针刺镇痛的神经化学机制研究方面居世界领先地位,中枢阿片肽与抗阿片肽相互作用机制方面处于国际前沿。正是基于这种疼痛医学基础研究的背景,使得我国在世界疼痛医学领域,占有非常重要的位置。

目前,疼痛已被当今医学列为继呼吸、脉搏、血压、体温之后的第五生命体征。疼痛给个体带来很大的危害和负面影响,可导致不同程度的恐惧、惊慌、焦虑和悲伤等不良情绪,进而引起机体各个系统功能失调,诱发各种并发症。著名疼痛学专家韩济生院士曾表示,疼痛已经成为危害人类健康的主要杀手之一,也是降低人们劳动能力和减少工作日的最普通、最直接的因素，给家庭、社会带来巨大的经济负担和损失。

2005 年世界镇痛日，IASP 提出的主题是：“免除疼痛——患者的基本权利，医生的神圣职责”。为了响应 IASP 号召，卫生部于 2007 年 7 月发出《医卫发 2007 年 227 号》文件，确定在《医疗机构诊疗科目名录》中增加一级诊疗科目“疼痛科”，将在我国二级以上医院开展“疼痛科”诊疗服务，开创了世界之先河。

第三节　疼痛相关概念

一、疼痛的定义

疼痛（pain），是指由体外或体内的伤害性或潜在伤害性刺激所产生的主观体验，并伴随躯体运动反应、自主神经反应和情绪反应等，是一种不愉快的感觉和情感体验，或用与此类损伤有关的词汇来描述的主诉症状。疼痛是一种复杂的生理心理活动，它包括两个成分：一个是伤害性刺激作用于机体所引起的痛觉；另一个是个体对伤害性刺激的痛反应，并伴随有较强烈的情绪色彩，表现为一系列的躯体运动性反应和植物内脏性反应。

疼痛的生物学意义在于它作为报警系统，让个体警觉到所处的伤害刺激，以便迅速作出逃避或防御反应，具有保护机体避免伤害的作用，即痛觉可作为对于机体伤害的一种警告，引起机体发生一系列防御性保护的反应。先天性无痛的患者，往往发生严重的损伤而不觉疼痛，甚至因此导致死亡。但另一方面，疼痛作为机体伤害的报警也有其局限性，如癌肿等恶性疾病，事先并没有痛，当人们感到疼痛时，一般为时已较晚。而某些长期的剧烈疼痛，尤其是癌性疼痛、带状疱疹后神经痛、灼痛等，很少有特效的治疗方法，对机体已成为一种不可忍受的折磨。

二、痛觉的形成、传导和调节

疼痛与其他感觉一样，由一种适宜的刺激（伤害性刺激，如机械、温度和化学刺激）作用于外周感受器（伤害性感受器），换能后转变为神经冲动（伤害性信息），循相应的感觉传入通路（伤害性传入通路），进入中枢神经系统，经脊髓、脑干、间脑中继后直到大脑皮质和大脑边缘系统，通过各级中枢整合后产生疼痛感觉和疼痛反应。在痛觉形成过程中有 4 个独立的步骤：换能、传递、整合和调控，每一步骤都可能是疼痛治疗的潜在靶点。

（一）伤害性感受器

伤害性感受器（痛觉感受器）是伤害性感觉神经元的游离末梢，是伤害性刺激信号的外周换能装置，广泛分布于机体的皮肤、肌肉、关节和内脏等不同组织。不同的伤害性感受器传导不同性质的伤害性信息，伤害性感受器可分为三类。第一类为机械型伤害感受器，又称高阈机械感受器，主要分布于皮肤。第二类为多型伤害性感受器，广泛分布于皮肤、骨骼肌、关节和内脏器官，对强的机械刺激、温度和化学致痛物的刺激敏感，温度阈较低。第三类为机械温度型伤害感受器，主要分布于皮肤，对机械刺激中等反应，对 40 ~ 51℃的温度刺激则发生随温度递增的强反应。

（二）疼痛中枢

1. 脊髓　脊髓是痛觉信号处理的初级中枢，伤害性刺激的信号由细纤维传入脊髓后角，在那里加工后，一部分作用于前角运动细胞引起局部的防御性反射如屈肌反射等，而另一部分则继续向上传递。

2. 脑干 脑干网状结构是多种感觉传入冲动汇集之处，非伤害性信号和伤害性信号可相互影响。

3. 丘脑 丘脑是各种感觉信息（除嗅觉外）进入大脑皮质形成主观感觉以前最重要的整合中枢，丘脑接受来自脊髓、脑干的纤维投射，经过丘脑的中继投射到大脑皮质。

4. 边缘系统和基底神经节 边缘系统与疼痛所伴有的强烈情绪变化有关。在边缘系统的某些结构，如扣带回、海马、下丘脑等部位可记录到痛敏细胞，这可能与痛的情绪成分有关。

5. 大脑皮质 直接刺激大脑皮质并不唤起痛觉，只有刺激丘脑外系的纤维和核团才可产生疼痛，因此大脑皮质的机能在于对痛觉的分辨。

（三）外周痛觉信号的产生

在外周组织中，参与激活和调制伤害性传入感受器的致痛物质（表16-1）可分为几大类：组织损伤产物如缓激肽（BK）、前列腺素（PG）、5-HT、组织胺、ATP等；感觉神经末梢释放物如P物质（SP）、降钙素基因相关肽（CGRP）、兴奋性氨基酸（AA）、甘丙肽（GALN）、胆囊收缩素（CCK）等；神经营养因子（NGF）；舒血管因子NO等；免疫细胞产物如白细胞介素（IL-1，IL-8）、肿瘤坏死因子α（TNFα）等；趋化因子等。

表16-1 外周损伤部位释放的致痛物质及作用

致痛物质	释放来源/合成酶	对初级传入末梢的作用
BK	血浆激肽原/激肽释放酶	激活
PG	花生四烯酸代谢产物/环氧酶	降低阈值
5-HT	血小板/色胺酸羟化酶	激活
ATP	损伤细胞	激活
SP	初级传入末梢	降低阈值
组织胺	肥大细胞	激活
NGF	神经膜细胞	降低阈值
IL-1，IL-8，TNFα	免疫细胞	降低阈值

（四）疼痛的传导途径

1. 脊髓丘脑侧束 也称新脊髓丘脑束，此束主要管理躯干和四肢的痛温觉传导，全程由三级神经元构成。第一级神经元的胞体位于脊神经节内，是中小型假单极细胞。第二级神经元分布在Rexed Ⅰ层和Ⅳ～Ⅶ层，这些神经元发出的二级纤维经白质前连合交叉至对侧，组成脊髓丘脑侧束，终止于背侧丘脑的腹后外侧核（VPL）。丘脑的腹后外侧核构成第三极神经元。

2. 三叉神经脊束 传导痛、温觉的纤维止于三叉神经脊束核，传导触压觉的纤维止于三叉神经脑桥核和脊束核。

3. 脊髓-网状-丘脑通路 又称旧脊髓丘脑束，它和新脊髓丘脑束一样，也是由后角细胞组成，其交叉后沿脊髓丘脑侧束的内侧部上行，此通路可能与慢性痛时伴随的焦虑、情绪反应和引起的呼吸、循环改变有关。

4. 脊颈束 为四级神经元通路。躯体的初级感觉纤维经过脊神经节进入脊髓，终止于 Rexed Ⅳ、Ⅴ、Ⅵ层细胞，其轴突沿外侧索的背内侧部上行，投射到脊髓第 1 ~ 2 节的外侧颈核，后者再发出纤维通过对侧的内侧丘系投射到腹后外侧核和内侧膝状体大细胞区的内侧部，再由此换元向大脑皮层投射。

5. 脊髓固有束 脊髓固有束起止均位于脊髓的神经元之间的长短轴突联系。切断脊髓的前外侧索后，痛仍可恢复并具有弥散性的特征，这与手术取消了脑下行系统对脊髓固有系统的抑制有关。

6. 内脏痛通路 腹、盆腔脏器的内脏痛主要由植物神经系统支配。内脏神经的密度远低于躯体神经，因此内脏的传入途径比较分散，即一个脏器的传入纤维可经几个节段的脊髓进入中枢，而一条脊神经又含有几个脏器的传入纤维，因此内脏痛往往是弥散的，且定位不明确。

（五）疼痛信号的整合

1. 背根神经节（dorsal root ganglion，DRG）的整合作用 痛觉信息在 DRG 神经元的神经纤维末梢形成，经过 DRG 神经元胞体向上级神经元传递。DRG 神经元胞体上分布着多种离子通道和多种受体，包括电压门控的离子通道、配体门控的离子通道、G 蛋白耦联受体、辣椒素受体（VR-1）和酸敏感离子通道等。DRG 神经元胞体不仅是痛觉信息的中继站，同时对痛觉信息也有某种程度上的加工作用。

2. 脊髓的整合作用 脊髓对伤害性传入信息的整合作用主要集中在脊髓背角，以Ⅰ ~ Ⅶ板层最突出，是机体对于伤害性信息进行自身调控或整合的最重要位点之一。脊髓背角是伤害性信息向中枢传递的第一个中继站，它不仅接受和传递伤害性传入信息，而且还对伤害性信息进行加工处理。疼痛信号在进入高位中枢以前已在脊髓受到调控，即对疼痛信息的量、性质和时速进行调节、转换或控制。脊髓背角由初级感觉传入末梢、脊髓背角局部中间神经元、来自脑干和大脑皮质的下行投射纤维和脊髓结构上的下行纤维组成，构成复杂的神经网络，是感觉信息传入的门户和整合的初级中枢。此外，脊髓背角含有非常丰富的生物活性物质。这些结构基础和生化成分将来自多方面的信息通过兴奋和抑制之间的汇聚、综合，对伤害性信息进行整合。伤害性信息在脊髓背角神经元初步整合后，上行进入中枢的高级部位。

3. 脊髓以上的痛觉整合中枢 痛觉是一种多维性体验，具有感觉类型、强度、时间和空间的特征，还有动机和情感以及认知方面的表现。这些复杂的表现，是脊髓以上的高位中枢，包括丘脑、脑干网状结构、大脑皮质等将多方面获得的信息进行整合的结果。

（六）痛觉的调制

痛觉调制通路主要指各级中枢行使对痛觉信息的选择性抑制的神经网络系统。来自外界的信息经初级感觉传入神经进入中枢神经系统以后，从脊髓到大脑各个水平会受到各级中枢的调节。神经系统中不仅有痛觉的传导系统，在中枢神经系统不同水平上也存在着调制痛觉的神经机构，痛信号传导与疼痛调控系统之间的平衡被打破产生疼痛。

1. 传出途径对痛觉信息的调控 传出途径对传入的痛觉信息有调控作用：①皮质脊

髓束起于运动皮质区，在Ⅲ、Ⅳ板层换神经元；②下丘脑传出纤维起于丘脑下部，在中脑、脑桥、延髓及Ⅰ板层换神经元；③中脑导水管边缘灰质、延髓中缝大核发出的传出纤维至脊髓后角。传出途径也可通过在外周或脊髓后角释放神经递质或激活抑制途径而调控痛觉信息传导：①脊髓后角释放的去甲肾上腺素、5-羟色胺、类阿片物质（内啡肽）在脑干抑制通路中起作用；②γ-氨基丁酸和氨基乙酸是作用于脊髓后角的两种重要的抑制性神经递质，阻断脊髓γ-氨基丁酸或氨基乙酸可消除对NMDA受体的抑制，导致痛觉过敏。

2. 内源性痛觉调制系统　从中脑导水管周围灰质发出一个下行通路到达脊髓，抑制脊髓后角的伤害感受，这个下行抑制系统被称为“内源性痛觉调制系统”。它们的主要结构基础是脊髓后角、延脑中缝核群、中脑导水管周围灰质以及边缘系统的某些区域。内源性阿片肽、5-羟色胺（5-HT）、去甲肾上腺素是下行抑制系统中的抗伤害感受的递质。

3. 高位中枢对痛觉信息的调控

（1）大脑皮层的调控：皮层的感觉区可选择性抑制伤害性刺激的投射效应，在慢性疼痛中尤为显著。大脑皮层的SⅠ、SⅡ对皮质下中枢的痛神经元活动有抑制作用，亦可经皮质脊髓束的下行调控而改变疼痛的认知过程。边缘系统（古皮质和旧皮质）在痛反应机制中也有调制信息传入的功能，并通过其下行传导经隔区—海马—中缝核—脊髓后角呈现下行抑制效应。

（2）间脑的调控：位于皮质下的许多核团对疼痛有着显著的调制作用。有研究表明，刺激下丘脑的前部、中部和后部，可提高痛阈，刺激视上核的效应更显著。丘脑的中央中核通过抑制大脑皮质而减弱束旁核的紧张性兴奋作用，也可通过对尾状核核、束旁核的调控而产生抑制疼痛的作用。

（3）脑干的调控：中脑的中央灰质核、延脑的中缝大核被认为是特异的抑制疼痛系统。该系统既接受来自高位中枢的下行冲动，也接受来自脊髓的上行冲动。因此，它既可选择性的抑制痛冲动向上传导，也受高位中枢的镇痛调控，其下行的痛调制纤维主要是中央灰质、中缝大核的纤维和网状巨细胞核的纤维，这些纤维至脊髓背角参与脊髓的痛调控。

三、疼痛产生的机制

（一）疼痛产生的外周机制

外周神经损伤可引起神经功能、生化和形态学特性的变化，常见的病理生理变化包括异位放电、离子通道表达改变、初级传入末梢长芽、交感神经长入背根神经节。

1. 异位放电　外周神经损伤后，多种离子通道在损伤区及胞体膜大量聚集造成膜重塑，引起初级传入神经元电活性和（或）表型的变化，神经损伤区及相应的感觉神经元胞体产生大量的自发性放电，导致神经元兴奋性增高。

2. 离子通道和受体表达的改变　异位电活动是离子通道和受体异位堆积的结果。DRG神经元细胞膜上存在多种离子通道，它们对感觉信号起放大和微调作用。在神经病理性疼痛中神经元细胞膜上离子通道表达和（或）分布发生变化，离子通道的电流也表现出不同的变化，这种改变是DRG异位放电的电化学基础。

初级感觉神经元表达多种肽类，肽类作为神经递质或神经调质，在外周神经损伤后感觉神经元中P物质、降钙素基因相关肽、生长抑素下调，而在正常感觉神经元低表达的血管活性肠肽、甘丙肽、神经肽Y和缩胆囊素上调。

3. 解剖重构　初级感觉神经元外周感受器的功能特性，轴突大小、有无髓鞘及其中枢末梢在脊髓背角内的分布等是相对高度有序的。例如，无髓鞘C类传入纤维多是多觉伤害性感受器，其中枢末梢终止于背角Ⅱ层。细的有髓鞘A_δ纤维主要是高阈值机械感受器和机械-热感受器，其末梢分布在背角第Ⅰ、Ⅴ和Ⅹ层。粗的有髓鞘A_β纤维主要传递非伤害性信息，其末梢分布于Ⅲ～Ⅴ层。A_β和A_δ的中枢末梢均不到第Ⅱ层。Woolf等提出外周神经损伤触发了一系列和突触重塑密切相关的变化，包括：①低阈值的A_β末梢异常地进入背角第Ⅱ层并和该层原本与C纤维构成突触的神经元建立突触联系，激活原本只对高阈值C纤维传入反应的神经元，从而改变了背角神经元对感觉信息的传递和整合；②交感神经节后纤维的数量增加，发芽的交感神经节后纤维侵入DRG神经元簇集区，一些DRG神经元特别是大细胞，被数层交感神经节后纤维所包绕，形成所谓交感神经节后纤维包绕神经元的酪氨酸羟化酶免疫阳性的篮状结构。

（二）疼痛产生的中枢机制

损伤神经的异位放电在神经源性痛的发生和维持中起着很重要的作用。但是外周机制只能解释自发性疼痛和对伤害性刺激的痛觉过敏，不能很好地解释痛觉超敏和牵涉痛。事实上，神经损伤后，外周异位冲动长期持续地兴奋脊髓及其上位中枢，使中枢神经系统发生可塑性变化。临床上有些神经源性痛在外周异位冲动消失后仍然存在，与调制和传递伤害性感受通路神经元的形态学和表型改变有关。

1. 胶质细胞在疼痛中的作用　激活的小胶质细胞产生的促炎症细胞因子通过旁分泌的方式激活远处的神经元，造成疼痛向周边以及对侧的扩布反应；星型胶质细胞间通过间隙连接形成钙离子流的网络参与镜像痛的产生。虽然这些假说还有待于进一步验证，但其合理性已经被逐渐公认。胶质细胞通过对神经信息产生、传递过程的调节，对痛信号的产生和维持发挥至关重要的作用。

2. 脊髓在疼痛中的作用　痛觉传递从外周到大脑是一个动态过程，痛觉信号可以被抑制，也可以被放大，还可以保持不变。脊髓是疼痛信息传递和整合的初级中枢，脊髓在疼痛信号进入高位神经中枢以前即对疼痛信息的量、性质和时速进行调节、转换或控制。脊髓背角是痛觉通路中第一个突触所在部位，痛觉调节功能主要发生在脊髓背角。致痛信息经脊髓、脑干和丘脑的传递和调制，最后在大脑皮层产生痛觉。其中一个很重要的环节就是在DRG和脊髓背角换元，同时使疼痛信号放大。

进入脊髓背角的伤害性初级传入纤维，与两类神经元发生突触联系。一类是中间神经元，包括兴奋性神经元和抑制性神经元。这些神经元相互联系组成局部回路，对伤害性传入信息进行加工处理，并有纤维投射到腹角，以实现一些躯体—运动性防御反应。另一类是投射神经元，将伤害性信息上行传递到脑内的高位中枢，最终到达大脑皮质。

Melzack和Wall（1965年）提出了闸门控制学说（gate control theory）。其核心是脊髓背角对伤害性信息的节段性调制。背角的胶状质在其中起着关键的闸门作用。当初，假设有五类神经元参与闸门控制（图16-1A）：①低阈值的粗纤维传入；②高阈值的细纤维传入；③接受两类纤维兴奋性传入的传递神经元；④由其激活作用系统引出痛感觉和痛反应；⑤两类纤维都有侧支支配的神经胶质细胞，它对传递神经元起突触前抑制作用。这一学说认为粗纤维传入的侧支对神经胶质细胞起兴奋作用，从而加强对传递神经元的抑制性影响（关闭闸门)，以致减少痛感觉和痛反应；相反，细纤维传入的侧支对神经胶质细胞起抑制作用，从而解除了对传递神经元的抑制性影响(开放闸门)，导致痛感觉和痛反应的加强。此外，脊髓闸门的节段性调节还受大脑中枢的控制。

张天赐对旧的闸门控制模式图作了三点修改和补充：①神经胶质细胞的多样性，既有抑制性细胞，又有兴奋性细胞；②神经胶质细胞对传递神经元的作用，既有抑制作用，又有兴奋作用，抑制作用既有突触前，又有突触后；③神经胶质细胞对脊髓闸门有起自脑干的下行抑制性控制(图 16-1)。

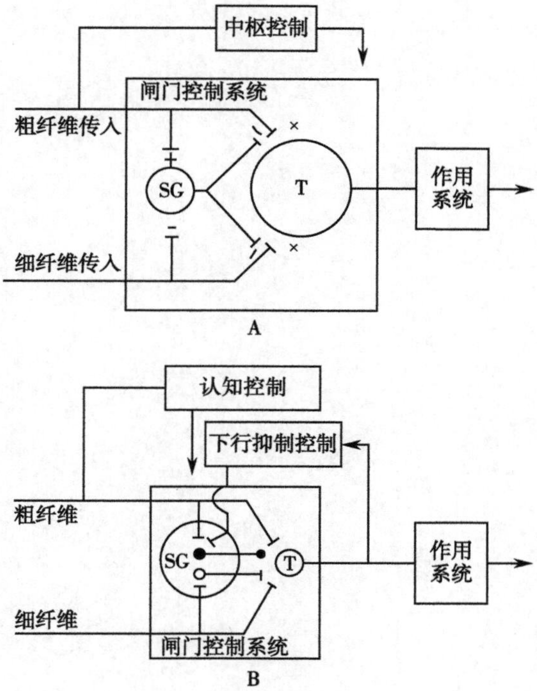

图 16-1　闸门控制学说模式图

A：最初的示意图；B：修改后的示意图

+：表示兴奋；-：表示突触前抑制；SG：胶状质，其中实心圆表示抑制性细胞，空心圆表示兴奋性细胞；T：传递细胞

3. 脊髓以上中枢在疼痛中的作用　脊髓以上脑结构的疼痛调控机制在痛敏的产生和维持中发挥重要作用，直接或间接地削弱疼痛下行抑制系统，可易化背角神经元的敏感化状态。脊髓以上的疼痛抑制系统和兴奋系统共同控制着脊髓疼痛的传递过程。延髓头端腹内侧区是下行易化系统的上位中枢，外周神经损伤后，延髓头端腹内侧区的下行易化系统对脊髓背角神经元的作用增强。

（杨承祥）

思　考　题

1. 疼痛对机体心血管系统有何影响？

2. 疼痛对呼吸系统有何影响？
3. 疼痛对凝血系统有何影响？
4. 疼痛对人体心理有何影响？
5. 疼痛的定义及疼痛的传导的途径有哪些？
6. 痛觉形成包括哪几个步骤？
7. 丘脑在疼痛形成中有什么作用？
8. 疼痛产生的机制有哪些？

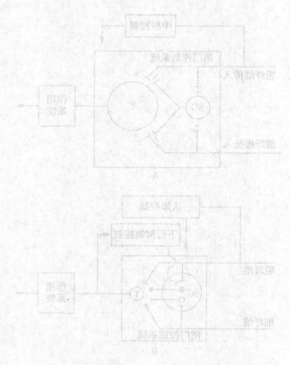

第十七章　疼痛的分类与评估

要点

1. 疼痛涉及临床各科，分类多种多样，临床上一般根据疼痛的性质、部位、病因及持续时间进行分类。

2. 临床常用的疼痛强度评估量表有视觉模拟量表、语言评价量表、数字评价量表等，一般根据患者的不同特点选择合适量表进行疼痛评估。疼痛问卷表是一种较疼痛强度量表更为全面的对疼痛进行评估的一种方法。

3. 在实施临床疼痛评估过程中应注意从病因、性质、部位等方面综合评估患者的疼痛情况。

第一节　疼痛的分类

由于疼痛涉及临床各科，可发生于身体任何部位，其病因错综复杂，许多疼痛既是某些疾病的一组典型症候群或综合征，又可随着疾病的发展而变化。因此，对于疼痛的分类至今尚无统一的标准，临床分类方法多种多样，但还是以结合疼痛性质、部位和病因的分类方法较为实用。

一、疼痛的性质分类

（一）刺痛（pricking pain）

又称第一痛（first pain）、锐痛（sharp pain）或快痛（fast pain），其痛刺激冲动是经外周神经中的 Aδ 纤维传入中枢的。痛觉主观体验的特点是定位明确，痛觉迅速形成，除去刺激后即刻消失。常引发受刺激的肢体保护性回缩反射，情绪反应不明显，因而比较稳定，易于进行定量研究。

（二）灼痛（burning pain）

又称第二痛（second pain）、慢痛（slow pain）或钝痛（dull pain），多因化学物质刺激痛觉感受器而引起，一般认为此类性质的痛觉信号是经外周神经中的 C 类纤维传入的。其主观体验的特点是定位不明确，往往难以忍受。痛觉的形成缓慢，常常在受刺激后 0.5 ~1.0s 后才出现，而除去刺激后，还要持续几秒钟才能消失。灼痛可反射性地引起同一脊髓节段所支配的横纹肌紧张性强直，并多伴有心血管和呼吸系统的变化，以及带有强烈的情感色彩。皮肤烧伤、暴晒伤、局部软组织炎性渗出，均可引起灼痛，一般来说，灼痛多较表浅。

上述两种类型痛觉，合称为双重痛觉（double pain），即痛觉的双重性。

（三）酸痛（aching pain）

又称第三痛（third pain），痛觉导入冲动经外周神经中的 Aδ 和 C 类纤维传入。此类痛觉是内脏和躯体深部组织受到伤害性刺激后所产生的，尤其是机体发热或烧伤时源自深部组织的痛感觉。疼痛在刺激后缓慢地发生于广泛部位，数分钟后达最高值，这是由于致痛物质生成缓慢所致。其主观体验的特点是痛觉难以描述，感觉定位差，很难确定痛源部位。痛觉产生时常伴有内脏和躯体反应，以及较强的情绪反应。

（四）跳痛

常伴动脉压的搏动而短暂加剧，多发生于炎症区，敏感的神经末梢受所在组织膨胀压力而产生规律性或阵发性痛，痛常剧烈难忍。在枕颞部、肩胛区，当神经伴随血管时，两者之一的炎症，亦可引起难忍的跳痛。

（五）点击痛

为根性痛的一种表现，神经根受刺激时可产生，敏感的神经根受到突出的椎间盘挤压或组织短时间内压力升高，如咳嗽、喷嚏，可引起触电样疼痛。根性痛对疾病定位具有诊断意义，疼痛区域提示相应节段病灶发生部位。

二、疼痛的部位分类

（一）局部痛（local pain）

局部痛是指病变所在部位的局限性疼痛，多为感受器或神经末梢受刺激引起，如体表痛、深部痛和内脏痛等。其中体表痛（如皮炎或皮肤损伤）性质以锐痛即快痛为主；深部痛（如关节痛）和内脏痛性质则多为钝痛或慢痛（也可称延迟痛）。

（二）放射痛（radiant pain）

放射痛是指感觉通路的病变引起的受累感觉神经纤维所支配躯体部位的疼痛或不适。即当周围神经干、神经根或中枢神经系统内的感觉通路受某种病变刺激时，疼痛可沿受累的神经向末梢传导，甚至传至神经分布区域远离病变的部位。例如，腕管处的正中神经可因临近组织病变的压迫而发生拇指和示指远端的刺痛；脊神经根因肿瘤、骨刺或椎间盘突出等受压时，可出现向相应皮节或皮节放射的疼痛。此外，幻肢痛（phantom-limb pain）和中枢痛（central pain）均属放射痛之列。放射痛不因在放射痛区注射局部麻醉剂而减轻。

（三）扩散痛（diffusing pain）

扩散痛是指当某神经的一个分支受损伤刺激时，疼痛除向该分支远端分布区放射外，尚可扩散至同一神经的近端部分（双向传递作用），甚至可扩散至邻近的其他周围神经或相距较远的脊髓节段的感觉分布区域。例如，当上肢的正中神经或尺神经于腕管内受压损伤时，疼痛不仅向其末梢方向放射，有时尚可累及整个上肢，甚至扩散到枕部。临床上常表现出影响整个上肢的臂丛神经痛。

（四）牵涉痛（referred pain）

牵涉痛是指当内脏病变时，刺激内脏的痛觉传入纤维，而引起与之相同或邻近脊髓节段所属的某躯体神经支配区疼痛，甚至为躯体更远隔部位的浅表或深部痛。每一内脏病变时都有一较固定的皮肤牵涉痛区（又称 Head 区）。

关于牵涉痛发生的机制，目前较为一致的看法是：①一般认为是体表某部分与患病部位的传入神经纤维在脊髓的同一节段，内脏和皮肤的第一级传入神经元在同一脊髓背角传给第二级神经元上达丘脑和皮层，而皮层习惯于皮肤刺激，因而将内脏刺激误以为皮肤刺激；②有人认为是内脏的过度刺激在脊髓背角处同样兴奋了与体表有关的后角细胞群；③也有人认为是进入脊髓的内脏传入神经C类纤维可使二级神经元的突触开放，以致到达该处的体表神经Aδ纤维容易通过，使同节段刺激阈降低，形成过敏区。如心肌缺血时有心前区、左肩及上臂内侧痛；肝、胆囊疾病时，可引发右肩及右肩胛痛；颈椎$_{5、6}$病变时，除上肢根性痛外，也有颈肩及肩胛区痛。牵涉痛区除有自发性疼痛外，间歇期还可表现出痛觉过敏和压痛。

放射痛与牵涉痛的区别见表17-1。

表17-1 反射痛与牵涉痛的区别

项　目	放射痛	牵涉痛
原发损伤区	原发于神经根受损	继发于内脏器官或软组织或根性痛
传导路径	神经前支感觉纤维	后原支、窦椎神经、交感神经灰交通支
疼痛部位	该神经前支远端，手或手指、定位清楚	肩、背、胸部，定位模糊
疼痛性质	锐痛、放电样	钝痛、酸痛、麻木痛
感觉改变	常伴同皮节皮肤感觉改变	常无客观改变
肌力改变	神经支配区肌张力低、无力、萎缩	无改变
反射改变	神经支配肌腱反射降低或消失	无改变
神经牵拉痛	受损神经牵拉实验阳性，如颈椎间盘突出压迫神经根时，臂丛神经牵拉实验阳性	无改变

三、疼痛的病因分类

目前，为使疼痛分类更加确切和完善，提出结合神经系统功能状态将疼痛分为：①生理性疼痛，指神经系统功能正常时所产生的疼痛；②病理性疼痛，指神经系统本身病变所致疼痛。

（一）生理性疼痛(physiological pain)

伤害性感受器对即将作用于身体的损伤起预警作用。在某些情况下，如关节和韧带的疼痛提示需要改变姿势；口腔的疼痛则提示所咀嚼的食物太烫，将会伤害黏膜。换言之，生理性疼痛是保护性的，是健康和生存所必需的反应。

体表痛、深部痛（如关节、肌肉痛等）、内脏痛、牵涉痛及各种非神经源性肿瘤性疼痛等均属生理性疼痛。

（二）病理性疼痛(pathological pain)

多系周围神经末梢到各级中枢的任何一部分受损时所出现的疼痛。临床常见的病理性疼痛如下：

1. 灼性神经痛(causalgia neuralgia)　此类疼痛多发生于周围神经的不完全性损伤，特别在交感神经纤维丰富的正中神经或胫神经部分性中断时。通常在受伤1～2周后出现，性质为弥漫性烧灼样疼痛，阵发性加剧。对伤肢局部的任何轻微或对身体其他部位的较强烈刺激，甚至噪声、强光或可引起情绪反应的任何因素，都可能触发或加剧疼痛；如果阻断相应的交感神经节，可暂时缓解疼痛。

灼性神经痛的发生机制有二：①损伤部位的神经发生短路，使交感神经纤维的传出冲动经伤害性感受器传入纤维回传；②部分受损的神经膜以及神经瘤内的神经芽枝，对去甲肾上腺素变得异常敏感，且可引发伤害性刺激冲动。这些传入冲动作用于脊髓侧角的交感神经细胞，后者再发出异常冲动至外周，反射性地引起各种自主神经症状。

2. 幻肢痛(phantom-limb pain) 截肢后患者依然有肢体存在的幻觉，即称幻肢，其中部分患者的幻肢发生剧烈疼痛称幻肢痛。据研究，如果被截肢体原来就有病痛，则更易发生幻肢痛，且部位和性质都可能与截肢前的痛非常相似。其产生机制：①截肢后经由粗纤维进入脊髓非特异传导通路的抑制性冲动减少，以致胶状质或突触传递系统的兴奋性异常增高；②由于失去一部分传入纤维后，原来接受其突触传递的脊髓灰质神经细胞由其他神经纤维发出的分支投射支配，结果发生幻肢痛。

3. 残肢痛(stump pain) 截肢后的肢体残端发生的剧烈疼痛。对所有截肢而言，在大神经切断端均有神经瘤，其主要由细髓鞘纤维和无髓鞘纤维的芽枝组成。这些纤维不断有自发放电，因此该残端局部皮肤极度敏感，任何轻微触碰即可引起疼痛加剧。如果在残端处作浸润麻醉，常能缓解疼痛。

4. 痛性麻木(painful anesthesia，analgesia dolorosa) 指周围神经或脑、脊神经感觉根破坏中断后，其分布区的感觉消失，经过几天或几周后，该麻木区所出现的感觉不适和疼痛，并慢慢加剧。例如，为治疗头痛作后根切除术后，患者却出现了难以忍受的痛性麻木。其原因可能是由于丧失了正常的传入信息后，中枢内形成一过度活跃的慢性放电灶，造成相应的完全麻木区的感觉不适和疼痛。

5. 中枢痛(central pain) 指因中枢神经系统病变累及脊髓丘脑通路或后束一内侧丘系后，所引起的疼痛或(和)感觉不适。中枢神经系统自脊髓后角直至大脑皮层的任何水平的损害，均可产生中枢痛，但性质各异。如：①大脑皮层感觉区病变多引起感觉异常；②丘脑痛为最典型和最剧烈的中枢痛，表现为对侧肢体自发的弥散和难以忍受的持续性灼痛或钻痛，阵发性加剧；③脊髓后角病变(脊髓空洞症、髓内肿瘤)可引起相应节段感觉神经分布区域内出现自发性定位不清的剧烈紧束性疼痛；④脊髓痛觉传导束受损时，多显示病灶平面以下肢体的弥散性疼痛。

中枢痛产生的机制复杂，目前尚无定论。总的看法是：当中枢神经系统功能完整时，传入感觉冲动按一定时间序列和空间分布到达中枢，经中枢调整后形成正常的感觉。若中枢神经系统传入通路某一环节发生病变时，传入冲动的正常时-空构型受到破坏，再由中枢不正常地调整作用，就可能产生异常的感觉乃至痛觉。

6. 疱疹后神经痛(post herpetic pain) 是指带状疱疹病毒侵及脊髓后根神经节或半月神经节，引起脊神经或三叉神经眼支分布区出现放射痛或灼痛，并伴有皮肤分布区的痛觉过敏和水疱出现。此时，即使轻微触动局部毛发也可能引起非常剧烈的痛感。发生机制：可能由于正常冲动传入形式的改变和粗纤维的中枢抑制作用丧失后，二级感觉神经元兴奋性增高而呈癫痫样放电所致。

四、疼痛的持续时间分类

（一）急性疼痛

急性疼痛指近期产生且持续时间较短的疼痛，一般来说，急性疼痛的时间不超过3个月。常见的急性疼痛主要包括术后痛、分娩痛、外伤痛或运动伤痛、烧伤痛、烫伤痛、急性神经痛等。手术或创伤等组织损伤导致炎性介质释放，从而激活外周伤害感受器，伤害性信号经脊髓上行传导束传导至丘脑和大脑皮质，这些信号在中枢进行整合后使人产生疼痛感觉。

急性痛是一种复杂的令人不愉快的感觉、知觉及情绪上的感受，并伴有某些自主的、生理学的及情绪上的行为反应。急性疼痛均由皮肤、深部结构、内脏的损伤和（或）疾病、肌肉或内脏的功能异常产生的有害刺激而诱发。由于有效的治疗和（或）疾病、损伤的自限性结果，疼痛及其伴随反应通常在几天或几周内消失。但是，治疗不当会引起急性疼痛持久及其病理生理学改变增加，致使疼痛发展为慢性。

短暂的急性疼痛，如某人在触及烫或踩着尖锐的物体时，可迅速引起肢体的立刻回缩，以免进一步损伤。同样，内脏疾病的急性疼痛如阑尾炎，也会迫使患者求医诊治。普遍认为急性疼痛有重要的生物学功能，是机体处在危险或存在有害刺激时的信号，提醒人们采取必要的行为防止进一步损害。而且，与损伤或疾病有关的急性疼痛，往往伴有某些节段或节段上的反射反应，有助于维持内环境稳定，如增加通气、心排血量、血压及心肌、大脑、骨骼肌等“重要器官”的灌注，并伴发减少皮肤、胃肠道及生殖泌尿系等“非重要器官”的血供。这些生理学改变具有重要的保护性功能。但值得强调的是，不是所有的急性疼痛都有保护性功能，甚或还有病理生理学效应。除此之外，剧烈的急性疼痛可引起长时间的严重情绪失调，损害人的精神健康，反过来影响患者与家庭及社会的关系。

（二）慢性疼痛

1986年国际疼痛研究协会（IASP）规定疼痛持续或间歇性持续3个月以上称之为慢性疼痛。现在规定慢性疼痛是指一种急性疾病过程或一次损伤的疼痛持续超过正常所需的治愈时间，或间隔几个月至几年复发持续1个月者。因为许多急性疾病或损伤治愈的时间为2～4周，最多6周，如果在治愈后1个月疼痛仍呈现，就应考虑是慢性疼痛。此种疼痛可能是一种持续存在的疼痛，也可能是一种反复、间歇性存在的疼痛；可能与组织疼痛有关，亦可能无关。

慢性疼痛按其起因又分为炎性痛和神经病理性痛，它们在躯体和内脏组织均可产生。炎性疼痛是由创伤、细菌或病毒感染以及外科手术等引起的外周组织损伤导致的炎症引起的疼痛，表现为局部红、肿、灼热感和功能障碍，在损伤区域有“原发痛”和“自发痛”，损伤区周围有继发痛。神经病理性痛是由创伤、感染或代谢病引起的神经损伤所造成的，也伴有自发痛。

第二节　疼痛的评估

将疼痛量化是非常重要的，它可以使患者在心理上增加积极效应，而且也可为疼痛治疗的有效性提供依据。临床疼痛评估主要考虑4个方面的目的：①疼痛的准确评估有利于明确诊断和选择适当的治疗措施；②监测治疗过程中疼痛的波动情况，免去患者作回顾性比较，减少结果的偏差；③评价治疗效果，区分出治疗的特异性作用；④经过对患者疼痛状况一段时间的仔细观察，有利于确定疼痛控制因素，也能证实治疗效果。临床常采用一些强度量表和问卷表进行疼痛强度评估。

理想的疼痛评估方法应该具有以下特点：

1. 提供较敏感的检测方法，不受各种检测方法的内在倾向性影响　倾向性影响主要来自实验者和被测者的主观感觉，可以采用双盲法克服。外来影响因素有药物副作用等。在疼痛评估时，应尽量鉴别这些倾向性因素以减少偏差。

2. 快速提供准确、可信的信息资料　在疼痛测试中，被测者的判断和执行能力可以直接影响测试的敏感性和可靠性。

3. 能将痛觉从整个痛苦感觉中区分出来　疼痛包括痛觉和疼痛引起的一系列不愉快的痛苦感受。为便于对疼痛机制和镇痛疗效分析，必须将痛觉和由此引起的不适感受区分开来。

4. 实验和临床采用相同的测痛方法，便于实验和临床结果的比较　采取相同的评价方法，能将实验研究结果评价临床疼痛机制、辅助临床疼痛的评估。

5. 提供绝对的而非相对的检测标准，利于进行群体间和群体内部比较　绝对评估法是指在感觉评价时与一个内在或外在标准比较，该评估法应该不受感觉的来源、在同一时间其他刺激诱发的感觉强度和频率的影响。相对检测法是根据与其他感受比较来判断一种感觉的大小，此种方法在检测不同刺激引起的不同感觉或测定影响疼痛因素介入后痛觉改变时，可以取得较为满意的结果。但在进行群体间疼痛测定比较时（如两种不同手术的术后疼痛进行评价时），必须采用绝对标准，因为此时没有一个基准或治疗前疼痛状况比较。此外，纵向比较时，绝对评估法也具有非常重要的意义。

在疼痛的诊治过程中，不仅要了解患者有无疼痛，更重要的是了解患者疼痛强度的变化，从而评价其疾病的发展状况和治疗呈现的效果。临床常采用一些强度量表和问卷表进行疼痛强度的评估。

一、强 度 量 表

疼痛强度的评价量表是目前临床使用最多的一类疼痛强度评价方法，包括视觉模拟量表（VAS）、语言评价量表（VRS）、数字评价量表（NRS）等。患者可以根据自己的疼痛感受按照不同的方法要求进行评定。这些方法设计简单且较为实用，各种方法的评价结果具有较高的相关性。这些强度评价量表的最大缺陷在于，只单一地用强度来对疼痛进行评定，而不考虑疼痛的性质、对人体的影响等诸多方面。正如强度相等的牙痛与腹痛、骨折痛是完全不同的。所以，单用强度对疼痛进行评价，就像只用光亮度来描述视觉而忽视其颜色、类型和空间立体感等一样，并不完善。

（一）视觉模拟量表（visual analog scales，VAS）

VAS（图 17-1）最早用于心理学中检查人的情绪（如焦虑、抑郁）的量的变化，以后引入疼痛测定，作为一种评价急性和慢性疼痛的方法。VAS 是一种简单、有效、疼痛强度最低限度地参与的测量方法；对能改变疼痛过程中的药理学和非药理学的处置敏感，它与疼痛测量的词语和数字定量表高度相关。作为一种测量疼痛感觉强度的方法，VAS 的主要优点是它的比率衡量性质，使它更适合于准确表达从多个时间点或从多个独立的个体样本获得的 VAS 测量间的百分率差异。主要缺点是它假定疼痛是一种单一方面的“强度”经历，而忽视了直观过程中的形式、颜色、质地和其他许多方面。应用结果显示，VAS 具有敏感、结果可靠和使用方便的特点。

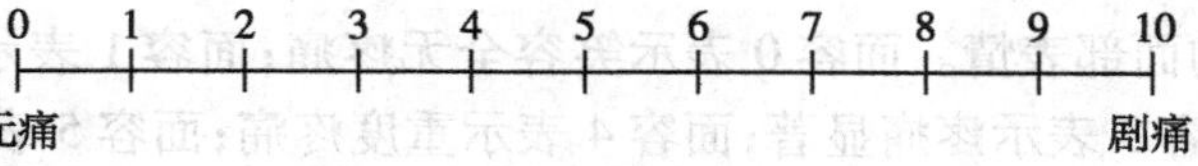

图 17-1　0～10 疼痛量表

国内临床上通常采用中华医学会疼痛学会监制的 VAS 卡。在卡中心刻有数字的 10cm 长线上有可滑动的游标，两端分别表示“无痛(0)”和“想象中最剧烈的疼痛(10)”。患者面对无刻度的一面，由其本人根据自身的痛感受程度，将游标放在当时最能代表疼痛程度的部位；医护人员面对有刻度的一面，并记录游标所示刻度(即疼痛程度)。VAS 的受试者必须具备抽象概念的理解能力，否则进行 VAS 是很费时的。

VAS 方法目前在临床使用最多，是最常用的疼痛强度评价方法，被广泛用于评定一些药物和非药物疼痛治疗方法的疗效。应用 VAS 进行镇痛疗效评定时，最佳的方法是每次进行 VAS 的绝对值评分，应避免让患者用目前的疼痛强度占治疗前的百分比来表示，以减少主观倾向性。

(二) 语言评价量表(verbal rating scales, VRS)

VRS 是根据患者的主诉将疼痛分为如下四级，0 级：无疼痛；Ⅰ级(轻度疼痛)：有疼痛但可忍受，生活正常，睡眠无干扰；Ⅱ级(中度疼痛)：疼痛明显，不能忍受，要求服用镇痛药物，睡眠受干扰；Ⅲ级(重度疼痛)：疼痛剧烈，不能忍受，需用镇痛药物，睡眠受严重干扰并有自主神经紊乱和被动体位等现象。VRS 和 VAS 具有良好的相关性，与 VAS 比较，VRS 更易理解，更适用于文化程度低及抽象概念理解有困难的患者。但 VRS 的缺点是可靠性差。

(三) 数字评价量表(numeric rating scales, NRS)

NRS 是临床上更为简单的评分法。NRS 将疼痛程度用 0 到 10 这 11 个数字表示。0 表示无痛，10 表示最痛。其程度分级标准为 0 为无痛，1～3 为轻度疼痛；4～6 为中度疼痛；7～10 为重度疼痛。被测者根据个人疼痛感受在其中一个数字标记。这种方法易于被患者理解，并且可以用口述或书写的方式来表示。VAS 与 NRS 相关性良好，但更多学者认为 VAS 比 NRS 敏感性高而且效果可靠。

(四) Prince-Henry 评分法

此方法主要用于胸腹部大手术后的患者，气管切开插管不能讲话者，术前训练患者用手势表达疼痛的程度，从 0 至 4 分，分为 5 级。评分方法为：0 分表示咳嗽时无疼痛；1 分表示咳嗽时才有疼痛发生；2 分表示深度呼吸时即有疼痛发生，安静时无疼痛；3 分表示静息状态下即有疼痛，但较轻，可以忍受；4 分表示静息状态下即有剧烈疼痛，难以忍受。此方法简便可靠，易于临床应用。

(五) 五指法

此方法分类形式与 Prince-Henry 评分法相似。评估时向患者展示五指，小指表示无痛，环指表示轻度疼痛，中指表示中度疼痛，示指表示重度痛；拇指表示为剧痛，让患者进行选择。

（六）0～100 评分量表（NRS-101）

此方法与 0～10 量表相似，0 为无痛，100 为最痛。本量表对疼痛的表达更加精确，主要用于临床科研和镇痛药物研究领域。

（七）面部表情量表（图 17-2）

不同程度疼痛的面部表情。面容 0 表示笑容全无疼痛；面容 1 表示极轻微疼痛；面容 2 表示疼痛稍明显；面容 3 表示疼痛显著；面容 4 表示重度疼痛；面容 5 表示最剧烈疼痛。

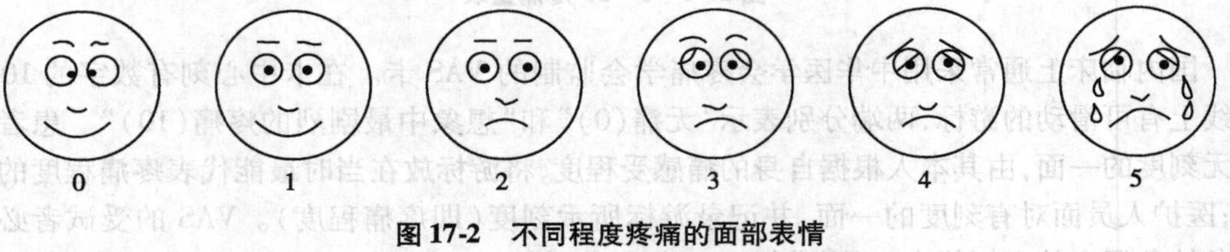

图 17-2　不同程度疼痛的面部表情

二、疼痛问卷表

痛刺激经传入神经系统，通过脊髓、上传至大脑皮层的同时，经过多突触传递和侧支传递，将兴奋传至网状系统和边缘系统等中枢区域。因此，在形成痛觉的同时，还可以引起情感和认知等方面的心理变化。所以，临床疼痛是由生理感觉、情感因素和认识成分等多方面相互作用决定的个体感受总和，具有多向性。因此，对临床疼痛的评价不能撇开这些与痛觉密切相关的心理因素而单独进行。疼痛问卷就是基于这些原因而设计的对疼痛进行多向性评价的方法。

（一）McGill 问卷表

McGill 问卷表（the McGill pain questionnaire，MPQ）是 1971 年加拿大的 Melzack 和 Torgerson 首先建立的一种说明疼痛性质强度的评价方法。MPQ 是基于多种原因而设计的对疼痛进行多向性评价的方法，是多维因素自报测痛法，已被证实是一种可靠的、有效的、有一致性的测量手段，被广泛应用于临床。

该调查表起初是从生理及心理学角度，将疼痛的性质分为感觉、情绪与评价三维结构组成，各制成一个分量表，将描述疼痛的 102 个词分为 3 类 16 组。该 3 类分别是：①感觉类：包括疼痛的时间、空间、压力、温度等特点；②情感类：包括描述与疼痛相关的紧张、自主感受和恐惧等；③评价类：包括一组评价疼痛强度的词。检测者根据患者的感觉程度，对每一个词的强度按照 1～5 级给予评定。

1975 年 Melzack 在上述工作的基础上提出了较完整、系统的 McGill 疼痛问卷表。从感觉、情感、评价和其他相关的四个方面因素以及现时疼痛强度（present pain intensity，PPI）对疼痛强度进行较全面的评价。此时的 McGill 疼痛问卷表共含有 4 类 20 组疼痛描述词，每组词按疼痛的程度递增的顺序排列，其中 1～10 组为感觉类，11～15 组为情感类，16 组为评价类，17～20 组为其他相关类。被测者在每一组词中选一个与自己痛觉程度相同的词（没有合适的可以不选）。

MPQ 评分包括：①疼痛评定指数（pain rating index，PRI）：根据被测者所选出词在组中的位置可以得出一个数值(序号数),所有这些选出词的数值之和即是疼痛评定指数(PRI)。PRI可以求出四类的总和,也可以分类计算;②选出词的总数(NWC)。③现实疼痛强度(PPI):用6分NRS评定当时患者全身总的疼痛强度。自1975年引入MPQ以来,MPQ已被应用于众多的急、慢性疼痛实验研究之中,还被翻译为法、德等多种语言,结果证实其方法具有实用性、可靠性、一致性和有效性,且适用广泛。由于MPQ从不同的角度进行疼痛评估,所以在疼痛的鉴别诊断中也起着一定的作用,已成为广泛使用的临床工具和研究工具。我国临床疼痛评价主要采用VAS等单纯强度评价法,虽然MPQ中有的描述方法不适合我国的语言习惯,但对于我们进行较全面的疼痛评价,还是具有借鉴意义。

简化的McGill疼痛问卷表(short-form of McGill pain questionnaire,SF-MPQ)(表17-2)是

表17-2　简式的McGill疼痛问卷表

Ⅰ.疼痛评级指数(PRI)的评估				
疼痛的性质	疼痛的程度			
	无	轻	中	重
A 感觉项				
跳痛	0	1	2	3
刺痛	0	1	2	3
刀割痛	0	1	2	3
锐痛	0	1	2	3
痉挛牵扯痛	0	1	2	3
绞痛	0	1	2	3
热灼痛	0	1	2	3
持续固定痛	0	1	2	3
胀痛	0	1	2	3
触痛撕裂痛	0	1	2	3
感觉项总分:				
B 情感项				
软弱无力	0	1	2	3
厌烦	0	1	2	3
害怕	0	1	2	3
受罪、惩罚感	0	1	2	3
情感项总分:				

Ⅱ.视觉模拟评分法(VAS)

无痛(0)剧痛(10)

Ⅲ.现时疼痛强度(PPI)评分法

0—无痛;1—轻度痛,2—中度痛;3—重度痛;4—剧烈痛;5—难以忍受的痛

在 MPQ 基础上简化而来的。由于 MPQ 包括内容多，检测花时间长，较繁琐，Melzack 又提出内容简捷、花时间短的 SF-MPQ。SF-MPQ 仅由 11 个感觉类和 4 个情感类对疼痛的描述词以及 PPI 和 VAS 组成。所有描述词均用 0～3 表示“无痛”、“轻度痛”、“中度痛”和“重度痛”。由此分类求出 PPI 或总的 PPI。PPI 仍用 6 分法评定。SF-MPQ 适用于检测时间有限而同时又要获得其他疼痛强度信息如 VAS 评分结果时。同典型的 MPQ 一样，SF-MPQ 也同样是一种敏感、可靠的疼痛评价方法，其评价结果与 MPQ 具有很高的相关性。SF-MPQ 也能对不同的疼痛综合征进行分辨鉴别。

（二）简明疼痛问卷表（brief pain questionnaire，BPQ）

简明疼痛问卷表又称简明疼痛调查表（brief pain inventory，BPI），是将感觉、情感和评价这 3 个因素分别量化。此表包括了有关疼痛原因、疼痛性质、对生活的影响、疼痛的部位等描述词，以及上述 NRS（0～10 级）描述疼痛程度，从多方面进行评价。

BPQ 是一种快速多维的测痛与评价方法。与上述问卷不同，BPI 不仅采用 NRS 表达患者的疼痛强度，还以 NRS 从疼痛对患者的情绪、行走、其他生理功能、工作、社会活动、与他人的关系和睡眠的影响等角度，对疼痛进行多方面的评价，还对疼痛的部位和性质进行全面的描述。所以，BPI 是一较全面的疼痛评价方法，对肿瘤疼痛以及其他一些慢性疼痛的评价结果显示其全面性和有效性。

三、疼痛的综合评估

临床医护人员在对患者的疼痛进行评估过程中，应注意详细了解患者的疾病发生、发展情况，在全面、系统问诊的基础上，有重点地采集疼痛病史，对疼痛注意综合评估，包括病因、疼痛的性质、程度、部位，对日常生活的影响等多个方面。

（一）性别和年龄

有许多疼痛病症存在明确的性别、年龄差异。如肋软骨炎多发生在 20 岁左右的青年女性；丛集性头痛初发多是 20～30 岁的青年男性。同是腰背痛，在老年人，多见于退行性疾病、转移癌；在中年人，多见于劳损、椎间盘突出症；在青少年，则多见于外伤、畸形。

（二）职业

在没有明显损伤时，颈、腰区的疼痛可以是不正确的用力，不合适的体位或一种姿势保持过久而引起，如长时间伏案工作，搬运物品等。因此，要注意仔细询问患者的职业、工种、劳动时的姿势、用力方式等。一般患者往往不会主动汇报，需经仔细询问才能获得相关信息。

（三）疼痛的诱发因素和起病情况

许多疼痛性疾病均有明显的诱发因素，如功能性疼痛在潮、湿、凉的环境中容易发病；神经血管性疼痛在精神紧张时易发病；偏头痛易在月经前发作。许多疼痛的出现或加重也有明显的诱因，如咳嗽、大便、憋气时出现向肢体放射性疼痛的病变多来自于椎管；韧带损伤或炎症在某种体位时疼痛明显加重，有时则有明显的压痛点。

在询问病史时，应注意发病开始的时间，最初疼痛的情况，如有无外伤，外伤时体位及部位等，对判断起病原因及部位有重要意义。如睡眠后开始的颈区疼痛常为颈区肌肉痉挛或落枕所致。

（四）疼痛的性质

疼痛是一种主观感觉，对疼痛性质的表达受多种因素的影响，包括患者的文化素质、疼痛经历等。因此，患者常常对疼痛表述不清或找不到恰当的词语来形容，但是疼痛的性质对诊断具有重要意义，如软组织内血肿、脓肿、外伤后水肿可表现为局部胀痛或跳痛；酸痛多为肌肉组织的功能性疼痛；神经根或神经干受压常引起放射痛；晚期肿瘤多呈部位固定、持续性且逐渐加重。医护人员应注意应用通俗的语言来指导患者表述自身所患疼痛的性质。

（五）疼痛的伴随症状

了解疼痛的伴随症状在疼痛疾病的诊断和鉴别诊断中有着非常重要的意义。各种疼痛性疾病通常有各自的伴随症状，掌握这些规律可使诊断局限到某类疾病或某个疾病。如关节疼痛伴有肿胀，晨僵者多为类风湿性关节炎；疼痛伴有发热者考虑感染性疾病、风湿热等。

疼痛的伴随症状比较复杂，几乎每个剧烈疼痛病例均伴有烦躁不安、心率增快、呼吸加快、瞳孔缩小等交感神经兴奋的症状。常见的伴随症状还有：头痛时伴有头晕、恶心、呕吐、视物模糊、耳鸣等；颈区痛伴有手麻、腿软、眩晕、心慌等；腰痛伴有泌尿系、生殖系症状等等。

（六）精神状态及有关心理社会因素

在了解患者的病史时，应注意观察患者的精神状态和心理反应，有助于甄别出那些需要特殊精神心理支持的患者，以给予相应的支持治疗。

绝大多数癌痛患者都存在有不同程度的恐惧、愤怒、抑郁、焦虑和孤独等心理障碍。如果不能发现这些心理障碍并努力地协助患者解除，即使给患者足量的镇痛药物，患者的痛苦一般仍得不到满意的解除。

（七）其他

过去史、家族史、婚姻史、感染史、肿瘤史及手术史、应用激素史、疼痛的诊断和治疗过程，疼痛治疗效果等都是医护人员必须重视的要素。

（杨承祥）

思考题

1. 临床常用的疼痛分类方法有哪些？
2. 按疼痛的性质分类，疼痛有哪几种？
3. 按疼痛持续的时间分类，疼痛有哪几种？
4. 临床常用的疼痛强度量表有哪些？
5. 临床常用的疼痛问卷量表有哪些？
6. 何为 VAS？如何用其量化疼痛强度？
7. 临床实施疼痛评估过程中，如何落实疼痛的综合性评估？

第十八章　疼痛治疗与护理

要点

1. 护士是疼痛治疗团队的重要成员，承担着病情观察，疼痛程度的评估，手术室无菌环境管理，各种疼痛治疗设备的使用和维护，协助疼痛治疗及进行心理护理。

2. 近期产生且持续时间较短的疼痛为急性疼痛，包括术后痛、分娩痛、创伤及烧伤痛等是临床常见的急性疼痛，应结合患者的疼痛特点，实施治疗前后疼痛的评估及记录、协助医师治疗和护理。

3. 疼痛持续时间在1个月以上的疼痛为慢性疼痛，神经病理性疼痛和癌痛是常见的慢性疼痛，了解慢性疼痛的治疗，并掌握慢性疼痛的护理特点。

4. 癌痛的治疗方案，掌握三阶梯止痛给药法，督导患者按时按量使用镇痛药物，观察疗效及副作用。

5. 患者自控镇痛(PCA)可以满足患者按需止痛的目的，护理人员指导患者正确使用镇痛泵。掌握负荷剂量、单次给药剂量、锁定时间、最大给药剂量及连续背景输注给药等PCA的技术参数概念，结合患者的具体情况及时调整镇痛方案，并及时处理相关不良反应。

疼痛诊疗是由多学科相结合、相协作共同完成的工作。护士是疼痛治疗团队的重要成员，具体职责是：①疼痛及其疗效的评估：护士通过患者的语言、面色、表情、体位和活动姿势以及生命体征等客观指标，评估疼痛的部位、性质、程度并制定相应的护理措施；②止痛措施的具体落实：护士执行疼痛治疗医嘱，在医师的指导下执行或参与某些疼痛治疗操作；③协助医师完成诊疗工作：疼痛专业护士除了协助医师完成各种常规治疗外，还配合医师完成如神经阻滞、静脉输液、体位的安置、器械设备准备、配制镇痛药物；④健康教育与指导：护士负责对患者及家属进行疼痛相关知识的宣教，教会病人正确使用疼痛评分工具，清楚表达疼痛部位、程度，辅导病人和家属掌握疼痛的相关知识和不良反应的观察，形成医、护、患及家属共同组成的疼痛治疗团队。

第一节　急性疼痛护理

国际疼痛研究协会(International Association for the Study of Pain，IASP)指出：急性疼痛是指近期产生且持续时间较短的疼痛。该类疼痛通常与手术创伤、组织损伤或某些疾病状态有关,包括:①术后痛;②分娩痛;③创伤痛;④烧伤、烫伤痛;⑤疾病状态相关痛,不同组织器官的炎症、缺血引起的疼痛,如急性心梗、急性胰腺炎、带状疱疹、急性关节肌肉痛等。本节主要讨论前四种急性疼痛的护理。

一、手术后疼痛的治疗与护理

(一) 治疗

1. 治疗原则 手术后疼痛治疗目的是减轻或消除手术创伤所致的疼痛,改善功能,提高生活质量,将疼痛对机体带来的不利影响降低到最低,促进患者尽早康复。术后疼痛的治疗应考虑疼痛的部位、程度、病史,因人而异的选择镇痛方案。选用多种药物、多种给药途径联合应用的多模式镇痛,及时、按时用药。坚持个体化用药及最小有效镇痛剂量原则,以达到提高镇痛效果的目的,并尽量降低不良反应及副作用。

2. 给药途径 镇痛药可以通过不同的给药途径产生局部或全身镇痛的效果。临床上通常根据疼痛的部位与性质、疼痛的严重程度、患者的一般情况、镇痛药物本身的药代学和药效学特点等来选择给药途径。

(1) 全身途径:包括口服给药、黏膜给药、皮下给药、经皮给药、肌肉和静脉注射等方法。

(2) 局部途径:包括椎管内给药、神经阻滞、关节腔内给药和局部浸润等方法。

3. 常用药物

(1) 阿片类药:阿片类药可与外周神经、脊髓背角胶质层感觉神经元和大脑及脑干等疼痛中枢的阿片受体结合,在脊髓层面上可抑制 P 物质的释放,在脊髓上水平则可发挥下行性疼痛抑制作用。

(2) 非甾体类抗炎药(NSAIDs):NSAIDs 对炎症引起的轻、中度疼痛有较强的镇痛作用。对各种严重创伤性剧痛及内脏平滑肌绞痛效果不明显。与阿片类药比较,不产生欣快感,无成瘾性。NSAIDs 与阿片类药物合用,不但可以取得良好的镇痛效果,还可减少阿片类药物引起的不良反应。

(3) NMDA 受体拮抗剂:神经突触兴奋释放谷氨酸使 NMDA 受体激活,增强伤害性信息的传导,与急慢性疼痛有关,脊髓水平 NMDA 受体的激活可导致痛觉过敏。临床常用的 NMDA 受体拮抗剂主要有氯胺酮和右美沙芬。

(4) 抗惊厥药:加巴喷丁是广泛用于慢性痛治疗的辅助用药,其作用机制是作用于钙离子通道的 $\alpha_2\delta$ 亚基,半衰期 5～7h,麻醉前或手术前给予加巴喷丁可以完善镇痛效果,但对阿片类药的用量无明显影响。其主要不良反应是过度镇静,很少有恶心呕吐等发生。普瑞巴林与加巴喷丁作用相似,但作用更强,小剂量就能达到镇痛效应,可以改善睡眠,副作用更少。

(5) 局部麻醉药:可选用利多卡因、布比卡因、罗哌卡因及丁卡因等。

(6) α_2 肾上腺受体激动剂:α_2 肾上腺素能药物(如可乐定)通过突触后抑制产生镇痛作用。激活 α_2 肾上腺素受体能触发背角内的钾离子内流,引起突触后背角神经元超极化,从而降低神经元的兴奋性,产生镇痛作用。

(7) 其他药物:曲马多是非吗啡类阿片受体激动药,可通过作用于脊髓部位交感神经及感觉神经上的阿片受体发挥镇痛作用，还可作用于去甲肾上腺素能、5-羟色胺及胆碱能系统，使之发挥调节作用。糖皮质激素在疼痛治疗中也有重要作用，常作为术后急性疼痛治疗的辅助用药，除全身给药外，还可通过硬膜外腔、关节腔内、周围注射等给药。

4. 非药物性镇痛方法

（1）经皮电刺激：适用于轻、中度疼痛，基本上无严重不良反应和并发症。

（2）冷冻镇痛：作用机制是利用液氮或液态 CO_2 冷冻探头造成的神经可逆性病理改变阻断疼痛传导信号。

（3）心理治疗：任何疼痛都有心理因素的参与，通过心理疗法可以提高患者对疼痛和治疗方案的认识和理解，减轻恐惧和焦虑情绪，提高药物镇痛效果和患者满意度。心理疗法主要包括自我催眠法、音乐疗法、行为应对疗法、暗示法、示范脱敏以及放松训练等。

（二）护理

术后镇痛期间，护士应及时准确地评估疼痛并评价镇痛效果，协助医生有效地调整疼痛治疗方案，力求以最小剂量达到有效镇痛；同时要细心观察患者的病情变化，及时发现并处理与术后镇痛相关的并发症，提高镇痛效果和安全性。

1. 术后疼痛护理的特殊性

（1）纠正对疼痛的认识误区：传统观念认为“术后疼痛不可避免”，“开刀哪有不痛的”，对术后镇痛不够重视。因此，在手术后疼痛治疗过程中，医护人员常存在一些误区，包括：只在疼痛剧烈时才用镇痛药，轻微疼痛则不需要镇痛；镇痛治疗能使疼痛部分缓解即可；非阿片类药物比阿片类药物更安全；用阿片类药一旦出现呕吐、镇静等不良反应，应立即停药；术后镇痛会影响伤口的愈合，可导致认知功能障碍等误区。要达到安全有效的手术后镇痛，必须纠正上述认识误区。手术后疼痛可对机体产生许多不利影响，影响患者的康复，甚至发生严重的不良反应。另外，从伦理学上来说，消除疼痛是患者的一项基本权利。随着学科水平的提高，新的镇痛药物及镇痛方法的出现，完善的术后镇痛已经成为可能。护士应该了解不同镇痛治疗方法的利弊，并运用其临床经验和专业知识进行取舍，以满足不同患者术后镇痛的个体化需求。

（2）评估的偏差性：患者对疼痛的反应常存在很大差异。护士应了解疼痛反应的复杂表现和疼痛未缓解时的临床表现，进行疼痛评估时应注意以下原则：①相信患者的主诉。患者的主诉是评估疼痛最重要的依据，应主动询问患者的疼痛史，仔细倾听并相信其关于疼痛感受的主诉和叙述，鼓励其积极参与疼痛评估；②全面评估疼痛。包括了解疼痛史、疼痛性质、疼痛程度，疼痛对生活质量的影响，镇痛治疗史，体检及相关检查等；③动态评估疼痛。评估疼痛的发作、治疗效果及转归。动态评估疼痛程度，有利于监测疼痛变化、镇痛治疗疗效及不良反应，制定和调整镇痛药的剂量，以获得最为理想的镇痛效果。

（3）影响因素的多样性：

1）心理因素：心理因素将对疼痛的性质、程度以及临床表现产生巨大影响。疼痛不仅是病理生理反应，也有心理因素的参与，它是一种不愉快的感觉和情绪体验，具有主观性；是疼痛信号由周围神经系统传入中枢神经系统并在大脑皮层整合，在意识水平上被感知。神经质、焦虑、认知、周围患者的暗示和患者对疼痛的注意力等心理因素,均对术后疼痛有一定的影响:神经质倾向明显、焦虑水平高、对手术担心、术前心理准备不充分、对术后疼痛惧怕、对康复的信心不足等导致患者术后疼痛加重。

2) 个人经历:经受过疼痛折磨的人会对疼痛产生恐惧心理,对疼痛的敏感性增强。社会文化背景不同,对疼痛的感受和表达也有所不同。在推崇勇敢和忍耐精神的文化氛围中,更能耐受疼痛。此外,患者的文化修养也对疼痛程度有一定影响,文化水平高的患者比较理智,能正确对待术后疼痛;文化水平比较低的人,往往遇事不冷静,不能正确对待术后疼痛。

3) 年龄因素:年龄对疼痛的敏感性有一定影响。一般认为婴儿对疼痛刺激不敏感,疼痛感受弥散;随着年龄的增长,痛觉逐渐变得清晰、敏感、定位确切。老年人痛阈提高,对疼痛敏感性降低。

4) 性别差异:有研究表明,女性对疼痛更敏感。相同手术的术后患者,女性疼痛相对更剧烈,女性约需要高于男性30%的吗啡才能达到相同的镇痛效果。

5) 外科情况:手术的种类、手术方式、切口大小及位置等都对术后疼痛的程度有一定影响。开腹手术比腹腔镜手术的疼痛剧烈,由于大切口所激动的伤害感受器多,导致其疼痛程度比小切口手术重。胸部手术疼痛较剧烈,特别是横切口,这是因为肋间神经及其分支在手术时受到损伤,手术过程中需撑开肋间隙或切断肋骨,胸壁创伤大。

2. 镇痛护理要点　包括:①观察与记录患者的生命体征变化;②正确评价镇痛效果;③对于镇痛不完全的患者,及时与负责医师或负责术后镇痛的相关科室(如麻醉科)联系,及时调整镇痛药物剂量;④及时发现并处理镇痛相关并发症,如遇严重意外或并发症应立即停用镇痛药,同时报告负责医师,必要时请相关科室(如麻醉科)会诊处理。

3. 疼痛护理的实施

(1) 倾听患者主诉,准确评估、记录疼痛性质和程度。评估疼痛的部位、程度、性质、持续及间隔时间、使疼痛加剧和缓解的因素、疼痛发作时的周围环境等。疼痛评估过程中对于疼痛要素的记录非常重要,缺乏记录会导致医护人员的评估与患者对疼痛的描述不一致,因此应采用标准文书记录,以提高医护人员对疼痛的重视程度,也便于更系统的了解患者的疼痛及治疗情况。

(2) 避免激发或加剧术后疼痛的因素。包括:①精神因素:如精神压力过重、极度悲伤或恐惧、性格忧郁;②环境因素:如闷热的天气、高分贝的噪音、强烈的光线、特殊的气味、污浊的空气、人多嘈杂的环境等;③身体因素:不良体位、过度疲劳、低氧、药物作用等。

护理对策:①创造安静的修养环境,调节光线,减少噪声,去除异味,注意保持适宜的温度和湿度;②加强心理护理,寻找并消除精神因素;③保持良好的体位,定时更换卧位,尽量保持舒适。腰椎穿刺后应去枕平卧,避免头痛;④分散注意力,可通过躯体或精神上的活动,使患者转移对疼痛的注意力。如腹式呼吸或闭上眼睛做深呼吸,想象气体进出肺部的情景,或播放悦耳的音乐、朗读优秀的文艺作品,创造欢乐的气氛,或与亲近的家属、朋友进行轻松愉快地对话等;⑤胸痛患者往往不敢呼吸、翻身,应协助患者翻身、给予拍背、协助咳嗽咳痰。

(3) 患者自控镇痛术(Patient-controlled analgesia，PCA)的护理(见第三节)。

(4) 早期观察并及时处理镇痛治疗的并发症：镇痛治疗尤其是经椎管内镇痛时，可能出现的并发症有呼吸抑制、尿潴留、恶心呕吐、便秘、低血压和过度镇静等。护士应监测镇痛药物给药间隔时间及其疼痛控制效果，警惕有无镇痛并发症，为患者制定特定有效的镇痛方案并及时实施，减少并发症的发生。

(5) 避免护理操作加重患者的疼痛：术后患者主诉切口疼痛，且疼痛程度往往与咳嗽、深呼吸、上下床和体位改变等活动关系密切，其中咳嗽和身体移动时影响最大。术后最初阶段，患者一般能进行有效的咳嗽和深呼吸，但一旦在咳嗽和深呼吸时感受到了急剧的压榨样或撕裂样切口疼痛，患者就会因害怕疼痛和担心切口裂开而拒绝咳嗽。因此，必须向患者讲述正确的咳嗽方法，并解释正确的咳嗽不会导致切口裂开或内脏凸出，以解除患者顾虑。

4. 健康教育　疼痛的主观性和多因素性决定了在临床疼痛治疗中，必须有患者自身的参与，因此应加强疼痛健康教育，使患者了解疼痛相关知识，消除医护人员与患者对疼痛理解的不一致性，使患者能够主动参与并配合治疗和护理。对疼痛的健康教育应贯穿于整个围术期。包括：①向患者讲述疼痛对机体可能产生的不利影响；②术前评估患者及家属对疼痛相关知识的了解程度，了解患者的既往疼痛史和预期疼痛处理应达到的目标；③告知患者及家属大部分术后疼痛可以缓解，并且有多种镇痛方法可供选择，患者有权享受术后无痛经历；④告知镇痛药物的作用、效果和不良反应等，解除患者及其家属的排斥心理；⑤向患者说明表达疼痛反应的重要性，教会患者表达方法。疼痛反应包括疼痛的强度、性质、持续时间和部位等；⑥向患者介绍自我解痛方法，在镇痛药治疗的同时辅助使用其他方法缓解疼痛，如放松、想象、冷敷和热疗等；⑦向接受 PCA 治疗的患者讲述给药的方式和时机，指导患者在感觉疼痛开始时就自行给药，以达到良好的镇痛效果。⑧劝告患者及时向护理人员叙述心中的疑虑和担忧，避免因过分担心疾病的康复导致高度焦虑从而降低耐受性，加重疼痛。

二、分娩疼痛的护理

积极有效地开展分娩镇痛，具有消除产痛、促进分娩顺利进行、保护应激能力以利于产后康复、确保母子安全及降低母婴死亡率等重要意义。

(一) 分娩痛的解剖特点

分娩的全过程是从开始出现规律宫缩至胎儿及胎盘娩出为止，临床上通常分为三个产程。分娩疼痛是由于子宫收缩、宫颈扩张及阴道与盆底组织受到扩张牵拉所致，并随产程进展而加重。临床上常见为下腹部及腰骶部疼痛，有时表现为臀部及腹股沟区疼痛。产痛的体表皮肤感觉神经为胸 10 ~ 腰 1；子宫感觉神经为胸 11 ~ 胸 12，子宫运动神经为胸 5 ~ 胸 10；子宫颈感觉与运动神经为骶 2 ~ 骶 4；阴道与会阴感觉神经也为骶 2 ~ 骶 4。在产程的不同时期，导致产痛的部位、疼痛传导径路不尽相同。

(二) 分娩镇痛的基本原则

分娩镇痛涉及的因素较多，包括母婴的安全、不影响或较少影响子宫收缩力和产程等。

因此,分娩镇痛应遵循以下原则:①对母体无害,保持产妇精神正常,运动自如,可参与分娩过程;②所用药物对子宫血流无太大影响,不影响宫缩和产程;③镇痛药物的应用必须以使用最小有效剂量为原则;④不影响胎儿和新生儿的呼吸与循环系统,对胎儿和新生儿无害。

(三) 分娩镇痛方法

分娩镇痛方法主要分为非药物性镇痛与药物性镇痛两大类。非药物性镇痛包括精神预防法、催眠术、针刺镇痛和经皮神经电刺激法等。药物性镇痛是当今广泛采用的有效方法,可分为全身给药法和区域阻滞法。全身给药法是促使产妇进入深睡眠或浅麻醉状态以求达到镇痛,该方法解除产痛的效果较好,但对母体及胎儿的危险性较大,必须慎重选用。区域阻滞法的特点是镇痛效果确切,对产程无明显影响,对胎儿和新生儿无明显抑制,保持产妇清醒状态,能够使其体验到主动参与分娩全过程并与新生儿即刻接触的快乐感等,是目前分娩镇痛的常用方法。常用镇痛技术包括:腰段硬膜外阻滞、蛛网膜下腔阻滞、蛛网膜下腔-硬膜外腔联合阻滞、骶管阻滞、宫颈旁阻滞、阴部神经阻滞和会阴局部浸润。目前较为理想且应用最广的是连续硬膜外小剂量药物镇痛法。该方法常用的局麻药为长效酰胺类局麻药罗哌卡因,该药对中枢神经系统和心脏的毒性明显低于布比卡因,对子宫胎盘血流无明显影响,感觉和运动阻滞分离现象明显,使产妇能够在产程早期下床活动,被称为"可行走的硬膜外分娩镇痛"。临床上不同医院采取的分娩镇痛方法及药物配方并不完全一致,但只要不违反分娩镇痛原则即可。

(四) 分娩镇痛的护理

1. 护理评估

(1) 通过产妇口头诉说所体验到的感受来评估疼痛的性质、部位、持续时间,也可通过疼痛引起的生理反应如血压、心率、呼吸、皮肤、阻抗等方面的改变,综合产妇的年龄、性格、文化、情绪来进行判断。

(2) 了解产妇情绪是否紧张、意志是否坚强、信心是否坚定。

(3) 观察药物镇痛过程中是否出现恶心呕吐。有呕吐者,观察呕吐物的颜色、性质和量,并注意避免误吸。

(4) 密切观察产妇生命体征变化,观察产程进展情况及胎儿状况。

2. 护理措施

(1) 开展孕期教育:主要是提供妊娠和分娩时的感受,让孕妇懂得妊娠和分娩是一种生理现象。建立起正确的认识,消除焦虑和恐惧,同时教会产妇配合产程进展的辅助动作,从而使其情绪稳定,精神放松,顺利分娩。

(2) 创造温馨的分娩氛围:提倡以患者及家庭成员为中心,提供全方位的优质护理,强调在分娩中丈夫角色的重要性,鼓励丈夫参与分娩全过程。丈夫的参与及陪伴对分娩中的产妇来说是一种莫大的精神支柱,能够为产妇提供心理上的支持和鼓励,帮助解除产妇的精神紧张状态,消除产妇的孤寂感。

(3) 转移注意力法:主要是听音乐,与产妇交谈。让产妇谈谈妊娠时的感受,可转移产妇的注意力,从而减轻疼痛。帮助产妇采取最满意的体位,以利于全身放松,促进舒适感。保持床单整洁,经常湿润口腔等,指导产妇记录体会,创造方便、安静、舒适的隔离式分娩室,以增加产妇的舒适感，有助于缓解疼痛。

（4）深呼吸法：用于第一产程隐匿期，即以临产开始到宫口开大3～4cm之前的第一产程，每次宫缩开始指导产妇深深地吸一口气，然后慢慢地呼出，越自然越好。宫缩间歇时闭目休息，并转为自然呼吸。

（5）按摩法：第一产程活跃期，宫口开3～4cm到开全。此时宫缩加强，行深呼吸产妇如仍感不安，可用手轻柔按摩下腹部，也可侧卧按摩腰部。

（6）压迫法：两手拇指掌面按压髂前上棘，髂棘及耻骨联合处或其他不适处，吸气同时两拳压迫两侧腰部，此法与按摩法交替使用。

（7）评估疼痛的程度：适当应用镇痛药，产妇对疼痛的耐受性因人而异，可能会有呻吟、尖叫、哭泣等不同的表现方式，如产妇害怕疼痛、难产等，担心母婴安危，产生恐惧与担心心理，则容易造成害怕-紧张-疼痛综合征，需正确评估产妇对疼痛的耐受性。

3. 硬膜外分娩镇痛的护理

（1）硬膜外穿刺前，嘱产妇排尿，测生命体征并填写记录单；穿刺时，协助产妇保持左侧屈膝弓背体位，按硬膜外穿刺常规进行配合。

（2）硬膜外注药后，密切观察生命体征变化并做好记录，注意有无呼吸抑制、低血压、恶心、呕吐、瘙痒、尿潴留、局麻药毒性反应及全脊髓麻醉征象。

（3）严密观察胎心、宫缩及产程进展情况。每隔10～15min听胎心一次，并经常用手在产妇腹部触摸子宫，以了解先露部位及位置的高低、宫口开大情况等。

（4）第一产程末、第二产程初可加用缩宫素静滴或行剥膜引产，尽量缩短镇痛时间，尽快结束分娩。随着镇痛药量的增加，有可能出现药物中毒、分娩延迟、胎儿抑制和增加出血量等问题。因此，应用缩宫素进行计划分娩时，必须严密观察宫缩和胎心，以防发生子宫强直性收缩导致胎儿宫内窘迫或子宫破裂。

（5）硬膜外腔导管拔除后，应注意消毒并保护好穿刺点，以防感染。同时注意观察产妇生命体征变化及镇痛消退情况。

（6）预防麻醉意外，配备抢救麻醉意外的一切器械和药品，一旦发生即可及时抢救。

4. 健康教育

（1）产前教育：护理人员在产前门诊检查中应教会孕妇使用放松技巧和进行呼吸训练，以更好地配合分娩镇痛。

（2）活动与休息：初产妇宫口扩张在5cm以内，胎头已入盆，胎膜未破者，白天可下床在室内适当活动，以利于宫口扩张与胎先露下降。使用止痛药或镇静药后，应向产妇解释卧床的必要性，防止下地活动时跌倒。下地活动时如果发生破水应立即回床休息。夜间临产时，应劝产妇尽可能在两次宫缩间歇期充分休息以保持体力，避免分娩时出现乏力现象。

（3）饮食：临产时，产妇的消化能力下降，食物可在胃内存留12h，故产妇常不愿进食也不感到饥饿，个别产妇甚至出现恶心呕吐。值得一提的是，宫缩间歇期适量地摄入一些清淡而营养丰富的半流质饮食，既可增加液体及营养的需要，也可为分娩储存足够的能量，以适应分娩时体力消耗的需要。但一旦开始实施分娩镇痛，应注意适当控制饮食，以防发生呕吐、误吸等并发症。

三、创伤性疼痛的护理

创伤性疼痛是一种因组织损伤而产生的不愉快的主观感觉和情感体验。通常有明确的外伤史，可导致患者生理和心理功能异常，引起血压剧烈波动，脉搏改变；呼吸加快、变浅；面部表情痛苦；体温升高、出汗等。创伤性疼痛常意外发生，可引起患者惊恐、焦虑、压抑、紧张等情绪反应，使患者对疼痛的耐受性降低而加重患者的疼痛感。严重的创伤性疼痛还可引起患者行为的改变，如不愿与人交流、烦躁、对光和声音的敏感性增加等。

（一）创伤性疼痛的治疗

1. 病因治疗　对于疼痛原因明确者，应尽可能消除引起疼痛的原因。骨折患者应妥善固定，肢体制动，有效牵引；四肢损伤者应抬高患肢以利静脉回流，减轻疼痛。胸部外伤患者常因咳嗽和深呼吸引起疼痛，可用胸带固定以减轻胸壁震动所致的疼痛。急性缺血性疼痛者应立即去除引起缺血的原因，如松开包扎过紧的固定物或敷料，解除血管痉挛，改善组织缺血症状。

2. 药物镇痛　药物处理是消除或减轻患者疼痛的有效方法之一，药物镇痛原则如下：①合理选择给药途径，临床上根据患者疼痛程度及性质和患者自身情况，选择安全有效的给药途径；②合理选择镇痛药物，对镇痛药物既要看到其镇痛疗效的一面，也要注意其不良反应，如过敏反应、成瘾性、头晕、过度镇静、恶心呕吐等，在选择镇痛药物时必须权衡利弊，合理选择镇痛药；③坚持个体化给药原则，根据患者个体差异调整药物剂量，以防各种不良反应，特别是呼吸抑制的发生；④联合用药与辅助治疗；⑤按时用药原则，是指止痛药物应有规律地按规定时间给予，不是等患者要求时给予，患者出现突发剧痛时，可按需给予镇痛药控制。应当注意的是，闭合性腹部损伤在未明确诊断及手术前不能用任何镇痛或镇静药物，以免掩盖病情，对进一步诊断治疗带来困难。

3. 非药物镇痛技术　针刺镇痛、电刺激镇痛、超激光照射治疗等技术也可以用于创伤性疼痛的处理。

（二）创伤性疼痛的护理

1. 一般护理　创伤患者多数病情急、重，常伴失血、失液，易发生失血性休克，处理困难，来院后必须争分夺秒组织抢救，对主要损伤应抓紧时间进行治疗，待病情初步稳定后再做全面检查。严密观察患者生命体征，注意神志、瞳孔，注意有无多发伤、内脏出血等。第一时间开放静脉通路，必要时留置中心静脉。常规吸氧，严密观察患者呼吸频率、幅度和缺氧症状，保持呼吸道通畅，清除呼吸道内血液或分泌物，防止饱胃患者发生呕吐与误吸。当患者出现烦躁、口渴、面色苍白、四肢湿冷等休克症状时，应加强休克护理，寻找休克的原因，积极配合医生进行抗休克治疗。对于专科情况，如骨折、胸腹外伤等积极配合专科医师紧急处理。

2. 镇痛护理　创伤患者多为剧痛，常因呼吸或体位改变使疼痛更为剧烈。应倾听患者主诉，评估疼痛的部位、性质、程度，有无牵涉痛或放射痛，了解影响疼痛的因素，并寻找疼痛的原因。对于诊断明确而呼吸循环稳定的患者，可按医嘱给予镇痛药物，同时加强呼吸循环监测,防止意外发生。对于突然加剧的疼痛要警惕是否病情加重。对于呼吸不稳定或诊断不明确的疼痛禁忌给予镇痛治疗,以免掩盖病情延误治疗而丧失抢救的时机。

3. 心理护理 创伤患者通常表现为紧张、焦虑、恐惧和愤怒,对疾病损伤感到极度担心和不安,且难以自制。有些患者可能产生难以排遣的愤怒,会为一些琐事与家属和医护人员发生矛盾,甚至损坏物品或袭击他人。这些心理因素往往加剧疼痛,疼痛的加剧反过来影响情绪,形成恶性循环。对于疼痛导致的各种不良情绪,应给予患者安慰和鼓励,做好各种解释工作,消除疑问,进行心理疏导,帮助其重新树立信心。心理因素消除后,患者将会更好地与医生和护士合作,能在一定程度上自己控制疼痛。医护人员的非语言交流—触摸与暗示法也能使外伤患者疼痛明显减轻,部分患者甚至可以不用镇痛药达到镇痛目的。如抚摸患者的手,轻拍肩膀或伤口周围轻轻抚摸,使患者感到护士对其的关心与理解,从中得到欣慰,产生情绪上的变化,通过神经体液调节,提高痛阈。

四、烧伤疼痛的护理

(一) 烧伤痛的治疗

烧伤疼痛分为操作痛和背景痛,两者之间有明显差异。操作痛具有急性、短暂的特点,强度大,常在治疗操作中出现。背景痛具有持续、迟钝的特点,强度相对较弱,疼痛相对模糊,持续时间长,一般在安静休息时出现。严重的背景痛可影响睡眠,甚至引发抑郁症和焦虑症。烧伤创面疼痛发病机制复杂,其主要原因是损伤和暴露的痛觉神经末梢受到刺激,组胺、缓激肽等组织代谢产物和微生物侵袭是伤后主要的致痛因素。非阿片类药多适用于轻、中度疼痛的治疗及不适合用阿片类药物治疗的患者。阿片类镇痛药是烧伤镇痛使用最普遍的药物,给药途径有口服、肌肉注射、静脉注射等。长效阿片类镇痛药常用于治疗背景痛,如口服吗啡控释片镇痛效果良好;静脉自控输注吗啡镇痛已应用于烧伤术后痛及背景痛的治疗。短效阿片类镇痛药常用于治疗操作痛,如烧伤创面换药前患者常需要短期的深度镇痛,宜使用起效较快的阿片类药物。临床上最常使用的镇痛方法是多模式镇痛,指联合应用两种或两种以上的镇痛药物或镇痛方法,作用于疼痛的不同靶位产生镇痛作用,以获得更好的镇痛效果,同时降低不良反应的发生率。最为理想的镇痛方法是不同阶段、不同靶位(外周水平、脊髓水平、脊髓上水平)、不同药物(阿片类药、非甾体类抗炎药、局麻药、NMDA受体拮抗药、α_2受体激动剂等)的联合治疗,以满足镇痛的要求,既达到完善的镇痛又最大限度地减少其不良反应。

(二) 烧伤痛的护理

1. 一般护理 ①病情观察:监测生命体征,特别是呼吸,必要时床边备好气管切开包及氧气、吸引器等急救物品;②输液、抗休克治疗:注意晶、胶比例,输液速度以保持尿量0.5~1.0ml/h·kg为宜;③创面护理:暴露疗法者,凡接触创面的用物必须是无菌的。室内保持一定的温度,为促进创面干燥,可使用热风机;创面要定时涂药,定时翻身,必要时使用翻身床;④空气消毒:烧伤患者常采用创面暴露疗法,故应保持空气的洁净,以防创面感染,应每日2次紫外线消毒房间,并采用湿式扫地法以减少灰尘。

2. 镇痛护理

(1) 减少换药造成的操作痛:换药是烧伤患者操作痛的主要原因之一,有效缓解换药给患者造成的痛苦,从心理上减轻对换药的惧怕,对患者的痊愈和康复非常有利。减轻换药造成的操作痛,一方面要选择柔软的敷料;另一方面要掌握正确的操作及手法,如更换内层敷料,应用消毒液将内层纱布彻底浸湿后,沿着切线方向揭除,换药敷料包扎应松紧适宜,以免过紧引起缩窄性疼痛。

(2) 幻肢痛的护理:有些烧伤后截肢患者会有幻肢痛,疼痛性质为电击样、切割样、撕裂样或烧伤样等,表现为持续性疼痛,呈爆发性加重。对于幻肢痛的患者,应给予耐心细致的解释及情绪疏导,引导患者正视肢体已被截除的事实;可轻轻叩击神经残端,也可进行理疗,如热敷、离子透入、腊疗和睡眠等疗法缓解疼痛。心理诱导和治疗是预防幻肢痛的有效方法,诚恳地与患者交往,通过交往、暗示、说服与诱导等方法,使患者转移注意力,消除不良心理因素,增强战胜疾病的信心。

3. 心理护理　由于患者对烧伤痛缺乏认识,易产生不安和焦虑。医护人员应态度诚恳、耐心细致的向患者解释疼痛产生的原因,指导患者掌握疼痛评估及缓解疼痛的有关知识。医护人员应耐心倾听患者的诉求,了解患者的思想情况,关心患者,尽可能帮助其解决困难,满足其需要。通过分散患者的注意力,与其聊天、看电视、听音乐等方式,调节其心理状态,提高机体对疼痛的耐受力,达到缓解疼痛的目的。

(三) 健康教育

功能锻炼是防止烧伤后关节僵直、肌肉萎缩、肌腱粘连等的重要措施。应向患者详细讲解,使其掌握正确的功能锻炼方法,指导和协助患者完成肢体及关节的自动或被动运动,适当创面加压、穿紧身衣等。

第二节　慢性疼痛的护理

慢性疼痛是指疼痛持续1个月以上,超过一般急性病的进展,或者超过伤口愈合的合理时间,或与引起持续疼痛的慢性病理过程有关。临床症状常与自主神经功能表现相关,或与忧虑、疲乏、精神因素以及对社会的不适应有关。临床上常见的慢性疼痛多见于神经病理性疼痛和癌痛。

一、神经病理性疼痛的护理

(一) 头面部疼痛护理

1. 头痛　原发性头痛包括偏头痛、紧张性头痛、丛集性头痛、三叉神经性头痛等。

(1) 偏头痛:由于神经、血管功能失调引起的以一侧头部疼痛反复发作为特征的疼痛性疾病,发作时常伴有恶心、呕吐、对声光过敏等症状。偏头痛发作期可以采用药物治疗、神经阻滞疗法和物理疗法。常用药物有非甾体类消炎镇痛药、麦角碱类药物、安定类药物以及止呕药等。常用的神经阻滞疗法包括星状神经节阻滞、眶上神经阻滞、枕后神经阻滞和颞神经阻滞等。对于偏头痛发作频率>3次/月;发作持续时间>48h;疼痛程度严重,影响日常工作与学习;药物治疗无效或药物不良反应严重的患者,可考虑在间歇期进行预防治疗。

护理措施包括:①护理评估:详细询问疼痛的部位、诱因、性质、程度、频率、持续时间、缓解和加重因素、有无先兆症状、发作时伴随症状,是否有家族遗传史等。了解患者生活方式、工作性质和发病前的情绪状态；了解患者居住环境、嗜好，评估患者情绪、睡眠状态以及对有关疾病诊疗认知等；②监测生命体征变化：发作期和急性期避免过度疲劳和精神紧张，保持安静，充分卧床休息；避免声光刺激；调整饮食，禁忌刺激性食物；戒烟戒酒；③星状神经节阻滞护理：术前禁食，准备急救设备和药品；术中严格无菌操作，密切观察患者生命体征，警惕镇痛药物注入血管引起中毒反应、高位硬膜外阻滞或蛛网膜下隙阻滞；术后应注意是否出现血肿压迫气管、感染、硬结等；④心理护理：偏头痛患者早期易出现心情和行为的改变，如抑郁、欣快、易激惹或不安等；慢性患者往往沮丧、对生活没有兴趣、对治疗失去信心。护理人员应该经常与患者交流，建立互信的医患关系，掌握患者心态，针对性做好疏导，帮助患者树立战胜疾病的信心；⑤健康教育：教育患者调整工作和生活节奏，避免过度劳累，调整心态，正确面对压力和挑战；纠正不良的饮食习惯，戒烟戒酒；出现先兆症状时应立即服用麦角胺等药物可以减少发作。

（2）紧张性头痛：主要表现为头部两侧颞部的钝痛和束带样、紧箍感，有部分患者疼痛发生在枕部、头顶部及全头部，除钝痛外，还可表现为胀痛、压迫痛、麻木感等。头痛不因日常体力活动而加重，可有轻度恶心、畏光和畏声。治疗可选用药物疗法、神经阻滞等方法。头痛发作时可选用非甾体类消炎镇痛药，如芬必得。慢性紧张型头痛患者可选用三环类抗抑郁药或其他5-羟色胺再吸收抑制剂等抗抑郁剂治疗，以减少和预防疼痛的发作。

护理措施包括：①评估：同偏头痛，发病期间患者应休息，暂时脱离不适宜的环境，采取合适的放松措施。鼓动患者改变不良的生活习惯，安排适度的户外运动，比如徒步走、慢跑等，以此转移注意力、降低精神压力、缓解症状；②星状神经节阻滞护理：见偏头痛的护理；③药物治疗护理：紧张型头痛患者常需服用镇痛药、镇静药、抗焦虑药物和中枢性肌肉松弛药物，应加强对患者服药指导，及时有效处理药物不良反应，减少药物副作用；④心理护理：紧张性头痛患者比其他头痛患者会更注意自己的头痛，分散注意力，可大大减轻疼痛。对某些抑郁症状较重的患者，适度的心理暗示可增加患者治疗的信心，改善症状；⑤健康教育：让患者知道本病的长期性和可逆性，增强战胜疾病的信心。教育患者注意工作、学习和生活的协调，学会排解工作、生活和学习上的压力。

（3）丛集性头痛：发生于眶、眶上、颞或这些部位的任何结合部的重度、严格的单侧头痛发作，每次持续15～180min，频率从隔日一次到每日8次，发作时伴有以下几项中的一项或更多，均在疼痛同侧：结膜充血、流泪、鼻充血、流涕，前额和面部出汗，瞳孔缩小，上睑下垂，眼睑水肿。麦角类药物是治疗丛集性头痛的首选药物，常用的有麦角胺、双氢麦角胺和甲基麦角酰胺。氧疗对治疗丛集性头痛发作有一定效果。通过面罩吸纯氧10～15min后，80%的患者头痛症状可明显缓解。其作用原理可能与吸氧后脑血管产生明显的收缩，对抗丛集性头痛发作时的血管扩张有关。星状神经节阻滞、眶上神经阻滞和颞神经阻滞也有良好疗效。

护理措施包括：①护理评估，见偏头痛；②禁食含酪胺的食品，避免饮酒或过度疲劳后短时间睡眠诱发头痛发生；③发作时应卧床休息，及时吸氧：丛集性头痛患者发作时，及时吸氧能缓解头痛；由于发作时间较短，服用药物往往效果不佳或无效；④星状神经节阻滞护理：见偏头痛的护理；⑤保护眼睛，预防感染：丛集性头痛发作期间患者结膜充血、流泪、眼睑下垂、水肿等，使用眼罩或预防性应用氯霉素或金霉素眼膏；⑥心理护理：患者常因疼痛难忍而产生悲观情绪或过激行为，因此在护理时必须及时给予帮助，满足患者需求，教会患者如何处理剧烈疼痛，并及时给予相应处理；⑦健康教育：向患者及家属介绍本病的发生发展规律，以便知道在疼痛间歇期如何避免诱因，减少发作。指导患者建立合理的生活制度，注意环境卫生，劳逸结合。禁食含酪胺的食品，禁烟酒。

2. 三叉神经痛　三叉神经痛是一种以短暂的电击样疼痛为特征的单侧疾病，疼痛突然发生和中止，以三叉神经第2、第3支发生率最高，第1支发病几率小于5%。患者常将疼痛描述成撕裂样、触电样、闪电样、针刺样、刀割样、或烧灼样剧痛。鼻唇褶和（或）颏部的小区域可能对疼痛特别敏感，常称为“扳机点”或“触发点”。疼痛通常由日常刺激包括清洗、刮脸、抽烟、说话、刷牙触发，某些患者也可能由三叉神经分布区域外的躯体感觉刺激诱发，如肢体等；或其他感观刺激引发，如亮光、噪音或者气味等。

护理措施：①休息和饮食：保持房间温度适宜，避免吹风和寒冷刺激，避免强光直接照射和剧烈振动面部。饮食宜进温软不需咀嚼的食物，包括流食、半流食和软食；②注意口腔卫生：做好口腔护理，疼痛面部的清洁也需用软布或棉球浸温水轻轻擦洗；③预防诱发疼痛发作：发作频繁时应禁止谈话，可用笔谈或哑语，护理口腔时注意不要触及面部疼痛发作的“扳机点”等敏感区域；④三叉神经阻滞或毁损疗法护理：术前禁饮食，术中严格无菌操作，密切观察生命体征变化，术后即刻局部压迫可防止出血和肿胀。术后警惕并发症的发生，包括出血、血肿、视力障碍、复视、角膜溃疡、角膜炎、面神经麻痹、耳管损伤、味觉障碍、颅神经炎、血压升高、脑膜炎等；⑤药物治疗护理：观察药物镇痛效果和副作用，尤其是服用卡马西平后副作用较多，包括胃肠道刺激、共济失调、头晕、骨髓抑制和肝功能异常等，应定期（半月或一月）检查血象和肝功能；⑥心理护理：对患者要有同情心和耐心，注意反复、详细的给患者解释治疗方案和可能的治疗结果，暗示和安慰患者，解除患者的绝望和焦虑情绪。

健康教育：耐心细致地向患者宣教本病的相关知识，告诫患者生活规律，注意休息，戒烟酒。疼痛发作时，避免用手紧按、拍打或搔抓患处，以免发生皮损。适当进行体育锻炼，合理营养，注意饮食对疼痛的潜在影响。

（二）颈肩部及上肢疼痛护理

1. 颈椎病　因颈椎间盘及颈椎骨、软骨、韧带等退行性改变，刺激或压迫了邻近的脊髓、神经根、血管及交感神经，并由此而引起的一组症候群，称为颈椎骨性关节病，简称颈椎病。根据受累的组织结构及症状的不同，将颈椎病分为六种类型：颈型颈椎病、神经根型颈椎病、脊髓型颈椎病、椎动脉型颈椎病、交感型颈椎病、混合型颈椎病。

护理措施：①了解疼痛的诱因、程度、性质，改善患者的舒适度：为卧床休息的患者安置正确舒适的体位，可使颈部肌肉放松，缓解压迫和疼痛。如仰卧时枕头高度为自己四个手指并拢的高度，枕头应垫于颈肩部位，侧卧时枕头高度应与肩部同高；②注意观察患者颈部和四肢的活动情况，有无压迫和麻木；手术后患者应注意监测其生命体征的变化；注意观察头颅牵引时的姿势、位置及牵引的重量，并观察牵引过程中有无不适反应，如头晕、头胀、恶心及心悸等；③对症护理：局部理疗、热敷、推拿、颈部牵引固定等；④心理护理，：关心、体贴、同情患者，向患者解释该病的一些常用而有效的治疗方法，给患者倾诉的机会，使患者保持乐观的态度及战胜疾病的信心。

健康教育：向患者做关于颈椎病的科普知识宣传，使其了解本病的发病原因。以预防为主，避免各种诱因的发生，如外伤、寒冷的刺激及慢性劳损。纠正工作中和生活中的不良习惯，保持坐、立、卧、行的正确姿势。坚持颈部的活动锻炼，增强颈部及四肢的肌力。

2. 肩周炎　是由于老年退行性变及外伤、劳损等因素，引起肩关节周围肌肉、肌腱、滑囊和关节囊等软组织的无菌性炎症、粘连，进而产生以肩关节周围疼痛、活动功能障碍为主要症状的一组临床表现。肩周炎有自限性，但病程长，痛苦大，应提倡早期治疗。治疗的主要目的是止痛、解除肌肉痉挛与恢复关节功能。

护理措施：①了解患者激发和缓解疼痛的因素，评估疼痛的程度。急性期疼痛明显时，应保持肩关节制动，从而缓解疼痛。避免增加疼痛的因素，如注意保暖、避免寒冷刺激等；②按摩上肢及肩部肌肉，协助患者加强上肢各关节的活动，并鼓励做手指关节的各种活动，防止肩部肌肉萎缩；③心理护理：多与患者交谈，进行适当的卫生宣教；给患者倾诉的机会，分散其注意力，可以缓解疼痛。由于患者生活自理能力下降，应协助做好生活护理，帮助解决实际生活困难。

健康教育：向患者进行关于本病的科普宣教工作，讲解本病的基本知识和预防要点，介绍治愈的病例，帮助患者树立战胜疾病的信心。指导患者进行肩关节的功能锻炼，并讲解功能锻炼的意义和方法。纠正不正确的生活和工作姿势，避免外伤和慢性劳损。

3. 肱骨外上髁炎　又称网球肘或桡侧腕伸肌肌腱损伤，是因急、慢性劳损造成肱骨外上髁处附着的前臂腕伸肌总腱的慢性损伤性肌筋膜炎，并引起该部位的疼痛。该病与职业有关，多见于反复用力伸腕活动的成年人。

护理措施：①本类疾病一般均在门诊进行治疗，患者离院前应向其交代有关注意事项，如局部手术或注射部位不得污染，避免损伤动作，局部固定的患者应向其讲明应观察的内容，并约好再次治疗或复诊的时间等；②疼痛剧烈时，应采用局部固定制动，避免诱发和加重疼痛的活动，以减轻疼痛，防止损伤和复发；③按医嘱给予消炎止痛药如芬必得、扶他林、消炎痛等，减轻疼痛；④对症护理：可指导帮助患者进行局部热敷、按摩理疗，以减轻疼痛，促进痊愈；⑤心理护理：关心、体贴、同情患者，帮助其树立战胜疾病的信心。

健康教育：向患者讲解本病的基本知识，指导患者如何配合治疗，及治疗期间不宜做的动作。指导患者进行肌肉和关节的功能锻炼。向患者宣讲疾病的诱发原因及预防措施。

（三）胸背部疼痛及护理

1. 肋间神经痛　其特点是沿一支或多支肋间神经走行的浅表部位的剧烈放射性疼痛，由胸前部至胸椎旁，呈半环形。疼痛多为持续性，多数伴有阵发性加重。在受累神经支配区可有局部皮肤痛觉过敏、感觉减退、局部压痛。

护理措施：①详细了解病史、影响疼痛的因素等并进行疼痛评估；②与患者交流，倾听患者对疼痛的诉说，解释疼痛发生的原因、疼痛可能持续的时间、疼痛治疗的措施及治疗成功的典型病例，给患者心理安慰，有利于疼痛缓解；③观察药物不良反应，对于实施椎旁神经根阻滞或神经节阻滞的患者，因术中易发生气胸，术后应严密观察并及时处理胸闷、憋喘、呼吸音降低等症状。

健康教育:向患者及家属解释肋间神经痛的相关知识,告知患者缓解疼痛的方法以及配合治疗的方法。

2. 腰背部肌筋膜综合征　因背部肌肉、肌筋膜等结缔组织的无菌性炎症而发生的疼痛,伴有肌肉痉挛、压痛、条索或硬结、活动障碍及自主神经系统功能紊乱的一系列临床综合征。

护理措施:①了解患者疼痛的特点、性质、诱发和缓解疼痛的因素,指导患者采用缓解和预防疼痛的方法;②采用物理疗法,如按摩、热敷及红外线照射等,以缓解疼痛;③遵医嘱给予镇痛药物,如消炎痛、芬必得等非甾体类抗炎药物。密切观察并积极处理相关并发症及药物不良反应;④多与患者交流,加强卫生宣教,应用各种方法转移其注意力以缓解疼痛。

健康教育:对患者进行心理指导,使患者适应新的生活环境,以保证其在最佳的心理状态下接受治疗,配合护理,树立战胜疾病的信心。向患者讲解该病的基本知识,指导患者采取预防疾病的措施。注意腰背肌肉的功能锻炼。

(四) 腰腿疼痛患者的护理

1. 常见类型

(1) 椎间盘突出症:椎间盘发生退行性变后,在外力的作用下,纤维环破裂髓核突出压迫神经根、脊髓或血管等组织而引起的疼痛,常伴有坐骨神经放射性疼痛等症状。临床上表现为腰痛、坐骨神经痛、间歇性跛行、麻木、马尾综合征。腰椎间盘突出症的治疗可采用保守疗法和手术疗法。保守疗法包括休息、推拿、牵引、腰围固定、药物治疗及椎管内治疗等。对于病程长、反复发作、经保守治疗无效者可行手术治疗。

(2) 腰椎管狭窄:腰椎椎管、神经根管及椎间孔变形或狭窄而引起马尾神经或神经根受压,引起腰痛、下肢无力、麻木,且疼痛与姿态关系密切。通常在长期站立或步行后出现,间歇性跛行是其典型表现。

(3) 腰肌劳损:腰区软组织因慢性、损害性病变引起腰腿疼痛,多由于长时间强迫体位、负重工作或腰区急性外伤未能完全恢复,肌肉过度牵拉损伤,局部软组织血供障碍、充血、缺氧及渗出而导致的疼痛。其疼痛特点是慢性间歇性或持续性的腰肌周围酸痛,劳累时疼痛加重,休息后好转。疼痛范围多不局限,常出现在两侧腰肌、尾骶部、下肢,有时与天气改变有关。体检时可在软组织处找到明显的压痛点,劳损的肌群触之有紧张感。

2. 护理措施

(1) 急性期应严格卧床休息(2~3周):卧木板床,严禁坐位和下床活动。急性期过后允许下床活动,但要掌握正确的上、下床法,避免人为破坏脊柱平衡。下床活动时应佩戴腰围保护,腰围松紧以伸入一指、不影响呼吸为宜,正确使用腰围能有效减轻腰肌负担。

(2) 牵引护理:骨盆牵引多用于治疗腰腿痛、腰椎间盘突出症及坐骨神经痛等患者治疗。患者卧于电动控制的牵引床上,胸骨及骨盆分别用特制的固定带固定,用超过体重10kg

的牵引力牵引1h。牵引后卧床1周~2周,必要时1周~2周内重复牵引2~3次。

(3) 支具的使用及护理:对于某些疼痛患者,长期卧床或术后准备开始下床活动时,用支具有一定的保护作用,但卧床后应除去。支具尽可能不直接与皮肤接触,支具与皮肤间应用敷料隔开,且保持敷料清洁,与支具边缘接触皮肤要保持清洁,经常擦洗,以免因摩擦引起局部皮肤损害、感染。

(4) 胶原酶椎间盘髓核融解术或激光椎间盘髓核旋切术治疗腰椎间盘突出症的护理:术前禁饮食并肌注镇静药物,术中及术后严密监测患者生命体征,注意过敏、发热等并发症的发生,及时汇报和处理。

(5) 心理护理:多与患者交流,消除其紧张、焦虑情绪。在生活上要主动关心帮助,入院时护士应主动为其介绍同病室的患者,使之尽快消除陌生感,并将效果好的典型病例介绍给患者,增强其治疗信心。

3. 健康教育　注意关节保暖、防寒、防潮,尤其是秋冬两季,应随天气的变化增减衣服。避免长时间固定于坐位姿势,以免腰椎间盘内压增高加重腰腿痛症状。体弱者长时间坐车或行走时,最好佩戴腰围,加强对腰部的保护和支撑作用。劳动过程中,选择符合生物力学功能条件的体位,创造最佳劳动姿势。防止超量负荷,运动前应做充分的准备运动,避免运动过于激烈。加强肌肉锻炼,如腰背肌的屈伸、旋转等功能锻炼。

二、癌性疼痛的护理

疼痛是癌症患者最常见的症状之一。据统计,全世界约有癌症患者1400万人,每年新发生的癌症患者约700万人,其中30%~60%伴有不同程度的疼痛。

(一) 癌性疼痛的原因

1. 由肿瘤所引起的疼痛　肿瘤本身引起的疼痛包括:①肿瘤压迫邻近脏器、神经;②肿瘤侵犯骨骼;③肿瘤侵犯神经;④肿瘤造成中空脏器或实质脏器的管道系统梗塞;⑤肿瘤侵犯血管造成梗塞;⑥肿瘤侵犯黏膜引起溃疡。

2. 与肿瘤有关的疼痛综合征　由于肿瘤或肿瘤治疗造成的病理生理、生化及身体结构改变引起的疼痛,如肌肉痉挛、肌力不平衡、肿瘤手术后肢体残缺等。

3. 肿瘤诊断或治疗相关的疼痛　如骨髓穿刺、活体组织检查、手术、放疗、化疗、免疫疗法等所致疼痛。

4. 与癌症本身或治疗无关的疼痛　如类风湿性关节炎、痛风、糖尿病性神经炎等引起的疼痛,通常在肿瘤发病前就存在。

(二) 癌性疼痛的治疗

1. 病因治疗　病因治疗即抗肿瘤治疗,部分患者经过抗肿瘤治疗后,癌痛可得到缓解。病因治疗主要包括:①姑息性手术;②放射治疗;③化学治疗;④放射性核素治疗;⑤激素治疗等。

2. 药物治疗　以口服药物为主的癌症三阶梯止痛给药方法是癌痛药物治疗最基本的方案:①第一阶梯是指轻度至中度癌痛患者,应采用非阿片类镇痛药,如非甾体类抗炎药:扑热息痛、双氯芬酸钠等;②第二阶梯是指当非阿片类药物不能满意止痛时,应用弱阿片类止痛药。临床主要应用可待因、右旋丙氧酚等;③第三阶梯是指中度和重度癌痛患者，应选用强阿片类止痛药。这是在弱阿片类药与非阿片类药或并用辅助药止痛作用差时所选用的治疗药。用此类药后大多数患者止痛满意，但易产生药物依赖性和耐药性。

三阶梯药物治疗原则是：①按阶梯给药；②口服给药；③按时给药；④个体化用药；⑤辅助用药。

3. 癌痛的非药物治疗

（1）神经阻滞疗法：癌痛患者的神经阻滞诊疗根据肿瘤和疼痛部位的不同采用不同的神经阻滞方法。常用于癌痛的神经阻滞方法有以下几种：周围神经阻滞、硬膜外腔阻滞、交感神经阻滞等。

（2）神经毁损术：当癌痛不能用药物疗法和其他疗法完全控制时可考虑采用神经毁损术。神经毁损术主要有：鞘内注射神经毁损药、硬膜外腔神经毁损、交感神经毁损术、垂体毁损性阻滞。

（3）射频热凝术：可用于癌痛的神经毁损治疗。由于该方法的选择性和可控性强，因此更适合于交感神经节毁损治疗。

（4）脊髓刺激疗法（spinal cord stimulation，SCS）：其刺激的产生来源于脊髓邻近的硬膜外刺激电极（硬膜外穿刺置入导管电极或手术打开椎板埋入电极），通过在疼痛区域产生感觉异常而减轻疼痛，成功率约为60%。对内脏和胰腺引起的疼痛有一定效果。

4. 其他疗法　心理疗法、物理疗法、中医中药、生物免疫治疗等均有一定的止痛效果。对各种止痛方法无效或效果不佳且病情允许者，可采用选择性神经切断术，经皮脊髓神经阻断术及神经血管减压术等手术疗法。

（三）护理措施

1. 减轻患者焦虑和恐惧，给予患者相应的心理护理，使之认识癌痛可以缓解，以积极的心态接受除痛治疗。

2. 治疗前、后进行疼痛测量和评估，及时了解治疗效果并向医师提供信息。

3. 指导患者按"三阶梯治疗原则"正确服药。

4. 对采用神经阻滞或毁损、微创治疗的患者要加强治疗后监测，及时发现和处理不良反应及并发症。

5. 对采用PCEA或PCIA的患者要观察镇痛效果和不良反应，如低血压、呼吸抑制等及时处理。

6. 要关注患者的饮食、营养、休息和活动状况，加强生活护理。对终末期癌痛患者，要帮助其取得舒适的体位，定期翻身、擦背、按摩，预防褥疮。

（四）健康教育

1. 准确认识癌痛可以有效缓解，树立抗病、抗痛信心。

2. 正确按"三阶梯治疗原则"用药。

3. 教会患者使用疼痛评分工具，能准确反应疼痛并自我评估疼痛和镇痛治疗效果。

4. 鼓励能行动的癌痛患者适当进行户外活动，以增加体质和分散注意力。

第三节　自控镇痛技术及护理

一、概　述

产生临床镇痛作用的最小镇痛药物浓度为最低有效浓度（Minimal effective analgesia concentration，MEAC）。当阿片类药物浓度大于 MEAC，可产生有效的镇痛作用，小于 MEAC 时则相反，患者会感觉疼痛。传统的单次或间断给药法，存在镇痛不灵活、镇痛不及时、血药浓度波动大等缺点。患者自控镇痛（patient controlled analgesia，PCA）则可以有效地克服上述缺点，应用 PCA 镇痛时患者可自行给药进行镇痛。标准 PCA 是患者感觉疼痛时按压启动键，通过由计算机控制的微量泵向体内注射设定剂量的药物。PCA 的特点是在医生设置的范围内，患者自己按需调控注射止痛药的时机和剂量，达到不同患者、不同时刻、不同疼痛强度下的镇痛要求。在遵循"按需止痛"原则的前提下，PCA 可有效地减少不同患者个体之间药代动力学和药效动力学的波动，防止药物过量，减少医务人员操作，减轻患者心理负担，在疼痛药理、疼痛心理学等方面有一定的优越性。

不同个体在不同条件下，所需最低有效止痛药剂量和最低有效血药浓度不同。使用常规剂量的止痛药物存在着剂量不足和用药过量的双重危险。间断注射或口服止痛药物难以保证患者血液中稳定的药物浓度，如间断肌肉注射吗啡后患者血浆中吗啡浓度波动大；而静脉持续滴注吗啡则血浆中吗啡浓度逐渐增加，有过量甚至中毒的危险。因此，间断注射镇痛药物，患者血浆药物浓度波动较大，或低于有效浓度或接近中毒水平；持续静脉注射时，患者血药浓度逐渐升高难于维持在恒定水平，而 PCA 治疗可维持血药浓度持续接近最低有效浓度（MEAC），具有稳定的血药浓度，能以最小剂量的镇痛药达到最大程度的镇痛。

在心理学方面，PCA 患者保持"自我控制"有一定的意义。住院及手术后患者往往感觉自己失去了自我控制能力，产生恐惧感和心理压力，使术后疼痛更加明显。手术后患者能否拥有对疼痛的控制能力以及是否具有减轻疼痛的方法对患者的实际疼痛有明显影响。PCA 让患者主动参与镇痛，为患者提供了选择自身控制的机会。PCA 允许患者自己给药镇痛，增加他们对疼痛治疗的可控制感，不但不必再求助于他人给药镇痛，还可以自己调定镇痛药剂量，在缓解疼痛与可耐受的副作用程度之间达到平衡。因此，PCA 给患者行为控制能力和决断控制能力，使患者对手术后疼痛的耐受性增加。

二、PCA 技术参数

PCA 的技术参数包括负荷剂量、单次给药剂量、锁定时间、最大给药剂量以及连续背景输注给药等。

1. 负荷剂量　给予负荷剂量旨在迅速达到镇痛所需要的血药浓度，即最低有效镇痛浓度（MEAC），使患者迅速达到无痛状态。手术刚结束麻醉恢复期，由于麻醉药的镇痛作用消退，为快速达到 MEAC，必须给予负荷量才能达到快速镇痛的效果。不同的阿片类药物、不同患者之间以及不同手术的 MEAC 差异很大，应根据上述因素来确定 MEAC。

2. 单次给药剂量　患者每次按压 PCA 泵所给的镇痛药剂量。PCA 采用小剂量多次给药的方法,目的在于维持一定的血药浓度,又不至于产生过度镇静作用。不同患者之间的疼痛耐受程度以及对镇痛药的敏感性不同,单次给药剂量过大或过小均有可能导致并发症或镇痛效果欠佳,小剂量多次给药可以对镇痛药的剂量进行调整,符合个体化给药原则。在临床实施期间,如果患者在积极按压 PCA 泵给药后仍存在镇痛不完全,则应将剂量增加 25% ~50%;相反,如果患者出现过度镇静,则应将剂量减少 25% ~50%。

3. 锁定时间　是指该时间内 PCA 装置对患者再次给药的指令不作反应。锁定时间可以避免患者在前一次给药完全起效以前,再次给药。这是 PCA 安全用药的重要环节,可以降低患者无意中过量给药的潜在危险性。此锁定时间需根据药物的起效速度以及 PCA 给药途径而定。如果药物起效迅速,而且从作用部位排出也迅速,则锁定时间短,反之则锁定时间长。锁定时间还与单次给药的剂量有关,单次给药剂量大,锁定时间长。

4. 最大给药剂量　最大给药剂量或限制量是 PCA 装置在单位时间内给药剂量限定参数,是 PCA 装置的另一个保护性措施。目的在于对超过平均使用量的情况引起注意并加以限制以确保镇痛安全。

5. 连续背景输注给药　指 PCA 在持续给药的基础上进行。PCA 泵除了 PCA 镇痛给药功能外,还有其他多种给药方式:①单纯 PCA(P 模式):完全由患者自控给药,疼痛时按压 PCA 泵的控制键,使一定量镇痛药注入体内;②背景剂量+PCA(CP)模式:PCA 泵自动持续输入一定量的镇痛药以达到基础镇痛,而患者自感疼痛时通过按压控制键再给予 PCA 剂量;③负荷量+背景剂量+PCA(LCP 模式):LCP 模式为临床最常用的模式。

6. 需求次数/给药次数　指患者已经接受的成功注射镇痛药的次数与患者需求单次注射镇痛总数的比值,它可用来表示镇痛是否充分。需求次数/给药次数超过 3:1,提示 PCA 输注程序设置不当,如锁定间隔时间太长,应加以调整。

三、PCA 的临床分类

临床上,根据给药途径常将 PCA 分为静脉 PCA(PCIA)、硬膜外 PCA(PCEA)、外周神经阻滞 PCA(PCNA)。

(一) 静脉 PCA(PCIA)

是指经静脉给药途径实施的 PCA 治疗。其特点包括:①方法简便:PCA 泵通过三通开关与静脉通路相连,镇痛药按设定速率进入体内;②起效快:经静脉给药,药物起效最快,一般 2 ~3min 即可出现镇痛效果;③适应范围广:适用于全身任何部位的术后镇痛;④需用药量较大:与椎管内给药相比,PCIA 需用较大的药量才能获得满意的止痛效果,并且对运动性疼痛的镇痛效果较差;⑤对全身影响较大:由于药物作用是全身性而非针对性的,同时用药量较大,因此对全身的影响较大,尤其是以单一药物进行镇痛时更为明显,如大剂量应用阿片类药物,有可能影响胃肠运动功能的恢复。

PCIA 治疗临床常用的药物包括:①麻醉性镇痛药:阿片类镇痛药如吗啡、舒芬太尼、芬太尼、曲马多、丁丙诺啡等;②辅助镇痛药:可增强麻醉性镇痛药物的镇痛作用,减少其用量,从而降低并发症和副作用的发生率。常用药物有 NSAIDs、咪唑安定、可乐定、氟哌啶等;

③预防副作用药物：如抗呕吐药、减少尿潴留药等。

表 18-1　成人 PCIA 方案

药物（浓度）	负荷剂量	冲击剂量	持续输注	锁定时间
吗啡（1mg/ml）	1～4mg	1～2mg	1～2mg/h	5～15min
芬太尼（10μg/ml）	10～30μg	20～40μg	0～10μg/h	5～10min
舒芬太尼（2μg/ml）	1～3μg	2～4μg	1～2μg/h	5～10min
布托啡诺	0.5～1mg	0.2～0.5mg	0.1～0.2mg/h	10～15min
曲马多	50～100mg	20～30mg	1～15mg/h	6～10min

（二）硬膜外 PCA（PCEA）

是指经硬膜外腔给药途径实施的 PCA 治疗。其特点包括：①用药量小：阿片类药用量小于 PCIA，尤其是低脂溶性的吗啡；②镇痛效果可靠：阿片类镇痛药与局部麻醉药联合应用，对静息性和运动性疼痛均有满意的镇痛效果，是目前所有镇痛技术中效果最好的方法；③作用范围局限：镇痛作用范围与硬膜外阻滞范围密切相关，适用于胸部及以下部位的镇痛；④阻断神经传导：由于伤害性刺激、交感神经等被阻滞，从而可有效减轻应激反应，改善心肌血供，促进胃肠功能恢复；⑤全身影响小，并发症或副作用少；⑥硬膜外穿刺困难或禁忌的患者不能使用。

PCEA 治疗临床常用药物包括：①局部麻醉药：0.1%～0.2% 布比卡因、0.1%～0.25% 罗哌卡因、0.1%～0.2% 左旋布比卡因；②阿片类镇痛药：吗啡是硬膜外镇痛最经典的用药，镇痛作用强、持续时间长，不需连续用药。芬太尼类药物需与局部麻醉药联合应用；③预防副作用药物：如将小剂量阿片类药拮抗药、新斯的明、抗呕吐药等加入镇痛药液中以减少 PCEA 的副作用。

表 18-2　PCEA 常用方案

局麻药	阿片药	PCEA 方案
罗哌卡因 0.1%～0.2%	舒芬太尼 0.3～0.6μg/ml	首次剂量 6～10ml
或布比卡因 0.1%～0.125%	或芬太尼 2～4μg/ml	维持剂量 4～6ml
或左旋布比卡因 0.1%～0.2%	或吗啡 20～40μg/ml	冲击剂量 6ml
或氯普鲁卡因 0.8%～1.4%	或布托啡诺 10～20μg/ml	锁定时间 20～30min 最大剂量　12ml/h

（三）外周神经阻滞 PCA（PCNA）

是指经外周神经根、丛给药途径实施的 PCA 治疗。常用于神经丛和神经干的阻滞，如颈丛、臂丛、腰丛、股神经、坐骨神经等。镇痛效果可靠，几乎无全身影响，副作用少。PCNA 是近几年临床逐渐开展的镇痛技术，尤其适用于高龄和危重患者。

四、PCA的护理

(一) 一般护理

1. 医护人员应当掌握各种PCA泵的工作原理、参数设置、使用方法及常见故障处理。

2. 患者带PCA泵返回病房时,病房护士应与麻醉医生详细交接班,确定PCA的给药途径、用药方案。

3. 确保PCA泵给药装置正常运行,防止PCA泵的脱落。对于硬膜外泵镇痛者,应妥善固定硬膜外导管,让患者保持正确的卧姿,防止导管受压、折断、打结而导致导管不通畅。

4. 实施PCA前,应向患者及家属详细介绍PCA泵的作用原理、使用方法以及可能出现的不良反应,征得患者本人及家属的同意方可使用。告知患者及其家属除非患者确实需要帮助,一般情况下应尽量让患者自己按压自控键以追加给药。

5. 评估患者疼痛程度及治疗效果,详细记录患者的镇痛方案、用药剂量以及镇痛效果,出现镇痛不全或过度镇静时,应及时向医师汇报处理。

6. 严密观察并记录患者的生命体征变化,加强对患者血压、脉搏、呼吸、心率等参数的监测,特别是危重患者及老年患者。

(二) PCA不良反应及其防治

1. 镇痛不全 引起镇痛不全的原因主要有:①疼痛程度的估计不足从而影响镇痛药物的使用;②未能对患者进行个体化镇痛治疗,使用千篇一律的镇痛配方;③对镇痛治疗的误解,许多医务人员担心镇痛药剂量过大引起呼吸抑制等严重不良反应,认为疼痛总比呼吸抑制安全;④镇痛装置故障,如硬膜外镇痛时导管脱落、折叠、扭曲或堵塞,PCA泵故障等。

在镇痛过程中,应注意对疼痛进行动态评估,坚持个体化镇痛的治疗原则,及时调整镇痛药的配方,最大程度的减轻或消除疼痛。对于镇痛不全的患者,应仔细分析造成镇痛不全的原因,及时发现并排除镇痛装置故障。

2. 恶心、呕吐 椎管内镇痛如出现阻滞平面广、血压低时则易发生,这与低血压引起呕吐中枢缺氧有关。另外,麻醉药物是引起恶心呕吐最主要的原因。阿片类药物,如吗啡、哌替啶、芬太尼、瑞芬太尼等,除直接作用于呕吐中枢外,还促使垂体后叶释放升压素,诱发恶心呕吐;阿片类药还可减慢胃排空,增加胃窦及十二指肠紧张度,使机械感受器的传入冲动增加,刺激呕吐中枢引起呕吐;阿片类药物能增加迷路张力诱发呕吐反射的敏感性,使活动患者恶心呕吐的发生率增加。处理方法:选择针对受累的神经递质和受体的药物作用于呕吐中枢和化学感受器触发区。联合应用作用于不同受体位点的抗呕吐药物较单一药物更有效,不仅可以减少每种药物的剂量,减少其不良反应,还可以增强疗效。临床上常用的药物有:5-HT3受体拮抗剂、丁酰苯类、吩噻嗪类、抗组胺药、苯甲酰胺类、抗胆碱药以及糖皮质激素等药物。

3. 呼吸抑制 呼吸抑制是阿片类药物的最常见也是最严重的不良反应,无论是椎管内或静脉给药都可发生呼吸抑制,分为早发性(首次给药后2h内发生)和迟发性(给药后4~24h内发生)。阿片受体的μ、δ受体的活化与这两种类型的呼吸抑制有关,而κ受体与呼吸抑制的关系不明显。吗啡有显著的呼吸抑制作用,表现为呼吸频率减慢。潮气量变化则依给药途径而异:静脉注射后一般都减少;其他途径给药时先增加后减少。呼吸抑制程度与剂量相关,大剂量可导致呼吸停止,这是吗啡急性中毒的主要致死原因。吗啡对呼吸的抑制,主要在于延髓呼吸中枢对二氧化碳的反应性降低;其次在于脑桥呼吸调整中枢受抑制。此外,吗啡还降低颈动脉体和主动脉体化学感受器对缺氧的反应性。

处理措施:①停 PCA 泵;②给氧,必要时面罩加压供氧;③纳洛酮 0.1mg 静脉注射,每 2~3min 重复一次,可达 0.4mg,反复呼吸抑制可持续静滴 5~10μg/(kg·h);④必要时行控制呼吸,麻醉后残留肌松效应或患者合并有神经肌肉系统疾病更为必要。

呼吸抑制应以预防为主,坚持个体化用药原则,避免阿片类药物过量。加强术后监测,及时发现呼吸抑制并正确分析呼吸抑制发生的原因。保持呼吸道通畅,舌后坠的患者可以放置口咽通气道,及时吸痰,清理口腔分泌物。常规吸氧,避免患者潜在的缺氧发生。

4. 感染 PCA 是一种有创的治疗措施,有发生穿刺点感染和硬膜外腔感染的可能。椎管内镇痛的感染并发症包括穿刺部位的浅表感染和深部组织的严重感染。前者表现为局部组织红肿或脓肿,常伴有全身发热。后者包括蛛网膜炎、脑膜炎和硬膜外脓肿。其确诊依靠腰穿脑脊液化验结果和影像学检查。

加强穿刺部位的护理是防止椎管内感染的有效途径。每天更换针眼处敷料,保持穿刺部位无菌、干燥;妥善固定硬膜外导管,坚持无菌原则。一旦怀疑有感染时,应立刻停止硬膜外镇痛,并采取对症处理。

5. 尿潴留 椎管内镇痛时,当 S_{2-4} 发出支配膀胱的副交感神经被阻滞后,抑制膀胱逼尿肌的收缩和膀胱内括约肌的松弛,产生排尿困难;同时,阿片类药物也可减弱平滑肌张力而出现尿潴留。

处理措施:用 40~45℃温水冲洗患者会阴部,或用热毛巾热敷骶尾部,可以刺激尿道周围神经促进排尿;给患者下腹部膀胱膨隆处左右轻轻按摩,并自患者膀胱底部向下按压,可促进尿液排出。新斯的明 0.25~0.5mg 肌肉注射,可通过兴奋膀胱逼尿肌,使其收缩排尿;α 受体阻断剂如酚苄明作用于膀胱内括约肌上的 α 受体,使膀胱内括约肌松弛,促进排尿。必要时留置尿管导尿。

6. 便秘 镇痛药会减慢胃肠蠕动,造成患者便秘,可使用通便药处理。

7. 皮肤瘙痒 发生率较高,尤其当阿片类镇痛药用量增大时,其发生率更高。轻度瘙痒无须特殊处理,重度者可用苯海拉明或异丙嗪。小剂量丙泊酚对皮肤瘙痒有效,其机制可能是:直接抑制阿片类药物的易化作用,抑制 μ 受体的兴奋,抑制兴奋性氨基酸、5-羟色胺的释放。

8. 过度镇静 对于硬膜外腔使用麻醉性镇痛药的患者,还需定时进行镇静评分,第 1 个 4h 应 1h 监测 1 次,第 2 个 4h 内每 2h 检测一次,以后每 4h 监测一次。

(杨承祥)

思考题

1. 何谓急性疼痛,临床常见急性疼痛有哪几类?

2. 影响术后疼痛的因素有哪些?
3. 分娩镇痛的基本原则有哪些?
4. 何谓慢性疼痛,临床常见慢性疼痛有哪几类?
5. 癌性疼痛的“三阶梯治疗方案”以及护理要点。
6. 患者自控镇痛的临床类型及各自的临床特点。
7. PCA 治疗可能发生的不良反应。

第六篇　麻醉护理管理

第十九章　麻醉科药品管理

要点

1. 麻醉药品和第一类精神药品使用单位的存储条件：应当设立专库或者专柜储存，专库应当设有防盗设施并安装监控摄像及报警装置；专柜应当使用保险柜。专库和专柜应当实行双人双锁管理。

2. 麻醉药品、精神药品专用处方特点和颜色：麻醉药品、精神药品处方由医疗机构按照卫生部规定的样式统一印制。麻醉药品和第一类精神药品处方的印刷用纸为淡红色，处方右上角分别标注“麻”、“精一”；第二类精神药品处方的印刷用纸为白色，处方右上角标注“精二”。

3. 病房向药房领取麻醉药品和第一类精神药品时，需提供处方、空安瓿（废贴），固定基数。有条件医院药房应将处方按要求输入电脑，并通过网络与卫生行政主管部门及公安机关联网登记、监管。

4. 麻醉药品和第一类精神药品实行五专管理：专人、专柜、专用账册、专用处方、专用登记本。

5. 麻醉药品储存单位，应设置储存麻醉药品和第一类精神药品的专库；使用单位设立专柜储存。专库应符合下列要求：①安装专用防盗门，实行双人双锁管理；②具有相应的防火设施；③具有防盗设施并安装摄像报警装置；专柜使用保险柜，报警装置应与公安机关报警系统联网。

6. 在储存、保管过程中如发生麻醉药品、第一类精神药品丢失或者被盗、被抢的、发现骗取或者冒领麻醉药品、第一类精神药品等情况，应当立即向所在地卫生行政部门、公安机关、药品监督管理部门报告。

7. 麻醉科药品大致分为四类：普通药品（含抢救药品）、贵重药品、麻醉药品及精神药品、高危药品，均需制定具体的管理办法。

8. 麻醉科药品因其工作的特殊性，宜采用配备基数，术毕结账的管理模式。药库也可以在麻醉科设立二级药房，通过信息系统进行处方划价、发药、核查、领药等工作，麻醉科药房按二级药房管理要求管理。

9. 根据说明书要求，对需避光保存（硝普钠等）和冷藏保存的药物（肌松剂、酶剂）进行妥善保存，必须配备专用冰箱。以免失效。

10. 严格执行药品交接班制度，每日至少清点两次麻醉药品和第一类精神药品基数，与账目核对无误，药库应派人定期对麻醉科常用药品进行盘点并留有盘点记录。

麻醉药品是受国家法律严格监控的特殊药品。近年来，在各级药监部门、卫生主管部门及公安部门的努力下，麻醉药品管理工作由被动到主动，由混乱到规范，逐步走上了法制化的轨道。国家相继出台了“麻醉药品和精神药品管理条例”、“处方管理办法”、“麻醉药品、精神药品处方管理规定”、“麻醉药品、精神药品管理制度”、“麻醉药品临床应用指导原则”，卫生行政主管部门定期组织专家对麻醉药品管理、规范化使用进行专题培训及专项检查。并通过网络技术联合药监、公安机关对每张麻醉处方登记、监管，使麻醉药品管理、使用更加规范。

麻醉药品是指连续使用后易产生生理依赖性，能成瘾的药品。这类药品具有明显的两重性，一方面有很强的镇痛等作用，是医疗上必不可少的治疗药品，另一方面不规范地连续使用又易产生依赖性，若流入非法渠道则成为毒品，造成严重社会危害。临床上主要用于各种急、慢性疼痛治疗、临床麻醉、临床镇静、止咳及危重病人救治等领域。麻醉药品应由获得执业护士执照的护士管理或由医院药剂科安排专门药剂师配合麻醉科管理。

第一节　麻醉药品、精神药品管理相关法规摘录

卫生部在“麻醉药品和精神药品管理条例”总则中强调，为加强麻醉药品和精神药品的管理，保证麻醉药品和精神药品的合法、安全、合理使用，防止流入非法渠道，根据药品管理法和其他有关法律的规定，制定本条例。明确规定凡是涉及麻醉药品的种植，麻醉药品和精神药品的实验研究、生产、经营、使用、储存、运输等活动以及监督管理，适用本条例。

麻醉药品和精神药品，是指列入麻醉药品目录、精神药品目录（以下称目录）的药品和其他物质。精神药品分为第一类精神药品和第二类精神药品。

目录由国务院药品监督管理部门会同国务院公安部门、国务院卫生主管部门制定、调整并公布，及时调整第一类和第二类精神药品。国家对麻醉药品药用原植物以及麻醉药品和精神药品实行管制。任何单位、个人不得在未经相关部门准许的情况下进行麻醉药品药用原植物的种植以及麻醉药品和精神药品的实验研究、生产、经营、使用、储存、运输等活动。

此条例自2005年11月1日起施行。1987年11月28日国务院发布的《麻醉药品管理办法》和1988年12月27日国务院发布的《精神药品管理办法》同时废止。

一、麻醉药品和精神药品的使用

（一）科学研究、教学单位需要使用麻醉药品和精神药品开展实验、教学活动的，应当经政府药品监督管理部门批准，向定点批发企业或者定点生产企业购买，而不能够私自从教学医院借用或购买。

（二）保证合理用药的需求 在医疗机构就诊的癌症疼痛患者和其他危重患者得不到麻醉药品或者第一类精神药品时，患者或者其亲属可以向执业医师提出申请，并按要求提供二级以上医院出具的疾病诊断、个人身份证明等资料。医院医务部门负责审批。对确需使用麻醉药品或者第一类精神药品的患者，应当满足其合理用药需求。

（三）抢救病人时借用麻醉药品和第一类精神药品规定 医疗机构抢救病人急需麻醉药品和第一类精神药品而本医疗机构无法提供时，可以从其他医疗机构或者定点批发企业紧急借用；抢救工作结束后，应及时将借用情况报所在地区的市级药品监督管理部门和卫生主管部门备案。

（四）携麻醉药品和第一类精神药品出入境的管理规定 医务人员为了医疗需要携带少量麻醉药品和精神药品出入境时，应持有省级以上人民政府药品监督管理部门发放的携带麻醉药品和精神药品证明。海关凭携带证明放行。

因治疗疾病需要，个人凭医疗机构出具的医疗诊断书、本人身份证明，可以携带单张处方最大用量以内的麻醉药品和第一类精神药品；携带麻醉药品和第一类精神药品出入境时，由海关根据自用、合理的原则放行。

二、麻醉药品和精神药品使用与管理的法律责任

（一）卫生行政主管部门是麻醉药品和精神药品管理的责任部门，负责印鉴卡发放、管理及药品使用的收集、分析，对辖区取得印鉴卡的医疗机构定期检查、监督；违反规定，有下列情形之一者，由设区的市级人民政府卫生主管部门责令限期改正，给予警告，行政主管部门确定整改内容及整改时间。逾期不改正的，处5000元以上1万元以下的罚款；情节严重者，吊销其印鉴卡；对直接负责的主管人员和其他直接责任人员，依法给予降级、撤职、开除的处分。

1. 未依照规定购买、储存麻醉药品和第一类精神药品；

2. 未依照规定保存麻醉药品和精神药品专用处方，或者未依照规定进行处方专册登记；

3. 未依照规定报告麻醉药品和精神药品的进货、库存、使用数量；

4. 紧急借用麻醉药品和第一类精神药品后未备案；

5. 未依照规定销毁麻醉药品和精神药品。

（二）发生麻醉药品和精神药品被盗、被抢、丢失案件的单位，违反本条例的规定未采取必要的控制措施或者未依照本条例的规定报告者，由药品监督管理部门和卫生主管部门依照各自职责，责令改正，给予警告；情节严重者，处5000元以上1万元以下的罚款；有上级主管部门的，由其上级主管部门对直接负责的主管人员和其他直接责任人员，依法给予降级、撤职的处分。

（三）违反规定，致使麻醉药品和精神药品流入非法渠道造成危害，构成犯罪者，依法追究刑事责任；尚不构成犯罪者，由县级以上公安机关处5万元以上10万元以下的罚款；有违法所得的，没收违法所得；情节严重者，处以违法所得2倍以上5倍以下的罚款；由原发证部门吊销其药品生产、经营和使用许可证明文件。

以上就是"麻醉药品和精神药品管理条例"中涉及医院麻醉科的相关内容，摘录出来，麻醉科护士只有掌握条例中的规定，充分理解其内容，明白麻醉药品和精神药品管理的意义和

相关法律责任，才能更好地指导临床工作。

三、麻醉药品、精神药品处方管理

为加强麻醉药品、精神药品处方开具、使用、保存管理，保证正常医疗需要，防止流入非法渠道，制定了“麻醉药品、精神药品处方管理规定”。

（一）专门处方资格 取得购用印鉴卡的医疗机构中只有经考核合格、取得专门处方资格的执业医师才能开具麻醉药品和第一类精神药品处方。取得专门处方资格的执业医师名单及变更情况由医务部门统一每年报卫生行政部门备案。签名留样应在医务部门及药房备案。

（二）专用处方制度 执业医师应使用专用处方开具麻醉药品和精神药品。

（三）专用处方 开具麻醉药品、精神药品需使用专用处方，专用处方由3部分组成。

1. 前记：医疗机构名称、处方编号、患者姓名、性别、年龄、身份证号码、疾病诊断、门诊病历号、住院号、代办人姓名、性别、年龄、身份证号码、科别、开具日期等，并可添列专科要求的项目。

2. 正文：以Rp或者R标示，分列药品名称、规格、数量、用法用量。

3. 后记：医师签章、药品金额以及审核、调配、核对、发药的药学专业技术人员签名。

（四）专用处方特点和颜色 医疗机构对麻醉药品、精神药品处方实行统一格式、统一印制、统一编号、统一计数管理，建立处方的保管、领取、使用、退回、销毁管理制度。麻醉药品和第一类精神药品处方的印刷用纸为淡红色，处方右上角分别标注“麻”、“精一”；第二类精神药品处方的印刷用纸为白色，处方右上角标注“精二”。

（五）麻醉药品、第一类精神药品处方笺由医院麻醉药品、精神药品管理机构指定有关部门管理，实行专人、专柜、专管。对进出的麻醉药品、第一类精神药品专用处方笺建立账册，对处方笺发出进行逐笔记录，记录内容包括：日期、处方编号、领用部门、数量、保管人及领用人签字，做到账物相符。

（六）专用处方笺使用科室实行专人领取、专人保管。有处方权的医师领用时，应做好记录，包括领用时间、处方类别、数量、处方编号、领用人及保管人签字。

（七）麻醉药品和精神药品的使用要求

1. 除长期使用麻醉镇痛药的癌性镇痛病人及慢性疼痛病人，麻醉药品注射剂仅限于医疗机构内使用，或者由医疗机构派医务人员出诊至患者家中使用。

2. 医疗机构要求对使用麻醉药品非注射剂型和第一类精神药品的患者每4个月复诊或者随诊1次。麻醉药品注射剂处方量为一次量，控释片不超过7天量，其他剂型不超过3天量；第一类精神药品注射剂处方量为一次量，控释片不超过15天量，其他剂型不超过7天量。

3. 对于需要特别加强管制的麻醉药品，盐酸二氢埃托啡处方为1次用量，药品仅限于二级以上医院内使用；盐酸哌替啶处方为1次用量，药品仅限于医疗机构内使用，临床不建议这两种药物为疼痛治疗一线用药，应严格限制使用。

4. 医疗机构在患者门诊病历中留存代办人员身份证明复印件，建立门诊病人麻醉药品及第一类精神药品使用档案，专人管理。

（八）院外使用麻醉药品和第一类精神药品的要求 麻醉药品非注射剂型和第一类精

神药品需要带出医疗机构外使用时，具有处方权的医师在患者或者其代办人出示下列材料后方可开具麻醉药品、第一类精神药品处方。

1. 二级以上医院开具的诊断证明；

2. 患者户籍簿、身份证或者其他相关身份证明；

3. 代办人员身份证明。

（九）对麻醉药品、精神药品处方进行专册登记，登记内容包括发药日期、患者姓名、品名、规格、用药数量。专册登记保存期限为3年。

（十）麻醉药品处方保存3年，第一类精神药品处方保存2年。

第二节　麻醉药品和精神药品管理制度

麻醉药品作为一种特殊的药品，在临床中应用相当广泛，并在连续使用后易产生身体依赖，可致成瘾。麻醉药品管理不当、使用不合理，不仅影响疾病的治疗，还会出现滥用现象，造成严重的社会问题。

“麻醉药品管理办法”的出台使麻醉药品的管理走向了正规化、法制化。近年来，由于吸毒人员不断增加，通过各种渠道和方法使麻醉药品由医院流向社会的现象时有发生。另外一些临床医师在对疼痛病人的治疗中，长期过量使用麻醉药品而造成医源性麻醉药品成瘾的情况也时有发生。所以需加强麻醉药品的管理，以利于临床治疗。

为此国家出台了相应的管理制度，在此基础上，各医院、麻醉科制定相应的管理制度，使管理合法化、制度化，避免违法违纪现象的发生。

一、医疗单位麻醉药品、精神药品管理制度

医院麻醉药品、精神药品的管理和使用，必须按国家药监局、卫生部颁发的“医疗机构麻醉药品、第一类精神药品管理规定（暂行）”的内容进行采购、管理和使用，医疗单位及个人，不得自行更改。

（一）管理机构

1. 医疗机构应当建立（并发文）由分管院长负责，医务部门、药学、护理、保卫、信息等部门参加的麻醉药品、精神药品管理委员会，建立管理网络，负责制定本单位麻醉药品、第一类精神药品专项管理制度，审核批准各科室麻醉药品及第一类精神药品（以下称麻、精药品）申请基数，并定期组织检查，纠正环节管理存在问题，建立账目，记录结果。

2. 凡有麻醉药品、第一类精神药品储备量的部门（药库、药房、病区、麻醉科或手术室）都应指定专职人员负责麻醉药品、第一类精神药品日常管理工作。

3. 要把麻醉药品、第一类精神药品管理列入本单位年度目标责任制考核。

4. 日常管理工作由药学部门负责，按卫生行政主管部门、药监及公安机构要求进行信息网上传输。

5. 明确麻醉药品、精神药品管理机构的职责。

（二）麻醉药品和第一类精神药品购用《印鉴卡》管理制度

医疗机构需要使用麻醉药品和第一类精神药品的，应向当地政府卫生主管部门提出申请，经培训、考核、检查方可取得麻醉药品、第一类精神药品购用印鉴卡（以下称印鉴卡）。医

疗机构应当凭印鉴卡向当地的定点批发企业购买印鉴卡所规定品种、数量内的麻醉药品和第一类精神药品。

1. 《印鉴卡》由医疗机构或药学部门指定专人保管，按要求定期到卫生行政主管部门审核、更新。

2. 药品采购人员须经过批准，凭《印鉴卡》向省、市的定点批发企业购买麻醉药品和第一类精神药品。

3. 《印鉴卡》有效期为三年。《印鉴卡》有效期满前三个月，应当向市级卫生行政部门重新提出申请。

4. 当《印鉴卡》中有关项目发生变更时，医疗机构应当在变更发生之日起 3 日内到市级卫生行政部门办理变更手续。

（三）麻醉药品和精神药品领发制度

1. 临床科室凭麻醉药品、第一类精神药品处方及空安瓿（废贴）到药房领取麻醉药品、第一类精神药品，药房凭处方和空安瓿（废贴）到药库领取麻醉药品、第一类精神药品。其处方、空安瓿（废贴）由药库统一保管。领取后的药品数量不得超过固定基数。

2. 麻醉药品、第一类精神药品出库应双人复核，并由发药人、复核人签署姓名。

3. 对出库的麻醉药品、第一类精神药品应逐笔记录，内容包括：日期、凭证号、领用部门、品名、剂型、规格、单位、数量、批号、有效期、生产单位、发药人、复核人和领用人签字。

（四）麻醉药品和精神药品的储存制度

1. 储存条件　麻醉药品储存单位，应设置储存麻醉药品和第一类精神药品的专库；使用单位设立专柜储存。专库应符合下列要求：①安装专用防盗门，实行双人双锁管理；②具有相应的防火设施；③具有防盗设施并安装摄像报警装置；专柜使用保险柜，报警装置应与公安机关报警系统联网。

2. 储存制度　麻醉药品和第一类精神药品储存各环节都应指定专人负责，明确责任。①专库和专柜实行双人双锁管理；②根据用量规定固定基数，建立交接班制度，交班有记录；③药品进出逐笔双人验收与复核，专用账册，做到账、物相符。

（五）麻醉药品和精神药品使用制度

1. 医疗机构主管部门应对各药房、病区、麻醉科或手术室的麻醉药品、第一类精神药品的固定基数做出规定，在药剂科备案。当固定基数需改变时应经分管院长及主管医务部门批准。

2. 门诊药房应固定发药窗口，有明显标识，并由专人负责麻醉药品、第一类精神药品调配。

3. 开具麻醉药品、精神药品使用专用处方。处方格式及处方用量按照《处方管理办法》的规定书写。

4. 处方的调配人、核对人，仔细核对麻醉药品、精神药品处方，对不符合规定的麻醉药品、精神药品处方，拒绝发药。调配人、核对人在双人完成处方调剂后，分别在处方上签名或者加盖专用签章。

5. 门（急）诊癌症疼痛患者和中、重度慢性疼痛患者需长期使用麻醉药品和第一类精神药品的，首诊医师亲自诊查患者，建立相应的病历，并要求其签署《知情同意书》。

6. 非长期使用麻醉药品和第一类精神药品的门（急）诊癌症疼痛患者和中、重度慢性疼痛患者，麻醉药品注射剂仅限于医疗机构内使用。

7. 患者使用麻醉药品、第一类精神药品注射剂或者贴剂的，再次调配时，应要求患者将原批号的空安瓿（废贴）交回，并记录收回的空安瓿（废贴）数量。

8. 患者不再使用麻醉药品、第一类精神药品时，医疗机构应要求患者将剩余的麻醉药品、第一类精神药品无偿交回医疗机构，由医疗机构按照规定销毁处理；各病区剩余的麻醉药品、第一类精神药品应办理退库手续。

（六）麻醉药品和精神药品安全管理制度

1. 临床科室麻醉药品、第一类精神药品管理人员应当掌握与麻醉、精神药品相关的法律、法规、规定，熟悉麻醉药品、第一类精神药品使用和安全管理工作。

2. 临床科室应当配备工作责任心强、业务熟悉的专业技术人员负责麻醉药品、第一类精神药品的领用、储存保管及管理工作，人员应当保持相对稳定。

3. 各病区、麻醉科或手术室存放麻醉药品、第一类精神药品应当配备保险柜。

4. 对麻醉药品和精神药品的购入、发放、调配、使用实行批号管理和追踪，必要时可以及时查找或者追回。

5. 医疗机构应当建立值班巡查等制度，有条件的医院可对药品存储场所实行 24 小时监控。

6. 麻醉药品、第一类精神药品专用处方发生失窃时，应迅速向院保卫科报告，并向药剂科报告失窃处方的起止号码，由药剂科监控处方的流向。失窃处方自失窃之时起作废，在院内通告。

7. 医疗机构发生麻醉药品和精神药品被盗、被抢、丢失、骗取或者冒领以及其他流入非法渠道情形的，案发单位应立即采取必要的控制措施，同时报告所在地卫生行政部门、公安机关和药品监督管理部门。

（七）麻醉药品和精神药品报损、销毁制度

1. 对过期、损坏及由门诊患者退回的麻醉药品、第一类精神药品进行销毁时，应当向所在地卫生行政部门提出申请，在卫生行政部门监督下进行销毁，并对销毁进行登记。

2. 回收的麻醉药品和第一类精神药品注射剂空安瓿（废贴），应定期经医疗机构主管部门审批后由药库负责销毁。销毁时，应有医疗机构主管部门派人监督，并对销毁进行登记。

（八）麻醉药品、第一类精神药品专项检查制度

1. 医疗机构麻醉药品、精神药品管理机构，每年定期（医疗机构应对每年具体检查次数作出规定）组织专项检查。

2. 检查内容包括：

（1）麻醉药品、精神药品处方开具是否符合规定。

（2）药库、药房、病区及麻醉科或手术室储存的麻醉药品、第一类精神药品管理是否规范。

（3）麻醉药品、第一类精神药品账物相符。

（4）麻醉药品、第一类精神药品各种记录规范。

（5）麻醉药品、第一类精神药品的安全管理。

（6）药库、药房、病区及麻醉科或手术室的麻醉药品、第一类精神药品管理定期自查记录。

(7) 建立麻醉药品、第一类精神药品交接班制度，对麻醉药品、第一类精神药品实行交接班制度，记录关于麻醉药品及第一类精神药品管理情况。

(8) 对检查中发现的问题应向医疗机构麻醉药品、精神药品管理机构负责人报告，并提出整改意见，限期整改。

3. 临床科室麻醉药品、第一类精神药品管理责任人是科室负责人和专职管理人员。

二、麻醉科麻醉药品和精神药品管理制度

麻醉科药品管理按照国家规定的要求，建立特殊药品管理制度，确保其正确的贮存、保管、使用。药库、药房须有中级以上职称药师负责药品保管、存储、发药、审核、登记等工作。麻醉科或手术室应安排取得护理职业证书的护士或药剂师负责科室药品管理，并设一岗专职。目前国内有些三甲医院麻醉科配备了护理人员管理药品，但管理制度无统一规定，有的医院为麻醉医师配备小型麻醉车或药箱，将国家严格管理的，需在保险柜内保存的麻醉药品和精神药品放入其中，不符合保险柜存放要求。如麻醉车或药箱一旦丢失，后果不堪设想。应当严格按照规定配备保险柜，对麻醉药品和精神药品实施班班交接，切不可由个人管理使用。

(一) 麻醉药品及精神药品保存在保险柜中，实行专人专柜管理（双人双锁），与药房协商固定基数，以二天（包含周六日）的择期手术和急诊手术麻醉药品和精神药品使用量为基数，工作日应每日领取药品，基数不易过多。

(二) 领回的药品检查其外观、质量，外包装的封口是完好，无启封痕迹；检查合格证，有效期，按有效期先后顺序排列放置在专柜中，杜绝出现失效药品。

(三) 特殊药品标识应按规定颜色制作。麻醉药品为蓝白色，精神药品为绿白色，毒性药品为黑白色。

(四) 日常手术和急诊手术用药，实行处方核对制，可以先预领药，待手术完毕后，核对处方与剩余药品，交回空安瓿。

(五) 麻醉药品及精神药品应单独使用于同一患者，严禁一支药用于不同的患者。

(六) 特殊药品的领取要遵守现用现领、当日领当日退的原则。

(七) 专管人员每日核对两次麻醉药品及精神药品基数并登记，与药房交接时双方签字确认。

(八) 专管人员与各麻醉医师应严格执行药品管理制度，确保麻醉药品及精神药品使用、存放安全。

麻醉科领药护士应核对药房发药种类、数目无误后，在处方上签字确认。

三、麻醉科各类药品管理办法

麻醉科因其工作的特殊性，需准备的药品种类繁多，尤其是抢救药品和麻、精药品，是麻醉科必备药品。所以需要制定严格、详细的管理办法，保证麻醉药品合理、规范化使用，避免麻、精药品滥用及流入社会，造成危害；避免抢救病人因抢救药品短缺，造成医疗事故，损害患者利益。

麻醉科药品管理应由专职护士或药师负责具体工作，管理过程中与麻醉医师实行双人负责，其工作职责如下：

（一）对贵重药品的管理

1. 发药前清点贵重药品数量，麻醉医师凭领药条领取贵重药品，护士根据处方核消药品数量，剩余药品如数收回。有条件医院由专职护士进行麻醉药品准备、收回和废弃工作。

2. 每日统计贵重药品数量，同处方一起交药房领取。

3. 领回的贵重药品清点数量，检查有效期，按有效期先后顺序放入药柜内。

4. 部分贵重药品按照说明书需冰箱冷藏。

（二）对普通药品、抢救药品的管理

1. 每个手术间必备麻醉车，内有普通药品和抢救药品基数，按基数每日补充。

2. 每日统计药品数量，交药房领取。

3. 领回的药品清点数量，检查有效期，按有效期先后顺序放入药柜内。

4. 需避光保存的特殊药品按照说明避光保存。

（三）对麻醉药品和精神药品的管理

按麻醉药品及精神类药品管理要求进行规范化管理。做到双人双锁、基数固定、专柜（保险柜）保存、专用账册、专用处方、专用登记本。

1. 保险柜内保存，一人保管钥匙，一人管理密码，两人同时在场打开保险柜。

2. 发药前清点麻、精药品数量，麻醉医师凭领药条领取麻、精药品，护士根据处方核消药品数量，剩余药品和空安瓿如数收回。

3. 每日统计、核对麻、精药品基数，登记空安瓿数量、批号与处方数量、批号相对应。

4. 将处方和相应数量的空安瓿交药房，双方确认登记数量签字，按处方数领药。

5. 领回的麻、精药品专册登记出入药品数量，按有效期先后顺序放入保险柜内。

6. 专用处方　麻醉药品用“麻醉”处方，如哌替啶、吗啡、芬太尼、瑞芬太尼、舒芬太尼等。第一类精神药品开“精一”处方，如氯胺酮等。第二类精神药品开“精二”处方，如咪唑安定、安定、麻黄素、喷他佐辛等。精神类药品管理同毒麻药品，但不需回收空安瓿。

（四）对高危药品的管理

高危药品是指那些本身毒性大、不良反应严重、药理作用显著且迅速或因使用不当极易发生严重后果甚至危及生命的药物。临床常用的包括高浓度电解质，如氯化钾；细胞毒化药物，如化疗药；肌松剂，如维库溴铵等。氨茶碱、葡萄糖酸钙、异丙嗪、肝素钠、氯化钾、胰岛素等。

1. 高危药品单独专柜存放，不可与其他药品混放，并贴有“高危药品”标签。

2. 手术间高危药品有基数，并贴有高危药品标签，用后及时补充。

3. 每日统计高危药品基数，根据使用数量至药房领取补充。

4. 领回的高危药品清点数量，检查有效期，按有效期先后顺序放入柜内。

5. 肌松剂专用冰箱保存。每日记录冰箱温度。

第三节　麻醉药品和精神药品管理流程

按照《麻醉药品、精神药品管理制度》不折不扣地执行，实行双人双锁管理，互相监督，互相配合。

因各地各医院管理体制不同，全国没有统一的麻醉药品和精神药品管理流程版本可供执行。现提供某医院麻醉科现行的麻醉药品和精神药品管理流程，以供参考。

（一）麻醉药品和精神药品管理流程　采用基数式管理，即以两天的手术麻醉药品用量备基数。手术开始前，医师在领药条上写明所需药品名称及数量，护士按领药条发药，手术结束后按处方和退药核消领药条，收回应回收的空安瓿，尤其是要回收注射器内未用完的麻、精药品，以免一种药给两个病人使用，杜绝多开、漏开麻醉药品。

（二）冷藏保存药品　详细阅读说明书，要求在冰箱内冷藏保存的药品一定要放在冰箱

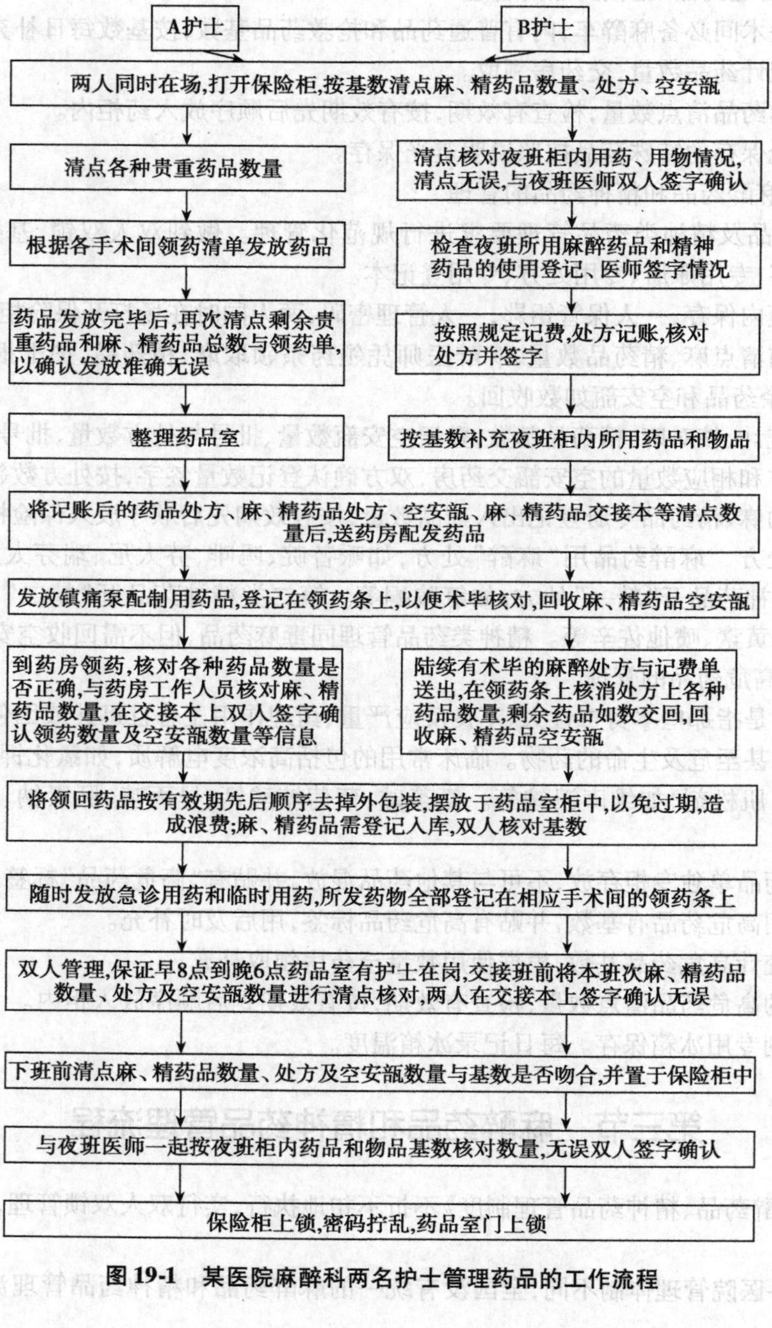

图 19-1　某医院麻醉科两名护士管理药品的工作流程

内，以免温度过高，导致药品失效，如肌松剂、巴曲酶粉剂等。

（三）夜班药品管理　应预留夜班急诊所用各种药品，基数固定，由护士与夜班医师共同清点，双人签字确认。夜班所用药物开具处方，登记在册，麻、精药品使用后专册登记，置一小冰箱专门放置夜班所用需冷藏的药品。次日晨夜班医师需与护士当面清点所用药品与处方。

（四）双人管理　药品按规定由两名护士共同管理，麻、精药品需两人同时在场打开保险柜，清点基数。某医院麻醉科两名护士管理药品的工作流程提供如下，以供参考（图 19-1）。

（五）其他相关工作

1. 每月底检查所有药品有效期，避免药品过期。
2. 每月底统计当月各种药品使用量，列表上报。
3. 每月底盘点各种药品基数，核对基数无误。

我国部分医院麻醉科由于缺少护理人员，麻醉药品管理混乱，许多麻醉医师有“自管、自取、自用”药品的违法行为。应当结合本科室的特点，建立健全麻醉药品管理制度，规范和流程，抓好重点环节的科学管理，按照相关法律法规的要求，不折不扣地执行，杜绝麻醉药品流失社会，造成危害。

（马涛洪）

思　考　题

1. 麻醉药品和第一类精神药品在使用单元的储存管理制度。
2. 麻醉药品和第一类精神药品安全管理制度。
3. 麻醉药品和第一类精神药品专项检查内容。
4. 麻醉贵重药品管理流程。
5. 严格管理麻醉药品和第一类精神药品的意义是什么？

附：

麻醉药品品种目录
（2007 年版）

药品中文名称	药品英文名称
1. 醋托啡	Acetorphine
2. 乙酰阿法甲基芬太尼	Acetylalphamethylfentanyl
3. 醋美沙朵	Acetylmethadol
4. 阿芬太尼	Alfentanil
5. 烯丙罗定	Allylprodine
6. 阿醋美沙朵	Alphacetylmethadol
7. 阿法美罗定	Alphameprodine
8. 阿法美沙朵	Alphamethadol
9. 阿法甲基芬太尼	Alphamethylfentanyl
10. 阿法甲基硫代芬太尼	Alphamethylthiofentanyl

续表

药品中文名称	药品英文名称
11. 阿法罗定*	Alphaprodine
12. 阿尼利定	Anileridine
13. 苄替啶	Benzethidine
14. 苄吗啡	Benzylmorphine
15. 倍醋美沙朵	Betacetylmethadol
16. 倍他羟基芬太尼	Betahydroxyfentanyl
17. 倍他羟基-3-甲基芬太尼	Betahydroxy-3-methylfentanyl
18. 倍他美罗定	Betameprodine
19. 倍他美沙朵	Betamethadol
20. 倍他罗定	Betaprodine
21. 贝齐米特	Bezitramide
22. 大麻与大麻树脂	Cannabis and Cannabis resin
23. 氯尼他秦	Clonitazene
24. 古柯叶	Coca Leaf
25. 可卡因*	Cocaine
26. 可多克辛	Codoxime
27. 罂粟秆浓缩物*	Concentrate of poppy straw
28. 地索吗啡	Desomorphine
29. 右吗拉胺	Dextromoramide
30. 地恩丙胺	Diampromide
31. 二乙噻丁	Diethylthiambutene
32. 地芬诺辛	Difenoxin
33. 二氢埃托啡*	Dihydroetorphine
34. 双氢吗啡	Dihydromorphine
35. 地美沙朵	Dimenoxadol
36. 地美庚醇	Dimepheptanol
37. 二甲噻丁	Dimethylthiambutene
38. 吗苯丁酯	Dioxaphetyl butyrate
39. 地芬诺酯*	Diphenoxylate
40. 地匹哌酮	Dipipanone
41. 羟蒂巴酚	Drotebanol
42. 芽子碱	Ecgonine
43. 乙甲噻丁	Ethylmethylthiambutene
44. 依托尼秦	Etonitazene
45. 埃托啡	Etorphine
46. 依托利定	Etoxeridine
47. 芬太尼*	Fentanyl

续表

药品中文名称	药品英文名称
48. 呋替啶	Furethidine
49. 海洛因	Heroin
50. 氢可酮*	Hydrocodone
51. 氢吗啡醇	Hydromorphinol
52. 氢吗啡酮	Hydromorphone
53. 羟哌替啶	Hydroxypethidine
54. 异美沙酮	Isomethadone
55. 凯托米酮	Ketobemidone
56. 左美沙芬	Levomethorphan
57. 左吗拉胺	Levomoramide
58. 左芬啡烷	Levophenacylmorphan
59. 左啡诺	Levorphanol
60. 美他佐辛	Metazocine
61. 美沙酮*	Methadone
62. 美沙酮中间体	Methadone intermediate
63. 甲地索啡	Methyldesorphine
64. 甲二氢吗啡	Methyldihydromorphine
65. 3-甲基芬太尼	3-methylfentanyl
66. 3-甲基硫代芬太尼	3-methylthiofentanyl
67. 美托酮	Metopon
68. 吗拉胺中间体	Moramide intermediate
69. 吗哌利定	Morpheridine
70. 吗啡*	Morphine
71. 吗啡甲溴化物及其他五价氮吗啡衍生物	Morphine Methobromide and other pentavalent nitrogen morphine derivatives
72. 吗啡-N-氧化物	Morphine-N-oxide
73. 1-甲基-4-苯基-4-哌啶丙酸酯	MPPP
74. 麦罗啡	Myrophine
75. 尼可吗啡	Nicomorphine
76. 诺美沙朵	Noracymethadol
77. 去甲左啡诺	Norlevorphanol
78. 去甲美沙酮	Normethadone
79. 去甲吗啡	Normorphine
80. 诺匹哌酮	Norpipanone
81. 阿片*	Opium
82. 羟考酮*	Oxycodone
83. 羟吗啡酮	Oxymorphone

续表

药品中文名称	药品英文名称
84. 对氟芬太尼	Parafluorofentanyl
85. 1-苯乙基-4-苯基-4-哌啶乙酸酯	PEPAP
86. 哌替啶*	Pethidine
87. 哌替啶中间体 A	Pethidine intermediate A
88. 哌替啶中间体 B	Pethidine intermediate B
89. 哌替啶中间体 C	Pethidine intermediate C
90. 苯吗庚酮	Phenadoxone
91. 非那丙胺	Phenampromide
92. 非那佐辛	Phenazocine
93. 非诺啡烷	Phenomorphan
94. 苯哌利定	Phenoperidine
95. 匹米诺定	Piminodine
96. 哌腈米特	Piritramide
97. 罂粟壳*	Poppy Shell
98. 普罗庚嗪	Proheptazine
99. 丙哌利定	Properidine
100. 消旋甲啡烷	Racemethorphan
101. 消旋吗拉胺	Racemoramide
102. 消旋啡烷	Racemorphan
103. 瑞芬太尼*	Remifentanil
104. 舒芬太尼*	Sufentanil
105. 醋氢可酮	Thebacon
106. 蒂巴因*	Thebaine
107. 硫代芬太尼	Thiofentanyl
108. 替利定	Tilidine
109. 三甲利定	Trimeperidine
110. 醋氢可待因	Acetyldihydrocodeine
111. 布桂嗪*	Bucinnazine
112. 可待因*	Codeine
113. 复方樟脑酊*	Compound Camphor Tincture
114. 右丙氧芬*	Dextropropoxyphene
115. 双氢可待因*	Dihydrocodeine
116. 乙基吗啡*	Ethylmorphine
117. 尼可待因	Nicocodine
118. 尼二氢可待因	Nicodicodine
119. 去甲可待因	Norcodeine
120. 福尔可定*	Pholcodine

续表

药品中文名称	药品英文名称
121. 丙吡兰	Propiram
122. 阿桔片*	Compound Platycodon Tablets
123. 吗啡阿托品注射液*	Morphine and Atropine Sulfate Injection

注:1. 上述品种包括其可能存在的盐和单方制剂
2. 上述品种包括其可能存在的化学异构体及酯、醚
3. 品种目录有*的麻醉药品为我国生产及使用的品种

精神药品品种目录
(2007年版)

药品中文名称	药品英文名称
第一类	
1. 布苯丙胺	Brolamfetamine(DOB)
2. 卡西酮	Cathinone
3. 二乙基色胺	DET
4. 二甲氧基安非他明	2,5-dimethoxyamfetamine(DMA)
5. (1,2-二甲基庚基)羟基四氢甲基二苯吡喃	DMHP
6. 二甲基色胺	DMT
7. 二甲氧基乙基安非他明	DOET
8. 乙环利定	Eticyclidine
9. 乙色胺	Etryptamine
10. 麦角二乙胺	(+)-Lysergide
11. 二亚甲基双氧安非他明	MDMA
12. 麦司卡林	Mescaline
13. 甲卡西酮	Methcathinone
14. 甲米雷司	4-methylaminorex
15. 甲羟芬胺	MMDA
16. 乙芬胺	N-ethyl,MDA
17. 羟芬胺	N-hydroxy,MDA
18. 六氢大麻酚	Parahexyl
19. 副甲氧基安非他明	Paramethoxyamfetamine(PMA)
20. 赛洛新	Psilocine
21. 赛洛西宾	Psilocybine
22. 咯环利定	Rolicyclidine
23. 二甲氧基甲苯异丙胺	STP,DOM

续表

药品中文名称	药品英文名称
24. 替苯丙胺	Tenamfetamine(MDA)
25. 替诺环定	Tenocyclidine
26. 四氢大麻酚(包括其同分异构物及其立体化学变体)	Tetrahydrocannabinol
27. 三甲氧基安非他明	TMA
28. 4-甲基硫基安非他明	4-methylthioamfetamine
29. 苯丙胺	Amfetamine
30. 安非拉酮	Amfepramone
31. 安咪奈丁	Amineptine
32. 2,5-二甲氧基-4-溴苯乙胺	4bromo-2,5-dimethoxyphenethylamine(2-CB)
33. 丁丙诺啡*	Buprenorphine
34. 右苯丙胺	Dexamfetamine
35. 二甲基安非他明	Dimethylamfetamine
36. 芬乙茶碱	Fenetylline
37. γ-羟丁酸*	γ-hydroxybutyrate(GHB)
38. 氯胺酮*	Ketamine
39. 左苯丙胺	Levamfetamine
40. 左甲苯丙胺	Levomethamfetamine
41. 马吲哚*	Mazindol
42. 甲氯喹酮	Mecloqualone
43. 去氧麻黄碱	Metamfetamine
44. 去氧麻黄碱外消旋体	Metamfetamine Racemate
45. 甲喹酮	Methaqualone
46. 哌醋甲酯*	Methylphenidate
47. 莫达非尼	Modafinil
48. 苯环利定	Phencyclidine
49. 芬美曲秦	Phenmetrazine
50. 司可巴比妥*	Secobarbital
51. δ-9-四氢大麻酚及其立体化学变体	Delta-9-tetrahydrocannabinol and its stereochemical variants
52. 三唑仑*	Triazolam
53. 齐培丙醇	Zipeprol

续表

药品中文名称	药品英文名称
第二类	
54. 异戊巴比妥*	Amobarbital
55. 布他比妥	Butalbital
56. 布托啡诺及其注射剂*	Butorphanol and its injection
57. 咖啡因*	Caffeine
58. 安钠咖*	Caffeine Sodium Benzoate(CNB)
59. 去甲伪麻黄碱*	Cathine
60. 环己巴比妥	Cyclobarbital
61. 地佐辛及其注射剂*	Dezocine and its injection
62. 右旋芬氟拉明	Dexfenfluramine
63. 芬氟拉明*	Fenfluramine
64. 氟硝西泮	Flunitrazepam
65. 格鲁米特*	Glutethimide
66. 呋芬雷司	Furfennorex
67. 喷他佐辛*	Pentazocine
68. 戊巴比妥*	Pentobarbital
69. 丙己君	Propylhexedrine
70. 阿洛巴比妥	Allobarbital
71. 阿普唑仑*	Alprazolam
72. 阿米雷司	Aminorex
73. 巴比妥*	Barbital
74. 苄非他明	Benzfetamine
75. 溴西泮*	Bromazepam
76. 溴替唑仑	Brotizolam
77. 丁巴比妥	Butobarbital
78. 卡马西泮	Camazepam
79. 氯氮䓬*	Chlordiazepoxide
80. 氯巴占	Clobazam
81. 氯硝西泮*	Clonazepam
82. 氯拉䓬酸	Clorazepate
83. 氯噻西泮	Clotiazepam
84. 氯噁唑仑	Cloxazolam

续表

药品中文名称	药品英文名称
85. 地洛西泮	Delorazepam
86. 地西泮*	Diazepam
87. 艾司唑仑*	Estazolam
88. 乙氯维诺	Ethchlorvynol
89. 炔己蚁胺	Ethinamate
90. 氯氟䓬乙酯*	Ethyl Loflazepate
91. 乙非他明	Etilamfetamine
92. 芬坎法明	Fencamfamin
93. 芬普雷司	Fenproporex
94. 氟地西泮	Fludiazepam
95. 氟西泮*	Flurazepam
96. 哈拉西泮	Halazepam
97. 卤沙唑仑	Haloxazolam
98. 凯他唑仑	Ketazolam
99. 利非他明	Lefetamine
100. 氯普唑仑	Loprazolam
101. 劳拉西泮*	Lorazepam
102. 氯甲西泮	Lormetazepam
103. 美达西泮	Medazepam
104. 美芬雷司	Mefenorex
105. 甲丙氨酯*	Meprobamate
106. 美索卡	Mesocarb
107. 甲苯巴比妥	Methylphenobarbital
108. 甲乙哌酮	Methyprylon
109. 咪达唑仑*	Midazolam
110. 纳布啡及其注射剂*	Nalbuphine and its injection
111. 尼美西泮	Nimetazepam
112. 硝西泮*	Nitrazepam
113. 去甲西泮	Nordazepam
114. 奥沙西泮*	Oxazepam
115. 奥沙唑仑	Oxazolam
116. 氨酚氢可酮片*	Paracetamol and Hydrocodone Bitartrate Tablets

续表

药品中文名称	药品英文名称
117. 匹莫林*	Pemoline
118. 苯甲曲秦	Phendimetrazine
119. 苯巴比妥*	Phenobarbital
120. 芬特明	Phentermine
121. 匹那西泮	Pinazepam
122. 哌苯甲醇	Pipradrol
123. 普拉西泮	Prazepam
124. 吡咯戊酮	Pyrovalerone
125. 仲丁比妥	Secbutabarbital
126. 替马西泮*	Temazepam
127. 四氢西泮	Tetrazepam
128. 曲马多*	Tramadol
129. 乙烯比妥	Vinylbital
130. 唑吡坦*	Zolpiden
131. 扎来普隆*	Zaleplone
132. 麦角胺咖啡因片*	Ergotamine and Caffeine Tablets

注:1. 上述品种包括其可能存在的盐和单方制剂(除非另有规定)
2. 上述品种包括其可能存在的化学异构体及酯、醚(除非另有规定)
3. 品种目录有*的精神药品为我国生产及使用的品种

第二十章　麻醉科医院感染管理

要点

1. 麻醉科作为医院的重要组成科室,是医院感染管理的重要部门之一,必须注意健全并落实麻醉科的医院感染控制管理制度与措施。

2. 医院感染是指患者在医院内获得的感染,是一种相对特殊状态的感染和疾病发生形式,是全球性有关医院人群健康的重要问题。

3. 医院感染按感染病原体来源可分为内源性感染(即自身感染)和外源性感染(即交叉感染)两大类。

4. 患者的免疫力水平和医疗行为的干预程度是影响感染危险性的两个主要方面。WHO将不同的患者群体对感染的易感性分为1级(低)、2级(中)、3级(高)三个级别。

5. 麻醉科是侵入性操作较多以及暴露血液、体液等物质机会较多的部门,是医院感染危险性较高的部门。

6. 易感人群、医源性因素和环境因素是影响医院感染的三个主要因素。

7. 肺部感染和血管相关血流感染是麻醉科常见的医院感染类型,应认真落实各项防范措施,以降低感染发生率。

8. 加强麻醉科的感染控制包括成立科室感染控制小组、加强人员培训并提高洗手依从性、认真落实消毒隔离制度、抓好医疗废物管理和抗菌药物的应用等多个方面。

麻醉科作为医院的一个重要组成科室,是医院感染管理的重要部门之一。认真落实清洗消毒管理制度、规范消毒程序以及消毒行为,是提高麻醉科诊疗工作质量,有效控制相关医院感染的重要措施。

第一节　医院感染的概念

一、医院感染的定义

一般而言,病人入院前已存在的感染多为社区获得性感染,而入院后48h发生的感染多为医院感染。医院感染,又称医院内获得性感染(hospital acquired infection)或院内感染(nosocomial infection),是指病人在医院内获得的感染,包括在住院期间发生的感染和在医院内获得而出院后才表现出来的感染，但不包括入院前已开始或入院时已处于潜伏期的感染。医院工作人员在医院内获得的感染也属于医院感染。

医院感染作为一种相对特殊状态的感染和疾病发生形式，是伴随着医院的建立和发展而产生的，是全球性有关医院人群健康的重要问题。近年来，随着现代医学技术的进步，大量创伤性介入性诊疗措施的应用，治疗方法的发展与更新，使医院感染的传播源、传播途径和易感人群都发生了很大变化，感染宿主由健康人群逐渐转向免疫功能低下的人群，机会微生物渐渐替代毒力大的致病微生物成为主要病原体，感染的主流已倾向于医院感染。

医源性感染主要是指因其他疾病住院的患者或医务人员，在进行正常的疾病诊疗过程中，因种种难以预料的原因而造成的感染。

医院感染和医源性感染既有相同点，也有不同点，前者强调的是在医院这个场所发生的感染，后者强调的是患者接受医疗服务过程中由病原体所致的感染。在医院感染中，感染发生的场所局限于有住院患者的医院，而在医源性感染中，场所包括了所有从事医学诊疗活动的机构，如门诊部、社区卫生服务机构等。

医院感染暴发是指在医疗机构或其他科室的患者中，短时间内发生3例以上同种同源感染病例的现象。医院感染暴发是医院感染流行的一种特殊形式。医院感染流行是指任何在一个医院或某一个科室内同一种病原引起的医院感染发病率明显超过历年同期散发病例发病率水平，且在统计学上有显著性差异。

二、医院感染的特征

（一）医院感染的病原体特征

首先，大多数医院感染病原体为条件致病菌，如大肠埃希菌、铜绿假单胞菌、鲍曼不动菌等。其次，大多数医院感染病原菌为耐药菌或多重耐药菌，如耐甲氧西林的金黄色葡萄球菌（MRSA）、耐甲氧西林凝固酶阴性葡萄球菌（MRCNs）、耐万古霉素肠球菌、超广谱β内酰胺酶的革兰阴性杆菌（ESBLs）等。另外，人体或环境中的储菌所在一定条件下可引起医院感染暴发，如艰难梭状杆菌引起的医院感染暴发；储水槽、氧气湿化瓶、浸泡的器材或容器、拖布等处理不当可引起医院感染暴发。最后，其他病原体也可引起医院感染，如病毒、真菌、寄生虫以及支原体等。

（二）医院感染的流行病学特征

由于免疫功能低下的宿主发生医院感染的机会多，故医院感染以散发为主。医院感染可通过呼吸道、消化道、接触和侵入性操作等医疗活动在医院传播。医院消毒灭菌或隔离措施不当、无菌操作技术执行不严，可发生医院感染暴发和流行。大多数医院感染的传染性较小，可在病区针对其传播方式进行就地隔离。

（三）医院感染的临床特征

医院感染的临床表现不典型：在原发病基础上发生感染，大多数可被原发病或基础疾病所掩盖。与社会感染相比，医院感染者免疫力低常呈现非典型而复杂的表现，如老年肺炎可不发热；大量抗感染治疗致脑外科术后感染无高颅压和脑膜刺激症状等。

医院感染的临床诊断较为复杂：许多病例用一般的检验、影像检查等难以发现，如某些免疫力低下患者的病毒、特殊病原体感染等。

医院感染的治疗难度大、时间长、疗效往往不佳：如多重耐药菌的结核分枝杆菌感染，对万古霉素耐药的肠球菌感染等。

三、医院感染的分类

医院感染可按病原体来源、感染部位、感染的微生物种类等分类，一般采用前两种方法分类。

（一）按病原体来源分类

根据患者在医院获得病原体的来源不同，医院感染可分为内源性感染和外源性感染两大类。

1. 内源性感染　又称自身感染（autogenous nosocomial infection），是指在医院内由于各种原因，患者遭受其本身固有细菌侵袭而发生的感染。病原体来自患者自身的体内或体表，大多数为在人体定植、寄生的正常菌群。在正常情况下病原体对人体并不致病；在一定条件下当他们与人体之间的平衡被打破时，就成为条件致病菌，而造成各种内源性感染。

内源性感染一般有下列几种情况：①寄居部位的改变：如大肠杆菌离开肠道进入泌尿道，或手术时通过切口进入腹腔、血流等。②宿主的局部或全身免疫功能下降：如扁桃体摘除术后，寄居的甲型链球菌可经血流使原有心瓣膜畸形者引起亚急性细菌性心内膜炎；而应用大剂量肾上腺皮质激素、抗肿瘤药物及放射治疗等，可造成全身性免疫功能降低，导致一些正常菌群引起自身感染而出现各种症状。③菌群失调：是指机体某个部位的正常菌群中各菌之间的比例发生较大幅度变化而超出正常范围的现象。由此导致的一系列临床表现，称为菌群失调症或菌群交替症。④二重感染：即在抗菌药物治疗原有感染性疾病过程中产生的一种新感染。长期应用广谱抗生素后，体内正常菌群因受到不同抑菌作用而发生平衡上的变化，未被抑制菌或外来耐药菌乘机大量繁殖而致病。引起二重感染的菌以金黄色葡萄球菌、革兰阴性杆菌和白色念球菌等为多见。临床表现为消化道感染（鹅口疮、肠炎等）、肺炎、尿路感染或败血症等。

内源性感染呈散发性，由于其发生机制复杂，涉及患者基础疾病，诊疗措施等多种因素，因此，内源性感染是难以预防的，预防和控制是国内外学者研究的热点。

2. 外源性感染　也称交叉感染（cross infection），是指患者遭受医院内非本人自身存在的各种病原体侵袭而发生的感染。病原体来自患者身体以外的地方，如来自其他病人、医护人员、陪护家属和医院环境等。来自其他患者的病原体在体内通过传代使毒力及侵袭力增强而具有重要意义。

大部分外源性感染是通过人与人之间传播的，患者在疾病的潜伏期一直到病后一段恢复期内，都有可能将病原体传播给周围的人。另外，医护人员和陪护家属中的慢性或暂时性病原携带者直接或通过污染环境可间接引起患者发生感染；病原体还可通过医疗器械和物品传播。加强消毒、灭菌工作，正确应用隔离措施是预防外源性感染的有效途径。

（二）按感染部位分类

根据感染部位的不同，可分为以下各类，详细见表20-1。

表20-1　医院感染分类(按部位)

医院感染分类	内　容
呼吸系统医院感染	上呼吸道感染
	气管炎、气管支气管炎
	肺炎
	呼吸系统其他感染
泌尿系统医院感染	有症状的泌尿道感染
	无症状菌尿症
	泌尿系统其他感染(肾、输尿管、膀胱、尿道等)
消化系统医院感染	胃肠炎
	胃肠道感染(食管、胃、大小肠、直肠)
	肝炎
	腹腔内感染(胆囊、胆道、肝、脾、腹膜、膈下组织或其他腹腔内组织)
	婴儿坏死性肠炎
骨和关节医院感染	骨髓炎
	关节或滑囊感染
	椎间盘感染
中枢神经系统医院感染	颅内感染(脑脓肿、硬膜下/外感染、脑炎等)
	脑膜炎或脑室炎
	无脑膜炎性椎管内脓肿
心血管系统医院感染	动静脉感染
	心内膜炎
	心肌炎或心包炎
	纵隔感染
血液系统医院感染	经实验室证实的血液感染
	临床败血症
生殖系统医院感染	子宫、附件、盆腔感染
	外阴切口感染
	阴道壁感染
	生殖器其他感染(附睾、睾丸、前列腺等)
皮肤和软组织医院感染	皮肤感染
	软组织感染(坏死性筋膜炎、感染性坏疽、坏死性蜂窝组织、淋巴结/管炎、感染性肌炎)

续表

医院感染分类	内　容
	压疮（浅层和深部组织感染）
	烧伤组织感染
	乳腺脓肿或乳腺炎
	脐炎
	婴儿脓疱病
手术部位医院感染	外科切口感染
	外科切口的深部组织感染
耳、鼻、咽、喉、口腔和眼的医院感染	耳感染（外耳炎、中耳炎、内耳炎、乳突炎）
	副鼻窦炎
	咽炎、喉炎
	口腔部位感染
	结膜炎
	球内感染
全身感染	多个系统或器官的感染

四、医院感染的危险因素

（一）医院感染危险因素分级

医院感染的危险因素主要来自两个方面：患者的免疫力水平和医疗行为的干预程度。患者的免疫功能降低，侵入性诊疗操作及所使用的诊疗器具，暴露于体液、血液、分泌物等具有潜在危险的物质环境，抗菌药物的不合理应用等都是发生医院感染的危险因素。世界卫生组织将不同的患者群体对感染的易感性分为三个级别，见表 20-2。

表 20-2　不同患者和不同操作的危险性分级

感染危险性	患者类型	操作类型
1 级（低）	无免疫抑制的患者，没有明显基础疾病的患者	非侵入性操作，未暴露于体液*
2 级（中）	感染患者或有危险因素（老年、肿瘤、免疫力低下）的患者	暴露于体液或侵入性非手术操作（如周围静脉导管、导尿管的插入）
3 级（高）	严重免疫抑制的患者、多种创伤、严重烧伤、器官移植	手术或高危侵入性操作（如中央静脉导管、气管插管）

注：*体液包括血、尿、粪、脑脊液、体腔的液体

（二）医院感染危险因素较高的部门

医疗机构中医院感染危险因素较高的部门包括：侵入性操作较多以及暴露血液、体液等物质机会较多的部门，如手术室、产房、治疗室、加强医疗病房等；低免疫力患者较多的部门，如肿瘤病房、血液科病房、新生儿病房等；消毒供应室、医疗废弃物收集暂存部门也是医院感染管理的重点部门。

第二节　麻醉科常见医院感染

现代诊疗技术、侵入性检查治疗和使用各种药物是院内感染的常见医源性因素。麻醉科是侵入性操作较多以及暴露血液、体液等物质机会较多的部门，是医院感染危险因素较高的部门。

一、感 染 原 因

大量的临床调查与分析证实，引起医院感染的因素有三个方面，即易感人群、医源性因素和环境因素，这三方面的因素相互作用，使医院感染呈现不同的情况。

（一）易感人群

临床麻醉是消除手术疼痛、为患者提供良好手术条件和安全的保障，因此接受麻醉的患者都存在需要手术治疗的外科疾病，同时部分患者可能还合并有糖尿病、高血压、冠心病、哮喘等基础疾病，患者机体免疫力下降。手术中的低体温、出血甚至休克等因素又可导致组织和器官低灌注，消化道缺血，黏膜屏障破坏，出现菌群移位，是内源性感染的重要原因。对于全身麻醉患者，由于麻醉期处于无意识状态，增加了误吸的危险性，可引起吸入性肺炎。

（二）医源性因素

人体的皮肤和黏膜是机体抵抗病原菌的第一道防御屏障，但在麻醉期间，常需应用侵入性操作进行治疗与监测，造成机体防御屏障的人为破坏，为微生物提供了入侵门户，引起菌血症、肺部感染等。动静脉穿刺置管、气管插管、机械通气等侵入性操作的使用，不仅可以把外界的微生物导入体内，而且损伤了机体的防御屏障，使得病原体非常容易侵入机体。

医疗仪器、设备消毒或灭菌不彻底或再污染也是重要的医源性因素。随着医学的发展，麻醉期间使用的仪器设备也日益增多，其中有许多是由高分子高压聚乙烯材料制成的，给消毒灭菌工作带来一定的困难，甚至无法彻底消毒与灭菌，从而增加了医院感染的机会。如麻醉机呼吸回路的污染菌，主要来源于使用者的呼吸道，还有简易呼吸囊、吸氧装置等，一旦遭到污染或者是消毒不彻底均可成为医院感染的来源或者传播媒介。

由于麻醉需要，患者常使用麻醉药、镇静药和镇痛药，这些药物可抑制患者的咳嗽反射和呼吸道黏膜的纤毛运动，使呼吸道分泌物不能及时排出，还可抑制吞咽反射，使口咽部分泌物被误吸从而引起呼吸道感染。

（三）环境因素

临床麻醉在手术室内实施，手术室是医院感染控制的关键部位，一般都有合理的布局和分区，各手术室相互独立，消毒隔离实施齐全。但值得注意的是，目前临床开设的麻醉诱导室、恢复室都为一个病室，数张床位，消毒隔离措施不全，由于病人相对集中，操作频繁，人员流动性大，极易造成环境污染，引起细菌播散，导致交叉感染。

（四）其他因素

有些医护人员缺乏严格的消毒与隔离知识，不按规定及要求洗手、不严格执行无菌操作，细菌可通过其手或器具传播，造成患者之间的交叉感染。另外，对监控措施重视不够或管理不严，也可造成医院感染。

二、常见感染及其预防

（一）肺部感染

肺部感染包括急性支气管炎、慢性支气管炎急性发作、急性细支气管炎、肺炎等。

所有患者在麻醉期间都需要氧疗或机械通气以维持通换气功能。麻醉期导致的肺部感染主要与气管插管、机械通气有关。气管插管破坏了人体上呼吸道的自然屏障，同时又为病原微生物的迁移提供通道，使细菌绕过宿主的上呼吸道防御系统直接进入下呼吸道；机械通气条件下，患者口咽或胃肠道内定植菌的吸入；另外，也可通过喉镜、气管导管、污染的吸痰管、麻醉机、呼吸机、麻醉呼吸回路、呼吸气囊等途径传播，或通过被呼吸道分泌物污染了的医护人员的手传播。

预防主要是防治病原菌定植，从而防止其进入呼吸道是预防医院内肺炎的基本措施。严格执行各项消毒隔离制度，切断传播途径：①认真按洗手指征进行洗手：医护人员在给患者进行操作前后都要按标准洗手法洗手；②加强各种器械的消毒管理：包括气管导管、供氧用鼻导管、简易呼吸器面罩、麻醉呼吸回路等最好使用一次性物品，否则必须经过严格清洗、消毒后才能重复使用；③严格执行各项无菌技术操作规程，尽量减少环境污染；④掌握正确的吸痰技术，以免损伤呼吸道黏膜及带入感染细菌；⑤对气管插管病人要采取“最小封闭压力”和“最小封闭容积”给气囊充气。

（二）血管相关血流感染

导管相关血流感染（catheter related bloodstream infection，CRBSI）是指有关导管、静脉插管及输液剂等污染后发生的各种感染。

几乎所有的患者在麻醉期间均需经静脉或动脉留置各种导管，如输液、给药用的周围静脉导管；监测中心静脉、输液、给药用的中心静脉导管；监测心脏血流动力学用的 Swan-Ganz 导管；持续监测动脉压力用的动脉导管等。上述导管经皮穿刺或手术切开置入血管，病原菌可经皮肤伤口侵入皮下组织至血管内，也可经导管内腔直接进入血循环。对人体来说，各种导管作为一种异物停留在血管内，在 24～48h 内被纤维蛋白包裹。这样沿着导管的表面就形成纤维蛋白鞘，纤维蛋白鞘中包含蛋白质、血小板和一些黏性物质。蛋白质和血小板使得致病菌有机会结合到导管的表面，致病菌沿着导管的表面并进入纤维蛋白鞘，使其免遭宿主免疫系统的防范。这样致病菌就在纤维蛋白鞘中繁殖，最后释放进入血液中，患者出现感染症状。

导管相关性感染的主要危险因素包括患者自身情况、血管内导管情况、插管时间（择期插管和紧急插管）、穿刺的位置、导管的类型和无菌技术等。如果患者留置导管前已长期住院，说明患者病情较重，与其他患者及医护人员接触的机会增多，因此此类患者皮肤表面的“院内菌落”较多，感染发生危险性增加。穿刺部位的细菌是造成导管污染的主要污染源。细菌菌落数量与留置针感染的发生密切相关，外周静脉留置针导致的感染率低于中心静脉导管。另外，中心静脉穿刺时，不恰当的无菌屏障；无经验的人员穿刺会增加感染的风险。

预防发生导管相关性感染，应针对引起感染的危险因素采取相应措施，主要预防措施包括：①导管的选择：为了避免血小板黏附的发生及导管对血管壁的机械性损伤，根据美国静脉输液委员会的标准，在满足治疗需要的情况下，尽量选择最细、最短的硅胶类导管，同时应考虑患者的年龄、静脉局部条件、静脉输液的目的、种类、治疗时限。②置管部位：根据治疗目的及患者的活动需要，选择合适的插管部位及方法，成人尽可能选择锁骨下静脉，尽量避免切开插管及下肢血管插管。③置管时严格无菌操作：为了预防感染要建立防护屏障，实施大铺巾、应用理想的皮肤消毒剂（广谱杀菌，作用快速持久，不伤皮肤，低刺激性），按无菌技术规程对穿刺部位消毒，采用最大限度的无菌预防措施；认真执行手消毒程序，戴无菌手套，插管过程中手套意外破损应立即更换。④置管成功后，用无菌透明专用贴膜妥善固定中心静脉插管，防止导管脱出，经常检查导管置入处敷料，敷料受潮湿或污染应立即更换。⑤采取密闭式输液，输液前应仔细检查液体和输液装置的质量，尽量减少导管与输液器分离的次数，每次给药前后应按无菌操作要求做好接口消毒。⑥对无菌操作不严的紧急置管，应在48h内更换导管，选择另一穿刺点。

第三节　麻醉科医院感染的控制

外科手术治疗离不开麻醉的保障，麻醉期间需要进行多项侵入性操作，因此，麻醉科是医院感染的高危险部门。加强麻醉科的感染控制，可以减少医院感染的发生。

一、组织管理

健全的组织领导是落实各项管理措施的前提。因此，应当设立由科主任、护士长、监控医生和护士组成科室感染管理小组。在医院感染管理科的指导下开展预防医院感染的各项措施，其职责主要包括：制定本科室医院感染管理规章制度的细则；监督检查科室有关医院感染管理的各项工作，对医院感染可疑病例、可能存在的感染环节进行监测，并采取有效防护措施。对医院感染散发病例进行登记报告，对暴发、流行病例向医院感染科报告；按要求对疑似病例或确诊的医院感染病例留取临床标本，进行细菌学检查或药敏试验；监督检查本科室抗生素使用情况。定期对照清洗消毒技术操作规范，组织科室自查，对存在问题进行分析讨论，提出整改措施，评价实施效果。医院感染管理委员会应安排专职人员定期到科室进行督促、检查和监控科室的医院感染控制工作，通过对重点环节的管理，有效控制麻醉科的感染。

二、人员管理

(一) 隔离预防

医院必须健全隔离预防制度,隔离预防的原则是实施"标准预防"和"基于传播途径的预防"。20 世纪 80 年代中期以前,主要采取类目隔离。类目隔离是基于不同传播途径的感染疾病或传染病所采取的不同隔离预防措施。分为严密隔离、呼吸道隔离、接触隔离、消化道隔离、结核病隔离、血液或体液隔离、昆虫隔离 7 类,但因掌握起来较复杂,不易推广。

1985 年针对艾滋病毒的流行,为减少医护人员职业接触和暴露于血液、体液污染的危险性,美国 CDC 提出普遍预防概念,即所有的体液血液均有感染性,预防措施有戴手套、洗手、避免利器刺伤、戴口罩和护目镜、适当地处理污物 5 个方面。

20 世纪 90 年代中期,在普遍预防基础上,又提出"标准预防"的理念。"标准预防"的含义是:凡是血液、体液、分泌物、排泄物均视为具有传染性,接触上述物质者,必须采取必要的防护措施;防护用品被上述物质严重污染者,要立即更换。

作为麻醉科医务人员,接触针头等锐器的机会多,在临床工作中,应假设所有患者都可能具有传染性,落实"标准预防",加强个人防护。根据不同操作的需要,选择合适种类和规格的手套。接触患者的血液、体液、分泌物、排泄物、呕吐物及污染物品时,应戴清洁手套;进行穿刺等无菌操作、接触患者破损皮肤、黏膜时,应戴无菌手套。进行穿刺等操作时应戴口罩;口罩应保持清洁,纱布口罩每日更换、清洁与消毒;一次性口罩每 8 小时至少更换一次,遇到污染及时更换。在进行可能发生患者血液、体液、分泌物等喷溅的诊疗护理操作时(如气管插管、吸痰)应戴护目镜。为呼吸道传染病患者进行气管切开、气管插管等近距离操作,可能发生患者血液、体液、分泌物喷溅时,应穿防护服并使用全面型防护面罩。同时,预防刺伤和锐器伤,正确处理医疗废物,做好环境清洁工作。

(二) 人员培训

加强人员培训,提高全体医务人员的感染控制知识是感染控制的有效措施。要组织人员参加医院组织的感染知识讲座与培训,并在科室内通过不同方式对所属人员进行医院感染知识培训,通过培训强化和提高其感染知识,让大家充分认识麻醉科医疗器械清洗消毒工作的重要性,明确自身在医院感染控制中的责任和义务。同时,要加强医德教育,提高工作责任心,严格遵守无菌技术操作规程;提高自律性,把控制医院感染管理变成自觉的行动,保证麻醉科的清洗消毒管理制度落到实处。另外,凡从事消毒清洗的护理人员,必须接受内镜消毒相关知识的培训,熟练掌握麻醉科特殊设备及附件的洗涤、消毒、灭菌和维护方面的技术,确保医疗器械洗涤消毒灭菌工作全面达标。

(三) 手卫生

手卫生为医护人员洗手、卫生手消毒和外科手消毒的总称。手卫生是预防和控制医院感染最重要、最简单、最有效和最经济的方法。

麻醉科医务人员在对手术患者实施麻醉过程中,需要进行许多侵入性操作,如静脉和动脉穿刺、气管内插管、输液等,其洗手的依从性直接影响到手术感染发生率。管理者要重视医院感染控制工作,定期对麻醉医师进行教育,通过各种方式的宣传教育使其了解洗手的必要性和重要性,提高其保护自己,保护患者的意识,形成洗手自觉性。组织学习洗手指征,明确在直接接触患者前后、无菌操作前后、处理清洁或无菌物品之前、摘手套后、接触不同患者之间或从患者身体的污染部位移到清洁部位、处理污染物品后,以及接触患者的血液、体液、分泌物、排泄物、黏膜、皮肤或伤口敷料后都要洗手。作为管理人员,应该在每个洗手池上方张贴七步洗手法图,强化正规洗手教育,定期抽查洗手合格率(详见第四节无菌技术)。

由于手术室的洗手设备都安装在手术间外,洗手要出手术间,影响对患者的病情观察,造成实际洗手依从性的降低。为了解决麻醉期间医护人员出门才能洗手的问题,建议在手术间内麻醉操作台上放置无水乙醇类免洗手消毒剂,以方便洗手。另外,应提供操作用一次性手套,提倡在高危侵入性操作前和处理明显污物前戴手套并一次性使用,摘除手套后用免洗手消毒剂洗手,可以确保手卫生,防止医务人员自身感染和患者的交叉感染。

恢复室位于手术室中心部位,一般设计为敞开式大房间,监护患者较集中,一名护士监护多名患者时,应作好手卫生,避免造成医源性感染。

三、消毒隔离

(一) 基本概念

清洁(cleaning):是指用物理方法清除物体表面的污垢、尘埃和有机物,其目的是去除和减少生物,并非杀灭微生物。常用的清洁方法有水洗、机械去污和去污剂去污。

消毒(disinfection):是指用物理或化学方法清除或杀灭除芽孢以外的所有病原微生物,使其达到无害程度的过程。

灭菌(sterilization):是指用物理或化学方法去除或杀灭全部微生物的过程。包括致病微生物和非致病微生物,也包括细菌芽孢和真菌孢子。

消毒剂(disinfectant):用于杀灭一切微生物(包括细菌芽孢),使其达到灭菌要求的制剂。根据物品对人体的危害程度选择消毒剂,高效消毒剂,中效消毒剂,低效消毒剂。

高水平消毒法:可以杀灭各种微生物对细菌芽孢杀灭达到消毒效果的方法,这类消毒方法应能杀灭一切细菌繁殖体(包括分枝杆菌)、病毒、真菌及其孢子和绝大多数细菌芽孢。例如,热力,电离辐射、微波、紫外线、二氧化氯、过氧乙酸、过氧化氢、臭氧等。

中水平消毒法:可以杀灭和去除细菌芽孢以外的各种病原微生物的消毒方法。例如,超声波、碘类、醇类、醇与季胺盐类复合、酚类、醇与氯己定复合。

低水平消毒法:只能杀灭细菌繁殖体(分枝杆菌除外)和亲脂病毒的消毒方法。例如,单链季胺盐、双胍类,汞争等金属离子。

(二) 消毒、灭菌的基本程序

普通患者使用过的物品,可先清洗后消毒。被甲类传染病患者以及肝炎、结核、艾滋病等患者的排泄物、分泌物、血液等污染的器材和物品,应先消毒再清洗,于使用前再按物品危险性的种类,选择合理的消毒、灭菌方法进行消毒或灭菌处理。

根据消毒物品的性质选择消毒方法。选择消毒方法时需考虑以下两点,一是要保护消毒物品不受损坏,二是使用消毒方法易于发挥作用。应遵循以下基本原则:①耐高温、耐湿度的物品和器材,应首选压力蒸汽灭菌,如气管切开包、导管钳等;②不耐热、不耐湿,以及贵重物品，可选择环氧乙烷或低温蒸汽甲醛气体消毒、灭菌，如气管导管、喉镜片；③器械的浸泡灭菌，应选择对金属基本无腐蚀性的消毒剂，如支气管镜的消毒；④选择表面消毒方法，应考虑表面性质，表面光滑可选择紫外线消毒器近距离照射，或液体消毒剂擦拭，如监护仪表面用75%乙醇擦拭。

临床常用的消毒液有75%的乙醇、2%的碘酒、三氯消毒液及2%戊二醛等器械消毒液，每日在浸泡前应对三氯消毒液或戊二醛等进行浓度检测，不能达到要求浓度时应更换，每周2次更换盛放消毒液容器，换下的容器送消毒室高压蒸汽灭菌处理。更换消毒液时应注意无菌操作，更换后应注明更换日期和时间。碘附消毒剂原装塑料瓶开启后可连续使用10天。2%戊二醛溶液在20～22℃室温下只能保持2周，密闭放置及观察其颜色，从中捞起器械时注意自我保护，戴手套。

（三）器械与物品的消毒管理

麻醉科的一切物品，包括医疗器材和物品应定期清洁、消毒，接触患者的用具应一用一消毒，普通患者使用过的医疗器材和物品先清洗后消毒或灭菌，然而对于传染病患者用过的医疗器材和物品，清洗前必须先消毒。医疗器械（如麻醉机、支气管镜、喉镜等）如果消毒不完善，对患者都是潜在危险，对医务人员也是一个危险因素。应定时进行生物学检测，每月对内镜及附件、物体表面、空气等进行细菌培养并及时通报培养结果。

1. 高度危险性物品　这类物品是穿过皮肤或黏膜而进入无菌的组织或器官内部的器材，或与破损的组织、皮肤、黏膜密切接触的器材和用品，必须选用灭菌方法处理。例如，手术器械和用品、穿刺针、输血输液器材、注射的药物和液体、透析器、血液和血液制品、导尿管、膀胱镜、腹腔镜、脏器移植物和活体组织检查钳等。

2. 中度危险性物品　这类物品仅和破损皮肤、黏膜相接触，而不进入无菌的组织内，采用中水平或高水平消毒法。例如，胃肠道内镜、气管镜、麻醉机管道、压舌板、咽喉镜、体温表等。

（1）麻醉呼吸机和回路系统：使用中的麻醉呼吸机应每天擦拭保持清洁，清除血迹、污迹。每次使用完毕其表面应用75%的乙醇擦拭，所属管道环路系统应一人一用消毒或灭菌，提倡使用一次性管路，用毕按一次性医疗用品回收、毁形；重复使用的管路应送消毒供应中心统一消毒处理后备用，建议选择环氧乙烷、过氧乙酸、含氯消毒剂以及呼吸回路消毒机。由于手术患者的上、下呼吸道可能带有的医院感染菌群可随呼出的湿热气体在麻醉呼吸机回路内循环，污染麻醉呼吸机及相关部件，尤其是一些密闭管腔与空气不流通，拆卸消毒安装困难，是形成细菌繁殖的场所，因此麻醉呼吸机很易受污染的病毒和细菌传播给下一位患者，造成人机间交叉感染。应用一次性人工鼻（病毒/细菌过滤器）能有效滤除和阻挡患者呼吸道与呼吸回路之间的有害病原体，不但阻止了细菌污染呼吸回路，也可防止呼吸回路内细菌逆传给患者，降低气管插管后下呼吸道感染的发生率，同时保护麻醉呼吸机，延长使用寿命。另外，麻醉机管路中的二氧化碳吸收剂（钠石灰）是一种强碱性的固体，位于呼吸回路的中部，不适合微生物生存，不同状态的钠石灰在短时间内能杀灭浓度较高的细菌、结核杆菌和芽孢杆菌。由于气管插管全麻患者呼出的气体经过一次性人工鼻的过滤和麻醉机钠石灰的强杀菌作用，因此，麻醉机难以将受污染的微生物传播到下一个手术患者，不需对其进行常规的内部消毒。

（2）心电监护仪：每日手术结束用75%乙醇擦拭监护仪表面及各导联线，清除血迹、污迹；血压计袖带用500mg/L的三氯消毒液湿擦后晾干备用，若被血液、体液污染，应随时用消毒液清洗。

（3）吸氧装置：使用一次性氧导管和面罩，氧气湿化瓶应一人一用消毒，由消毒供应中心消毒处理后备用。现有一次性的氧气湿化装置，可以减少其感染。

（4）喉头喷雾器：气管插管、纤维支气管镜检查前常需给予患者2%利多卡因咽喉部、鼻腔局部麻醉，喉头喷雾器是首选的喷雾器械。喷药时喉头喷雾器需伸入患者口腔或鼻腔，已被污染。每位患者使用完毕应用乙醇擦拭法消毒喉头喷雾器，每日终末使用2%戊二醛（浸泡10h）灭菌。

（5）负压吸引器：管道与吸引瓶用1000mg/L的三氯消毒液浸泡消毒30min，清洗晾干备用，墙上的负压表部分用500mg/L的三氯消毒液擦拭晾干备用。现有一次性负压引流瓶，可以减少交叉感染。

（6）喉镜：常见的麻醉喉镜大多是由金属铸造完成的，一般消毒后重复使用。每位患者使用完毕应用流动水清洗去污，用乙醇擦拭喉镜柄，喉镜片用软刷清洗沟槽后再放入专门的消毒机进行消毒灭菌，消毒完毕后放入已备好的灭菌方盘内备用，也可采用高压蒸汽灭菌。现有一次性喉镜片，可以减少交叉感染。

（7）纤维支气管镜　纤维支气管镜是进入呼吸道与呼吸道黏膜接触的内镜，应进行高水平消毒。内镜及附件用后应当立即清洗、消毒或灭菌，并用计时器来控制消毒或灭菌时间，其基本清洗消毒设备包括：专用流动水清洗消毒槽（四槽或五槽）、负压吸引器、超声清洗器、高压水枪、干燥设备、计时器、通风设备，与所采用的消毒、灭菌方法相适应的消毒、灭菌器械，50ml注射器、各种刷子、纱布等消耗品。清洗消毒剂为多酶洗液、适用于内镜的消毒剂、75%乙醇。值得注意的是，禁止使用非流动水对内镜进行清洗。工作人员清洗消毒内镜时，应当穿戴必要的防护用品，包括工作服、防渗透性围裙、口罩、帽子和手套等。纤维支气管镜使用后应当立即用湿纱布擦去外面污物，并反复送气与送水至少10s，初步去除管腔内的分泌物，取下内镜并装好防水盖，置合适的容器中送清洗消毒室。按规范清洗消毒程序，使用“五槽法”，即：普通患者采用初洗——酶洗（酶液浸泡）——二次清洗——消毒（戊二醛浸泡——末次清洗，最后吹干的操作流程；特殊感染患者（如乙肝、结核等）采用消毒—清洗—酶洗—清洗—消毒—清洗；并将每个患者的清洗消毒时间进行登记。每日终末消毒后应干燥备用。同时对清洗槽、负压吸引器等用1000mg/L的消毒液消毒处理后干燥备用。由于附件要紧密接触黏膜组织，甚至突破黏膜，因此对于活检钳、圈套器、异物钳等清洗要求更为严格，首选的灭菌方法是压力蒸汽灭菌，其次可用环氧乙烷灭菌、2%碱性戊二醛（浸泡10h）灭菌。

3. 低度危险性物品　这类物品和器材仅直接或间接地和健康无损的皮肤相接触，虽有微生物污染，但在一般情况下无害，只有当受到一定量的病原微生物污染时才造成危害的物品，可采用低水平消毒法。例如，生活用品、（毛巾、面盆、便器、餐具、被褥等）一般诊断用品（听诊器、血压计袖带、麻醉机的螺纹管、氧气面罩、麻醉口罩等）等。每位患者麻醉结束离开后，地面用500mg/L的三氯消毒液加洗洁精湿拖，台面、柜面等用500mg/L的三氯消毒液擦拭，每周彻底清洁一次。恢复室收治特殊感染患者，应使用屏风遮挡，使其形成小区域，专人护理患者。患者离开后，作好物品、仪器和地面的终末消毒。

（四）一次性医疗用品的管理

1. 一次性医疗用品的管理要求 一次性使用医疗用品是指临床用于患者检查、诊断、治疗、护理的指套、手套、吸痰管、治疗巾等接触完整黏膜、皮肤的一次性使用医疗、护理用品以及用于人体的一次性仪器、设备、器具、材料等物品。一次性无菌医疗用品的管理必须符合以下要求：①采购部门应当从国家认可的生产或者经营企业中统一采购一次性无菌医疗用品，并严格进行质量验收；②保管部门应当指派专人负责一次性无菌医疗用品的登记和保管；③医护人员使用前应当检查一次性无菌医疗用品的有效期和包装情况，使用中发生热原反应、感染或其他情况，必须及时留样送检，详细记录，立即报告；④一次性无菌医疗用品保存应做到专柜存放，柜内干净、清洁、干燥，通风良好，每日对室内进行空气消毒；⑤一次性无菌医疗用品用后应当及时进行无害化处理，禁止重复使用和回流市场。

2. 一次性医疗用品的贮存 一次性使用无菌医疗器具经生产厂家消毒灭菌合格后进入医院，不同于一般的产品，不能随便放置。各医院应按其要求，设置专库独立存放。

（1）库房应设在供应室的清洁区内。室内空气洁净，装有空气消毒设备，定期消毒，使空气细菌数≤500cfu/m^3，温度保持在20℃±2℃，相对湿度保持在35%～75%，通气良好，有专用的存放物品架，物品架要求距地面20cm，距天花板50cm，距墙壁5cm。

（2）保管人员应将不同种类、不同型号物品，分别放置。认真登记到货时间、数量品名、型号、过期时间，准确掌握各类、各型号器具的供应量和有效期，合理安排供应。

（五）医疗废物管理

医疗废物是指医疗卫生机构在医疗、预防、保健以及其他医疗卫生活动中产生的具有直接或者间接传染性、毒性以及其他危害性的废物。使用后的一次性医疗用品，不论是否剪除针头，是否被患者体液、血液、排泄物污染，均属于医疗废物，均应作为医疗废物进行管理。医疗卫生机构应当及时收集本单位产生的医疗废弃物，并按照类别放置于防渗漏、防锐器穿透的专用包装物或者密闭容器内，并在容器外标注明显的“医疗废弃物”警示标识。

1. 锐器的废弃与存放 ①被污染的锐器应尽快废弃至密闭、防刺破和防泄漏的容器中；②存放污染锐器的容器应尽可能放在靠近工作场所的醒目位置上，以方便安全使用；使用时应竖放，定期更换，不容许存放过满；③存放污染锐器的容器移出使用区或更换时，应先盖好容器，防止在处理、储存和运输过程中发生内容物的溢出和外露；移出前若有发生穿透或泄漏的可能，应将其放入符合上述要求的第二层容器中；④不能徒手打开、清空或清洗重复使用的容器，避免操作时引起劳动者皮肤损伤。

2. 其他废物的管理 废物应放在密闭的容器中，容器应能分类容纳各类废物，且在处理、储存和运输过程中防止液体泄漏。容器移出使用区时，应先盖好容器，防止在处理、储存和运输过程中发生内容物的溢出和外露；若容器外发生污染，应将其放入符合上述要求的第二层容器中。具体医院废物的分类与收集，见表20-3。作为临床科室，麻醉科应该严格按照医疗废弃物处理规范要求，严格分类收集，日产日清，防止交叉感染。

表 20-3 医院废物的分类与收集

分类标识	容器颜色	垃圾范围	备注
可回收医用垃圾	蓝色	1. 塑料制品、输液袋等 2. 玻璃制品：大、中、小输液瓶	1. 未用于患者或未被血液、体液污染的塑料制品 2. 排空的（残留液体<原容量3%）的完整药品、液体玻璃瓶等
不可回收医疗废物	黄色	1. 一次性塑料和橡胶用品，如各种引流管、排空的引流袋、输液器（剪下部分）、废弃的输血袋 2. 带有保护装置的一次性采血针头、废弃的体外循环及血滤管路 3. 被血液、体液污染的注射器、手套、口罩、帽子、垫巾、一次性治疗巾、纸尿布、一次性床单等 4. 消毒用棉签、纱球、敷料 5. 沾染化疗药物的医疗器械等	用于患者的，被血液、体液污染或工作人员医疗护理操作使用的一次性用品，以及未排空、完整的药品/液体玻璃瓶（锐器除外）
医疗锐器废物	黄色	各类裸露的针头、刀片、破碎安瓿等	1. 不包括完整的药品玻璃瓶 2. 破碎温度表（水银已经回收）
重金属废物	小瓶	破碎体温表、血压计中的水银	散落的水银，用硫磺粉收集水银装有少量水的玻璃瓶中回收处理
放射性废物	红色	具有放射性污染的垃圾	放入专用铅制垃圾桶内，收送到放射性废物库集中处理
生活垃圾	黑色	1. 各种外包装袋 2. 未沾染患者体液、血液的口罩，帽子，一次性治疗巾、纸尿布、一次性床单、手套等	除可回收医用垃圾、医疗垃圾、放射性垃圾、医疗锐器以外的垃圾

四、抗菌药物应用

抗生素的不当应用常与发生严重或难以控制的医院感染有关。抗生素的不当应用不仅增加了患者的经济负担，还会增加细菌对抗生素的耐药性，反而增加感染机会。

手术期抗菌药物的使用目的是预防手术部位感染，手术部位以外的感染如泌尿系感染、呼吸道感染的控制不是抗菌药物预防使用的目的。临床应根据手术部位及可能污染的细菌选择抗菌药物种类。一般而言引起手术切口感染的细菌主要来自于皮肤、环境和物体表面，常见的细菌是葡萄球菌、链球菌属，来自胃肠道、胆道的污染菌主要是革兰氏阴性杆菌和肠球菌。手术期抗菌药物的选择，应综合考虑手术范围、手术部位与污染程度、手术持续时间、患者机体状况、本院或本病区可能流行的致病菌等因素，合理选用疗效肯定、安全、有效、使用方便及价格相对低廉的抗菌药物品种。如第一、二代头孢菌素，应严格限制氟喹诺酮类药物作为围术期预防用药。另外，抗菌药物预防使用选择用药时，必须注意筛查药物过敏反应。

在抗菌药物使用时机方面，根据文献报道，手术开始前使用抗菌药物可以降低手术部位的定植细菌和外来细菌的数量，预防细菌在手术切口及操作部位的定植和繁殖过程。因此，手术前使用或滞后的预防使用抗菌药物，并不能降低手术部位感染，特别是长时间的预防应用抗菌药物，反而影响体内菌群失调增加感染发生率，也加快了细菌产生耐药性。因此，手术期抗菌药物预防使用给药方法应在术前0.5～2h内或切开皮肤（黏膜）前30min（麻醉诱导时）开始给药，以保证在发生细菌污染之前血清及组织中的药物已达到有效浓度。静脉给药，30min内滴完，不宜放在大瓶液体内慢慢滴入，否则达不到有效浓度。血清和组织内抗菌药物有效浓度必须能够覆盖手术全过程。常用的头孢菌素血清半衰期为1～2h，因此，如手术时间超过3h或失血量超过1500ml，应补充一个剂量，必要时还可用第三次。总的预防用药时间一般不超过24h，个别情况可延长至48h。

第四节　无菌技术

无菌技术（aseptic technique）是指在医疗、护理操作过程中，防止一切微生物侵入人体和无菌物品、无菌区域被污染的技术。

无菌技术是预防医院感染的一项重要而基础的技术，无菌技术的目的是保持无菌物品不被污染，防止病原微生物传播。医护人员必须时刻保持无菌概念，正确熟练掌握无菌技术。

一、无菌技术的概念和原则

（一）无菌技术的概念

1. 无菌技术　是指在执行医疗、护理技术过程中，防止一切微生物侵入机体和保持无菌物品及无菌区域不被污染的操作技术和管理方法。

2. 无菌物品　经过物理或化学方法灭菌后，未被污染的物品称无菌物品。

3. 无菌区域　经过灭菌处理而未被污染的区域，称无菌区域。

4. 非无菌物品或区域　未经灭菌或经灭菌后被污染的物品或区域，称非无菌物品或区域。

（二）无菌技术的操作原则

1. 环境要清洁，进行无菌操作前半小时，须停止清扫地面等工作。避免不必要的人群流动，防止尘埃飞扬。治疗室应每天用紫外线消毒一次。

2. 进行无菌操作时，衣帽穿戴要整洁。帽子要把全部头发遮盖，口罩须遮住口鼻，并修剪指甲、洗手。

3. 无菌物品与非无菌物品应分别放置。无菌物品不可暴露在空气中，必须放于无菌包或无菌容器内，无菌物品一经使用后，必须再经灭菌处理后方可使用。从无菌容器中取出的无菌物品，虽未使用，也不可放回无菌容器内。

4. 无菌包应注明物品的名称、消毒灭菌日期，并按日期先后顺序排放，以便取用，放在固定的地方。无菌包在未污染的情况下，可保存7～14天，过期应重新灭菌。

5. 取无菌物品时，必须用无菌持物钳(镊)。未经消毒用物不可触及无菌物或跨越无菌区。

6. 进行无菌操作时，如器械、用物疑有污染或已被污染，即不可使用，应更换或重新灭菌。

7. 一份无菌物品，只能供一个病员使用，以免发生交叉感染。

二、无菌技术的基本操作方法

(一) 无菌持物钳及持物钳罐

1. 规格要求：持物钳一般选用24cm长的卵圆钳或三叉钳。持物钳罐为广口，以直径11～12cm、深度14.8cm为宜。

2. 使用要求：无菌持物钳的使用和保管有两种方法，干燥保存，每台手术更换一次。若手术时间长应每4小时1换。若采用2%强化戊二醛溶液浸泡，持物钳及盛器应先高压灭菌后浸泡使用。持物钳必须浸泡于容器中，每周高压灭菌1次，以确保持物钳的无菌。

(二) 无菌持物钳使用的注意事项(图20-1)：

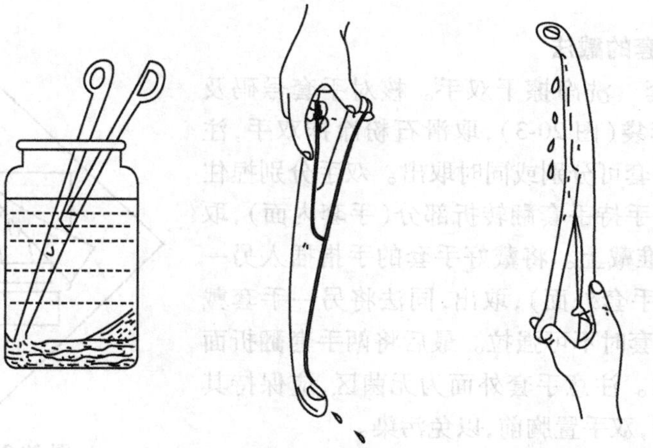

(1) 正确　(2) 不正确

图20-1　持无菌钳法

1. 取放无菌钳时，末端应闭合向下，不可触及无菌罐边缘，若被污染应立即更换。

2. 采用消毒液浸泡的持物钳在使用时，应注意手不能碰触消毒液浸泡的以下部位，要保持头端下垂，防止液体倒流污染。

3. 操作者要在自己的视野范围内操作，不可高于肩部或低于腰部。

4. 无菌持物钳应保持绝对无菌，不可与已开始手术的手术器械及物品接触，更不可持无菌持物钳越过走廊到其他房间取物，需要时应连同无菌罐一起搬动。

(三) 无菌溶液的倒取法

取无菌溶液瓶，擦净灰尘，核对标签，检查瓶盖有无松动，瓶壁有无裂痕，溶液有无沉淀、混浊、变色、絮状物。符合要求方可使用。

揭去铝盖，常规消毒瓶塞，以瓶签侧面位置为起点旋转消毒后，用无菌持物钳将瓶塞边缘向上翻起，再次消毒。以无菌持物钳夹提瓶盖，用另一手示指和中指撑入橡胶塞盖内拉出。先倒少量溶液于弯盘内，以冲洗瓶口，再由原处倒出溶液于无菌容器中；倒溶液时瓶签朝上（图 20-2）。无菌溶液一次未用完时，按常规消毒瓶塞、盖好。注明开瓶时间，有效期不超过 12 小时。

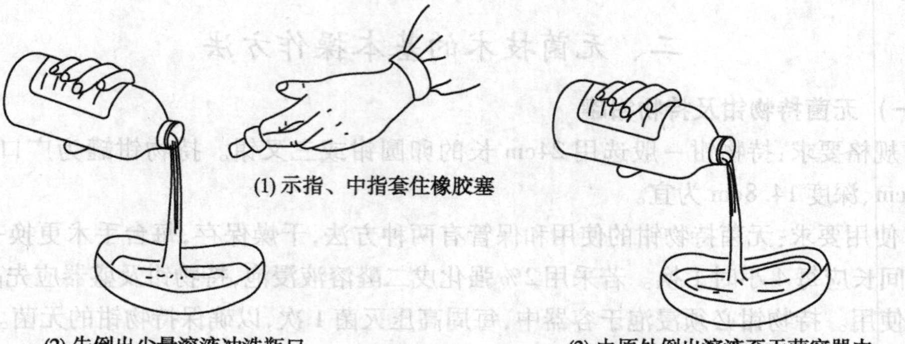

(1) 示指、中指套住橡胶塞

(2) 先倒出少量溶液冲洗瓶口

(3) 由原处倒出溶液至无菌容器中

图 20-2 取用无菌溶液法

（四）无菌手套的戴法

1. 戴无菌手套 洗净擦干双手。核对手套号码及有效期。打开手套袋（图 20-3），取滑石粉涂抹双手，注意避开无菌区。手套可分别或同时取出。双手分别捏住袋口外层，打开，一手持手套翻转折部分（手套内面），取出；另一手五指对准戴上。将戴好手套的手指插入另一只手套的翻折面（手套外面），取出，同法将另一手套戴好（图 20-4），戴手套时不可强拉。最后将两手套翻折面套在工作衣袖外面。注意手套外面为无菌区，应保持其无菌。手套戴好后，双手置胸前，以免污染。

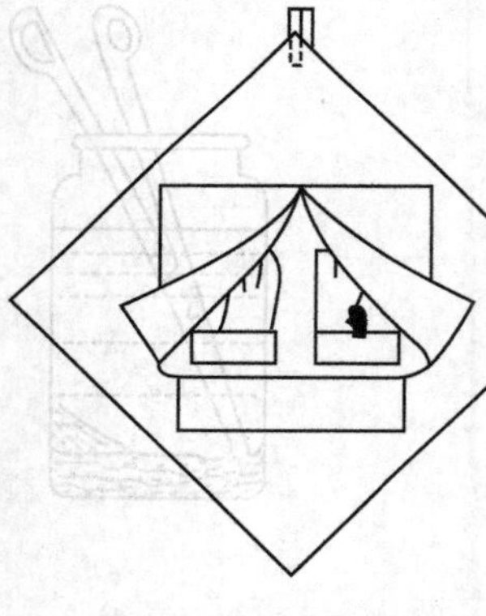

图 20-3 手套袋

2. 脱手套 将手套口翻转脱下，不可用力强拉手套

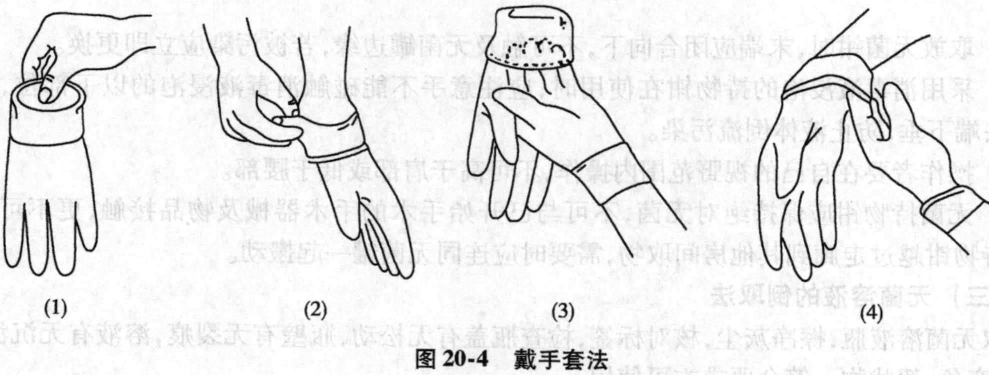

(1) (2) (3) (4)

图 20-4 戴手套法

边缘或手指部分。

（五）洗手、刷手、消毒手

1. 洗手 护理病人前后，执行无菌操作、取用清洁物品之前，接触污染物之后均应洗手。七步洗手法(20-5)：

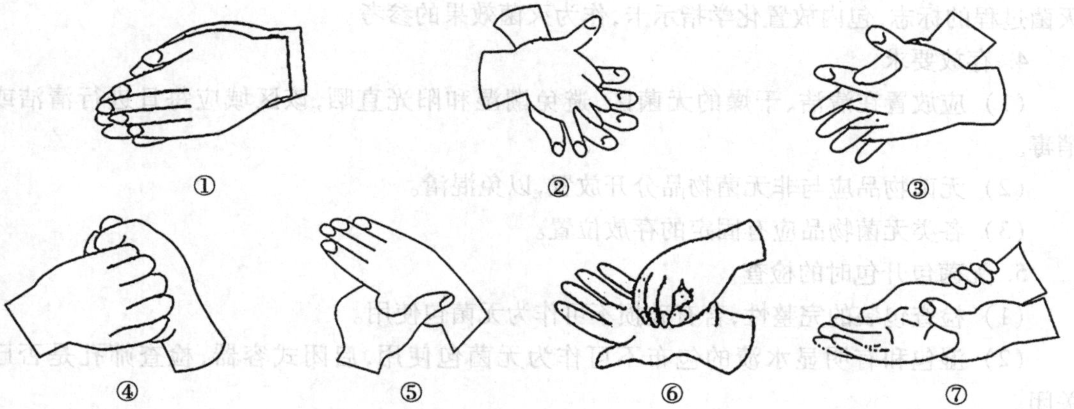

图 20-5 七步洗手法

①掌心对掌心搓揉；②手指交叉掌心对手背搓揉；③手指交叉掌心对掌心搓揉；④双手互握搓揉手指；⑤拇指在掌中搓揉；⑥指尖在掌心中搓揉；⑦螺旋式擦洗手腕交替进行

进行有效的清洁洗手范围为：双手、手腕和腕上 10cm，按以上七步洗手法彻底洗手，每次 40～60 秒，再用流动水冲净，采用毛巾（不能公用）、纸巾、烘干机干手。

2. 刷手 即利用机械及化学作用去除手上污物及微生物的方法，是做好消毒隔离、预防交叉感染的重要措施。

方法：取无菌刷蘸肥皂乳（或肥皂块），先刷指尖、然后刷手、腕、前臂、肘部到上臂下 1/2 段，特别要刷净甲沟、指间、腕部，无遗漏地刷洗三遍，每遍 3 分钟。刷洗时，双手稍抬高。每遍刷完后，用流水冲去肥皂沫，水由手、上臂至肘部淋下，手不能放在最低位，以免臂部的水返流到手。刷洗毕，用无菌小毛巾依次拭干手、臂。手、臂不可触碰其他物品，如污染必须重新刷洗。

3. 消毒手 消毒液泡手能有效地去除手上的微生物。常用泡手的消毒液有：0.2%过氧乙酸、碘附、洗必泰等。

方法：刷洗后，双手及上臂下 1/3 伸入盛有消毒液的桶内，用无菌小毛巾轻擦洗皮肤 5 分钟，手不可触及桶口。浸泡毕，拧干小毛巾，揩去手、臂、消毒液，晾干。双手保持于胸前半伸位准备穿手术衣。

（六）无菌包

1. 涉及范围

（1）硬膜外穿刺及置管，蛛网膜下腔穿刺及置管。

（2）中心动、静脉穿刺及置管。

（3）局部神经阻滞。

2. 包装要求

（1）双层包布或符合国家规定的双层无纺布包装。

（2）外包装应注明灭菌时间、有效期和（或）失效期，灭菌方式和指示标识。

3. 灭菌效果监测

每次灭菌均应进行程序监测。每个灭菌物品的外包装应粘贴包外化学指示胶带，作为灭菌过程的标志，包内放置化学指示卡，作为灭菌效果的参考。

4. 存放要求

（1）应放置在清洁、干燥的无菌区，避免潮湿和阳光直晒，该区域应每日进行清洁或消毒。

（2）无菌物品应与非无菌物品分开放置，以免混淆。

（3）各类无菌物品应有固定的存放位置。

5. 无菌包开包时的检查

（1）检查包装的完整性，若有破损不可作为无菌包使用。

（2）湿包和有明显水渍的包布不可作为无菌包使用，启闭式容器，检查筛孔是否已关闭。

（3）检查化学指示胶带变色情况，未达到或有可疑点者，不可作为无菌包发放使用；开包使用前应检查包内指示卡是否达到已灭菌的色泽或状态，未达到或有疑点者，不可作为无菌包使用。

（4）检查包装的有效期：无菌包储存的有效期受包装材料、封口严密性、灭菌条件、储存环境等诸多因素影响；对于棉布包装材料和开启式容器，一般建议，温度25℃以下10～14d，潮湿多雨季节应缩短天数；对于其他包装材料如一次性无纺布，一次性纸塑包装材料，如证实该包装材料能阻挡微生物渗入，其有效期可相应延长，至少为半年以上。

6. 打开无菌包要求

（1）操作前洗手，打开无菌包的时间应尽量接近操作开始时间。

（2）无菌包应放置在托盘上打开，托盘垂直高度应保持在胸腰段，具体位置可根据术者的操作习惯摆放，以保证无菌和方便操作为原则。

（3）打开无菌包前，应首先确认无菌包的有效性和完好性。包内放置灭菌指示卡者，开包后应首先确认指示卡变色情况。

（4）用手打开无菌包外层，用无菌持物钳打开内层。操作者应与无菌区保持10cm以上的距离，必要时移至对侧，操作时手臂不得跨越无菌区。

7. 选用消毒液

（1）2.5%～3%碘酊，待干后，再以75%酒精涂擦两遍消毒。

（2）碘附或1∶1000苯扎溴铵溶液涂擦两遍消毒。

8. 方法　持消毒刷浸蘸适量消毒液（侧卧位消毒时，蘸取消毒液量应控制在消毒时，消毒液不能向下流向已消毒区域），涂擦消毒液时应由穿刺点向外回字型消毒，已经接触污染部位的消毒刷不应再返擦清洁区皮肤。穿刺区皮肤消毒范围应大于穿刺区域15cm，并应考虑到穿刺点变更的可能。

9. 注意事项　在脊麻消毒时谨防消毒液沾染脊麻用具，因其具有潜在的神经毒性作用。在皮肤消毒后注意待干或用无菌纱布擦干穿刺点。

（韩文军　王静）

思考题

1. 麻醉科在医院感染管理中的重要性体现在哪些方面？
2. 麻醉科发生医院感染的危险性级别以及相关原因。
3. 医院感染有哪些特征？
4. 医院感染按病原体来源的分类以及各类特点。
5. 麻醉科应如何开展医院感染控制管理工作？
6. 一次性无菌物品的贮存要求有哪些？
7. 无菌操作的基本原则是什么？

第二十一章　麻醉科仪器设备使用与维护

要点

1. 麻醉机的基本部件有气源与氧压表、减压阀、气体流量计、快速充氧装置、蒸发器(挥发罐)、CO_2 吸收器、导向活瓣、逸气活瓣和废气清除阀、呼吸囊、波纹管、Y 形接头和面罩。

2. 钢瓶高压表下降至 $5kg/cm^2$,低压表下降至 $2.5kg/cm^2$ 时,提示氧气已接近耗空,需要更换。

3. 蒸发器是一种将液态的挥发性吸入麻醉剂转变为蒸气,并按一定量输入麻醉回路的装置。

4. 各种专用挥发器除标有专用药名外,还有醒目的颜色标签,如安氟醚为橘红色,异氟醚为紫色,七氟醚为黄色等。

5. 钠石灰使用中注意识别颜色、硬度和效能,若颜色改变且变硬,使用中用手触罐壁无发热感则表示钠石灰失效,需立即更换。

6. 心电监护仪是一种用于长时间的、连续的测量和控制病人生理参数,并可与已知设定值进行比较,如果出现偏差可发出报警的装置。

7. 导致无法获得血压测量值的患者方面因素有泵血功能异常、心律严重失常、严重休克、体温过低或药物的影响,收缩压超过 250mmHg 或低于 50～60mmHg、心率高于 240 次/min 或低于 40 次/min 的患者都不能进行测压。

8. 除颤监护仪的电源线一定要单相三线制,即地线一定要接并且一定要接地良好。除颤期间,应拆除其他易受除颤损坏的医疗电气设备。

9. 容量输液泵是一种能够准确控制输液速度,保证药物能够速度均匀、药量准确并且安全地进行病人体内的一种仪器。它通过作用于输液导管的输液泵达到控制输液速度的目的,主要用于长时间精确地控制静脉输液速度,并准确掌握单位时间内药液的给入量。

10. 微量注射泵优点是剂量准确、安全、定时、定量,给药均匀,调节迅速、方便,避免了人工或重力静脉输液时快时慢的缺点,充分发挥药物的最大治疗作用。

11. 自体血液回收技术是将术中失血、机器余血和术后心包、纵隔引流液由血液回收系统回收,经洗涤、浓缩后回输至人体的一种"废血"回收再利用技术。

随着电子、机械科学和计算机的广泛应用,医疗新设备不断问世。现代技术的进步与发展为临床麻醉工作提供了许多新的仪器和设备。随着社会的进步,人口老龄化的问题以及重大疑难手术的开展,对麻醉的要求越来越高,随之仪器亦越来越精准。要求麻醉工作者需关注更多的麻醉仪器使用,参数的调节,常见报警及故障排除知识。麻醉护士还应了解使用仪器过程中常见的注意事项、清洁消毒与维护保养知识,才能更好地服务于病人。麻醉仪器的安全使用,能够最大程度地保证病人的安全。

第一节　麻　醉　机

麻醉机(anesthesia machine)是临床麻醉的最重要设备,其功能是向病人提供氧气、吸入麻醉药及进行呼吸管理。现代麻醉机集高度一体化、集成化、智能化,配合了电子、电脑控制和监护仪器。具有以下特点:①防止缺氧和必要的报警系统;②浓度精确的专用蒸发器;③麻醉时管理呼吸的麻醉呼吸机;④生命体征监护仪;⑤符合国际标准的连接部件和通气系统;⑥麻醉残气清除系统。

一、麻醉机的分类

(一)按照功能和结构进行分类

1. 全能型麻醉机　具有电子或电脑控制的呼吸管理系统、监测仪器、报警系统、自动记录系统。

2. 普及型麻醉机　结构及功能简单,但仍具备基本和重要的结构和部件,装配或未装配结构和功能简单的呼吸机。

3. 轻便型麻醉机　结构简单、轻便,搬动灵活方便携带。

(二)按照流量高低进行分类

1. 高流量麻醉机。

2. 低流量麻醉机。

(三)按照使用者年龄进行分类

1. 成人用麻醉机。

2. 小儿用麻醉机。

3. 成人小儿兼用麻醉机　目前多用。即成人麻醉机上配有小儿回路及小儿呼吸机风箱。

二、麻醉机的基本结构

尽管麻醉机的样式、型号不同,但基本结构大致相同。分为基本部件、附加装置和安全装置三大部分。

(一)麻醉机的基本部件

1. 气源与氧压表　麻醉用气体有液化气体和压缩气体。气源有氧气、氧化亚氮(笑气)和压缩空气,最常用的是氧气与氧化亚氮两种。气源贮于高压钢瓶内或由中心管道供给。气体经压缩后成为压缩气体贮于压缩气筒内。气筒由能抗物理因素和化学因素影响、耐高温的全钢制成,能耐高压,其物理状态有两类:①压缩气态:如氧或压缩空气,满筒氧为

150kg/cm^2;②液化气态:如氧化亚氮、二氧化碳、环丙烷等,氧化亚氮满筒压力为45～50kg/cm^2,当氧化亚氮含量减少到不足1/4筒时,压力表值迅速下降,需要更换。

麻醉机连接气源时要避免各种气体连接错误,不同的气体必须用不同颜色的管道来区分;不同气体的连接头采用不可互换的设计,严禁接错,使用时遵守正确的操作步骤。设置高压与低压两种压力表。高压表连接在气筒的输出口上,能正确显示钢瓶内的压力。低压表一般设计在麻醉机板面上显眼的位置上,表值读数为氧气进入麻醉机械通气系统内部的压力。高压表下降至5kg/cm^2,低压表下降至2.5kg/cm^{2}时,提示氧气已接近耗空,需要更换。

2. 减压阀　又称压力调节器。贮气筒内气体压力很高,随着温度和容积的改变而变化。麻醉机需用低而稳定的气流,减压阀的作用是把贮气筒内高而变化的压力降为低而稳定的压力,供麻醉机安全使用。减压阀有固定减压阀、可调节的减压阀和二重压力减压阀,麻醉机最常用的是固定减压阀。减压阀在高压表的下方位置,用不易损耗的材料制作,一般压力为4kg/cm^2。

3. 快速充氧装置　按下快速充氧钮,氧气以50L/min的流速进入呼吸回路,使手控呼吸囊迅速充盈,便于紧急情况使用。

4. 气体流量计　麻醉机上有各种气体流量计,用以表示每分钟的流量,以ml/min或L/min读数。麻醉机上通常有氧气和氧化亚氮两种气体流量计,采用针栓阀控制钮。麻醉机上的氧流量计多采用双管、并立、串联、加长型,目的是增加气流量的准确性。

5. 蒸发器(挥发罐)　是麻醉机的关键部件。蒸发器是一种将液态的挥发性吸入麻醉剂转变为蒸气,并按一定量输入麻醉回路的装置。各种麻醉药物的沸点及挥发性能各不相同,要求必须单药专用,不能相互替代。蒸发器(挥发罐)标有药名,并有醒目的颜色标签:如安氟醚为橘红色、异氟醚为紫色、七氟醚为黄色等。目前蒸发器均安置在呼吸回路外,装在流量计与气体出口之间,固定装在流量计输出端的右侧。蒸发后的麻醉蒸气与新鲜的气流混合在一起,从共同的气流出口进入呼吸回路系统,目的在于避免呼吸期气流倒灌入蒸发器,从而保证输出麻醉蒸气恒定。

蒸发器有自锁功能,蒸发器浓度调节旋钮在零位时,刻度盘被锁住,防止在不需要麻醉时误将蒸发器打开。麻醉机上同时装有2～3个蒸发器时,可通过多头互锁装置控制,避免临时更换蒸发器的麻烦,并保证多个蒸发器不会同时开启。多头互锁装置有两种,一种是联锁装置,当选择一个蒸发器时,另1个或2个蒸发器锁住;另一种是选择装置,当选择开启1个蒸发器时,另外1个蒸发器锁住。

6. 导向活瓣　是麻醉机的主要部件之一,由两个相反的活瓣组成。活瓣片采用轻质不变形、不粘贴的特殊材料制成圆形平片,可使阻力减小到最小程度。活瓣片放在透明罩内,便于观察开闭是否灵活,导向活瓣一个安置在CO_2吸收器的附近,吸气时开启,呼气时关闭,称吸气活瓣;另一个活瓣靠近逸气活瓣,呼气时开启,吸气时关闭,称呼气活瓣,由此引导气流在麻醉机内呈单向运行。

7. CO_2吸收器　为紧闭式麻醉机的必备设备,借吸收罐中的吸收剂与CO_2起化学反应,清除病人呼出气中的CO_2。吸收剂有钠石灰和钡石灰二种,临床常用钠石灰。CO_2吸收罐用透明度良好的有机化学玻璃制成,便于直观了解钠石灰的颜色变化,以了解其消耗程度。吸收剂放在CO_2吸收罐内,麻醉机都采用大容量CO_2吸收罐,两个吸收罐垂直叠放,气流自上而下通过，上下两罐可交替换用。两罐容量一般>1200g，保证 CO_2 吸收完全，可连续8小时或更长时间。使用中注意观察钠石灰的颜色、硬度和效能，若颜色改变且很硬，使用中用手触罐壁无发热感则表示钠石灰失效，需立即更换。颜色变化是根据钠石灰中的指示剂不同而不同（见第八章）。

8. 逸气活瓣和废气清除阀　逸气活瓣靠近呼气活瓣端，平时处于关闭状态，需要时临时开启。由弹簧控制其阻力在（0～50）cmH_2O 之间调节范围，机内压力超过预调阻力时开启排出机内多余气体。逸气阀又称气道压力控制阀（APL），使用时一般将压力预设在30cmH_2O。

9. 呼吸囊、波纹管、Y形接头和面罩　型号不同，可按不同年龄选用，波纹管硅橡胶制成耐高压消毒，可重复使用。可弃式一次性使用的呼吸管路可避免交叉感染。

（二）麻醉机的附加装置

1. 自动呼吸机　呼吸机是麻醉机必设的组成部分。麻醉呼吸机的驱动有气动、气动电控和电动。气动型的呼吸器属老式产品，单以压缩氧为动力源；较新型的麻醉呼吸机大多是氧气驱动，电控式的；内置电动电控麻醉呼吸机无需驱动器，能在断气的情况下，由大气补充进行通气，保证患者的安全；常用的麻醉机用气动电控，供气装置采用皮囊折叠式和皮腔活塞式两种。皮囊有成人和儿童两种，使用时可以互换；但活塞式呼吸机为固定的一种。皮囊折叠式呼吸机为气动电控装置，耗氧气量较大；活塞式呼吸机为电控电动装置，送出的潮气量较精确。麻醉机上的呼吸机多数为定容型，但有些较高档的麻醉呼吸机除有容量通气模式外，还可以选择压力通气模式。所有麻醉呼吸机都有潮气量、呼吸频率、吸呼比、气道压及每分通气量等常规功能的调节和监测。在显示屏上有数字和呼吸波形。

2. 氧浓度测量传感器　安装在呼吸回路的吸入端，测量病人吸入气中的氧浓度，测得值在显示屏上显示。普通氧电池的有效使用期仅一年，到期需更换，顺磁氧电池不需要更换。

3. 生命体征监测系统　在麻醉机上装配的生命体征监测系统包括呼吸循环系统的各项常用监测项目，如心率、呼吸、血压、脉搏氧饱和度等，有的还有各种气体浓度测定等。

（三）麻醉机的安全装置

1. 压缩气筒和中心供氧面板上的颜色标记　为了保证安全使用，各种麻醉气体涂有不同颜色加以区别，但各国使用的颜色不完全一致，我国压缩贮气筒颜色氧气为浅蓝色，氧化亚氮为灰色，二氧化碳为铝白色，空气为黑色。

2. 气源接头轴针安全系统　如 CO_2 或氧化亚氮气源接头错误地接在氧气接头可产生人为的严重事故。为杜绝此类事故，近年来国际上已采用气源接头轴针安全系统，在气筒阀接头或在中央供气系统出口增设两个大小不同，距离不等的轴眼，在麻醉机进气管接头上增设两个大小不同，距离不等的针突，只有针突与轴眼两者完全相符时才能相互连接，由此保证绝对连接正确。

3. 低压氧自动切断装置　为使用氧化亚氮和氧混合气时防止缺氧的一种安全装置，又称防止缺氧压力调节器。

4. 废气排除阀　在逸气活瓣排气口接一根长管至室外，使废气排至室外，以减少麻醉气体的环境污染。

三、麻醉呼吸机的参数设置

潮气量、通气频率和吸呼比是机械通气中的基本工作参数，另外还有诸多调节参数直接或间接的确定基本参数。

1. 通气频率（f）　为每分钟通气周期数，以次/分（bpm）为单位，一般成人控制通气模式下选择12～20bpm。

2. 潮气量（Vt）和每分通气量（MV）　潮气量是呼吸机每次输出气体的容积，以ml为单位。成人常用范围为8～12ml/kg。每分通气量为呼吸机每分钟输出气量的总和，等于潮气量和通气频率的乘积，MV=f×Vt。成人常用范围为100～130ml/kg。

3. 气道峰压或吸气压　是吸气期的最高气道压，以kPa或cmH_2O为单位，通常调节范围为0.8～2.0kPa（8～20cmH_2O）。

4. 吸呼比（I∶E）　是以吸气时间为1，与呼气时间的比例。常用范围为1∶1.5～2.5。

5. 吸气流　为呼吸机吸气期输出气体的气流率。以L/min为单位。常用范围为10～90L/min。

6. 灵敏度　为辅助通气模式下同步呼吸吸气触发调节参数，压力起动呼吸机以cmH_2O为单位。常用值为-0.5～-2.0cmH_2O。

7. 窒息时间　是在辅助/控制通气模式下，自主呼吸停止转换为控制通气的时间调节，通常调定在7～15秒。

8. 吸气末平台时间　平台时间∶吸气时间（T_{IP}∶T_I）调节范围为0～15cmH_2O。

四、麻醉机使用前准备与检查

将麻醉机放置于手术床头右侧适当位置，选择合适的波纹管、呼吸囊和面罩，连接地线，插上电源插头，交流电指示灯亮，正确连接氧气源，检查氧气供气软管是否有破损和漏气，开启麻醉机总开关，麻醉机面板上的压力表应显示在4kg/cm^2左右，说明供气压力正常。

（一）检查气体流量

观察氧流量计，慢慢向左旋开流量计针栓钮，见浮标向上活动自如，达到允许的最大范围内，关闭针栓钮。

（二）检查二氧化碳吸收剂钠石灰的效能

钠石灰的颜色改变，颗粒变硬，说明钠石灰已失去功效，必须更换。

（三）正确连接波纹管、呼吸囊

观察管路各处是否有破损。

（四）快速充氧开关性能检查

关闭APL阀门，手堵回路Y形接头，接压快速充氧钮，给呼吸回路快速充氧，见呼吸囊迅速膨胀，当回路气道压力表指针达30cmH_2O时，手立即松开快速充氧钮，气压表的指针应原地不动，如指针仍上升，说明快速充氧钮关闭不严，该机暂不能使用，应检修后再使用。

（五）麻醉机密闭性能检查

操作与快速充氧开关性能检查相同，当快速充氧，压力表指针达30cmH_2O时，手立即松开快速充氧钮保持10秒,气压表的指针应原地不动,如指针慢慢下降,说明呼吸回路系统漏气,此时要做进一步其他检查,如波纹管、呼吸囊有无小孔;钠石灰罐橡胶垫是否完好无损,连接是否紧闭可靠,是否有钠石灰颗粒被卡;确定呼气活瓣和吸气活瓣严密盖紧后,再按操作步骤检查麻醉机密闭性,确保回路系统无漏气。

(六) APL 阀检查

检查麻醉机密闭性能好,压力表指针达 $30cmH_2O$ 时稳定 10 秒不动,说明密闭性能好,慢慢旋开 APL 阀,气道压力值应逐渐下降至“0”,以确保 APL 阀排气功能正常。

(七) 手动通气和呼吸机自动通气检查

1. 手动通气检查　将另一个呼吸囊安装在 Y 形接头上,作为模拟肺用。开关旋至手动模式,用快速充氧使两个呼吸囊膨胀,充满适量的气体,挤压手控呼吸囊行手动通气,观察模拟肺的膨缩情况,并观察吸气和呼气两个活瓣的活动情况,开闭应灵活自如,以保证手动通气工作正常。

2. 呼吸机自动通气检查　根据病人体重设置好呼吸参数,正确设置报警界限,将转换开关转至自动挡,将氧流量调至 1 ~ 2L/min,开启呼吸机,观察模拟肺的活动情况,再观察呼吸机显示屏监测参数是否在预设范围内,气道压是否正常,确定自动通气功能正常后才能用于病人。

经过上述步骤检查,确定麻醉机各项功能正常后,作装置的总检查,如麻醉机总开关已打开,氧气输入压力在正常范围,麻醉挥发器内已备有麻醉剂并处于关闭状态,APL 阀已调至 $30cmH_2O$ 位置,呼吸机转换开关选择在手动模式,一切检查完成后,才可实施全麻诱导插管。

五、全麻中麻醉机的使用

全麻气管插管后接上麻醉机,先手控呼吸,听患者左右两肺呼吸音一致后,固定气管导管,设置好呼吸机潮气量,呼吸频率和吸呼比后,转为机控呼吸。观察患者的胸廓起伏程度,麻醉机显示屏呼吸参数是否正常,气道压是否在正常范围,呼吸机皮囊伸缩节律,呼吸活瓣开启情况,血压、脉搏、呼吸等生命体征的监护等。

六、麻醉机常见故障排除

1. 麻醉呼吸机开机后启动过久　麻醉呼吸机一般于开机后(3 ~ 5)秒启动,启动过久原因是断电报警引起电池容量不足。电池一般每年更换一次,如果不到一年容量下降说明手术完毕后,未关闭麻醉呼吸机即将电源拔掉,造成断电报警,耗费电池。

2. 麻醉呼吸机流量不足报警,调节流量开关失灵　多发生在成人折叠球和小儿折叠球互换时。由于折叠球未装到位而发生报警。需卸下重新安装。

3. 麻醉机监护仪上氧浓度不正确　氧浓度传感器一年加一次电介液,还要进行 21% 定标,定标是自动的,但是定标时传感器一定要从麻醉机上拆下来,放在空气中。按照以上要求使用,氧浓度即正常。

4. 麻醉机漏气　输出潮气量比设定潮气量低,患者肺不张;机器内部有漏气声,氧气耗费大。解决方法为听声音结合肥皂水测试麻醉机内部漏气情况，或检查呼吸回路有无漏气。可采用模拟肺检查。

5. 麻醉呼吸机输出潮气量偏小　潮气量设定无误，发现患者通气不足、肺不张时，检查流量计开关，或检查麻醉呼吸机和回路连接管内有无积水。

6. 麻醉机耗气量大　耗气量大与流速开关调得太大有关，一般保证流量不报警的前提下流速尽量调整得小一点。

7. 吸入麻醉药外漏　检查蒸发器，把蒸发器从座上取下来，检查座上垫圈是否完好，检查流量开关，一般1～2L/min，连接废气管路至室外。

七、麻醉机保养与消毒

麻醉机是麻醉必备的重要仪器之一，做好日常维护、保养与消毒，对保障病人麻醉期间的安全、延长麻醉机使用寿命至关重要。

（一）麻醉机的维护与保养

1. 每次开机前检查地线的连接，测试麻醉机外部金属面的电压，防止漏电。

2. 每次开机后均应进行麻醉机的调试检查，接台手术亦进行简单的测试。

3. 当麻醉过程中麻醉机出现故障时，先使患者处于安全状态下，再排除机器故障。

4. 使用麻醉蒸发器时注意，缓慢旋转刻度盘，旋到极限位置时，勿再用力旋转，勿用手提拉浓度调节旋钮。

5. 避免流量计受到冲击和震动，旋转流量控制旋钮时动作缓慢。

6. 吸气和呼气活瓣上的圆片清洗消毒时小心勿压弯，如损坏，应及时更换。

7. 拉动麻醉机时，勿压电源线，还应避免麻醉机各边缘部件勿受碰撞。

8. 每日登记麻醉机使用时间和工作性能。

9. 每周专人检查一次麻醉机性能，擦拭残留水汽的部件。

（二）麻醉机及部件的消毒

1. 可重复使用的能耐高压消毒的麻醉机呼吸管路、呼吸囊、面罩卸下，清洗，晾干，高压消毒。不耐高压部分用500mg/L含氯消毒液浸泡消毒。

2. 可弃式一次性呼吸回路避免二次使用，防止交叉感染。

3. 每日使用水溶性消毒剂湿润柔软抹布擦拭麻醉机面板和表面。

4. 麻醉机内部管路使用麻醉机消毒机消毒　麻醉机内部管路消毒机由机壳、一体式臭氧发生器、雾化器、送气泵、抽气泵、解析箱等组成。采用臭氧和过氧化氢作为消毒剂，通过泵、臭氧、过氧化氢经雾化分离混合，输出复合气体，达到对麻醉机、呼吸机内部回路系统进行消毒的目的，避免了因仪器重复使用造成的医源性感染。

第二节　监　护　仪

麻醉科使用的监护仪有多种，常用的监护仪有简单的或多参数监护仪、除颤监护仪、肌松监测仪、脑电监护仪等。

一、多参数监护仪

多参数监护仪可以实时、连续、长时间地监测病人的重要生命特征参数。包括心电、呼吸、血压、体温、血氧饱和度、有创血压、呼气末二氧化碳、心输出量等。

（一）工作原理

1. 心电监护　动态阅读长时间记录的常规体表心电图。

2. 呼吸监测　采用阻抗法原理，胸部心电监测导联在监测心电图的同时获得呼吸活动指标。

3. 体温监测　利用电测温度计监测皮肤或中心温度。

4. 无创血压监测　采用袖带充气式血压监测或脉搏测压法测得血压值。

5. 血氧饱和度监测　根据血红蛋白的光吸收特性设计。

6. 有创血流动力学监测　采用颈内静脉穿刺法置入漂浮导管，送至肺动脉远端。导管尾部与压力传感器相连，传感器将导管头部所处压力转变为电信号。

7. 血 pH 和电解质浓度监测　将针型传感器刺入静脉，可连续显示血 pH 及电解质浓度。

（二）基本结构

监护仪由各种传感器的物理模块和内置计算机系统构成。各种生理信号由传感器转换成电信号，经前置放大处理后送入计算机进行结果显示、存储和管理。监护仪基本组成：①电源；②CPU 控制部分；③按键板；④心电模块；⑤无创血压模块；⑥血氧饱和度模块；⑦体温模块；⑧记录显示部分。多参数监护仪增加：①有创血压模块（IBP）；②心输出量模块（CO）；③二氧化碳模块（CO_2）；④麻醉气体模块等。

（三）仪器的使用

1. 连接地线，接电源。
2. 安装监护电极和选择监测导联。
3. 开机。
4. 建立各种预监测条件。
5. 设置报警功能和选择报警参数。
6. 持续荧光屏滚动监测。

（四）监护仪常见故障分析

1. 心电监护常见故障

（1）屏幕一条直线，无心电波显示　原因有：①仪器硬件故障（如心电模块损坏、导联线断裂、导联线与电极片接触卡口或按钮松动失去弹性）；②操作人员因素：导联模式选择有误（三导联为标准肢体导联，五导联在三导联基础加上单极肢体导联和胸导联）、导联线连接有误、一次性电极片使用超时（一般 24h 内应更换电极）未及时更换。

（2）心电信号干扰：①仪器硬件故障；②操作人员因素：患者皮肤未清洁或导电糊干燥导致电极片固定不良；电极片放于胸壁肌肉较多的部位时，可以发生肌电干扰。未接好地线；③患者因素：情绪不稳定；皮肤干燥；患者活动幅度大；④环境因素：外界电场干扰（包括手机通话、高频电刀、吸引器、电凝等的作用）。

（3）心率显示不正常：①操作人员因素：电极位置不正确，选择模式错误（根据患者具体情况选择成人或小儿模式）；②患者因素：本身泵血功能异常。

2. 无创测压常见故障

（1）无法获得血压测量值

仪器方面原因：①机内模块损坏，其现象是袖带不充气，听机内无打气泵工作的声音，或有声音但袖带无气则属于气泵漏气，应换模块或检修泵；②袖带漏气或接口漏气，其现象是机器不断充放气，但始终测不出值，需换袖带和处理接口处。

操作因素：①袖带处的标记未对准肱动脉从而影响气体震荡波；②袖带绑扎松紧不合适。

（2）测量值异常

操作因素：①监测模式不正确，应根据情况选择成人或小儿模式；②在静脉输液或在插有导管的肢体上测压；③频繁进行测量（间隔应在5分钟以上）；④袖带留有残余气体。

3. 脉搏血氧饱和度（SpO_2）测量常见故障

（1）SpO_2 测不出

仪器硬件故障：探头不见红光，说明无测试信号；显示初始化错误，可将探头从主机上取下，仍显示初始化错误则为模块损坏，反之则为探头损坏，需更换相应配件。

操作人员因素：探头感光部位有脏物，应用棉布沾酒精清洁内部脏物；安放不当，与主体接触不良，如夹在有指甲油的手指上，应根据不同患者情况选择手指、脚趾、额头或耳垂。

（2）SpO_2 测值困难或异常

操作因素：①用同侧手臂测量血压、同侧手臂静脉输液或被测部位剧烈运动等导致受测部位循环灌注不良；②设置测试的平均时间有异。

患者因素：动脉搏动弱、皮肤温度过低或休克等。

环境因素：探头适用温度为28～42℃，同时应避免外界光辐射。

其他因素：SpO_2 探头不匹配。

（五）监护仪的维护和保养

1. 做好仪器运行记录，出现故障的时间和现象，以便维修查询。

2. 保护仪器外表，使用前检查探头、按钮及其连接电缆，如有损坏应立即更换。工作过程中不要随意关机，各项操作完成后再关电源。

3. 使用完毕，关掉主机电源，用棉棒沾少许酒精擦拭探头和按钮以消毒，注意酒精不能太多以免浸入探头内部电路。

4. 保持仪器外表清洁，每日清洁擦拭。

5. 显示器显示屏上只能用干布擦拭，勿用酒精擦拭。

6. 关机10分钟内不可拆卸，包装搬运仪器。

7. 仪器长期不用，需定期充电保证电池使用寿命。充电后拔掉电源插头；并将探头和按钮等部件放入附件盒内。

8. 仪器须放在平台上，保持干燥，避免潮湿。

9. 定期检查仪器性能。

二、除颤监护仪

除颤监护仪在急救中是必不可少的设备之一，对挽救病人的生命起到重要的作用。但由于不常使用，缺乏检查和保养，将直接影响到抢救工作的顺利进行。

（一）工作原理

除颤监护仪是将几千伏的高压存储在大电容中，通过放电控制器，电极板在几秒钟内向胸壁或直接向心脏放电，使颤动的心脏全部除极。由于窦房结产生的信号最强，重新支配心脏的收缩，消除心律失常，使之恢复正常窦性心律。

（二）基本组成和分类

由五大部分组成：①蓄电；②放电部分；③能量显示器；④心电监护仪；⑤系统控制。按除颤的位置不同除颤器可分体内与体外两种，按电极放电时间分为同步与非同步方式。

（三）仪器的使用

1. 使用前检查

（1）检查电源和蓄电池：保证电源电压在允许范围内，蓄电池保证充足。

（2）地线连接良好。

（3）电缆线连接正确，无裸露、破损。

2. 使用中注意事项

（1）除颤监护仪不是一般的监护设备，特别是除颤、起搏功能的运用，需经专门培训合格的医务人员方能进行，防止出现意外事故。

（2）新型除颤监护仪设有 AED（自动体外除颤）功能。它适合于经过基本生命支持技术训练的医务人员使用。手动工作模式，适合于经过高级心脏生命支持技术训练的急救医疗人员使用。

（3）除颤监护仪的电源线需单相三线制，即地线一定要接并且要接地良好。除颤期间，应拆除其他易受除颤损坏的医疗电气设备。不能两台除颤器同时使用，以免漏电流超过极限值。

（4）涂抹导电膏时，不能用两个电极板互相涂抹，以免误动作触到电击开关而造成设备的损坏。不能用超声耦合剂代替导电膏，以免造成接触不良。如用盐水，需在电极板上包纱布，防止盐水过多导致短路，盐水纱布勿触及操作者的手，以免造成灼伤。

（5）熟悉面板上的软键功能、仪器指示灯状态、文字提示、声音提示的含义。

（6）电极板与皮肤接触良好，施以一定的压力。

（7）根据患者适应证选择同步与非同步除颤，正确选择能量。

（8）取下患者身上的金属物品，放电时所有人员离开病床。

3. 使用后的工作

（1）使用仪器后，将电源开关设定在“OFF”。

（2）除颤仪及时充电，确认电池充电和外接电源指示灯亮。

（3）将所有电缆线盘好，方便下次使用。

（4）检查记录纸、导电膏。

（5）清洁电极板和仪器面板，可使用中性肥皂水清洁，勿使液体流入机内。

（四）使用与维护中常见问题

1. 开机后监护器黑屏、无除颤功能，无记录功能等。

原因：多为低电源电压问题，如可以使用交流电而无法使用电池，则可能是电池充电不足或失效；如使用电池可以工作，一般是电路问题。

2. 监护与记录功能正常，但无法除颤

原因：多属高压充放电电路故障或仪器元件本身问题。

3. 监护仪 ECG 只显示一条直线

原因：电极与人体接触不良或脱落，导联线中有断点，ECG 设置不当，监护仪本身的电路问题等均可引起。

4. 按键失效

原因：中央控制主板故障。一般无法维修，需联系厂家更换。

5. 干扰问题

原因：对高频电刀、3G 电话、无线电/电视发射系统会对监护除颤功能造成影响。需尽快判断消除干扰的原因，采取相应措施，以保证设备的正常使用。

除颤监护仪的故障，需具有相应专业技术水平的工程师进行检修，检修后需具有计量检定员资格证的专业人员检定后方可使用，因为除颤监护仪属强检医疗器具。

（五）日常检查与维护

1. 认真执行交接班制度，检查电源线有无破损，导联线、电极按扣是否完好，各附件是否齐全，有无记录纸。

2. 除颤仪每天需开机自检一次。

3. 仪器外部的清洁，适用软布，用中性肥皂水，干湿适宜。

4. 检查仪器的系统时间应与北京时间一致。

三、肌松监测仪

临床麻醉病人使用肌松药后，肌松监测仪可对神经肌肉阻滞效能进行监测。其目的：①保证手术期间良好的肌松效果；②准确掌握气管插管和拔管的时机；③准确掌握病人肌松的恢复情况；④防止术后因残余肌松而抑制呼吸。

（一）工作原理

采用电刺激运动神经，使其所支配部位的肌肉产生收缩与肌电反应，通过传感元件检测此反应，经过放大和分析处理，所得检测结果，即表示神经肌肉阻滞程度。

（二）分类

1. MMG 型肌松自动监测仪　直接或间接检测肌肉收缩力。

2. EMG 型肌松监测仪　检测诱发肌肉复合动作电位。

（三）基本结构

主要由刺激器、刺激电极、测量电极、放大器、CPU 处理单元、显示器、打印机、电源等部分组成。EMG 型肌松监测仪传感装置使用测量电极，MMG 传感元件为肌力传感器。

（四）仪器的使用

1. 接好电源。

2. 表面电极2个，置于左前臂近腕尺侧，两个电极相距1cm，正极置于近心端，表面电极与尺侧接触面积不能太大，中心直径小于6mm，为减少阻抗，表面涂电极胶。

3. 换能器探头固定于拇指指腹，其余4指固定好，防止与拇指接触，影响结果。

4. 病人入睡后再开机，避免引起疼痛和触电样刺激。

5. 开机后调节刺激电流强度小于60mA，进行肌颤搐高度定标。

6. 选择神经刺激方式　常用单次颤搐计数或四个成串刺激。

7. 监测肌松药起效时间、临床作用时间、恢复指数等。

（五）使用后维护

1. 使仪器处于关闭状态。

2. 整理导联线，软布擦净导联线与仪器。

第三节　医用输注设备

医用输注设备是推动液体进入血管或其他腔隙系统的一种机械装置，其要求是以恒定的速度输注定量的液体。常用的医用输注设备中，一次性输液器依靠重力驱动，普通注射器由人工推动，一次性镇痛泵由弹力驱动，容量输液泵、微量注射泵以及电动镇痛泵由电动机构驱动。本节重点介绍容量输注泵、微量注射泵和麻醉镇痛泵。

一、容量输液泵

容量输液泵是一种能够准确控制输液滴数或输液流速，以预先设定的速度保证药物速度均匀、药量准确并且安全地进行病人体内的一种仪器。它通过作用于输液导管的输液泵达到控制输液速度的目的，主要用于长时间精确地控制静脉输液速度，并准确掌握单位时间内药液的给入量。如应用升压药物、抗心律失常药物、婴幼儿静脉输液或静脉麻醉时。

（一）容量输液泵具备的主要功能

1. 能人工设定滴速、输液总量。

2. 系统启动后能自动控制静脉输液滴速。

3. 有实时显示预设输入药量、累计输入药量、输液总时间、滴速等。

4. 能根据给药量按时发出输液完毕信号，并停止输液。

5. 具备交、直流供电功能。

6. 容量输液泵的流速在（1～999）ml/h范围之间调节。

7. 对管道内气泡、通路阻塞、断电、低电压、开门有检测和报警功能。

（二）操作流程

1. 将输液泵固定于输液架上。

2. 连接电源，如果使用机内电池，应连续充电10小时后方可使用。

3. 将准备的输液器（耐挤压的透明医用材料制成）排尽空气，关闭调节器。

4. 将滴斗检测装置与泵连接好，并正确卡在滴斗的检测部位，此时滴斗必须处垂直位置。

5. 将液体补偿开关调至“标准”位置，打开泵门，按下管夹按钮，打开钳口，将输液器软管嵌入“气泡检测”、“管径钳口”、“管夹”、“液管导向柱”位置，关上泵门，管夹自动关闭。

6. 打开输液器上调节器，打开电源开关，泵通过自检进入初始状态。此时容量计数显示“0000”ml，流速显示“1”ml/h，用量限制显示“50”ml。

7. 按置数键，设定流量，再按选择键，用量显示“50”ml，数字闪烁。再通过置数键设定用量限制值。设定结束后，输液准备就绪。

8. 按“启动/停止”按钮，开始输液，输液指示灯亮。

（三）使用中的常见问题

1. 输液速度过快　输液泵没有启动时由于输液管路未被夹紧，导致输液速度过快。

2. 断电故障　检查电路。

3. 气泡报警　关闭输液器开关，打开输液泵，取出输液管道，将气泡弹出。

4. 管路老化　长时间输液，被挤压管路老化。

5. 输液泵故障　漏液导致输液泵故障。

6. 泵门没有锁上。

（四）维护与保养

定期检查，保证各项功能尤其是报警功能完善和输液的准确性。

1. 气泡探测器的检查　按正常程序装好输液器并启动输液泵，检查有无气泡误报警。将滴注腔倒置，将大约7mm长气泡送入输液管中，检查有无气泡报警。

2. 阻塞压力的检查　按正常程序装好输液器，将输液末端通过三通阀连接至容器和压力表，启动输液泵，确认液体从输液器末端流出后关闭三通阀，使输液管与压力表相连，3～10秒之内确认报警提示，此时压力表读数为输液泵的堵塞压力报警值。

3. 流速准确性的检查　安装容量输液泵，设定流速和总输入量，启动输液泵后，用量杯在设定的时间内测量输液泵输出的液体量，将结果与设定值比较。

二、微量注射泵

临床上要求所用药物给药量非常准确、总量很小，速度缓慢或长时间恒定时，使用微量注射泵。长时间微量注射优点是剂量准确、定时、定量，给药均匀，调节迅速、方便，避免了人工或重力静脉输液时快时慢的缺点，充分发挥药物的最大治疗作用。

（一）微量注射泵常用于以下情况的静脉输注

1. 重症监护病房心血管功能药物的连续微量输注。

2. 早产儿、新生儿的生理维持量输液、微量输注药物及输血。

3. 特殊药物的注射，如化疗药物。

4. 持续麻醉药注射。

5. 血液透析和体外循环注射抗凝剂。

6. 造影剂的输注。

（二）操作流程

1. 接通电源，打开开关，开始自检。

2. 安装注射器，将抽吸好药液的注射器连接延长管，与输液器三通相连，安装在注射泵安装槽内和推进器槽内，使注射器活塞尾部固定。

3. 设置流速，按启动键，此时运行指示灯由右向左交替闪烁，推进器推动注射器向前滑动，开始输液。

4. 输液过程中如需更改流速，则按停止键，重新设置流速后，按启动键。

5. 输液结束，当注射器排空时，报警指示灯亮，并发出报警声提示，按下停止键，取下注射器。

6. 关闭电源。

7. 使用后清洁保养。

（三）使用中常见报警原因

①针头堵塞、三通未开、管路受压或扭曲造成管路堵塞；②推进器与注射器分离；③电源断开；④注药完毕。

（四）维护与保养

1. 高黏度药液黏附在推进器和导轨摩擦处，影响药液的推注和速度的准确性。

2. 及时清洗注射泵表面污物、残液，防止腐蚀机器，用后由专人保管。

3. 使用过程中，要注意注射器规格的选择并正确安装。

4. 认真调节注射速度，防止出错。

5. 一旦报警，应及时检查原因并及时处理。

6. 使用完毕，及时拔除电源，关闭开关。

7. 远离火源及热源，注意防潮。

三、麻醉镇痛泵

麻醉镇痛泵主要用于病人术后疼痛管理、癌性镇痛、无痛分娩等。按动力驱动方式分为一次性非电动镇痛泵和电动镇痛泵两种。前者依靠球囊的弹力回缩驱动药液流动，后者依靠电机驱动容量泵输注药液。按病人控制方式可分为持续给药镇痛泵和病人自控给药镇痛泵两种。

（一）一次性镇痛泵

药液预充于球囊中，靠球囊的弹性回缩力驱动，将镇痛药持续输入体内，达到镇痛效果的一次性使用麻醉镇痛装置。镇痛泵由球囊本体、夹子、过滤器、流量控制器、输液导管和PCA自控器组成。不带PCA自控器的为持续注入型的一次性镇痛泵，带PCA自控器的一次性镇痛泵是在持续给药量的基础上加上病人自主控制的给药量。

1. 结构

（1）球囊本体：由有弹性张力的医用硅胶或乳胶材料制成，包括球囊储药器、外壳、接口三部分。容量大小有多种规格，根据病人情况选择。

（2）夹子：用于临时关闭输液通路。

（3）过滤器：镇痛泵过滤器内置0.2μm的过滤膜，可过滤气泡、细菌和微粒杂质。

（4）输液导管：为抗压、抗扭性能，防止阻塞。镇痛泵开始使用前将输液导管内空气排尽。

（5）流量控制器：根据流体力学原理设计的阻尼部件，用于精确控制流速。当管路中流速增大时，流量控制器的阻尼增大，导致流速降低。当管路中流速降低时，流量控制器的阻尼减小,使流速提高。

2. 参数设置 镇痛泵的参数在外壳有醒目标注。

(1) 型号

(2) 容量:100~300ml

(3) 持续流速:2~5ml/h。单位时间内均匀注入的药液量。可持续性缓解术后病人的疼痛感。

(4) PCA 剂量/锁定时间 0.5ml/15min,指锁定 15 分钟内按压一次 PCA 键,输入 0.5ml 药液,对再次按压的指令不作反应。

3. 使用方法

(1) 将所需镇痛药液经注药口注入球囊,打开管夹,自动排气。

(2) 一次性管路通过三通与留置针或硬膜外导管连接,利用球囊的弹性回缩力匀速输注镇痛药物。

(3) 如病人主诉镇痛不完全,可嘱家属按压自控键追加剂量。

(4) 球囊渐渐缩小,直到完全瘪陷,表明药物已经用完,关闭三通,拔除泵体。

(二) 电子镇痛泵

是一种电子程序化的疼痛治疗泵,配有一次性管路和储药盒,它具有硬膜外、静脉、皮下输入程序,可根据病人的具体情况 PCA、背景输入+PCA 或持续输入。优点是可根据病人的具体情况进行调整,镇痛效果比较满意。

1. 结构 配备专用储药盒与电机。

2. 参数设置

(1) 首次量(负荷剂量):迅速达到镇痛所需的血药浓度,称之为"最小有效镇痛浓度"(MEAC),使病人迅速达到无痛状态。

(2) 持续量(背景剂量):单位时间(小时)内均匀注入的药液量。可持续性缓解术后病人的疼痛感。

(3) PCA 剂量(单次给药量):由病人控制间断给药。病人通过按压 PCA 装置上的特殊按钮给药,目的在于维持一定的血浆镇痛药浓度,但又不产生过度镇静作用。

(4) 锁定时间:是指该时间内 PCA 装置对病人再次给药的指令不作反应。锁定时间可防止病人在前次给药完全生效之前再次给药,是一种自我保护措施,电子镇痛泵的 PCA 剂量和锁定时间可调节。

(5) 极限量:是 PCA 装置的另一自我保护措施。有 1 小时限量或 4 小时限量。对超过使用量加以限制。

3. 使用方法

(1) 将所需镇痛药液经注药口注入囊内,打开管夹,使用注射器抽尽囊内空气。

(2) 正确连接一次性管路。

(3) 将贮药盒安装在电子泵上,更换电池,设定各项参数。

(4) 按"排气"键,排除一次性管路内空气。

(5) 一次性管路通过三通与留置针或硬膜外导管连接,按"运行/暂停"键,在持续量后面光标闪烁,标志着镇痛药物持续输注,可基本满足病人对镇痛的需要。

(6) 如病人主诉镇痛不完全,可嘱家属按压自控键,每次进药量根据医师设置锁定时间及剂量由电子泵自行控制。

(7) 在电子泵面板上可显示已进药量等参数,如药盒内药液将尽可关闭三通,静脉泵直接拔除,硬膜外泵通知专业医师拔除硬膜外导管。

4. 常见故障排除

(1) "机器故障报警":不要自行打开注药泵,可以更换电池或重新装夹电池后试机,如仍报警必须更换完好的注药泵。

(2) "电池电压过低请换电池":配泵之前均更换新电池。

(3) "输液管内有气泡请检查":因输入管有连续气泡的报警,可用排气方法去除。

(4) "管路堵塞":最常见原因:

1) 检查液路,针头是否在血管内。

2) 检查三通,保持镇痛泵方向通畅。

3) 检查镇痛泵管夹,保持打开。

4) 检查一次性管路与镇痛泵管路接口衔接是否正确,必要时打开重新连接。

(5) "已到极限量":专业医师重新设置各参数后再运行。

(6) "输液即将结束":设置的总量运行至≤5ml 时即报警,此报警仅为提示,不会影响泵的工作,2 秒钟后返回运行界面,当电机运转时,继续报警,直至输液结束或停止运行。

(7) "输液已结束":表示输液已结束,此时注药泵停止运行,可拔除注药泵。

第四节　自体血液回收机

自体血液回收技术是将术中失血、机器余血和术后心包、纵隔引流液由血液回收系统回收,经洗涤、浓缩后回输至人体的一种"废血"回收再利用技术。

自体血回收机针对血小板和血浆采集、术中失血回收和术后失血回收三类自体输血方法开发的,通过自体血液回收技术的应用可以补充术中丢失的血容量,使病人在术后短时间内机体有效循环血量维持正常状态,减少库血的使用,并可有效预防输血性传染病及异体血的过敏反应。

一、自体血液回收机的结构

自体血液回收机主要由离心杯、离心机舱、离心机、空气探测器、泵、管路和阀门、储血器及称重传感器、控制面板、显示屏等部分组成。

(一) 离心杯

当离心杯内的血液受到离心力的作用时,因其成分的重量不同而分层,红细胞因密度最大而分离至离心杯表面,白细胞和血小板属中等密度,移向离心杯的内胆,血浆是最轻的成分,最贴近内胆表面。最终经离心杯帽的流出管道流出。

(二) 离心机和离心机舱

离心机舱是一个长方形容器,舱底有一盘形装置,称为离心机。离心机是血细胞回收系统的核心部分。它使离心杯旋转，将红细胞与废物分离。

（三）空气探测器

应用超声检测离心机和泵之间管道内的空气。在离心杯排空和生理盐水袋排空时发出提示信号，显示排空模式的完成。

（四）泵

由旋转泵压头和三个使空气和液体进出离心机的滚轴组成。泵速控制键调整泵速。

（五）管路阀门

用于控制一次性耗材中的液体管路，根据处理模式自动打开和和关闭。

（六）储血器称重传感器

安装于自调式液体袋悬挂架上储血器托架内圈。当储血器内的液体达到预先设定量时，传感器自动启动充杯模式使离心杯进入下一个工作周期。

（七）控制面板

即人机对话界面。由显示屏、自动运行模式控制键面板部分、人工运行模式控制键面板部分组成。

（八）一次性附件

1. 吸引/抗凝集合管路　是血液从手术部位吸入储血器所用的专门管道的名称。

2. 储血器　从手术野吸出的液体暂时贮存处。

（1）负压帽口：真空源抽吸管道连接于此。

（2）输入帽口：与来自无菌区的吸引/抗凝集合管路连接。

（3）加药口：通往储血器内部的入口。

（4）储血器排放口：排放口有一个预先连接好的锥形连接管，可将储血器与自体血液回收机离心杯的输入管路相连。

（5）减压阀：压力超过15mmHg，阀门打开降低压力。

（6）消泡器/滤器：去除从手术部位吸出液体中的大颗粒。

（7）超压帽：在必须使用较高负压的情况下，超压帽可使减压阀失灵。

二、自体血液回收的禁忌证

1. 血液受胃肠道内容物、消化液或尿液等污染者。
2. 血液可能接受恶性肿瘤细胞污染者。
3. 有脓毒血或菌血症者。
4. 合并心功能不全、阻塞性肺部疾病、肝肾功能不全或原有贫血者。
5. 胸、腹腔开放性损伤超过4小时者。
6. 凝血因子缺乏者。

三、血液回收机工作原理

从手术野流出的血液经吸引器吸引后与肝素盐水（12 500U加入生理盐水500ml）混合，存入回收血袋中，在回收血袋中过滤破碎的骨片或组织碎片。当回收血袋的回收量达到设定水平后自动开启血液回收机，血液泵将回收血袋内的血液送入高速旋转的离心转筒内进行分离。不断流入的血液使外侧红细胞层逐渐增厚,内侧的血浆(上清液)充满转筒后溢出送入废液袋中。当监测传感器测得转筒内红细胞层的 Hct 在 50% 的程度时,阀门自动关闭,终止血液流入转筒。将生理盐水输入进行洗涤。

流入转筒内的生理盐水通过红细胞层后,与上清液一同流入废液袋中,此时已将红细胞层和上清液中含有的游离血红蛋白、肝素、血小板、凝血因子等去除,成为洗涤浓缩红细胞液。

四、血液回收机的基本操作程序

(一) 一次性用品的安装

1. 配制抗凝剂　生理盐水 500ml+肝素 1 支(12 500U)混合。

2. 安装贮血器、进水管道接头、负压吸引管道,调节负压在 10.7～16.0kPa。

3. 夹闭近病人侧引流管后,无菌操作下将进血管道一端连接吸引器接头,另一端连接贮血器的进血接口。

4. 将输液器针头插入肝素盐水中,并向进血管道和贮血器内预充 50～100ml 的肝素生理盐水,以防管道内发生凝血。调节肝素盐水的滴速。

5. 安装废液袋和血液回收罐,将排液管道与废液袋相连接。

6. 将进血管道卡入气泡监测槽,关闭离心盖。

7. 将连接滚轮泵的软管放入滚轮泵管槽,关闭泵夹再盖泵盖。

8. 打开电源开关,机器显示通电。按松夹键,管道夹松开,分别将进血管、洗涤剂管、排空管装入相对应的管道夹内。

9. 将进血管道连接于贮血器的出血管口上。

10. 将洗涤管与生理盐水洗涤液相连接。

(二) 手控血液回收的处理程序

1. 接电源,开机,松开止进夹,15 秒后自动关闭。呈进血等待状态。

2. 肝素生理盐水与回收血的比例为 1∶5,一般为 20～80 滴/min。

3. 按手动键,显示器出现"手动操作"界面,将所有的人工夹完全松开。

4. 按进血键,离心杯旋转至 5600 转/min,贮血器内的血液被转动的滚轮泵泵入离心杯,使离心杯内逐渐出现红细胞层。当显示器出现"探到血层"时按清洗键。

5. 按清洗键,当出血量达不到"探到血层"时,也可以进行清洗,一般清洗 1 次需要生理盐水 1000ml,追加清洗时需要生理盐水 1500～2000ml。

6. 按排空键,滚轮泵开始逆时针旋转,将离心杯内的血液泵回输血袋内,如离心杯排空不足,可重复按排空键,每次排空量大约为 30ml。

7. 按停止健,结束一次回收程序。

8. 按总结键,显示屏立即显示各种数据。

9. 将血袋取下后连接输血器即可将血液回输给患者。

(三) 血液回收机使用注意事项

1. 熟悉机器性能:掌握使用和保养方法,经常进行检查测试。

2. 尽量降低负压,吸引管的口径要大,防止溶血和提高红细胞回收率。

3. 严格执行无菌操作　回收血液时,应对引流瓶的导管管口及负压吸引接头处进行严密的消毒处理,可用安尔碘棉球擦拭引流瓶的导管管口及负吸接头处。

4. 掌握肝素的应用　每次使用机器前应用肝素生理盐水 100ml 冲洗贮血器内部,操作中肝素生理盐水以 1 滴/秒的速度为标准,以防止血液发生凝集。

5. 一次性用品按照医疗废物管理条例处理,仪器使用后擦拭血迹和污渍。

(马涛洪　张兰)

思考题

1. 麻醉机密闭性能如何检查?
2. 多参数监护仪的维护和保养。
3. 除颤监护仪使用中的注意事项。
4. 微量注射泵的维护与保养。
5. 自体血液回收的禁忌证。

第二十二章　麻醉科信息管理

要点

1. 信息管理的过程包括信息的收集、传输、加工和储存。完善医疗信息管理能提高工作效率、提高专业理论和技术水平、提高教学科研水平和学科服务质量。

2. 麻醉科是信息相对集中的医疗护理单元，对信息量和质量的要求都高于其他医疗单元，对麻醉护士的专业要求也较高。

3. 麻醉科文书包括麻醉知情同意书、麻醉前访视单、麻醉计划单、麻醉记录单、麻醉恢复室护理记录单、麻醉后访视单、手术安全核查单等。应按照相关规范认真书写。

4. 麻醉记录单是临床麻醉最重要的医疗文件，几乎所有相关操作、事件、医嘱、护理记录等都体现在麻醉记录单上，为麻醉护士正规训练的一项基本要求。

5. 电子病历的优点表现在：标准化、储存量大、保存时间长、共享性好、真实客观，我国已经允许使用规范的电子病案作为法律证据。

6. 麻醉信息管理系统(AIMS)是一个以数学形式获取围术期相关信息的计算机系统，开发和使用时间尚短，普及程度有限，但是麻醉信息管理的必然趋势。

7. 麻醉信息管理系统(AIMS)采样数据连续、实时、精准，更适合回顾性大样本数据分析。

8. 麻醉信息管理系统(AIMS)对临床麻醉的质量控制、决策支持、教学科研管理方面有强大功能，大大提高了工作效率。

随着麻醉学科迅速发展，亚专业工作范畴不断拓展，设备不断更新，工作团队越来越庞大，分工越来越细化，麻醉科的工作量日益繁重，信息量也在飞速增加。面对如此庞杂的信息，如何将信息有条不紊地分类整理、充分利用资源，学习有关信息管理的知识是非常必要的。

生活在信息化社会的今天，传统的人工信息管理方法远远不能适应学科的发展，用计算机进行电子化信息管理已经成为不可逆转的趋势。鉴于现在计算机普及程度，本章节将从传统的手写纸质表格、封册管理等基本知识开始，重点介绍电子化麻醉信息管理系统的意义和应用。

第一节 信息管理的相关概念

一、信息和信息管理

（一）信息和医疗信息

1. 信息和医疗信息的涵义 信息（information），就是人类的一切生存活动和自然存在所传达出来的信息和消息。信息一般有4种形态：数据、文本、声音、图像。

医疗信息是记录病人病情和医护活动的资料，是反映病情变化、治疗和护理措施的依据。医疗信息既包括各种监护仪器设备传输出来的关于患者生命体征的客观数值，例如心率、血压、脉搏、生化检查、血气分析、超声检查等，也包括在医疗过程中所有主观活动的记录，比如病程、医嘱、护理记录、突发事件等。广义的医疗信息还包含所有医学相关知识。医疗信息是临床经验总结、科研和教学的资源，是医务人员智慧、创造、成功和失败的信息库。

通过对医疗信息的加工和处理，从中探索和发现疾病发生发展的规律和诊疗经验。此外医疗信息具有法律证据效力，是处理和判定医疗差错和事故的物证。因此，全面、详细、客观、准确、真实、及时地采集和记录医疗信息，不仅维护病人利益和正当权利，同时也是医务人员免陷官司和自我保护的手段。

2. 网络信息来源 由于计算机、现代通讯技术和生物医学信息学的飞速发展，许多著名的生物医学数据库，如：MEDLINE、EMBASE、BIOSIS、OVID 等均可提供网络免费的、全面的文献检索。随着网络期刊的大量涌现，已促使信息服务机构和出版商开始提供关键词查询-文摘-原文的一体化服务，为医学专业人员在网上直接获取原文提供了机会。

循证医学（evidence-based medicine，EBM）就是利用医学信息的典范，它是将临床实践中的资料加以总结、归纳和分析，并与最新的研究成果相结合，客观、确切和科学地优选出最佳治疗方案。循证医学的基础是多中心大样本的科学研究，在全球范围内广泛有序的合作，需要依赖方便快捷的网络资源。由 Cochrane 协作网创建的 Cochrane Library 已成为获取循证医学资源的重要数据库，其高质量的系统综述被誉为提供科学证据的最佳来源。

（二）医疗信息的管理

简单地说，信息管理（Information Management，IM）就是信息采集、加工处理和利用的过程。未经加工的信息利用价值不大，只是一堆杂乱无章的数据。管理的过程就是提高信息的利用度和价值，使信息的利用更方便的过程。信息管理的过程包括信息的收集、传输、加工和储存。

完善医疗信息管理方法的意义在于：首先能提高工作效率，使资料的调用、查询和统计更加方便，省时省力；其次有利于提高专业理论水平和科研的发展；第三，有利于提高学科技术水平和服务质量。

信息管理系统采用以电子计算机为主的技术设备，通过自动化通信网络，与各种信息终端相连接，利用完善的通信网，沟通各方面的联系，以保证迅速、准确、及时地收集情况和下达命令。

二、麻醉科信息特点

（一）麻醉科信息分类

麻醉学科的信息大致可分如下几类：

1. 医疗信息　包括临床麻醉、麻醉后恢复室（post anesthetic care unit，PACU）、重症监护病房（Intensive care unit，ICU）、疼痛诊疗、危重病医学（critical care medicine）和麻醉护理等方面的资料。主要涉及患者一般情况登记、诊疗过程、围术期监护护理、相关医疗文书等。

2. 科室管理信息　工作规划、工作制度、工作总结、岗位职责；危重、疑难、死亡病例登记讨论、会诊记录、新技术开展、院感记录等；各种会议记录、行政文件、人事管理、考勤记录、绩效考核、医护考核、党团建设、人才培养等；仪器设备耗材招标采购使用保养、药品登记管理等资料。

3. 学术信息　业务学习、临床科研、论文和著作、外出学习、学术会议等。

4. 教育信息　研究生培养、住院医师培训、继续医学教育、进修和实习生教学等方面的资料。

5. 其他资源　科室图书报刊、文化活动、信息检索和网络资源等。

随着麻醉学科内涵和规模不断发展，一些临床麻醉中心的建立，预示着麻醉科信息总量和种类也将相应增加。

（二）麻醉科信息特点

麻醉科是信息相对集中的医疗护理单元，除了作为一般临床科室所共同面临的管理任务，还有自身独特的特点：①各种监护、仪器设备应用广泛，信息量庞大而意义重大；②麻醉科信息的时间单位以秒、分钟来计算，远远超出其他医疗单元从小时到周的计算单位；③麻醉科需要对患者围术期全面、细致、准确、规范的信息记录，信息量和质量要求都高于其他医疗单元；④麻醉学科的高风险特征也决定了对护理质量的更高要求，麻醉护士所面对的医疗信息量更加庞杂。

第二节　麻醉科信息管理

一、麻醉信息采集和管理的一般要求

（一）信息数据的采集和填写

数据采集是信息管理的开始，也是最关键的步骤。目前临床使用的很多床边监护仪、呼吸机等都具有数据接收、临时存贮和输出功能，可根据服务对象、设备资源、技术条件和诊疗措施选择监测项目。另外，值得注意的是，当出现悬殊甚至失真数据时，应立即重复测量，查找原因，保证监测和计量仪器功能正常，使结果准确可信。

医疗文书书写一般要求使用墨蓝钢笔，不得使用铅笔、油笔。错字可用色笔修改或补充，修改重要信息要标注签名和时间，禁止刮涂。医疗信息采集的基本要求有：

1. 主观信息记录包括病人一般资料、用药医嘱、标记事件等，记录时要按表格栏目填写，特殊事件填写备注，做到填写规范，不遗漏，用词确切无歧义，语言简练，表达清楚。不要模棱两可，不要用非医学术语或自造词字。

2. 客观数据采集要勤 根据监测项目和病情变化选择间隔时间，以能随时掌握病情变化为宜。从仪器设备上摘录数据记录到纸质记录单的时间间隔要适宜，能恰当反映病情变化，有突然情况要随时记录。

3. 填写者要对每个数据负责，字迹清晰，笔画工整。保证其真实客观，不得伪造杜撰数据。

上述基本要求是保证数据真实可信、规范齐全的前提，缺项或失真的数据不但直接影响临床决策的准确性，在回顾性研究中，也使研究者无法进行统计，找出客观规律和正确的结论。

（二）表单和登记簿

表单和登记簿是传统的信息载体，也是计算机信息管理的数据源和制表依据。规范的表单或登记簿使信息管理更加容易实施。

表单或登记薄的栏目根据临床医疗、科研和教学的需要和本单位的具体情况而设计，原则是简明实用，栏目确切、填写容易，布局合理、美观大方。忌包罗万象和空洞无物。警示性栏目加粗或用醒目颜色。

科室应该有麻醉、苏醒、疼痛诊疗和危重病人收容的登记本。登记的依据为原始表单，登记项目以能满足不同目的的查询和统计为原则，实际上登记项目是最常用的检索词条，登记本是表单的缩影。登记要编号，编号是唯一的，不能重复，如麻醉编号、苏醒编号、ICU 编号等。贵重仪器设备有使用保养登记簿。毒麻药品的管理、交接、记录等将在相关章节介绍。

（三）封册存档

麻醉科必须设有专人长期负责麻醉记录单底簿和各种表单的统一分类、登记、编号和归档等管理工作。存档有多种分类方法，例如：①按日期顺序存档法：是最常见的分类方法，中小医院每月或季度装订一册，大医院每旬或每周装订一册；②按麻醉方法存档法：中小医院按麻醉方法类型分类，进行逐类顺序编号、登记，按年份分类存档比较符合实际需要；③按手术部位存档法；④按年龄存档法。分类后表单送至装订部门装订，最好采用硬封皮。在正面和书脊上分别标印日期范围。在入库前若有条件采用福尔马林或环氧乙烷消毒。按年份入架，便于调用。存档入库后的资料需专人看管，调用和查询都是非常繁琐的。

二、麻醉文书的书写规范

麻醉科医疗文书包括麻醉知情同意书、麻醉前访视单、麻醉计划单、麻醉记录单、麻醉恢复室护理记录单、麻醉后访视单、手术安全核查单等。疼痛病房护理及治疗记录以及 ICU 护理记录单将在相关章节介绍。

（一）麻醉记录单

临床麻醉以麻醉记录单为主，麻醉中记录分为麻醉医嘱单和麻醉护理记录单，在我国尚没有将二者明确分开，统一填写麻醉记录单。麻醉记录单是麻醉护理最重要的医疗文书之一。几乎所有相关操作、事件、医嘱、护理记录等都体现在麻醉记录单上。

麻醉记录单的重要性主要体现在：①可及时了解病人对麻醉和手术的反应程度及生命

体征变化趋势，从而指导下一步的处理，还可对病情变化进行阶段性前后对照、回顾分析和预见性评估，由此可提高麻醉质量和安全性；②麻醉记录（治疗用药、患者反应及特殊事件等）可为术后临床处理及司法鉴定提供必要的原始资料；③为麻醉护士正规训练的一项基本要求。通过记录的过程，可培养麻醉护士独立思考和综合判断能力，学会主动收集专业信息的方法，对理解麻醉学科的全貌和掌握麻醉技能有很大的帮助。因此，麻醉记录质量的好坏，可反映记录者对病情的理解程度、医护策略和业务水平；④是再次手术患者的重要参考资料；⑤可提供临床麻醉教学或病例讨论的典型资料。一份全面、详尽、客观、确切和可靠的麻醉记录，建立在认真细致的观察、广博的麻醉护理知识和经验上，即使运用电子计算机进行麻醉记录和资料管理等工作，也必须训练此项基本技能。

完整的麻醉记录必须包括麻醉前、麻醉中及麻醉后三部分内容，通常用麻醉记录单的形式，汇集成一份完整的资料加以保存。也可分成三个记录单，使内容更加全面。麻醉记录单一般均印制成正副两页、能够复写的二联单。两页的正面，内容编排完全相同；背面的内容则各有不同的要求。我国目前尚没有统一的麻醉记录单格式，无论何种编排样式都包含必须的记录项目。现将其书写规范叙述如下：

1. 麻醉记录单的正面　麻醉记录单的正面应包括下列三方面内容：

（1）一般项目：

1）医院名称、科别、病房床号、手术日期、住院号、麻醉记录单分类编号。

2）病人姓名、年龄（成人按岁，婴儿按日、周、月龄计）、性别、身高（cm）、体重（kg）、营养状况（良好、一般、较差、虚弱、恶病质等）、血型。

3）入室生命体征：血压、脉率、呼吸、体温等。

4）麻醉风险评分：按 ASA 五级分类。

5）麻醉前用药：药名（通用名）、剂量、用药途径和时间。

6）合并症：尤其要记录足以影响麻醉手术安全的特殊病情，如高血压、糖尿病、脑梗死、贫血、肺动脉高压、重度休克、呼吸道梗阻、张力性气胸等。

7）术前、术后诊断，拟施手术名称，实施手术名称。

8）麻醉医师、麻醉护士、手术医师、体外循环医师、器械护士、巡回护士等参与手术人员的分工及姓名。

（2）麻醉和手术经过

1）麻醉方法记录全名，如全凭吸入麻醉、全凭静脉麻醉，静脉复合全麻，静吸复合全麻，神经阻滞，蛛网膜下腔阻滞，硬膜外阻滞，骶管阻滞，局麻强化等。特殊技术如控制性降压等。变更麻醉方法的时间。

2）麻醉开始“×”，麻醉结束“※”，手术开始“⊙”，手术结束“⊗”。需要强调的是，因为一般情况下麻醉医生要对患者在手术室期间生命安全负责，故麻醉开始时间为患者入室时间，麻醉结束时间为患者离室（麻醉后恢复室）时间。麻醉期间必须要始终有监护数据。

3）麻醉全过程生命体征监测记录方式如下：麻醉记录单的横坐标为具体时刻需自行注明，每两条纵线之间时间间隔一般设为 5 分钟，也可根据需要调整。纵坐标为数值，每两条横线之间的跨度及单位依监护种类不同自行标定。各项监护数据用统一符号在相应时间点的坐标上顺序记录：收缩压“∨”，舒张压“∧”，脉率“·”，自主呼吸频率“○”，控制呼吸频率“●”，中心静脉压“△”，鼻咽温度“×”等。病情稳定时，每5分钟测定一次，10～15分钟描绘一次，将所有数值连成折线图。病情如有较大变化时，应根据需要随时测定，并作记录。病人离开手术室之前，上述测定和记录工作不应中止。

4）所有麻醉期间用药（麻醉医嘱内）均应记录药名（通用名），总用药量，分次用药的时间、剂量、浓度和用药途径，持续给药以“↓—↓”标记，以及治疗反应。常用药物可填入左侧用药栏，偶有间断给药可记录在事件栏内。吸氧开始与停吸时间，以“↓——↓”作标记，注明吸氧方式和氧流量。

5）插管：气管导管种类（单腔、双腔、加强气管导管、喉罩等），途径（经口、经鼻、经气管造口），口径（ID、F号）；插管方式（气管内、支气管内），方法（明视、盲探、手指引导、纤维光导喉镜引导、逆行导管引导等），经过（顺利，遇困难，插几次，有无损伤）。插管时间用“∅”作标记，拔管时间用“Φ”作标记。

6）椎管内麻醉记录穿刺点（颈、胸、腰、骶椎相应用C、T、L及S作标记，如颈7与胸1棘突间可标以C7～T1），置管方向（头向以“↑”，尾向以“↓”记），脑脊液（流畅、可疑、无）。

7）手术重要步骤（如体位改变、气腹、上止血带等）或术中发生特殊事件（如喉痉挛、恶心、呕吐、惊厥等），应在坐标上按发生和消失时间用“↓——↓”标出，在备注栏标以顺序数字，在附记栏用简短文字扼要记录。复杂或特殊病情需附页或在病历病程中记载。

8）术中液体注明液路、种类和总量。血液制品还要记录输入时间、效果及相关不良反应。

（3）麻醉结束后情况：

1）术终离开手术间时的情况、苏醒程度（未醒、初醒或全醒）、气道通畅程度、呼吸频率、潮气量、血压、脉率等。离室去向，返回病房或麻醉后恢复室均要有相关交接记录，并与后者记录相衔接。

2）术终脊神经感觉阻滞范围术终后应再次测定，并记录。

3）麻醉效果以优、良、差、失败四级作记录。

4）总结总出量（出血量、尿量等）及总入量（输入液体或血制品种类和总量）等。

2. 麻醉记录单的背面　麻醉记录单正页的背面，主要包含四项基本内容。

（1）麻醉前访视摘录：根据麻醉前访视与检查的内容逐项摘录。

（2）麻醉经过纪要：全面回顾麻醉经过，包括：①麻醉前用药的效果分析；②麻醉操作过程和存在的问题分析；③病人对麻醉的耐受程度；麻醉深浅掌握及生命体征波动情况及原因和对策；④麻醉意外或特殊情况更改麻醉计划的情况。

（3）分析与讨论：重点分析：①麻醉管理的全过程还存在哪些不足，需待改进；有哪些优点需加肯定；②对术中出现的并发症或意外的原因、预防和处理，作深入分析讨论；③根据麻醉深度、镇痛、肌松、控制内脏牵拉反应以及呼吸循环系统变化程度为依据，对麻醉效果作出客观评价；④总结经验与教训，言简意赅、条理分明，切忌空洞。

（4）麻醉后访视记录。

一般应于麻醉后72小时内回访病人，对神经、呼吸、循环、消化和泌尿系统进行逐项观察。如果发现麻醉并发症或不能排除麻醉因素的异常情况，应立即报告责任麻醉医师，会同主管医师和专科医师及时制订治疗方案，并继续随访、记录相关病程直至痊愈。

3. 麻醉记录单副页背面，一般为入病历保存的一页，常为术后医嘱。

（二）麻醉前访视纪录单

麻醉前访视记录单至少应包括：①主诉与简要现病史，包括与麻醉相关的既往史、手术史、麻醉史等；②用药史、过敏史；烟酒嗜好；③阳性体征、影像学资料和实验室检查；④术前全身状况临床评价、营养和精神状态；⑤器官功能纠正情况及目前功能状态评级，还存在哪些不足；⑥指出麻醉预计主要风险所在及拟采取的预防措施；⑦麻醉药和麻醉方法的选择依据；⑧特殊监测及有创操作的理由。

（三）麻醉后访视记录单

麻醉后访视记录单一般由两部分组成，术后回病房的交接记录和72小时内的回访记录。

交接记录是麻醉医生将患者护送回病房时的情况，包括交接时间，患者神志、生命体征、镇痛泵运行情况等内容。回访是麻醉护士日常工作的内容之一，回访时重点观察和记录以下内容：

1. 神经系统

（1）头痛：脊麻后头痛常与体位有关，记录头痛发作时间、部位、持续时间、严重程度，术后坐起或走动时间，是否并发恶心、呕吐、颈项强直、头晕、听视觉改变（听力减退、耳鸣、视物模糊、复视）等。

（2）感觉异常：出现温、触、痛、震动或本体等感觉异常时，增强者用“感觉过敏”，减弱者用“感觉减退”作记录。对部位麻醉后病人出现体表麻木区、灼痛区、感觉异常或脊背部疼痛等，均应详细记录其发生时间、范围的变化，持续时间和处理效果。

（3）意识状态：对全麻后出现的中毒性精神病，老年人术后早期意识障碍和共济失调；术后苏醒期谵妄、兴奋躁动、惊厥或苏醒延迟等异常，均应记录其出现时间、持续时间和治疗效果。

（4）运动和内脏功能紊乱：对肌张力部分麻痹或完全性麻痹，包括肌无力、步态改变和肠蠕动消失（麻痹性肠梗阻）或膀胱机能紊乱（尿潴留）等要作记录。

2. 呼吸系统

（1）气管插管后并发症：口鼻、齿、舌、咽喉软组织损伤；声嘶、咽痛、咳嗽、喉水肿、饮水呛咳等表现；是否有皮下气肿、纵隔气肿等并发症，均需记录其出现时间、持续时间及治疗效果。

（2）呼吸系统感染：吸入性肺炎、肺不张、血气胸或急性呼吸困难综合征，痰量和性质，查体及X线检查等，一旦发现异常均需详细记录，密切观察。

3. 循环系统　对与麻醉相关的术后休克、持续高血压、心律失常、心动过速、脉管炎等并发症均需记录。

4. 消化系统　重点对恶心、呕吐、腹胀等作观察，记录发作时间、持续时间及严重程度，尽可能分析其原因，注意是否与阿片类镇痛药有关，过去有无恶心、呕吐史。发现肝功能损害，要分析原因，探讨与麻醉是否有关。

5. 泌尿系统　肾或膀胱并发症（少尿，尿闭，血色尿或尿潴留）原因多与低血压、血型不合的输血、围术期药物损害及椎管内麻醉方式有关，均需记录并观察其治疗效果。

（四）麻醉后恢复室护理记录单的书写规范

麻醉后恢复室（PACU）护理记录单是对麻醉护士的又一项基本要求。根据患者进入及离开PACU标准，分别记录患者神志、呼吸、心率、血氧饱和度、血压、体温、疼痛、肌力、麻醉平面等护理观察内容，记录恢复室内医嘱执行情况。

三、电子病历

（一）电子病历的基本概念

电子病历是指医务人员在医疗护理活动过程中，使用医疗机构信息系统生成的文字、符号、图表、图形、数据、影像等数字化信息，并能实现存储、管理、传输和重现的医疗记录，是病历的一种记录形式。使用文字处理软件编辑、打印的病历文档，不属于规范的电子病历。

电子病案系统（Electronic Medical Record，EMR）是以医学专用软件，医院通过电子病历以电子化方式记录患者就诊的信息，包括：首页、病程记录、检查检验结果、医嘱、手术记录、护理记录等等，其中既有结构化信息，也有非结构化的自由文本，还有图形图像非文字信息（如CT、磁共振、超声等医学影像信息，心电图，录音，录像等）。涉及病人信息的采集、存储、传输、质量控制、统计和利用。在医疗中作为主要的信息源，提供超越纸张病历的服务，满足医疗、法律和管理需求。

（二）电子病历的基本要求

我国2010年4月1日起施行电子病历基本规范（试行），对电子病历的基本要求有：

（1）电子病历录入应遵循客观、真实、准确、及时、完整的原则。

（2）电子病历内容遵循《病历书写基本规范》，使用统一制定的项目名称、格式和内容。电子病历录入应使用中文和医学术语，要求表述准确，语句通顺，标点正确。

（3）电子病历系统为操作人员提供专有的身份标识和识别手段，并设置医务人员审查、修改的权限和时限。医务人员采用身份标识登录电子病历系统完成各项记录等操作并予确认后，系统显示其电子签名。医务人员修改时，电子病历系统会进行身份识别、保存历次修改痕迹、标记准确的修改时间和修改人信息。

（4）电子病历系统为患者建立个人信息数据库（包括姓名、性别、出生日期、民族、婚姻状况、职业、工作单位、住址、有效身份证件号码、社会保障号码或医疗保险号码、联系电话等），授予唯一标识号码并确保与患者的医疗记录相对应。电子病历系统具有严格的复制管理功能。同一患者的相同信息可以复制，不同患者的信息不得复制。

（5）电子病历系统满足国家信息安全等级保护制度与标准。这也为电子病历成为法律证据提供必要前提。严禁篡改、伪造、隐匿、抢夺、窃取和毁坏电子病历。

（6）电子病历系统为病历质量监控、医疗卫生服务信息以及数据统计分析和医疗保险费用审核提供技术支持，包括医疗费用分类查询、手术分级管理、临床路径管理、单病种质量控制、平均住院日、术前平均住院日、床位使用率、合理用药监控、药物占总收入比例等医疗质量管理与控制指标的统计，利用系统优势建立医疗质量考核体系，规范诊疗行为，提高工作效率,保证医疗质量,提高医院管理水平。

(三)电子病历的优缺点

目前由于我国在设计标准、硬件投入等方面的限制,病案电子化的普及还有待时日。但是电子病历的优点毋庸置疑。电子病历信息共享的长处源于信息的载体与内容可分离、易更改的特性。此特性并不影响其真实性、可靠性和完整性。电子病案系统的设计重点就在于使电子病历保存了类似纸张病历的原始性,增设输入、修改、调用和删除的权限,所有操作痕迹都有记录,甚至比纸质病历的法律可靠程度更高。

由于纸质病历在存储和利用医疗信息上存在下述问题:①信息的独占性;②信息的易损性;③信息的不确定性;④信息利用的被动性;⑤信息再利用的障碍。比起传统纸质手写病历,电子病历的优点表现在:①规范病历书写,提高病历质量,实现病历标准化,减少笔误、字迹干扰;②传输速度快,大大提高工作效率;③储存容量大,占用空间小,保存时间长;④使用方便;⑤共享性好;为科研、教学创造良好条件;⑥成本低;⑦真实客观。

第三节 麻醉信息管理系统

一百多年来,虽然麻醉学科所涉及的信息量和管理任务急剧增加,而记录和处理信息的手段却几乎没有变化,即手工记录和纸张。过去,收集、整理、储存和查阅这些信息(主要是纸张信息)是一项繁琐甚至艰苦的工作。这些管理工作一般采用临床医生分工管理、个人负责、分散劳动强度的办法。即使在个别大型医院麻醉科有了专职秘书,也仍然是件繁重的任务。早期的麻醉护士也基本脱离临床麻醉从事科室信息和药品管理工作。麻醉医生(或护士)在紧张的手术麻醉管理过程中,有 10% ~15% 的宝贵时间被耗费在填写医疗文书和记录单据上。大型综合医院手术室麻醉科的一次性消耗品,如器械、耗材、药品等项目可多达 2000 ~6000 余项,其管理工作量之巨大是可想而知的。大量人工精力的花费和组织管理却不能避免一些重要信息的错误或丢失。随着医学技术水平的发展和医疗质量要求的提高,简单的信息加工处理和再提取利用困难,这种管理方式远远不能满足需求,严重限制了学科发展,迫切地需要开发出更高级的信息处理技术。

麻醉信息管理系统是应运而生的有划时代意义的信息管理技术革新,虽然目前尚不完善,缺乏广泛应用,但本章仍将以一定篇幅加以介绍,展现这一新生事物的概貌,以便有初步了解。

一、麻醉信息管理系统的基本知识

(一)概念

医院信息管理系统(Hospital Information System,HIS)是一门涉及医学、信息、管理、计算机等多种学科的边缘科学,在发达国家已经得到了广泛的应用,并创造了良好的社会效益和经济效益。HIS 包含住院登记、病房护士站、医生站、价格管理、成本核算、药库管理等 40 多个子系统,管理医院各个部门的业务信息处理和信息共享。

麻醉信息管理系统(anesthesia information management system,AIMS)是一套用来保存围术期麻醉相关记录的信息系统,可以分析从监护仪和麻醉机等设备上收集来的与麻醉相关的数据。简单地说,AIMS 就是一个以数学形式获取围术期相关信息的计算机系统。AIMS 可以独立运行,也可以运行在 HIS 上。

AIMS 中最重要的组成部分是能以交互方式收集术中麻醉相关信息的麻醉自动记录(Automated Anesthesia Record,AAR)系统。但是评价一个麻醉信息系统的好坏,不能只单独考虑 AAR。因为 AAR 并不允许临床医师利用该信息做进一步的分析和统计处理。

(二) 麻醉信息管理系统的发展

美国 Duke 大学医学中心麻醉系于 1972 年首先开始研发 AAR,并于 1980 年应用于临床。20 世纪 80 年代初,欧美发达国家陆续开始研发和应用一些以编辑功能为主的医用软件,其中有代表性的包括用于病房管理的院内信息系统(Hospital wide information system, HIS)和自动电子麻醉记录系统(Archive information systems,CA)等。

国内由于计算机网络技术起步晚,自己开发和应用的计算机医疗信息管理系统方兴未艾。自 20 世纪 90 年代末期,国内开始出现少数为麻醉学科开发的麻醉管理应用软件。

即使在美国,AIMS 也是在 2007 年以后才开始普遍应用。据不完全统计,全美国仅有不足 5% 的麻醉科投资建设和使用 AIMS;美国最大的 140 个医学中心完成 AIMS 的仅占三分之一。我国拥有 AIMS 的医院不超过 100 家,完全使用这套技术的医院不足一半。目前绝大多数医院的麻醉科只能应用计算机人工收录和编辑部分数据和打印报表,或是利用一些商用的人事财务管理系统或办公系统编辑处理部分数据或建立数据库。少数医院已经完成了联机整合的麻醉信息系统。随着国内经济和技术的快速发展,以及大众对医疗机构运行效率和医疗安全性期望的增高,AIMS 的建设必将以前所未有的速度飞快进展。

(三) 麻醉信息管理系统的结构

AIMS 主要由硬件和软件两大部分组成。硬件部分包括设备自动采集的数据(如血流动力学、气体分析、氧饱和度等 100 余项生命体征数据)及手工输入的数据(如麻醉机的设定、麻醉医嘱、突发事件及临床处理等)。软件可以根据各个医院的特点进行定制,但应该有统一的存储、分析、输出标准格式,以便于系统的质量管理和控制。图 22-1 为一例 AIMS 的框架结构图。

建立麻醉信息管理系统的基本条件主要包括:

1. 录入信息标准化　可通过键盘、音频、视频、扫描仪、条码识别器等输入、贮存数据,建立数据库。统一资源定位器,统一医学术语系统(UMLS)和实现异种医学数据库的数据转换的通用格式(Health Lever 7,HL7)的应用。

2. 通用性　均采用开放式软件结构和数据接口,兼容所有监护设备、麻醉医师 PC 机、科室中央控制站以及医院 intranet 或 internet 全球信息管理系统,实现联机数据采集,交互查询,资源共享。

二、麻醉信息管理系统的意义

(一) 对于个体病人

1. 精确而详细的麻醉记录　毋庸置疑,与手工记录相比,AAR 的采样频率更快(每 15 秒),其采样数据更为及时、精准、全面,病人二次治疗的个体化程度更高。客观而标准化的数据库的建立使医院建立全面准确的病人围术期相关的医疗档案更加容易,也使全民健康

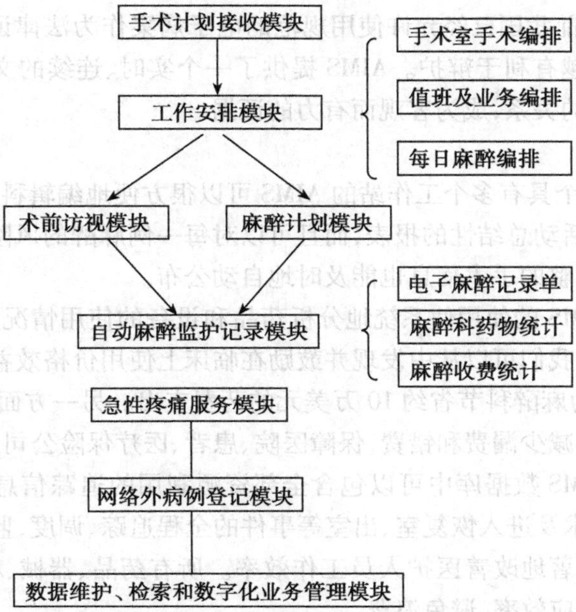

图 22-1 AIMS 的框架结构图

档案的实现成为可能。

2. 更好的管理模式 麻醉医师与护士常常面临复杂的环境，需要在接受多种信息的同时对它们进行全面的分析，并按事件的轻重缓急做出适当的反应。麻醉记录常常分散了麻醉医师与护士对病人的注意力。大多数的研究已经证实，AAR 的使用不但没有过多地消耗麻醉医师与护士的精力，相反明显降低了记录时间，允许麻醉医师与护士更好地组织术中活动，更专注于高层次的管理工作。

（二）临床麻醉

1. 质量控制 AIMS 可以通过与医学信息系统的链接和交互查询建立有关麻醉病人治疗和预后的大型大样本数据库，允许用户利用系统的分析处理功能，快速搜寻数据库来寻找特定的意外事件或特殊病人的信息，并从中找出其发生发展的趋势和规律，将术中事件与病人的预后相联系，为临床麻醉提供必要的指导，对麻醉质量进行评估和控制。极大地方便了麻醉方案选择与效果评价、手术预后及术中药物治疗效果、护理计划和危重病人通路开发的研究。同时为多中心、大样本随机分组研究麻醉手术并发症的防治，制定临床麻醉指南，以及科研经费的投向等奠定了坚实的流行病学基础。

2. 决策支持 通过 AIMS 中的全科专家系统，不但可以对病人手术适应度进行评估选择，制定出最佳的麻醉计划，还能随时提供全方位医学信息支持，比如工作常规、各种指南、药物手册、药物剂量计算程序等。连接 internet 后能更加方便快捷共享全球资源。

3. 教学、培训和科研 数字化的信息可以很方便地再现术中事件或通过复制用于统计分析，有利于对事件的深刻认识和理解，实现教学科研目的。通过多个机构信息共享，更容易获得大样本信息来进行科学而有效的结果分析，可信度增加。麻醉医师与护士也可以直观统计完成各种病例的具体数目，并通过不断检索数据库来调整其培训计划。

4. 法律效力 目前我国已经允许使用规范的电子病案作为法律证据。通常而言，越精确完整的信息记录将越有利于辩护。AIMS 提供了一个实时、连续的文件记载，有利于我们判断术中决策和预后的关系，成为客观而有力的证据。

（三）管理功能

1. 手术排班 一个具有多个工作站的 AIMS 可以很方便地编辑科室日常工作数据。不仅可以提供日常麻醉活动总结性的报表，而且可以对每一例麻醉的风险、时间、效率、效益等进行估计，对于临时调整的手术信息也能及时地自动公布。

2. 费用管理 AIMS 的使用使系统地分析药品和设备的使用情况成为可能。通过对数据库长期观察和分析，我们可以从中发现并鼓励在临床上使用价格效益好的药品。据报道，使用 AIMS 每年可以为麻醉科节省约 10 万美元的药费支出。另一方面通过费用自动报表的生成，还可以最大程度减少漏费和错费，保障医院、患者、医疗保险公司三方的权益。

3. 资源利用 AIMS 数据库中可以包含全部资源利用的追踪信息。从病人安排手术、进入手术室、麻醉、手术及进入恢复室、出室等事件的全程追踪、调度，监控患者安全信息，增加手术室的周转率，显著地改善医护人员工作效率。所有药品、器械、耗材均可以通过电子物流系统监控，提高供应效率，避免浪费。

三、麻醉信息管理系统的应用

麻醉信息管理系统（AIMS）可以根据应用项目不同划分为若干子系统。常用功能主要包括临床麻醉、质量控制、麻醉教学科研管理、科室信息管理四大部分。以下将结合我国国情，参考现有一些系统来做具体介绍。

（一）临床麻醉系统

临床麻醉系统主要涉及麻醉手术病人的术前评估、麻醉手术过程的实时记录与处理、术后麻醉总结和数据回顾、手术安排与工作量的统计、麻醉手术收费与物品管理等。其临床应用的目的在于提高麻醉科手术室的工作效率，合理利用资源，改善手术病人的服务质量和麻醉学科研服务。

1. 手术接受和编排系统 接受的手术通知单自动按照手术科室、人员进行分类排列，按一定顺序安排手术间和台次。例如在住院号基础上，小儿、老年、较大手术靠前，污染手术靠后。急诊手术另行协调安排。

2. 麻醉科业务排班系统 按照一定制度对人员分工（含急诊值班）进行编排，例如执行麻醉亚专业分组轮转制度、三级医生负责制度、住院医师培养计划、总住院医师负责制度等。麻醉护士、进修实习医师也可在编排之列。

3. 麻醉前准备系统

（1）麻醉前访视系统：自动收集医院 HIS 系统上所有患者信息，包括既往住院资料、社区医疗经历、本次入院术前各种客观检查、主观病程记录、会诊记录等，对患者术前状况进行综合评价，麻醉风险分级，生成个性化的麻醉计划单及知情同意书。

（2）麻醉准备系统：根据麻醉计划单，常规生成设备、药品和各种耗材计划清单，通过电子物流系统调出库，以便麻醉护士逐项准备。已使用的部分生成电子处方进入收费和统计系统，未使用的部分回归库房。

（3）麻醉监护系统：自动对联机监测仪器进行信息采集，服务器同步数据储存，记录麻醉手术期间所有监测数据和相关操作；提供和手写麻醉单、手术护理记录单、手术过程记录完全一致的电子手术相关报告屏幕；记录单可自动进入电子病历和打印完整的书面材料。对可能发生的药物和麻醉收费差错提供报警提示。所有失真监护数据及趋势图可以通过身份验证进行手工修改并记录修改轨迹。

4. 术后镇痛管理系统　对实行术后镇痛治疗、急慢性疼痛治疗、癌痛治疗等患者进行监护数据和病人自控镇痛（PCA）数据收集，生成相应监护记录、信息反馈和费用管理。

5. 费用管理系统　对所用麻醉科室涉及的收费项目自动生成收费报表，并传输给医院财务管理系统和医疗保险单位，费用实时扣除，按分配协议进入医院和科室收入支出核算系统，并提供随时查询功能，使收费清单一目了然。

6. 麻醉科临床辅助决策支持系统　提供随时查阅的各种标准评分；小儿补液及给药的常规计算公式；各种药物的临床使用说明、药理学特性、计算公式及配方；各项实验室指标及辅助检查（包括X线、CT、B超、核磁检查等）的正常参考值（图）、临床意义及常见典型病理改变；麻醉科亚专业及内、外科相关科室的工作诊疗常规；麻醉仪器设备的使用、维修和保养；麻醉、手术意外的应急处置；各种最新临床指南、经典教科书及专著等。

（二）麻醉科室信息管理系统

1. 资料统计、检索、分析系统　对系统已采集储存的所有数据有强大的、统一的、便捷的统计检索功能。可以任意内容（例如患者部分，麻醉医生部分、护士部分、外科医生部分、监护数据部分、用药和事件部分等）作为检索条件进行分类检索，并导出数据和统计结果。尤其是可以方便地检索出用药或突发事件前后一段时间内的生命体征监测数据，进行长期、回顾性、大样本的统计学分析。

2. 麻醉药品、耗材、设备管理系统　麻醉科、手术室相关药品、耗材从采购、配给到消耗、回收，采用条码红外线或电磁感应，全程电子化物流追踪，大大节约成本，增加管理的效率和科学性。仪器设备使用频率、维护记录自动备案。结合科室效益分析系统可以开源节流，最大程度节约成本、增加科室效益。

3. 科室信息管理　由管理员定期收集整理麻醉科建制和编制、设备信息、麻醉科临床麻醉管理制度信息、麻醉科各级人员职责信息、麻醉科资料管理信息、卫生技术职称/学历/年龄、教学职称结构、科研信息、最低监测标准、工作内涵及工作量、临床技术项目、不良事件等信息。及时更新维护系统技术项目、专业名词、临床决策指南等。

4. 综合人事管理系统　人员绩效管理系统可以帮助科室管理人员完成排班、统计工作量、考勤、加班补助、奖金福利分配、人事考核、培训等管理内容。

（三）麻醉教学科研管理系统

针对教学医院教学任务制定的教学管理系统是很大一个子系统，可以直接归属于医学院校的教学管理系统中。根据麻醉科教学任务和规模可以划分为：学生管理、师资管理、教学计划、模拟实践、考试管理、成绩管理、教材管理、临床实践管理、教学质量评价、毕业生管理、实验室管理以及学生综合信息查询等不同模块，在此不一一详述。

住院医师和麻醉专科护士培训是一块独立而重要的教学内容。使用专门的管理系统，可以制定规范化培训计划、设计教学实践流程、组织业务学习、安排阶段考核、进行综合评定，做到既规范化有章可循，又个体化灵活调整，充分发挥个体学习积极性，达到最优培养效果。

麻醉科研管理系统也可以依托高校或科研机构的大型科研管理系统（Research Management System，RMS）来运作管理。一般包括科研材料申报审批系统、科研信息资料共享平台、科研数据统计评价系统、人员物品经费管理以及科研决策支持系统等内容。

（四）质量控制系统

质量控制系统包括质量控制中心和麻醉科质量控制系统两个层面。

1. 针对上级质量控制单位所作工作包括：①汇总所有医院上报数据，进行统计分析总结；提出意见与建议；②组织专题调研及实地评估；进行跟踪、反馈；③发布质控相关信息等。

2. 麻醉科作为质量控制最小单位，其工作内容包括：①按时、如实上报本医院相关数据；麻醉科质控数据报告内容包括：每月麻醉方法、专科统计、不良事件等项目；②编辑、查看本医院上报数据报表；③提出要求、意见与建议；④配合、支持专题调研与评估；⑤交流经验与教训等。

3. 麻醉科质量控制系统又可以细化分为六个子系统，通过对临床麻醉和科室信息管理部分监管，提供提示、报警和量化评分功能来实现质量控制，进而实现对麻醉科全方位的质量控制。

（1）诊疗和管理规范化程序（SOP）系统：首先根据相关的法规、规范和医院的标准，借鉴国内外较为成熟的麻醉质量标准，制定麻醉科诊疗和管理的 SOP，该标准为所有量化评分管理系统的基础。

（2）病历质量管理系统：量化围术期访视、诊疗方案、会诊和抢救，以及三级巡诊制度的落实情况。

（3）临床用药管理系统：提供术中合理化用药分析和监测参数出现异常前后，以及术前、术后和会诊的诊断和治疗用药分析。监控毒麻药品使用和管理规范化程度。

（4）收费监控系统：对所有收费合理化分析监控，满足医疗保险要求，避免乱收费、重复收费、过度收费等现象出现。

（5）诊疗质量量化监控系统：对病人围麻醉期过程的诊疗质量，如麻醉相关的不良事件和生理参数显著波动事件等进行分级量化评分。手术进程追踪系统可以实时显示各手术室手术进行状态并对所有手术类别、手术室效率等进行综合分析。

（6）终末质量量化监控系统：对入院期间诊断是否正确、及时和全面，治疗是否及时、有效和彻底，病人的康复和随诊情况等进行分级量化评分。

此外，AIMS 系统还有专业的数据维护系统，管理各项数字化业务的正常运行、信息交换接口兼容、报警和质控功能的更新维护等。

总之，向数据自动化记录和电子数据库过渡是一个总趋势，在医院管理如此，麻醉科的改革更是首当其冲。AIMS 的建立将提高麻醉学科的发展和竞争能力，更有效地利用医疗资源，也有利于提高麻醉质量和培训教育水平。

（刘保江　郭志佳）

思 考 题

1. 医疗信息包括什么内容？采集和填写有哪些基本要求？
2. 什么是电子病历？与传统纸质病历相比有什么优点？
3. 从书写规范的角度出发说说麻醉记录单对麻醉护士的重要性。
4. 简述麻醉信息管理系统(AIMS)的含义及临床意义。
5. 为什么说麻醉科是医疗信息最集中的护理单元也是信息管理电子化革命的重点？